全国中医药行业高等教育"十二五"规划教材

全国高等中医药院校规划教材（第九版）

外科护理学

（新世纪第二版）

（供护理学专业用）

主　编　王雪文（上海中医药大学）
副主编　（按姓氏笔画排序）
　　　　王俊杰（浙江中医药大学）
　　　　刘　芳（福建中医药大学）
　　　　孙　秀（黑龙江中医药大学）
　　　　孙　蓉（南京中医药大学）
　　　　蔡恩丽（云南中医学院）

U0335515

中国中医药出版社
·北　京·

图书在版编目（CIP）数据

外科护理学/王雪文主编．—2 版．—北京：中国中医药出版社，2012.8
（2014.11 重印）

全国中医药行业高等教育"十二五"规划教材

ISBN 978 - 7 - 5132 - 0939 - 7

Ⅰ．①外⋯　Ⅱ．①王⋯　Ⅲ．①外科学 - 护理学 - 中医药院校 - 教材　Ⅳ．①R473.6

中国版本图书馆 CIP 数据核字（2012）第 111493 号

中 国 中 医 药 出 版 社 出 版

北京市朝阳区北三环东路 28 号易亨大厦 16 层

邮政编码　100013

传真　010 64405750

北京市泰锐印刷有限责任公司印刷

各地新华书店经销

*

开本 787 × 1092　1/16　印张 38　字数 852 千字

2012 年 8 月第 2 版　2014 年 11 月第 2 次印刷

书　号　ISBN 978 - 7 - 5132 - 0939 - 7

*

定价　49.00 元

网址　www.cptcm.com

如有印装质量问题请与本社出版部调换

版权专有　侵权必究

社长热线　010 64405720

购书热线　010 64065415　010 64065413

微信服务号　zgzyycbs

书店网址　csln.net/qksd/

官方微博　http://e.weibo.com/cptcm

全国中医药行业高等教育"十二五"规划教材
全国高等中医药院校规划教材（第九版）
专家指导委员会

全国中医药行业高等教育"十二五"规划教材
全国高等中医药院校规划教材（第九版）

《外科护理学》编委会

主　编　王雪文（上海中医药大学）

副主编　（按姓氏笔画排序）

王俊杰（浙江中医药大学）

刘　芳（福建中医药大学）

孙　秀（黑龙江中医药大学）

孙　蓉（南京中医药大学）

蔡恩丽（云南中医学院）

编　　委　（按姓氏笔画排序）

王　雪（辽宁中医药大学）

王彩星（山西中医学院）

吕　静（长春中医药大学）

刘金凤（山东中医药大学）

张孝云（上海中医药大学）

胡忠华（成都中医药大学）

崔宇红（甘肃中医学院）

前　言

　　全国中医药行业高等教育"十二五"规划教材是为贯彻落实《国家中长期教育改革和发展规划纲要（2010－2020年)》、《教育部关于"十二五"普通高等教育本科教材建设的若干意见》和《中医药事业发展"十二五"规划》，依据行业人才需求和全国各高等中医药院校教育教学改革新发展，在国家中医药管理局人事教育司的主持下，由国家中医药管理局教材办公室、全国中医药高等教育学会教材建设研究会在总结历版中医药行业教材特别是新世纪全国高等中医药院校规划教材建设经验的基础上，进行统一规划建设的。鉴于由中医药行业主管部门主持编写的全国高等中医药院校规划教材目前已出版八版，为便于了解其历史沿革，同时体现其系统性和传承性，故本套教材又可称"全国高等中医药院校规划教材（第九版)"。

　　本套教材坚持以育人为本，重视发挥教材在人才培养中的基础性作用，充分展现我国中医药教育、医疗、保健、科研、产业、文化等方面取得的新成就，以期成为符合教育规律和人才成长规律，并具有科学性、先进性、适用性的优秀教材。

　　本套教材具有以下主要特色：

　　1. 继续采用"政府指导，学会主办，院校联办，出版社协办"的运作机制

　　在规划、出版全国中医药行业高等教育"十五"、"十一五"规划教材时（原称"新世纪全国高等中医药院校规划教材"新一版、新二版，亦称第七版、第八版，均由中国中医药出版社出版)，国家中医药管理局制定了"政府指导，学会主办，院校联办，出版社协办"的运作机制，经过两版教材的实践，证明该运作机制符合新时期教育部关于高等教育教材建设的精神，同时也是适应新形势下中医药人才培养需求的更高效的教材建设机制，符合中医药事业培养人才的需要。因此，本套教材仍然坚持这个运作机制并有所创新。

　　2. 整体规划，优化结构，强化特色

　　此次"十二五"教材建设工作对高等中医药教育3个层次多个专业的必修课程进行了全面规划。本套教材在"十五"、"十一五"优秀教材基础上，进一步优化教材结构，强化特色，重点建设主干基础课程、专业核心课程，加强实验实践类教材建设，推进数字化教材建设。本套教材数量上较第七版、第八版明显增加，专业门类上更加齐全，能完全满足教学需求。

　　3. 充分发挥高等中医药院校在教材建设中的主体作用

　　全国高等中医药院校既是教材使用单位，又是教材编写工作的承担单位。我们发出关于启动编写"全国中医药行业高等教育'十二五'规划教材"的通知后，各院校积极响应，教学名师、优秀学科带头人、一线优秀教师积极参加申报，凡被选中参编的教师都以积极热情、严肃认真、高度负责的态度完成了本套教材的编写任务。

　　4. 公开招标，专家评议，健全主编遴选制度

本套教材坚持公开招标、公平竞争、公正遴选主编原则。国家中医药管理局教材办公室和全国中医药高等教育学会教材建设研究会制订了主编遴选评分标准，经过专家评审委员会严格评议，遴选出一批教学名师、高水平专家承担本套教材的主编，同时实行主编负责制，为教材质量提供了可靠保证。

5. 继续发挥执业医师和职称考试的标杆作用

自我国实行中医、中西医结合执业医师准入制度以及全国中医药行业职称考试制度以来，第七版、第八版中医药行业规划教材一直作为考试的蓝本教材，在各种考试中发挥了权威标杆作用。作为国家中医药管理局统一规划实施的第九版行业规划教材，将继续在行业的各种考试中发挥其标杆性作用。

6. 分批进行，注重质量

为保证教材质量，本套教材采取分批启动方式。第一批于 2011 年 4 月启动中医学、中药学、针灸推拿学、中西医临床医学、护理学、针刀医学 6 个本科专业 112 种规划教材。2012 年下半年启动其他专业的教材建设工作。

7. 锤炼精品，改革创新

本套教材着力提高教材质量，努力锤炼精品，在继承与发扬、传统与现代、理论与实践的结合上体现了中医药教材的特色；学科定位准确，理论阐述系统，概念表述规范，结构设计更为合理；教材的科学性、继承性、先进性、启发性及教学适应性较前八版有不同程度提高。同时紧密结合学科专业发展和教育教学改革，更新内容，丰富形式，不断完善，将学科、行业的新知识、新技术、新成果写入教材，形成"十二五"期间反映时代特点、与时俱进的教材体系，确保优质教育资源进课堂，为提高中医药高等教育本科教学质量和人才培养质量提供有力保障。同时，注重教材内容在传授知识的同时，传授获取知识和创造知识的方法。

综上所述，本套教材由国家中医药管理局宏观指导，全国中医药高等教育学会教材建设研究会倾力主办，全国各高等中医药院校高水平专家联合编写，中国中医药出版社积极协办，整个运作机制协调有序，环环紧扣，为整套教材质量的提高提供了保障机制，必将成为"十二五"期间全国高等中医药教育的主流教材，成为提高中医药高等教育教学质量和人才培养质量最权威的教材体系。

本套教材在继承的基础上进行了改革与创新，但在探索的过程中，难免有不足之处，敬请各教学单位、教学人员以及广大学生在使用中发现问题及时提出，以便在重印或再版时予以修正，使教材质量不断提升。

国家中医药管理局教材办公室

全国中医药高等教育学会教材建设研究会

中国中医药出版社

2012 年 6 月

编写说明

　　《外科护理学》为全国中医药行业高等教育"十二五"规划教材，是在国家中医药管理局统一规划，全国高等中医药教材建设研究会组织领导下，由全国高等中医药院校的部分护理学院（系）联合编写的供本科护理学类专业学生使用的系列教材之一。

　　本教材是在承袭前版教材精华的基础上，进一步完善体例结构、优化内容、创新编写形式、精练文字而成，共33章，内容涵盖了成人外科护理学的主要内容及国家执业护士资格考试全部内容。

　　本教材在注重保持外科疾病护理的基本理论、基本知识和基本技能的基础上，将外科医学发展的新知识点和行业操作标准等引入教材，使教材与临床同步；将知识传授和技能训练相结合，突出外科专业特点，避免与其他学科不必要的重复；将某些采用中西医结合治疗疗效显著的外科疾病，充实适当中医知识，使中西医知识相互渗透，有机结合；鉴于外科护理学具有很强的实践性和操作性的特点，编写中注重文图结合，以形象、生动地表达教学内容，便于学生理解掌握知识点。结构上力求体现科学的外科护理临床思路，每章由两部分组成，第一部分导学，告知本章需要掌握的内容和重点难点，以方便教师教学和学生有目的地学习相关内容；第二部分为具体教学内容，按基础医学知识和护理两方面进行编写，以提高学生临床观察、分析、判断和解决实际问题的能力，体现了外科护理专业的思想性、科学性、启发性、先进性和适用性。为使学生在学习课程内容的同时掌握更多的英语专业词汇，在正文中对主要疾病和部分医学名词列出英文，书后附有中英文名词对照。

　　本教材编写还注重结合我国护理教育和实践的现状，护理方面以人的健康为中心，按护理评估、常见护理诊断/问题、护理措施和健康教育四个方面进行编写，改变了以往教材机械套用护理程序框架，将由具体病人、具体实际情况而定的护理目标与护理评价编入教材的模式，使教材更精练和实用。

　　为培养学生综合分析、思考和判断能力，在主要疾病后面增加了"典型病例讨论"，以给学生留出更多的思考空间。

　　本教材由来自全国10余所高等中医药院校从事外科护理教学和临床一线的教师和护理专家共同编写，具有一定代表性。各章执笔者为第一、第五、第六、第十二章由王雪文编写，第二、第七章由胡忠华编写，第三、第四、第九、第十一章由王俊杰编写，第八、第二十七章由孙秀编写，第十、第二十四、第二十五、第二十六章由刘金凤编写，第十三和第十四章由张孝云编写，第十五和第十六章由王彩星编写，第十七、第三十一、第三十二和第三十三章由王雪编写，第十八、第十九和第二十章由吕静编写，第二十一、第二十二和第二十三章由蔡恩丽编写，第二十八章由孙蓉编写，第二十九章由崔宇红编写，第三十章由刘芳编写。由各编写人员完成其初稿后，经副主编、主编审阅、修改，再经编委会集体讨论定稿，最后由主编全面整理、完善而成。

本书在编写过程中，承蒙上海中医药大学附属岳阳中西医结合医院张胜华、陈一鸣、郎铁成、张子扬教授参与审校，并提出了许多宝贵意见；同时也得到了编者所在院校领导的支持和无私帮助；书中部分医疗、护理内容及插图参考了国内诸多版本的《外科学》和《外科护理学》等教材，在此一并深表谢意！

为保证教材内容的"新、精、准"，主编、副主编和编写者尽最大努力，反复斟酌、修改，但限于时间和水平，仍难免有不妥之处，恳请各位同道提出宝贵意见，以便重印再版时修订提高。

《外科护理学》编委会

2012 年 6 月

目　录

目 录

第一章 绪 论

一、外科护理学的发展

外科护理学是护理学的一个重要组成部分，包含了医学基础理论、外科学基础理论和护理学基础理论及技术，其发展与外科学的发展密不可分。

中国古代，医护同源，护理随医学发展而逐步发展。远古时代有用砭石、石针治疗伤病的记载。周代，《周礼·天官》中所载的"疡医"，即指外科医生，主治肿疡、溃疡、金创等。汉末华佗是我国第一个应用麻沸散作为全身麻醉剂进行死骨剔除术、剖腹术的外科医生，堪称我国的外科鼻祖。南北朝，《刘涓子鬼遗方》问世，它是我国最早的外科学专著，其中有对局部脓肿引流、切口应选在下方的论述。金元时代，已有正骨经验。

现代外科学奠基于 19 世纪 40 年代，先后相关基础学科，如人体解剖学、病理解剖学以及实验外科学等学科建立，无菌术、止血、输血、麻醉镇痛技术的问世，使外科学的发展获得飞跃。在克里米亚战场上（1854～1856 年），弗洛伦斯·南丁格尔通过清洁、消毒、换药、包扎伤口、改善休养环境等措施，使英军伤员的死亡率从50%下降到 2.2%，以无可辩驳的事实向社会显示了护理工作在外科治疗中的重要作用，并由此创建了护理学。可以说，现代护理学是以外科护理为先驱的。

外科学进入迅速发展阶段是在 20 世纪 50 年代，低温麻醉和体外循环的研究成功为心脏直视手术开辟了发展道路。60 年代，显微外科技术逐步开展。特别是近几十年来，随着 B 超、CT、MRI、DSA、PET 等检查的开展，外科疾病的诊断和治疗水平得到了很大的进步。医学分子生物学的进展，特别是对癌基因的研究已渗透到外科学各领域，使外科学发生了又一次质的飞跃。近年，微创外科已成为 21 世纪外科发展的主要方向之一。

我国现代护理学的诞生和兴起是在鸦片战争前后，在抗日战争及解放战争中，培养了大批外科护士，她们配合手术，护理伤员。1958 年我国首例大面积烧伤病人的抢救和 1963 年世界首例断肢再植在我国获得成功，充分体现了我国外科护理工作者对外科护理学所作出的卓越贡献，同时也充实了外科护理学的内容。

随着外科新领域的不断拓展，如心血管外科、显微外科、器官移植、微创手术等；相应的医疗器械，如体外循环机、震波碎石机、人工肾、内镜、人工呼吸机等不断推向临床，外科护理学及护理理念也不断进步，外科护士的职能更趋多样、全面。

二、外科护理学的研究范畴

外科护理学是护理学的一大分支，它的范畴是在外科学和护理学的历史发展中形成，并且不断更新变化的。在古代，外科学（含护理）大都限于一些体表的疾病和外伤；但随着医学科学的发展，外科护理学已经包括许多疾病的病人护理，按病因分，大致可分为六类：

1. 损伤病人   由暴力或其他致伤因子引起的人体组织的损伤和破坏，如内脏破裂、骨折、烧伤等病人，多需经手术处理或其他外科处理，以修复组织和恢复功能。

2. 感染病人   由致病微生物或寄生虫侵袭人体，导致局部组织、器官的损害和破坏，发生坏死和脓肿，此类局限性的感染病人多适宜手术治疗。

3. 肿瘤病人   包括需手术切除的良性和恶性肿瘤病人。

4. 畸形病人   多数先天性畸形，如唇裂、腭裂、先天性心脏病等病人，需手术治疗；后天性畸形，如烧伤后瘢痕挛缩也需手术整复，以恢复功能和改善外观。

5. 器官移植病人   器官移植是外科近年来发展比较快的实践和研究内容，已在不少综合性医院开展。

6. 其他性质疾病的病人   常见的有器官梗阻性疾病、周围血管疾病和门静脉高压症等疾病，内分泌功能失常如甲状腺功能亢进等，结石形成如胆石症、尿路结石等也常需手术治疗。

外科护理学的范畴是相对的。由于医学科学的发展，有的原来认为应当手术的疾病，现在可以改用非手术疗法治疗；而有的原来不能施行手术的疾病，现在已创造了有效的手术疗法。特别是近年来由于介入放射学和内镜诊疗技术的迅速发展，使外科与其他专科更趋于交叉。因此，外科护理学的内容也不断地更新变化。

三、怎样学好外科护理学

（一）必须运用有效的学习方法

要学好外科护理学，课堂学习方法的好坏直接影响学习效果。在课堂上要注意力集中，全神贯注地听，听出授课内容的层次，听出重点、难点；还要从老师介绍的一个个典型病例引导的问题，带着问题去看，带着疑问地想，自主学习和主动探索知识，提高学习的兴趣和效率。最后是"有骨有肉"地记好笔记，"骨"指所学内容的框架；"肉"指具体内容，如基本概念、结论、与教材相关的资料等。记笔记时要区分重点、难点，并用符号标识。

（二）必须注重理论与实践相结合

外科护理学的发展是理论与实践相结合的发展过程。学习外科护理学，一方面要认真学习书本上的理论知识，另一方面必须参加实践，将书本知识与临床护理实践相结合。只有掌握好理论知识，临床才能正确评估病人的病情变化，有针对性地实施护理措施。只有结合病例，用所学知识分析临床实践中所遇到的各种问题，才能使书本知识得到进一步强化。要养成判断性思维方法，提高发现问题、分析问题和解决问题的能力。学习外科护理学还需树立整体观念，在看到局部问题时，还要注意由局部病变导致的全身反应，如创伤病人除局部损伤、出血外，还可能发生休克和全身性的代谢反应和变化。

（三）必须重视基本知识、基本技能和基础理论的学习

基本知识包括基础医学知识和现代护理学知识。比如要做好甲亢术后病人并发症的预防护理，就必须熟悉甲亢术后有哪些常见的并发症。作为外科护士，要面对不同社会、文化和经济背景的病人，就要用所掌握的现代护理学知识作出正确评估和护理诊断，实施护理措施。所以，外科护士对基本知识的学习要认真、扎实。

基本技能包括培养严格的无菌概念，掌握无菌操作和手术器械消毒方法；外科常用护理技能如胃肠减压、腹腔引流、胸膜腔闭式引流等都需认真学习、训练，且能熟练掌握应用。

要重视基础理论的学习，它能帮助外科护士在临床实践中加深对疾病的理解和认识，从而采取有效的、正确的护理措施。如果一个外科护士只会机械地给甲亢病人术前、术后服碘剂，而不知道服用碘剂的目的，"知其然，不知其所以然"，则不但对外科护理学发展不利，也有可能造成护理差错，甚至危害病人。因此，只有具备扎实的基础理论知识，才能使外科护士在临床工作中做到原则性与灵活性相结合。

四、外科护士应具备的素质

外科护理工作的特点是急诊多、危重病人多、抢救多、护理治疗多和工作强度大，另外，外科疾病因为创伤、麻醉及手术的影响，病情复杂多变，因此，对外科护士的综合素质提出了更高的要求。

1. **具有强烈的使命感和责任心** 护理工作是一项非常严谨的工作，它直接涉及人的生命和健康。外科护士若没有一种强烈的使命感和责任心，在工作中疏忽大意、掉以轻心，就会给病人带来痛苦，甚至威胁生命。每个外科护士都应树立对自身职业的认同感和爱岗敬业的精神，用强烈的职业责任感和使命感完成外科护士的神圣使命。

2. **具有扎实的"三基"知识** 作为一个合格的外科护士，必须掌握基础理论、基本知识和基本技能。在学习阶段，要以刻苦认真的态度学习和掌握外科护理知识和基本操作技能，同时还应广泛学习内科、儿科、妇产科等各科相关知识，融会贯通，方能协助医生有效地开展护理工作。在临床实践中要不断更新知识，学习先进的理论和技能，有目标地培养自身的护理教育与护理科研能力，勇于钻研业务，以适应时代的发展步伐和满足现代外科护理学发展的需求。

3. **具有敏锐的观察力和分析判断能力** 外科护士要有主动勤快、果断敏捷、严谨细致的工作作风，在工作中不断提高自己的观察力和判断力，能正确应用护理程序去解决病人现存和潜在的健康问题，并杜绝差错的发生，保证护理质量。

4. 具有强健的体魄和健康的心理　节奏快、突击性强是外科护理工作的特点之一。当发生工伤、交通事故或特发事件时，短时间内可能有大批伤员被送达并需立即提供治疗和护理，工作需要加班加点，甚至无时间吃饭、休息，工作负荷骤然加大，护士若不具备强健的体魄、健康的心态和饱满的精神状态，就不能保证及时、有效地参与抢救工作，甚至可能发生差错，危及到病人的生命。

5. 具有良好的人际沟通能力　有了理论知识和技能，若不懂如何与病人进行交流，就无法很好地了解病史、病情和病人对治疗护理的期望值。据文献报道，目前80%的护患纠纷是由于沟通不良或沟通障碍引起的。因此，外科护士在学习"三基"的同时，也要有意识的训练如何与病人及其家属进行有效、高效的沟通，能够运用良好的语言和非语言沟通服务于病人，促使其早日康复。

外科护理学的发展需要一批愿为促进人类健康服务、具有良好自身素养和专业素养、德才兼备、具有不断开拓创新和勇于探索精神的专科护士。

第二章　水、电解质及酸碱代谢失衡病人的护理

导学

内容与要求　水、电解质及酸碱代谢失衡病人的护理包括概述、水和钠代谢紊乱病人的护理、钾代谢异常病人的护理和酸碱平衡失调病人的护理四部分内容。通过本章的学习，应掌握正常人体体液的组成及分布；临床常见的脱水类型；低钾血症、高血钾症、代谢性酸中毒的定义；水、电解质、酸碱代谢失衡病人的护理措施。熟悉水、电解质、酸碱失衡各种类型的临床表现、治疗原则。了解正常人体体液平衡及调节、酸碱平衡及调节；各种水、电解质、酸碱失衡的病因、辅助检查、常见的护理问题和健康教育。

重点与难点　等渗性缺水、低钾血症、代谢性酸中毒病人的临床表现、治疗原则及护理措施；水、电解质、渗透压及酸碱平衡的调节机制。

体液容量、渗透压及电解质含量是维持机体内环境稳定、进行正常代谢和各器官功能正常进行的基本保证。外科病人常由于创伤、手术及一些外科疾病导致体内水、电解质和酸碱平衡失调。其一旦失调，机体内环境的稳定性将随之发生变化，从而引起一系列生理病理变化，使器官功能紊乱，严重者可致病人死亡。因此，作为外科护士，应该了解哪些原因会使机体发生水、电解质和酸碱代谢失衡，失衡后会有什么样的临床表现，以及怎样护理这类病人。

第一节　概　述

一、体液含量、分布及组成

（一）体液含量

人体内体液总量因年龄、性别、胖瘦而有所差异。成年男性体液量约占体重的60%，成年女性约占50%，两者均有±15%的变化幅度；小儿的体液量占体重的比例

较高，婴幼儿可高达 70% ~80%。这主要与肌肉组织含水量高（75% ~80%）、脂肪组织含水量少（10% ~30%）有关。

（二）体液分布

体液由细胞内液（intracellular fluid，ICF）和细胞外液（extracellular fluid，ECF）组成。成年男性的细胞内液约占体重的 40%，女性约为 35%。男、女的细胞外液均占体重的 20%，其中血浆量约占 5%，组织间液量约占 15%。

细胞内液、组织间液和血浆之间通过不断交换，保持平衡。能迅速地与血浆或细胞内液进行交换并取得平衡的组织间液，称为功能性细胞外液，其在维持机体的水和电解质平衡方面具有重要作用。仅有缓慢地交换和取得平衡能力的组织间液，称无功能性细胞外液，如胸腔液、心包液、脑积液、关节液等，仅占体重的 1% ~2%。

体液分布还可用三个间隙来表示：第一间隙容纳细胞内液；第二间隙容纳细胞外液的主体部分（功能性细胞外液）；第三间隙容纳无功能性细胞外液。

（三）体液的组成

水和电解质是体液的主要成分。细胞外液中最主要的阳离子是 Na^+，主要的阴离子是 Cl^-、HCO_3^- 和蛋白质。细胞内液中主要的阳离子是 K^+ 和 Mg^{2+}，主要的阴离子是 HPO_4^{2-} 和蛋白质。细胞外液和细胞内液的渗透压相似，正常值为 290 ~310mmol/L。

二、体液平衡与调节

（一）水平衡（water balance）

水的平衡对维持内环境稳态起着非常重要的作用。机体通过进食、饮水、代谢氧化生水维持一定的摄入量，通过大小便排泄和无形失水（皮肤蒸发和呼吸）维持一定的排出量，两者保持动态平衡（见表 2-1）。

表 2-1   正常人体每天水分的出入量

类别	摄入量（ml）	类别	排出量（ml）
饮水	1500	尿液	1500
食物含水	700	皮肤蒸发	350
代谢氧化生水	300	呼吸蒸发	350
		汗水	100
		粪便	200
合计	2500	合计	2500

（二）电解质平衡（electrolyte balance）

正常情况下，人体摄入的电解质经消化道吸收并参与体内代谢，多余的主要由肾脏排出，少量由汗液及粪便排出。与维持体液平衡相关的最为主要的电解质是 Na^+ 和 K^+。

1. Na^+ 占细胞外液中阳离子总数的90%，血清钠的浓度为 $135 \sim 145mmol/L$。正常成人每天对 Na^+ 的需要量为 $4 \sim 6g$，主要来自食物中的食盐，多余的钠大部分通过肾脏排出。肾脏对钠的排泄特点是：多吃多排，少吃少排，不吃几乎不排。因此，即使病人禁食，也不易发生低钠血症。

2. K^+ 全身钾离子（K^+）总量的98%在细胞内，正常血清钾的浓度为 $3.5 \sim 5.5mmol/L$。健康成人每日需要量为 $3 \sim 4g$，主要从食物中摄入，多余的钾经肾脏排出。肾脏对钾的排泄特点是：多吃多排，少吃少排，不吃也排。因此，当病人禁食或进食不足、尿量增多时，容易发生低钾血症。

（三）渗透压平衡（osmotic pressure balance）

渗透压包括晶体渗透压和胶体渗透压。晶体渗透压主要来自于体液中的晶体物质，特别是电解质，如 Na^+。晶体渗透压对于维持细胞内外的水平衡极为重要。胶体渗透压主要来自于血浆中的蛋白质。由于血浆蛋白一般不能透过毛细血管壁，所以血浆胶体渗透压对于维持血管内外的水平衡有重要作用。

（四）体液平衡及渗透压的调节

体液的平衡及渗透压的稳定主要通过神经－内分泌系统进行调节。

1. **体液平衡的调节** 当体液容量使循环血量发生变化时，机体通过肾素－血管紧张素－醛固酮系统进行调节。血容量减少，肾素分泌增加，刺激醛固酮（ADS）分泌增加，肾小管对 Na^+ 和水的重吸收增加，尿量减少，血容量增加。反之，血容量增多时，肾素的释放减少，使醛固酮分泌减少，从而减少对 Na^+ 和水的重吸收，尿量增多，血容量恢复。

2. **渗透压的调节** 机体失水后，细胞外液的渗透压升高，刺激下丘脑－垂体－抗利尿激素系统，产生口渴感，机体主动饮水。抗利尿激素分泌的增加，使肾小管对水的重吸收增加，尿量减少，水分被保留在体内，使已升高的细胞外液渗透压降至正常。反之，如果细胞外液渗透压降低，口渴被抑制，抗利尿激素分泌减少，肾小管对水的重吸收减少，尿量增多，使已降低的细胞外液渗透压升至正常。

此外，肾小球旁细胞分泌的肾素和肾上腺皮质分泌的醛固酮也参与体液平衡的调节。当血容量减少和血压下降时，可刺激肾素分泌增加，进而刺激肾上腺皮质增加醛固酮的分泌，醛固酮可促进对 Na^+ 的再吸收和 K^+、H^+ 的排泄。随着钠再吸收的增加，水的再吸收也增多，从而使已降低的细胞外液量升至正常。

故体液失衡时，多先通过下丘脑－垂体－抗利尿激素系统恢复和维持体液正常的渗透压，再经肾素－血管紧张素－醛固酮系统恢复和维持血容量。但当血容量锐减时，机体会以牺牲渗透压为代价，优先满足血容量的恢复，以保证重要脏器的血液供应。

三、酸碱平衡与调节

机体在代谢过程中不断产生酸性和碱性物质，使体液的pH值发生变化。为了使其酸碱度维持在正常范围，即 pH 值在 7.35 ~ 7.45 之间，人体通过血液缓冲系统、肺的呼吸和肾的调节三个系统完成对酸碱的调节。

1. 血液缓冲系统　血液中有很多缓冲对，其中以 HCO_3^-/H_2CO_3 最为重要。HCO_3^- 的正常平均值为 24mmol/L，H_2CO_3 为 1.2mmol/L，两者的比值为 20∶1。只要 HCO_3^-∶$H_2CO_3 = 20∶1$，血浆的 pH 值就可维持在 7.4 左右。

2. 肺的呼吸　主要通过调节 CO_2 的排出量调节酸碱平衡。当 pH 值降低时，CO_2 刺激呼吸中枢，呼吸加深加快，促进肺排出 CO_2，pH 值上升。当 pH 值上升时，CO_2 减少，呼吸中枢抑制，呼吸变慢，CO_2 排出减少，pH 值下降。

3. 肾的调节　肾脏通过"排酸保碱"来调节酸碱平衡，其机制为：①$Na^+ - H^+$ 交换，排 H^+；②HCO_3^- 的重吸收；③产生 NH_3^+ 并与 H^+ 结合形成 NH_4^+ 后而排出 H^+；④尿液的酸化而排出 H^+。

第二节　水和钠代谢紊乱病人的护理

水和钠代谢紊乱分为两大类：水不足即总入水量明显低于排出量时称缺水；水过多即总入水量明显超过排出量时称水中毒。在细胞外液中，水和钠的关系非常密切，失水和失钠常同时存在。水、钠代谢紊乱可分为下列几种类型：

一、等渗性缺水

等渗性缺水（isotonic dehydration）又称急性缺水或混合型缺水，是外科最常见的缺水类型。水和钠等比例丢失，细胞外液仍为等渗，血清钠浓度在正常范围。

【病因】

1. 消化液的急性丢失　如剧烈呕吐、肠外瘘等。

2. 体液丢失于感染区或软组织内　如严重腹腔感染、大面积烧伤、肠梗阻等。

【病理生理】

由于水和钠按比例丢失，丢失的体液为等渗性，细胞外液也基本处于等渗状态，细胞内液不会代偿性向细胞外转移。如果体液丢失持续时间较长，细胞内液会逐渐外移，导致细胞内缺水。因此，等渗性缺水以细胞外液减少为主。细胞外液的减少可引起肾素 – 血管紧张素 – 醛固酮系统兴奋，醛固酮分泌增加，肾远曲小管对钠和水的重吸收增加，从而使细胞外液量得以恢复。

【临床表现】

1. 缺水表现　口唇干燥、眼窝凹陷、皮肤弹性降低、尿少。通常无口渴或口渴不明显。

2. 缺钠表现　厌食、恶心、软弱乏力等。

3. 如短时间内丢失的体液量达到体重的 5% 时，可出现肢端湿冷、脉搏减弱、心率加快、血压不稳定或降低等血容量不足的表现。如体液继续丢失达体重的 6% ~ 7% 时，会出现休克且常伴有代谢性酸中毒。因大量胃液丢失导致的等渗性缺水，可并发代谢性碱中毒。

【辅助检查】

血清 Na^+、Cl^- 无明显改变；尿比重升高；血液浓缩使得红细胞计数、血红蛋白、红细胞压积升高；血气分析可判断是否合并酸碱失衡。

【治疗原则】

积极处理原发病因，若能消除病因，缺水很容易纠正。因丢失的是等渗液体，所以应补充等渗的平衡盐溶液或等渗盐水。因平衡盐中的电解质含量与血浆中的相仿，用来治疗等渗性缺水比较理想和安全。

注意：若单用等渗盐水，因等渗盐水中 Cl^- 含量高于血清含量，大量补充时有导致高氯性酸中毒的危险。另外，纠正缺水后排钾会有所增加，血清钾浓度会被稀释降低，故应注意预防低钾血症的发生，一般在血容量补充至尿量达到 40ml/h 后开始补钾。

二、低渗性缺水

低渗性缺水（hypotonic dehydration）又称慢性缺水或继发性缺水，水与钠同时丢失，但失钠多于失水，细胞外液呈低渗状态，血清钠浓度降低。

【病因】

1. 胃肠道消化液持续性丢失，如反复呕吐，长期胃肠减压或慢性肠梗阻使钠随着大量消化液而丢失。

2. 大面积创面的慢性渗液。

3. 肾排钠过多，如使用排钠性利尿剂（如利尿酸、氯噻酮等）后，未及时补给适量的钠盐。

4. 等渗性缺水治疗时补充水分过多而忽略钠的补充。

【病理生理】

1. 由于失钠多于失水，细胞外液呈低渗状态，液体由处于低渗透压的细胞外液进入到渗透压相对较高的细胞内，因此，低渗性缺水时细胞外液减少非常明显。

2. 细胞外液的低渗状态，使抗利尿激素分泌减少，使肾小管对水的重吸收减少，尿量排出增多，从而提高细胞外液渗透压。但此种调节会使细胞外液总量更为减少，一旦循环血容量受影响，机体将牺牲体液渗透压，优先保持和恢复血容量，表现为：①肾素 – 醛固酮系统兴奋，远曲小管对 Na^+ 和水的重吸收增加；②刺激抗利尿激素分泌增多，使水重吸收增加。若血容量继续减少超过上述代偿调节能力时，则将出现休克。

【临床表现】

低渗性缺水的临床表现随缺钠程度不同而不同。

1. 轻度缺钠　血清钠在 130 ~ 135mmol/L 之间。病人出现疲乏，头晕，手足麻木，厌食，口渴不明显，尿量正常或增多，尿比重降低。

2. 中度缺钠　血清钠在 120 ~ 130mmol/L 之间，病人除有以上临床表现外，还伴恶心、呕吐、脉搏细速、血压不稳定或下降、脉压差变小、浅静脉萎陷、视力模糊、站立性晕倒等有效循环血量减少的表现。尿少，尿中几乎不含氯和钠。

3. 重度缺钠 血清钠在 120mmol/L 以下。病人会出现严重周围循环衰竭、低血容量性休克，表现为神志不清、肌痉挛性抽搐痛、腱反射减弱或消失，甚至昏迷。

【辅助检查】

血清钠浓度低于 135mmol/L；尿比重低，常在 1.010 以下，尿 Na^+ 和 Cl^- 常明显减少；因血液浓缩，红细胞计数、血红蛋白量、血细胞比容及血尿素氮值均有升高。

【治疗原则】

积极处理致病原因。静脉输注含钠溶液或高渗盐水，以恢复渗透压和血容量。

对于轻、中度缺钠的病人，一般补充 5% 葡萄糖氯化钠溶液；重度缺钠出现休克的病人，先输晶体溶液（复方氯化钠溶液、等渗盐水），后输胶体溶液（羟乙基粉、右旋糖酐和血浆），再静脉滴注高渗盐水（5% 氯化钠溶液），以进一步恢复细胞外液的渗透压。

低渗性缺水的补钠量可按下列公式计算：需补钠量（mmol/L）＝〔正常血钠值（mmol/L）－测得血钠值（mmol/L）〕×体重（kg）×0.6（女性为 0.5）。必须强调的是，绝对依靠公式决定补钠量是不可取的，公式仅作为补钠安全剂量的估计和参考。

三、高渗性缺水

高渗性缺水（hypertonic dehydration）又称原发性缺水，虽水和钠同时丢失，但失水多于失钠，细胞外液呈高渗状态，血清钠高于正常范围（血清钠 >150mmol/L）。

【病因】

1. 摄入水分不足 如食管癌病人进食水减少、管饲高浓度饮食、静脉注射大量高渗液体等。

2. 丢失水分过多 如高热时大量出汗、大面积烧伤暴露疗法、糖尿病大量尿液排出等。

【病理生理】

1. 高渗性缺水的病理变化基础是因失水多于失钠引起的细胞外液的高渗状态。由于细胞外液高渗，细胞内液相对处于低渗状态，细胞内液就向细胞外转移，导致以细胞内液减少为主的体液容量的改变。

2. 细胞外液的高渗状态刺激口渴中枢，病人口渴产生饮水行为；细胞外液的高渗状态还增加抗利尿剂素的分泌，使肾远曲小管和集合管对水的重吸收增加，尿量减少。同时，如果细胞外液失水和失钠致血容量减少，还会引起醛固酮分泌增加，从而使水和钠的重吸收增加。

【临床表现】

1. 轻度缺水 缺水量为体重的 2% ~4%，病人仅有口渴表现，无其他临床表现。

2. 中度缺水 缺水量为体重的 4% ~6%，病人极度口渴。伴乏力、尿少和尿比重增高，皮肤弹性差，口唇干裂，眼窝下陷，烦躁不安。

3. 重度缺水 缺水量超过体重的 6%。除上述症状外，可出现明显的意识障碍，常表现为躁狂、幻觉、谵妄，甚至昏迷。

【辅助检查】

血清钠升高，>150mmol/L；尿比重高，>1.025；失水后导致血液浓缩，所以红细胞计数、血红蛋白量和血细胞比容轻度升高。

【治疗原则】

早期去除病因。补液时应遵循"补水为主、补钠为辅"的原则。不能口服的病人，经静脉补入 5% 葡萄糖溶液或 0.45% 的氯化钠溶液，以补充丢失的液体。补液量的估算方法有：①根据临床表现的严重程度，估计失水量占体重的百分比，然后以每丢失体重的 1% 补充 400~500ml 的液体来计算。

②按血钠浓度计算。补水量（ml）=［测得血钠值（mmol/L）－血钠正常值（mmol/L）］×体重（kg）×4。以上方法计算所得的补水量，一般分两天平均补给，以免发生一次补液过多导致血容量过分扩张和水中毒。当日先给补水量的一半，余下的一般次日补给。补液过程应注意观察病人的病情变化、血钠下降的情况，直到正常为止。

四、水中毒

水中毒（water intoxication）又称稀释性低血钠，由于水分摄入量超过排出量，水分在体内潴留，导致血浆渗透压下降和循环血量增加，血钠浓度降低。

【病因】

1. 各种原因致抗利尿激素分泌过多。

2. 肾功能不全或衰竭，不能有效排出多余水分。

3. 静脉补充水分过多或机体摄入水分过多。

【病理生理】

细胞外液渗透压下降使细胞外液向细胞内液转移，导致细胞内水肿；细胞外液量的增加和渗透压的下降抑制了抗利尿激素和醛固酮的分泌，远曲小管和肾小管对钠和水的重吸收减少，钠从尿中排出量增多，使血清钠和细胞外液渗透压进一步降低。

【临床表现】

根据起病的急缓程度分为：

1. **急性水中毒** 起病急。常因水过多导致脑细胞肿胀而引起颅内压增高，出现头痛、呕吐、精神错乱、嗜睡、昏迷等症状。严重者可出现脑疝。

2. **慢性水中毒** 因其往往被原发疾病的症状掩盖，所以症状常不典型。可出现体重增加、恶心、呕吐、嗜睡、软弱无力等症状。

【辅助检查】

因血液被稀释，血红细胞计数、血红蛋白量、血细胞比容、血浆蛋白量均降低。

【治疗原则】

一经诊断，立即停止水分摄入。必要时静脉输注高渗盐水或利尿剂，以促进水分的排出。一般用 20% 甘露醇或 25% 山梨醇 200ml 快速静脉滴注（20 分钟滴完），以减轻脑水肿和增加水分的排出。

五、疾病护理

【护理评估】

1. 健康史 了解引起病人出现水、钠代谢紊乱的原因；既往健康状况，有无肾脏、心脏等疾病。

2. 身体状况

（1）缺水和水中毒的程度。

（2）水、钠代谢紊乱的症状和体征。

（3）辅助检查测定的结果。

3. 心理和社会支持状况 主要评估病人及家属对疾病的认知程度、心理反应及承受能力，同时了解病人家庭的经济状况，以便针对性采取护理措施。

【常见护理诊断/问题】

1. 体液不足 与高热、出汗、呕吐、腹泻、大面积烧伤等导致的大量体液丢失有关。

2. 有受伤的危险 与低血压和意识障碍有关。

3. 有皮肤完整性受损的危险 与水肿和微循环灌注不足有关。

【护理措施】

1. 维持正常的体液量

（1）**去除病因** 采取措施预防水、钠代谢失调，遵医嘱积极处理原发疾病，防止体液丢失。

（2）**补充液体** 遵医嘱及时、准确地补液。

1）补液量：包括生理需要量、已丢失量和继续丢失量三部分。

①生理需要量：一般成人每日生理需要量为液体 2000～2500ml，氯化钠 5～9g，氯化钾 2～3g，葡萄糖 100～150g。

②已丢失量：指在制定补液计划前已经丢失的体液量，按缺水的程度补充。轻度缺水补充的液体量为体重的 2%～4%，中度为 4%～6%，重度为 6% 以上。

③继续丢失量：又称额外丢失量，是指制定补液计划后在治疗过程中继续丢失的体液量。这部分丢失量的补充应遵循"失多少，补多少"的原则。体温每升高 1℃，以 3～5ml/kg 标准补充液体；成人体温达 40℃，需多补充 600～1000ml 液体；出汗湿透一套衣裤约失液 1000ml；气管切开病人每日经呼吸道丢失 800～1200ml 体液。

2）补液种类：遵循"缺什么、补什么"的原则。高渗性缺水以补充水分为主，在缺水情况基本改善后适量补盐；等渗性缺水补充等渗盐水；低渗性缺水以补充钠盐为主。

3）补液速度：根据病人的病情、药物性质及心、肾等重要器官的功能调节补液速度。一般情况下，遵循先快后慢的原则进行分配，即第一个 8 小时补充总量的 1/2，其余 1/2 在后 16 个小时内均匀输入。

4）补液顺序：①先盐后糖：一般先输入无机盐等渗溶液，然后再输葡萄糖溶液。

但高渗性缺水病人，则要先输入糖水。②先晶后胶：一般是先输入一定量的晶体溶液，达到扩容的效果，然后输入适量胶体溶液以稳定血容量。但失血性休克的病人，应尽早补充胶体溶液。③液种交替：输入液量多时，对盐类、糖类、酸类、碱类、胶体类等液体要交替输入，以利于机体发挥代偿调节作用。④尿畅补钾：缺水病人常伴有缺钾，应注意补钾。但补钾的前提是必须在排尿通畅，即尿量达到40ml/h的情况下才能补钾。

（3）观察疗效 补液过程中，应密切观察治疗效果，如生命体征、精神状态、口渴、皮肤弹性、眼窝下陷等的恢复情况，以及尿量、尿比重，血液常规检查结果，血清电解质及肝肾功能，心电图及中心静脉压的变化情况。

2. 防止病人意外损伤

（1）血压低的病人，应注意监测血压，指导病人在改变体位时动作要慢，避免发生直立性低血压造成眩晕而跌倒受伤。

（2）对于水钠代谢紊乱导致的意识障碍者，应加强安全保护措施，如加床栏保护、适当约束及加强监护，以免发生意外。

3. 保持皮肤完整性 对于缺水的病人，注意观察皮肤的弹性、口唇干裂等脱水的表现；对于水中毒的病人，注意观察病人水肿的部位、程度及发生的时间。长期卧床的病人，应加强生活护理，定时翻身，避免局部皮肤长期受压，经常按摩受压部位以促进血液循环，防止压疮发生；指导病人养成良好的卫生习惯，避免发生口腔黏膜炎症或溃疡。

【健康教育】

1. 出汗较多时，及时补充水分及含盐饮料。
2. 急性肾功能不全时，应严格限制摄入水量。

第三节 钾代谢异常病人的护理

钾是细胞内最主要的电解质，参与和维持细胞的代谢，维持细胞内渗透压、酸碱平衡、神经肌肉组织的兴奋性及心肌的生理功能等。钾代谢异常包括高钾血症和低钾血症，临床以低钾血症多见。

一、低钾血症

血钾浓度低于3.5mmol/L，即为低钾血症（hypokalemia）。

【病因】

1. 摄入不足 如长期禁食、静脉补充钾盐不足。

2. 丢失增加 如呕吐、腹泻、胃肠减压、急性肾衰竭多尿期、应用排钾性的利尿剂等。

3. K^+向组织内转移 如大量输注葡萄糖和胰岛素，或代谢性、呼吸性碱中毒时，虽然体内的K^+总量没有发生改变，但细胞外K^+向细胞内转移，使血清K^+降低。

【临床表现】

1. **肌无力**　为最早的临床表现。最先是四肢软弱无力，以后逐渐延及躯干和呼吸肌，可致呼吸困难或窒息，严重者可出现腱反射消失或软瘫。

2. **胃肠道功能障碍**　胃肠蠕动缓慢，病人出现厌食、恶心、呕吐和腹胀等表现。严重时可出现麻痹性肠梗阻。

3. **心功能异常**　主要表现为传导阻滞和节律异常。可出现心律不齐，脉搏快慢不规则，血压降低。典型的心电图表现为早期出现 T 波下降、变平或倒置，随后出现 ST 段下降低，QT 延长和 U 波。

4. **代谢性碱中毒**　低钾时，K^+ 从细胞内移向细胞外，为了维持电荷平衡，细胞外的 Na^+、H^+ 进入细胞内进行交换（每移出 3 个 K^+，即有 2 个 Na^+、1 个 H^+ 移入细胞内），使细胞外液的 H^+ 浓度降低；同时，由于肾远曲小管 $Na^+ - K^+$ 交换减少，$Na^+ - H^+$ 交换增加，使 H^+ 排出增多，尿液呈酸性（反常性酸性尿）；使病人出现头晕、面部及四肢肌肉抽动、口周及手足麻木、手足搐搦等代谢性碱中毒的表现。

【治疗原则】

积极去除引起低钾血症的病因，减少或终止钾的继续丢失，根据缺钾的程度，采用口服或静脉补钾。

二、高钾血症

血钾浓度高于 5.5mmol/L，即为高钾血症（hyperkalemia）。

【病因】

1. **补钾过多**　如静脉输入氯化钾过多，大量输入库存血。

2. **排钾减少**　如急性肾功能衰竭；应用保钾利尿剂如螺内酯（安体舒通）、氨苯蝶啶等。

3. **细胞内 K^+ 的移出**　如溶血、组织损伤（挤压综合征）、酸中毒时，细胞内 K^+ 向细胞外转移。

【临床表现】

病人常表现为神志模糊、感觉异常和肢体软弱无力、心动过缓或心律不齐等。严重者有微循环障碍的临床表现，如皮肤苍白、发冷、青紫、低血压等，并可致心搏骤停。血钾浓度超过 7mmol/L 时，心电图表现为 T 波高而尖，P 波波幅下降，随后出现 QRS 增宽和 PR 间期延长。

【治疗原则】

高钾血症有导致病人心搏骤停的危险，因此一经诊断，应予积极治疗。

1. **减少钾的摄入**　立即停用一切含钾的药物、溶液，避免进食含钾高的食物。

2. **促使 K^+ 转入细胞内**　如输注 5% 碳酸氢钠溶液或葡萄糖溶液加胰岛素，可暂时降低血钾浓度。

3. **促使 K^+ 排泄**　给予利尿剂，加速 K^+ 的排泄；或口服阳离子交换树脂，使消化道带走较多的钾离子。

4. 透析疗法 上述治疗仍无法降低血钾浓度时，可采用腹膜透析或血液透析。

5. 对抗心律失常 钙与钾有对抗作用，故可用10%葡萄糖酸钙加入在等量25%葡萄糖溶液内静脉注射，以对抗心律失常。

三、疾病护理

【护理评估】

1. 健康史 评估是否存在导致钾代谢失衡的各种因素，如长期禁食、腹泻、呕吐、肾功能衰竭、酸碱代谢紊乱等；有无周期性钾代谢失衡的发作史、既往史等。

2. 身体状况 评估病人钾代谢失衡的症状、体征、血清钾浓度及心电图检查情况等。

3. 心理和社会支持状况 了解病人及家属对疾病的认知程度、心理反应。

【常见护理诊断/问题】

1. 活动无耐力 与钾代谢异常致肌无力、软瘫有关。

2. 有受伤的危险 与四肢肌肉软弱无力、意识不清有关。

3. 潜在并发症 心律失常、心搏骤停。

【护理措施】

1. 恢复血清钾水平

（1）加强监测 如发现有低钾或高钾血症的征象，应立即通知医生并配合处理。

（2）对症护理

1）低钾血症：①遵医嘱予止吐、止泻等，以减少钾的继续丢失。②若病情允许，指导病人进食含钾丰富的食物（如新鲜水果、蔬菜、蛋、奶、肉类、橘子汁、番茄汁等）和口服氯化钾。口服氯化钾虽然安全，但会刺激胃黏膜引起恶心、呕吐等反应，服药时需大量饮水或在饮水后服用为宜。

2）高钾血症：①告知病人禁食含钾高的食物、饮料和药物。②大量输血时，避免输入久存的库血。③注意保证病人足够的热量摄入，防止体内蛋白质、糖原的大量分解释放钾离子。

（3）控制血钾水平

1）低钾血症：静脉补钾应遵循以下原则：①禁止静脉推注：以免血钾骤然升高，导致心脏骤停。②尿畅补钾：一般以尿量超过40ml/h或500ml/d，方可补钾。③总量不能过多：根据血清钾浓度，每天需补充氯化钾3~6g。④浓度不能过高：输入液体中氯化钾的浓度不能超过0.3%，即1L液体中最多能加入10%氯化钾30ml，即3g氯化钾。⑤滴注速度不能过快：静脉补钾时如速度过快，可使血清钾浓度在短期内升高许多，将有致命危险。一般为20~40mmol/h（每克氯化钾相当于13.4mmol钾）。

2）高钾血症：遵医嘱降低血钾。

2. 防止意外伤害 病人因肌无力特别是四肢软弱而易发生受伤的危险。护士应协助病人完成生活自理，同时使用床档防止病人坠床。为避免长期卧床致失用性肌萎缩，除指导病人床上主动活动外，也可由他人协助在床上做被动运动。

3. 预防并发症 监测病人的血钾情况、心电图以及意识状况，以及时发现并发症的发生。一旦出现心律失常应立即通知医生，积极配合抢救治疗；如病人出现心搏骤停，立即给予心肺复苏和复苏后的护理。

【健康教育】

1. 长期禁食、限制饮食或频繁呕吐、持续胃肠减压者，应注意钾的补充，以防发生低钾血症。

2. 肾功能减退、长期使用抑制排钾利尿剂者，应严格限制含钾食物和药物，同时监测血钾浓度，以防发生高钾血症。

第四节　酸碱平衡失调病人的护理

机体通过血液缓冲系统、肺和肾的调节，使体液的 pH 值始终维持在 7.35 ~ 7.45。若体内酸、碱物质超过了机体的代偿调节能力，就会形成不同形式的酸碱失调。原发性的酸碱平衡失调可分为代谢性酸中毒、代谢性碱中毒、呼吸性酸中毒和呼吸性碱中毒 4 种。如果同时存在两种以上的原发性酸碱失调，称混合型酸碱平衡失调。

一、代谢性酸中毒

代谢性酸中毒（metabolic acidosis）是由于体内酸性物质积聚或产生过多，或 HCO_3^- 丢失过多导致，是临床上最常见的酸碱失调。

【病因】

1. 酸性物质过多 各种原因（如大量失血、感染性休克）使组织缺血缺氧时，机体产生大量酸性物质而发生酸中毒，这种情况在外科很常见。糖尿病或长期不能进食，脂肪分解过多，产生大量酮体，可引起酮症酸中毒。心搏骤停、抽搐、各种原因引起的缺氧等也同样能导致体内有机酸形成过多。

2. 碱性物质丢失过多 腹泻、胆瘘、肠瘘或胰瘘等致碱性物质丢失过多。

3. 肾功能不全 肾功能不全时，肾保碱排酸的能力减弱，使得 H^+ 不能排出体外，HCO_3^- 吸收减少，导致酸中毒。

【病理生理】

代谢性酸中毒时，机体通过以下方式进行代偿：①由于体内 HCO_3^- 减少，H_2CO_3 相对过多，H^+ 浓度增高，刺激呼吸中枢，使呼吸加深加快，CO_2 的排出增加，$PaCO_2$ 降低，从而保持血液 pH 值在正常范围。②肾小管上皮细胞中的碳酸酐酶和谷氨酰胺酶活性增高，H^+ 和 NH_3 的生成增加，然后 H^+ 与 NH_3 形成 NH_4 后排出，从而使 H^+ 的排出增加。③$NaHCO_3$ 的再吸收也增加。但是，这些代偿都是很有限的。

【临床表现】

1. 呼吸代偿 呼吸深而快，呼吸频率可达 40 ~ 50 次/分，呼出的气体带有酮味，是代谢性酸中毒最典型的表现。

2. 心血管功能改变 可出现心律失常、心音低弱、血压下降。由于在酸性的环境中毛细血管扩张，病人常表现为面部潮红、口唇樱红色，缺氧时可有发绀。

3. 中枢神经系统功能障碍　有头痛、头昏、嗜睡等现象，甚至出现神志不清或昏迷。

【辅助检查】

1. 血气分析　代偿期血 pH 值可在正常范围，但 HCO_3^- 和 BE（碱剩余）有一定程度的降低。失代偿时血液 pH 值和 HCO_3^- 明显下降。

2. 其他　常合并高钾血症，尿呈强酸性。

【治疗原则】

病因治疗应放在治疗的首位。较轻的酸中毒（血浆 HCO_3^- 为 16～18mmol/L）经去除病因及补液治疗后常可自行纠正，不必应用碱性药物。如病人血浆 HCO_3^- 低于 15mmol/L，应根据酸中毒的严重程度，用 5% 碳酸氢钠溶液 100～250ml 静脉滴注予以纠酸。

需注意的是：酸中毒时，离子化的 Ca^{2+} 增多，所以病人即使有低钙血症，也不表现出手足抽搐的缺钙症状。酸中毒纠正后，离子化的 Ca^{2+} 减少，病人则会出现手足抽搐，此时应及时静脉注射 10% 葡萄糖酸钙。此外，过快纠正酸中毒还可使大量 K^+ 转移至细胞内，导致低钾血症。因此，在纠正酸中毒的同时应注意补钾。

二、代谢性碱中毒

代谢性碱中毒（metabolic alkalosis）是因各种原因引起体内 H^+ 丢失过多或 HCO_3^- 增多所致。

【病因】

1. 酸性物质丢失过多　如严重呕吐、长期胃肠减压等，导致酸性胃液大量丢失。这是代谢性碱中毒最常见的原因。大量胃液的减少也丢失了 Na^+，因此，机体在代偿的过程中，$K^+ - Na^+$、$H^+ - Na^+$ 的交换增加，机体保留 Na^+，排出 K^+ 和 H^+，导致低钾低氯性碱中毒。

2. 碱性物质补充过多　长期服用碱性药物，HCO_3^- 重吸收增多致碱中毒。大量输注库血，抗凝剂入血后转化成 HCO_3^- 可致碱中毒。

3. 低钾血症　低钾时，K^+ 从细胞内转移至细胞外，引起细胞内的酸中毒和细胞外的碱中毒。同时，低钾还会使远曲小管 $Na^+ - K^+$ 交换减少，$Na^+ - H^+$ 交换增加，使 H^+ 排出增多，尿液呈酸性（反常性酸性尿）。

4. 利尿剂的利用　呋塞米、依他尼酸等能抑制近曲小管对 Na^+ 和 Cl^- 的重吸收，引起低氯性碱中毒。

【病理生理】

代谢性碱中毒时，机体通过以下方式进行代偿：①由于体内 H^+ 减少，抑制呼吸中枢，使呼吸变浅变慢，CO_2 的排出减少，$PaCO_2$ 升高，从而保持血液 pH 值在正常范围。②肾小管上皮细胞中的碳酸酐酶和谷氨酰胺酶活性降低，H^+ 和 NH_3 的生成减少，H^+ 的排出减少。③HCO_3^- 的重吸收减少，经尿排出增多，从而使血中 HCO_3^- 减少。

【临床表现】

一般无明显症状，可表现为呼吸变浅变慢，或精神方面的症状，如嗜睡、精神错乱或谵妄等。严重时可因脑和其他器官的代谢障碍而发生昏迷。可伴有低钾、低钙血症的表现。

【辅助检查】

1. **血气分析** 代偿期血液的 pH 值可在正常范围，但 HCO_3^- 和 BE 有一定程度的升高。血液的 pH 值和 HCO_3^- 明显升高。

2. **其他** 可伴有低氯、低钾、低钙血症。

【治疗原则】

碱中毒的纠正不宜过于迅速，一般不要求完全纠正，治疗的关键是去除病因。

轻度低氯性碱中毒者，可输注等渗盐水或葡萄糖盐水，这样既可补充细胞外液量，又可补充 Cl^-。严重代谢性碱中毒病人（pH > 7.65，血浆 HCO_3^- 45 ~ 50mmol/L），可应用稀释的盐酸溶液（1mmol/L 盐酸 150ml + 生理盐水 1000ml 或 5% 葡萄糖溶液 1000ml）经中心静脉缓慢滴入（25 ~ 50ml/h），以中和过多的 HCO_3^-。该溶液严禁经周围静脉输入，因溶液的渗漏将导致软组织坏死。每 4 ~ 6 小时重复监测血气分析及血电解质，根据监测结果及时调整治疗方案。因碱中毒几乎都同时存在低钾血症，故需同时补充 10% 氯化钾。

三、呼吸性酸中毒

呼吸性酸中毒（respiratory acidosis）是由于肺泡通气及换气功能减弱，体内生成的 CO_2 不能充分排出，致使血中 $PaCO_2$ 增高而引起的高碳酸血症。

【病因】

任何使肺泡通气及换气功能减弱的疾病，均可引起呼吸性酸中毒，如呼吸道梗阻、全麻过深、镇静剂过量、呼吸中枢抑制、呼吸机使用不当、肺组织广泛纤维化、重度肺气肿等。

【病理生理】

机体对呼吸性酸中毒的代偿能力有限，主要通过以下方式代偿：①血液的缓冲系统：血液中的 H_2CO_3 与 Na_2HPO_4 结合，形成 $NaHCO_3$ 和 NaH_2PO_4，NaH_2PO_4 从尿中排出，H_2CO_3 减少。②肾脏：酸性环境使肾小管上皮细胞中的碳酸酐酶和谷氨酰胺酶活性增高，H^+ 与 NH_3 的生成增加。$H^+ - Na^+$ 交换以及 H^+ 与 NH_3 形成 NH_4^+，使 H^+ 排出增加，$NaHCO_3$ 的再吸收增加。

【临床表现】

病人常有胸闷、气促、呼吸困难、躁动不安、头痛及紫绀等缺氧的症状。严重者可有血压下降、谵妄、昏迷等。严重脑缺氧可致脑水肿，继而引起颅内高压、脑疝甚至呼吸骤停。

【辅助检查】

血气分析：血液中的 pH 值明显下降，$PaCO_2$ 增高，血浆 HCO_3^- 可正常。

【治疗原则】

积极治疗原发疾病，尽快解除呼吸道梗阻，使存留在体内的 CO_2 排出，以改善机体的通气和换气功能。必要时行气管插管或气管切开术，并使用呼吸机来辅助呼吸。

四、呼吸性碱中毒

呼吸性碱中毒（respiratory alkalosis）是由于肺泡通气过度、CO_2 排出过多，致使体内 $PaCO_2$ 降低而引起的低碳酸血症。

【病因】

凡引起过度通气的因素均可导致呼吸性碱中毒，如癔病、疼痛、发热、呼吸机辅助通气过度等。

【病理生理】

呼吸性碱中毒时，机体通过以下方式进行代偿：①$PaCO_2$ 下降抑制呼吸中枢，使呼吸变浅变慢，CO_2 排出减少，血中 H_2CO_3 代偿性增高。②肾脏：肾小管上皮细胞分泌 H^+ 减少、HCO_3^- 排出增多，HCO_3^-/H_2CO_3 比值接近正常，从而使 pH 值维持在正常范围。

【临床表现】

病人多无明显症状，部分可出现呼吸急促、眩晕甚至意识障碍。因碱中毒可使血钙降低，病人可有手、足及口周麻木和针刺感，肌震颤及手足抽搐等表现。

【辅助检查】

血气分析：血液中的 pH 值明显升高，$PaCO_2$、血浆 HCO_3^- 降低。

【治疗原则】

在积极治疗原发疾病的同时对症治疗。可用纸袋罩住口鼻，增加呼吸道死腔，以减少 CO_2 的呼出，提高血 $PaCO_2$。手足抽搐者，可给 10% 葡萄糖酸钙缓慢静脉推注。如因呼吸机使用不当造成通气过度，应调整呼吸频率及潮气量。

五、疾病护理

【护理评估】

1. **健康史**　评估病人有无导致酸碱失调的相关原因：如长期胃肠减压、肠瘘、胰瘘、严重呕吐、电解质失调、呼吸道梗阻及过度通气等。

2. **身体状况**　主要评估病人酸碱失衡的症状和体征：如呼吸的改变、心功能的改变、中枢神经系统功能的改变情况等。同时，还应评估病人的辅助检查，重点评估血气分析结果。

3. **心理和社会支持状况**　酸碱代谢失调病人因症状明显常感到焦虑与恐惧。因此，护士应对病人及家属对疾病的认知、心理反应进行评估，以便采取针对性的护理措施。

【常见护理诊断/问题】

1. **焦虑**　与疾病所致不适及担心预后有关。

2. **低效性呼吸形态**　与呼吸过深过快、或呼吸变浅变慢、呼吸道梗阻有关。

3. **意识障碍**　与缺氧、酸碱失衡抑制脑组织的代谢活动有关。

4. **潜在并发症**　休克、高钾血症、低钾血症。

【护理措施】

1. **心理护理**　对病人进行宣教，使病人了解疾病发生的原因、病理变化过程、临床表现及转归等与疾病相关的信息，减轻其恐惧焦虑的心理。

2. **维持正常的气体交换形态**

（1）病情观察　密切监测病人的呼吸频率、节律、深度、气味，以便及早发现并及时处理。

（2）体位　病情允许时协助病人取半坐卧位，以增加横膈活动幅度，有利于呼吸。

（3）促进排痰　指导病人深呼吸，有效咳嗽、排痰。对于呼吸道感染或气道分泌物较多的病人，给予氧气雾化吸入，以湿化痰液，利于排痰。

（4）吸氧　给予氧气吸入，必要时行呼吸机辅助呼吸，同时做好气道护理。

3. **改善病人意识状态**

（1）病情观察，注意监测病人血气分析结果及血清电解质水平，以便及时发现导致意识障碍的原因，并给予相应的处理。

（2）采用音乐、语言呼唤、皮肤刺激等方法改善意识，同时加强病人基础护理。

4. **预防并发症**　密切观察病情，及时发现相关并发症，并积极配合处理。

【健康教育】

1. 积极控制导致酸碱代谢失衡的原发疾病和诱因。

2. 呕吐、腹泻、高热时应及时就诊。

案例讨论1

病人，男性，36岁，因全身40%Ⅱ度烧伤入院。病人全身乏力、眼窝凹陷，皮肤弹性差。体温36.5℃；脉搏102次/分，弱；呼吸22次/分；血压86/60mmHg。24小时尿量300ml，尿色黄，比重1.020；血清钠浓度为140mmol/L。

问题：1. 该病人是什么体液失衡？

2. 补充什么液体最合适？

第三章　外科休克病人的护理

第一节　休克概述

　　休克（shock）是由于机体受到强烈的致病因素侵袭后，导致有效循环血容量骤减、组织灌注不足所引起的以微循环障碍、代谢紊乱和细胞受损为主要病理生理改变的综合征。休克发病急，进展快，若未能及时发现及治疗，可发展至多器官功能障碍综合征（multiple organ dysfunction syndrome，MODS）或多系统器官功能衰竭（multiple system organ failure，MSOF）而引起死亡。

　　【病因与分类】

　　1. **病因**　导致休克的原因很多，如创伤、失血、感染、过敏、强烈的神经刺激等。

　　2. **分类**　按休克的原因分类，可将休克分为低血容量性休克、感染性休克、心源性休克、神经源性休克和过敏性休克五类。其中低血容量性休克和感染性休克在外科休克中最为常见。一般把创伤和失血、失液引起的休克划入低血容量性休克。按休克时的血流动力学特点可把休克分为低排高阻型休克和高排低阻型休克两大类。

　　【病理生理】

　　各类休克的共同病理生理基础是有效循环血量锐减和组织灌注不足，以及由此导致的微循环障碍、代谢变化和内脏器官继发性损害。

1. 微循环障碍　可分为以下三期：

（1）微循环收缩期　休克早期，由于机体有效循环血量锐减，导致组织灌注不足、细胞缺氧、血压下降。这些变化刺激主动脉弓和颈动脉窦压力感受器引起血管舒缩中枢加压反射、交感神经-肾上腺轴兴奋、大量儿茶酚胺释放及肾素-血管紧张素分泌增加等，使心跳加快，心排出量增加；并选择性地使外周（皮肤、骨骼肌）和内脏（肾、肠道）小血管、微血管平滑肌收缩，以保证重要器官的供血。由于毛细血管前括约肌强烈收缩，动静脉短路开放，增加了回心血量；毛细血管前括约肌收缩和后括约肌相对开放有助于组织液回吸收和血容量得到部分补偿，故此期又称休克代偿期。

（2）微循环扩张期　休克继续发展，组织灌注不足进一步加重，组织细胞因严重缺氧处于无氧代谢状态，大量酸性代谢产物堆积，组胺、缓激肽等血管活性物质释放。这些物质引起毛细血管前括约肌舒张，而后括约肌由于对其耐受力较大仍处于收缩状态，致大量血液瘀滞于毛细血管，引起管内静脉压升高、通透性增加，血浆外渗至第三间隙；血液浓缩，血黏稠度增加；回心血量进一步减少，血压下降，重要脏器灌注不足，休克进入抑制期。

（3）微循环衰竭期　瘀滞在微循环内的黏稠血液在酸性环境中处于高凝状态，红细胞与血小板易发生凝集，在血管内形成微血栓，甚至发生弥散性血管内凝血（disseminated intravascular coagulation，DIC）。随着各种凝血因子的消耗，纤维蛋白溶解系统被激活，临床可出现严重的出血倾向。由于组织缺少血液灌注，细胞处于严重缺氧和缺乏能量的状态，致使细胞内溶酶体膜破裂，释放多种水解酶，造成组织细胞自溶、死亡，从而引起广泛的组织损害甚至多器官功能受损。此期称为休克失代偿期。

2. 代谢变化　休克时，交感神经-肾上腺髓质系统和下丘脑-垂体-肾上腺皮质轴兴奋，儿茶酚胺和肾上腺皮质激素大量释放，从而抑制蛋白合成，促进蛋白分解，以便为机体提供能量和合成急性期蛋白的原料。上述激素水平的变化还可促进糖异生，抑制糖降解，导致血糖升高。此外，应激时脂肪分解代谢明显增强，成为病人获取能量的主要来源。

在微循环失常、组织灌注不足和细胞缺氧的情况下，体内葡萄糖以无氧酵解供能，产生的三磷腺苷（ATP）大大减少。同时，无氧酵解使丙酮酸和乳酸产生过多，加之肝脏因灌注量减少，处理乳酸的能力减弱，使乳酸在体内的清除率降低而血液内含量增多，从而引起代谢性酸中毒。

无氧代谢使 ATP 产生不足，可影响细胞各种膜的屏障功能。细胞膜受损后除通透性增加外，还出现细胞膜上离子泵（Na^+-K^+泵、钙泵）的功能障碍，导致细胞内外离子及体液分布异常。细胞外钾离子无法进入细胞内，而细胞外液却随钠离子进入细胞内，造成细胞外液减少及细胞过度肿胀、变性、死亡。大量钙离子进入细胞内后除激活溶酶体外，还导致线粒体内钙离子浓度升高，并从多方面破坏线粒体。线粒体膜、溶酶体膜等细胞器受到破坏时，除了释放出大量引起细胞自溶和组织损伤的水解酶外，还可产生心肌抑制因子和血栓素、白三烯等毒性产物，对机体产生不利影响，从而进一步加重休克。

3. 内脏器官的继发性损害 休克持续时间超过 10 小时,容易继发内脏器官的损害,若两个或两个以上的重要器官或系统同时或序贯发生功能障碍或衰竭,称为多器官功能障碍综合征或多系统器官功能衰竭(MODS or MSOF),是休克的重要致死原因。

(1)肺 低灌注和缺氧可损伤肺毛细血管的内皮细胞和肺泡上皮细胞。前者损伤后可致血管壁通透性增加而引起肺间质水肿;肺泡上皮细胞受损后可导致肺泡表面活性物质的生成减少,肺泡表面张力升高,继发肺泡萎陷并出现肺不张,进而出现氧弥散障碍,通气/血流比例失调,临床表现为进行性呼吸困难和缺氧等症状,称为急性呼吸窘迫综合征(acute respiratory distress syndrome,ARDS),常发生于休克期内或稳定后 48 ~ 72 小时内。

(2)肾 正常生理状况下,85%的肾脏血流供应肾皮质的肾单位。休克时肾血管收缩,肾血流量减少,肾小球滤过率降低。同时,肾内血流重新分布,主要转向髓质,结果不但尿量减少,还导致肾皮质、肾小管上皮细胞大量坏死,引起急性肾衰竭(acute renal failure,ARF),临床表现为少尿、无尿。

(3)脑 休克早期,儿茶酚胺释放增加对脑血管作用不大。但休克晚期,持续性的血压下降,使脑灌注压和血流量下降,可引起脑缺氧,并丧失对脑血流的调节作用,引起脑细胞肿胀,血管壁通透性升高,血浆外渗,出现继发性脑水肿和颅内压增高。

(4)心 休克时心率过快、舒张期过短或舒张压降低使冠状动脉灌流量减少,心肌因缺血缺氧而受损。一旦心肌微循环内血栓形成,可引起局灶性心肌坏死。此外,休克时的缺血缺氧、酸中毒和高血钾等均可加重心肌功能的损害,进一步发展为心力衰竭。

(5)胃肠道 胃肠道黏膜缺血、缺氧,可使正常黏膜上皮细胞的屏障功能受损,并发急性胃黏膜糜烂或应激性溃疡,临床表现为上消化道出血。肠黏膜的屏障结构和功能受损,导致肠道内细菌及毒素易位,病人易并发肠源性感染或毒血症。

(6)肝 休克时,肝因肝细胞缺血、缺氧和血流瘀滞而受损。肝血窦及中央静脉内微血栓形成,导致肝小叶中心区坏死。因此,肝脏的解毒及代谢能力减弱,易发生内毒素血症,并加重已有的代谢紊乱及酸中毒。临床可出现黄疸、转氨酶升高,严重时出现肝性脑病和肝衰竭。

【临床表现】

按照休克的发病过程,可分为休克代偿期和休克抑制期。各期的临床表现特点不同(见表 3 – 1)。

1. 休克代偿期 当失血量少于循环血量的 20% 时,机体具有相应的代偿能力,交感 – 肾上腺轴兴奋。病人表现为精神紧张、兴奋或烦躁不安、皮肤苍白、四肢发凉、心率加快、脉压减小、呼吸加快、尿量正常或减少等。此时,如处理及时得当,休克可较快得到纠正。否则,病情继续发展,进入休克抑制期。

2. 休克抑制期 病人表现为神情淡漠,反应迟钝,甚至可出现意识模糊或昏迷;皮肤和黏膜发绀,四肢厥冷;脉搏细数或摸不清,血压下降,脉压缩小;尿量减少甚至无尿。若皮肤黏膜出现瘀斑或消化道出血,则提示病情发展至 DIC 阶段。若出现进行性呼吸困难、烦躁、发绀虽给予吸氧仍不能改善者，应考虑并发 ARDS。至此期病人常继发多器官功能衰竭而死亡。

表 3-1　休克的临床表现和程度

分期	程度	神志	口渴	皮肤黏膜		脉搏	血压	体表血管	尿量	估计失血量
				色泽	温度					
休克代偿期	轻度	意识清楚，伴痛苦表情，精神紧张	明显	开始苍白	正常，发凉	100 次/分以下尚有力	收缩压正常或稍升高，舒张压增高，脉压小	正常	正常	<20%（<800ml）
休克抑制期	中度	意识尚清楚，表情淡漠	很明显	苍白	发冷	100～120 次/分	收缩压为 90～70mmHg，脉压小	表浅静脉塌陷，毛细血管充盈迟缓	尿少	20%～40%（800～1600mml）
	重度	意识模糊，昏迷	非常明显，可能无主诉	显著苍白，肢端青紫（肢端更明显）	厥冷（肢端更明显）	速而细弱，或摸不清	收缩压<70mmHg 或测不到	表浅静脉塌陷，毛细血管充盈更迟缓	少尿或无尿	>40%（>1600ml）

【辅助检查】

1. 实验室检查

（1）血、尿和粪常规检查　红细胞计数、血红蛋白（Hb）的数值可反映失血情况；红细胞比容增高提示血浆丢失；白细胞计数和中性粒细胞比例增加常提示感染存在。尿比重增高常表明血液浓缩或容量不足。消化系统出血时粪便隐血试验可呈阳性。

（2）血生化检查　血肝、肾功能检查，血糖、血电解质等检查可了解病人是否合并多器官功能衰竭、代谢失衡等。

（3）动脉血气分析　有助于了解酸碱失衡状况。休克时可因肺换气不足，出现体内 CO_2 聚积致 $PaCO_2$ 明显升高；相反，如病人原来并无肺部疾病，因过度换气可致 $PaCO_2$ 较低；若 $PaCO_2$ 超过 5.9～6.6kPa（45～50mmHg）时，常提示肺泡通气功能障碍；$PaCO_2$ 低于 8kPa（60mmHg），吸入纯氧后仍无改善，可能是 ARDS 的先兆。通过监测 pH 值、碱剩余（BE）、缓冲碱（BB）和标准重碳酸盐（SB）的动态变化有助于了解休克时酸碱平衡的情况。碱缺失（BD）可反映全身组织的酸中毒情况，反映休克的严重程度和复苏状况。

（4）动脉血乳酸盐测定　反映细胞缺氧程度，正常值为 1～1.5mmol/L。休克时间越长，血流灌注障碍越严重，动脉血乳酸盐浓度也愈高，提示病情严重，预后不良。此外，还可以结合其他参数判断病情，例如乳酸盐/丙酮酸盐（L/P）比值在无氧代谢时明显升高。

（5）凝血机制检测　疑有 DIC 时，应测血小板、出凝血时间、纤维蛋白原、凝血酶原时间及其他凝血因子。当下列五项检查出现三项以上异常，结合临床上有休克、微血管栓塞症状和出血倾向时，便可诊断 DIC。①血小板计数低于 80×10^9/L。②血浆纤维蛋白原少于 1.5g/L 或呈进行性降低。③凝血酶原时间比对照组延长 3 秒以上。④3P（血浆鱼精蛋白副凝）试验阳性。⑤血涂片中破碎红细胞超过 2% 等。

2. 血流动力学监测

（1）中心静脉压（CVP）　代表右心房或胸腔段腔静脉内的压力，其变化反映血容量与右心功能之间的关系。正常值为 0.49 ~ 0.98kPa（5 ~ 10cmH₂O）。当 CVP < 0.49kPa（5cmH₂O），表示血容量不足；若 >1.47kPa（15cmH₂O）提示心功能不全、静脉血管床过度收缩或肺循环阻力增高；若 >1.96kPa（20cmH₂O）则表示存在充血性心力衰竭。

（2）肺毛细血管楔压（PCWP）　可应用 Swan - Ganz 漂浮导管测得肺动脉压（PAP）和肺毛细血管楔压（PCWP），反映肺静脉、左心房和左心室的功能状态。PAP 的正常值为 1.3 ~ 2.9 kPa（10 ~ 22mmHg），PCWP 的正常值为 0.8 ~ 2kPa（6 ~ 15mmHg）。PCWP 小于 0.8kPa 反映血容量不足；大于 2kPa 提示肺循环阻力增加，大于 4kPa 提示有肺水肿。所以，临床上发现 PCWP 增高时，即使 CVP 尚属正常，也应限制输液量，以免发生或加重肺水肿。

（3）心排出量（CO）和心脏指数（CI）　通过 Swan - Ganz 漂浮导管应用热稀释法可测 CO。CO 是心率和每搏排出量的乘积，成人正常值为 4 ~ 6L/min；单位体表面积上的心排出量便称为心脏指数（CI），正常值为 2.5 ~ 3.5L/（min·m²）。休克时，CO 多见降低，但有些感染性休克可见增高。

【治疗原则】

关键是尽早去除病因，迅速恢复有效循环血量，纠正微循环障碍，恢复组织灌注，增强心肌功能，恢复正常代谢和防止多器官功能障碍综合征（MODS）。近年强调氧供应和氧消耗超常值的复苏概念，应达到以下标准：氧供应（DO₂）>600ml/（min·m²），氧消耗（VO₂）>170ml/（min·m²），心脏指数（CI）>4.5L/（min·m²）。

1. 一般紧急措施　①积极处理引起休克的原发伤、病。如创伤制动、大出血止血等。②保持呼吸道通畅，早期以鼻导管或面罩给氧，减轻组织缺氧状态。呼吸困难严重者，可行气管插管或气管切开。③采取休克体位，以增加回心血量。④注意保暖，尽量减少搬动，骨折处临时固定，必要时应用止痛剂等。

2. 补充血容量　是纠正休克引起组织低灌注和缺氧的关键。输液的原则是"早"与"快"，即输液开始要早，滴注速度要快。输液的种类主要有两种：晶体液和胶体液。通常首先快速输入扩容作用迅速的晶体液（平衡盐溶液或等渗盐水），但因其维持扩容作用的时间仅 1 小时左右，所以需再输入扩容作用持久的胶体液（如全血、血浆、压缩红细胞、白蛋白、中分子右旋糖苷等）。根据监测指标估算输液量及判断补液效果。

3. 积极处理原发病　在治疗休克中，消除引起休克的原发病与恢复有效血容量一样重要。由外科疾病引起的休克，如内脏大出血、消化道穿孔、肠绞窄坏死或梗阻性化脓性胆管炎等，应在尽快恢复有效循环血量后，及时手术治疗原发病，或在积极抗休克的同时施行手术，以免延误抢救时机。

4. 纠正酸碱平衡失调 在休克早期，由于过度换气可引起低碳酸血症及呼吸性碱中毒。经迅速补充血容量后，组织灌流改善，轻度酸中毒即可消失；而且扩容治疗时输入的平衡盐溶液使一定量的碱性物质进入体内，故休克早期轻度酸中毒者无需再应用碱性药物。但休克严重、酸中毒明显、扩容治疗效果不佳时，就需应用碱性药物，常用的碱性药物为 5% 碳酸氢钠溶液。

5. 应用血管活性药物 若经补液、纠酸等措施后仍未纠正休克时，应酌情采用血管活性药物。理想的血管活性药物应能迅速提高血压，改善心脏和脑血流灌注，又能改善肾和肠道等内脏器官血流灌注。

（1）血管收缩剂 有多巴胺、去甲肾上腺素、间羟胺等。此类药物可收缩血管，从而暂时升高血压，但可加重组织缺氧。仅用于经一定量的输液扩容后血压仍低于 8.0kPa（60mmHg）的病人。

（2）血管扩张剂 常用的有酚妥拉明、酚苄明、山莨菪碱等。血管扩张剂可以解除小血管痉挛，改善微循环，增加组织灌流量。但可使血管容量相对增加而血压有不同程度的下降，故只有当血容量已基本补足，血压保持在 12kPa（90mmHg），而病人发绀、四肢厥冷、毛细血管充盈不良等循环状态未好转时，才考虑使用。

（3）强心药 包括兴奋 α、β - 受体兼有强心功能的药物，如多巴胺、多巴酚丁胺。其他还有强心苷如毛花苷 C（西地兰）等，可增强心肌收缩力，增加心搏出量，减慢心率。当血容量已补足，中心静脉压 >1.47kPa（15cmH$_2$O），但血压仍低时，可注射毛花苷 C 行快速洋地黄化（0.8mg/d），首次用量为 0.4mg 缓慢静脉推注，有效时可再给维持量。

6. 改善微循环 当休克发展至 DIC 阶段，可用肝素抗凝，一般用量为 1.0mg/kg（1mg 相当于 125U 左右），每 6 小时 1 次，成人首次可用 10000U。DIC 晚期，纤维蛋白溶解系统亢进，可使用抗纤溶药，如氨甲苯酸、氨基己酸等；以及抗血小板黏附和聚集的阿司匹林和低分子右旋糖酐等。

7. 皮质类固醇和其他药物的应用 皮质类固醇一般用于严重休克和感染性休克。主要作用是：①阻断 α - 受体兴奋作用，扩张血管，改善微循环。②防止细胞内溶酶体被破坏。③增强心肌收缩力，增加心排血量。④增进线粒体功能。⑤促进糖异生，减轻酸中毒。一般主张大剂量静脉滴注，1 次滴完，只用 1~2 次，以防引起副作用。如甲基泼尼松龙 30mg/kg 或地塞米松 1~3mg/kg，加入 5% 葡萄糖溶液 100~200ml 静脉滴注，必要时可加大剂量。其他药物如维拉帕米、三磷酸腺苷 - 氯化镁（ATP - MgCl$_2$）、纳洛酮等也有助于休克的治疗。

8. 防止感染 包括积极处理原发感染灶和应用抗生素。原发感染灶的存在是引起休克的主要原因，应尽早处理。对病原菌尚未明确者，可根据临床判断早期使用广谱抗生素；待病原菌明确后，针对性选用敏感抗生素，以提高抗菌效果和减少耐药性。

第二节　外科常见的休克

一、低血容量性休克

低血容量性休克（oliguric hypovolemic shock）是外科最常见的休克类型，常因大量出血或体液丢失，使有效循环血量降低所致。因大血管破裂或脏器出血引起的休克称失血性休克（hemorrhagic shock）；因严重创伤使血液和血浆同时丢失所引起的休克称创伤性休克（traumatic shock）。

失血性休克多见于大血管破裂，腹部损伤引起的肝、脾破裂，消化性溃疡出血，门静脉高压所致食管、胃底曲张静脉破裂出血及宫外孕出血等。通常在迅速失血量超过全身总血量的20%时，即可发生休克。

创伤性休克多见于各种严重外伤，如大血管破裂、复杂性骨折、大范围组织挫伤、挤压伤或大手术等。体内血液和血浆同时丢失，加上损伤处炎性肿胀和体液渗出，导致低血容量性休克。受损机体内可出现组织胺等血管活性物质，引起微血管扩张和通透性增高，导致有效循环血量进一步降低。另一方面，严重创伤还可刺激神经系统，引发疼痛和神经 - 内分泌系统反应，影响心血管功能。此外，损伤组织的坏死和分解可产生毒素，并发感染等。所以创伤性休克的病情往往比较复杂。

【治疗原则】

1. 失血性休克　治疗原则为迅速补充血容量，积极处理原发病以控制出血。

（1）补充血容量　根据血压和脉率变化估计失血量。可经静脉快速滴注平衡盐溶液和人工胶体液。其中，输入胶体液更容易恢复血管内容量，维持胶体渗透压，并持续较长时间。一般认为，维持血红蛋白在100g/L、红细胞比容在30%为好。若血红蛋白高于100g/L可不必输血；低于70g/L可输浓缩红细胞；急性失血超过总量的30%可输全血。临床上常以血压结合中心静脉压（CVP）的测定指导补液。

（2）止血　在补充血容量的同时，对有活动性出血的病人，应迅速控制出血。一般对浅表伤口出血或四肢血管出血，可先采用压迫止血或上止血带方法以暂时止血，待休克初步纠正后，再进行根本的止血措施。对于肝脾破裂、急性活动性上消化道出血病人，应在保持血容量同时积极进行手术准备，及早实施手术止血。

2. 创伤性休克　根据病人的症状和体征，准确估计失血失液量，快速补充血容量。疼痛严重者，适当使用镇痛镇静剂；骨折病人应妥善固定，以预防继发损伤；对危及生命的损伤，如开放性或张力性气胸、连枷胸等，应做必要的紧急处理。根据创伤的性质和种类决定手术与否。需手术治疗者，一般应在血压回升或稳定后进行。创伤或大手术继发休克者，应使用抗生素预防感染。

二、感染性休克

感染性休克（septic shock）常继发于以释放内毒素的革兰阴性杆菌为主的感染，如急性腹膜炎、胆道感染、绞窄性肠梗阻、泌尿系感染等，亦称内毒素性休克。内毒素与体内的补体、抗体或其他成分结合后，可刺激交感神经引起血管痉挛，并损伤血管内皮细胞。同时，内毒素可促使体内组胺、激肽等多种炎症介质释放，引起全身炎症反应综合征（systemic inflammatory response syndrome，SIRS），最终导致微循环障碍、代谢紊乱及器官功能不全等。

【病理生理】

感染性休克时血流动力学有高动力型（高排低阻型）和低动力型（低排高阻型）改变。前者又称为暖休克，后者称为冷休克。暖休克较少见，常出现于革兰阳性菌感染引起的休克早期，主要为外周血管扩张，阻力降低，心排出量正常或稍高。冷休克时，外周血管收缩，阻力增高，微循环瘀滞，大量毛细血管内血液渗出，使血容量和心排出量降低。

【临床表现】

感染性休克时，随血流动力学改变的不同而出现不同的临床表现（见表 3-2）。

表 3-2　感染性休克的临床表现

临床表现	冷休克（低动力型）	暖休克（高动力型）
神志	躁动、淡漠或嗜睡	清醒
皮肤色泽	苍白、紫绀或花斑样发绀	淡红或潮红
皮肤温度	湿冷或冷汗	温暖干燥
毛细血管充盈时间	延长	1~2 秒
脉搏	细速	慢、搏动清楚
脉压（kPa）	<4	>4
尿量（每小时）	<25ml	>30ml

休克晚期，心功能衰竭，外周血管瘫痪，即成为低排低阻型休克。

【治疗原则】

感染性休克的病理生理变化比较复杂，故治疗比较困难。原则上是在休克未纠正以前，以抗休克为主，同时抗感染；休克控制后，着重治疗感染。

1. **补充血容量**　首先快速输入平衡盐溶液，再补充适量的胶体液、血浆、全血等。低分子右旋糖酐可改善微循环，能吸附于红细胞、血小板表面及血管内壁，可预防和治疗弥散性血管内凝血。感染性休克病人常有心肌和肾受损，故补液期间应监测 CVP，作为调整输液种类和速度的依据。

2. **控制感染**　尽早处理原发感染灶和应用抗菌药物。

3. **纠正酸碱失衡**　感染性休克的病人常早期合并代谢性酸中毒，应予以纠正。一般在补充血容量的同时，静脉输入 5% 碳酸氢钠 200ml，再根据血气分析结果补充用量。

4. **应用血管活性药物**　经补充血容量、纠正酸中毒后，休克仍未见好转时，可考虑使用血管活性药物。感染性休克时，心功能常受到一定损害，可给予强心苷（如毛花苷 C）、多巴酚丁胺等。

5. 皮质类固醇的应用 皮质类固醇可抑制体内多种炎性介质的释放,稳定溶酶体膜,缓解 SIRS。主张早期、大剂量、短疗程使用,一般不超过 48 小时。否则有发生应激性溃疡和免疫抑制等并发症的可能。

第三节 休克病人的护理

【护理评估】

1. **健康史** 了解引起病人休克的原因,如有无体液和血液的急剧丢失(大量失血、烧伤、严重创伤等)、心功能不良导致的心输出量减少(心肌梗死、心律不齐等)、感染性疾病等等。

2. **身体状况** 评估病人的意识和表情、生命体征、皮肤色泽与温度、尿量,局部有无损伤和相应的体征,各项辅助检查结果等,以帮助判断病情和给予精心的护理。

3. **心理和社会支持状况** 评估病人及家属对疾病的情绪反应、心理承受能力及对治疗和预后的了解程度。休克起病急,病情变化快,并有神志改变,加之抢救中使用的监测治疗仪器较多,易使病人和家属有病情危重及面临死亡的感受,可出现不同程度的紧张、焦虑或恐惧情绪。

【常见护理诊断/问题】

1. **体液不足** 与大量失血、失液有关。
2. **心输出量减少** 与体液不足、心肌缺氧和受损有关。
3. **组织灌注量改变** 与循环血量不足、微循环障碍有关。
4. **气体交换受损** 与微循环障碍,造成肺泡与毛细血管之间气体交换减少有关。
5. **有感染的危险** 与免疫力降低有关。
6. **体温异常** 与休克、感染有关。
7. **有受伤的危险** 与休克病人感觉和反应迟钝、血压下降、神志不清、疲乏无力有关。
8. **焦虑/恐惧** 与病人处于病危状态,担心疾病预后有关。

【护理措施】

1. 迅速扩充血容量

(1) **建立静脉通路** 立即建立两条以上静脉输液通道,大量快速补液,以便及时纠正循环血容量不足。如周围血管萎陷或肥胖病人静脉穿刺困难时,应立即行中心静脉插管,并同时监测 CVP。

(2) **合理补液** 先快速输入晶体液,如生理盐水、平衡盐溶液,以迅速扩容;后输胶体液,如全血、血浆、白蛋白等。根据心、肺功能,失血、失液量,血压及血流动力学监测情况调整输液速度(见表 3-3)。血压及中心静脉压低时,应较快补液;高于正常时,应减慢速度,限制补液,以防肺水肿及心功能衰竭。CVP 和 PCWP 超过正常,说明补液过多;CVP 和 PCWP 低于正常,说明血容量不足,可以继续补液。当 PCWP 增高而 CVP 正常时应限制输液,以避免肺水肿的发生。

表3-3　中心静脉压与补液的关系

中心静脉压	血压	原因	处理原则
低	低	血容量严重不足	充分补液
低	正常	血容量不足	适当补液
高	低	心功能不全或血容量相对过多	给强心药,纠正酸中毒,舒张血管
高	正常	血管过度收缩	舒张血管
正常	低	心功能不全或血容量不足	补液试验 *

＊补液试验:取等渗盐水 250ml,于 5~10 分钟内经静脉滴注。如血压升高而 CVP 不变,提示血容量不足;如血压不变而 CVP 升高 0.29~0.49kPa (3~5cmH$_2$O),提示心功能不全。

（3）记录出入量　准确记录输入液体的种类、数量、时间、速度等,并详细记录 24 小时出入量以作为后续治疗的依据。

（4）密切观察病情变化　每 15~30 分钟测脉搏、呼吸、血压 1 次,观察病人的意识表情、皮肤色泽和温度、生命体征、尿量及尿比重等变化。

1）意识和表情:反映脑组织血液灌流和全身循环状况。休克早期病人呈兴奋状态,烦躁不安;休克加重时表情淡漠,意识模糊,反应迟钝,甚至昏迷。若病人神志清楚,对外界刺激反应正常,说明循环血量已基本补足。

2）皮肤色泽及温度:是体表灌流情况的标志。若补充血容量后四肢转暖,皮肤干燥,轻压指甲或口唇时局部暂时缺血呈苍白,松压后色泽迅速转为正常,说明末梢循环恢复,休克有好转。但暖休克时皮肤表现为干燥潮红、手足温暖,当警惕。

3）生命体征:①血压与脉压:一般认为收缩压 <90mmHg,脉压 <20mmHg 是休克存在的表现;血压回升、脉压增大是休克好转的征象。②脉搏:脉搏的变化往往出现在血压变化之前。休克早期脉率增快;休克加重时脉细弱,甚至摸不到。当血压还较低,但脉率已恢复且肢体温暖者,常表示休克趋向好转。临床常根据脉率/收缩压（mmHg）计算休克指数,指数为 0.5 表示无休克;>1.0~1.5 表示休克;>2.0 为严重休克。③呼吸:注意呼吸次数及节律,休克加重时呼吸急促、变浅、不规则。呼吸 >30 次/分钟或 <8 次/分钟表示病情危重;若病人出现进行性呼吸困难、发绀、氧分压 <8kPa（60mmHg）吸氧后无改善,则提示已出现呼吸衰竭或 ARDS。④体温:大多偏低,但感染性休克病人有高热,若体温突然升至 40℃ 以上或骤然降至 36℃ 以下,则提示病情危重。

4）尿量及尿比重:主要反映肾血流灌注情况。每小时尿量 <25ml、尿比重增高,表明肾血管收缩或血容量不足;每小时尿量 >30ml 时,表明休克有改善;血压正常但尿量仍少且比重偏低者,提示急性肾衰竭的可能。

2. 改善组织灌注

（1）取休克体位　将病人置于仰卧中凹位,即头和躯干抬高 20°~30°,下肢抬高 15°~20°,以增加静脉回心血量,减轻呼吸负担。

（2）使用抗休克裤　抗休克裤充气后在腹部与腿部加压,可使血液回流入心脏,改善组织灌流，同时可以控制腹部和下肢出血。当休克纠正后，由腹部开始缓慢放气，每15秒测量血压1次，若血压下降超过5mmHg，应停止放气，并重新注气（图3-1）。

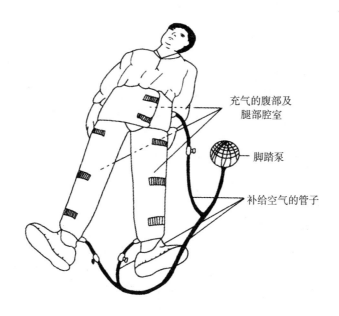

图3-1　抗休克裤示意图

（3）应用血管活性药物　应用过程中护理包括：①使用时从低浓度、慢速度开始，每5~10分钟测1次血压。血压平稳后每15~30分钟测1次，并根据血压监测值调整药物浓度和滴速。②严防药物外渗造成局部组织坏死。若出现药液外渗，应立即更换滴注部位，患处用0.25%普鲁卡因做血管周围组织封闭。③停药时，应逐渐降低药物浓度，减慢速度后方可撤除，以防突然停药引起不良反应。④对心功能不全的病人，遵医嘱给予毛花苷C静脉推注时，要注意观察心律变化及药物的副作用。

3. 促进气体交换

（1）给氧　经鼻导管给氧，氧浓度为40%~50%，氧流量为6~8L/min，以提高肺静脉血氧浓度。

（2）保持呼吸道通畅　病情许可时，鼓励病人做深呼吸和有效咳嗽，协助拍背排痰，及时清除气道分泌物。昏迷病人，头应偏向一侧或置入通气管，以免舌后坠或呕吐物误吸而窒息。

（3）严重呼吸困难者　可行气管插管或气管切开，并尽早使用呼吸机辅助呼吸。

4. 维持正常体温

（1）监测体温　每4小时测1次，密切观察其变化。

（2）保暖　休克时体温下降，应予以保暖。可采用盖棉被、毛毯，增加病室内温度等措施。禁止使用热水袋、电热毯等进行体表加温，因为可使末梢血管扩张，增加局部组织耗氧量而加重组织缺氧，从而使重要器官的血流灌注进一步减少，不利于休克的纠正。

（3）降温　感染性休克病人高热时，应予物理降温，可使用冰帽或冰袋冷敷；也可用4℃等渗盐水100ml灌肠；必要时采用药物降温等方法；及时更换被汗液浸湿的衣被等。

5. 预防潜在并发症

（1）预防感染　休克时机体免疫功能下降，所以应严格执行无菌技术操作规程，各项操作轻柔细致，并遵医嘱全身应用有效抗生素。为预防肺部并发症，应协助病人咳嗽、咳痰，及时清除呼吸道分泌物。必要时用α-糜蛋白酶作雾化吸入，每日2次，以利痰液稀释和排出。

（2）预防压疮　保持床单清洁、平整、干燥、无碎屑，病情允许每2小时翻身、拍背1次，按摩受压部位皮肤，以预防压疮。

（3）预防意外损伤　对于烦躁或神志不清的病人，应加床旁护栏以防坠床，或予以适当约束，输液肢体宜用夹板固定。

6. 心理护理　面对休克病人和家属出现的焦虑和恐惧心理，护士应保持镇静的工作态度，忙而不乱，快而有序地进行抢救工作，以稳定病人和家属的情绪，取得他们的信赖和主动配合。待病情稳定后，及时做好安慰和解释工作，帮助病人树立战胜疾病的信心。

【健康教育】

1. 日常生活中加强自我保护，避免创伤或其他意外伤害。

2. 了解和掌握一些意外损伤发生后的初步处理和急救知识，如止血包扎等。

3. 发生高热或感染应及时就诊。

案例讨论2

病人，女性，33岁。汽车撞伤左季肋区1小时。入院时病人意识模糊，体温36.6℃，皮肤发紫，肢端冰凉，脉搏细弱，血压11/8kPa，全腹压痛、反跳痛，无尿。

问题：1. 该病人出现了什么情况？

2. 首先考虑的治疗措施是什么？

3. 相应的护理要点有哪些？

第四章　麻醉病人的护理

导学

　　内容与要求　麻醉病人的护理包括麻醉前准备和各类麻醉病人的护理两部分内容。通过本章的学习，应掌握麻醉前用药的目的及常用药物；各种麻醉前后护理。熟悉麻醉中和麻醉后常见并发症的预防和处理。了解麻醉的分类，各种麻醉的适应证及禁忌证。

　　重点与难点　各类麻醉病人的麻醉前后护理；各类麻醉的实施和常见并发症的防治。

　　麻醉（anesthesia）是指用药物或其他方法，使病人的整个机体或机体的一部分暂时失去感觉，以达到无痛的目的。随着外科手术技术和现代麻醉学的发展，麻醉的应用范围已扩展到麻醉前后整个围术期的准备和治疗、急救与复苏、重症监护、疼痛治疗等领域。

第一节　麻醉前准备

一、麻醉前病情评估

　　为提高麻醉的安全性，麻醉前应仔细阅读病历，详细了解病人的临床诊断、病史记录及与麻醉有关的检查。麻醉医生一般在麻醉前 1~3 天内访视病人，询问病人的手术麻醉史、吸烟史、药物过敏史及药物治疗情况，平时体力活动能力及目前的变化。重点检查生命体征，心、肺及呼吸道，脊柱及神经系统，并对并存病的严重程度进行评估。根据访视和检查结果，对病情和病人对麻醉及手术的耐受能力作出全面评估。美国麻醉医师协会（ASA）将病情分为 5 级（表 4-1），对病情的判断有重要参考价值。

表 4-1　ASA 病情分级与围术期死亡率

分级	标准	死亡率（%）
I	体格健康，发育营养良好，各器官功能正常	0.06~0.08
II	除外科疾病外，有轻度并存病，功能代偿健全	0.27~0.40
III	并存病较严重，体力活动受限，但尚能应付日常工作	1.82~4.30

续表

分级	标准	死亡率（%）
Ⅳ	并存病严重，丧失日常活动能力，经常面临生命威胁	7.80～23.0
Ⅴ	不论手术与否，生命均难以维持24小时的濒死病人	9.40～50.7

*如系急症，在每级数字前标"急"或"E"，表示风险较择期手术增加。

一般认为，Ⅰ～Ⅱ级病人对麻醉和手术的耐受性良好，风险性较小。Ⅲ级病人对麻醉和手术的耐受能力减弱，风险性较大，但如术前准备充分，尚能耐受麻醉。Ⅳ级病人因器官功能代偿不全，麻醉和手术的风险性很大，即使术前准备充分，围术期的死亡率仍很高。Ⅴ级为濒临死亡的病人，麻醉和手术都异常危险，不宜行择期手术。

二、麻醉前准备事项

（一）纠正或改善病理生理状态

营养不良会导致血浆清蛋白降低、贫血，以及某些维生素缺乏，使病人耐受麻醉、手术的能力降低。术前应改善营养不良状态，纠正紊乱的生理功能和治疗潜在的内科疾病，使病人各脏器功能处于较好状态。可让病人多吃一些营养丰富易消化的食物，必要时可少量多次输血使血红蛋白达80g/L以上，静脉补充清蛋白，使血浆清蛋白达30g/L以上。对原有水电解质失衡、酸中毒者，应尽快滴注电解质溶液及碱性药物，为麻醉、手术创造良好的条件；有呼吸系统感染者，术前应积极抗感染治疗；有高血压者，控制收缩压低于180mmHg，舒张压低于100mmHg较为安全；糖尿病者控制血糖。

（二）心理准备

对于麻醉和手术，病人都会有紧张、焦虑，甚至害怕的反应，通常麻醉前给药无法完全消除这些反应。因此，护士应以关心和鼓励的方法消除其思想顾虑和焦虑心情，可向病人简单介绍麻醉的施行方案及安全措施，耐心听取和解答病人提出的问题，以取得病人的信任，以便在手术时能密切配合。

（三）胃肠道准备

择期手术前应常规胃排空，以避免围术期间发生胃内容物的反流、呕吐或误吸，及由此而导致的窒息和吸入性肺炎。因此，成人选择性手术麻醉前禁食12小时，禁饮4小时；小儿术前禁食4～8小时，禁水2～3小时。对于急诊病人，如果手术时间不过分紧迫，麻醉前也应做比较充分的准备。饱胃又必须在全身麻醉下施行手术的病人，可以考虑行清醒气管内插管，先主动地控制呼吸道较为安全；此类病人即使施行区域阻滞或椎管内麻醉，也有发生呼吸道堵塞的危险，切不可掉以轻心。

（四）麻醉设备、用具及药品的准备

为了使麻醉和手术能安全顺利进行，防止任何意外事件的发生，麻醉前必须对麻醉和监测设备、麻醉用具及药品进行准备和检查。无论实施何种麻醉，都必须准备麻醉

机、急救设备和药品。

三、麻醉前用药

（一）目的

1. 减轻病人紧张、焦虑、恐惧的情绪，使其情绪稳定，积极配合。

2. 抑制唾液及气道分泌物，保持呼吸道通畅，减少手术后肺部并发症。

3. 消除因手术或麻醉引起的不良反射，特别是迷走神经反射，抑制因激动或疼痛引起的交感神经兴奋，以维持血流动力学的稳定。

4. 提高痛阈，增强麻醉镇痛效果。

（二）常用药物种类和选择

麻醉前常用药物见表4－2。为使病人平稳地渡过麻醉期，应根据麻醉方法和病情来选择用药的种类、用量、给药途径和时间。一般来说，全麻病人以镇静药和抗胆碱药为主，有剧痛者加用麻醉性镇痛药；腰麻病人以镇静药为主，硬膜外麻醉必要时给予镇痛药。麻醉前用药一般在麻醉前30～60分钟行肌内注射，精神紧张者可于手术前一晚口服镇静催眠药，以缓解不良情绪。

表4－2　麻醉前常用药物

药物类型	药名	作用	用法和用量（成人）
镇静催眠药	地西泮	安定镇静、催眠、抗	肌注5～10mg
	咪达唑仑	焦虑、抗惊厥	肌注0.04～0.08mg/kg
	苯巴比妥	镇静、催眠	肌注0.1～0.2g
镇痛药	吗啡	镇痛、镇静	肌注0.1mg/kg
	哌替啶		肌注1mg/kg
抗胆碱药	阿托品	抑制腺体分泌，解除	肌注0.01～0.02mg/kg
	东莨菪碱	平滑肌痉挛和迷走	肌注0.2～0.6mg
		神经兴奋	

第二节　各类麻醉病人的护理

一、全身麻醉

麻醉药经呼吸道吸入或静脉、肌内注射进入人体内，使中枢神经系统受到抑制，产生神志消失、全身痛感丧失、肌肉松弛和反射抑制的麻醉方法，称为全身麻醉（general anesthesia）。根据麻醉药进入体内的途径不同分为吸入麻醉和静脉麻醉。

（一）全身麻醉药

1. 吸入麻醉药　是指经呼吸道吸入人体内并产生全身麻醉作用的药物，可分为挥发性麻醉剂和气体麻醉剂两类。一般用于全身麻醉的维持，有时也用于麻醉诱导。目前常用的有气体麻醉剂氧化亚氮（N_2O）和挥发性麻醉剂恩氟烷、异氟烷、七氟烷、地氟烷和氟烷等。

2. 静脉麻醉药　是指经静脉注射进入体内，通过血液循环作用于中枢神经系统而产生全身麻醉作用的药物。常用的静脉麻醉药有硫喷妥钠、氯胺酮、依托咪酯、羟丁酸钠、普鲁泊福等。

3. 肌肉松弛药　是指可选择性地作用于神经肌肉接头，暂时干扰正常神经肌肉兴奋传递，使肌肉松弛的药物，又称肌松药，是全麻时的重要辅助用药。常用的肌松药有筒箭毒碱、泮库溴铵、维库溴铵、阿曲库铵、琥珀胆碱等。

4. 麻醉辅助用药　常选用一些具有镇静、抗焦虑、抗惊厥作用或镇痛作用的药物作为麻醉辅助用药，如地西泮、咪达唑仑、芬太尼、吗啡等。

（二）全身麻醉的实施

1. 全身麻醉的诱导

（1）吸入诱导法　目前常用面罩吸入诱导法。将麻醉面罩扣于病人口鼻部，开启麻醉药蒸发器并逐渐增加吸入浓度，待病人意识消失并进入手术麻醉期时，静注肌松药后行气管内插管。

（2）静脉诱导法　先以面罩吸入纯氧 2~3 分钟，增加氧储备并排出肺及组织内的氮气。根据病情选择注入合适的静脉麻醉药，并密切监测病人的意识、循环和呼吸的变化。待病人神志消失后再注入肌松药，全身骨骼肌及下颌逐渐松弛，呼吸由浅到完全停止，这时应用麻醉面罩进行人工呼吸，然后进行气管内插管。插管成功后，立即与麻醉机相连接，并行人工呼吸或机械通气。

2. 全身麻醉的维持

（1）吸入麻醉药维持　经呼吸道吸入一定浓度的吸入麻醉药，以维持适当的麻醉深度。临床上常将 50%~70% N_2O 与挥发性麻醉药合用，需要肌松弛时可加用肌松药。

（2）静脉麻醉药维持　静脉给药方法有单次、分次和连续注入法三种。目前所用的静脉麻醉药中，除氯胺酮外，多数都属于催眠药，缺乏良好的镇痛作用。因此，单一的静脉全麻药仅适用于全麻诱导和短小手术，而对复杂或时间较长的手术多选择复合全身麻醉。

（3）复合全身麻醉　是指两种或两种以上的全麻药或（和）方法复合应用，彼此取长补短，以达到最佳临床麻醉效果。根据给药的途径不同，复合麻醉可大致分为全静脉麻醉和静吸复合麻醉。

①全静脉麻醉（total intravenous anesthesia, TIVA）：是指在静脉麻醉诱导后，采用多种短效静脉麻醉药复合应用，以间断或连续静脉注射法维持麻醉。为加强麻醉效果，往往将静脉麻醉药、麻醉性镇痛药和肌松药结合在一起。

②静吸复合麻醉：在全静脉麻醉基础上，于麻醉减浅时间段吸入挥发性麻醉药，既可维持麻醉的相对稳定，减少吸入麻醉药的用量，又有利于麻醉后迅速苏醒，因此适应

范围较广。也可持续吸入大约1%浓度的吸入麻醉药或50%～60% N₂O，以减少静脉麻醉药的用量。

（三）常见并发症及其防治

1. 反流、误吸　饱食后的急症、昏迷、老年病人等，全身麻醉时容易发生反流，胃内容物误吸进入气道，可导致吸入性肺炎甚至窒息。如发现病人有恶心、唾液增多且频繁吞咽等呕吐先兆时，应立即将其上身放低，头偏向一侧，同时用吸引器或纱布将其口、鼻腔内的食物残渣清除干净。若呕吐物已进入呼吸道，应诱发咳嗽或行气管内插管后吸除。

预防：手术前严格禁饮、禁食，减少胃内容物。肠梗阻或肠功能未恢复者，应插胃管持续吸出胃内容物。饱胃病人需要全麻时，应首选清醒气管内插管，减少胃内容物的反流和误吸。

2. 呼吸道梗阻　上呼吸道梗阻最常见的原因是舌后坠、咽喉部分泌物积聚、喉头水肿等。病人往往出现三凹症，鼻翼翕动，虽有强烈的呼吸动作而无气体交换，短期内可致死。一旦发生则应立即处理：舌下坠所致之梗阻者应托起下颌；置入口咽或鼻咽通气道；同时清除咽喉部的分泌物和异物；喉头水肿者可静注皮质激素，严重者行紧急气管切开并做好相应护理。其他因素诱发喉痉挛时，病人呼吸困难，吸气有喉鸣声并有紫绀，若经加压给氧仍不见好转，可用粗针头做环甲膜穿刺。预防喉痉挛发生应避免在浅麻醉时或缺氧时刺激喉头。

下呼吸道梗阻的常见原因为气管导管扭折、导管斜面过长而紧贴在气管壁上、分泌物或呕吐物误吸入后堵塞气管及支气管。轻者仅能听到肺部啰音，重者可表现为呼吸困难、缺氧发绀、心率增快和血压降低，处理不及时可危及病人生命。

处理措施：及时清除呼吸道分泌物和吸入物；密切观察病人呼吸、心率、血压，加强肺部听诊，发现异常及时报告医生并配合治疗；避免因体位改变而引起气管导管扭折。此外，下呼吸道梗阻也可因支气管痉挛引起，多发生在有哮喘史或慢性支气管炎病人，必要时可遵医嘱静注氨茶碱或氢化可的松。

3. 低氧血症　当病人吸入空气时，$SaO_2 < 90\%$，$PaO_2 < 8kPa$（60mmHg）或吸入纯氧时 $PaO_2 < 12kPa$（90mmHg）即可诊断为低氧血症。临床表现为呼吸急促、发绀、烦躁不安、心动过速、心律失常和血压升高等。常见原因和处理原则如下：

（1）麻醉机故障、氧气供应不足　气管导管插入一侧支气管或脱出气管外以及呼吸道梗阻等均可导致低氧血症，应及时予以相应的纠正。

（2）弥散性缺氧　可由 N₂O 吸入麻醉所致，应在停止吸入 N₂O 后吸纯氧5～10分钟。

（3）肺不张　因分泌物过多或通气不足等导致，应在完善镇痛的基础上，做深呼吸和有效咳嗽，或以纤维支气管镜吸痰，严重者以呼气末正压通气治疗。

（4）误吸　较轻者对氧治疗有效，严重者应配合医生行机械通气治疗。

（5）肺水肿　多发生于急性左心衰或肺毛细血管通透性增加，应配合医生给予强心、利尿、扩血管、吸氧及机械通气治疗。

4. 高血压　常见原因包括并发原发性高血压、嗜铬细胞瘤、颅内压增高等病症，与手术探查、气管插管有关，麻醉浅、镇痛药用量不足，使用药物如氯胺酮亦可导致。

处理措施：密切观察血压变化，当病人舒张压 > 100mmHg 或收缩压高于基础值的30%时，即应根据原因给予针对性处理，包括术中加深麻醉，增加镇痛剂用量，应用降压药和其他心血管药物等。

预防：术前已有高血压的病人，应完善其术前准备，并有效控制高血压。

5. 低血压　麻醉中收缩压 < 80mmHg 或收缩压下降超过基础值的30%时，应根据原因及时处理。原因包括麻醉药引起的血管扩张、术中脏器牵拉所致的迷走反射、大血管破裂引起的大失血，以及术中长时间容量补充不足或不及时等。应根据手术刺激强度调整麻醉状态；根据失血量，快速输注晶体液和胶体液，酌情输血。血压急剧下降者，快速输血输液仍不足以纠正低血压时，应及时使用升压药。

预防：施行全麻前后应给予一定量的容量负荷，并采用联合诱导、复合麻醉，避免大剂量、长时间使用单一麻醉药。

6. 心律失常　窦性心动过速与高血压同时出现时，常为浅麻醉的表现，应适当加深麻醉。低血容量、贫血及缺氧均可引起心率增快，应针对病因治疗。手术牵拉内脏或心眼反射可刺激迷走神经引起心动过缓，严重者出现心搏骤停，应请外科医生立即停止操作，必要时静注阿托品。房性早搏多与并存心、肺疾病有关，频发房早有发生心房纤颤的可能，应予毛花苷 C 治疗。因麻醉浅或 CO_2 蓄积所致的室性早搏，适当加深麻醉或排出 CO_2 后多可缓解。如室性早搏为多源性、频发或伴有 R－on－T 现象，表明有心肌灌注不足，应积极治疗。

7. 高热、抽搐和惊厥　常见于小儿麻醉，由于婴幼儿的体温调节中枢尚未发育完善所致。一旦发现体温升高，应立即进行物理降温，特别是头部降温，以防发生脑水肿。

（四）麻醉前护理

参见本章第一节麻醉前准备相关内容。

（五）麻醉后护理

【护理评估】

1. 术中情况　麻醉方式、麻醉药种类和用量；术中失血量、输血量和补液量；术中有无异常情况。

2. 术后情况　病人的意识状态、生命体征、基本生理反射及有无麻醉并发症等。

3. 心理和社会支持状况　病人对麻醉和术后不适的认识、对术后不适的情绪反应，其家属对病人麻醉后的身心支持程度等。

【常见护理诊断/问题】

1. 焦虑、恐惧　与麻醉术后并发症有关。

2. **知识缺乏**　缺乏有关麻醉后需注意事项和配合的知识。

3. **潜在并发症**　恶心、呕吐，呼吸道梗阻，低氧血症，低血压，高血压，心律失常，高热、抽搐、惊厥等。

4. **有受伤的可能**　与麻醉后病人未完全清醒或感觉未完全恢复有关。

5. **疼痛**　与手术、创伤和麻醉药物作用消失有关。

【护理措施】

1. **体位护理**　术后常规去枕平卧位，头转向一侧，防止呕吐物误吸而引起窒息。

2. **保持呼吸道通畅**　全麻后即使病人清醒，残留的药物对机体的影响仍将持续一段时间，特别是苏醒前病人容易发生舌后坠、喉痉挛、呼吸道黏液堵塞、呕吐物窒息等，引起呼吸道梗阻。护理中应在床边准备好气管切开包和吸痰器，给予吸氧，及时清除呼吸道分泌物和呕吐物，对各种呼吸道梗阻均需紧急处理。呕吐严重者可遵医嘱予以甲氧氯普胺、枢复宁治疗。对于痰液黏稠、量多的病人，应鼓励做有效咳痰，配合叩背和雾化吸入，并使用抗生素、氨茶碱等，帮助排痰和预防感染。

3. **维持循环功能**　密切监测血压、脉搏变化，血压过低常因血容量不足引起，应检查输液是否顺利、有无内出血等。如发生心律失常，应以心电图连续监测，随时告诉医生。

4. **并发症的预防和护理**　参见本节全身麻醉常见并发症及其防治。

5. **防止意外损伤**　病人苏醒过程中常出现躁动、不安和幻觉，应妥加保护。如见病人眼球活动，睫毛反射恢复，瞳孔稍大，呼吸加快，甚至有呻吟、转动，是即将苏醒的表现。此时需加约束，防止其拔除静脉输液管和各种引流导管，造成意外。

6. **保暖**　可调高室温或使用热水袋等，但因麻醉后病人的感觉未完全恢复正常，故要防止烫伤。

7. **心理护理**　经常巡视病房，关心病人，告知病人麻醉后注意事项，针对病人麻醉后出现的并发症进行耐心解释，提供解决办法，缓解其焦虑和恐惧心理。

8. **缓解疼痛**　参见第五章第二节手术后病人的护理。

二、椎管内麻醉

椎管内麻醉是指将局部麻醉药物注入椎管内的某一腔隙，使部分脊神经的传导功能发生可逆性阻滞的麻醉方法。局麻药注入蛛网膜下腔者称蛛网膜下腔阻滞，又称脊椎麻醉、腰麻；局麻药注入硬脊膜外腔者称硬膜外阻滞；将局麻药注入骶管腔内以阻滞骶脊神经者称为骶管阻滞；目前还有腰麻－硬膜外腔联合阻滞（combined spinal－epidural block，CSE）。椎管内麻醉时，病人神志清醒，镇痛效果确切，肌肉松弛良好，但对生理功能有一定的扰乱，也不能完全消除内脏牵拉反应。

（一）蛛网膜下腔阻滞

1. **适应证**　主要用于身体条件较好的病人行部位较低、时间较短（2~3小时）的手术，如下肢、会阴、肛门、直肠及泌尿生殖器的手术等。

2. 禁忌证 穿刺部位感染；脊柱外伤；中枢神经系统病变，如颅内高压或炎症；急性心力衰竭或冠心病发作；全身情况差，如恶病质、休克病人及婴幼儿等不合作者，禁用腰麻。

3. 麻醉方法

（1）常用药物及剂量 常用的局麻药有丁卡因、普鲁卡因、利多卡因和布比卡因等，加入10%的葡萄糖溶液可配制成重比重液，加入注射用水可配制成轻比重液。最常用的丁卡因重比重溶液常俗称为1∶1∶1液，即1%的丁卡因、3%的麻黄碱和10%葡萄糖溶液各1ml混合而成的3ml溶液，轻比重液是用注射用水配制的0.1%溶液。此外，也可用5%葡萄糖溶液把普鲁卡因配制成5%的重比重液。

（2）腰椎穿刺 病人侧卧于手术台上，取低头、弓腰、抱膝姿势，充分伸展脊椎棘突间隙，背部与手术台面垂直（图4-1）。成人穿刺点一般选L3~4棘突间隙，也可酌情上移或下移一个间隙。在两侧髂嵴最高点做一连线，此线与脊柱相交处即为L4棘突或L3~4棘突间隙。确定穿刺点后，先消毒，再用1%普鲁卡因做一皮丘，然后将腰穿针垂直刺入皮肤，并依次穿过皮下组织、棘上韧带、棘间韧带和黄韧带。当刺破黄韧带和硬脊膜时有突破感，阻力顿时减少，拔出针心后可见脑脊液流出，说明穿刺成功，即可注入事先配好的药液2~3ml。

注药后即将病人改为仰卧位，并可用针刺皮肤或冰棉棒来测定阻滞平面。倘若平面过低或过高，可用变动病人体位的方法进行调整，直到手术所需的平面为止。

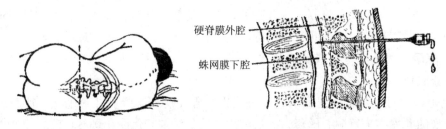

硬脊膜外腔

蛛网膜下腔

图4-1 腰麻穿刺体位和穿刺部位

4. 常见并发症的防治

（1）血压下降、心率减慢 由于脊神经被阻滞所致。防治措施：加快输液速度，增加血容量；若血压骤降可用麻黄碱15~30mg静脉注射，以收缩血管，维持血压；心率过缓者可静注阿托品。

（2）呼吸抑制 常见于胸段脊神经阻滞，表现为肋间肌麻痹、胸式呼吸减弱、潮气量减少、咳嗽无力，甚至紫绀。防治措施：谨慎用药，吸氧，维持循环，紧急时行气管插管、人工呼吸。

（3）恶心、呕吐 由低血压、迷走神经功能亢进、手术牵拉内脏等因素所致。防治措施：吸氧、升压、暂停手术牵拉以减少迷走刺激，必要时用氟哌利多或昂丹司琼等药物治疗。

（4）头痛 发生率为3%~30%，主要因腰椎穿刺时刺破硬脊膜和蛛网膜致使脑脊液流失，颅内压下降，颅内血管扩张刺激所致。头痛多发生于麻醉后 2～7 天，常在病人抬头或起床活动时出现，位于枕部、顶部或颞部，呈搏动性，常伴耳鸣、畏光，偶伴听力或视觉障碍。约 75% 的病人在 4 天内症状消失，多数不超过 1 周，但个别病人的病程可长达半年以上。

预防：麻醉前访视病人时切忌暗示蛛网膜下腔阻滞后有头痛的可能；麻醉时采用细穿刺针，避免反复穿刺，提高穿刺技术，缩小针刺裂孔；保证术中、术后输入足量液体。

（5）尿潴留　主要因支配膀胱的第 2、3、4 骶神经被阻滞后恢复较迟，下腹部、肛门或会阴部手术后切口疼痛，下腹部手术时膀胱的直接刺激以及病人不习惯床上排尿体位等所致。一般经针刺足三里、三阴交、阴陵泉、关元和中极等穴位，或热敷、按摩下腹部、膀胱区有助解除尿潴留。

5. **麻醉前护理**　参见本章第一节麻醉前准备相关内容。

6. **麻醉后护理**　参见本章第二节麻醉后的护理。

【护理评估】

参见全身麻醉后护理评估内容。

【常见护理诊断/问题】

1. **潜在并发症**　血压下降、心率减慢、呼吸抑制、恶心、呕吐、头痛、尿潴留。

2. **其他**　参见全身麻醉后常见护理诊断/问题。

【护理措施】

1. **体位护理**　为了预防麻醉后头痛，手术后常规去枕平卧 6～8 小时。

2. **病情观察**　密切监测血压、脉搏变化，直至麻醉作用完全消失。

3. **吸氧**　麻醉平面超过第 6 胸椎水平的病人，手术后应常规吸氧。

4. **并发症的预防和护理**　参见本节蛛网膜下腔阻滞常见并发症的防治。

（二）硬膜外阻滞

1. **适应证**　比腰麻适应范围广。常用于横膈以下的各种腹部手术、腰部和下肢手术，且不受手术时间的限制。硬膜外阻滞作用的节段性及其对病人重要生理功能的影响较腰麻轻微，并发症少。

2. **禁忌证**　与腰麻相似。

3. **麻醉方法**

（1）常用药物　1.5%～2% 利多卡因、0.5%～0.75% 布比卡因、0.25%～0.33% 丁卡因、0.75% 罗哌卡因等。

（2）硬膜外腔穿刺置管　病人的准备和体位与腰麻相同。穿刺针较腰麻针粗，且其前端为勺形头。局麻后，将穿刺针依次穿过皮肤、皮下组织、各层韧带。当针头刺破黄韧带时有一种突破感，阻力顿时消失，回抽无脑脊液流出，证实确在硬膜外腔后，即可注药或置入硬膜外导管行连续硬膜外阻滞。导管一般置入 3～5cm，退出穿刺针，导管用胶布固定于皮肤。一般给药时先注入试验剂量 3～5ml，观察 5～10 分钟，并测试有无阻滞平面，然后再注入全量局麻药。

4. 常见并发症的防治

（1）全脊髓麻醉　是硬膜外麻醉最危险的并发症，系硬膜外阻滞时穿刺针或导管误入蛛网膜下腔而未及时发现，致超量局麻药注入蛛网膜下腔而产生异常广泛的阻滞。临床主要表现为注药后迅速出现低血压、意识丧失、全部脊神经支配区域无痛觉，甚至呼吸、心跳停止。一旦疑有全脊麻，应立即行面罩正压通气，必要时行气管插管维持呼吸。加快输液速度，给予升压药，维持循环功能。

预防：麻醉前常规准备麻醉机与气管插管器械；穿刺操作时仔细认真；注药前先回抽有无脑脊液流出；注射时先用试验剂量，确定并未入蛛网膜下腔后方可继续给药。

（2）局麻药毒性反应　多因导管误入血管内、局麻药吸收过快、一次用药剂量超过限量所致。主要表现为：嗜睡、眩晕、惊恐不安、定向障碍和寒战等，严重者可出现意识不清、抽搐、惊厥、呼吸困难、血压下降、心率缓慢，甚至心搏和呼吸停止而死亡。

预防应针对发生原因采取措施，如：①一次用药量不超过限量。②注射局麻药前需反复进行"回抽试验"，证实无回血后方可注射。③根据病人具体情况或用药部位酌减剂量。④如无禁忌，药液内加入少量肾上腺素。⑤用地西泮或巴比妥类药物作为麻醉前用药等。

发生毒性反应后，立即停止局麻药注入，尽早吸氧、补液，维持呼吸、循环稳定，地西泮 5～10mg 静脉或肌内注射，抽搐、惊厥者还可加用硫喷妥钠 1～2mg/kg 静注、异丙酚等，若效果欠佳，可进行气管插管控制呼吸。有呼吸抑制或停止、严重低血压、心律失常或心搏骤停者，应给予呼吸循环支持，包括辅助呼吸或控制呼吸、应用升压药、输血输液、心肺脑复苏等。

（3）硬膜外血肿和截瘫　若硬膜外穿刺和置管时损伤血管，可引起出血，血肿压迫脊髓可并发截瘫。病人表现为剧烈背痛，进行性脊髓压迫症状，伴肌无力、尿潴留、括约肌功能障碍，直至完全截瘫。CT 或 MRI 可明确诊断并定位。应尽早行硬膜外穿刺抽除血液，必要时切开椎板，清除血肿。

预防：对凝血功能障碍或在抗凝治疗期间的病人禁用硬膜外阻滞麻醉；置管动作宜轻柔。倘若病人主诉躯体局部感觉异常或消失，运动障碍，应想到有脊神经根损伤或硬膜外血肿的可能，需及时联系医生，协助处理。

（4）其他并发症　可有血压下降、呼吸抑制、恶心呕吐等并发症，详见本节腰麻部分相关内容。硬膜外麻醉也可发生神经损伤、穿刺部位感染、导管折断等问题，所以操作时应严格遵守无菌操作规程，动作轻柔仔细。

5. 麻醉前护理　参见本章第一节麻醉前准备相关内容。

6. 麻醉后护理　参见本章第二节麻醉后的护理。

【护理评估】　参见全身麻醉后护理评估内容。

【常见护理诊断/问题】

1. 潜在并发症　全脊髓麻醉，局麻药毒性反应，硬膜外血肿和截瘫，血压下降，心率减慢，呼吸抑制，恶心、呕吐等。

2. 其他　参见全身麻醉后常见护理诊断/问题。

【护理措施】

1. 体位护理　硬膜外麻醉穿刺时不穿透蛛网膜不会引起头痛，但因交感神经阻滞后，血压多受影响，故回病房后需平卧 4～6 小时，但不必去枕；生命体征平稳后可按手术本身需要取适当卧位。

2. 病情观察　密切监测血压、脉搏变化，及早发现病情变化。

3. 并发症的预防和护理　参见本节硬膜外麻醉常见并发症的防治。

三、局部麻醉

局部麻醉（简称局麻）指将局部麻醉药应用于病人身体某一部位，使机体某一部位的感觉神经传导功能被暂时阻断。该神经所支配的区域处于感觉麻痹状态，而病人神志清醒、运动神经保持完好或有程度不同的被阻滞状态。

（一）常用局部麻醉药

按局部麻醉药的化学结构不同，可分为以下两大类：

1. 酯类　包括普鲁卡因、氯普鲁卡因和丁卡因。此类药在血浆内被胆碱酯酶所分解，其代谢产物可成为半抗原，是引起少数病人发生过敏反应的过敏原。

2. 酰胺类　包括利多卡因、布比卡因和罗哌卡因等。酰胺类局麻药在肝内被肝微粒体混合功能氧化酶和酰胺酶分解，不形成半抗原，故极少引起过敏反应。

（二）局麻药的不良反应和防治

1. 毒性反应　当局麻药在血液中的浓度超过一定阈值时就会发生毒性反应，严重者可致死。常见原因有：一次用药超过最大安全剂量；局麻药误注入血管内；注射部位血管丰富或有炎性反应，或局麻药中未加肾上腺素，因而局麻药吸收加速；病人体质衰弱，病情严重，对局麻药耐受性差。其临床表现和防治详见硬膜外麻醉相关内容。

2. 过敏反应　罕见。酯类发生机会较酰胺类多。病人在使用很少量的局麻药后，出现荨麻疹、咽喉水肿、支气管痉挛、低血压以及血管神经性水肿等，可危及病人生命。应立即静脉注射盐酸肾上腺素 0.2～0.5mg，然后给予肾上腺糖皮质激素和抗组胺药物。为预防过敏反应的发生一般在术前做皮试。

（三）局部麻醉方法

1. 表面麻醉　将渗透性能强的局麻药与局部黏膜接触，使之渗透至黏膜（浆膜、滑膜）、黏膜下，并扩散，与神经末梢接触，所产生的感觉消失状态称为表面麻醉。临床最常用的是 1%～2% 的丁卡因或 2%～4% 的利多卡因。

2. 局部浸润麻醉　将局麻药注射于手术区的组织内，阻滞神经末梢而达到麻醉作用的称局部浸润麻醉。基本操作方法为：沿手术切口线，自浅入深分层注射局麻药，逐步逐层阻滞组织中的神经末梢。常用药物为0.5%的普鲁卡因或0.25%~0.5%的利多卡因。

3. 区域阻滞麻醉　在手术区周围和底部注射局麻药，以阻滞支配手术区的神经干和末梢。它较适用于一些肿块切除术，特别是乳房良性肿瘤的切除术，以及头皮手术和腹股沟疝修补术等。

4. 神经阻滞麻醉　在神经干、丛、节的周围注射局麻药，阻滞其冲动传导，使受它支配的区域产生麻醉作用。常用的有肋间、眶下、坐骨、指（趾）神经干阻滞，颈丛、臂丛神经阻滞麻醉等，分别适用于上述神经所支配区域的局部手术。

（四）麻醉前护理

1. 饮食　小手术一般不要求禁食，估计手术范围较大者，需按常规禁食。

2. 局麻药皮肤过敏试验　做好相应麻醉药皮肤过敏试验，阴性者方可使用。

3. 术前用药　根据医嘱，多在术前30~60分钟应用。

（四）麻醉后护理

【护理评估】
参见全身麻醉后护理评估内容。

【常见护理诊断/问题】

1. 潜在并发症　局麻药毒性反应、过敏反应。

2. 其他　参见全身麻醉后常见护理诊断/问题。

【护理措施】

1. 一般护理　局麻对机体影响较小，一般不需特殊护理。门诊手术病人，如术中用药较多者，应嘱咐病人在手术室外休息15~30分钟，观察无主观不适及异常反应后方可离去。

2. 并发症的预防和护理　参见本节局麻药的不良反应和防治。

案例讨论3

病人，女性，59岁。硬膜外麻醉下行结肠切除术。穿刺成功后回抽无血，置管固定，推注2%利多卡因5ml，2分钟后病人出现惊恐不安、寒战、定向障碍等症状。

问题：1. 该病人出现了什么情况？

2. 此时该如何处理？

3. 硬膜外麻醉后病人的护理措施有哪些？

第五章　围术期病人的护理

　　手术是治疗外科疾病的重要手段，但手术和麻醉都具有创伤性，加之疾病本身因素，难免会引起病人不同程度的心理压力，甚至引起机体的应激反应。围术期（the perioperative period）包括三个阶段：即手术前期（从病人决定接受手术治疗开始到病人进入手术室）、手术期（从病人上手术台到术后被送入恢复室或外科病房）和手术后期（从病人被送入恢复室或外科病房至病人出院或继续追踪）。围术期护理，就是在每一个阶段通过对病人的全面评估，实施各自不同的护理措施，以增加病人对手术的耐受力，预防手术并发症，促进术后的康复。它与手术技术同样是手术治疗成功的关键。

第一节　手术前准备和护理

一、手术分类

　　1. 根据手术时限分　根据手术时限可分为以下三种类型：

　　（1）急症手术　病情危急，需在最短时间内进行必要的准备后迅速实施手术，以抢救病人的生命，如各种创伤造成脏器及大血管破裂的大出血、脏器穿孔等。

　　（2）限期手术　手术时间在一定时限内选择，应在尽可能短的时间内做好术前准备，如各种恶性肿瘤的切除手术。

　　（3）择期手术　可在充分的术前准备后选择合适时机进行手术，如一般的良性肿瘤切除术。

2. 根据手术目的分　根据手术目的不同可分为以下四种类型：

（1）诊断性手术　通过手术协助疾病的诊断，如手术探查、手术切取局部组织活检等。

（2）治疗性手术　通过手术达到治疗的目的；对有缺陷的器官进行修补，改善其外形或增进其功能，如阑尾切除、腭裂修补等。

（3）姑息性手术　通过手术减轻无法治愈疾病的症状，减轻病人的痛苦，如为解决晚期胃癌病人进食问题实施的胃空肠吻合手术。

（4）美容性手术　以改善外形为目的的手术，如去皱术、隆胸术等。

二、手术前护理

手术前护理（preoperative nursing care）的重点是在全面评估的基础上，做好必需的术前准备，努力纠正病人存在及潜在的生理和心理问题，提高病人对手术和麻醉的耐受能力，预防术后并发症。

【护理评估】

1. 健康史

（1）一般情况　包括病人的年龄、性别、体重、营养情况，以及药物过敏史、女性病人生育史等。

（2）既往史　既往有无手术史、高血压、糖尿病及心脏疾患等。

2. 身体状况　通过仔细询问病人主诉、全面体格检查和实验室辅助检查，评估病人对手术的耐受力。

（1）现病史　目前所患疾病的局部和全身主要症状、严重程度。

（2）重要脏器功能

1）心血管系统：依据病人的脉搏、心率、节律、血压、末梢循环状况，评估心血管功能。了解有无增加手术危险性的因素，如严重高血压、充血性心力衰竭或低血容量等。

2）呼吸系统：依据病史和有无呼吸困难、哮喘、胸痛、咳嗽等，评估肺功能。了解有无增加手术危险性的因素，如呼吸道感染、慢性梗阻性肺疾患等。

3）神经系统：依据病人有无头痛、眩晕、耳鸣、瞳孔不对等或步态不稳等，评估神经系统功能。了解有无增加手术危险性的因素，如不能控制的癫痫或意识障碍等。

4）泌尿系统：依据排尿情况，如有无排尿困难、尿少、尿频、尿急及尿液检查等评估肾功能。了解有无增加手术危险性的因素，如肾功能不全、前列腺肥大或急性肾炎等。

5）血液系统：依据病人有无牙龈出血、皮下紫癜或外伤后出血不止及结合实验室检查，评估有无出血倾向。了解有无增加手术危险性的因素，如有出血倾向的疾患等。

6）肝功能：依据病人有无黄疸、腹水、肝掌、蜘蛛痣、呕血、黑便及结合实验室检查评估肝功能。了解有无增加手术危险性的因素，如肝硬化等。

7）其他：了解有无内分泌系统疾病，如甲状腺功能亢进、糖尿病或肾上腺皮质功能不全；营养不良或电解质紊乱等。

（3）辅助检查

1）血常规：了解有无感染、贫血、血小板减少等。贫血病人对缺氧耐受性差，一般病人血红蛋白 >100g/L 方可手术。

2）出、凝血功能：包括出、凝血时间，血小板计数、凝血酶原时间等。出、凝血功能异常可导致病人术中和术后出血。

3）血生化检查：包括血液电解质、血糖、肝肾功能等。

4）血型：估计术中出血较多者，需化验血型，做交叉配血试验。

5）心电图检查：了解有无心率及心律异常。

6）影像学检查：了解 X 线、B 超、CT 及 MRI 等检查结果；了解内镜检查报告和其他特殊检查的结果。

（4）估计病人对手术的耐受性　病人对手术的耐受性可归纳为两大类：

1）耐受良好：指病人全身情况较好，重要脏器无器质性疾病，或其功能处于代偿状态；外科疾病对全身影响较小，或有一定的影响，但易纠正。对这类病人，术前只需一般性准备便可接受手术。

2）耐受不良：指病人全身情况欠佳，重要脏器有器质性病变，或其功能已有失代偿的表现；外科疾病对全身已有明显的影响。这类病人需做全面和细致的准备，待全身情况改善后方可进行手术。

3. **心理和社会支持状况**　手术对于病人而言既能解除病痛，又是创伤的经历，易产生不良的心理反应，如感到害怕、焦虑和恐惧等，可削弱病人对手术和麻醉的耐受力，影响创伤的愈合。外科病人心理状态改变的具体表现：

（1）睡眠形态紊乱，如失眠。

（2）语言和行为改变，如沉默寡言、易激动、易怒或哭泣。

（3）尿频、食欲下降、疲劳和虚弱感。

（4）呼吸、脉搏加快，手心出汗，血压升高等。

引起心理状态改变的相关因素：

（1）担心疾病严重甚至危及生命。

（2）担心疾病预后及后续对生活的影响。

（3）对手术、麻醉及治疗过程的担忧以及相关知识的缺乏。

（4）担心住院对家庭照顾、子女和老人等带来不便。

（5）对住院费用的担忧。

此外，还要进一步评估其家庭经济状况、家庭成员及其单位同事对其住院的反应、态度，识别可利用资源，有效地为病人提供心理、社会支持。

【常见护理诊断/问题】

1. **焦虑和恐惧**　与病人担心疾病、手术、麻醉和术后生理功能改变，担心预后及住院费用高等有关。

2. **知识缺乏**　缺乏与手术、麻醉相关的知识及术前准备知识。

3. 睡眠形态紊乱　与疾病导致的不适、环境改变和担忧等有关。

【护理措施】

1. 心理护理　要针对病人产生焦虑、恐惧的原因，运用心理学知识做好心理护理。

（1）入院宣教　热情接待病人，介绍病区环境、作息制度、主管医师、责任护士和相关的告知内容，使其尽快适应病人角色。

（2）加强沟通　通过细致的观察了解病人的心理反应，有针对性地进行沟通，尽可能满足其合理要求。指导病人适当休息、娱乐，分散注意力，减轻害怕和孤独感。

（3）赢得信任　以认真的工作态度、娴熟的技术、礼貌的语言使病人感受到关心和尊重，赢得病人的信任。

（4）现身说法　介绍病人结识同类手术康复者，通过相互沟通，了解接受手术的体验及配合手术、治疗的经验，增强病人对手术治疗的信心。

（5）社会支持　与家属加强沟通，共同关心、协调相关问题的处置。

2. 术前宣教　根据病人的年龄和文化程度等情况，结合其病情，利用图片资料、宣传手册、录音、录像等多种形式进行术前宣教，使病人了解自身将经历的一系列治疗手术过程，需要配合的方面与要求，提高对手术、麻醉等相关知识的认识，主动配合护理措施的实施。术前宣教可与麻醉师及手术室护理人员的术前访视相结合，内容包括：

（1）介绍术前、术后常规护理工作。

（2）介绍手术室环境、主要仪器及其用途。

（3）讲解麻醉方式、麻醉后可能发生的反应及注意事项。

（4）解释术前准备的程序、意义，手术治疗的主要过程、可能的不适等。

（5）介绍术后可能留置的各类引流管及其目的和意义。

3. 术前常规准备　根据不同病情、手术种类和病人的年龄、文化程度等情况落实护理工作。

（1）辅助检查准备　目的为全面了解病人的全身情况及耐受手术的程度。

1）要帮助病人完成各项辅助检查（辅助检查项目参见本节护理评估内容），并做好检查前的各项准备。

2）对检查结果有异常并可能影响手术和预后的，应遵医嘱处置，积极予以纠正，同时加强病情观察和生命体征监测。

3）对拟接受大、中手术者，术前应作好血型和交叉配合试验，备好一定数量的全血、血细胞或血浆。

4）做好药物过敏试验。

（2）呼吸道准备　目的为改善呼吸功能，减少术后肺部并发症的发生。

1）戒烟：吸烟者术前2周停止吸烟，防止呼吸道分泌物过多，影响呼吸道通畅。

2）指导深呼吸：深呼吸运动，有助于肺泡扩张，促进气体交换。对胸部手术者指导腹式呼吸的训练，先用鼻慢慢深吸气，尽量使腹部隆起，并坚持几秒钟；呼气时缩唇，腹肌收缩，气体经口慢慢呼出。对腹部手术者指导胸式呼吸的训练，先用鼻慢慢深吸气，尽量使胸部隆起，呼气时尽量收缩胸腔，气体由口慢慢呼出。

3）指导咳嗽：术后病人常因伤口疼痛而害怕咳嗽排痰或咳嗽排痰无力，术前应指导病人进行有效的咳嗽排痰。方法：病人取坐位或半坐卧位，在咳嗽时将双手交叉，手掌根部放在切口两侧，向切口方向按压，以保护切口。先轻轻咳嗽几次，使痰松动，然后再深吸气后用力咳嗽，排出痰液。

4）控制感染：已有呼吸道感染者，术前应予有效治疗。

（3）胃肠道准备　目的是减少麻醉或手术引起的呕吐及误吸；预防术中污染；减少术后腹胀及胃肠道并发症。

1）饮食：鼓励其多摄入营养丰富、易消化的食物，并根据手术种类、方式、部位和范围的不同给予不同的饮食控制。胃肠道手术病人术前 1～2 天进食流质食物；非肠道手术病人，术前饮食不必限制。一般择期手术病人术前 12 小时开始禁食、术前 4 小时开始禁饮，以防麻醉或术中呕吐引起窒息或吸入性肺炎。

2）灌肠：手术前一天晚上用长颈开塞露或用 0.1%～0.2% 肥皂水灌肠，以防病人因麻醉后肛门括约肌松弛粪便排于手术台上，增加污染的机会。直肠、结肠手术病人，手术前一日晚上及手术日晨行清洁灌肠，并于术前 3 天开始口服肠道抑菌药，以预防术后感染。

近年来采用甘露醇肠道准备，效果较好。甘露醇为高渗性药物，口服后可吸收肠道内水分，促进肠蠕动，起到腹泻的作用，达到清洁肠道的效果。使用方法是在术前 1 日口服 10% 甘露醇 1000～2000ml，可使病人有效腹泻，清洁肠道。

3）留置胃管或洗胃：胃肠道手术病人术前常规放置胃管，以减少术后胃潴留引起腹胀。幽门梗阻病人术前 3 日每晚需用生理盐水洗胃，以减轻胃黏膜的充血、水肿。

（4）术前适应性训练

1）床上排便练习：多数病人不习惯在床上排尿和排便，加上手术和麻醉的影响，术后容易发生尿潴留和便秘。因此，术前应指导病人练习在床上使用便盆；男性病人学会床上使用尿壶。

2）肢体活动：向病人讲解手术后的身体活动有助于改善血液循环、促进胃肠蠕动和肺部气体交换、减少并发症发生的意义，教会病人自行调整卧位和床上翻身的方法。术后需较长时间卧床的病人，应指导其训练肌肉收缩运动和关节活动。对某些手术病人还应指导其练习术中体位，如甲状腺手术者，术前给予肩部垫枕、头后仰的体位训练，以适应术中颈过伸的姿势。

（5）休息和睡眠　充足的休息和睡眠有利于提高病人对手术的耐受力。督促病人活动与休息相结合，减少明显的体力消耗。通过解除病人的不适、创造安静舒适的环境，促进病人的休息和睡眠。对睡眠形态明显紊乱者给予镇静安眠药物。

（6）皮肤准备　目的是消除病人皮肤上的微生物，预防切口感染，包括术前沐浴、术前备皮。

1）术前沐浴：手术前应使病人皮肤上的细菌数量达到最低，因此术前一日要求病人选用含消毒剂成分的沐浴露或香皂沐浴，必要时协助其完成皮肤清洁。术前沐浴能减少皮肤上的细菌数，并可使术后伤口感染下降 30%。

2）术前备皮：循证医学表明，术前用剃刀备皮可引起皮肤划痕和微小的擦伤，病原微生物可在这些微小的伤口内大量繁殖。剃毛与手术间隔的时间越长，微生物繁殖量越大，感染率也越高。因此，在切口周围毛发不影响手术操作的情况下，术前不用备皮。只有当毛发确实会干扰手术时（如头部、会阴部、腋下等）才备皮。备皮时间为手术当天病房内或进入手术室备皮，以缩短备皮与手术间隔时间。备皮用具首选手术剪或电剃刀，剪去或剃除毛发，脱毛剂常可引起病人出现过敏反应。腹部手术及腹腔镜手术时应注意脐部的清洁，可用棉签蘸乙醚擦去脐部污垢。备皮时注意遮挡和保暖，动作轻柔，防止损伤皮肤，特别是皮肤的皱襞处。

4. 特殊病人术前准备

（1）重要器官疾病或系统受损病人

1）心血管系统疾病：心血管疾病可直接影响病人对手术的耐受力，故对伴有心血管疾病者应经内科治疗控制原发病，加强对心脏功能的监护。血压过高者，遵医嘱给予降压药物，使血压平稳在一定范围，但并不要求血压降至正常后才做手术。心力衰竭病人应在病情控制 3~4 周后再考虑手术。急性心肌梗死病人发病后 6 个月内不宜施行择期手术，病史 6 个月以上且无心绞痛发作者，可在严密监护下施行手术。

2）呼吸系统疾病：由于与术后肺部并发症相关的死亡率仅次于心血管系统，居第二位，故对伴有肺功能障碍的病人术前即应注意改善肺功能。对于急性呼吸系统感染者，应在治愈 1~2 周后施行择期手术。对有慢性阻塞性肺疾病史或拟行肺叶切除术、食管或纵隔手术的病人，术前应重点评估病人的肺功能，观察有无哮喘、杵状指、胸痛及咳嗽等，对存在的问题可通过解痉、祛痰、控制感染及体位引流等措施改善呼吸功能。

3）肾脏疾病：慢性肾小球肾炎、尿毒症等病人的肾功能下降，其对水、电解质及酸碱平衡的调节功能减退，麻醉和手术又都将增加肾脏的负担。应重点评估病人的尿量、尿液的颜色、性状，对症处理，最大限度地改善肾功能。对重度肾功能损害者，需在有效透析治疗后才能接受手术。

4）肝脏疾病：长期饮酒、慢性肝炎、肝硬化等病人的肝功能低下将会影响麻醉药物的代谢和伤口的愈合，其术后发生感染的机会也大。应重点评估病人有无黄疸、腹水、肝掌、蜘蛛痣、呕血、黑便等。患有活动性肝炎或肝功能严重受损的病人，除急症外一般不宜手术。

5）凝血功能障碍：凝血功能障碍或缺乏凝血因子将会造成术中或术后出血。应重点评估病人有无牙龈出血、皮肤瘀斑等出血倾向。对于脾功能亢进、血友病和原发性血小板减少性紫癜等病人，遵医嘱使用药物治疗或输注新鲜血或浓缩血小板，以改善病人的出凝血功能。

6）糖尿病：糖尿病或高血糖病人易发生感染性并发症，应重点评估糖尿病慢性并发症（如心血管和肾病变）和血糖控制情况，并做相应处理。通过饮食控制和药物治疗使血糖维持在 5.6~11.2mmol/L；服用长效胰岛素或长效降糖药物的病人，术前均应改用短效胰岛素，每 4~6 小时 1 次，以控制血糖；伴有酮症酸中毒的病人，需要接受急症手术，应当尽可能纠正酸中毒、血容量不足、电解质失衡（特别是低血钾）。

（2）营养不良病人　胃肠道疾病、恶性肿瘤等病人易出现营养不良，这类病人对手术、特别是对失血和休克的耐受力降低，术中易发生循环系统障碍，术后创伤修复和切口愈合的能力及防御能力均下降，易发生感染等并发症。因此，术前应补充富含蛋白质饮食或静脉营养支持。对血浆清蛋白值低于30g/L的病人，则需通过输入血浆或人血清蛋白制剂，纠正低蛋白血症；对不能进食或经口摄入不足的营养不良病人，可给予肠内、外营养支持，以有效改善病人的营养状况。

（3）体液平衡紊乱病人　对因大量呕吐、腹泻或因失血等原因，导致水、电解质和酸碱平衡失调或休克者，应遵医嘱给予口服或静脉途径输液，以纠正电解质紊乱和酸碱平衡失调。

5. 手术日晨的护理

（1）病人准备　①认真检查、确定各项术前准备工作的落实情况。②若发现病人有不明原因的体温升高，或女性病人月经来潮等情况，应及时与医生联系，考虑是否延迟手术。③叮嘱病人排尽尿液；估计手术时间将持续4小时以上，或施行下腹部或盆腔手术者，应予以留置导尿管，并妥善固定。④胃肠道和上腹部手术者，应放置胃管。⑤嘱病人取下活动的义齿、发夹、眼镜、手表、首饰和其他贵重物品，交家属妥善保管。⑥遵医嘱给予术前药物。

（2）护送病人　①备好手术需要的病历、X线检查片、术中用药及其他手术用物，将之随同病人一并送入手术室。②与手术室接诊人员仔细核对病人、手术部位及物品，做好交接。

（3）麻醉床准备　根据手术类型、手术大小、麻醉种类准备好麻醉床；并备好术后所需的床旁用物，如胃肠减压装置、输液架、吸氧装置及心电监护仪等，以便接收手术后回病室的病人。

6. 急诊手术准备　根据病情在做好必要的急救处理的同时，必须争分夺秒地进行必要的术前准备，以赢得手术治疗机会。对于处于休克状态的病人，应迅速建立两条静脉输液通道，迅速补充血容量；对有开放性、活动性出血的伤口，应立即止血，初步伤口处理；迅速做好药物过敏试验，皮肤准备；急查血、尿常规，出、凝血时间，血型、血交叉试验；必要时放置胃管，留置尿管；给予术前用药；嘱病人排尿，护送入手术室。

【健康教育】

1. 告知病人与疾病相关的知识，使之理解手术的必要性。

2. 告知麻醉、手术的相关知识，使之掌握术前准备的具体内容。

3. 术前加强营养，注意休息和适当活动，提高抗感染能力。

4. 戒烟，早晚刷牙、饭后漱口，保持口腔卫生；注意保暖，预防上呼吸道感染。

5. 指导病人做好术前各种训练。

第二节 手术后病人的护理

手术后护理（postoperative nursing care）是指病人从手术完毕，送入恢复室或外科病房至病人出院阶段的护理。其护理的重点是全面评估病人术后的生理、心理状况，采取切实有效的术后监护，预见性地实施护理措施，尽可能减轻病人生理和心理的痛苦与不适，预防术后并发症发生，促进病人康复。

【护理评估】

1. 术中情况 了解手术和麻醉方式，术中出血量、输液量、输血量、尿量及用药情况，手术过程中生命体征是否稳定，判断手术创伤大小及对机体的影响。

2. 身体状况

（1）麻醉恢复情况 评估病人的意识状态、肢体运动及感觉，判断病人麻醉是否恢复及恢复程度。

（2）生命体征 包括体温、脉搏、呼吸、血压的变化。

1）体温：由于机体对手术创伤的反应，术后病人的体温可略升高，升高幅度在$0.5℃～1.0℃$，一般不超过$38.5℃$，临床称之为外科热或手术热，一般$1～2$日后逐渐恢复正常。

2）脉搏：根据术后体温升高、术后出血等情况，病人脉搏的频率、节律及强弱将发生相应变化，如失血、失液导致循环血容量不足时，脉搏细速。

3）呼吸：由于麻醉、切口疼痛、术后引流、术后体温升高等原因，病人呼吸的频率、节律及幅度会发生变化，有时胸、腹带包扎过紧也可使呼吸受限。

4）血压：麻醉、术后出血及血管活性药物的使用会影响病人的血压。

（3）伤口状况 评估伤口敷料有无渗血、渗液，是否脱落；切口有无感染和愈后不良等并发症。

（4）引流管与引流物 了解所置引流管的种类、数目、引流部位和引流管是否通畅；引流液的性状、颜色、量等有无异常。

（5）术后的不适 了解有无切口疼痛、恶心呕吐、腹胀、呃逆、尿潴留等术后不适。

（6）辅助检查 了解术后血常规、尿常规、生化检查结果，尤其应注意血清电解质水平的变化，必要时进行胸部X线摄片、CT等检查，以判断脏器功能恢复状况。

3. 并发症 评估有无术后出血、术后感染、切口裂开、深静脉血栓形成等并发症的发生及其相关因素。

4. 心理和社会支持状况 了解病人术后的心理感受，对手术的满意度，对治疗疾病的信心。评估有无引起术后心理变化的原因：

（1）失去部分肢体或身体外观改变，如截肢、乳房切除或结肠造口等，担忧其对今后工作、生活、社交活动的不利影响。

（2）术后出现切口疼痛、尿潴留或呃逆等所致的不适。

（3）留置各种导管所致的不适。

（4）术后身体恢复缓慢及发生并发症。

（5）担心不良的病理检查结果、预后差或危及生命。

（6）担忧住院费用等。

【常见护理诊断/问题】

1. 疼痛　与手术创伤、放置引流管、术后体位不适有关。

2. 尿潴留　与麻醉药残余作用、切口疼痛、病人不习惯在床上排尿有关。

3. 焦虑　与术后不适、担忧术后病情的转归及住院费用等有关。

4. 知识缺乏　缺乏有关术后康复、锻炼和保健方面的知识。

5. 潜在并发症　术后出血、切口感染、切口裂开、肺炎、肺不张、泌尿系统感染、深静脉血栓形成等。

【护理措施】

1. 一般护理

（1）妥善安置术后病人　病人手术完毕送回病房后，搬动病人动作要轻稳，注意保护头部、各引流管和输液管道。与麻醉师和手术室护士做好床边交接。正确连接各引流装置，调节负压，注意固定引流管。注意保暖，但避免贴身放置热水袋取暖，以免烫伤。遵医嘱给予吸氧。

（2）体位护理　根据麻醉方式、手术方式安置病人的卧位。

1）各麻醉方式后的病人体位：参见第四章"麻醉病人的护理"。

2）不同部位手术后的病人体位：颅脑手术后，若无休克或昏迷，可取15°～30°头高脚低斜坡卧位。颈、胸部手术后，多采用高半坐卧位，便于呼吸和有效引流。腹部手术后，多采用低半坐卧位，以降低腹壁张力，减轻切口疼痛；利于改善呼吸和循环；腹腔内有感染者，可使炎性渗液流入盆腔，避免膈下脓肿形成。脊柱或臀部手术后，可采取俯卧或仰卧位。四肢手术后，应注意抬高患肢。

3）休克病人的体位：应取头和躯干抬高20°～30°、下肢抬高15°～20°的仰卧中凹位，利于呼吸和静脉回流。

2. 病情观察

（1）密切观察生命体征　根据麻醉种类、手术大小及病情的状况，术后定时监测血压、脉搏、呼吸和体温，并做好记录。危重病人术后用心电监护仪连续监测。

1）血压：中、小手术后每小时测量血压1次，直至平稳。大手术后或有可能发生内出血者，每15～30分钟测量血压1次，病情稳定后改为1～2小时测1次。

2）脉搏：与血压监测同步。通过脉搏的观察可及时地发现出血及病情变化情况。

3）呼吸：与血压监测同步。麻醉、伤口的包扎、疼痛、呼吸道感染和分泌物的增加、失血等都可影响呼吸。术后病人若出现呼吸异常，应积极查找原因，及时处理。出现呼吸困难或急促时，应先检查腹带或胸带松紧度，给予适当调整再继续观察。在麻醉未清醒前若出现呼吸微弱，应考虑麻醉过深。伴有血压下降者，可能伴有伤口或体内出血。

4）体温：术后3日内，应每4小时测量体温1次，3天后如体温恢复正常，可改为每日测量2次。

（2）其他观察

①观察尿液的颜色和量，必要时记录24小时出入液量。

②有心、肺疾患的病人应给予连续心电监护，以及血氧饱和度、中心静脉压等监测。

③静脉输液和药物治疗观察：由于手术野的不显性液体丢失、手术创伤以及术后禁食等原因，术后多需予以病人静脉输液直至恢复饮食。根据手术大小、疾病严重程度和病情变化，调整输液成分、量和输注速度。

3. 切口的护理

（1）切口分类及愈合分级　根据切口受细菌污染的程度可分为三类：

1）清洁切口（Ⅰ类切口）：即无菌切口，如甲状腺大部分切除术、椎间盘摘除术等手术切口。

2）可能污染的切口（Ⅱ类切口）：指手术时切口可能受到污染，如胃大部分切除、胆囊切除等手术切口；还包括皮肤不容易彻底消毒的部位、6小时内的伤口经过清创缝合、新缝合的切口再度切开者。

3）污染切口（Ⅲ类切口）：指邻近感染区或组织直接受感染物污染，如肠坏死手术、胃肠穿孔手术等。

切口愈合情况分为"甲、乙、丙"三级。①甲级愈合：愈合良好，无不良反应。②乙级愈合：切口处有炎症表现，如红肿、硬结、血肿、积液等，但未化脓。③丙级愈合：切口化脓，需行切开引流处理。

切口愈合情况的记录应结合上述的分类、分级进行。如Ⅰ/甲（即清洁切口甲级愈合）或Ⅱ/乙等。

（2）缝线拆除　缝线拆除时间依据切口的部位、局部血液供应情况、病人的年龄及营养状况而定。一般情况下：①头、面、颈部术后3~5天拆线。②下腹部、会阴部术后5~7天拆线。③胸部、上腹部、背部、臀部术后7~9天拆线。④四肢术后10~12天拆线，近关节处可适当延长，减张缝合14天拆线。青少年病人因新陈代谢旺盛，愈合快，可缩短拆线时间；年老体弱、营养不良、伴有糖尿病者，可延长拆线时间，必要时可间隔拆线。

（3）切口护理的具体内容　①定时观察切口有无出血、渗血、渗液，敷料是否脱落及局部红、肿、热、痛等征象。②保持敷料干燥，若切口渗血、渗液或敷料被大小便污染，应及时按无菌操作原则进行更换，以防止切口感染。③切口渗血较多时，可加压包扎止血。④若四肢切口大出血，可先用止血带止血，再通知医师进一步紧急处理。⑤若腹壁切口裂开，应先用无菌纱布或无菌巾覆盖，并及时通知医生。

4. 引流的护理　根据治疗的需要，术中可能在切口、体腔和空腔内脏器官内放置各种类型的引流物。引流物可将人体组织间或体腔内的积血、渗液、坏死组织及脓液引流至体外，避免血液、渗液滞留而引起感染，便于及时消除脓液，减轻感染，以及避免体腔内压增大（如膀胱修补术后耻骨上造瘘）。引流管多用于体腔（如胸、腹腔）或空腔脏器的引流，如胸腔闭式引流、胃肠减压等；引流皮片多用于浅表切口。各类引流护理的基本要求为八个字，即"固定、通畅、记录、清洁"。对留置多根引流管者，应区分各引流管的引流部位和作用，做好标记，并妥善固定。换药时，协助医生将暴露在体外的管道稳妥固定，以防滑入体腔或脱出。经常检查管道有无堵塞或扭曲，保持引流通畅。每天观察并记录引流液的量和性状变化，定时更换接引流物的容器。

根据引流情况、病人的病情决定拔管时间。一般乳胶片引流在术后1~2日拔除；烟卷引流在术后4~7日拔除；作为预防性引流渗血用的腹腔引流物若引流液甚少，可于术后1~2日拔除；作为预防性引流渗漏用，则需保留至所预防的并发症可能发生的时间后再拔除，一般为术后5~7天；胃肠减压管在肠功能恢复、肛门排气后拔除；其他引流管则视具体情况而定。

各种特殊引流管在后续各论中的相关疾病护理章节中介绍。

5. 常见术后不适的护理

（1）疼痛 麻醉作用消失后，切口会有疼痛，任何增加切口张力的动作，如咳嗽、翻身、呃逆等都会增加切口疼痛。切口一般在术后24小时内疼痛较剧烈，2~3日后逐渐缓解。若切口持续疼痛或疼痛减轻后再度加重，应警惕局部血肿或感染的可能。

通过对疼痛的性质、出现的时间、病人的面部表情、活动是否受限、睡眠等观察，评估病人疼痛的程度，提供有效缓解术后疼痛的措施：

1）大手术后1~2日内，可持续使用病人自控镇痛泵进行止痛。病人自控镇痛（patient controlled analgesia，PCA）是指病人感觉疼痛时，主动通过计算机控制的微量泵按压按钮向体内注射医师事先设定的药物剂量进行镇痛。给药途径以经静脉、硬膜外最为常用。常用药物为吗啡、芬太尼、曲马朵或合用非甾类抗炎药等。

2）手术后，可遵医嘱给予病人口服镇静、止痛类药物，必要时肌内注射哌替啶等。

3）妥善固定各种引流管，减少因牵拉而增加的疼痛。

4）指导和协助病人翻身，深呼吸和咳嗽时用手按住伤口部位，以减少对切口的张力性刺激。

5）配合心理疏导，指导病人运用正确的非药物方法减轻疼痛，如按摩、放松或听音乐等，减轻对疼痛的敏感性。

6）石膏或夹板固定过紧，影响局部血液循环而引起疼痛时，应通知医师妥善处理。

（2）发热 术后出现手术热属正常现象，不需特殊处理。若病人在术后3~6日仍持续发热或体温降至正常后再度发热，则提示存在感染的可能，尤其警惕切口、肺部及尿道感染或其他并发症。

根据病情和可能引起发热的原因进行分析，采取相应措施：①加强观察并记录。②高热者，可应用物理降温或遵医嘱使用解热镇痛药物。③结合病史，进行血常规、尿常规、X线胸片、创口分泌液涂片和培养、血培养等检查，以寻找原因，并进行针对性处理。

（3）恶心、呕吐 常为麻醉反应，待麻醉作用消失后即可自然停止；颅内压增高、糖尿病酮症酸中毒、尿毒症、低血钾等也可致恶心、呕吐。若腹部手术后病人出现反复呕吐，应警惕急性胃扩张、肠梗阻等并发症的可能。对恶心、呕吐者应采取：

1）嘱病人头偏向一侧，并及时清除呕吐物，防止发生吸入性肺炎或窒息，呕吐后协助病人漱口，保持清洁。

2）观察病人恶心、呕吐的时间、次数，呕吐物的量、性质、颜色，并做好记录，必要时留标本送检。

3）遵医嘱给予镇静、止吐药物以减轻症状。

4）对于胸腹部手术者，呕吐时应协助病人按压切口，以减轻疼痛。

5）若持续性呕吐，应查明原因，进行针对性的治疗与护理。

（4）腹胀　术后早期腹胀常是由于肠蠕动受抑制，肠腔内积气无法排出所致。随着胃肠蠕动恢复、肛门排气后，症状可缓解。若术后数日仍无肛门排气、腹胀明显，肠鸣音消失，提示可能发生腹膜炎或其他原因所致的肠麻痹。若腹胀伴阵发性绞痛，肠鸣音亢进，甚至有气过水声或金属音者，应警惕机械性肠梗阻的可能。

严重腹胀可使膈肌上抬，影响呼吸功能；可使下腔静脉受压，影响血液回流；影响胃肠吻合口和腹壁切口的愈合，故需及时采取相应的护理措施：

1）持续胃肠减压，必要时进行肛管排气或高渗溶液低压灌肠。

2）病情允许时，应鼓励病人床上翻身或早期下床活动。

3）非肠道手术者，遵医嘱给予促进肠蠕动的药物，直至肛门排气。

4）对腹腔内感染而引起的肠麻痹，或已确诊为肠梗阻者，在密切观察下经非手术治疗不能缓解者，应做好再次手术的术前准备。

（5）呃逆　常见原因可能是神经中枢或膈肌直接受刺激所致，多为暂时性，少数病人转为顽固性呃逆。

术后早期发生者，可采用压迫眶上缘；抽吸胃内积气、积液；短时间吸入二氧化碳气体；遵医嘱给予镇静或解痉药物等措施。上腹部术后病人若出现顽固性呃逆，应警惕吻合口漏或十二指肠漏导致的膈下感染。

（6）尿潴留　术后尿潴留较常见，其发生的主要原因包括全身麻醉或蛛网膜下腔麻醉后排尿反射受抑制；切口疼痛引起膀胱和后尿道括约肌反射性痉挛；病人不适应床上排尿；女病人会阴部及肛门手术后，因怕排尿引起疼痛等。凡术后 6～8 小时尚未排尿，或虽有排尿，但尿量很少，病人诉下腹胀痛不适，在耻骨上区叩诊为浊音，即可确诊为尿潴留。

确诊后应采取有效措施排出尿液，缓解不适：

1）因紧张、焦虑会加重括约肌痉挛，加重排尿困难，故应先稳定病人情绪，通过心理护理，增加自行排尿的信心。

2）采用下腹部热敷、轻柔按摩膀胱区及听流水声等多种方法诱导排尿。

3）若无禁忌，可协助病人取坐位或立起排尿。

4）遵医嘱使用镇静止痛药解除切口疼痛，或用卡巴胆碱促使膀胱逼尿肌收缩，促进自行排尿。

5）上述措施无效时，可在严格无菌操作下行导尿，导尿时尿液量超过 500ml 者，应留置导尿管 1~2 天，以利于膀胱逼尿肌的功能恢复。

6. 促进术后康复的护理

（1）营养和饮食　术后饮食的恢复应根据手术大小、麻醉方式及术后恢复的情况而定，给予高蛋白、高能量、富含维生素等营养丰富、易消化的饮食。

1）非消化道手术：局部麻醉和无任何不适者术后即可按需进食；蛛网膜下腔和硬脊膜外麻醉 6 小时后可根据需要适当进食；全身麻醉者应待完全清醒、无恶心、呕吐等不适方可先进少量流质，逐渐过渡到半流质和普通饮食。

2）消化道手术：术后需禁食 1~3 天，待胃肠道蠕动恢复、肛门排气后，试进少量流质饮食，逐步递增至全量流质、半流质，术后 10~12 天左右过渡到普通饮食。

在禁食及进少量流质饮食期间，应经静脉补充水、电解质和营养。若禁食时间较长，可采用胃肠外营养，以免能量和蛋白质过度消耗而导致机体合成代谢障碍，影响切口的愈合和身体的恢复。

（2）休息和活动　保持病室安静，减少对病人的干扰，保证其安静休息。病情稳定后鼓励病人早期床上活动，争取在短期内离床活动，除非有治疗方面的禁忌。术后早期活动有助于增加肺活量，有利于肺扩张和分泌物的排出，预防或减少肺部并发症；可改善全身血液循环，促进切口的愈合，预防压疮和深静脉血栓的形成；可促进胃肠功能恢复，减轻腹胀，防止肠粘连；有利于膀胱功能的恢复，减少尿潴留的发生。

活动量应根据病情及病人的耐受力逐步增加：

1）床上活动：在麻醉作用消失后，应指导病人做深呼吸运动；协助病人活动四肢及翻身；对于胸部手术及痰多者，帮助叩击背部、指导其做有效咳嗽。

2）离床活动：向病人解释早期下床活动的重要性，对病情允许者，应督促其早期离床活动。活动时固定好各种导管，病人先从床边坐，依次过渡到床旁站立、搀扶室内慢走、独立室内慢走、至户外活动，遵循循序渐进的原则。

7. 心理护理　
根据术后的心理评估，针对性地给予心理疏导和安慰，指导病人正确面对疾病和预后；同时与病人家属加强沟通，发挥家属的心理支持作用，使病人摆脱不良情绪，调整好心态，配合治疗和护理。

8. 术后常见并发症的预防和护理

（1）术后出血　术后出血可发生在切口、脏器、吻合口及结扎的血管等处。临床表现为伤口敷料被血液浸湿，引流液量多、色鲜红，或出现呕血、黑便等，甚至出现出血性休克症状。常见原因有术中止血不完善、创面渗血处理不彻底、结扎线脱落或凝血机制障碍等。

预防措施：①术中严格、彻底止血。②切口缝合前应仔细检查有无活动性出血。③对于术中渗血较多者，遵医嘱给予止血药；合并凝血机能异常的病人，应在围术期输入新鲜血液或凝血因子。

护理要点：①密切观察切口敷料的渗血情况，若发现敷料被血液渗湿，疑有切口出血时，应打开敷料检查切口情况。②腹腔手术后内出血，早期临床症状不明显，应通过生命体征的监测以及对各引流管内引流液的性状、量和色泽的观察，评估有无低血容量性休克的早期表现。③胸腔手术后，若胸腔引流管每小时引流出的血液持续超过100ml，应考虑胸腔内出血。④发现出血应及时通知医生，切口少量出血，经更换切口敷料，加压包扎，遵医嘱应用止血剂即可止血；出血量大时，应加快输液、输血、扩充血容量，必要时做好再次手术止血的术前准备。

（2）切口感染　指清洁切口或可能污染的切口并发感染。常发生于术后3～5日，表现为局部出现红、肿、热、疼痛及触痛，有分泌物（浅表切口感染），伴有或不伴有发热、白细胞计数增高等症状。主要原因包括术中无菌操作不严；手术污染切口；手术物品消毒不严；切口内留有无效腔、血肿、异物或局部组织血供不良；合并有贫血、糖尿病、营养不良等。

预防措施：①术前认真做好皮肤的清洁准备。②手术物品严格灭菌，术中严格无菌操作；严格止血，以防切口内渗血、血肿或残留无效腔而增加感染机会；可能污染的手术，术中操作仔细，避免污染切口及周围组织。③手术前后改善病人营养状况，增强抗感染能力。④切口敷料保持清洁、干燥，更换敷料时严格无菌操作，防止医源性交叉感染。⑤合理使用抗生素。

护理要点：①感染早期可局部热敷或理疗，或遵医嘱使用敏感抗生素，促使炎症消散吸收。②明显感染或脓肿形成时，应拆除缝线，取分泌物做细菌培养和药物敏感试验。分泌物标本采集方法：表浅手术切口，采集前应用无菌生理盐水清洗病灶表面，防止表面污染菌混入；用无菌拭子取病灶深部或边缘的分泌物/脓液，置于一次性无菌采样管内。深部手术切口，局部皮肤用碘酒、酒精消毒后，以无菌注射器抽取脓液；也可于切开排脓时用无菌拭子于基底部、脓肿壁采样。器官（或腔隙）感染，局部皮肤用碘酒、酒精消毒后，以无菌注射器抽取脓液；也可于引流管内采集引流液送检。③必要时放置凡士林油纱条（布）、引流管引流分泌物。

（3）切口裂开　指术后切口因张力过大或愈合不良，而使切口裂开、组织或内脏脱出的现象。常发生于术后1周左右，或拆除皮肤缝线后24小时内腹部和邻近关节处的切口。切口裂开分为完全性和部分性两种：前者为切口全层裂开，往往在病人一次腹部突然用力时，自觉切口剧痛和有突然松开感，腹部切口全层裂开者可有肠、大网膜等腹内脏器脱出；后者为深层或表层部分组织裂开，深层裂开者可形成切口疝，表层裂开者可有大量的血性渗液自切口流出，浸湿敷料。主要原因有严重营养不良，组织愈合能力差；腹腔或胸腔内压力突然增高，如剧烈咳嗽或严重腹胀等；切口缝合技术有缺陷，如缝线打结不紧，组织对合不全；切口感染等。

预防措施：①对年老体弱、营养状况差、估计切口愈合不良的病人，手术前、后加强营养支持。②切口缝合时用减张线，并在良好麻醉、腹壁松弛条件下缝合切口，避免强行缝合而造成腹膜等组织损伤。③术后用腹带或胸带包扎伤口，以减小切口张力，延迟拆线时间。④咳嗽时双手于切口两侧加以保护，避免用力咳嗽而致腹内压骤升。⑤及时处理引起腹内压增高的因素，如腹胀、便秘、呕吐等。⑥手术切口位于肢体或关节活动部位者，拆线后应避免大幅度动作。⑦预防切口感染。

护理要点：①切口完全裂开时，嘱病人平卧，并安慰和稳定其情绪，避免惊慌，告之勿咳嗽和勿进食进饮。②立即用无菌生理盐水纱布覆盖切口，并用腹带轻轻包扎。③伴有腹膜及肠管脱出时，不可盲目还纳，以免造成腹腔内感染。可用无菌治疗碗扣盖，然后用腹带连治疗碗一起包扎，以保护脱出物。④通知医师，并迅速将病人送手术室重新处理和缝合。⑤若为切口部分裂开，可先用蝶形胶布固定，再通知医生处理。

（4）肺不张和肺炎　常发生于胸、腹部大手术后，多见于老年人、长期吸烟和患有急、慢性呼吸道感染者。临床表现为术后早期发热、呼吸和心律增快，颈部气管可能向患侧偏移。胸部叩诊常呈浊音或实音，听诊有局限性湿啰音，呼吸音减弱、消失。胸部 X 线检查见典型的肺不张征象。继发感染时，体温明显升高，白细胞计数和中性粒细胞数增加。主要原因为这些病人肺的弹性回缩功能已削弱，术后呼吸运动受限，呼吸道分泌物积聚在肺底、肺泡和支气管内不能排出所致。

预防措施：保持呼吸道通畅是主要的预防措施。具体包括：①术前练习深呼吸运动。②术前戒烟。③原有呼吸道疾病者在手术前应予积极治疗。④全身麻醉的病人，术中及术后应防止呕吐物和分泌物吸入气管。⑤胸、腹带包扎松紧适宜，避免限制病人呼吸。⑥鼓励和协助病人有效咳嗽、咳痰，对痰黏不易咳出者，可给予超声雾化吸入。⑦防止呼吸道感染。

护理要点：①对腹部大手术及胸部手术者，在麻醉清醒后，鼓励病人做深呼吸运动、多翻身、拍背，指导和督促病人有效咳嗽、咳痰，促进气道内分泌物排出。②痰液黏稠不易咳出者，可予糜蛋白酶、抗生素超声雾化吸入，以利痰液咳出。必要时，行气管切开排痰。③给予抗生素治疗。④若确诊为肺炎，应做痰液细菌培养和药物敏感试验。

（5）尿路感染　尿路感染常继发于尿潴留。感染可起自膀胱炎，上行感染引起肾盂肾炎。急性膀胱炎的主要表现为尿频、尿急、尿痛，有时尚有排尿困难。一般无全身症状，尿液检查有较多红细胞和脓细胞。急性肾盂肾炎多见于女性，主要表现为畏寒、发热，肾区疼痛，白细胞计数增高，中段尿镜检见大量白细胞和细菌。尿培养可明确菌种，多为革兰染色阴性的肠源性细菌。

预防及护理要点：及时处理尿潴留是预防尿路感染的主要措施。①指导病人术后自主排尿，预防尿潴留。②出现尿潴留应及时处理，若残余尿超过 500ml 时，应留置导尿，并做好留置导尿的护理。③鼓励病人多饮水或静脉补液，保持每日尿量在 1500ml以上。④根据尿培养和药敏试验结果，合理选用抗生素控制感染。

（6）深静脉血栓形成　常发生于术后卧床时间过长、活动较少的老年病人及肥胖者，以下肢深静脉血栓形成多见。临床表现为早期病人主诉患侧小腿疼痛或压痛，并有紧迫感，继而出现凹陷性水肿。沿静脉行走处呈条索状发红、肿痛，伴有体温升高。常见原因为病人术后卧床过久，引起下肢血流缓慢；血细胞凝集性增高，处于高凝状态；因手术、外伤、反复穿刺置管或输注高渗性液体、刺激性药物等致血管壁和血管内膜损伤。

预防措施：①鼓励病人术后早期离床活动。②对长期卧床的病人，鼓励和协助其做双下肢的屈伸活动，每日 3 ~ 4 次，每次 10 ~ 15 分钟，以促进静脉血回流。③对于血液处于高凝状态的病人，可预防性口服小剂量阿司匹林或复方丹参片等进行抗凝。④输入高渗液体或刺激性药物时，保护性使用静脉血管。

护理要点：①出现症状时，应抬高患肢并制动。②禁止在患肢静脉输液。③深静脉血栓形成者，严禁按摩患肢、热敷，以防栓子脱落。④遵医嘱给予抗血栓类药物治疗。发病 3 天内，可给予尿激酶 8 万 U/次，溶于低分子右旋糖酐 500ml 中静脉滴入。发病 3 天以上者，先予肝素静脉滴注，停用肝素后第 2 天起口服华法林，持续 3 ~ 6 个月。⑤抗凝、溶栓治疗期间均需加强出、凝血时间和凝血酶原的监测。⑥疼痛剧烈及高热时，给予对症处理。

【健康教育】

1. 病人出院后继续做好合理的营养搭配；胃、肠切除手术者应少量多餐。

2. 注意劳逸结合，适量活动，保证休息和睡眠。

3. 术后需继续药物治疗者，应遵医嘱按时、按量服用。

4. 切口已闭合者，拆线后用无菌纱布覆盖 1 ~ 2 日，以保护局部皮肤。若为开放性切口者，应将到门诊换药的时间、次数向病人及其家属交待清楚。

5. 根据不同手术、不同功能恢复的要求，指导病人掌握康复训练的方法。

6. 一般手术病人于术后 1 ~ 3 个月到门诊随访 1 次，以了解机体康复过程及切口愈合情况。出现下列情况时应及时到医院就诊：切口有渗液流出且有异味、红肿、线头或异物脱出，体温超过 38℃，腹痛、腹胀、肛门停止排气等。肿瘤病人手术后遵医嘱确定门诊随访时间，以制定继续治疗方案。

第六章　手术室护理工作

导学

内容与要求　手术室护理工作包括手术室环境、手术室物品管理与消毒灭菌方法、手术室的无菌操作技术及手术配合、病人术前准备和手术人员的准备五部分内容。通过本章的学习，应掌握手术室的无菌操作技术及术中配合；手术室与手术物品的消毒灭菌方法。熟悉手术人员与病人的准备；常用手术物品与器械。了解手术室的设置、布局和配备；手术室管理制度。通过技能实训，掌握外科洗手、穿无菌手术衣、戴无菌手套；手术体位摆放、铺巾、消毒；无菌器械桌的准备、常用外科手术器械识别及使用。

重点与难点　手术室的无菌操作技术及术中配合；手术室的管理。

　　手术室（operating room）是为病人进行手术治疗和有关抢救的场所，是医院的重要技术及仪器装备部门，要求其建筑位置、结构和布局合理，仪器设备先进、齐全；更要建立严格的无菌管理制度，以确保外科手术的高效率和高质量。手术室护理工作是医院护理工作的重要组成部分，具有合作性强、业务面广、技术性高、无菌要求严等特点。手术室护士不仅要具有爱岗敬业的思想素质和娴熟、严谨的业务素质、良好的身体素质，更要有敏捷、灵活、稳重、谦和的心理素质和科学的管理能力，这样才能默契地配合手术医师，保证手术的顺利完成。

第一节　手术室环境

一、手术室的布局和设置

（一）手术室的位置

　　手术室的位置应环境安静、清洁、干燥，与外科病房和重症监护室（ICU）邻近，以方便接送病人；与消毒供应室最好有专用的洁污手术器械通道；与血库、病理科、介入治疗科等有关部门的距离短、路径快捷。一般设在低层建筑的中上层或顶层，高层建筑的 2~4 层，这样可获得较好的大气环境，又方便使用。

新建洁净手术室在医院内的位置应远离污染源，并位于所在城市或地区的最多风向的上风侧；当有最多和接近最多的两个盛行风向时，则应在所有风向中具有最小风频风向（如东风）的对面（西风）确定为洁净手术室的位置。洁净手术室不宜设在首层和高层建筑的顶层。

（二）手术室的建筑要求

地面和墙壁要求光滑，无孔隙，容易擦洗，并耐酸碱化学消毒液的腐蚀。地面可选用水磨石或抗静电塑胶地板，并设有下水地漏，便于冲洗。墙壁可用不锈钢或铝合金薄板喷涂，颜色以浅蓝、浅绿为佳。地面、墙角、天花板等交界处处理成弧形，不易蓄积灰尘和便于清洗。门窗结构都应考虑其密闭性能，门最好是高密闭性的半自动延时、脚踏式电动感应门，上部设有观察窗；窗户采用双层密闭玻璃窗，有利于采光和从外走廊向室内观察。手术间的数量应与手术科室的床位数呈比例，一般为 1∶20~25（包括门诊手术间），手术间与辅助用房的面积比为 1∶1。手术间的面积，一般情况下，大手术间为 50~60m²，中手术间为 30~40m²，小手术间为 30~30m²；骨科、体外循环、心脏手术间不小于 40m²。手术室内应设有隔音、空调和空气净化装置，防止各手术间相互干扰和保持空气洁净。为保证不因意外停电而影响手术，应备有发电装置或双路电源。

洁净手术室的建筑装饰应遵循不产尘、不积灰、耐腐蚀、防潮防霉、容易清洁和符合防火要求的总原则。洁净手术室采用人工照明，不应设外窗；Ⅲ、Ⅳ级洁净辅助用房可设外窗，但必须是双层密闭窗。

（三）手术室的布局

布局首先应符合功能流程及无菌（洁净）、清洁与污染的分区要求。采用双通道或多通道，以便使清洁与污染分流，人与物分流。手术室房间主要分为两大类：一类是手术间；另一类是辅助用房。

手术间分为三种：①无菌手术间：供无菌手术使用，如心脏手术、甲状腺手术等。②一般手术间：用来做相对无菌手术，如胃肠手术、肺部手术等。③感染手术间：用来做感染性疾病，如化脓性腹膜炎等，靠近手术室入口处。

辅助用房包括麻醉准备间、无菌物品存放间、器械间、敷料准备间、灭菌间、刷手间、药品储存间、器械清洗间、污物间以及护士站、更衣间、沐浴室、值班休息室、病人接待处等。

手术室依据清洁程度可划分为三区：①限制区：也称无菌区，包括麻醉准备间、手术间、手术准备间、无菌物品储存间、外科手消毒区、贵重仪器房、洁净走廊等。洁净要求最为严格，应设在内侧。②半限制区：也称清洁区，包括药品储存间、复苏室、办公室、库房、更衣室、休息室等，一般是非限制区进入限制区的过渡区域。③非限制区：也称污染区，包括换鞋前区、接受病人处、器械清洗间、污洗间、杂用间、标本存放处、医疗废物暂存处等，一般设在最外侧。各区域之间应有明显的分隔屏障，并设有清晰的标志。

Ⅰ、Ⅱ级洁净手术室应处于手术室内干扰最小的区域，即通道尽端区域，有利于洁净手术室的气流组织，避免交叉感染，使净化系统经济合理。

（四）手术室的设备

手术室内的设备力求简单、适用，易于清洁，布局合理。手术间常规应配有吊式无影灯、多功能手术台、器械台、器械托盘及托架、麻醉机、麻醉桌、读片灯、吸引器、供氧装置、急救车、输液轨（架）、坐凳、踏脚、各种扶托及固定病人的物品、挂钟及污物桶等。

现代化大型手术室应设有中心供氧、中心吸引、中央空调、空气净化装置，配备各种监护仪、显微外科镜、X线摄影、闭路电视装备等。各种管道、挂钩、电源和电线都应以隐蔽方式安装在墙内或天花板上，最大限度地减少地面物品。墙上设有足够的电源插座，离地面 1m 以上，并有双电源、防火花和防水装置。手术间内光线均匀柔和，手术灯光应为无影、低温、聚光和可调。手术室内温度恒定在 22℃～25℃，相对湿度以 40%～60% 为宜。

其他工作间的设备：

①麻醉恢复室：用于手术结束后病人未完全清醒期间的观察护理，应备有必要的监测、急救仪器和药品，以便急救之用。

②物品准备用房：包括器械准备间、敷料间和器械清洗间等，应设计在合理的作业线上，防止物品污染。目前倡导集中式消毒供应中心，对有条件的医院，手术所需用品通过专用通道（分污物、清洁两通道），集中送至供应室清洗、消毒和灭菌，灭菌后的物品通过清洁专用通道，直接送还无菌物品贮藏室。

③手术室还应设单独消毒间，配备快速灭菌装置，以便进行紧急物品灭菌。

④洗手间设备：包括感应或脚踏式水龙头、无菌刷子、洗手液、无菌擦手巾、计时器等。

⑤其他：如更衣室、接待病人处、护士站、值班室、厕所、沐浴间和污物间等亦应设置齐全、布局合理，以将减少细菌至最低限度和防止交叉污染为目标。

（五）手术室的空气净化

手术室空气中的含菌量与手术部位感染的发生率呈正相关，为保证手术室的动态空气质量，常采用以下 3 种方式来控制空气中的细菌含量。

1. 洁净技术　近年来，国内很多医院已建立或正在建立洁净手术室（cleaning operating room）。其洁净原理是通过设置净化空调系统，控制空气中的非生物粒子和生物粒子，以达到一定的洁净标准。

（1）洁净手术室的分型　一般有两种分型方法，即按气流分型和按净化空间分型。前者包括层流型和乱流型，后者包括全室净化和局部净化。

1）层流型：主要用于对无菌要求特别高的手术，如器官移植、心脏手术、关节置换等。根据气流走向又可分为垂直层流与水平层流。①垂直层流：高效过滤器布于手术间顶棚，过滤后的空气自上而下均匀单项吹出，两侧墙下部回风，自净能力强，能达到最高的洁净度级别。目前国内大多数手术室的净化手术间采用这种设计方式。②水平层流：高效过滤器布于手术间一侧墙，过滤后的空气向相对的一面墙平行流去。这种设计只对一定高度的空间达到最高洁净度，否则没有效果，近年来已很少采用。

2）乱流型：过滤后的空气从送风口送入，迅速向四周扩散、混合，同时把差不多量的气流从回风口排出，只能达到千级以下的洁净度。

3）全室净化：采用天花板或单侧墙全部送风，使整个手术间都达到所要求的洁净度。

4）局部净化：仅对手术区采用局部顶部或侧墙送风，以使手术区达到所要求的洁净度。

（2）洁净手术室的净化标准　空气洁净的程度是以含尘浓度衡量的。含尘浓度越低洁净度越高，反之则越低，见表6-1。

表6-1　洁净手术室的等级标准（空态或静态）

手术室 名称级别	空气洁净度级别		沉降法（浮游法）细菌最大 平均浓度（30minΦ90皿）		适用的手术范围
	手术区	周边区	手术区	周边区	
特别洁净 手术室Ⅰ级	100级	1000级	0.2 （5CFU/m³）	0.4 （10CFU/m³）	关节置换手术、器官移植手术、脑外科、心脏外科、眼科等无菌手术
标准洁净 手术室Ⅱ级	1000级	10000级	0.75 （25CFU/m³）	1.5 （50CFU/m³）	胸外科、整形外科、泌尿外科、肝胆胰外科、骨外科、卵巢手术和普通外科无菌手术
一般洁净 手术室Ⅲ级	10000级	100000级	2 （75CFU/m³）	4 （150CFU/m³）	普通外科、妇产科手术
准洁净 手术室Ⅳ级	300000级		5/（175CFU/m³）		肛肠外科手术、污染类手术

注：浮游法的细菌最大平均浓度采用括号内数值。

（3）洁净手术室空气调节　洁净手术室应与辅助用房的净化空调系统分开设置：①Ⅰ、Ⅱ级洁净手术室应每间采用独立净化空调系统。②Ⅲ、Ⅳ级洁净手术室可2～3间合用一个系统。③新风可采用集中系统。各手术室应设立单独排风系统。

2. 循环风紫外线空气消毒　循环风紫外线空气消毒器由高强度紫外线灯和过滤系统组成，可有效滤除空气中的尘埃，并将进入消毒器的微生物杀死。按照国家消毒技术规范（2002版）建议可用于普通手术环境。

3. 静电吸附式空气净化　静电吸附式空气净化器采用静电吸附原理，加以过滤系统，不仅可过滤和吸附空气中带菌的尘埃，还可吸附微生物。可用于普通手术环境。

二、手术室的管理

（一）建立完善的规章制度并有效落实

建立完善的规章制度并有效落实，是提高手术室工作质量和效率、防止差错、确保病人安全和手术顺利进行的重要保证。手术室管理制度包括岗位责任制度、进出手术室人员管理制度、手消毒管理制度、器械清洗灭菌制度、手术室保洁和消毒制度、手术器械管理制度、手术间使用管理制度、洁净手术室管理制度、感染手术管理制度、病人交接与查对制度、医疗废物处理制度和职业安全防护制度等。

（二）环境管理

为保证手术室安静、清洁及无菌的环境，应对手术室环境进行分区管理。

①非限制区：凡进入人员必须更换手术室鞋或穿鞋套，手术室工作人员外出时应更换衣服和鞋子。

②半限制区：非工作人员未经允许不可进入。所有人员进入必须换手术室鞋或穿鞋套。病人用手术室专用平车推入。参观人员穿参观衣，戴口罩、帽子，在指定区域观看。

③限制区：严格控制人员的出入，只限于手术人员及手术室工作人员在做有关工作时方可进入。进入限制区必须穿无菌手术衣或参观衣。患有皮肤病者、急性感染性疾病，尤其是上呼吸道感染者不得进入。进入限制区的所有人员的一切活动均应严格遵守无菌原则。

（三）手术室的清洁和消毒

1. 手术间的日常清洁消毒 手术室应备有空气消毒器具，使手术室空气始终保持洁净状态，切实做好洁、污分流。每台手术完毕和每日工作结束后，手术间要及时清除污物，通风，采用湿式清扫，用清洁剂拖地、擦拭物体表面。每周彻底清洁1次，对吊顶和墙壁等进行擦拭清洁。目前不主张在没有污染的情况下，对两台手术之间的环境表面及设备常规消毒，只有当地面或物体表面受到血液或体液污染时，才需要使用含氯消毒液进行擦拭消毒。清扫所使用的清洁工具一般应选用不易掉纤维的长纤维材料或聚氨酯海绵。手术室每天进行空气消毒，可用紫外线消毒30~60分钟。洁净手术室在手术前1小时运转净化空调系统；清扫工作要在净化空调系统运行过程中进行；清洁工作完成后，净化空调系统应继续运行，直到恢复规定的洁净程度级别为止，一般不短于该洁净室的自净时间。为防止交叉感染，不同洁净程度级别的手术室清扫工具不得混用。定期清洁、维护和保养空气过滤装置，依据使用时间和日常检测结果进行更换。

2. 特殊感染手术的清洁消毒 感染手术必须在专设的感染手术间进行，门口挂有"隔离"标记。专人配合，建议使用一次性物品。手术完毕后，一次性用品、敷料装入黄色医用废物包装袋，袋外注明"特殊感染"，封闭运送至室外指定地点焚烧。大、小布单先用0.5%过氧乙酸溶液浸泡消毒，或用无菌布单包裹进行高压消毒，再清洗、消毒。手术器械用 10% 甲醛溶液浸泡，或环氧乙烷气体灭菌，灭菌完毕后清洗、再消毒。手术室的地面、房间物品、接送病人的推车等用 0.5% 过氧乙酸溶液擦拭消毒。彻底清扫手术室后，用紫外线空气消毒。

3. 微生物学监测 按要求每月一次对无菌医疗器械、手术间的空气、物体表面、工作人员手及灭菌设备进行生物监测，发现异常及时上报，并查找原因，尽快解决。

第二节 手术室物品管理与消毒灭菌方法

手术室使用的物品很多，分布类、敷料类、手术器械类、缝针及缝线和特殊物品等。除急诊手术外，择期手术和限期手术提前一天准备齐全。

一、布类物品

一般选用质地细柔、厚实的深绿色或深蓝色纯棉布制作而成，常用的有手术衣和用于铺盖手术野或建立无菌区的各种手术单。

（一）手术衣

手术衣分为大、中、小三号，用于遮盖手术人员未经消毒的衣着和手臂。手术衣穿上后要求上能遮住衣领，下能遮至膝下；前襟至腰部做成双层，以防手术时被水及血浸透；袖口制成松紧口，便于手套腕部盖于袖口上；消毒前应按衣内面向外、领子在最外侧折叠，取用时不至于污染无菌面。

（二）手术单

手术单用于手术时保护手术区不被污染，有大单、中单、手术巾、各部位手术单、孔巾等。各种手术单均为双层，并有各自的规格尺寸和一定的折叠方法。各种布单也可根据不同的手术需要包成各种手术包，如胸部手术包、开腹手术包等，较之分散包裹更能提高工作效率。

布类物品使用后，应及时清洗。若污染严重，尤其是若有经血液传播的疾病或恶性肿瘤病人手术用过的布类，应先做消毒处理，再清洗。所有布类物品均应按要求折叠，经高压灭菌后，在有效期内方可供手术使用。

目前，一次性无纺布制作并经灭菌处理的手术衣帽、布单等可直接使用，免去了清洗、折叠、消毒所需的人力、物力和时间，但不能完全替代布类物品。对特殊感染病人的手术，可使用一次性无纺布制作的手术用品。

二、敷料类

包括用脱脂的纱布与棉花制成的手术中所需物品，主要用于术中止血、拭血及手术后切口的覆盖和包扎。

（一）纱布类

根据手术的需要制作成不同规格与不同形状的纱布敷料，包括纱布块、纱布垫、纱布条及纱布球，要求不露毛边在外，以防使用中纱头落入体内。纱布块用于术中拭血、切口覆盖、皮肤消毒等；纱布球用于拭血及分离组织；干纱布垫用于保护手术切口两侧的皮肤，盐水纱布垫用于保护暴露的内脏，防止损伤和干燥；纱布条多用于耳、鼻腔内手术，长纱布条多用于阴道、子宫出血及深部伤口的填塞；纱布球多用于组织分离、局部压迫止血等。

（二）棉花类

常用的有棉垫、带线棉片、棉球及棉签。棉垫为外用纱布覆盖制作而成的夹层敷料，用于胸、腹部大手术后的切口外层覆盖，以吸收渗出物及分泌物，保护伤口；带线棉片用于颅脑或脊椎手术时吸血，以保护脑及脊髓组织；棉球多用于皮肤消毒、洗涤伤口或涂拭药物；棉签用于采集标本或涂搽药物。

各种敷料制作完成后，经高压蒸汽灭菌后供手术使用。特殊敷料，如用于消毒止血的碘仿纱条，因碘仿加热后升华而失效，严禁压力蒸汽灭菌，而是严格按无菌操作技术，制成后保存于消毒、密闭容器内。

使用后的敷料，按医疗废物处置。对于特异性感染手术用过的敷料，装入医用废物专用包装袋扎口，袋外注明"特异感染"，并及时送指定处焚烧处理。

三、手术器械类

手术器械是外科手术操作必备的用品，种类繁多，常将其分为一般手术器械、特殊器械和各专科手术器械。

（一）一般手术器械

一般手术器械是指每种手术都必须使用的手术器械，又称为普通手术器械。按其功能和用途分为五类：

1. 切割及解剖器械 有手术刀、手术剪（包括组织剪和线剪）、骨凿和骨剪及各种大小不等的剥离器。用于手术切割。

2. 止血及钳夹器械 止血钳分大小不等，弯直不同，用于钳夹止血和分离组织；手术镊子包括有齿镊和无齿镊，用于夹持缝合组织；组织钳用于钳夹、牵拉组织，显露手术视野；布巾钳用于钳夹固定4块小布巾；持针钳用于钳夹手术缝针，进行缝合组织。

3. 牵引器及拉钩 有各种形状、大小的拉钩和胸、腹腔牵引器，用于扩开组织和脏器、暴露深部手术野，以便手术操作。

4. 探查和扩张器 常用的有胆道探条、尿道探子和各种探针。用于脏器管道、窦道探查和扩大间隙等。

5. 异物钳 常用的有取石钳、异物钳、活体组织钳等。用于取拿各部位结石、异物及组织。

（二）特殊器械

特殊器械是指使用、保管及消毒要求比较高的手术器械。

1. 吻合器类 常用的有食道、胃、直肠吻合器和血管吻合器等。

2. 内镜类 常用的有膀胱镜、腹腔镜、胸腔镜、纤维支气管镜、子宫镜、关节镜等。

3. 精密仪器类 包括手术显微镜、高频电刀、取皮刀、电钻、电锯、激光刀、体外循环机、心肺复苏仪等。

（三）各专科手术器械

专科手术器械是指专门用于某一专科手术的器械，如脑外科手术器械，骨伤科手术器械，眼科手术器械，耳、鼻、喉手术器械，妇产科手术器械等。

（四）手术后器械的处理

1. 普通器械的处理 此类器械多为不锈钢制成，每次使用后用含酶清洁液浸泡擦洗，去除器械上的血渍、油垢，再用流水冲净。对有关节、齿槽和缝隙的器械和物品，应尽量张开或拆卸后进行彻底洗刷。洗净的器械放烤箱内烘干后涂上液状石蜡保护，特别是轴节部位，然后分类存放于器械柜内。有条件的医院可采用集清洗、消毒和干燥功能于一体的机械清洗。此类器械首选压力蒸汽灭菌。锐利手术器械、不耐热手术用品、各类导管可采用环氧乙烷气体灭菌，或化学灭菌法，如采用2%戊二醛浸泡消毒10小时，用灭菌水冲净后使用。

2. 特殊器械的处理 根据仪器制作的材料，选用不同的消毒方法。

①各种腔镜类器械：手术结束立即用含酶清洁液擦洗管道外部，抽吸含酶清洁液至内镜管道中；按要求清洗气道和水道，进行漏气测试；用清洁刷反复刷洗整个管道系统至无碎屑发现，洗净拆下附件；用压力气枪吹干所有管腔，垂直悬挂。

②精密仪器：一般禁止高温消毒，应采用环氧乙烷气体灭菌、过氧化氢等离子体灭菌等低温灭菌方法，或2%戊二醛浸泡消毒10小时，使用前需用无菌生理盐水冲洗。

③不能消毒的仪器或部位：如手术显微镜各调节部位，可套上无菌布套，手术者通过接触无菌套进行操作。

3. 污染手术后器械的处理 一般器械是先清洗再消毒，因为先使用消毒剂会导致污染蛋白凝固而致清洁困难，同时也可减少高浓度消毒液对器械的损伤。特异感染的器械如乙型肝炎、结核、艾滋病、破伤风和气性坏疽等术后的器械，需先针对性地进行有效消毒后，再按普通器械处理。

四、缝针及缝线

手术室所用的缝针和缝线大部分已由厂家分别包装并灭菌，可于术中直接应用。

（一）缝针

常用缝针有三角针和圆针两类。三角针有带三角的刃缘，用于缝合皮肤或韧带等坚韧组织；圆针对组织的损伤小，用于缝合肌肉、脏器、神经、血管等。两类缝针均有弯、直两种，大小型号很多，可根据待缝合的组织选择适当的种类。目前发达地区多采用针线一体的缝合针，从针到线粗细一致，对组织造成的损伤小，并可防止缝针在术中操作时脱离。

（二）缝线

缝线分为不可吸收和可吸收两类，用于术中缝合各类组织和脏器，使组织或器官接合，也用来结扎、缝合血管，起到止血作用。缝线有粗细各种型号，常用有 1 ~ 10 号线，号码越大，表示线越粗。细线则以 0 表明，0 数越多，线越细。选用时尽可能选择细且拉力大、对组织反应小的缝线。

1. **不可吸收缝线** 指不能被组织酶消化的缝线，有丝线、金属线、尼龙线等。黑色丝线是手术时最常用的缝线，特点是组织反应小、质软不滑、拉力好、打结牢。常用于缝合伤口各层组织和结扎血管等。使用前先浸湿，以增强拉力。金属线和尼龙线常用于减张缝合。

2. **可吸收缝线** 指在伤口愈合过程中，因体内酶的消化而被组织吸收的缝线，包括天然和合成两种。肠线为天然缝线，常用于胃肠、胆管或膀胱等黏膜和肌层的吻合，分为普通肠线和铬制肠线两种。普通肠线由羊肠或牛肠黏膜下层组织制作而成，一般6 ~ 12天可被吸收；铬制肠线经过铬盐处理，经 10 ~ 12 天被吸收。合成缝线的种类越来越多，比铬制肠线更易吸收，组织反应轻，但价格较高。

五、特殊物品

（一）引流物品

外科引流术是指将人体组织间或体腔中积聚的脓、血或其他液体通过引流物导流于体外的技术。用于引流的物品很多，应根据手术部位的深浅、切口的大小及引流液的量和性质等选用合适的引流物品。

1. **乳胶片引流条** 用于浅表切口和渗液较少的伤口引流，如甲状腺手术后引流。

2. **纱布引流条** 包括碘仿纱条、盐水纱条、凡士林纱条及浸有抗生素的纱条等，用于浅表部位或感染创口的引流，有促进肉芽的生成和抗感染作用。

3. **烟卷式引流条** 是由橡皮管和纱布条制作而成，常用于腹腔或深部组织引流。

4. **引流管** 有各种型号的橡胶管、硅胶管和塑料管，包括普通引流管、双腔（或三腔）引流套管、T 形引流管及蕈状引流管等。普通引流管可用于创腔引流，如腹腔引流、胸腔引流；还用于手术中吸引，如连接负压吸引；双腔（或三腔）引流管多用于腹腔脓肿、胃肠、胆或胰瘘等手术引流；T形管用于胆总管手术引流；蕈状管多用于膀胱手术引流。

乳胶片引流条、烟卷式引流条和各种引流管可按橡胶类物品灭菌或环氧乙烷气体灭菌。纱布引流条经高压灭菌后，按无菌操作技术制成后使用。

（二）止血物

凝胶海绵、生物蛋白胶、透明质酸钠用于创面渗血的止血。骨蜡用于截骨面的止血。

六、手术器械与物品的管理

1. 手术器械应由专人负责保管，每次使用前后均应常规检查各部件是否齐全，连接处有无松动，性能是否良好。锐利、精细器械应特别注意利刃部位的保护，处理时与一般器械分开进行。手术器械做到定位放置，定期检查、保养和维修。

2. 所有手术器械、医疗用品必须一用一灭菌，凡耐高温者均应采用压力蒸汽灭菌，避免使用化学灭菌剂浸泡灭菌；并对灭菌器材和灭菌物品进行相应的质量监测，合格后方可使用。

3. 外来手术器械（主要指由外单位或厂家带来手术室临时使用的手术器械，如各类骨科植入物、内固定手术用的操作器械等）必须在手术前一天送到手术室，由手术室护士负责器械清洗、消毒和灭菌。

4. 严格遵守一次性医疗用品的管理规定。

第三节　手术室的无菌操作技术及手术配合

一、手术室的无菌操作原则

手术室的无菌操作原则为：确保手术无菌，预防感染的关键环节。手术中人人都应遵守无菌操作原则，严格执行外科无菌操作，并且贯穿手术的全过程。

（一）明确无菌区域，牢固树立无菌观念

无菌器械台边缘以上、病人皮肤消毒区域、无菌手术单所铺之处为无菌区。手术人员一经洗手，手及手臂即不可接触非无菌物品。戴手套及穿无菌手术衣后，身前的肩以下、腰以上视为无菌区，手术人员的手臂应肘部内收，靠近身体，既不可高举过肩，也不可下垂过腰或交叉放于腋下，戴无菌手套的手只可在胸前肩以下、腰以上无菌区内活动。无菌桌仅桌缘平面以上属无菌，参与手术人员不得扶持无菌桌的边缘。器械护士和巡回护士都不能接触无菌桌桌缘平面以下的桌布。

（二）保持无菌物品的无菌状态

无菌区内所有物品都必须是灭菌的，无菌物品使用前应查看灭菌日期，包装是否完整，有无潮湿，以及灭菌指示卡变色是否均匀一致，是否达到灭菌要求。术中如有手套破损或被污染，应立即更换无菌手套。术者前臂或肘部接触有菌处，应加套无菌袖套或更换无菌手术衣。无菌区的布单若被水或血浸湿即失去无菌隔离作用，应加盖干的无菌巾或更换新的无菌单。

（三）正确传递器械和调换位置

手术过程中不得从手术人员背后、腰以下传送器械及用品，应在胸前、手术台面以上递给。掉落到手术台及器械桌边缘的无菌物品不可拾回再用。手术过程中，手术人员须面向无菌区。若同侧人员需要调换位置，应一人先退后一步，转过身背对背地转至另一位置，以防触及对方背部不洁区。

（四）保护皮肤及脏器

皮肤虽经消毒，只能达到相对无菌，残存在毛囊中的细菌对开放的切口有一定潜在威胁，因此，切开皮肤前，现临床多用无菌聚乙烯薄膜覆盖，再经薄膜切开皮肤，薄膜仍黏附在伤口边缘，可防止皮肤上残存的细菌在术中进入伤口；或手术区铺单，仅显露手术野，以保护切口不被污染。凡与皮肤接触的刀片和器械不应再用。延长切口或缝合前，需再用70%乙醇涂擦消毒1次。

（五）减少室内空气污染，保持洁净效果

手术时应关闭门窗，尽量减少人员走动。手术过程中应保持安静，避免不必要的谈话。咳嗽、打喷嚏时应将头转离无菌区。若需擦汗或调整口罩，应将头转向一边由巡回护士或其他人协助。口罩若潮湿，应更换。如有参观手术者，每个手术间参观人数不宜超过2人，参观者应与手术者保持30~40cm的距离，也不可站得过高或在室内频繁走动，以减少污染机会。

（六）沾染手术的隔离技术

进行胃肠道、呼吸道或宫颈等沾染手术时，在切开空腔脏器前，先用纱布垫保护周围组织，并随时吸除外流的内容物。被污染的器械和物品应放在污染器械盘内，避免与其他器械接触。污染的缝针及持针器应在等渗盐水中刷洗。全部沾染步骤完成后，手术人员应用灭菌用水冲洗或更换无菌手套，以尽量减少细菌污染的机会。

二、无菌器械桌的准备

器械桌要求简单、坚固、轻便、可推动和易于清洁。根据不同的手术和所需器械的多少，选用大小合适的器械桌。无菌器械桌的准备由巡回护士和器械护士联合完成。

1. 巡回护士 于术日晨根据手术所需物品的多少，准备清洁、干燥、合适及功能完好的器械桌。将手术包、敷料包放于桌上，按无菌操作打开外层包布，再用无菌持物钳打开第二层包布，先对侧后近侧，注意手臂不可超越无菌区。

2. 器械护士 刷手后，用手打开第三层包布。铺在台面上的无菌巾共6层，无菌单边缘下垂至少30cm。器械护士穿好无菌手术衣、戴好无菌手套后，将器械按使用先后分类，顺序从左向右摆于器械桌上，一般顺序为血管钳、刀、剪、镊、拉钩、深部钳和备用器械（图6-1）。放置在无菌桌内的物品不能伸于桌缘以外。若为备用无菌桌（连台手术），应用双层无菌巾盖好，有效期为4小时。

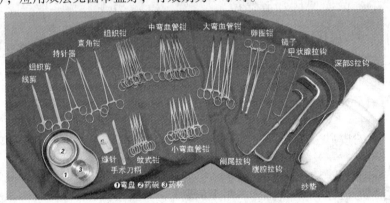

图6-1 整齐的无菌手术台

三、手术区铺单

手术区皮肤消毒后，铺盖无菌手术布单由第一助手和器械护士来完成，目的是为了减少术中污染，防止细菌侵入手术切口，避免术后切口感染。

（一）铺单原则

1. 第一助手铺完切口巾后，应再次消毒手臂，穿无菌手术衣、戴无菌手套后，再铺其他层的无菌单。

2. 所有无菌单均有器械护士传递。无菌单不得接触任何有菌地带，一旦接触立刻更换。

3. 铺下的无菌单可做少许调整，但只允许从手术区向外移动，不允许向内移动。

4. 铺单的顺序是先铺相对清洁，后铺清洁；先铺远方，再铺近方。

5. 铺单要求，切口周围要求有4~6层无菌单覆盖，外周最少2层。单的边缘应垂到手术床缘下至少30cm。

（二）铺单方法

手术不同、部位不同，铺单方法不同。以腹部手术为例（图6-2），一般铺以下三重巾/单：

1. **铺切口巾**　即用 4 块无菌巾遮盖切口周围。

（1）器械护士立于无菌桌边，把无菌巾折边 1/3，前 3 块的折边朝向第一助手，第 4 块巾的折边朝向器械护士自己，依次递给第一助手。

（2）第一助手接过折边的无菌巾，分别铺于切口下方、上方及对侧，最后铺自身侧。每块巾距切口边缘不超过 3cm。如果第一助手已穿好无菌手术衣，则铺巾顺序改为：先（病人）足侧方向后头侧方向，再（铺巾者）近侧后对侧。

（3）用 4 把布巾钳分别夹住手术巾的四个交角处，以防布单滑落。

2. **铺手术中单**　将两块无菌中单分别铺于切口的下方和上方，铺巾者需注意避免自己的手或手指触及有菌地带。

3. **铺手术洞单**　将有孔洞的剖腹大单正对切口，短边向头部，长边向足部，先向上方再向下方分别展开，展开时手卷入布单里面，以免污染。要求短边盖住麻醉架，长边盖住器械托盘，两侧和足端应垂到床缘下 30cm。

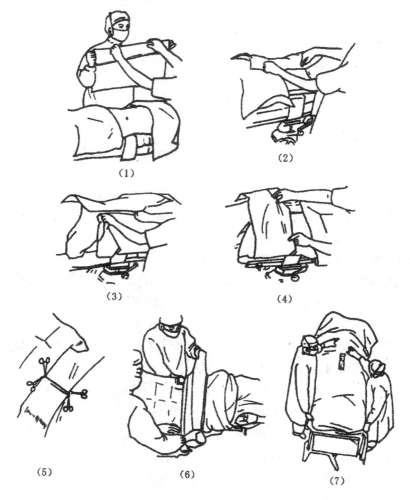

图 6-2　铺无菌布单步骤

四、手术配合

手术的成功离不开医护人员的共同配合。手术中护士的配合可分为直接配合和间接配合两类。直接配合的护士直接参与手术，配合手术医师完成手术的全过程，被称为器械护士（scrub nurse）或洗手护士。间接配合的护士不直接参与手术操作，而是被指派在固定的手术间内，与器械护士、手术医师、麻醉医师配合完成相关工作，被称为巡回护士（circulating nurse）。

（一）器械护士的配合

器械护士主要职责是术前访视和准备；术中按手术程序向手术医生直接传递器械、物品和敷料，主动配合手术医师完成手术；术后用物处理。具体工作内容如下：

1. **术前访视**　术前一天访视病人，了解病情和病人的需求，根据手术种类和范围准备手术器械和敷料。

2. **术前准备**

①术前 15～20 分钟洗手，穿无菌手术衣，戴无菌手套。

②铺无菌器械台。

③协助医生消毒手术区皮肤和铺无菌手术单。

3. **清点、核对用物**

①手术开始前，与巡回护士共同清点各种手术器械、敷料、缝针、线圈等用物的数量。

②术中添加各种用物均应清点数目，并督促巡回护士记录。

③胸、腹腔手术及深部手术关闭前与巡回护士核对全部手术器械、敷料、缝针、线圈等所有用物，数目无误后方可关闭体腔或深部切口。

④术毕再自行清点 1 次，以防异物遗留在手术区内导致严重后果。

4. **准确传递器械**　手术过程中按手术程序及术中情况，及时向手术医师传递器械、纱布、缝针等用物，做到迅速主动，准确无误。传递器械应用柄端轻轻拍击术者伸出的手掌，以能提醒术者并能方便使用；注意手术刀的刀锋朝上；弯钳、弯剪之类应将弯曲部向上；缝针应以持针器夹住中后 1/3 交界处，并连同缝线在无菌生理盐水中浸湿后递给术者使用。

5. **保持器械台和用物整洁**　保持手术区、器械托盘及器械桌的整洁、干燥和无菌状态。用后的器械及时收回并处理干净，排放整齐。暂时不用的器械可放在器械台一角；用于不洁部位如肠道的器械要分开放置，以防污染扩散。

6. **留取标本**　手术中切取的所有组织、脏器，取出的结石、异物等不可随便丢弃，须妥善放于器械台角上，术毕及时送检或面交术者。

7. **配合抢救**　密切注意手术进展，若病人出现大出血、心搏骤停等意外时，应沉着果断，积极配合医师抢救。

8. **包扎和固定**　皮肤缝合后，协助医师处理、包扎伤口，固定好各种引流物。

9. **术后用物处理**　手术毕及时处理手术器械、用物，并协助整理、清洁手术间，准备下一台手术。

（二）巡回护士的配合

巡回护士主要任务是负责手术全过程中器械、敷料、物品的准备和供给；在手术无菌区以外巡回，负责病人的术中护理和与外界的联络。具体工作如下：

1. 术前物品准备

①检查手术间内各种药物、物品是否备齐，电源、吸引装置和供氧系统等固定设备是否安全、有效。

②根据手术需要，备齐并调试好术中需用的特殊仪器，如电钻、电凝器（刀）等。

③调节好适宜的室温及光线。

④准备无菌器械桌。

2. 核对病人

①热情迎接病人，关心病人，以消除其紧张、恐惧心理。

②按手术通知单仔细核对床号、姓名、手术名称，与病区护士共同清点随病人带至手术室的病历、术中用物、药品等。

③检查病人术前准备是否充分，如皮肤准备、插胃管、导尿等；病人的义齿、饰物及贵重物品是否取下。

④验证病人血型、交叉试验结果，做好输血准备。

⑤给病人戴好帽子，为病人开通静脉并输液。

3. 安置体位　根据麻醉要求安置病人体位，并注意保护病人，以防坠床而损伤。麻醉后，按照手术部位的要求摆放病人体位，以便更好地暴露手术野。固定病人时应保持舒适、安全，防止压伤。若需使用高频电刀，电极板应放在肌肉丰厚部位，并用湿纱布包裹，防止灼伤。若为一次性使用的电极板，不需湿布包裹。

4. 协助手术人员就位　协助手术人员穿无菌手术衣；有序安排参观人员；根据需要准备垫脚凳；夏天注意拭汗。

5. 清点、核对用物　于术前、术中临时添加物品、关闭体腔前及切口缝合前，与器械护士共同清点、核对手术台上的器械、敷料和物品的数目，并记录，以防遗留。

6. 手术中的配合

①手术过程中应坚守岗位，注意手术进展情况，随时调整灯光。

②术中遇意外情况需调整手术方案，或术前准备的器械不够，需及时补充所需物品，保证手术顺利进行。取拿无菌物品必须在手术间内进行，并用无菌持物钳取出后丢在无菌器械桌上，无菌持物钳不可接触已开始手术的器械台，以及洗手护士和手术人员的手。

③密切观察病情变化，保证输液径路通畅。术中遵医嘱及时添加药液，若需输血应有2人仔细核对。

④充分估计可能发生的意外，做好急救准备，主动配合抢救。用过的各种药物安瓿、储血袋，应保留在指定位置，待手术后处理。

⑤关心手术人员，及时解决问题。

7. 术毕安置病人和整理手术间　手术完毕，协助手术者包扎伤口和妥善固定各种引流管道，并注意病人的保暖。向护送人员清点病人携带的物品。整理、清洁手术间，补充物品，准备下一台手术。

第四节　病人术前准备

一、一般准备

根据病人的基本情况、麻醉方法和准备工作的复杂程度，决定提前接病人至手术室的具体时间，一般提前半小时至 1 小时。热情接待病人，仔细核对病人的姓名、床号、手术名称、手术部位、手术日期等，检查手术区皮肤准备及其他准备情况，点收带入手术室的药品与物品。认真做好"三查七对"和麻醉前的准备工作。同时，关心病人，做好心理护理，减轻病人对手术和麻醉的恐惧心理。

二、摆放手术体位

病人进入手术间后，先按麻醉要求安置体位。麻醉满意后，由巡回护士根据手术要求，利用手术床的转动和枕垫、沙袋及固定带等物件的支持，安置相应手术体位。安置手术体位的基本要求：①最大限度地保证病人的安全与舒适。②充分暴露手术区，同时减少不必要的裸露。③保证呼吸和循环通畅。④妥善固定，避免引起血管、神经受压，以及肌肉过度牵扯及压疮等并发症的发生。⑤肢体及关节托垫需稳妥，不可悬空放置。常用手术体位见图 6-3。

（一）仰卧位

仰卧位是最常见的手术体位，包括水平仰卧位、颈仰卧位和乳腺手术仰卧位。

1. 水平仰卧位　适用于腹部、颌面部、骨盆及下肢等身体各部腹侧面手术。手术台平直，病人仰卧于手术台上。头部垫软枕，特殊手术及全麻病人不垫枕头。两臂用固定带固定于手术床两侧，膝下垫一软枕并用固定带固定，足跟用软垫保护。若为肢体手术，术肢不固定。麻醉架固定在手术床头端适当的位置，便于观察病人的呼吸及与病人交流。足端放置升降器械台，距离病人身体约20cm高度。

2. 乳腺手术仰卧位　病人仰卧，术侧靠近手术台边，肩胛下垫小软枕，使患侧胸部上抬，患侧上肢外展置于臂托上，显露腋窝；对侧上肢用中单固定于体侧。

3. 颈仰卧位　适用于前颈部手术，如甲状腺手术、气管切开术。手术台上部抬高10°~20°，颈下垫小枕，使颈部过伸。如果做颈椎前路手术，在上述基础上将头转向健侧，暴露手术视野。

（二）侧卧位

侧卧位适用于胸、腰部及肾脏手术。

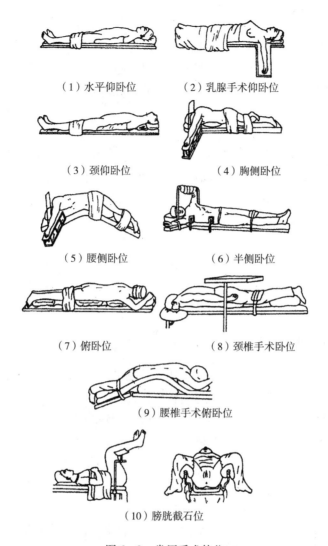

（1）水平仰卧位 （2）乳腺手术仰卧位

（3）颈仰卧位 （4）胸侧卧位

（5）腰侧卧位 （6）半侧卧位

（7）俯卧位 （8）颈椎手术卧位

（9）腰椎手术俯卧位

（10）膀胱截石位

图6-3 常用手术体位

1. 胸侧卧位 适用于胸腔及胸后侧、后壁手术。病人侧卧90°，肋下、背部、胸部、肩下各垫一软枕，使手术野暴露，两上肢固定于臂托架上。上面腿稍屈曲，下面腿自然伸直，两腿之间垫一软枕，膝部和髋部用固定带固定。

2. 腰侧卧位 适用于腰部及肾脏手术。病人侧卧90°，患侧在上，腰部对准手术台腰桥架，腰部垫软枕。手术时摇起床桥架，使腰部抬高，暴露手术野。两手臂伸展固定于托手架上，用固定带约束臀部及膝部。

3. 半侧卧位 适用于胸腹联合手术。病人半侧卧（30°～50°）于手术床，手术侧在上，肩背部、腰部、臀部各垫一软枕，术侧上肢屈曲固定于托架上，另一上肢固定在手术台边的肢托架上。

（三）俯卧位

适用于脊椎及其他背部手术、臀部手术、下肢后侧大手术等。病人俯卧于手术台上，头侧向一侧，双上肢自然屈曲于头的两侧；胸部、髋部及踝部各垫一软枕，使肌肉放松，便于呼吸和减少肢体麻木。背部手术者固定髋部和膝部，下肢手术者只固定髋部。颈椎部手术时，头面部应置于头架上，口鼻部位于空隙处，稍低于手术床面。腰椎手术时，摇高腰桥，摇低足端，使腰椎间隙拉开，充分暴露手术野。

（四）膀胱截石位

适用于肛门、尿道和会阴部手术。将手术台摇折处摇下，病人仰卧，头下枕小软枕。臀部靠近手术台尾部边缘，必要时垫一小枕，两下肢套上袜套，分别置于两侧搁脚架上，膝下软垫充实并固定。

（五）半坐卧位

用于口腔、咽喉部、鼻腔的小手术。病人坐在手术椅或将手术床头端摇高75°，足端摇低45°，两腿半屈，头与躯干依靠在摇高的手术床上，整个手术床后仰15°，两臂用中单固定于体侧。

三、手术区皮肤消毒

手术区皮肤消毒是在病房做好手术区皮肤清洁的基础上，安置好手术体位后，由器械护士配合第一助手，对手术区皮肤进行彻底的消毒，目的是杀灭切口及其周围皮肤上的病原微生物。目前常用的消毒剂有0.5%碘伏、2.5%~3%碘酊、70%酒精、葡萄糖酸氯已定（洗必泰）等。其中0.5%碘伏、洗必泰适用于黏膜、创面的消毒。供皮区和颜面部不用碘酊消毒。

皮肤消毒方法与要求：①先检查手术区皮肤的清洁程度、有无破损及感染。②第一助手消毒好双手，用无菌持物钳夹持经消毒液浸泡的纱布块或棉球涂擦一遍，换消毒钳再消毒2次。③消毒范围应足够，一般距切口15~20cm，下腹部手术消毒包括会阴部；若估计手术时有延长切口的可能，则应适当扩大消毒范围。④涂擦消毒时应用力适当，消毒的原则是自清洁处逐渐向污染处涂擦，已接触污染部位的药液纱球不可再返擦清洁处。若为腹部手术，以切口为中心向四周涂擦；若为肛门、会阴部手术或感染伤口，则自手术区外周擦起，涂向感染伤口、会阴或肛门处。⑤消毒用的纱布或棉球及时清理掉，以免与术中敷料数目相混。⑥消毒后及时铺无菌手术单。⑦第一助手完成皮肤消毒、铺无菌手术单后，用0.5%碘伏涂擦双手，再穿无菌手术衣，戴无菌手套，参与手术。

第五节　手术人员的准备

所有直接参与手术人员需做以下准备，确保手术在无菌状态下进行。

一、一般准备

为了保证手术室的环境清洁，减少空气污染，凡参与手术人员进入手术室时，首先在手术室入口处的更鞋室换上手术室专用鞋，进入更衣室；除去身上的所有饰物，更换专用洗手衣和裤，将洗手衣下边扎入裤腰内；戴上手术帽和口罩，帽子须遮盖全部头发，口罩应盖住口鼻，口罩带子系在颈后和脑后，不可挂在耳朵上。检查自己的指甲不长且无甲下积垢。手与手臂皮肤破损或有感染病灶者，不可参与手术。

二、手及手臂的洗刷与消毒

指通过机械性洗刷及化学消毒的方法，尽可能去除双手及前臂的暂居菌和部分常驻菌，简称外科洗手法。随着各种有效消毒剂的产生和推广，目前临床上常用碘伏刷手法和灭菌王刷手法。

（一）碘伏刷手法

1. 刷洗 取无菌刷蘸取适量（约5ml）外科洗手液，刷洗手指指尖、手掌、手背、腕、前臂至肘上10cm，刷洗3遍，每遍约3分钟。刷洗时用力适当，特别要刷净甲沟、指间、腕部。目前市场上有供应免刷洗外科洗手液，可按产品说明使用。

2. 冲净 刷完用流动水冲净，冲洗时，水由手指、上臂至肘部淋下，手不能放在最低位，任何时候保持手高于手臂，以免臂部的水返流到手。

3. 擦干 用无菌小毛巾由手向肘部擦干。手、臂不可触碰他物，如误触他物，必须重新刷洗。

4. 消毒 用浸透0.5%碘伏的纱布，从一侧手指尖向上涂擦直至肘上5～10cm处，同法涂擦另一侧手臂；换纱布再涂擦一遍。自然干燥，保持拱手姿势走入手术间。

（二）灭菌王刷手法

1. 用外科洗手液洗净双手、前臂及肘上10cm，用清水彻底冲净。

2. 取无菌刷蘸灭菌王3～5ml刷手、前臂至肘上10cm，刷3分钟，流水冲净，用无菌小毛巾擦干。

3. 再用灭菌王浸湿的纱布球涂擦，从手指尖到肘上10cm处，拱手走入手术间，自然待干。

三、穿无菌手术衣

1. 自器械台上取折叠好（打包消毒时应将手术衣的内面朝外折叠，衣领向上）的无菌手术衣，注意勿使其接触非无菌物品及自己身体。

2. 选择较宽敞处站立，手提衣领，衣袖向前位将衣展开，使衣的内侧面对着自己。

3. 将无菌手术衣向上轻轻抛起，双手顺势插入袖中，两臂前伸，不可高举过肩，也不可向左右侧撒开，以免碰触污染。

4. 由巡回护士协助从背后提拉手术衣的内侧，系好领口带及背后系带。

5. 穿衣者解开手术衣腰带，双臂交叉将腰带向后递送，由背后的巡回护士接住并系好腰带。穿好手术衣后，双手保持在腰以上、胸前及视线范围内，并注意双手不能触摸衣服外面或其他物品（图6-4）。

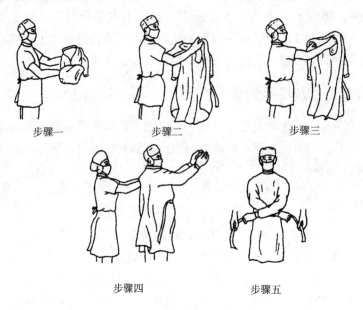

步骤一   步骤二   步骤三

步骤四   步骤五

图6-4　穿无菌手术衣步骤

四、戴无菌手套

手套有大小之分，术者应选取合适的手套，目前临床多采用在穿好手术衣后戴无菌手套。

①在巡回护士的协助下手持手套反折处取拿无菌手套，分清左、右侧。

②左手捏住并显露右侧手套口，将右手插入手套内，戴好手套，注意未戴手套的手不可触及手套的外面（无菌面）。

③用已戴上手套的右手指插入左手手套口翻折部的内面，即手套的外面，帮助左手插入手套并戴好。

④分别将左、右手套的翻折部翻回，并盖住手术衣的袖口。翻盖时注意已戴手套的手只能接触手套的外面（无菌面）。

⑤等待手术时将戴好手套的双手放入胸前保护；开始手术前用无菌生理盐水冲洗手套上的滑石粉（图6-5）。

五、连台手术更换手术衣及手套

手术完毕，若需进行另一台手术时，必须更换手术衣和手套。

（一）脱手术衣法

1. 他人帮助脱手术衣法　手术人员双手抱肘，由巡回护士在身后解开腰带及系带，在身前将手术衣肩部向肘部翻转，再向手的方向拉扯脱下手术衣，手套的腕部亦随之翻转于手上。

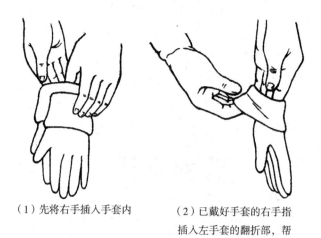

（1）先将右手插入手套内　　　（2）已戴好手套的右手指　　　（3）将手套翻折部翻回
　　　　　　　　　　　　　　　　　插入左手套的翻折部，帮　　　　　盖住手术衣袖口
　　　　　　　　　　　　　　　　　助左手插入手套内

图 6 - 5　戴无菌手套步骤

2. 自行脱手术衣法　由巡回护士在身后解开腰带及系带后，自己的左右手分别抓住对侧的肩部，向下翻转脱去，使衣服里面向外，以免污染手臂和衣裤。

（二）脱手套法

脱手套时，手套的污染面不能接触手术者的手和手臂，否则需重新洗手消毒。方法为左手抓住右手套的外面，使其翻转脱下；用右手手指伸入左手手套内，提起翻转脱下。脱手套后双手保持拱手姿势，避免污染。

无菌性手术完毕后，如果手套未破，连台手术前可不用重新刷手，只需用 0.5% 碘伏擦手和前臂 3 分钟，或用 70% 酒精泡手 5 分钟，再穿上无菌手术衣，戴上无菌手套。若前一台为污染手术，则连台手术前应重新洗手消毒。

第七章　营养支持

第一节　概　述

　　营养支持(nutritional support, NS)是指在饮食摄入不足或不能的情况下,通过消化道或静脉将特殊制备的营养物质送入病人体内的营养治疗方法。随着对机体应激状态下代谢改变的认识,人们提出了新的意义上的营养支持:代谢支持。其观点是:在严重分解状态下,给予病人适当的营养底物,防止因营养不足而影响各器官的代谢和功能,同时也应避免给予过量的营养底物而加重各器官的结构和功能损害。用较低的价格提供更多种类的营养物质是现代营养支持的发展趋势。

　　外科病人因手术、创伤、感染等应激情况使机体处于分解代谢增强而合成代谢降低的状态,如果不给予营养支持,在体内营养不能满足细胞代谢和器官功能活动的需要时,会降低病人对手术的耐受性和影响病人的康复。

　　【营养状况评定】

　　1. 人体测量指标

　　(1)体重　是评价营养状况的最简单、直接而又可靠的指标。短期内出现的体重变化,可受水钠潴留或脱水因素的影响。如无体液因素的影响,实际体重仅为理想体重[理想体重(kg)=身高(cm)-105]的90%以下时,提示营养不良。

　　(2)体质指数(body mass index, BMI)　又称体重指数,是目前国际上常用的衡量人体胖瘦程度以及是否健康的一个标准。BMI=体重(kg)/身高$(m)^2$,理想值介于 18.5 ~ 23.9，< 18.5 为消瘦，> 23.9 为超重。

（3）三头肌皮皱厚度（triceps skin - fold，TSF）　可间接判断脂肪组织的储存情况。测定部位在肩峰与尺骨鹰嘴的中点。正常值：男性 11.3 ~ 13.7mm；女性 14.9 ~ 18.1mm。

（4）臂肌围（arm muscle circumference，AMC）　用于判断骨骼肌或体内瘦体组织群量。AMC = 上臂中点周长（cm）- 3.14 × TSF（cm）。正常值：男性 22.8 ~ 27.8cm；女性 20.9 ~ 25.5cm。

2. 实验室指标

（1）肌酐身高指数（%）　是衡量机体蛋白质水平的灵敏指标。肌酐是肌蛋白的代谢产物，尿中肌酐排泄量与体内骨骼肌量基本呈正比，故可用于判断体内骨骼肌含量。

$$肌酐身高指数（\%）= \frac{尿肌酐排泄量（mg/24 小时）}{[身高（cm）- 100] × 23（女性:18）} × 100\%$$

（2）血浆蛋白　血浆蛋白水平可反映机体蛋白质营养状况。临床上常用血浆清蛋白、转铁蛋白及前清蛋白等作为营养评价指标。持续的低蛋白血症是营养不良的可靠指标。

（3）氮平衡　用于初步评判体内蛋白质合成与分解代谢状况。当摄入氮等于排出氮时称总氮平衡，表明体内蛋白质的合成和分解处于动态平衡。当摄入氮大于排出氮时为正氮平衡，表明蛋白质的合成量大于分解量。反之为负氮平衡。氮平衡的计算公式为：

氮平衡（g/d）= 24 小时摄入氮量（g/d）- 24 小时排出氮量（g/d）

24 小时摄入氮量（g/d）= 24 小时蛋白质摄入量（g）÷ 6.25

24 小时排出氮量（g/d）= 24 小时尿中尿素氮（g/d）+ 4g（包括经粪便、皮肤排出的氮 2g 和以非尿素氮形式排出的含氮物 2g）

（4）免疫测定　包括细胞免疫和体液免疫，营养不良时以细胞免疫受损为主。

①周围淋巴细胞计数：是反映细胞免疫的一项参数。蛋白质与热量摄入不足时，几乎机体所有的防御机制都受到影响。淋巴细胞总数 < 1.5 × 10⁹/L，常提示营养不良。

②迟发性皮肤超敏试验（delayed hypersensitive skin test，DH）：能基本反映机体的细胞免疫功能。通常用 5 种抗原于双前臂不同部位做皮内注射，24 ~ 48 小时后观察反应，皮丘直径 ≥ 5mm 者为阳性，反之为阴性。机体细胞免疫力与阳性反应程度呈正比。

根据上述各项指标的检测结果，并结合病情可基本判断病人是否存在营养不良及其程度（表 7 - 1）。

表 7 – 1　营养不良的评定

评定指标	正常值	营养不良		
		轻度	中度	重度
体重	>理想体重的90%	81～90	60～80	<60
三头肌皮皱厚度（mm）	>正常值的90%	81～90	60～80	<60
上臂肌围（cm）	>正常值的90%	81～90	60～80	<60
肌酐身高指数（%）	>正常值的90%	81～90	60～80	<60
清蛋白（g/L）	≥35	31～34	26～30	<25
转铁蛋白（g/L）	2.0～2.5	1.5～2.0	1.0～1.5	<1.0
前白蛋白（mg/L）	200～400	160～200	120～160	<120
总淋巴计数	≥1500	1200～1500	800～1200	<800
迟发性皮肤超敏试验	≥ + +	+ ～ + +	- ～ +	-
氮平衡（g）	±	-5 ～ -10	-10 ～ -15	> -15

【能量储备及需要】

体内的能量储备包括糖原、蛋白质和脂肪。糖原的储备有限，仅占一天正常需要量的1/2。体内没有储备的蛋白质，体内的蛋白质均是器官、组织的组成成分，一旦蛋白质作为能源被消耗（在应激状态下），器官功能势必将受到损害。体内的脂肪则是最大的能源。机体能量需要的估算方法：

1. 基本能量消耗（basal energy expenditure，BEE）　是指在禁食条件下，维持基础代谢所需要的能量。可按 Harris – Benedict 公式计算。

男性：BEE（kcal）=66.5 + 13.7×体重（kg）+5×身高（cm）-6.8×年龄（岁）

女性：BEE（kcal）=655.1 + 9.56×体重（kg）+ 1.85×身高（cm）- 4.68×年龄（岁）

2. 静息能量消耗（resting energy expenditure，REE）　代表进食后休息状态下的能量消耗。用代谢仪检测结果显示，REE 比 H – B 公式的 BEE 值低约10%，因此可用计算所得的 BEE 值减去10%，即为实际的 REE 值。

3. 实际能量消耗（actual energy expenditure，AEE）　AEE = BEE × AF × IF × TF。其中 AF 为活动因素（active factor），完全卧床时为1.1，卧床加活动为1.2，正常活动为1.3；IF 为损伤因素（injury factor），中等手术为1.1，脓毒血症为1.3，腹膜炎为1.4；TF 为发热因素（thermal factor），正常体温为1.0，每升高1℃，增加0.1。

【营养支持的基本指征】

当病人出现下列情况之一时，应提供营养支持：

1. 近期体重下降大于正常体重的10%。

2. 血浆清蛋白 <30g/L。

3. 连续7天以上不能正常进食。

4. 已明确为营养不良。

5. 可能产生营养不良或手术并发症的高危病人。

第二节 胃肠内营养

胃肠内营养（enteral nutrition，EN）是经胃肠道提供机体代谢所需营养物质及其他各种营养素的一种营养支持方法。随着近年来对胃肠道结构和功能研究的深入，逐步认识到胃肠道的功能和胃肠内营养的重要性。据报道，2000 年美国接受胃肠内营养与胃肠外营养的人数比例约为 10∶1，欧洲约为 2.5∶1，而我国接受胃肠内营养与胃肠外营养的人数比例约为 1∶20。胃肠内营养有着营养素直接经肠吸收利用、更符合生理需要、摄入方便、费用低廉、有助于维持肠黏膜结构和屏障功能完整性的优点，故"只要胃肠道有功能，就利用它"已成为共识。

一、适应证与禁忌证

（一）适应证

凡有营养支持指征，胃肠道功能允许且可耐受胃肠内营养制剂时，应首先考虑胃肠内营养。包括：

1. 意识障碍或昏迷的病人。
2. 吞咽困难或失去咀嚼能力的病人，如口腔和食道手术、重症肌无力等病人。
3. 食管炎症、化学性损伤、梗阻的病人。
4. 高分解状态的病人，如感染、手术、创伤及大面积烧伤病人经口进食不足时。
5. 消化道疾病稳定期，如消化道瘘、短肠综合征、肠道炎性疾病、胰腺炎等。
6. 慢性消耗性疾病，如结核、肿瘤等。

（二）禁忌证

1. 肠梗阻、肠瘘。
2. 短肠综合征早期，应先胃肠外营养，以利于残留肠道结构和功能的代偿。
3. 胃肠功能障碍或胃肠道需要休息时，如严重呕吐、腹泻。
4. 严重应激状态时，如休克。

二、胃肠内营养的应用

（一）胃肠内营养制剂

胃肠内营养制剂按组成可分为要素制剂、非要素制剂、组件制剂和特殊治疗专用制剂四类。

1. 要素制剂 是一种含有氨基酸、葡萄糖、脂肪酸、矿物质和维生素，无需消化即可直接吸收的无渣营养剂。特点是营养全面、成分明确、不含乳糖、无需消化即可直接吸收，能为人体提供必需的能量和营养素。因气味及口感不佳，要素制剂主要以管饲为主。

2. 非要素制剂　该类制剂以酪蛋白、大豆蛋白或蛋白质水解物为氮源，渗透压接近等渗，口感较好，口服或管饲均可。主要适用于胃肠功能较好的病人，包括混合奶（蛋、奶、糖、油、盐等按比例配制的流质食物）和匀浆制剂（天然食物经捣碎和搅拌后形成的流体饮食）等。

3. 组件制剂　仅以某种或某类营养素为主的胃肠内营养制剂，又称不完全制剂，包括糖类组件、脂肪组件、蛋白质组件、维生素及矿物质组件等。

4. 特殊治疗专用制剂　这类制剂根据某些疾病或特殊人群设计，目的在于降低衰竭脏器的代谢负荷或纠正脏器功能障碍所致的代谢异常，如婴儿专用制剂、肝功能衰竭专用制剂、肾功能衰竭专用制剂、肺疾患专用制剂、创伤专用制剂等。

（二）给予途径

胃肠内营养的途径有经口和管饲两种。在决定具体途径时，主要依据营养剂的类型、病人的耐受情况、需要营养支持时间的长短等来选择适宜的营养输入途径。

1. 经口营养　经口营养是指经口将营养制剂送入病人体内以满足机体营养需要的方法，这是最符合自然生理的营养满足方式。一般适用于能经口进食、胃肠功能存在、需要补充营养的病人。

经口营养时注意：凡能进食者，应尽最大可能采用经口营养；应根据不同疾病或疾病的不同阶段给予不同内容、不同物理性状的膳食；给予的膳食要干净卫生，符合治疗需要，营养可口。

2. 管饲营养　管饲营养是指通过喂养管向胃或空肠输送营养物质的营养支持方式，分为胃内管饲和肠内管饲两种。

（1）**胃内管饲**　临床上有经鼻胃管或胃造口两种常用方式，适用于胃肠功能良好的病人，一般使用匀浆膳或匀浆制剂。鼻胃管常用于仅需短期内胃肠内营养支持的病人；胃造口常用于需较长时间胃肠内营养支持的病人。

（2）**肠内管饲**　临床上有经鼻肠管和空肠造口两种常用方式，主要用于胃内管饲有误吸危险或胃排空障碍的病人，如术后、昏迷、婴幼儿及老年病人等。

（三）输注方式

1. 分次给予　适用于胃内管饲和胃肠功能良好者。分次给予又分为分次推注和分次输注。分次推注是用注射器经喂养管将营养制剂缓慢注入胃内，每次注入 200ml 左右，10～20 分钟完成，6～8 次/天。分次推注易致病人腹胀、腹痛和呕吐，很多病人需要适应几天后才能逐渐耐受。

分次输注是将营养制剂置于输液器内，将输液管与喂养管连接后输入胃内。每次输入量为 500ml 左右，1 小时完成，4～6 次/天，此种方式多数病人能耐受。

2. 连续输注　通过重力或输液泵连续 12～24 小时输注营养液。目前多主张采用此法。适用于胃肠道耐受性差、肠内管饲的病人。输注时，输注的浓度、速度必须由小到大，一般需用3~4小时逐渐调节到病人能耐受的程度，否则易致病人腹痛、呕吐。

三、胃肠内营养的护理

【护理评估】

1. **健康史** 了解病人的一般情况，如年龄、性别、饮食习惯和食欲、有无禁食及禁食的天数；了解病人有无影响营养状况的疾病，如有无严重创伤、感染、手术、消耗性疾病及其他代谢性疾病；了解病人胃肠道功能状况。

2. **身体状况** 评估病人的营养状况，如人体测量指标和实验室指标，以判断其有无营养支持的指征；评估病人有无腹痛、腹泻、恶心呕吐等局部症状，以判断其营养支持耐受情况。

3. **心理和社会支持状况** 评估病人及家属对应用胃肠内营养支持重要性和必要性的认知程度，对营养支持的接受程度及家庭经济状况。

【常见护理诊断/问题】

1. **有误吸的危险** 与病人意识、体位、喂养管移位及一次喂入量过多等有关。

2. **有黏膜、皮肤受损的危险** 与喂养管留置时间长、压迫局部有关。

3. **腹胀、腹泻** 与营养液的浓度和渗透压、温度、输注速度、营养液被污染等有关。

【护理措施】

1. **预防误吸**

（1）妥善固定鼻胃管 将鼻胃管妥善固定于面颊部，防止鼻胃管移位至食管而导致误吸；每次喂食前均要确认鼻胃管在胃内才能灌注食物。

（2）体位 根据病情及饲管位置，取合适体位。如病人有意识障碍、经鼻胃管或胃造口管输注营养液时，在输注期间及输注后1小时内应抬高床头30°~45°，以利食物进入十二指肠，防止营养液反流和误吸。

（3）经常检查胃内残留量 灌注营养液前抽吸胃内容物时，若回抽液量>150ml，提示病人可能有胃潴留存在，应暂停鼻胃管，可改用鼻腔肠管输入。

（4）加强观察 灌注期间如病人突然出现呛咳、呼吸困难或咳出含营养液的痰液，提示病人可能出现了误吸，应立即停止灌注，通知医生的同时吸尽胃内容物和气管内的营养液，必要时行气管内吸引。

（5）对年老体弱、昏迷病人 最好采用连续缓慢滴注法；一次灌注量不要太多，最好小于350ml。

2. **保护黏膜和皮肤**

（1）长期留置鼻胃（肠）管者，可每天用油膏涂拭润滑鼻腔黏膜，每天轻轻转动饲管，防止饲管长时间压迫鼻咽部黏膜产生溃疡和粘连。

（2）胃、空肠造口的病人，应保持造口周围皮肤清洁干燥。

3. **减轻腹胀、腹泻等胃肠道不适** 腹胀、腹泻主要与输入营养液的浓度和渗透压高、温度低、注入速度快、营养液被污染有关，而输注太快是引起腹胀和腹泻的主要原因。

(1) 控制输注量和速度　输注营养液应从少量开始，一次灌注量最好小于200ml；开始以50ml/h的速度输入，3~4天后逐步增加至100ml/h，以输液泵控制滴速为佳。

(2) 控制营养液的浓度　浓度应从低到高，初用时可稀释成12%的浓度，以防营养液浓度和渗透压过高引起胃肠道不适。

(3) 保持适宜的营养液滴注温度　胃肠内营养液温度过低易引起肠痉挛，致病人腹痛、腹泻，中国人更为敏感。临床上在实施胃肠内营养时，常在输注管近端管外加热，营养液滴注温度以接近体温为宜。

(4) 避免营养液污染、变质　营养液应现用现配；备用时存于4℃冰箱中防变质；在室温下放置的时间应小于6小时；每天更换输注管道、袋或瓶。

【健康教育】

1. 告知病人胃肠内营养的相关知识。

2. 指导术后病人保证足够的能量、蛋白质和维生素等摄入，以利于术后的恢复。

3. 指导携带饲管出院的病人及家属，注意管饲的护理及注意事项。

第三节　胃肠外营养

胃肠外营养（parenteral nutrition，PN）是指通过静脉途径补充人体所需营养素，以达到维持机体代谢的治疗方法。当病人所需营养素全部经静脉途径提供时，称为全胃肠外营养（total parenteral nutrition，TPN）。PN包括中心静脉营养和周围静脉营养两种。

一、适应证与禁忌证

（一）适应证

凡有营养支持的指征且不能或不宜接受胃肠内营养支持的病人。

1. 中重度胰腺炎病人。

2. 短肠综合征病人。切除大部分小肠后会明显影响营养物质吸收，导致营养不良。如处理不当，病人可因营养衰竭而死亡。

3. 放射性肠炎病人。病人接受放疗后发生的严重肠炎。

4. 顽固性呕吐及严重腹泻的病人。

5. 处于高代谢状态的危重病人，如大面积烧伤、严重感染、严重创伤。

（二）禁忌证

1. 胃肠功能正常，有获得足够营养的能力。

2. 急诊手术前病人不宜行胃肠外营养。

二、胃肠外营养的应用

胃肠外营养制剂（parenteral nutrition preparation）应含有人体所需的营养物质，并根据病人病情、年龄、体重等制备。其组成成分包括碳水化合物、脂肪、蛋白质、多种维生素、多种微量元素、电解质和水等。

1. 胃肠外营养制剂的分类

（1）葡萄糖溶液 成人需要量为 $4 \sim 5g/kg \cdot d$，一般每日提供葡萄糖 $200 \sim 250g$，最多不超过 $300g$，否则多余的葡萄糖转化为脂肪沉积在肝脏组织易致脂肪肝。

（2）脂肪乳剂 以大豆油或红花油为原料，经卵磷脂乳化可制成胃肠外营养所用的脂肪乳剂。近年来认为，这是一种安全、平衡、重要的营养支持复合物。临床上常用的脂肪乳剂有两类：长链甘油三酯（LCT）和中链甘油三酯（MCT），常用的浓度有10%、20%和30%。

（3）复方氨基酸制剂 这是胃肠外营养的唯一氮源，用于合成人体蛋白质。目前使用的复方氨基酸制剂中，必须与非必需氨基酸的比例一般是1:1，浓度为3%～15%。临床上还有针对某一疾病的代谢特点而设计的氨基酸制剂，起营养支持和治疗的双重作用。

随着临床营养的深入研究和广泛应用，个别氨基酸对于代谢的特殊意义受到了关注和重视，较具代表的是谷氨酰胺（GLn）。机体在严重创伤、感染、手术等应激状态下对 GLn 的需要明显增加。如果 GLn 严重不足，则易导致肠黏膜屏障功能下降、肠黏膜萎缩、肠道细菌和毒素移位等问题出现，现国内已研制了谷氨酰胺制剂及氨基酸配伍的制剂，加入胃肠外营养液中使用。

（4）维生素制剂 维生素是维持机体正常代谢和生理功能不可缺少的营养素，可分为水溶性和脂溶性两类，均为复方制剂。水溶性维生素因可从尿中排出故不易蓄积中毒，静脉补充时可输入平时膳食纤维允许量的 $2 \sim 4$ 倍。脂溶性维生素代谢过程的时间长，在体内可蓄积。因此在静脉补充时不能超过日常膳食的允许量，否则可致中毒。目前国内外均有专供静脉用的复合维生素制剂。

（5）微量元素制剂 有参与酶、激素、核酸、维生素的组成和三大营养物质代谢、上皮生长、创伤愈合等重要作用。短期胃肠外营养病人一般不会导致体内微量元素的缺乏，如禁食4周应输入微量元素制剂。目前有供应成人和儿科病人使用的微量元素制剂。

（6）电解质制剂 胃肠外营养时需补充钾、磷、钠、钙、镁和氯，钾和磷与营养物质代谢的关系最为密切。常用的临床制剂有10%氯化钾、10%氯化钠、10%葡萄糖酸钙和25%硫酸镁等。

2. 输入途径 主要途径是外周静脉和中心静脉。如输注时间少于2周、用量小或中心静脉置管困难时，可经外周静脉输注；如需要长期 PN 或需要的热力高而难以由外周静脉输入时，则经中心静脉输注。

3. 输入方式

（1）全营养混合液（total nutrient admixture，TNA） 又称"全合一"（all in one，AIO）营养液。此种营养液是在无菌环境中将每天所需的营养物质按次序混合装入3000ml 输液袋内再输注。这种输入方式最合理，各种一同进入体内的营养素可各司其职，对合成代谢有利。现有厂家将 TNA 制成两腔或三腔产品，腔内分别装入氨基酸制剂、脂肪制剂、葡萄糖制剂等，腔与腔之间用隔膜隔开，以防发生反应，输入时用手加压后将隔膜撕开使各种营养素混合。

（2）单瓶输注　在不具备 TNA 输注条件时，可采用单瓶输注方式，即各营养素非同步输入。这种输注方式不利于所提供的营养素的有效利用。

三、胃肠外营养的护理

【护理评估】

1. 健康史　评估病人的年龄、性别、饮食习惯、民族等一般情况；评估病人的饮食种类和进食量，有无严重创伤、感染、消耗性疾病及肝胆系统或其他代谢性疾病，以及因检查或治疗等所需禁食的时间、病人胃肠道功能等影响营养摄入或增加营养消耗的因素存在。

2. 身体状况

（1）评估病人外周静脉显露是否良好、颈部及锁骨上区皮肤有无破损；有无脱水或水肿征象等影响静脉穿刺或置管因素存在。

（2）评估病人的营养状况：如体重、血电解质、细胞免疫功能和血生化等。

（3）评估病人及家属对胃肠外营养支持重要性和必要性的认知程度及相关知识的了解情况，对胃肠外营养支持的接受程度和经济承受能力。

【常见护理诊断/问题】

1. 有体液失衡的危险。

2. 潜在并发症　气胸、血管损伤和空气栓塞等与导管相关的并发症；糖或脂肪代谢紊乱等代谢性并发症；血栓性浅静脉炎；感染等。

【护理措施】

1. 维持体液平衡

（1）注意观察有无体液失衡的症状和体征　观察病人有无体液过多所致的水肿或体液不足所致的皮肤弹性减退、口唇干裂、尿量减少等表现。

（2）合理输液　根据病人年龄、病情、药物性质等调节输注速度，输注营养物质时应缓慢输入，以利于充分利用；如病人明显缺水和电解质失衡，应待其纠正后再输入 TNA 液。

2. 并发症的观察和护理

（1）与导管相关的并发症

①气胸：主要表现为中心静脉置管后出现胸闷、胸痛、呼吸困难。胸部 X 线检查可确诊。根据其严重程度给予氧气吸入、胸腔穿刺抽气或胸腔闭式引流。因此，对经中心静脉输入 TNA 的病人，应注意观察有无气胸的表现。一旦出现，立即通知医生，并协助处理，同时按气胸病人的护理常规给予护理。

②血管损伤：在同一部位反复多次穿刺容易导致血管损伤。血管损伤后，主要表现为局部出血或血肿。应立即拔出针头并压迫止血，损伤早期可给予冷敷，使血管收缩以

利止血,损伤 2 天后可热敷促进血肿的吸收。

③空气栓塞:常因输完一瓶营养液后输液管道进入了较多空气,而在更换新的液体时没将进入的空气排出或因导管塞脱落或连接处脱离所致,多发生于左锁骨下静脉穿刺时。空气栓塞发生后病人主要表现为胸部不适、呼吸困难、发绀,有濒死感。空气栓塞是最严重的并发症,一旦发生,可导致死亡。因此,输入营养液时应仔细排尽空气,同时加强观察,液体输完后及时更换;输液管道一定要连接牢固,旋紧导管塞子。一旦疑有空气进入,应将病人置于左侧、头低足高位,避免空气堵塞肺动脉入口而发生空气栓塞;氧气吸入;配合医生抢救。

(2) 代谢性并发症

①糖代谢紊乱:包括高血糖和低血糖。高血糖产生的主要原因是输入葡萄糖总量过多或速度过快,超过机体代谢能力。高血糖在临床上比较常见,表现为血糖异常升高。当血糖浓度 >40mmol/L,病人可出现渗透性利尿、脱水、电解质紊乱、昏迷,可有生命危险。因此,应注意观察病人有无高血糖的表现,并加强血糖的监测。一旦出现高血糖表现,应立即报告医生,并遵医嘱给予以下处理:立即停止输注葡萄糖溶液或含有大量糖的营养液;将胰岛素加入等渗性溶液或低渗液体中输入以降低血糖。

低血糖产生的主要原因是外源性胰岛素用量过大或突然停止输注高浓度葡萄糖溶液,临床上很少见。低血糖主要表现为脉速、面色苍白、四肢湿冷,甚至低血糖休克。一旦出现,应遵医嘱静脉推注或输注葡萄糖溶液。

②脂肪代谢紊乱:长期行 PN 的病人,如不补充脂肪乳剂,可发生必需脂肪酸缺乏症,表现为皮肤干燥、脱发和伤口愈合延迟等。预防必需脂肪酸缺乏症的方法为每周补充一次脂肪乳剂。

(3) 血栓性浅静脉炎　多发生于经外周静脉输注营养液时。常因营养液浓度和渗透压较高、置管时间太长引起,主要表现为输注部位的静脉呈条索状变硬、肿胀、触痛等。因此,经外周静脉输入营养液时应经常更换输液部位,长时间用 PN 时应经中心静脉输入,局部出现以上表现时给予局部湿热敷,外涂可经皮吸收的抗凝、消炎软膏。

(4) 感染性并发症　主要是导管性脓毒血症。主要原因为穿刺时无菌技术操作不严、营养液被细菌污染、导管放置时间过长等。主要表现为寒战、高热甚至感染性休克。一旦出现以上症状,应立即停止输液,取血和营养液做培养;同时更换新的输液器输液,必要时拔出中心静脉导管,改为外周静脉输注。导管性脓毒血症以预防为主,如在层流环境下配制胃肠外营养液,保持 TNA 输注系统的密闭,每天消毒置管处皮肤并更换无菌敷料,置管时严格无菌技术操作等。

【健康教育】

1. 长期 PN 容易损伤肠道黏膜而致肠源性感染。因此,应指导病人胃肠功能恢复或允许进食时,鼓励其尽可能经口进食。

2. 指导病人建立合理的饮食结构,并定期到医院复诊。

第八章 外科感染病人的护理

导学

内容与要求 外科感染病人的护理包括概述、浅部软组织化脓性感染及护理、手部急性化脓性感染及护理、全身化脓性感染病人的护理和特异性感染病人的护理五部分内容。通过本章的学习,应掌握外科感染的特点与分类;全身性感染病人和特异性感染病人的临床表现、治疗原则与护理措施。熟悉外科感染的处理原则;常见软组织化脓性感染和手部急性化脓性感染的临床特点、治疗原则与护理措施。了解外科感染、常见软组织化脓性感染的病因。

重点与难点 感染的分类,局部感染的临床表现和治疗原则;全身性感染的观察和护理;破伤风的临床表现、辅助检查,破伤风的预防和处理及护理措施。

第一节 概 述

外科感染(surgical infection)是指需要外科治疗的感染,包括创伤、手术、器械检查等并发的感染。

外科感染的特点:多为数种细菌引起的混合感染;多有明显的局部症状和体征;感染常集中在局部,发展后导致化脓、坏死等,使组织破坏形成瘢痕而影响局部功能。

【分类】

1. 按致病菌种类和病变性质分

(1)非特异性感染 非特异性感染(nonspecific infection)最常见,又称化脓性感染或一般性感染,常见疖、痈、丹毒、急性淋巴结炎、急性乳腺炎、急性阑尾炎和急性腹膜炎等,多由金黄色葡萄球菌、乙型溶血性链球菌、大肠杆菌、变形杆菌和绿脓杆菌等非特异性致病菌所引起。感染可由单一病菌引起,也可由数种病菌共同致病引起混合感染,都有红、肿、热、痛和功能障碍等共同表现。

(2)特异性感染 特异性感染(specific infection)是由结核杆菌、破伤风杆菌、炭疽杆菌、产气荚膜杆菌和白色念珠菌等特异性致病菌引起的感染。其特点是一种致病菌仅引起一种特定性的感染，病程、病变和防治措施各有特点。

2. 按病变进展过程分

（1）急性感染 是指病变以急性炎症为主、病程在 3 周以内的外科感染，多数非特异性感染属此类。

（2）慢性感染 是指病程超过 2 个月或更久的外科感染，例如结核病；部分急性感染迁延不愈可转为慢性感染。

（3）亚急性感染 是指病程介于急性和慢性感染之间的感染。除由急性感染迁延形成外，还可因致病菌的毒力虽弱但却有相当的耐药性或宿主抵抗力较弱而致。

3. 其他分类

（1）按病原体入侵时间分 按病原体入侵时间可分为原发性感染（primary infection）和继发性感染（secondary infection）。原发性感染是由伤口直接污染引起的感染；继发性感染是在伤口愈合过程中发生的感染。

（2）按病原体来源分 按病原体来源可分为外源性感染和内源性感染。外源性感染是病原体由体表或外环境侵入人体造成的感染；内源性感染是由存于体内的病原体引起的感染。

（3）按发生感染的条件分 按发生感染的条件可分为条件性感染和医院内感染（nosocomial infection）。条件性感染通常为非致病菌或致病力低的病菌，因数量多和毒力增大或机体免疫力下降而引起的感染，又称机会性感染（opportunistic infection）；医院内感染即在医院内因致病菌侵入人体引起的感染。

【病因病理】

1. 病因

（1）病菌的致病因素

1）黏附因子与荚膜或微荚膜：病菌能产生黏附因子，附着于人体组织细胞并入侵。许多病菌具有荚膜或微荚膜，能抗拒吞噬细胞的吞噬或杀菌作用而在组织内生存繁殖，或在吞噬后抵御杀灭仍能在细胞内繁殖，导致组织细胞损伤、病变。

2）致病菌的数量与增值速率：侵入人体组织的病菌数量越多，导致感染的几率越大。人体在健康情况下，伤口污染的细菌数如果超过 10^5 常引起感染，低于此数量则较少发生感染。

3）病菌毒素：①多种病菌可释放蛋白酶、磷脂酶、胶原酶等胞外酶，可侵蚀组织细胞；玻璃质酸酶可分解组织，使感染更容易扩散。②外毒素在菌体内产生后释出或菌体崩解后生成，具有很强的毒性作用，如溶血毒素可破坏红细胞，肠毒素能损害肠黏膜，破伤风毒素作用于神经可引起肌痉挛等。③内毒素为革兰阴性菌，细胞壁的脂多糖成分可激活补体、凝血系统和释放细胞因子等，从而引起发热、代谢改变、休克以及白细胞增多或减少等全身反应。

（2）人体的易感因素

1）局部因素：①皮肤黏膜的病变或缺损，如开放性创伤、烧伤、胃肠穿孔、手术、穿刺等可使屏障破坏，导致病菌易于入侵。②留置血管或体腔内的导管处理不当可为病菌入侵开放路径。③管腔阻塞可导致管腔内容物淤积，细菌大量繁殖而侵袭组织。④异物与坏死组织的存在可抑制吞噬细胞发挥功能。⑤局部组织血流障碍或水肿、积液，降低了组织防御和修复能力。局部组织缺氧不仅抑制吞噬细胞的功能，还有助于致病菌的生长。

2）全身因素：凡能引起全身抗感染能力下降的因素均可能促使感染发生。①严重创伤、大面积烧伤或休克。②糖尿病、尿毒症及肝硬化等慢性消耗性疾病。③严重营养不良、贫血、低蛋白血症、白血病或白细胞过少等。④长期使用免疫抑制剂或大量肾上腺皮质激素，长期接受化疗或放疗。⑤先天性或获得性免疫缺陷综合征。

3）条件因素：在人体局部或（和）全身抗感染能力降低的条件下，本来栖居于人体但未致病的菌群可以变成致病微生物，而引起条件性感染。另外，感染也与致病菌的耐药性有关，在使用广谱抗生素或联合使用抗生素治疗感染的过程中，原有的致病菌被抑制，但耐药菌株，如金黄色葡萄球菌或白色念珠菌等大量繁殖，可引起二重感染。

2. 病理

（1）感染后的炎症反应　致病菌从局部组织的破损处入侵引起局部急性炎症反应。人体启动防御性反应来限制其扩散，局部组织出现红、肿、热、痛等炎症的特征性表现，全身则表现为体温升高和白细胞增高等。

（2）感染的转归　感染的结果受致病菌种类、数量、毒力、感染途径、产生的毒素、人体局部和全身抵抗力、治疗措施等多种因素影响。

1）炎症局限：在人体抵抗力强或治疗及时有效的情况下，炎症可消退、局限，或形成局部脓肿。

2）炎症扩散：当致病菌数量多、毒性大和（或）宿主抵抗力低下时，感染迅速扩散，导致菌血症或脓毒症等，严重者可危及生命。

3）转为慢性感染：当人体抵抗力与致病菌毒性相当时，感染灶可被局限，但其内在的致病菌在人体抵抗力下降时可再次大量繁殖，慢性感染可急性发作。

【临床表现】

1. 局部症状　有红、肿、热、痛和功能障碍等急性感染的典型表现。体表和较表浅化脓性感染均有局部疼痛和触痛，皮肤肿胀，皮色发红，皮温增高，出现肿块或硬结，脓肿形成后，触之有波动感；体表深部组织感染局部症状不明显，局部无波动感，但有深压痛。慢性感染还可有溃疡、窦道。

2. 全身症状　轻者可无全身表现，感染较重者可出现发热、精神不振、头痛乏力、食欲减退等一系列全身不适症状。严重脓毒症时有少尿、神志不清、乳酸血症等器官灌注不足的表现，甚至出现休克和多器官功能障碍。

3. 器官、系统功能障碍　器官感染可使其功能异常，如泌尿系统感染可有尿频、尿急；肝脓肿可出现腹痛、黄疸；腹内脏器发生急性感染常有恶心、呕吐等。

4. 特异性表现　特异性感染的病人可因致病菌不同而出现各自特殊的表现。如破伤风病人可表现为肌肉强直性痉挛；气性坏疽和其他产气菌感染，可出现皮下捻发音。

【辅助检查】

1. 实验室检查

（1）血常规检查　白细胞计数高于 $12 \times 10^9/L$ 或低于 $4 \times 10^9/L$，或发现未成熟的白细胞时，提示病情严重。另外，感染者血中中性粒细胞比例可升高。

（2）生化检查　有助于评估病人营养状况和各脏器功能状态。

（3）病菌鉴定　表浅感染灶可取脓液或病灶渗出液，较深感染灶可穿刺抽脓液，全身性感染取血、尿或痰液等做涂片、细菌培养和药物敏感试验。

2. 影像学检查

（1）B超检查　可检测实质性脏器有无化脓性病灶及体腔内有无积液。

（2）X线检查　可检测胸腹部或骨关节等处的病变，判断胸腹腔积液、积脓。

（3）CT、MRI　有助于诊断实质性脏器病变，如肝脓肿等。

【治疗原则】

消除病因，控制病菌生长，增强机体防御能力，促进组织修复。局部治疗与全身治疗并重。

1. 局部处理

（1）非手术治疗　包括：①局部制动：避免感染部位受压，有助于炎症的吸收、消散。②局部用药：浅表的急性感染在未形成脓肿时可外用药物，如鱼石脂软膏、金黄膏等进行局部敷贴；组织肿胀明显者，可予以50%硫酸镁湿热敷。③物理治疗：炎症早期，可局部热敷、超短波或红外线辐射，以改善局部血循环，促进炎症的吸收、消退或局限。

（2）手术治疗　包括脓肿切开引流和手术祛除引起感染的病因，或处理严重感染的病灶。

2. 全身治疗

（1）抗感染治疗　依据细菌学检查及药物敏感试验结果使用抗生素。

（2）支持治疗　包括：①保证充分的休息。②给予高能量、高蛋白质和高维生素饮食，维持体液平衡，必要时肠内外营养支持。③严重贫血、低蛋白血症或白细胞减少者，适当输血或补充血液成分。④体温过高可物理或药物降温，体温过低应注意保暖；⑤疼痛剧烈者，明确诊断后适当应用止痛剂。

3. 中医药治疗

（1）内治法　早期以清热解毒为主，佐以扶正托毒。根据辨证论治予以五味消毒饮、透脓散加减内服；后期出现虚证者，可选用四君子汤等酌情补益调理。

（2）外治法

①肿疡期：宜箍毒消肿，可选用金黄膏，或用清热解毒消肿的新鲜草药捣烂外敷。

②脓疡期：宜切开排脓。

③溃疡期：宜提脓祛腐，用含丹药线引流，并根据情况配合使用垫棉法或扩创法；腐脱脓尽用生肌散生肌收口。

第二节 浅部软组织化脓性感染及护理

一、疖

疖（furuncle）是单个毛囊及其所属皮脂腺的急性化脓性感染，多发于毛囊与皮脂腺丰富的部位，如头面部、颈部、背部、腹股沟部等。若身体不同部位同时发生几处疖，或在一段时间内反复发生疖，称为疖病，多见于免疫力较低的糖尿病病人或小儿。

【病因病理】

1. 病因 疖的发生与皮肤不洁、局部擦伤或摩擦、环境温度高或人体抵抗力降低等有关。常见致病菌是金黄色葡萄球菌，偶有表皮葡萄球菌或其他病菌致病。

2. 病理 疖是急性化脓性炎症，形成脓栓是感染病灶的特征之一。脓性物质由受损细胞、被破坏的组织和病原体等共同形成。

【临床表现】

初起时，局部皮肤出现红、肿、痛、直径不超过3cm的小硬节，逐渐增大呈锥形隆起。化脓后中央组织坏死，化脓呈黄白色小脓栓，脓栓脱落、脓液流尽，炎症逐渐消退愈合。

疖一般无全身症状。面部，尤其是鼻、上唇及其周围（危险三角区）的疖被挤压或处理不当时，致病菌可经内眦静脉和眼静脉进入颅内，引起颅内化脓性海绵状静脉窦炎，出现颜面部进行性肿胀，伴有寒战、高热、头痛、呕吐甚至昏迷等，死亡率较高。

【辅助检查】

1. 血常规检查 发热病人的白细胞计数和中性粒细胞比例升高。

2. 细菌学检查 脓液细菌培养和药物敏感试验可明确致病菌和敏感的抗菌药物。

【治疗原则】

1. 促使炎症消退 早期局部红肿可用热敷或超短波、红外线等理疗，亦可外敷中药，如金黄散、鱼石脂软膏、玉露膏外敷，或用鲜野菊花叶、蒲公英、芙蓉叶、芦荟等洗净捣烂敷于患处，每天1~2次，促使炎症消退。

2. 及早排脓 疖顶见脓点，或有波动感时，改用苯酚点涂脓点或用针头、刀尖将脓栓剔除，排出脓液，促进局部病灶愈合，切忌挤压。脓肿形成应及时切开引流，可选用引流条蘸九一丹提脓拔毒，脓尽用生肌白玉膏掺生肌散收口。

3. 全身治疗 全身反应严重的疖病者应及时应用抗生素，注意休息和营养，增加机体抗感染能力。糖尿病病人还应注意同时治疗糖尿病。

二、痈

痈（carbuncle）是指相邻多个毛囊及其所属皮脂腺及其周围组织的急性化脓性感染，可由一个疖扩散或由相邻的多个疖融合而成，常发生在皮肤较厚的颈部和背部。中医称"疽"，颈后痈俗称"对口疮"，背部痈称"搭背"，多见于免疫力低下的老年人和糖尿病病人。

【病因病理】

1. **病因**　与疖相似，与皮肤不洁、局部擦伤或摩擦、环境温度高或人体抵抗力降低等有关。常见致病菌为金黄色葡萄球菌。

2. **病理**　痈的病变范围比疖大，感染常从单个毛囊底部开始，从附近阻力较弱的皮下脂肪柱向上传入毛囊群，形成多个"脓头"。痈的急性炎症浸润范围广，病变表面皮肤可有血运障碍，甚至坏死，全身反应较重。随病变发展，痈可出现混合性感染，甚至发生脓毒症。

【临床表现】

初起为小片稍隆起的暗红色浸润区，界限不清，中心有几个凸出点或脓点，早期疼痛较轻。皮肤肿硬逐渐扩大，脓点增大、增多，组织坏死，形成火山口状的破溃疮口，局部皮肤因组织坏死可呈现紫褐色。痈易向四周和深部组织蔓延，有局部淋巴结肿大疼痛和全身不适，严重者可因脓毒症而危及生命。

发生在唇部的痈称唇痈，病人口唇极度肿胀、开口困难，容易引起颅内化脓性海绵状静脉窦炎，应提高警惕。

【辅助检查】

1. **血常规检查**　发热病人的白细胞计数和中性粒细胞比例升高。

2. **细菌学检查**　脓液细菌培养和药物敏感试验可明确致病菌和敏感的抗菌药物。

3. **血糖和尿糖检查**　检测血糖和尿糖可了解糖尿病病人的血糖控制程度。

【治疗原则】

1. **局部治疗**　初期，可局部外敷药物以局限病变。当出现多个脓点、皮肤表面紫褐色或破溃流脓时，采用"＋"或"＋＋"形切口手术切开引流脓液，伤口内填塞生理盐水纱条。术后24小时改用呋喃西林等纱条（图8-1）。每日更换敷料，促使肉芽组织生长，较大的创面需植皮以加快组织修复。

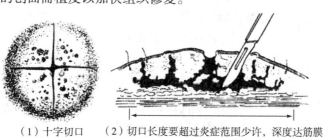

（1）十字切口　　（2）切口长度要超过炎症范围少许，深度达筋膜

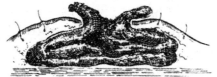

（3）伤口内填塞纱布条

图8-1　痈的切开引流

2. 全身治疗　加强营养，保证休息，早期足量使用有效的抗生素。糖尿病病人给予胰岛素和饮食控制等治疗。

三、急性蜂窝织炎

急性蜂窝织炎（acute cellulitis）是指发生于皮下、筋膜下、肌间隙或深部疏松结缔组织的急性化脓性感染，可发生在人体各部位。

【病因病理】

1. 病因　常因皮肤、软组织损伤或皮下疏松结缔组织受病菌感染所致。致病菌多为乙型溶血性链球菌、金黄色葡萄球菌、大肠杆菌或其他类型链球菌。

2. 病理　由于致病菌释放毒性强的溶血素、透明质酸酶和链激酶等多种毒素，感染扩展迅速，不易局限。感染灶附近的淋巴结常被累及，可有明显的毒血症。

【临床表现】

因致病菌种类与毒性、病人的状况、感染原因和部位不同，临床常见有以下几种类型：

1. 一般性皮下蜂窝织炎　表现为局部皮肤肿胀疼痛，表皮发红发热，指压后可稍褪色，红肿边缘界限不清。临近病变部位的淋巴结常有肿痛。病情加重时，皮肤部分变成褐色，可起水疱，或脓肿破溃，并且畏寒、发热、乏力等全身症状明显。

2. 产气性皮下蜂窝织炎　病变主要局限于皮下结缔组织，不侵及肌层，下腹部和会阴部较多见。初期症状与一般性蜂窝织炎相似，但病情加重时可触感皮下捻发音，破溃后可有臭味，全身状态较快恶化。

3. 新生儿皮下坏疽　多发生在背、臀部等经常受压处。早期皮肤发红，触之稍硬；病变范围扩大时，中心变暗变软，皮肤与皮下组织分离，触之有浮动感；皮肤坏死时呈灰褐色或黑色，可破溃。患儿发热，拒绝进乳，哭闹不安或昏睡，全身状况不良。

4. 颌下急性蜂窝织炎　小儿多见，感染起源于口腔或面部。口腔起病者，因炎症迅速波及咽喉，局部肿胀而阻碍通气，病情危急。感染起源于面部者，局部有红、肿、热、痛，全身反应较重，同时也可妨碍吞咽和通气。

【辅助检查】

1. 血常规检查　发热病人的白细胞计数和中性粒细胞比例升高。

2. 细菌学检查　脓液细菌培养和药物敏感试验可明确致病菌和敏感的抗菌药物。

3. 影像学检查　有助于了解深部组织的感染情况。

【治疗原则】

1. 局部处理　患处制动，局部给予中、西医药湿热敷、理疗，厌氧菌混合感染用3%过氧化氢溶液冲洗。脓肿形成后，或口底、颌下和颈部的急性蜂窝织炎应及时实施多处切开减压、引流，并清除坏死组织。

2. 全身治疗　及时应用抗生素抗感染；注意休息；加强营养；维持呼吸道通畅和有效通气；观察病情，做好急救准备。

四、急性淋巴管炎和急性淋巴结炎

急性淋巴管炎（acute lymphangitis）指致病菌经破损的皮肤、黏膜或其他感染灶侵入淋巴管，引起淋巴管及其周围组织的急性炎症。急性淋巴管炎波及所属淋巴结时，即为急性淋巴结炎（acute lymphadenitis）。

【病因病理】

1. **病因** 致病菌常为乙型溶血性链球菌、金黄色葡萄球菌等，可来源于口咽部炎症、足癣、皮肤损伤以及各种皮肤、皮下化脓性感染灶。

2. **病理** 急性淋巴管炎可引起管内淋巴回流障碍；急性淋巴结炎加重可向周围组织扩散，细胞组织崩解液化，集聚形成脓肿；感染的代谢产物可引起全身性炎症反应。

【临床表现】

1. **局部表现**

（1）**急性淋巴管炎** 急性淋巴管炎分为管状淋巴管炎和网状淋巴管炎。

①管状淋巴管炎：常见于四肢，以下肢多见，与足癣关系密切。以皮下浅筋膜为界，分深、浅两层：皮下浅层急性淋巴管炎在皮肤表面出现一条或数条红线，中医称红丝疔，硬而有触痛，红线可向近心端延长；皮下深层急性淋巴管炎无表面红线，但患肢肿胀，有条形触痛区。

②网状淋巴管炎：网状淋巴管炎又称丹毒（erysipelas），好发于下肢和面部。起病急，一开始即有明显的全身症状。局部呈片状红疹，稍隆起，中央较浅，边界清楚，指压褪色，有烧灼样疼痛。红肿范围扩散较快，中央红色可随之消退而转为棕黄色，周边有水疱，周围淋巴结肿大、触痛，感染加重可导致全身脓毒症。下肢丹毒反复发作可引起淋巴水肿，肢体肿胀，甚至发展为"象皮肿"。

（2）**急性淋巴结炎** 早期仅有局部淋巴结肿大、疼痛，边界清楚，表面皮肤正常，轻者多能自愈。感染加重后多个淋巴结融合成肿块，疼痛加剧，表面皮肤发红，皮温升高。脓肿形成时有波动感，少数可破溃流脓。

2. **全身症状** 因感染程度不同而各异，可表现为畏寒、发热、乏力、食欲不振等全身症状。

【辅助检查】

1. **血常规检查** 白细胞计数和中性粒细胞比例升高。

2. **细菌学检查** 脓液细菌培养和药物敏感试验可明确致病菌和敏感的抗菌药物。

【治疗原则】

1. **局部处理** 抬高患肢，局部湿热敷、理疗；应着重治疗原发感染病变。淋巴结炎可暂不处理。若急性淋巴结炎已形成脓肿，需穿刺抽脓或切开引流。

2. **全身治疗** 注意休息；加强营养；及时应用抗生素抗感染。

五、疾病护理

【护理评估】

1. 健康史 了解病人有无感染源接触史，感染发生的时间、病程、病情进展及治疗情况等。了解既往健康状况。

2. 身体状况

（1）病人局部症状 是否出现红、肿、热、痛及功能障碍等典型症状。

（2）病人全身症状和程度 评估病人是否出现全身不适、乏力、代谢紊乱、营养不良等全身感染症状。

（3）辅助检查测定的结果 了解实验室检查、超声检查、X线检查等结果。

3. 心理和社会支持状况

（1）评估病人及亲属对疾病的了解程度，同时重视病人的焦虑、恐惧等心理反应。

（2）了解病人所在社区的医疗保健服务情况等。

【常见护理诊断/问题】

1. 疼痛 与炎症刺激、局部组织肿胀有关。

2. 体温过高 与感染有关。

3. 知识缺乏 缺乏预防感染的知识。

4. 潜在并发症 颅内化脓性海绵状静脉窦炎、脓毒症、窒息、血栓性静脉炎。

【护理措施】

1. 控制感染，提供预防感染的相关知识

（1）一般护理

①遵医嘱给予中、西药外敷、热敷或理疗，促进炎症消退。

②协助采血或脓液行细菌培养和药物敏感试验，及时、合理应用抗生素。

③对全身反应严重者，嘱其注意休息，加强营养，饮食宜清淡，含丰富蛋白质、能量及维生素，以提高机体免疫力。

（2）局部护理 保持病变周围皮肤清洁、干燥、完整，以防感染扩散。脓肿切开引流者，及时清洁创面，定时换药，保持敷料干燥，促进创口愈合。

（3）提供相关知识 注意保持个人卫生和皮肤清洁，积极预防和治疗原发病灶。

2. 疼痛的护理 疼痛严重者，遵医嘱给予镇痛剂。

3. 维持正常体温 监测病人的体温变化，高热者物理降温，鼓励多饮水，必要时遵医嘱给予退热药物，并进行静脉输液，同时监测24小时出入量。

4. 并发症的预防及护理

（1）颅内化脓性海绵状静脉窦炎

①避免挤压未成熟的疖，尤其是危险三角区的疖。

②监测生命体征，注意观察病人有无寒战、高热、头痛、呕吐及意识障碍等颅内化脓性感染的征象，如有异常，及时报告医生处理。

（2）脓毒症

①观察病人有无突发寒战、高热、头晕头痛、意识障碍、心率及脉搏加快和呼吸急促等病情变化。

②注意有无血白细胞计数增加、血液细菌阳性等全身化脓性感染的现象。

③发现异常应及时报告医生，并配合救治。

（3）窒息　颌下急性蜂窝织炎可引起窒息，颈、面部感染者，应注意观察有无呼吸困难、发绀甚至窒息等症状，加强病人生命体征监测，如发现异常，应立即报告医生，并做好气管插管等急救准备。

（4）血栓性静脉炎　肢体感染者，嘱其卧床休息，抬高患侧肢体；鼓励病人定时翻身，适当被动活动关节，以预防血栓性静脉炎。

【健康教育】

1. 注意个人卫生，保持皮肤清洁，养成良好卫生习惯。

2. 指导病人注意休息，多饮水，摄入高营养饮食，以提高机体免疫力。

3. 避免皮肤损伤以及各种皮肤、皮下化脓性感染灶，对免疫力差的老年人、小儿及糖尿病病人应加强防护。

4. 糖尿病病人应有效控制血糖。

第三节　手部急性化脓性感染及护理

一、概述

临床上常见的手部急性化脓性感染包括甲沟炎、脓性指头炎、腱鞘炎、滑囊炎和掌深间隙感染。感染多由手部外伤引起，如擦伤、刺伤、剪指甲过深和逆剥新皮倒刺等，致病菌主要是金黄色葡萄球菌。手部感染引起的肌腱和腱鞘缩窄或瘢痕形成都可影响手的功能，严重者可致残。

【解剖特点】

手部的感染性病变和临床表现与其解剖特点有关。

1. 掌面皮肤较手背皮肤表皮厚、韧且角化明显，掌面皮下感染化脓后可穿透真皮在表皮角化层下形成"哑铃状脓肿"，仅切开表皮很难达到充分引流。

2. 手部淋巴液回流均经手背淋巴管输送，因而手掌部感染时反而手背肿胀更为明显，易误诊为手背感染。

3. 掌面皮肤真皮层有丰富而致密的垂直纤维束，纤维束与指骨骨膜、中、近指腱鞘和掌深筋膜相连，并将掌面皮下组织分隔成若干相对封闭的腔隙，发生感染时难以向周围扩散，因皮下组织内张力较高，故出现剧烈疼痛。感染侵入深层组织，可引起腱鞘炎、滑囊炎、掌间隙脓肿和骨髓炎等。

4. 手掌面的腱鞘、滑液囊、掌深间隙及前臂肌间隙间相互沟通，掌面感染后可向深部、近侧蔓延至全手，甚至累及前臂。

5. 手掌深部间隙是指手掌屈指肌腱和滑液囊深面的疏松组织间隙。其外侧和内侧为大、小鱼际肌。掌腱膜与第三掌骨相连的纤维结构将该间隙分隔为尺侧的掌中间隙和桡侧的鱼际间隙（图8-2），食指腱鞘炎可蔓延至鱼际间隙感染，中指和环指腱鞘炎可蔓延至掌中间隙感染。

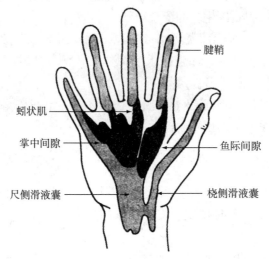

图8-2　手掌屈指肌腱鞘、滑液囊和手掌深部间隙解剖

6. 手指的五条屈指肌腱各自被同名腱鞘所包绕，拇指和小指的腱鞘分别与桡侧滑液囊和尺侧的滑液囊相通，两侧滑液囊有时在腕部经一小孔相沟通，故拇指和小指腱鞘炎可蔓延至桡侧滑液囊和尺侧滑液囊，而其他三指的腱鞘不与滑液囊相通，所以其他三指的腱鞘炎则局限在各自的腱鞘内，虽可扩散至手掌深部间隙，但不侵犯滑液囊，而两侧滑液囊感染可相互侵犯。

二、甲沟炎和指头炎

甲沟炎（paronychia）是指甲沟及其周围组织的化脓性感染。指头炎（felon）是手指末节掌面皮下的化脓性感染，致病菌多为金黄色葡萄球菌。

【病因】

甲沟炎常因微小外伤，如刺伤、剪指甲过深或逆剥皮刺等引起。指头炎可由甲沟炎扩展、蔓延所致，也可因直接的皮肤受伤引起。

【临床表现】

1. 甲沟炎　初起时，一侧甲沟皮肤出现红肿、疼痛，感染可蔓延至甲根部或对侧甲沟，形成半环形脓肿。若不及时切开排脓，感染可向深层蔓延形成指头炎，或向甲下蔓延形成指甲下脓肿（图8-3）。

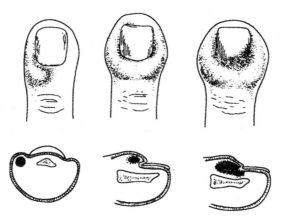

图 8 - 3　指甲下脓肿

2. **指头炎**　早期患指红、肿、热、痛，因末节手指软组织分隔为密闭的腔隙，致内压增高而疼痛剧烈；当指动脉受压时，可出现搏动性跳痛，患指下垂时加重，夜间尤甚。感染进一步加重时，局部组织缺血坏死，疼痛反而减轻，皮肤发白。多伴有全身症状。若不及时处理，可发生末节指骨坏死和骨髓炎，伤口经久不愈。

【辅助检查】

1. **血常规检查**　白细胞计数和中性粒细胞比例升高。

2. **细菌学检查**　脓液细菌培养和药物敏感试验可明确致病菌和敏感的抗菌药物。

3. **X 线检查**　X 线摄片，可明确有无指骨坏死和骨髓炎。

【治疗原则】

1. **局部处理**

（1）甲沟炎　早期热敷、理疗、外用药物，脓肿形成后宜尽早切开引流；若甲下脓肿，应拔除指甲。

（2）指头炎　早期抬高患肢、理疗或热敷；一旦出现指头搏动性跳痛，应及时在末节患指侧面切开引流和减压。

2. **全身治疗**　感染严重时，应用抗生素；疼痛严重者，给予止痛药物。

三、急性化脓性腱鞘炎、滑囊炎和手掌深部间隙感染

急性化脓性腱鞘炎（tenovaginitis）、滑囊炎（bursitis）和手掌深部间隙感染均为手掌深部的化脓性感染，多因手指掌面的刺伤或邻近组织的感染蔓延所致。致病菌多为金黄色葡萄球菌。

【临床表现】

1. **急性化脓性腱鞘炎**　病情发展快，患指肿胀、疼痛，尤以中指、近指节为甚。指关节仅能轻微弯曲，呈半屈曲状，皮肤张力明显增加，感染可向掌侧深部蔓延，导致肌腱坏死而丧失手指功能。病人多伴有发热、头痛、乏力、食欲不振、全身不适等全身症状。

2. **急性化脓性滑囊炎**　桡侧滑囊炎表现为拇指肿胀、微屈、不能外展和伸直，大

鱼际和拇指腱鞘区肿胀、压痛。尺侧滑囊炎表现为小指和无名指呈半屈曲状，小鱼际和小指腱鞘区肿胀、压痛。

3. 手掌深部间隙感染　包括掌中间隙感染和鱼际间隙感染。掌中间隙感染表现为掌心凹陷消失，局部隆起，皮肤紧张，压痛明显，手背组织疏松肿胀明显，中指、无名指、小指呈半屈状，被动伸直时疼痛加剧。鱼际间隙感染表现为掌心凹陷存在，大鱼际和拇指指蹼明显肿胀、压痛，拇指外展略屈，食指半屈，拇指不能对掌。病人常伴有全身症状。

【辅助检查】

1. 血常规检查　白细胞计数和中性粒细胞比例升高。

2. B超检查　显示腱鞘肿胀，有积液。

【治疗原则】

1. 局部处理　早期患肢制动、理疗、外敷鱼石脂及金黄散等。急性化脓性腱鞘炎和手掌深部间隙感染短期无好转应及早切开引流。急性化脓性滑囊炎一旦确诊，即应切开引流。

2. 全身治疗　感染严重时，应用抗生素；疼痛严重者，给予止痛药物。加强全身支持。

四、疾病护理

【护理评估】

参见本章第二节内容。

【常见护理诊断/问题】

1. **疼痛**　与炎症刺激、局部组织肿胀、压迫神经纤维有关。

2. **体温升高**　与细菌感染有关。

3. **知识缺乏**　缺乏预防感染的知识。

4. **潜在并发症**　骨髓炎、指骨坏死、肌腱坏死、手功能障碍等。

【护理措施】

1. **控制感染**　提供预防感染的相关知识。

（1）一般护理　参见本章第二节内容。

（2）局部护理　保持病变皮肤清洁、干燥、完整，脓肿切开引流者，保持脓腔引流通畅，并观察伤口渗出情况和引流物的性状、颜色及量的变化。保持敷料干燥、清洁，及时更换浸湿的敷料，促进伤口愈合。

（3）提供相关知识　保持手部清洁，剪指甲不宜过短，预防手损伤，重视手部的任何微小损伤，伤后局部用碘酊消毒、无菌纱布包扎，以防感染发生。手部轻度感染要及早就诊。

2. **疼痛的护理**

①患肢制动并抬高，促进静脉和淋巴回流，减轻局部炎性充血、水肿，缓解疼痛。
②对敷料紧贴于创面者，先用无菌生理盐水浸透敷料后再换药。换药时动作轻柔，

必要时遵医嘱适当应用镇痛剂，以减轻疼痛。

③指导病人自我缓解疼痛的方法以分散其注意力，如听音乐、看书等。

3. 高热病人的护理　密切监测体温及脉搏变化，必要时给予物理降温或遵医嘱应用降温药。

4. 并发症的预防及护理

（1）**指骨坏死及骨髓炎**　密切观察患指的局部症状，注意有无指头剧烈疼痛突然减轻，皮色由红转白等指骨坏死的征象。对经久不愈的创面，应协助采集脓液做细菌培养，判断是否发生骨髓炎。

（2）**肌腱坏死和手功能障碍**

①监测生命体征，患手肿胀、疼痛和肤色有无改变；对正处于炎症进展期、疼痛反而减轻者，警惕腱鞘组织坏死或感染扩散的发生。

②指导病人进行手指功能训练、按摩、理疗，以防发生肌肉萎缩、肌腱粘连、关节僵硬，促进手功能恢复。

【健康教育】

1. 养成良好卫生习惯，保持手部清洁，剪指甲不宜过短。

2. 预防手损伤，损伤后用碘酊消毒，无菌纱布包扎，以防发生感染。手部轻度感染时应及早就诊。

3. 指导病人进行手指功能训练，以防发生肌腱粘连等失用性改变。

第四节　全身化脓性感染病人的护理

一、疾病概要

全身化脓性感染是指致病菌经局部感染灶侵入人体血液循环，并在体内生长繁殖或产生毒素而引起的严重的全身性感染或中毒症状，通常指脓毒血症和菌血症。

脓毒血症（sepsis）是伴有全身性炎症反应，如体温、循环和呼吸等明显改变的外科感染的统称。在此基础上，血培养检出病原菌者，称为菌血症（bacteremia）。

【病因病理】

1. **病因**　致病菌数量多、毒力强和（或）机体抵抗力低下是引起全身性感染的主要诱发因素，常继发于严重创伤后的感染和各种化脓性感染，长期体内置管，抗生素、激素、免疫抑制剂应用不当等。常见致病菌包括：①革兰染色阴性杆菌：最常见，主要致病菌有大肠杆菌、绿脓杆菌和变形杆菌等。②革兰染色阳性球菌：最常见为金黄色葡萄球菌，其次为表皮葡萄球菌和肠球菌。③无芽孢厌氧菌。④真菌：白色念珠菌和曲霉菌多见，属于条件致病菌。

2. **病理**　全身性感染时的病原菌、病原菌产生的毒素及多种炎症介质都可对机体造成损害。若感染得不到及时控制，可引起脏器受损和功能障碍，严重者可发生感染性休克和多器官功能障碍综合征。

【临床表现】

1. 起病急，病情重，发展快，病人突发寒战、高热，可达40℃～41℃。

2. 头痛、头晕、恶心、呕吐、腹胀、面色苍白或潮红、出冷汗，神志淡漠或烦躁、谵妄甚至昏迷。

3. 心率加快、脉搏细速，呼吸急促甚至困难。

4. 代谢紊乱和不同程度的代谢性酸中毒。

5. 严重者出现感染性休克、多器官功能障碍、肝脾肿大，黄疸或皮下出血、瘀斑等。

6. 代谢性肝、肾功能损害。

7. 原发感染病灶的表现。

【辅助检查】

1. **血常规检查**　白细胞计数显著增高，常达（20～30）×10^9/L 或降低，中性核左移、幼稚型粒细胞增多，出现中毒颗粒。

2. **生化检查**　可见不同程度的肝、肾功能受损。

3. **尿常规检查**　可出现蛋白、管型和酮体等。

4. **微生物检测**　寒战、高热时抽血做细菌培养或真菌培养和药物敏感试验可提高检出率。

【治疗原则】

1. **处理原发感染灶**　及时清除坏死组织和异物，消灭死腔，充分引流。疑有静脉导管感染时，应拔除导管，并做细菌或真菌培养和药物敏感试验。

2. **应用抗生素**　在细菌培养及药物敏感试验结果报告前，根据原发感染灶特点和性质早期、足量、联合使用抗生素治疗，以后再根据药敏结果调整。对真菌性脓毒症，尽量停用广谱抗生素，改用有针对性强的抗生素和抗真菌药物。

3. **营养支持**　全身营养支持，纠正低蛋白血症，控制高热，纠正水、电解质紊乱和酸碱失衡。

4. **对症治疗**　对感染累及重要脏器以及伴发其他严重疾病者，给予相应对症处理。

二、疾病护理

【护理评估】

1. **健康史**　了解病人有无感染源接触史，感染发生的时间、病程、病情进展及治疗情况等。了解病人既往健康状况，有无结核和糖尿病史。

2. **身体状况**

（1）**病人局部症状**　了解原发感染灶的部位、性质及其脓液性状，注意局部炎症范围是否扩大和组织破坏程度是否加重。

（2）**病人全身症状和程度**　了解病人有无突发寒战、高热、头痛、头晕、恶心、呕吐、腹胀；评估病人的面色、神志、心率、脉搏、呼吸及血压等的改变；病人有无代谢失调、代谢性酸中毒、感染性休克及多器官功能障碍等表现。

（3）辅助检查　了解辅助检查的结果。

3. 心理和社会支持状况

（1）病情复杂，起病急，发展快，应重视病人的焦虑、恐惧等心理反应。

（2）评估病人及亲属对疾病的了解程度；了解病人及家庭的经济状况。

（3）了解病人所在社区的医疗保健服务情况等。

【常见护理诊断/问题】

1. 焦虑与恐惧　与疾病本身及担心预后不良有关。

2. 体温过高　与感染有关。

3. 营养不良：低于机体需要量　与消耗增加有关。

4. 潜在并发症　感染性休克，水、电解质代谢紊乱。

【护理措施】

1. 控制感染，做好心理护理

（1）密切观察病人体温、脉搏及原发感染灶的处理效果等。

（2）保证充分休息和睡眠，加强营养，遵医嘱合理安排输血、输液或胃肠内、外营养支持，增强机体抗感染能力。

（3）严格执行无菌技术操作，注意避免并发其他感染。

（4）关心、体贴病人，给病人及家属心理安慰和支持，做好心理护理，以减轻或缓解其焦虑情绪。

（5）加强静脉留置导管的护理，严格无菌操作，每天常规消毒、清洁静脉留置导管入口部位，更换敷料，以免并发导管性感染。

2. 高热病人的护理

（1）在病人寒战、高热时采血做细菌或霉菌培养，提高培养阳性率；已接受抗生素治疗者血液培养不一定阳性，应多次检查，为治疗提供可靠依据。

（2）对高热和大量出汗者，鼓励其多饮水，及时补充液体和电解质，防止水、电解质代谢紊乱。

（3）高热病人，给予物理降温或按医嘱应用降温药，以降低代谢消耗。

3. 并发症的预防及护理

（1）感染性休克　密切观察病情变化，随时监测神志、面色、生命体征的变化，如发现病人意识障碍、体温降低或升高、脉搏及心率加快、呼吸急促、面色苍白或发绀、尿量减少、白细胞计数明显增多等感染性休克表现时，应及时报告医生，并积极配合抢救，包括置病人于合适的体位、建立静脉通道、输液和应用抗菌药等。

（2）水、电解质代谢紊乱　注意观察病人有无口渴、皮肤弹性降低、尿量减少以及红细胞比容增高等脱水表现。对高热和汗出较多者，遵医嘱及时补充液体和电解质，定时监测电解质水平的变化，若发现异常，及时报告医生。

4. 用药护理　保证用药及时，根据医嘱，及时、准确地执行静脉输液和药物治疗，以维持正常血压、心排血量及控制感染。

三、健康教育

1. 养成良好的卫生习惯，加强饮食卫生，避免肠源性感染。
2. 发现局部感染灶或受伤后应及早就诊。
3. 积极治疗糖尿病等全身性疾病。
4. 加强营养，锻炼身体，提高机体抵抗力。

第五节　特异性感染病人的护理

特异性感染是由特异性致病菌引起的感染，本节重点介绍破伤风的相关知识。

一、疾病概要

破伤风（tetanus）是指破伤风杆菌侵入人体伤口、生长繁殖并产生毒素而引起的一种特异性感染，常继发于各种创伤后，亦可发生于不洁条件下分娩的产妇和新生儿。

【病因病理】

1. **病因**　破伤风杆菌为革兰染色阳性厌氧杆菌，以芽孢状态广泛存在于土壤、人畜粪便和尘埃中。破伤风杆菌及其毒素不能侵入正常皮肤和黏膜，但一旦发生开放性的损伤，甚至小的木刺或锈钉刺伤，都可能感染破伤风。破伤风发病与环境缺氧密切相关，当伤口狭深、缺血、坏死组织填充、血块堵塞或引流不畅时，细菌则大量繁殖，如合并需氧菌感染，可消耗伤口内残留的氧气，更有利于破伤风的发生。

2. **病理**　破伤风杆菌的主要致病原因为其产生的大量外毒素，包括痉挛毒素和溶血毒素。痉挛毒素经血液循环和淋巴系统到达脊髓前角灰质或脑干运动神经核部位，导致随意肌紧张性收缩与阵发性痉挛；也可阻断脊髓对交感神经的抑制而使交感神经过度兴奋，引起血压升高、心率增快、体温升高和出汗等一系列临床症状和体征。溶血毒素可引起组织局部坏死和心肌损害。

【临床表现】

破伤风的临床表现分三期，即潜伏期、前驱期和发作期。

1. **潜伏期**　一般为6～12天，最短24小时，最长达数月。新生儿破伤风在断脐带后7天左右发病，俗称"七日风"。发病的潜伏期越长，预后越好。

2. **前驱期**　症状为全身乏力、头晕、头痛、咀嚼无力、咬肌酸胀、发紧等，常持续12～24小时。

3. **发作期**　典型症状和体征是在肌肉紧张性收缩的基础上，阵发性强烈痉挛。最先影响咀嚼肌，以后依次为面肌、颈项肌、背腹肌、四肢肌群、膈肌和肋间肌。病人先出现张口困难，牙关紧闭，蹙眉，"苦笑面容"，颈部强直；当背、腹肌同时收缩，因背部肌肉力量强大，躯干扭曲呈弓背，肢体屈膝、弯肘和半握拳等痉挛姿态，形成"角弓反张"或"侧弓反张"；呼吸肌和膈肌持续痉挛可导致呼吸困难，危及生命。

肌肉强烈痉挛可致肌腱和骨骼断裂；膀胱括约肌痉挛可致尿潴留；任何光、声、饮水等轻微刺激均可诱发。每次发作持续时间由数秒至数分钟不等，间歇期长短不一，发作越频繁提示病情越重。发作时神志清醒，表情痛苦。病程一般为 3~4 周，如治疗及时，护理得当，可逐步缓解。但肌紧张与反射亢进仍可持续一段时间。部分病人在恢复期还可出现一些精神症状，如幻觉、语言和行为错乱等，经过一段时间后多能自行恢复。

【辅助检查】

实验室检查很难诊断破伤风，因脑脊液检查可以正常，伤口厌氧菌培养也难发现该菌。

【治疗原则】

1. **清除毒素来源** 彻底清除坏死组织和异物，敞开伤口，充分引流，局部可用3%过氧化氢溶液或 1:5000 高锰酸钾溶液冲洗和湿敷。

2. **中和游离毒素** ①破伤风抗毒素（TAT）可中和游离毒素，因此应在破伤风毒素与神经组织结合前尽早注射。常规用量是 1 万~6 万 U，肌内注射或静脉输入。②早期应用破伤风人体免疫球蛋白，常用量 3000~6000U，一般只做深部肌内注射 1 次。

3. **控制和解除痉挛** 控制和解除痉挛是治疗的中心环节。病人应安排在隔离病房，避免声、光等刺激；根据病情交替使用镇静及解痉药物，但新生儿破伤风时慎用，以免影响呼吸；可使用肌松剂。

4. **防治并发症**

（1）保持呼吸道通畅，预防窒息、肺不张、肺部感染等。抽搐频繁不易控制者，尽早行气管切开术，必要时行人工辅助呼吸。

（2）抽搐时防止意外发生。

（3）补充水和电解质，必要时予以 TPN 营养支持，防止水、电解质失衡和营养不良。

（4）预防感染，合理使用青霉素和甲硝唑，因其对破伤风杆菌有较好的抑制和杀灭作用。

【预防】

创伤后，早期彻底清创，改善局部血液循环是预防的关键。此外，人工免疫可使人体产生较稳定的免疫力，包括主动和被动两种方法。

1. **主动免疫法** 以安全可靠的破伤风类毒素为抗原，注射后可产生抗体，使人体获得主动免疫。小儿对本病的主动免疫可与白喉、百日咳等疫苗联合应用而获得，合称"白百破"疫苗。

2. **被动免疫法** 未接受自动免疫者，伤后尽早皮下注射破伤风抗毒素（TAT）1500~3000U。但其作用短暂，有效期仅 10 天左右，对深部创伤、有潜在厌氧菌感染可能的病人，1 周后追加注射 1 次 TAT。TAT 过敏试验阳性者，应按脱敏法注射，即将1ml 抗毒素分成 0.1ml、0.2ml、0.3ml 和 0.4ml，用生理盐水分别稀释至 1ml，按从小到大的剂量分次肌内注射，每次间隔 30 分钟，直至全量注完。每次注射后需观察病人有无面色苍白、皮疹、皮肤瘙痒、打喷嚏、关节疼痛和血压下降等症状，一旦发生，应立即停止注射 TAT，同时皮下注射肾上腺素 1mg，或肌内注射麻黄碱 30mg（成人剂量）。

3. 中药预防　如无抗毒素，可用蝉衣 6~9g 研末，每次 1g，每日 3 次，黄酒送服；或玉真散 5g，每日 3 次，黄酒送服，连服 3 日。

二、疾病护理

【护理评估】

1. 健康史　了解病人有无开放性损伤病史（伤口深度、开口大小、是否被泥土污染）、深部组织感染、近期分娩史和预防接种史等；评估发病时间、病程、病情进展和转归等，评估病人的前驱症状、肌肉收缩和痉挛症状发作的持续时间、间隔时间及严重程度等。

2. 身体状况

（1）**病人局部症状**　评估病人身体各部位有无损伤、刺伤、扎伤或骨折等，损伤的部位、范围、深度和有无红肿、污染等。若为新生儿，注意有无脐带消毒不严等历史。

（2）**病人全身症状和程度**　动态评估病人肌肉收缩及阵发性痉挛的程度和范围，病人有无窒息、受伤、尿潴留等并发症。

（3）**辅助检查**　了解辅助检查的结果。

3. 心理和社会支持状况

（1）起病急，病情严重需要被隔离，应重视病人的焦虑、恐惧、孤独和无助等心理反应。

（2）评估病人及亲属对疾病的认知程度；了解病人及家庭的经济状况。

（3）了解病人所在社区的医疗保健服务情况等。

【常见护理诊断/问题】

1. 有传染的危险　与破伤风杆菌传播有关。

2. 有体液不足的危险　与痉挛性消耗和大量出汗有关。

3. 有窒息的危险　与持续性喉头或呼吸肌痉挛、误吸、痰液堵塞气道有关。

4. 营养失调：低于机体需要量　与机体能量消耗以及不能进食有关。

5. 潜在并发症　受伤、尿潴留。

【护理措施】

1. 一般护理

（1）**严格消毒隔离**　安排隔离病房，严格执行接触隔离措施。接触病人的人员应穿隔离衣、戴口罩、帽子、手套；所有器械、物品等均需专用，用后先用 1% 过氧乙酸溶液浸泡 30 分钟，清洗后再高压蒸汽灭菌；伤口敷料必须焚烧；病室内空气、地面、用物等也需定时消毒。

（2）**环境**　病室遮光，保持安静，防止噪音，温度 15℃~20℃，湿度约 60%。减少探视，避免各种不良刺激，医护人员做到"四轻"：即说话轻、走路轻、关门轻、操作轻，各项治疗和护理操作应尽量集中在使用镇静剂 30 分钟内完成，以免刺激病人引起抽搐。

（3）**病情观察**　密切监测神志、面色、生命体征变化，观察痉挛发作征兆，记录抽搐发作时间、次数和症状等，遵医嘱给予镇静、解痉药物（如地西泮、苯巴比妥钠、水合氯醛、冬眠药物、硫喷妥钠、氯化琥珀胆碱等），并观察效果。

（4）加强营养　给予高热量、高蛋白和高维生素饮食，必要时给予营养支持。

（5）心理护理　观察病人的心理反应，做好有关解释和安慰工作。理解、关怀、爱护和尊重病人，减轻其焦虑、恐惧心理，增强其战胜疾病的信心。

2. 呼吸道护理　保持呼吸道通畅，床旁常规备好气管切开包、吸氧设备，备齐急救用品，保证急救所需。频繁抽搐不易控制者，尽早行气管切开，并做好呼吸道护理，控制痉挛后协助病人翻身、叩背、雾化吸入，以利排痰。病人进食时注意避免呛咳、误吸。

3. 维持体液平衡

（1）遵医嘱补液，预防和纠正水、电解质失衡。

（2）保持输液通畅，在每次抽搐发作后应检查静脉通道，防止因抽搐引起的输液管堵塞或脱落而影响治疗。

（3）设专人护理，密切观察病人的生命体征、意识、尿量等变化，加强心肺功能的监护，警惕并发心力衰竭。

4. 对症护理

（1）对尿潴留病人应留置导尿，保持尿液通畅，同时做好尿道及会阴部护理，防止感染。

（2）高热病人给予物理和药物降温。

（3）防止意外损伤，如病床应有护栏，必要时使用约束带固定，防止痉挛发作时坠床或自我伤害。抽搐时，应用牙垫防止舌咬伤。关节部位放置软垫保护，防止肌腱断裂或骨折。

三、健康教育

1. 宣传破伤风的预防知识，加强自我保护意识，避免不洁生产；定期接受自动免疫。

2. 伤后及时、正确处理伤口，有以下情况时应及时就诊，注射破伤风抗毒素：①任何较深的外伤切口，如木刺、锈钉刺伤等。②伤口虽浅，但沾染人畜粪便者。③医院外的急产或流产，未经消毒处理者。④陈旧性异物摘除术前。

3. 告知病人家属保持病室安静，避免声、光、风等刺激引起病人抽搐；教会病人家属消毒隔离的方法，严防交叉感染。

案例讨论4

病人，男性，42岁。5天前不慎踩到一枚生锈的铁钉，当时未做处理。1天后自觉头晕、全身乏力、咀嚼无力、咬肌酸胀，遂到医院就诊。

问题：1. 该病人最可能的诊断是什么？

2. 该病人伤口可能为何种致病菌感染？

第九章　创伤性疾病病人的护理

导学

内容与要求　创伤性疾病病人的护理包括损伤病人的护理、烧伤病人的护理、毒蛇咬伤病人的护理和犬咬伤病人的护理四部分内容。通过本章的学习,应掌握损伤病人的急救与护理;烧伤病人的烧伤面积估计、深度评估、临床表现、急救措施、抗休克补液方法和护理要点;毒蛇咬伤病人的现场急救、治疗原则和护理措施。熟悉损伤的概念、分类;损伤病人、毒蛇咬伤病人和犬咬伤病人的临床表现。了解损伤的病理、生理及创伤修复;烧伤的病理、生理。通过实训,掌握清创术和换药术。

重点与难点　损伤病人的临床表现、治疗原则、护理以及清创术、敷料交换;烧伤病人的伤情判断、临床表现、治疗原则和护理。损伤发生后机体的病理生理变化和护理;烧伤病人的伤情判断和液体疗法。

创伤(trauma)有广义和狭义之分,广义的是指机械、物理、化学或生物等因素造成的机体损伤;狭义的是指机械性致伤因素作用于机体所造成的组织结构完整性破坏或功能障碍,如工伤事故、交通意外等导致的皮肤、软组织破损,出血,脏器破裂,骨折,关节脱位等,手术是一种特殊性创伤。

第一节　损伤病人的护理

一、疾病概要

损伤(injury)是指外界各种致伤因子作用于人体所引起的皮肤、肌肉、骨、脏腑等组织结构的破坏和功能障碍,及其所带来的局部和全身反应。

若由一种致伤因子同时引发多部位或脏器的损伤,称为多发性损伤。两种以上致伤因子对同一个体造成的伤害,称复合性损伤。平时多见的是机械性因子作用所致的损伤。

【病因与分类】

临床根据受伤原因、部位、程度有多种分类方法。

1. **按致伤原因分类**　锐器可致刺伤、切割伤、穿透伤等；钝性暴力可致挫伤、挤压伤等；切线动力可致擦伤、裂伤、撕裂伤等；枪弹可致火器伤等。

2. **按致伤部位分类**　可分为颅脑损伤、胸腔损伤、腹腔损伤、盆腔损伤和肢体损伤等。

3. **按皮肤完整性分类**　皮肤、黏膜保持完整者为闭合伤，如挫伤、扭伤、震荡伤、挤压伤；有破损者为开放伤，如擦伤、刺伤、切割伤、撕裂伤、撕脱伤等。在开放伤中，可根据伤道类型再分为贯通伤（既有入口又有出口者）、非贯通伤（只有入口没有出口者）、切线伤（致伤物沿体表切线方向擦过所致的沟槽状损伤）和反跳伤（入口和出口在同一点）。

4. **按受伤程度分类**　一般分轻伤、中等伤和重伤。轻伤主要伤及局部软组织，大多不影响生活、学习和工作，只需局部处理或小手术者；中等伤主要是指广泛软组织伤、上下肢开放骨折、肢体挤压伤、机械性呼吸道阻塞、创伤性截肢及一般的腹腔脏器伤等，可丧失工作和生活能力，需手术但无生命危险；重伤是指危及生命或治愈后有严重残疾者。

【病理生理】

在致伤因素作用下，机体迅速产生各种局部和全身性防御性反应，以维持机体自身内环境的稳定。不同的损伤，机体的反应不尽相同。

1. **局部反应**　损伤的局部反应是由于组织结构破坏，或细胞变性坏死、微循环障碍，或病原微生物入侵及异物存留等所致。主要表现为局部炎症反应，其基本病理过程与一般炎症相同，与局部组织细胞破坏、释放出多种炎性介质和细胞因子等有关。损伤后，缓激肽、组胺等使局部血管通透性增加、血浆成分外渗；白细胞等迅速聚集于伤处吞噬和清除致病菌或异物；白细胞趋化因子等使局部炎症反应加剧，出现红、肿、热、痛症状；前列腺素、血栓素、白三烯、血小板活化因子及组胺类可改善微循环功能，致微血管扩张、收缩乃至栓塞，造成组织器官灌注不足。一般情况下，局部炎症反应在3～5日后趋于消退。局部炎症反应是非特异性的防御反应，有利于清除坏死组织、杀灭细菌及组织修复。

2. **全身反应**　是指致伤因素作用于机体后引起的一系列神经内分泌活动增强，并由此而引发的各种功能和代谢改变的过程，是一种非特异性应激反应。其表现呈一综合性的复杂过程，不仅包括神经内分泌系统和代谢变化，还涉及免疫系统、凝血系统和重要的脏器等。

（1）**神经内分泌系统反应**　损伤后因疼痛、精神紧张、有效血容量不足等因素的综合作用，通过下丘脑－垂体－肾上腺皮质轴和交感神经－肾上腺髓质轴而分泌出大量的儿茶酚胺、肾上腺皮质激素、抗利尿激素、生长激素和胰高血糖素等；同时，肾素－血管紧张素－醛固酮系统也被激活，以共同调节全身各器官功能和代谢，保证重要脏器的微循环灌注，动员机体的代偿能力，对抗致伤因素的损害作用。

（2）代谢反应　由于神经内分泌系统的作用，伤后机体总体上处于一种分解代谢的状态，表现为基础代谢率增高，能量消耗增加，糖、蛋白质、脂肪分解加速，糖异生增加。病人可表现为高血糖、高乳酸血症，血中游离脂肪酸和酮体增加，尿素氮排出增加，从而出现负氮平衡状态。临床可见病人体重下降、疲乏无力、反应迟钝，也可出现水钠潴留、低钾及钙磷代谢异常等。

（3）免疫反应　严重损伤可通过吞噬细胞、淋巴细胞、细胞因子三个方面影响机体免疫系统，导致机体免疫防御能力下降，对感染的易感性增加。

（4）发热反应　伤后发热为炎性介质和细胞因子，如白介素（IL）、肿瘤坏死因子（TNF）等作用于下丘脑体温中枢所致。

3. 损伤的修复　组织修复在损伤中具有非常重要的意义。组织修复的基本方式是由伤处增生的细胞和间质充填、连接和替代损伤后的缺损组织。理想的修复是组织缺损完全由原来性质的细胞来修复，恢复原有的结构和功能。但由于人体各种组织细胞固有的再生增殖能力不同，如表皮、黏膜、血管内皮细胞等增生能力较强，而骨骼肌、脂肪等则较弱，故不同组织损伤后修复结果不一。多数修复不能达到原有的形态，而是由其他性质细胞（常是成纤维细胞）增生替代来完成。

（1）损伤修复过程　大致可分为三个阶段：①局部炎症反应阶段：在损伤后立即发生，常持续3~5天，主要是血管和细胞反应、免疫应答、血液凝固和纤维蛋白溶解清除损伤或坏死的组织，为组织再生和修复奠定基础。②肉芽形成阶段：局部炎症开始不久（约伤后6小时），即可有新生细胞出现。成纤维细胞、内皮细胞等增殖、分化、迁移，分别合成、分泌组织基质（主要为胶原）和形成新生血管，并共同构成肉芽组织。③组织塑形阶段：主要是胶原纤维交联和强度增加，多余的胶原纤维被降解和吸收，过度丰富的毛细血管网逐步消退，伤口的黏蛋白及水分减少等。

（2）伤口愈合类型　可分为两类：①一期愈合：又称原发愈合。伤口组织修复以原来的细胞为主，仅有少量纤维组织。伤口边缘整齐、严密、平滑，呈线状，结构和功能修复良好。多见于损伤程度轻、范围小、无感染的伤口或创面。②二期愈合：又称瘢痕愈合。伤口组织的修复以纤维组织为主，不同程度地影响结构和功能恢复，多见于伤口组织缺损较大、伴有感染而未经合理的早期外科处理的伤口等。

（3）影响损伤愈合的因素　有局部因素和全身因素两个方面：①局部因素：主要有伤口细菌感染、损伤范围大、伤口内有异物存留、局部血运障碍、伤口引流不畅或位于关节处等。②全身因素：营养不良、伴有慢性疾病（如糖尿病、肿瘤等）、大量使用细胞增生抑制剂（如皮质激素等）、免疫功能低下及全身性严重并发症等。

【临床表现】

因创伤的原因、部位、程度等不同，临床表现亦各异。

1. 症状

（1）疼痛　损伤后疼痛程度不一。活动时加剧，制动后减轻，一般在伤后2~3日后逐渐缓解。但严重损伤并发休克时，伤者常不能主诉疼痛；内脏损伤所致的疼痛定位常不确切。若疼痛持续或加重，则可能并发感染。

（2）发热 创伤性炎症反应所致的发热，体温一般不超过 38.5℃。中枢性高热体温可达到 40℃，同时伴脉搏和呼吸增快。

（3）全身炎症反应综合征 严重损伤后，由于大量儿茶酚胺及其他炎性介质的释放、疼痛、精神紧张和血容量减少等因素可引起体温、心血管、呼吸和血细胞等方面的失常，称为全身炎症反应综合征（SIRS）。主要表现为：①体温 >38℃ 或 <36℃；②心率 >90 次/分钟；③呼吸急促，>120 次/分或过度通气，$PaCO_2$ <4.3kPa（32mmHg）；④血白细胞计数 >12×10⁹/L 或 <4×10⁹/L，或未成熟细胞 >0.1%。

（4）其他 因失血、失液，病人可有口渴、尿少、疲倦、失眠等；损伤严重者容易并发感染、休克、脂肪栓塞综合征、应激性溃疡、凝血功能障碍，以及急性肾功能衰竭、急性呼吸窘迫综合征等严重并发症。

2. 体征

（1）创口或创面 是开放性损伤特有的征象。擦伤的创口多表浅；撕裂伤的创口多不规则；切割伤的创缘较平整，出血可渗可涌，小动脉破裂可喷射出血。出血量随受伤部位和程度而异。

（2）压痛和肿胀 损伤部位有压痛，局部组织肿胀，可伴有发红、青紫、瘀斑、血肿。严重肿胀可致局部组织或远端肢体血供障碍。

（3）活动或功能障碍 疼痛常使病人活动受限，神经、肌肉、骨骼损伤时可出现功能障碍。

（4）生命体征不稳定 严重损伤常常导致生命体征不平稳，病人出现体温升高或过低、心率加快、呼吸急促；出血多者可表现为血压下降、休克等。

【辅助检查】

1. 实验室检查 ①血常规和血细胞比容：可判断失血或感染情况。②尿常规：检查可提示泌尿系统损伤和糖尿病。③血生化检查：疑有胰腺损伤者可检测血、尿淀粉酶；疑有肾损伤者可行肾功能检查；血电解质和血气分析有助于分析水、电解质和酸碱平衡紊乱的情况。

2. 诊断性穿刺和导管检查 有助于判断内脏器官有无破裂、出血，如胸腔穿刺可明确气胸或血胸，腹腔穿刺或灌洗可证实内脏破裂、出血；放置导尿管或灌洗可诊断尿道或膀胱的损伤；监测中心静脉压可辅助判断血容量和心功能状况等。

3. 影像学检查 ①X 线透视或摄片：可明确有无骨折、脱位、金属异物存留和胸腹腔内游离气体等。②CT 和 MRI：主要用于诊断颅脑损伤和某些腹部实质器官及腹膜后的损伤。③B 超可明确肝、脾、肾等实质性器官的损伤和有无腔内积液、积血等。

【治疗原则】

伤情较复杂时应优先抢救生命，待生命体征稳定后再实施其他治疗措施。

1. 手术治疗 除擦伤、表浅的小刺伤和小切割伤可采用非手术治疗外，其他的开放性损伤均需手术治疗，但必须根据具体的伤情选择手术方式。伤口可分为清洁伤口、污染伤口和感染伤口三类。①清洁伤口：多指无菌手术切口，可以直接缝合。②污染伤口：有细菌污染但尚未构成感染的伤口，对其处理的主要方法是清创术，使之尽量转化为清洁伤口，然后直接缝合或延期缝合。③感染伤口：指已发生感染的伤口，这类伤口先要引流，还需换药等其他处理。

（1）清创术（debridement）　是指限时处理污染伤口，使之转变为清洁伤口，并争取一期愈合的手术。通常在伤后6~8小时内实施，但在污染轻，或局部血液循环丰富的情况下可延长至12小时甚至24小时以上。具体步骤如下：

①清洗去污：无菌敷料覆盖伤口，剪去伤口周围毛发，以酒精消毒周围皮肤；除去伤口敷料，用3%过氧化氢、大量无菌生理盐水等冲洗伤口，取出浅层可见的异物；再消毒皮肤。

②麻醉和清创：在伤口外周做局部浸润麻醉，仔细检查伤口，清除血块和异物，切除失活和已游离的组织，结扎活动性出血点，深部伤口可适当扩大伤口和切开筋膜，随时用生理盐水冲洗伤口，修剪出较整齐的健康组织创面和皮缘。

③缝合和引流：仅有皮肤和皮下疏松结缔组织裂开者，可做单层缝合；并有深筋膜裂开者，需先缝合深筋膜，再缝合皮肤和皮下组织。Ⅰ期缝合是指对已清创的伤口即时按组织层次缝合。Ⅱ期缝合又称延期缝合，指对伤后时间较长、污染较重的伤口，清创术后不予缝合或只缝合深层组织，观察2~3日无感染征象后的缝合，也能获一期愈合。

施行较大清创术时，可能还需行骨折内固定、关节复位、血管或神经吻合、肌腱缝合、器官切除等修复或功能重建性手术。清创术之伤口内还应酌情放置各种引流物，如引流条、引流管等。

④包扎：缝合后消毒皮肤，伤口加盖敷料，然后予以包扎。注意松紧适度，便于观察和妥善固定引流物。

（2）探查术　对严重损伤、复合性损伤、伴有脏器损伤或出血不止而出现休克的病人，应在抗休克治疗的同时行手术探查。

2. 非手术治疗

（1）抗感染　开放性损伤者应注射破伤风抗毒素治疗，在伤后12小时内应用可起到预防作用。污染和感染伤口可根据伤情和感染程度合理使用抗菌药。

（2）敷料交换（dressing exchange）　又称换药，是处理感染伤口的基本措施。其目的是引流分泌物，除去坏死组织，控制感染，促进肉芽生长，使伤口尽快愈合。对清洁伤口或手术切口，换药是为了对伤口施以检查和消毒。

1）换药步骤：①取下敷料：先取下外层敷料，若内层敷料与创面粘贴，应用生理盐水浸湿后轻柔除去，以免引起疼痛、创面出血或撕掉新生的上皮组织。②消毒皮肤：消毒范围稍大于敷料范围。用70%酒精棉球擦拭2~3遍，避免拭入伤口内。③清理伤口：用生理盐水棉球或其他药物棉球擦拭创面，拭净分泌物、脓液、纤维素膜等，坏死组织、痂皮等应予剪除，酌情取标本送细菌培养。④创面用药：一般不主张创面用药。感染创面，可据细菌培养药敏试验结果酌用抗生素，或用3%过氧化氢溶液等冲洗。⑤置引流物：据伤口深度和创面情况置入适宜的引流物。⑥包扎伤口：根据伤口分泌物量加盖纱布，至少6~8层，外用胶布固定或酌用绷带等包扎。⑦换药后处理：安置好病人；按医院感染控制要求处置换药器械和污物；洗手后记录换药情况。

2）肉芽创面的观察与处理：健康的肉芽组织色泽新鲜呈粉红、较坚实，表面呈细颗粒状，触之易出血。①肉芽生长过快：肉芽突出于伤口、阻碍周围上皮生长，应予剪平，压迫止血；或用硝酸银烧灼后生理盐水湿敷，数小时后肉芽可复原，再拉拢创缘或植皮。②肉芽水肿：多呈淡粉红色，质地松软，可用3%～5%高渗盐水湿敷，促使水肿消退。③陈旧性肉芽：色苍白或暗红，质硬，表面污秽，可有纤维素覆盖，多因慢性感染、贫血、营养不良或创面植皮不及时所致；可用搔刮、部分肉芽切除或外敷生肌散等法处理；同时加强全身支持，待肉芽组织新鲜后立即植皮。

3）伤口引流物的使用：伤口内放置引流物具有排出分泌物、减少毒素吸收、利于感染控制、促进肉芽生长等作用。①脓性分泌物多时，可采用含生理盐水或抗菌溶液的纱条、碘仿纱条、橡胶条或塑胶引流管。②创面较干净或已有肉芽组织生长时，应用凡士林油纱条引流，以利于肉芽组织增生。③引流管或引流条应放置于伤口底部，以避免伤口浅层肉芽生长而深部仍有脓液积聚而出现伤口愈合的假象。

4）换药次数：依伤口愈合情况而定。脓性分泌物较多的伤口，每日换药1次或多次，以保持表层敷料不被分泌物湿透为准。分泌物不多、肉芽生长较好的伤口，可每日或隔日换药1次。清洁伤口一般在术后2～3日换药1次，至伤口愈合或拆线时，再度换药。肿痛加重的伤口，应立即换药观察。

5）换药顺序：一般先换清洁伤口，再换污染伤口、感染伤口，最后换特异性感染伤口。

二、疾病护理

【护理评估】

1. **健康史** 了解病人的一般情况、受伤史、既往史等。通过简单迅速地询问病人、损伤目击者或现场救护者以初步估计是否有潜在的重大伤害。了解受伤时间、地点、部位、受伤类型；有无危及生命的损伤，如心搏骤停、气道不畅或阻塞、大出血；有无内脏器官损伤和颅脑损伤的迹象；采取过何种急救措施，创面是否得到妥善处理等。

2. **身体状况** 包括症状、体征和辅助检查结果。

3. **心理和社会支持状况** 了解病人突受损伤后的心理变化和心理承受能力，有无紧张、焦虑和恐惧等不良情绪；评估病人及亲属对疾病的了解程度和对治疗的信心。

【常见护理诊断/问题】

1. **疼痛** 与损伤导致局部炎症反应和伤口感染有关。

2. **体液不足** 与严重损伤或出血过多有关。

3. **组织完整性受损** 与致伤因素引起皮肤组织结构破坏有关。

4. **躯体移动障碍** 与躯体或肢体受伤、组织结构破坏或剧烈疼痛有关。

5. **潜在并发症** 伤口出血、感染、休克、挤压综合征、脂肪栓塞综合征、应激性溃疡、凝血功能障碍、急性肾功能衰竭、急性呼吸窘迫综合征。

【护理措施】

1. **现场急救** 最重要的是评估和处理危及生命的紧迫问题。若发生心跳和呼吸骤停应立即复苏，抢救生命。必须优先抢救窒息、大出血、开放性气胸、休克、腹腔内脏脱出等特别危急的伤员。紧急救护时应做到：

（1）保持呼吸道通畅和换气　呼吸道阻塞者应立即清理口腔，必要时行环甲膜穿刺或切开、气管插管、气管切开等。

（2）控制外出血　可用指压法、加压包扎法、填塞法、止血带法控制伤口大出血。

（3）迅速补充血容量　即开放静脉通路，输入平衡液或血浆代用品。血压低于90mmHg的休克伤员，可使用抗休克裤。

（4）包扎、封闭体腔伤口　颅脑、胸部、腹部伤应用无菌敷料或干净布料包扎，填塞封闭开放的胸壁伤口，腹腔组织脱出应先用干净器皿保护后再包扎，不要将敷料直接包扎在脱出的组织上面。

（5）有效固定骨折、脱位　应用夹板或代用品，亦可用躯体或健肢以中立位固定伤肢。注意远端血运。已污染的开放性骨折，可于受伤位包扎固定。

（6）密切监护和创伤评估　生命体征、呼吸、血压、脉搏等指标的监测至少每5～15分钟1次。紧急处理后，应迅速做出伤情初步判断，尤其是内出血、颅脑损伤、脊柱骨折等。若有肢体麻痹或瘫痪，应注意对颈椎的保护。千万不可忽略不出声、不呻吟的伤员。同时，尽快将伤员安全、平稳地转送到附近的医院或急救中心。

2. 急诊室救护　对伤者进行进一步的救护。

（1）判断伤情　密切观察伤情变化，可根据前述损伤分类方法及指标进行伤情判断和分类，常可分为三类：①第一类：致命性损伤，如危及生命的大出血、窒息、开放性或张力性气胸。这类伤者应在短时的紧急复苏后手术治疗。②第二类：生命体征尚属平稳的伤者，如不会立即影响生命的刺伤、火器伤或胸腹部伤，可观察或复苏1～2小时，在做好交叉配血及必要检查的基础上，同时做好术前准备。③第三类：潜在性损伤，性质尚未明确，有可能需要手术治疗，应继续密切观察，并做进一步检查。

（2）呼吸支持　维持呼吸道通畅，必要时配合医生行气管插管或气管切开，接呼吸机，控制呼吸。

（3）循环支持　对于循环不稳定或休克伤者建立一条以上静脉输液通道，必要时可考虑深静脉穿刺，在扩充血容量的基础上，遵医嘱酌情使用血管活性药物，防治休克。

（4）密切观察病情变化　注意监测生命体征、观察伤口情况、辅助检查结果等。

（5）心理支持　对于伤者，家属和重要亲友的精神支持十分重要。对需立即手术或预测有死亡危险的伤者，应安排家属和亲友与其会面、关照嘱托的机会。护送或陪同伤者至手术室并提供完整的书面记录，包括与家属或亲友谈话的相关资料。

3. 创伤的一般护理

（1）体位和制动　体位应利于呼吸和静脉回流，多取平卧位，体位变化宜慢。可采用绷带、石膏、夹板、支架等制动。

（2）防治感染　对开放性伤口应协助医生进行清创，12小时内注射破伤风抗毒素，伤后污染严重者应在6小时内开始使用抗生素。

（3）镇静、止痛　未确诊前谨慎使用。给予一般药物和心理治疗对多数伤口的疼痛有效。使用麻醉镇痛药时，应防止呼吸抑制、成瘾性等副作用。

（4）禁食、减压　酌情禁饮食或置胃肠减压。

（5）维持体液平衡和营养　酌情选用胃肠内或胃肠外营养支持。

4. 并发症的护理

（1）伤口出血　指意外损伤后48小时内的继发性出血，也可发生在修复期任何时段，更易发生在邻近血管区的伤口。应密切观察包扎敷料和创腔引流管的血液渗透和引流液情况，注意病人有无面色苍白、肢端温度发凉、脉搏细速等表现，发现异常及时报告医生，并协助扩容治疗。

（2）伤口感染　多见于开放性损伤者，表现为体温升高、脉速；伤口红、肿、热明显；已减轻的疼痛加重；有脓性分泌物；血象增高等。但若闭合性损伤累及消化道、呼吸道或泌尿道亦可诱发胸腹腔内感染。早期可根据医嘱予以局部理疗和应用有效抗菌药物等促进炎症吸收。若已形成脓肿，应协助医生做好脓肿切开引流术的准备。

（3）挤压综合征　肢体受到重物长时间挤压导致局部肌肉缺血、缺氧，继而引起肌红蛋白血症、肌红蛋白尿、高血钾和急性肾衰竭为特点的全身性改变，称为挤压综合征。当局部压力解除后，病人出现肢体肿胀、压痛、主动活动及被动牵拉活动引起疼痛、皮温下降、感觉异常、弹性减退，24小时内出现茶褐色尿或血尿等改变提示并发挤压综合征，应及时告知医生并协助处理。护理上应注意早期禁止抬高患肢和对患肢进行按摩和热敷；协助医生切开减压，清除坏死组织；应用碳酸氢钠和利尿剂，防止肌红蛋白阻塞肾小管，做好腹膜透析和血液透析护理等。

三、健康教育

1. 宣传安全防护知识，加强安全防护意识。

2. 受伤后及时到医院就诊，开放性损伤者应尽早接受清创术，并注射破伤风抗毒素。

3. 说明功能训练的意义，指导病人进行身体各个部位的功能训练，防止肌肉萎缩和关节僵硬等并发症。

第二节　烧伤病人的护理

一、疾病概要

烧伤（burn）是指由热力、光源、化学腐蚀剂、放射线等因素所引起的组织损伤的统称。通常意义的烧伤多指单纯因热力，如火焰、热液、热蒸汽、热金属物体等所致的组织损伤。严重烧伤常危及生命，获救者多致残。

【病因】

烧伤是一种常见损伤，幼童、老人及劳动者为易发群体。最常见者为居室内单发烧伤，其次为社会场所意外事故的群体烧伤。临床所见烫伤常由热液或蒸汽等所致。

【伤情判断】

1. 烧伤面积的估算

（1）中国九分法　为便于记忆，将人体按体表面积划分为 11 个 9% 的等份，另加 1%，构成 100%。即头颈部 =1×9%；两上肢 =2×9%；躯干 =3×9%；双下肢 =5× 9% +1%，共为 11×9% +1%。适用于较大面积烧伤的评估，可简记为：3、3、3（头、面、颈），5、6、7（双上肢），5、7、13、21（双臀、下肢），13、13（躯干），会阴1（表9－1，图9－1）。

儿童头大、下肢短（图9－2），估计烧伤面积时可按下法计算：

头颈部面积% =9% + （12 - 年龄）%

双下肢面积% =46% - （12 - 年龄）%

表9－1　中国九分法

部位		占成人体表（%）		占儿童体表（%）
头　颈	发部	3		
	面部	3	9×1	9 + （12 - 年龄）
	颈部	3		
双上肢	双上臂	7		
	双前臂	6	9×2	9×2
	双手	5		
躯　干	躯干前	13		
	躯干后	13	9×3	9×3
	会阴	1		
双下肢	双臂	5*		
	双大腿	21	9×5 +1	9×5 +1 - （12 - 年龄）
	双小腿	13		
	双足	7*		

*以成年男性为标准，成年女性双足及臀部各为6%。

（2）手掌法　伤者本人五指并拢的手掌面积约为体表总面积的1%，此法较简易，可辅助九分法，也可用于小面积烧伤的估算。

2. 烧伤深度的识别　采用三度四分法，即Ⅰ度、浅Ⅱ度、深Ⅱ度、Ⅲ度（图9－3）。Ⅰ度和浅Ⅱ度烧伤一般称浅度烧伤，深Ⅱ度和Ⅲ度为深度烧伤。

3. 烧伤严重性分度　国内对烧伤程度的分类多依据烧伤面积和烧伤深度进行综合性评估，以便为设计治疗方案提供参考。

（1）轻度烧伤　Ⅱ度烧伤面积 <9%。

（2）中度烧伤　Ⅱ度烧伤面积为10% ~29%，或Ⅲ度烧伤面积 <10%。

（3）重度烧伤 烧伤总面积达 30%～49%；或Ⅲ度烧伤面积达 10%～19%；或虽然Ⅱ度、Ⅲ度烧伤面积不足上述百分比，但病人已并发休克、吸入性损伤或合并较重的复合伤。

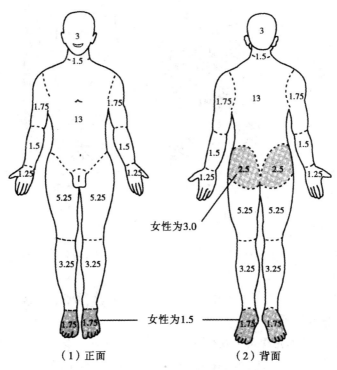

图 9-1 成年人各部位体表面积（%）的计算

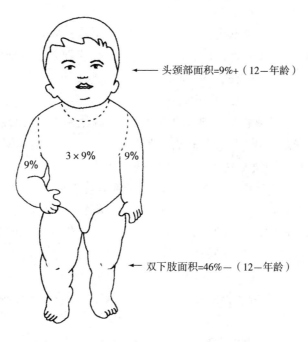

头颈部面积=9%+（12-年龄）

双下肢面积=46%-（12-年龄）

图 9-2 小儿体表面积估计法

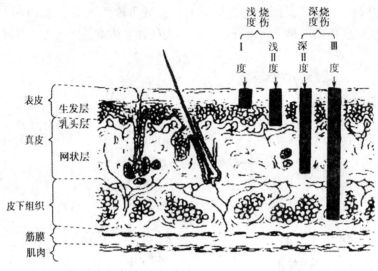

图9-3   烧伤深度示意图

（4）特重烧伤   烧伤总面积＞50％，或Ⅲ度烧伤面积＞20％，或已有严重并发症。

【病理生理】

根据烧伤的病理生理特点，病程大致可分为三期，各期常互相重叠，分期的主要目的是便于临床处理和护理。

1. **急性渗出期（休克期）**   烧伤后最早的反应是体液渗出。小面积浅度烧伤，体液渗出量有限，不致影响全身的有效循环血量。烧伤面积大而深者，由于体液的大量渗出和其他血流动力学的变化，可急剧发生休克。烧伤后的体液渗出可自伤后数分钟即开始，至2~3小时最快，8小时达高峰，48小时后趋于稳定并开始回吸收。因此，烧伤后48小时内，最大的危险是低血容量性休克，临床称之为休克期。

2. **感染期**   烧伤水肿回吸收开始，感染就上升为主要矛盾。即使浅度烧伤，若早期处理不当，亦可发生创周炎症（如蜂窝织炎等）。严重烧伤由于经历休克的打击，全身免疫功能处于低迷状态，对致病菌的易感性增加，早期暴发全身性感染的几率较高。

烧伤后皮肤生理屏障被损坏，创面的坏死组织和富含蛋白的渗出液成为致病菌的良好培养基。深度烧伤形成的凝固性坏死和焦痂至伤后2~3周进入组织溶解期，此为并发全身性感染的另一峰期。若处理不当，大量的致病菌可侵入邻近的非烧伤组织，痂下组织菌量可达$10^5/g$以上，形成"烧伤创面脓毒症"，创面表现为晦暗，污秽，出现褐色、绿色坏死斑，覆盖脓性分泌物，并有臭味。即使细菌未侵入血液，也可致人死亡。

3. **修复期**   烧伤早期出现炎症反应的同时组织修复开始。浅度烧伤多能自行修复；深Ⅱ度烧伤靠残存的上皮岛融合修复；Ⅲ度烧伤靠皮肤移植修复。一般浅Ⅱ度烧伤2周左右愈合，有色素沉着，无瘢痕；深Ⅱ度烧伤3~4周愈合，留有瘢痕；Ⅲ度烧伤创面的纤维化修复是不可避免的，将形成瘢痕或挛缩，导致肢体畸形和功能障碍。

【临床表现】

以头、脸、颈、手、四肢等暴露和功能部位居多，其临床表现取决于烧伤面积、程度、深度和部位，严重者可危及生命。

1. 症状

（1）疼痛 烧伤后病人往往出现局部剧烈疼痛。

（2）休克 严重烧伤病人可出现面色苍白、脉压减小、脉搏细数、皮肤湿冷、尿量减少等低血容量性休克的症状。

（3）发热 大面积烧伤病人可出现体温升高等反应。

2. 体征

（1）Ⅰ度烧伤 又称红斑烧伤，仅伤及表皮层，生发层存在。表现为皮肤红斑，痛觉过敏，干燥无水疱，3～7天脱屑痊愈，短期内有色素沉着。

（2）浅Ⅱ度烧伤 伤及表皮的生发层与真皮乳头层。有大小不一的水疱，疱壁较薄、内含黄色澄清液体、基底潮红湿润，疼痛剧烈，水肿明显。1～2周内愈合，有色素沉着，无瘢痕。

（3）深Ⅱ度烧伤 伤及真皮层，可有水疱，疱壁较厚、基底苍白与潮红相间、稍湿，痛觉迟钝，有拔毛痛。3～4周愈合，留有瘢痕。

（4）Ⅲ度烧伤 伤及皮肤全层，可达皮下、肌肉或骨骼。创面无水疱，痛觉消失，无弹性，干燥如皮革样，或呈蜡白、焦黄，甚至炭化成焦痂；痂下水肿，痂下创面可见树枝状栓塞的血管。

（5）吸入性烧伤 头、面、颈、口鼻周围常有深度烧伤的表现，鼻毛烧焦，口鼻有黑色分泌物；有呼吸道刺激症状，咳出炭沫样痰，声音嘶哑，呼吸困难，肺部可闻哮鸣音。

【治疗原则】

包括现场急救、防止烧伤休克、处理创面和防治感染。

1. 现场急救 主要目标是尽快消除致伤原因、脱离现场和施行生命救治。

（1）迅速脱离热源 烧伤的现场急救最重要的是灭火、救人、迅速脱离热源。如就地翻滚压灭火焰，并用湿衣物扑打或覆盖灭火；若有水源，可用大量冷水冲淋或湿敷，以阻止热力向深部组织渗透，终止热力所致的病理过程，减轻创面疼痛。

（2）抢救生命 若伤者获救后反应迟钝，应怀疑是否合并颅脑损伤或已休克，若心跳、呼吸停止，应即刻就地实施心肺复苏。

（3）保持呼吸道通畅 火焰、烟雾可致吸入性损伤，引起呼吸窘迫，应仔细观察烧伤征象，必要时放置通气道、行气管插管或切开，保持呼吸通畅。合并一氧化碳中毒者应移至通风处，并吸氧。

（4）保护创面 防止创面的再污染和损伤。贴身衣服应剪开，不可撕脱，以防扯破被粘贴的创面皮肤。裸露的体表和创面应立即用无菌敷料或干净布类覆盖包裹。协助病人调整体位，避免创面受压。寒冷环境应特别注意增加被盖，防止伤者体温散失。

（5）其他救治 ①简单而有效地处理严重复合伤，如止血、骨折脱位外固定，开放性气胸的闭合及伤口的包扎等，以减轻疼痛，终止对生理功能的严重影响。②大面积严重烧伤早期应避免长途转送，休克期最好就近输液抗休克或加做气管切开。必须转送者应建立静脉输液通道，途中继续输液，保证呼吸道通畅。口渴明显、烦躁不安者常提示休克严重，应加快输液，少量口服盐水。③镇静止痛及稳定伤员情绪，酌情应用地西泮、哌替啶等。

（6）尽快转送　尽早联系接受伤员的医院或抢救中心，转送途中应加强监护。

2. 防治烧伤休克　液体疗法是防治烧伤休克的主要措施。国内通用的补液方案是按烧伤面积和体重计算补液量。

（1）伤后第一个24小时　每1%烧伤面积（Ⅱ度、Ⅲ度）每公斤体重应补充胶体液和电解质液共1.5ml（小儿2.0ml），其中胶体液和电解质液的比例为0.5：1，重度烧伤可改为0.75：0.75。另加每日生理需水量2000ml（小儿按年龄、体重计算），即为补液总量。电解质液首选平衡盐溶液、林格液等，并适当补充碳酸氢钠溶液；胶体液首选同型血浆，亦可给全血或血浆代用品，但用量不宜超过1000ml，Ⅲ度烧伤应输全血；生理需水量多用5%~10%葡萄糖液。输液速度先快后慢，上述总量的一半应在伤后8小时内输完，另一半在其后的16小时输完。

（2）伤后第二个24小时　胶体液和电解质液量为第一个24小时的1/2，再加每日生理需水量补给。

（3）伤后第三个24小时　补液量视伤者病情变化而定。在抢救过程中，一时不能获得血浆时，可用低分子量的血浆代用品，以利扩张血管和利尿，但总用量不超过1000ml。

举例：某病人，体重60kg，深Ⅱ度烧伤，面积50%。第一个24小时补液总量为50×60×1.5+2000=6500ml，其中胶体液为50×60×0.5=1500ml，电解质液为50×60×1=3000ml，水分为2000ml。第二个24小时，胶体液减半为750ml，电解质液减半为1500ml，水分仍为2000ml。

3. 处理创面　目的主要是保护创面，减轻损害和疼痛；防止感染，及时封闭创面，促进愈合。

（1）Ⅰ度烧伤属红斑性炎症反应，无需特殊处理，能自行消退。如烧灼感重，可涂薄层牙膏或面霜。

（2）小面积浅Ⅱ度烧伤清创后，可采用包扎疗法：如水疱皮完整，应予保存，只需抽去疱内液体，消毒包扎，水疱皮可充当生物敷料，保护创面、减痛，并加速创面愈合。如水疱皮已撕脱，用无菌凡士林敷料覆盖。特殊部位，如头、面、颈、会阴部不便包扎的创面可用暴露疗法或半暴露疗法，趋于愈合或小片植皮的创面亦可半暴露。

（3）深度烧伤应正确使用外用抗菌药物，如1%磺胺嘧啶银霜剂、碘伏等，并及早手术治疗，包括早期切痂（切除烧伤组织达深筋膜平面）或削痂（削除坏死组织至健康组织平面），并立即皮肤移植。供皮区条件较好者，可用游离皮片移植、皮瓣移植等方法，以修复皮肤与组织的严重缺损或功能障碍。大面积烧伤者，因供皮区面积不足，可采用大张异体皮开洞嵌植自体皮、自体微粒植皮、网状皮片移植术等方法，尽量覆盖创面，降低烧伤致残率。

4. 防治感染　严重烧伤后，在丧失体表屏障的同时，肠黏膜屏障亦发生明显的应激性损害，通透性增加，肠道微生物、内毒素移位，成为创面或全身性感染的主要原因。导致创面感染的常见菌种为绿脓杆菌、金黄色葡萄球菌、大肠杆菌、白色葡萄球菌、真菌等。防治措施：①及时、积极地纠正休克。②正确处理创面：合理使用外用抗菌药物，深度烧伤创面应及早切痂、削痂和植皮。③应用抗生素：创面污染或中、重度烧伤者，应注射破伤风抗毒素和全身使用抗菌药物。可选用两种抗生素联合用药，待获得细菌培养和药敏试验结果后再调整。④加强支持治疗：平衡水、电解质，给予胃肠内或胃肠外营养支持，并尽可能选择胃肠内营养，因其可促使胃肠黏膜屏障的修复。

二、疾病护理

【护理评估】

1. **健康史** 了解病人的一般情况、受伤史、既往史等。尤其是受伤史，应直接或间接获取烧伤原因（热源）、受伤时间、烧伤现场情况，如烧伤环境是否密闭、有无化学剂和烟雾吸入，有无头颈和胸部复合伤，已施行的急救措施，既往有无呼吸道慢性病史等。

2. **身体状况** 包括症状、体征和辅助检查结果。了解烧伤面积、深度和程度，检查和确定有无吸入性烧伤、有无血容量不足的表现、有无全身感染的征象等。

3. **心理和社会支持状况** 烧伤属于意外事故，大面积烧伤可能会造成畸形、功能障碍，影响生活和工作。应了解病人烧伤后的心理变化和心理承受能力，有无紧张、焦虑、恐惧、消极等不良情绪。评估病人及亲属对疾病的了解程度和对治疗的信心。

【常见护理诊断/问题】

1. **有窒息的危险** 与头面部、呼吸道或胸部等部位烧伤有关。

2. **有体液不足的危险** 与烧伤后大量体液自创面丢失、血容量减少有关。

3. **皮肤完整性受损** 与烧伤导致组织破坏有关。

4. **疼痛** 与热力导致组织损伤有关。

5. **自我形象紊乱** 与烧伤后毁容、肢残及功能障碍有关。

6. **营养失调：低于机体需要量** 与烧伤后营养物大量消耗有关。

7. **潜在并发症** 感染、应激性溃疡等。

【护理措施】

1. **吸入性烧伤的护理**

（1）保持呼吸道通畅 及时清除口鼻分泌物，定时帮助其翻身、拍背。鼓励伤者深呼吸，用力咳嗽及咳痰，并给予雾化吸入以稀释痰液。对衰弱无力、咳痰困难、气道内分泌物多、有坏死组织脱落者，应及时经口鼻或气管插管予以吸净。必要时予气管插管或气管切开，并施行机械辅助通气。

（2）吸氧 氧浓度一般不超过40%，合并一氧化碳中毒者给高浓度氧或纯氧吸入，并积极采用高压氧治疗。

（3）严格呼吸道管理 对于建立人工气道、呼吸机辅助呼吸的病人，应严格无菌操作，定时吸痰；持续湿化气道；严格呼吸机管道的清洗和消毒，及时检查管道内有无积液影响通气；熟练掌握呼吸机的各功能部件、报警指示和病人的呼吸模式。

（4）观察呼吸情况　若病人呼吸频率增快、节律不整、呼吸困难、氧饱和度和动脉血氧分压下降应及时报告医生，并协助查找原因和处理。

2. 休克期护理

（1）迅速建立静脉通路　马上建立 2 ~ 3 条能快速输液的静脉通道，保证液体及时输入，尽早恢复有效循环血量。

（2）合理安排输液种类和速度　按照补液方案尽早实施，根据伤情合理分配液体量、液体性质和输液速度等。一般为"先晶后胶，先盐后糖，先快后慢"。

（3）密切观察补液效果　根据病人的尿量、心率、血压、精神状态及中心静脉压等判断液体复苏效果。有价值的几项观察指标是：①成人每小时尿量维持在 30 ~ 50ml 为宜，小儿每公斤体重每小时不低于 1ml。②病人安静，无烦躁不安。③无明显口渴。④脉搏、心跳有力，脉率在 120 次/分以下。⑤收缩压维持在 90mmHg、脉压在 20mmHg 以上。⑥呼吸平稳。如出现血压低、尿量少、心率快、烦躁不安等现象，应加快输液。若出现血红蛋白尿或肌红蛋白尿，应输入 5% 碳酸氢钠溶液，以碱化尿液，防止肾小管阻塞而致急性肾衰竭。

3. 创面护理

（1）包扎疗法护理　①采用吸水性强的敷料，包扎压力均匀，达到要求的厚度（3 ~ 5cm）和范围（超过创面边缘 5cm）。②抬高肢体，保持关节各部位尤其是手部的功能位和髋关节外展位。③观察肢体末梢的血液循环情况，如皮温和动脉搏动。④保持敷料干燥，若被渗液浸湿、污染或有异味，应及时更换。⑤夏天预防中暑。

（2）暴露疗法护理　重点是保持创面干燥，促使焦痂或痂皮早日形成且完整。①室温应控制在 28℃ ~ 32℃，相对湿度为 50% ~ 60%。②随时用无菌敷料或棉签吸净创面渗液，尤其是头面部创面。③焦痂处可用 2% 碘酊涂搽 2 ~ 4 日，每日 4 ~ 6 次。④环形焦痂者，应注意呼吸和肢体远端血运。⑤创面不覆盖任何敷料或被单。⑥用翻身床或定时翻身，避免创面因受压而加深。⑦意识不清或小儿应适当约束肢体，防止抓伤创面。

（3）半暴露创面护理　用单层抗生素或薄凡士林纱布紧密覆盖于创面称为半暴露疗法。护理主要是保持创面干燥，预防感染。

4. 营养支持　烧伤病人由于严重的分解代谢和大量蛋白类物质从创面丢失，很快会出现营养不良，故需增加热、氮量和各类营养素的摄入。应指导病人进食清淡、易消化、营养丰富的饮食，少量多餐；口周烧伤者可用吸管吸入牛奶、骨头汤、菜汤等；吸入性烧伤病人常常采用鼻饲或肠外营养支持，以增强抗病能力。

5. 并发症的护理

（1）感染　若病人出现寒战、高热、脉快，创面出现脓性分泌物、坏死和异味，血常规白细胞计数和中性粒细胞比例明显升高，应警惕发生感染。

措施：①严格消毒隔离制度：病人宜安置在设有层流装置的单人病房，定期进行空气消毒；床单、被套等均需经高压蒸汽灭菌处理；室内物品每天用消毒液擦拭消毒；便器用消毒液浸泡；接触新鲜创面要戴无菌手套。②密切观察病情，以早期发现和处理烧伤创面感染灶和脓毒症。③及时更换创面敷料，保持创面清洁与干燥。④定期做室内环境、创面、血液及各种排泄物、分泌液的细菌培养和药物敏感试验，合理选用针对性强的高效抗生素及抗真菌药物。⑤做好眼部、口鼻部及会阴部等烧伤处的护理，防止创面污染。

（2）应激性溃疡　若烧伤病人出现呕吐咖啡色物或呕血、柏油样大便或胃肠减压管内吸出咖啡色样液体或新鲜血，提示发生了应激性溃疡，应立即联系医生并协助处理。①嘱咐病人呕吐时将头侧向一边，以防窒息。②放置胃肠减压管，及时吸出胃内容物，并从胃管注入冰生理盐水洗胃。③遵医嘱静脉滴注雷尼替丁或奥美拉唑、生长抑素等以抑制胃酸分泌，保护胃黏膜，同时给予止血药物。④保守治疗无效者，做好急诊手术准备。

三、健康教育

1. 提供防火、灭火及自救等安全知识。

2. 制订康复计划，并予以适当的指导。①烧伤早期应采取舒适体位，并维持各部位的功能位置，如颈部烧伤应取轻度过伸位，四肢烧伤应保持在微屈的伸直位，手应固定在半握拳姿势，且指间以油纱条隔离防止粘连。②伤口愈合后尽早下床活动，鼓励伤者进行肢体及关节活动锻炼。③采用体疗及理疗。④防止紫外线与红外线照射，防止瘢痕增生。⑤避免对瘢痕性创面的机械性刺激，如搔抓等。

3. 鼓励病人积极参与一定的家庭和社会活动，提高其自理能力，恢复自信心。

4. 因烧伤后遗留严重挛缩、畸形者，可做好日后整形和功能重建手术的准备，以早日重返社会。

第三节　毒蛇咬伤病人的护理

一、疾病概要

蛇分无毒蛇和毒蛇两类。我国人约有 50 余种毒蛇，以蝮蛇、银环蛇、金环蛇、眼镜蛇、竹叶青蛇、蝰蛇、五步蛇、眼镜王蛇等较为常见，多分布于长江以南区域，东南沿海尚有海蛇。蛇咬伤（snake bite）多发生于夏、秋两季。无毒蛇咬伤只在局部皮肤留下细小齿痕，局部稍痛，可起水疱，无全身反应。毒蛇咬伤后，其蛇毒可引起严重的全身中毒症状而危及生命。本节主要介绍毒蛇咬伤病人的护理。

【病因病理】

蛇毒是含有多种毒蛋白、溶组织酶以及多肽的复合物。按照毒性可分为神经毒、血液毒和混合毒。神经毒以金环蛇、银环蛇、海蛇等为代表，对中枢神经和神经肌肉节点有选择性毒性作用；血液毒以竹叶青蛇、五步蛇、蝰蛇等为代表，对血细胞、血管内皮细胞及组织有破坏作用，可引起出血、溶血、休克或心衰等；混合毒以眼镜蛇、蝮蛇、眼镜王蛇为代表，兼有神经毒、血液毒特点，其中眼镜蛇以神经毒为主，蝮蛇以血液毒为主。

【临床表现】

主要取决于蛇毒吸收量和病人的健康状况及年龄，儿童、老年和体弱瘦小者反应较严重。

1. **症状**　局部疼痛、全身虚弱、口周感觉异常、肌肉震颤，或是发热恶寒、烦躁不安、头晕目眩、呼吸困难、语言不清、恶心呕吐、吞咽困难、血尿、少尿或血压下降，最后出现呼吸和循环衰竭。

2. **体征**　咬伤局部肿胀蔓延迅速，周围皮肤有大片瘀斑、水疱或血疱，甚至局部组织坏死；淋巴结肿大；肢体软瘫、腱反射消失；部分病人可出现皮肤黏膜出血、肺水肿、心律失常、多器官功能衰竭。

【辅助检查】

凝血功能和肾功能检查可见血小板减少，纤维蛋白原减少，凝血酶原时间延长；血肌酐、非蛋白氮增高，肌酐磷酸激酶增加，肌红蛋白尿等异常改变。

【治疗原则】

尽早自救或互救，挤出毒素，减慢毒素吸收。

1. **局部处理**

（1）**伤口排毒**　就地用布带等物绑扎伤肢近心端，阻断患肢静脉、淋巴回流；用大量清水冲洗伤口，挤出毒液。入院后用3%过氧化氢溶液或0.05%高锰酸钾溶液冲洗伤口，清除残留的污物；伤口较深者可用尖刀在伤口周围多处切开真皮或以三棱针扎刺肿胀局部，再用拔火罐或吸乳器抽吸，促使毒液排出。

（2）**局部降温**　可以减轻疼痛，减少毒素吸收速度，降低毒素中酶的活力和局部代谢。方法：将伤肢浸于冷水中（4℃～7℃）3～4小时，然后改用冰袋，一般维持24～36小时，注意防止降温所致的局部组织坏死。

（3）**破坏蛇毒**　将胰蛋白酶2000U加入0.05%普鲁卡因20ml进行伤口周围局部封闭，能分解蛇毒，减少毒素吸收。

2. **全身治疗**

（1）**解蛇毒中成药**　常用蛇药有南通（季德胜）蛇药、上海蛇药、广州蛇药等，可口服亦可敷贴局部。一些新鲜草药，如白花蛇舌草、半边莲、七叶一枝花等外敷对毒蛇咬伤也有解毒作用。

（2）**抗蛇毒血清疗法**　抗蛇毒血清有单价和多价两种。对已知毒蛇种类的咬伤可用针对性强的单价血清，否则使用多价血清。用前需做过敏试验，结果阳性者采用脱敏注射法。

（3）**其他治疗**

①输液和利尿：经静脉快速大量输液或用呋塞米、甘露醇等利尿，加快蛇毒排出，减轻中毒症状。

②抗感染：常规使用破伤风抗毒素和抗菌药物防治感染。

③防治并发症：积极改善出血倾向，抗休克或治疗心、肺、肾功能障碍等。

二、疾病护理

【护理评估】

1. **健康史**　了解病人的一般情况、受伤史、既往史等。了解咬伤时间、地点、部位，毒蛇外观特点、种类等，采取过何种急救措施等。

2. **身体状况**　包括症状、体征和辅助检查结果。

3. **心理和社会支持状况**　了解病人遭受毒蛇咬伤后的心理变化，有无紧张、焦虑和恐惧等不良情绪；评估病人及亲属对疾病的了解程度和对治疗的信心。

【常见护理诊断/问题】

1. **恐惧**　与毒蛇咬伤、知识缺乏、生命受到威胁有关。

2. **皮肤完整性受损**　与毒蛇咬伤、组织结构破坏有关。

3. **潜在并发症**　感染、多脏器功能障碍。

【护理措施】

1. **减轻恐惧心理**　安慰病人，告知其被毒蛇咬伤后有中成药物、新鲜草药及抗蛇毒血清等予以治疗，帮助病人树立战胜疾病的信心，使其保持情绪稳定，积极配合治疗和护理。

2. **加强伤口护理**　病人伤肢处于下垂位；保持伤口引流通畅和创面清洁；及时清除变性及坏死组织，伤口可用多层纱布浸湿高渗盐水或 1:5000 高锰酸钾溶液湿敷，勤换药。遵医嘱行胰蛋白酶伤口周围封闭术，间隔 12~24 小时可重复注射；也可用 0.25% 普鲁卡因 10ml + 地塞米松 5mg 在肿胀上方做环行注射，有止痛、抗炎、消肿和减轻过敏的作用。

3. **加强全身监测和支持**　密切监测生命体征、感觉和意识；不能正常饮食的病人予以胃肠内、胃肠外营养支持，并予以相应的护理。

4. **注意并发症的预防和护理**　鼓励病人多饮水；遵医嘱补液或应用利尿药物等，以促进蛇毒从尿中排出，减轻肾脏损害。若发现病人出现血红蛋白尿，应根据医嘱静脉滴注 5% 碳酸氢钠溶液，以碱化尿液，防止发生肾衰竭。补液时注意心肺功能，以防快速、大量输液导致心肺功能衰竭。

三、健康教育

1. 经常在野外工作者，应随身携带抗蛇毒药物，尽可能穿高筒靴及戴手套。在丛林密处，最好用木杆等拨开枝叶，夜间走路带好手电筒等照明工具。

2. 废弃的房子、洞穴等常有蛇穴，不要随便进入或用手摸索，勿轻易尝试抓蛇或玩蛇。

3. 露营时选择空旷干燥地面，避免扎营于杂物或石堆附近，晚上在营帐周围点燃火焰。

4. **急救处理**　一旦发生蛇咬伤：

（1）伤肢下垂。

（2）取坐位或卧位，不奔跑，不乱动肢体，以免加快血液循环，加快毒素的吸收。

（3）立即绑扎，就地取材，用鞋带、裤带或其他布带等绑扎伤处近心端的肢体，如手指被咬伤可绑扎指根，手掌或前臂被咬伤可绑扎肘关节下，大腿被咬伤可绑扎大腿根部，松紧度适宜，以能阻断静脉血和淋巴回流为度。

（4）伤口排毒，用手从肢体的近心端向伤口处反复推挤，促使毒液排出。或将伤处浸入凉水中，用大量清水冲洗伤口，然后用干净锐器在咬痕处挑开，扩大创口使毒液外流。

（5）移除肢体上可能的束缚物，如戒指、手镯等，以避免加重伤肢肿胀。

（6）受伤期间不喝酒或咖啡等刺激性饮料，避免促进血液循环而使毒液吸收更快。

（7）后续处理，将伤肢制动后平放并辅以局部降温措施，运送至正规医院接受清创术等后续治疗。

第四节　犬咬伤病人的护理

一、疾病概要

随着养宠物的人越来越多，被犬咬伤（dog bite）的几率也相应增加。咬伤人的犬若感染狂犬病病毒，则被咬伤者可发生狂犬病，这是一种由狂犬病病毒引起的以侵犯中枢神经系统为主的急性传染病，又名恐水症。被病犬咬伤后狂犬病的发病率为15%～20%。

【病因病理】

狂犬病病毒主要存在于病畜的脑组织及脊髓中，其涎腺和涎液中也含有大量病毒，并随涎液向体外排出。带病毒的涎液可通过各种伤口、抓伤、舔伤的黏膜和皮肤进入人体而导致感染；少数可在屠杀病犬的过程中而被感染。狂犬病病毒对神经组织具有强大的亲和力，在伤口入侵处及其附近的组织细胞内可停留1～2周，并生长繁殖。倘若未被迅速灭活，病毒会沿周围传入神经上行到达中枢神经系统，从而引发狂犬病。

【临床表现】

感染者是否发病与潜伏期的长短、咬伤部位、伤后处理及机体抵抗力有关。潜伏期平均为30～60天，短者约10天，长者可达数月或数年。咬伤越深、部位越接近头面部，其潜伏期越短，发病率越高。

1. **症状**　初起伤口周围麻木、疼痛，逐渐扩散到整个肢体，继而出现发热、烦躁、全身乏力、恐水、怕风、咽喉痉挛、进行性瘫痪，最后可出现昏迷、循环衰竭而死亡等。

2. **体征**　有利齿造成的深而窄的伤口，出血，伤口周围组织水肿。

【治疗原则】

1. **局部处理**

（1）清创　伤口小而浅者，用碘酊、乙醇消毒后包扎即可；其余均应立即行清创术。即用大量生理盐水、0.1%苯扎溴铵溶液及 3%过氧化氢溶液反复冲洗伤口，必要时稍扩大伤口，并用力挤压周围软组织，设法将沾在伤口上的犬的涎液和伤口血液冲洗干净，不予缝合，充分引流。

（2）采用狂犬病免疫球蛋白（20U/kg） 在伤口周围做浸润注射。

（3）伤口的延迟处理 若咬伤 1~2 天或更长时间，或伤口已经结痂，也必须将结痂去掉后按上述方法处理。

2. 全身治疗

（1）免疫治疗 伤后及早注射狂犬病疫苗进行主动免疫。具体方法：在伤后第 3、7 天皮内注射两点（每点 0.1ml），第 14、28 天再分别皮内注射一点。抗狂犬病血清或狂犬病免疫球蛋白（RIG）能中和体液中游离的狂犬病病毒，若不能排除狂犬病者，应尽早使用。曾经接受过主动免疫者，咬伤后不需要进行被动免疫治疗，仅在伤后当天与第 3 天强化主动免疫各 1 次即可。

（2）防治感染 常规应用破伤风抗毒素，预防破伤风的发生，应用抗菌药物防止伤口感染。

二、疾病护理

【护理评估】

1. 健康史 了解病人的一般情况、皮肤黏膜有无伤口、有无犬接触史、咬伤史、既往史等。了解咬伤时间、地点、部位等，采取过何种治疗措施等。

2. 身体状况 包括症状、体征和辅助检查结果。

3. 心理和社会支持状况 了解病人受伤后的心理变化，有无紧张、焦虑和恐惧等不良情绪；评估病人及家属对疾病的了解程度和对治疗的信心。

【常见护理诊断/问题】

1. 有窒息的危险 与咽喉肌痉挛发作有关。

2. 有感染的危险 与伤口污染严重有关。

3. 营养失调：低于机体需要量 与咽喉肌痉挛有关。

【护理措施】

1. 保持呼吸道通畅，减少刺激

（1）保持病室安静，避免光、声、风等的刺激，防止病人痉挛发作。

（2）专人护理，各项护理操作尽量集中或在应用镇静药后进行。一旦发生痉挛，立即遵医嘱使用巴比妥类镇静药等。

（3）气道分泌物多时，应及时吸痰，必要时行气管插管或切开术。

2. 输液和营养支持护理

（1）给予静脉输液，解除痉挛发作引起的缺水状态，维持体液平衡。

（2）病情允许，可通过鼻饲或静脉途径供给机体营养和水分。

3. 预防感染

（1）保持患肢下垂，严格执行无菌操作规程，注意观察伤口及敷料有无浸湿，及时更换敷料，保持伤口清洁和引流通畅。

（2）遵医嘱，按时应用抗菌药物，并观察用药效果。

4. 加强隔离防护 护理人员应穿隔离衣、戴口罩和手套，做好自身防护。

三、健康教育

1. 对被允许豢养的犬，要定期进行疫苗注射，注射后登记、挂牌，不得随意放养。

2. 教育儿童不要养成接近、抚摸或挑逗犬的习惯，防止发生意外。

3. 若儿童被犬抓伤但无明显伤痕，或被犬舔，或疑与病犬有密切接触者，也应尽早注射狂犬病疫苗。

4. 犬咬伤后，应尽早、及时处理伤口及注射疫苗。

（1）在咬伤处近心端绑扎止血带。

（2）立即、就地、彻底冲洗伤口是预防狂犬病的关键。用大量清水反复、彻底冲洗伤口，并用力挤压周围组织，设法将沾在伤口上的犬的唾液和血液冲洗干净。

（3）及时到正规医院继续处理创面和注射狂犬病疫苗，常规注射破伤风抗毒素。

案例讨论 5

病人，男性，67 岁。体重 70kg，不慎双下肢及躯干烧伤，有水疱，部分水疱破裂，创面基底红白相间。

问题：1. 该病人的烧伤面积是多少？烧伤深度如何？

2. 第 1 个 24 小时补液量是多少？

3. 第 1 个 24 小时应输入的胶体液量是多少？

4. 首选的电解质液是什么？

第十章　器官移植病人的护理

第一节　概　　述

移植（transplantation）是指将某个体的细胞、组织或器官通过手术移植到自体或另一个体的体内，以替代原已丧失功能的细胞、组织和器官的一门技术。移植的细胞、组织或器官称为移植物（graft），提供移植物的个体称供体（donor），接受移植物的个体称受体（recipient）。

器官移植（organ transplantation）是指将某一个体的活性器官移植到另一个体的体内，继续发挥其原有的功能。如今已涉及除脑和脊髓外的所有器官，如肾、肝、胰腺、小肠、心、肺、睾丸、卵巢等。

【分类】

1. 根据供、受体遗传关系分类

（1）自体移植　供体和受体为同一个体，无排斥反应，如自体皮肤移植、断肢再植等。

（2）同质移植　基因相同的不同个体之间的移植，如同卵双生子，两者的抗原结构完全相同，移植后无排斥反应而能永久存活。

（3）同种异体移植　供、受体双方属同一种族不同个体间的移植，是目前临床应用最广泛的移植方式，移植后会发生排斥反应。

（4）异种移植 供、受体双方分属不同种族。异种之间存在很大差异，移植后会引起强烈的排斥反应，从而使得这种移植成功的可能性很小。

2. 根据移植物植入的解剖部位分类

（1）原位移植 移植物植入到受体的原器官所在的解剖位置。

（2）异位移植或辅助移植 移植物植入到受体的原器官解剖位置以外的部位，如异位辅助性肝移植。

（3）原位旁移植 移植物植入到受体的原器官解剖位置旁。

3. 根据移植物是否保持活力分类

（1）活体移植 移植物始终保持着活力，在移植后能恢复其原来的功能，如自体皮肤移植、同种异体肾移植等。

（2）结构移植 又称支架移植。移植物已丧失活力，如骨、软骨、血管、筋膜等，移植后提供支持性基质和机械解剖结构，使受体的同类细胞得以生存，无排斥反应。

4. 根据移植器官的数量分类

（1）单一或单独移植 仅移植单个器官，如肾、肝或心脏移植。

（2）联合移植 两个器官一次手术同时移植到某一个体的体内，如肝与小肠、胰肾、肝肾、心肺联合移植等。

（3）多器官移植 三个或更多的器官一次手术同时移植到某一个体内。

（4）器官簇移植 在联合移植或多器官移植中，如果两个或多个器官只有一个总的血管蒂，整块切除后，在植入时只需吻合主要动静脉主干，称为器官簇移植，如肝、肠联合移植以及肝、胰、胃、肠联合移植。此种移植较单一器官移植排斥反应轻，具有免疫学方面的优势。

【供体选择】

1. 免疫学检测 同种异体器官移植成功的最大障碍是移植后供体与受体之间的移植排斥问题，所以，在器官移植之前必须进行相关的免疫学检测，以选择与受体组织相容性抗原无差异或差异小的供体获取移植物，临床常用的检测方法有以下几种：

（1）ABO血型 同种异体间移植必须血型相同或至少符合输血原则。

（2）淋巴细胞毒交叉配合试验 受体预存抗体的检测方法，受体的血清与供体淋巴细胞之间的配合是必做的一项检查。肾移植时，淋巴细胞毒交叉配合试验必须＜10%或阴性，肝移植可相对放宽，但仍以＜10%为佳。

（3）人类白细胞抗原（HLA）配型 临床主要检测HLA-A、B和DR等3个位点的相容程度。HLA配型与肾移植、骨髓移植的存活率密切相关，配型相容程度越好，移植器官存活率越高，但与肝移植的存活率无密切相关。

2. 非免疫学检测

（1）器官来源 供受体之间仅限于以下关系：配偶、直系血亲或者三代以内旁系血亲，或者有证据证明受体与活体器官捐献人存在因帮扶等形成的友情关系。同种器官目前主要来源于活体供体（主要亲属捐赠）与尸体供体。

（2）移植器官　功能正常，供体无血液病、结核病、恶性肿瘤、严重全身性感染和人类免疫缺陷病毒（HIV）感染等疾病。

（3）供体年龄　一般以不超过 50 岁为佳，但随着移植经验的积累和技术的提高，年龄的界限可放宽，如供肺、胰者 <55 岁，供心者 <60 岁，供肾者 <65 岁，供肝者 <70岁。

【器官保存】

安全有效的器官保存是移植成功的先决条件。

离体缺血器官在35℃~37℃的常温下短时间内即开始失去活力（称为热缺血）。为延长供体器官的存活时间，器官保存应遵循低温、预防细胞肿胀和避免生化损伤的原则。目前采用特制的器官灌洗液（0℃~4℃）快速灌洗器官，尽可能将其内血液冲洗干净，使器官迅速、均匀降温至10℃以下，然后保存于2℃~4℃的保存液中直到移植（称为冷缺血），使器官保持在与体内新陈代谢同样的状态。UW 液（the University of Wisconsin solution）作为器官保存液，已在国际上广泛应用。目前临床大多将供体器官的保存时限定为：心脏 5 小时内，肝脏 12 小时内，胰腺 20 小时内，肾脏 50 小时内。

【免疫排斥反应】

免疫排斥反应又称宿主抗移植物反应（host versus graft reaction，HVGR），是受体对移植器官抗原的特异性免疫应答反应。根据其发生的时间、免疫机制、临床及组织形态学的不同可分为以下几种：

1. **超急性排斥反应**　超急性排斥反应（hyperacute rejection）是一种以抗体介导为主的体液免疫反应，常发生于受体与供体血型不合、再次移植、反复输血、多次妊娠和长期血液透析的个体。在移植器官的血管吻合接通后24 小时内，甚至数小时、数分钟内立即出现排斥反应，导致移植器官水肿、出血和血管内凝血，以及急性功能衰竭。一旦发生，唯一措施是尽快摘除移植物，进行再移植。

2. **加速血管排斥反应**　加速血管排斥反应（accelerated vascular rejection）又称血管排斥反应或体液排斥反应，多发生在术后2~5 天，也可出现在术后 1 个月内。病人有高热、畏寒、乏力、食欲减退等全身症状及白细胞增加，移植脏器肿胀、疼痛，移植器官功能减退或丧失。某些加速血管排斥反应有可能治疗，如经糖皮质激素冲击治疗可能得到暂时缓解，但短时间内将再次或反复发作，直至不可逆转。

3. **急性排斥反应**　急性排斥反应（acute rejection）是临床上常见的典型的移植免疫反应，一般出现在移植后 4~14 天，也可在术后几周出现，甚至一年内多次反复出现。主要特征为急性血管病变，病人可出现发热、畏寒、全身不适、移植物肿大而引起局部胀痛等，移植器官功能丧失。接受免疫抑制药物治疗的移植病人，急性排斥的症状常不明显。一旦发生，使用大剂量皮质类固醇激素冲击治疗或调整免疫抑制药物和方案通常有效。

4. **慢性排斥反应**　慢性排斥反应（chronic rejection）是移植物功能丧失的常见原因，可发生在移植术后数月至数年。其发生原因尚有争论，表现为血管内皮损伤及非免疫损伤机制（如缺血再灌注、病毒感染等）所致的组织器官退行性病变，唯一有效疗法是再次移植。

【免疫抑制治疗】

器官移植的免疫治疗可分为基础治疗和挽救治疗。前者是应用免疫抑制剂预防排斥反应的发生，后者是当排斥反应发生时，加大免疫抑制剂的剂量或调整免疫抑制剂的方案，以逆转排斥反应。免疫抑制治疗的基本原则是联合用药，常用的免疫抑制药物有：

1. **硫唑嘌呤**　抑制嘌呤、DNA 和 RNA 的合成，进而抑制 T 细胞和 B 细胞的分化和增殖。常用剂量为 $2 \sim 5mg/$（$kg \cdot d$），维持量为 $0.5 \sim 3mg/$（$kg \cdot d$）。可通过口服和静脉注射给药。其主要副作用有骨髓抑制、肝功能损害、胆汁淤积、肝静脉血栓形成、胰腺炎、皮炎、脱发和促进感染等。

2. **霉酚酸酯（MMF）**　特异性地抑制 T、B 淋巴细胞的增殖及抗体生成，制止细胞毒性 T 细胞的繁殖。常用剂量为 $2g/d$，口服。主要副作用有腹泻、关节痛、白细胞减少和胃肠道出血等。

3. **皮质激素类**　常与其他免疫抑制剂联合应用。主要通过阻止扩大巨噬细胞和淋巴细胞效应的 T 细胞因子的产生，从而抑制 T 细胞的活性。常用的有氢化可的松、泼尼松、泼尼松龙和地塞米松等，口服和静脉注射。副作用可有骨质疏松、应激性溃疡、易感染、糖尿病、高血压、库欣征面容等。

4. **环孢素（CSA）**　主要作用是阻止白细胞介素（IL - 2）及其他 T 细胞激活所需要的细胞因子的表达，从而抑制 T 细胞的活化与增殖，常作为免疫抑制维持治疗的最基本药物之一。常用剂量为 $6 \sim 10mg/$（$kg \cdot d$），用量要严格依据血液监测的药物水平。主要副作用有肝肾毒性、高血压、神经毒性、多毛症、牙龈增生、易感染、高尿酸血症、痛风和糖尿病等。

5. **他克莫司（FK506）**　作用机理类似环孢素（强 $10 \sim 100$ 倍），通过阻止 IL - 2 受体的表达而抑制 T 细胞的活化和增殖。常用剂量为 $0.15mg/$（$kg \cdot d$）。主要副作用有糖尿病、肾毒性、头痛、失眠、震颤、皮肤感觉异常、易感染等。

6. **抗淋巴细胞球蛋白（ALG）或抗胸腺细胞球蛋白（ATG）**　能清除 T 细胞、B 细胞，临床多用于免疫抑制的诱导阶段。常用剂量为 $10 \sim 20mg/$（$kg \cdot d$），主要副作用有发热、寒战、白细胞减少、皮疹等，甚至发生过敏性休克。用前需做过敏试验。

7. **莫罗莫那 - CD3（OKT3）**　抑制 T 细胞的活性和多种细胞因子的产生和表达。常用剂量为 $5mg/d$。主要副作用有发热、寒战、腹泻、头痛、恶心、呕吐、呼吸困难、气促、肺水肿、脑膜炎、昏迷等。用前需做过敏试验。

第二节　器官移植病人的护理

一、肾移植

肾移植（kidney transplantation）是临床各类器官移植中开展最早、最多、最成熟、疗效最显著的器官移植。活体供肾的最长存活时间已达 40 年。

【适应证】

肾病如慢性肾小球肾炎、慢性肾盂肾炎、多囊肾、糖尿病性肾小球硬化等发展到慢性肾衰终末阶段，经一般治疗无明显效果时都是肾移植的适应证。

【辅助检查】

术前常规实验室及影像学检查（参照手术前常规辅助检查）；供、受体间相关的免疫学检查；尿及咽拭子细菌培养等。

【治疗要点】

1. **手术方式** 采用异位移植，即髂窝内或腹膜后移植，以前者多见（图 10-1），供肾动脉与髂动脉吻合，供肾静脉与髂静脉吻合，供肾输尿管与膀胱吻合。

2. **免疫抑制治疗** 原则是联合用药，既增强药物的免疫抑制效果，同时又减少某种药物的剂量，降低其毒副作用。

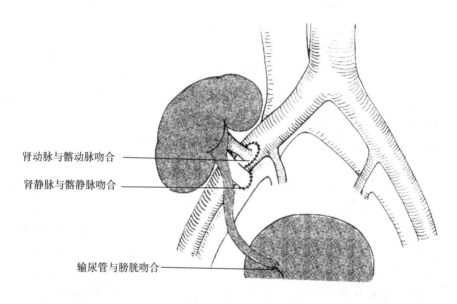

肾动脉与髂动脉吻合

肾静脉与髂静脉吻合

输尿管与膀胱吻合

图 10-1 肾移植

二、肝移植

肝移植是治疗终末期肝病最根本的方法，世界上肝移植最长存活 32 年，我国最长存活已超过 9 年，首次肝移植手术存活率已超过 90%，5 年存活率也超过 75%，而且生活质量良好。

【适应证】

1. **终末期肝病** 如肝炎后肝硬化、酒精性肝硬化、急性肝功能衰竭、巨大肝囊肿等。

2. **终末期胆道疾病** 如先天性胆总管闭锁、硬化性胆管炎、继发性胆汁性肝硬化、家族性胆汁瘀滞病等。

3. **先天性代谢障碍性疾病** 如 α 抗胰蛋白酶缺乏病、血色素沉积症、乳蛋白酶血症等。

4. 肝肿瘤　良性肿瘤超出肝三叶切除范围，恶性肿瘤如肝细胞癌、胆管细胞癌等病变范围广泛或合并肝硬化的小肝癌等。

【辅助检查】

常规术前实验室检查及影像学检查，重点了解血型、HIA 配型、肝炎病毒、咽拭子细菌培养的相关检查，以及心、肺、肾、脑及神经系统功能检查。

【治疗要点】

1. 手术方式

（1）原位肝移植　切除受体肝脏，将供肝植入原肝部位。

（2）异位肝移植　保留原肝脏，将供肝植入受体体腔的其他部位，如脾床、盆腔或脊柱旁。

2. 综合治疗　免疫抑制剂等综合治疗。

三、疾病护理

（一）术前护理

【护理评估】

1. 健康史　了解病人肝病或肾病的发生、发展及诊治情况；有无心血管、呼吸、泌尿系统疾病及糖尿病等病史，有无手术史和药物过敏史等。

2. 身心状况

（1）全身状况　病人的生命体征是否平稳；营养状况；水、电解质酸碱平衡情况；有无其他并发症或伴随症状。

（2）局部　肾病病人肾区有无疼痛、压痛；病人的排尿及尿量情况等。肝病病人肝区有无疼痛、压痛；皮肤、巩膜有无黄疸及其程度；皮肤有无出血点或感染灶。

（3）检测　辅助检查检测的结果。

3. 心理和社会支持状况　病人术前的心理反应可分为 3 类：①迫切型。②迟疑型。③恐惧型。了解病人心理反应类型、病人和家属对移植相关知识的认知程度、家庭和社会对病人的关心和支持程度。

【常见护理诊断/问题】

1. 焦虑与恐惧　与担心手术能否成功和昂贵的医疗费用有关。

2. 营养失调：低于机体需要量　与疾病消耗、饮食限制和食欲不振等有关。

3. 有体液不足的危险　与术前透析过度有关。

4. 活动无耐力　与营养不良和体液失调有关。

【护理措施】

1. 心理护理　根据病人的心理反应，有针对性地向病人和家属介绍器官移植的相关知识、手术和术后治疗的方案；说明移植术后可能发生的排斥反应，抗排斥药物使用；所需经历的隔离期时间，隔离期探望规则；手术后疼痛和止痛措施；可能的手术风险和大致的医药费用等，使之正确理解移植手术，减轻对手术的恐惧和担心，以较好的心态接受和配合治疗与护理。

2. 加强营养　按病情指导病人合理饮食，必要时遵医嘱给予胃肠内或胃肠外营养支持，以改善病人的营养状况，提高对手术的耐受性。

3. 完善术前准备

（1）术前常规准备参见第五章相关内容。

（2）协助医生完成相关生化和免疫学检测。

（3）遵医嘱给予抗生素、免疫抑制剂及其他药物。

（4）肠道准备：术前1天进流质饮食，术前1日晚灌肠1次。肝移植病人术前1周内还需口服驱虫剂，术前3天口服肠道不吸收抗菌药物。

（5）肾移植病人术前1日加强血液透析治疗1次，确保病人水、电解质和酸碱平衡。

4. 病室准备

（1）**病室设施**　照明及光线充足，通风良好。室内除一般配备（空调、中心供氧及负压吸引）外，还应配备空气消毒设施。设专用药柜，根据移植器官的种类准备相关急救药品。有条件的可配备层流洁净病室；配置闭路电视、监视系统、电冰箱和电话等。在隔离病房的外间准备隔离衣、帽、鞋等。

（2）**消毒、隔离**　①隔离病房每日用消毒液擦拭病室地面和物体表面，定期进行空气消毒。②医护人员或病人家属进入隔离病房前应洗手，穿隔离衣，戴隔离帽、口罩和换鞋等。③病人衣被、床单、腹带等需经消毒灭菌后使用。④所有病人接触的物品均需消毒、灭菌处理（包括饮食），常用物品如血压计、听诊器等专用。⑤尽量不要进入病室内探望，需要时应严格按照消毒隔离要求；怀疑家属有感染时不得入内探视，不得携带鲜花和宠物等进入病室。

（二）术后护理

【护理评估】

1. 术中情况　了解术中血管吻合、出血、补液及尿量情况，是否输血及输血量；移植器官的部位、有无放置引流管等。

2. 生命体征　生命体征是否平稳，尤其是血压、中心静脉压、血氧饱和度、体温等情况。

3. 置管情况　各种引流管是否标识准确、清楚；各种管道是否通畅等。

4. 移植器官功能　移植肾的排泄功能及体液代谢变化，如病人的尿量、血肌酐及水、电解质的变化；移植肾区局部有无肿胀、疼痛等。移植肝的功能情况，如有无出血倾向及皮肤、巩膜黄疸消退情况；血清胆红素、凝血酶原时间及肝功能其他相关指标。

5. 心理和社会支持状况　移植后病人对移植器官的认同程度；病人及家属对移植术后治疗、康复、保健知识的了解和掌握情况。

【常见护理诊断/问题】

1. 焦虑与恐惧　与担心手术是否成功有关。

2. 有体液不足的危险　与手术复杂、术后禁食、肾移植术后多尿期体液排出过多等有关。

3. 低效性呼吸形态　与手术时间长、创伤大及气管插管有关。

4. 潜在并发症　急性排斥反应、出血、感染等。

【护理措施】

1. 严格消毒隔离　一般要求术后持续隔离10天以上。消毒隔离要求见本节术前护理相关内容。

2. 病情观察

（1）监测生命体征　监护仪监测血压、脉搏、呼吸、心率、血氧饱和度、中心静脉压等，并做好记录。随时了解病人的血容量情况，以保证组织器官有效的血流灌注。

（2）监测尿量　尿量是反映移植肾功能状况及体液平衡的重要指标，术后24小时内监测每小时尿量，术后第一天尿量宜维持在300ml/h以上，不少于100ml/h。由于术前尿毒症而存在不同程度的水钠潴留，约60%的肾移植病人在术后早期出现多尿，尿量可达800～1000ml/h，称为多尿期，多发生在术后24小时内。部分肾移植病人术后可出现少尿或无尿，每小时尿量低于30ml时，首先考虑血容量不足，应适当加快补液速度。如尿量仍未增加应考虑其他原因，如肾后性梗阻、尿外渗、移植肾动静脉栓塞、急性肾小管坏死、急性排斥反应等。

（3）监测呼吸功能　大多数肝移植病人术后需通过气管插管呼吸机辅助呼吸24～48小时，以保证足够的氧合。应密切观察呼吸功能，根据病情调整呼吸机的相关参数，做好呼吸机的护理。

（4）监测水、电解质及酸碱平衡　准确记录出入水量，定期监测动脉血气分析及血清电解质。

（5）监测肝、肾功能　定期检测肝、肾功能各项生化指标，了解移植肝、肾的功能状况；注意保护肾功能，慎用肾毒性药物，服用环孢素或FK506后第3天需测其血药浓度，使之既达到有效浓度，又不增加肾毒性。

3. 静脉输液护理　①肾移植病人一般不选择手术侧下肢、血液透析所用的动静脉造瘘肢体做静脉输液。②遵循"量出为入"为原则。当尿量小于500ml/h时，输液量为出量的全量；当尿量为500～1000ml/h时，输液量为出量的80%；当尿量大于1000ml/h时，输液量为出量的70%。③根据病情确定输液的种类，合理安排输液顺序及速度。④保持静脉通路通畅。

4. 伤口及引流管护理　注意观察伤口有无渗血、渗液、肿胀和疼痛，保持敷料清洁干燥；保持各引流管固定良好、引流通畅，观察引流物的量、颜色、性状；若持续有鲜红血液浸湿敷料或伤口内持续引流出较多新鲜血性液体，应警惕有活动性出血可能；更换敷料或引流管时，要严格无菌操作。

5. 饮食护理　待病人胃肠功能恢复后，可给予少量易消化饮食，以后逐渐增加。肾移植病人宜低盐、低蛋白、低脂饮食；肝移植病人宜进食高蛋白、高热量、高纤维素、低脂饮食；禁用提高免疫功能的食物，如黑木耳、白木耳、香菇、红枣、人参、蜂王浆等，以免降低免疫抑制剂的作用。必要时遵医嘱给予胃肠内或胃肠外营养，以改善病人的营养状况。

6. 并发症的观察和护理

（1）出血　包括伤口渗血和消化道出血。前者多由于动静脉吻合口裂开和感染性动脉瘤破裂；后者多发生于急性排斥反应用大量激素"冲击"治疗后。

护理要点：①密切监测生命体征变化。②术后平卧 24 小时，肾移植移植侧下肢髋、膝关节水平屈曲 15°～25°；术后早期做好活动指导，禁止突然改变体位，以减少切口疼痛和血管吻合处的张力，防止血管吻合口破裂出血。③加强引流管护理。④遵医嘱补充血容量，预防性应用止血药。⑤一旦发现出血征象，应及时报告医生，配合进行相关处理。

（2）感染　是导致移植病人死亡的主要原因之一，常发生在伤口、肺部、尿路、皮肤和口腔等部位。

护理要点：①加强消毒隔离措施。②术后早期不宜外出，必须外出检查或治疗时，应戴口罩和帽子，注意保暖。③协助病人翻身、叩背，鼓励病人咳嗽和深呼吸，雾化吸入，促进排痰等。④加强伤口护理，合理应用抗菌药。⑤加强口腔护理，观察口腔内有无白斑、溃疡。⑥加强会阴部护理。⑦密切监测感染征象，观察病人的体温、手术切口、肺部、尿道、口腔、皮肤等情况。⑧一旦明确诊断感染，应及时遵医嘱抗感染处理，以尽快有效控制感染。

（3）急性排斥反应　肾移植术后若病人体温突然升高且持续高热，伴尿量减少，血压升高，血肌酐、血尿素氮增高，移植肾区闷胀、压痛及情绪改变等，应考虑发生急性排斥反应的可能。肝移植术后若胆汁分泌量减少、稀薄、颜色变淡，伴发热、肝区不适、黄疸及情绪改变等，常为急性排斥反应的表现。一旦明确诊断，遵医嘱应用抗排斥反应药物，如大剂量甲泼尼龙、抗淋巴细胞球蛋白（ALG）、抗胸腺细胞球蛋白（ATG）等，及时观察用药效果及副作用。

（三）健康教育

1. 自我监测　指导病人自我监测体温、脉搏、血压、尿量、体重等指标，出现异常情况应复诊。肝移植带 T 管出院者，指导 T 管的护理。

2. 预防感染　少到公共场所，术后 1 个月内外出时需戴口罩。注意保暖，防止受凉感冒；加强饮食和口腔卫生，保持外阴清洁，勤换棉内衣裤等。

3. 指导服药　需终生服药，指导病人掌握服药的方法、剂量、注意事项和不良反应等。

4. 活动与休息　合理安排作息时间，避免不良情绪刺激。运动强度和运动幅度以渐进为宜。移植肾多置于髂窝内，周围无脂肪保护，故应特别加强保护。

5. 定期复查　出院后第 1 个月内每周复查 1 次，第 2 个月每 2 周复查 1 次，术后半年每月复查 1 次，保持与手术医院的联系。

案例讨论6

王某,男性,58岁。肾移植术后8个多月,发热、咳嗽、咳痰2天入院。病人于2009年3月20日行同种异体肾移植术,术后恢复良好,常规服用免疫抑制剂环孢素、霉酚酸酯、泼尼松治疗。于12月5日起无明显诱因出现发热,体温最高达39.5℃,伴咳嗽、咳痰。入院查血常规:白细胞$110×10^9$/L,中性粒细胞0.86。肾功能检查:血肌酐159μmol/L,T 38.5℃,HR 100次/分,R 29次/分,BP 140/75mmHg,听诊:右下肺呼吸音粗,可闻及湿啰音,移植肾区触诊无压痛。既往有尿毒症史3年。

问题:1. 提出病人现存的护理问题。

2. 病人可能的诊断是什么?

3. 应采取怎样的护理措施?

第十一章 肿瘤病人的护理

第一节　概　述

　　肿瘤（tumor）是人体正常细胞在不同的始动与促进因素长期作用下所产生的增生与异常分化所形成的新生物。当今，肿瘤的发病率正在不断上升，已成为严重危害人类健康的常见疾病。

　　【分类】

　　根据肿瘤的形态学和生物学行为，肿瘤可分为良性肿瘤、恶性肿瘤以及介于良性、恶性肿瘤之间的交界性肿瘤。

　　1. **良性肿瘤（benign tumor）**　一般称为瘤，无浸润和转移能力。良性肿瘤通常有包膜或边界清楚，呈膨胀性生长，且速度缓慢，色泽和质地接近相应的正常组织。瘤细胞分化成熟，组织和细胞形态变异较小，少有核分裂象。彻底切除后少有复发。对机体危害小。

　　2. **恶性肿瘤（malignant tumor）**　来自上皮组织者称为癌；来源于间叶组织者称为肉瘤；胚胎性肿瘤常称为母细胞瘤。恶性肿瘤具有浸润和转移能力，通常无包膜，边界不清，向周围组织浸润生长，生长速度快。瘤细胞分化不成熟，有不同程度的异型性，对机体危害大；病人常因复发、转移而导致死亡。

　　3. **交界性肿瘤（borderline tumor）**　是指组织形态和生物学行为介于良性和恶性

之间的肿瘤，如包膜不完整的纤维瘤、黏膜乳头状瘤、唾液腺混合瘤等。

第二节　恶性肿瘤病人的护理

一、疾病概要

恶性肿瘤是机体在各种致瘤因素长期作用下，某一正常的组织细胞发生异常分化和过度无限增生的结果；这种现象一旦形成具有向周围组织乃至全身侵蚀和转移的特性，其生长变化快慢与机体免疫功能密切相关。随着疾病谱的改变，恶性肿瘤对人类的威胁日益显得突出，已成为我国目前常见的死亡原因之一。

【病因】

肿瘤的病因尚未完全明了。目前认为，肿瘤是环境与宿主内外因素交互作用的结果。各种致癌因素与促癌因素，以及机体的内在因素（如遗传、内分泌与免疫机制等）在肿瘤的发生、发展中起着各自重要的作用。基因改变则是肿瘤在分子水平上最直接的原因。

1. 环境因素

（1）化学因素　烷化剂如有机农药、硫芥、乙酯杂螨醇可致肺癌及造血器官肿瘤，多环芳香烃类化合物易致皮肤癌与肺癌，氨基偶氮类染料易诱发膀胱癌、肝癌，亚硝胺类与食管癌、胃癌和肝癌的发生有关，黄曲霉素污染的粮食可诱发肝癌，金属（镍、铬、砷）可致肺癌等。

（2）物理因素　如电离辐射可致皮肤癌、白血病；吸入放射污染粉尘可致骨肉瘤和甲状腺肿瘤；紫外线可引起皮肤癌；矿物纤维如石棉可导致肺癌、恶性间质皮瘤的发病率增加。

（3）生物因素　病毒是生物致癌因素中最主要的因素，如 EB 病毒与鼻咽癌、伯基特淋巴瘤相关，人类乳头瘤病毒与宫颈癌有关，乙型肝炎病毒与肝癌有关；少数寄生虫和细菌也可引起人类肿瘤，如埃及血吸虫可致膀胱癌，华支睾吸虫与肝癌和胆管癌有关，日本血吸虫对大肠癌有促癌作用；与肿瘤有关的细菌主要是幽门螺杆菌，与胃癌的发病有关。

2. 机体因素

（1）遗传因素　越来越多的证据表明，肿瘤与遗传有密切关系，即癌症具有遗传易感性，如乳腺癌、胃癌等。有相当数量的食管癌、肝癌、胃癌、鼻咽癌病人有家族史，携带缺陷基因 BRCA-1 者易患乳腺癌等。

（2）内分泌因素　某些激素与肿瘤发生有关，较明确的是雌激素和催乳素与乳腺癌的发生有关，长期服用雌激素可能引起子宫内膜癌，生长激素可以刺激癌肿的发展。

（3）免疫因素　先天或后天获得性免疫缺陷者易发生恶性肿瘤，如艾滋病病人易患恶性肿瘤；器官移植后长期使用免疫抑制剂者，肿瘤的发生率比正常人群高。

（4）心理、社会因素　人的性格、情绪、工作压力及环境变化等，可通过影响人体内分泌、免疫功能等而诱发肿瘤。流行病学调查发现，经历重大精神刺激、剧烈情绪波动或情绪抑郁者较之其他人群易患恶性肿瘤。

【病理生理】

恶性肿瘤的发生、发展过程可分为癌前期、原位癌和浸润癌三个阶段。从病理形态上看癌前期表现为上皮增生明显，并伴有不典型增生；原位癌通常指癌变细胞局限于上皮层、未突破基膜的早期癌；浸润癌指原位癌突破基膜向周围组织浸润、发展，并破坏周围组织的正常结构。

1. **肿瘤细胞的分化**　恶性肿瘤细胞可分为高分化、中分化和低分化（或未分化）三类，或称Ⅰ、Ⅱ、Ⅲ级。高分化（Ⅰ级）细胞形态接近正常分化程度，显示恶性程度低；未分化（Ⅲ级）细胞核分裂较多，高度恶性，预后差；中分化（Ⅱ级）的恶性程度介于两者之间。

2. **转移方式**　恶性肿瘤易发生转移，转移方式有4种：

（1）直接蔓延　肿瘤细胞向与原发灶相连续的组织扩散生长，如直肠癌、子宫颈癌侵及骨盆壁。

（2）淋巴转移　多数先转移至邻近区域淋巴结，也可出现"跳跃式"越级转移；还可发生皮肤淋巴管转移，使局部呈现橘皮样改变或卫星结节等。

（3）血道转移　肿瘤细胞侵入血管，随血流转移至远隔部位，如肺癌可随动脉系统而致全身性播散到骨、脑等。

（4）种植性转移　肿瘤细胞脱落后在体腔或空腔脏器内转移，最多见的为胃癌种植转移至盆腔。

3. **肿瘤分期**　为了合理制订治疗方案，正确评价治疗效果，判断预后，国际抗癌联盟（UICC）提出了TNM分期法。T指原发肿瘤（tumor）、N为淋巴结（node）、M为远处转移（metastasis）；再根据肿块大小、浸润深度在字母后标以数字0~4，表示肿瘤的发展程度。1代表小，4代表大，0为无；有远处转移为M_1，无远处转移为M_0。临床无法判断肿瘤体积时则以 Tx 表示。根据 TNM 的不同组合，临床将之分为Ⅰ、Ⅱ、Ⅲ、Ⅳ期。各类肿瘤的TNM分类具体标准由各专业会议协定。

【临床表现】

取决于肿瘤性质、发生组织、所在部位以及发展程度，一般早期多无明显症状。尽管不同类型的肿瘤临床表现不一，但有其共同特点。

1. **局部表现**

（1）肿块　位于体表或浅在的肿瘤，肿块常是第一症状。随肿瘤的性质不同，肿块具有不同的硬度、活动度及有无包膜。位于深部或内脏的肿块不易触及，但可出现周围组织受压或空腔内脏器官梗阻等症状。

（2）疼痛　肿块的膨胀性生长、破溃或感染等使末梢神经或神经干受到刺激或压迫而出现局部刺痛、跳痛、隐痛、烧灼痛或放射痛，尤以夜间更明显。空腔脏器肿瘤可致痉挛，产生绞痛。

（3）溃疡　体表或胃肠道的恶性肿瘤可因生长过快、血供不足而继发坏死，或因继发感染而发生溃烂，可有恶臭及血性分泌物。

（4）出血   恶性肿瘤生长过程中若发生破溃或侵及血管，可有出血症状。在上消化道者可有呕血或黑便；在下消化道者可有血便或黏液血便；在胆道与泌尿道者，除见血便和血尿外，常伴有局部绞痛；肺癌可发生咯血或血痰；肝癌破裂可致腹腔内出血。

（5）梗阻   肿瘤可导致空腔脏器阻塞，随部位不同而出现不同症状。如胃癌伴幽门梗阻可致呕吐，肠肿瘤可致肠梗阻，胰头癌和胆管癌可压迫胆总管而出现黄疸。梗阻的程度有完全和不完全之分。

（6）浸润与转移症状   主要呈浸润性生长，肿瘤沿组织间隙、神经纤维间隙或毛细淋巴管、血管扩展，可出现区域淋巴结肿大、局部静脉曲张、肢体水肿。若发生骨转移可有疼痛、硬结或病理性骨折等表现。

2. 全身症状   早期不明显，或仅有非特异性表现，如消瘦、乏力、低热、贫血等全身症状；至肿瘤晚期，病人出现全身衰竭症状，呈现恶病质。

【辅助检查】

1. 实验室检查   具有特异性与灵敏性的免疫学检测指标对于恶性肿瘤的筛查、诊断、预后判断具有重要意义，常用的有癌胚抗原（CEA）、胚胎抗原（AFP）、肿瘤相关抗原等。近年建立的用于了解细胞分化的流式细胞分析技术以及基因诊断技术，因其敏感和特异而有助于诊断和估计预后。

2. 影像学检查   X 线、超声波、各种造影、放射性核素、电子计算机断层扫描（CT）、磁共振成像（MRI）等各种检查方法可明确有无肿块及其所在部位、形态、大小等性状，有助于判断有无肿瘤及其性质。

3. 内镜检查   应用金属（硬管）或纤维光导（软管）的内镜可直接观察空腔脏器、胸、腹腔以及纵隔等部位的病变，同时可取细胞或组织行病理学检测，对于肿瘤的诊断具有重要价值，并能对小的病变如息肉做摘除治疗。常用的有食管镜、胃镜、纤维肠镜、直肠镜、气管镜、腹腔镜、膀胱镜等。

4. 病理学检查   包括细胞学和组织学两部分，是目前确定肿瘤最直接而可靠的依据。细胞学检查包括体液自然脱落细胞、黏膜细胞、细针穿刺涂片或超声导向穿刺涂片等方法。位于深部或体表的较大肿瘤，可在超声或 CT 导引下穿刺活检或于手术中切取组织行快速冷冻切片诊断。

【治疗原则】

多采取局部与整体相结合的综合治疗方法，包括手术、放射线、抗癌药、中医药及生物治疗等，在去除或控制原发病灶后进行转移灶的治疗。Ⅰ期以手术治疗为主；Ⅱ期以局部治疗为主，原发肿瘤采取切除或放疗，同时必须包括转移灶的治疗，并辅以有效的全身化疗；Ⅲ期采取综合治疗，如手术前、手术后及术中放疗或化疗等；Ⅳ期以全身治疗为主，辅以局部对症治疗。

1. 手术治疗   目前手术切除实体肿瘤仍然是最有效的治疗方法。

（1）根治性手术   是手术治疗的目的，包括原发癌所在器官的部分或全部，连同周围正常组织和区域淋巴结整块切除。在根治范围基础上适当切除附近器官及区域淋巴结称为扩大根治术。

（2）对症手术或姑息性手术　目的是通过手术解除或减轻症状，如晚期大肠癌伴肠梗阻时行肠造口术，目的是减轻病人痛苦，延长生命。

（3）其他　激光手术切割或激光气化治疗，快速简便，损伤小，出血少，多用于头面部肿瘤病人。超声手术切割已较成功地应用于颅内肿瘤及肝叶切除等手术。

2. 化学疗法（chemotherapy）　化学疗法简称化疗，是一种应用特殊化学药物杀灭恶性肿瘤细胞或组织的治疗方法。对于中晚期肿瘤病人往往是综合治疗中的重要手段，某些肿瘤可因此获长期缓解。目前已能单独通过化疗治愈的有绒毛膜上皮癌、睾丸精原细胞瘤、Burkitt 淋巴瘤和急性淋巴细胞白血病等。

（1）药物分类　按作用原理分为六类：

①细胞毒素类药物：烷化剂类，由其氮芥基团作用于 DNA 和 RNA、酶、蛋白质，导致细胞死亡，如环磷酰胺、氮芥、白消安等。

②抗代谢类药物：此类药物对核酸代谢物与酶结合反应有相互竞争作用，可影响与阻断核酸的合成，如 5 - 氟尿嘧啶、甲氨蝶呤、阿糖胞苷等。

③抗生素类：如丝裂霉素、阿霉素、放线菌素 D 等。

④生物碱类：主要干扰细胞内纺锤体的形成，使细胞停留在有丝分裂中期。常用的有长春新碱、羟喜树碱、高三尖杉酯碱等。

⑤激素类：能改变内环境，进而影响肿瘤生长，有的能增强机体对肿瘤侵害的抵抗力，常用的有他莫昔芬、已烯雌酚、丙酸睾酮等。

⑥其他：如羟基脲、顺铂等。

（2）给药方式　一般通过静脉滴注、注射、口服、肌内注射、肿瘤内注射、腔内注射或动脉内灌注等途径提供。

近年来开展的介入治疗为经动脉定位插管单纯灌注或栓塞加化疗，亦可同时于皮下留置微泵，多次治疗可使肿瘤得以控制或缓解。

由于大多数化疗药物伴有不同程度的毒性反应，临床常常联合应用不同作用的药物，同时或序贯给药，以提高疗效，减少毒副反应。

3. 放射疗法（radiotherapy）　放射疗法简称放疗，是利用放射线的电离辐射作用，破坏或杀灭肿瘤细胞，从而达到治疗目的的一种方法。放射线可采用光子类的深度 X 线、γ 射线、60 钴，以及粒子类的电子束、中子束等。

放疗方法有外照射（用各种治疗机）和内照射（如组织内插植镭针）两种。各种肿瘤对放射线的敏感性不一，可归纳为三类：

①高度敏感：如淋巴造血系统肿瘤、性腺肿瘤、多发性骨髓瘤等。

②中度敏感：如基底细胞癌、鼻咽癌、乳癌、食管癌、肺癌等。

③低度敏感：胃肠道腺癌、软组织及骨肉瘤等。

放疗的副反应为抑制骨髓（白细胞减少、血小板减少）、皮肤黏膜改变及胃肠反应等。

4. 生物治疗　生物治疗是应用生物学方法改善个体对肿瘤的应答反应及直接效应

的治疗，包括免疫治疗和基因治疗两大类。

（1）免疫治疗 免疫治疗有非特异性和特异性之分。前者如接种卡介苗、注射干扰素等；后者是接种自身或异体瘤苗或肿瘤免疫核糖核酸等。目的在于通过调动人体防御系统，提高免疫功能，达到抗肿瘤的效果。

（2）基因治疗 基因治疗是应用基因工程技术，干预存在于靶细胞的相关基因的表达水平以达到治疗目的。大部分基因治疗方法仍处于临床及实验研究阶段。

5. **中医药治疗** 运用中医扶正祛邪、化瘀散结、清热解毒、通经活络等原理，以中药补益气血、调理脏腑，配合手术及放、化疗，既可减轻毒副作用，还可促进肿瘤病人的康复。

6. **内分泌治疗** 某些肿瘤的发生和发展与体内激素水平密切相关，可进行内分泌治疗，如增添激素或内分泌去势治疗等。

【预防】

据研究，80%以上的人类癌症由环境因素所致；约1/3癌症是可以预防的，1/3癌症若能早期诊断是可以治疗的，1/3可以减轻痛苦，延长寿命。因此，在人群中广泛开展健康教育，加强卫生知识宣传，可预防肿瘤发生和改善预后。癌症预防可分为三级：

一级预防：一级预防为病因预防，目的是消除或减少可能致癌的因素，降低发病率。实现一级预防的措施在于保护环境，控制大气、水源、土壤等污染；改变不良的饮食习惯、生活方式，戒烟禁酒，多食新鲜蔬菜、水果，忌食高盐、霉变食物；减少职业性暴露于致癌物中。

二级预防：二级预防是指早期发现，早期诊断，早期治疗，以提高生存率，降低死亡率。二级预防的主要手段是对无症状的自然人群进行以早期发现癌症为目的的普查工作，一般以某种肿瘤的高发区及高危人群为对象进行选择性筛查。

三级预防：三级预防是诊断和治疗后的康复，包括提高生存质量，减轻痛苦，延长生命。三级预防重在对症性治疗，世界卫生组织（WHO）提出了癌症三级止痛阶梯治疗方案，将有效改善晚期肿瘤病人的生存质量。

二、疾病护理

【护理评估】

1. **术前评估**

（1）健康史 了解病人的发病情况、病程、饮食、家族史、既往史、手术史和其他与疾病相关因素。明确有无吸烟、饮酒；有无不良的饮食习惯或与职业因素有关的接触与暴露史；家族中有无肿瘤病人；有无经历重大精神刺激、剧烈情绪波动或抑郁；有无其他部位肿瘤病史或手术治疗史。

（2）身体状况 病人的局部、全身症状和体征，辅助检查结果，有无化疗或放疗的毒副反应等。

（3）心理和社会支持状况 评估病人的心理变化和心理承受能力；评估家属对本病及其治疗方法、预后的认知程度及对治疗的经济承受能力等。

2. 术后评估　了解手术方式、肿瘤的临床分期及预后，术后康复及心理变化等情况。

【常见护理诊断/问题】

1. 焦虑与恐惧　与担心疾病预后和手术、放疗、化疗、在家庭和社会的地位以及经济状况改变有关。

2. 营养失调：低于机体需要量　与肿瘤所致高分解代谢状态及摄入减少、吸收障碍、化疗、放疗所致味觉改变、恶心呕吐、食欲下降、进食困难等有关。

3. 疼痛　与肿瘤生长侵及神经、肿瘤压迫及手术创伤有关。

4. 潜在并发症　感染、出血、皮肤和黏膜受损、静脉炎、静脉栓塞及脏器功能障碍。

5. 知识缺乏　缺乏有关术后康复、放疗、化疗及肿瘤防治的知识。

【护理措施】

1. 心理护理　肿瘤病人心理反应复杂而强烈，有震惊否认期、愤怒期、磋商期、抑郁期和接受期等一系列心理变化；既渴望手术，又惧怕手术，尤其是某些肿瘤，如结肠造瘘术或乳癌手术，会导致生活不便、功能障碍甚至形象改变等，顾虑重重，情绪多变。护理人员应了解病人心理和情感的变化，耐心细致地解释，有的放矢地进行疏导，尊重和关爱病人，使病人能有效配合手术、化疗或放疗的进行，以取得更佳的治疗效果。

2. 饮食和营养支持护理　术前应鼓励病人增加蛋白质、糖类和维生素的摄入，对口服摄入不足者，通过胃肠内、胃肠外营养支持改善营养状况，纠正营养失调，提高其对手术的耐受性，保证手术的安全。术后在消化道功能尚未恢复之前，可经胃肠外途径供给所需能量和营养素，以利于创伤修复；消化道功能恢复后，鼓励病人尽早进食，给予营养丰富且易消化的饮食，促进机体的康复。

3. 疼痛护理　应密切观察疼痛的部位、性质、持续时间，还应为病人创造安静舒适的环境，可采取松弛疗法、音乐疗法，或鼓励其适当参与娱乐活动以分散注意力，从而减轻疼痛，鼓励家属关心、参与止痛计划。术后切口疼痛应遵医嘱及时予以镇痛治疗。

晚期癌症疼痛难以控制者，可按三级阶梯镇痛方案处理。一级镇痛法：适用于疼痛较轻者，可用阿司匹林等非阿片类解热消炎镇痛药；二级镇痛法：适用于中度持续性疼痛者，可用可待因等弱阿片类药物；三级镇痛法：疼痛进一步加剧，改用强阿片类药物，如吗啡、哌替啶等。癌性疼痛的给药要点：口服、按时（非按需）、按阶梯、个体化给药。镇痛药物剂量根据病人的疼痛程度和需要由小到大，直至病人疼痛消失为止，不应对药物限制过严，导致用药不足。

4. 化学疗法的护理

（1）防止静脉炎、静脉栓塞的发生　根据药性选用适宜的溶媒稀释，现配现用；选择合适的给药途径和方法，现多从深静脉给药，以减少对血管的刺激；合理安排给药顺序，如从周围静脉给药，要有计划地由远端开始合理选择静脉并注意保护，妥善固定针头以防滑脱、药液外漏导致局部组织坏死。若怀疑药物外渗应立即停止输液，并针对外渗药液的性质给予相应的处理。

（2）恶心、呕吐的护理　化疗前遵医嘱选用止吐药，恶心、呕吐者给予清淡易消化食物，少量多餐；严重呕吐、腹泻者，予静脉补液或营养支持。

（3）预防感染　每周检查血常规1次，白细胞<$3.5×10^9$/L者应遵医嘱停药或减量。加强病室空气消毒，减少探视，预防交叉感染；血小板<$80×10^9$/L，白细胞<$1.0×10^9$/L者应做好保护性隔离，给予必要的支持治疗，如中药调理、成分输血，必要时遵医嘱应用升血细胞类药。

（4）预防出血　注意有无皮肤瘀斑、牙龈出血、血尿、血便等全身出血倾向；监测血小板计数，<$50×10^9$/L时避免外出，<$20×10^9$/L时要绝对卧床休息，限制活动。协助做好生活护理，注意安全，避免受伤，同时监测病人的生命体征和神志的变化。尽量避免肌内注射及用硬毛牙刷刷牙。

（5）注意肝肾功能监测　化疗过程中密切观察病情变化，监测肝肾功能，了解病人的不适主诉，准确记录出入液量，鼓励多饮水、碱化尿液，以减少或减轻化疗所致的毒副作用。

（6）防止脱发　化疗时可用冰帽局部降温，预防脱发。

5. 放射疗法的护理

（1）皮肤、黏膜的护理　保持皮肤清洁干燥，穿着柔软的棉质衣服。照射野皮肤忌摩擦、冷热刺激，洗澡禁用肥皂、粗毛巾搓擦，局部宜用软毛巾吸干；局部皮肤出现红斑瘙痒时禁搔抓，禁用酒精、碘酒等涂搽，防止发生蜂窝织炎；照射野皮肤有脱皮现象时，禁用手撕脱，应让其自然脱落，一旦撕破难以愈合；外出时防止阳光直射；放疗期间可使用滴鼻剂和漱口液，加强局部黏膜清洁。

（2）照射器官功能的观察　肿瘤所在器官或照射野内的正常组织受射线影响可发生一系列反应，如胸部照射后可形成放射性肺纤维变，胃肠道受损后可出现出血、溃疡或形成放射性肠炎，膀胱照射后可出现血尿等。因此，放疗期间应加强对照射器官功能状态的观察，对症护理，有严重不良反应时应及时与医生联系，暂停放疗。

（3）防止感染　医护人员严格执行无菌操作，防止交叉感染；指导并督促病人注意个人卫生，如口腔清洁等；鼓励病人多进食，增加营养，提高免疫力；每周检查血常规1次，监测病人有无感染症状和体征；若病人白细胞计数极低，应实行保护性隔离。

6. 恶性肿瘤病人围术期的护理　参见第五章围术期病人的护理和各种恶性肿瘤病人的手术前后护理。

三、健康教育

1. 保持心情舒畅　鼓励病人保持良好的心态，勇敢地面对现实，避免各种不良情绪。

2. 加强营养　指导病人均衡饮食，摄入高热量、高蛋白、富含膳食纤维的各类营养素，多食新鲜水果，饮食宜清淡、易消化，忌辛辣、油腻等刺激性食物。

3. **适当运动和功能锻炼**　指导病人适量、适时运动，以增强抗病能力。对于因术后器官、肢体残缺而引起生活不便的病人，应早期协助和鼓励其进行功能锻炼，使其具备基本的生活自理能力和必要的劳动能力，减少对他人的依赖。

4. **坚持治疗**　出院后仍应鼓励病人积极配合治疗，有针对性地提供化疗、放疗等方面的信息资料，提高其对各种治疗反应的识别和自我照顾能力，克服化疗、放疗带来的身体不适。

5. **加强随访**　肿瘤病人应终身随访，术后最初3年内至少每3个月随访1次，继之每半年复查1次，5年后每年复查1次。随访可早期发现复发或转移征象。

第三节　良性肿瘤病人的护理

一、疾病概要

良性肿瘤可发生于全身不同器官和组织，因肿瘤的来源和发生部位不同，其病理生理变化和临床表现各异。临床分为各脏器良性肿瘤和常见体表良性肿瘤；前者因所在器官不同而有不同的临床特点（参见相关章节），本节仅介绍体表常见良性肿瘤。

体表肿瘤是指来源于皮肤、皮肤附件、皮下组织等浅表软组织的肿瘤，在临床上需与非真性肿瘤的肿瘤样肿块相鉴别。

1. **皮肤乳头状瘤（skin papilloma）**　皮肤乳头状瘤乃表皮乳头样结构的上皮增生所致，同时向表皮下乳头状延伸，有蒂，单发或多发，好发于躯干、四肢及会阴，易恶变为皮肤癌。手术切除是首选的治疗方法。

2. **黑痣（pigment nevus）**　黑痣为良性色素斑块，分为皮内痣、交界痣和混合痣3种。皮内痣位于真皮层，常高出皮肤，表面光滑，有汗毛，很少恶变。交界痣位于基底细胞层，向表皮下延伸。局部扁平，色素较深，多位于手、足，易受激惹、恶变。混合痣为皮内痣和交界痣同时存在，当色素加深、变大或瘙痒、疼痛时有恶变可能，应及时做完整切除，并做病理检查。

3. **脂肪瘤（lipoma）**　脂肪瘤为脂肪样组织的瘤状物，好发于四肢、躯干。多数单发；也可多发。边界清楚；呈分叶状；质地软，可有假囊性感；无痛，生长缓慢。位于深部者可恶变，应及时切除。

4. **纤维瘤（fibroma）**　纤维瘤是位于皮肤及皮下的纤维组织肿瘤。呈单个结节状，瘤体不大，边界清楚，质硬，活动度大，生长缓慢，极少恶变。可手术切除。

5. **神经纤维瘤（neurofibroma）**　神经纤维瘤包括神经鞘瘤和神经纤维瘤。前者由鞘细胞组成，后者为特殊软纤维，具有折光的神经纤维细胞并伴有少量神经索。常位于四肢神经干的分布部位，多发，对称，大多无症状，也可伴明显疼痛。手术切除时应注意避免伤及神经干。

6. **血管瘤（hemangioma）**　血管瘤多为先天性，生长缓慢，按其结构可分为三类。

（1）毛细血管瘤（hemangioma capillanisum）　多见于女婴的面部，出生时即有皮肤红点或小红斑，逐渐增大，红色加深并隆起。如增大速度快于婴儿发育，则为真性肿瘤。瘤体边界清楚，压之可稍褪色，释手后恢复红色。大多数为错构瘤，1年内可停止生长或消退。早期瘤体较小时手术切除或液氮冷冻治疗效果均良好。

（2）海绵状血管瘤（hemangioma cavernosum）　由小静脉和脂肪组织构成。多数生长在皮下组织、肌肉，少数可在骨或内脏等部位。皮肤色泽正常或呈青紫色。肿块质地软而边界不太清楚，可有钙化结节和触痛，应及早手术切除，以免增大而影响局部组织功能。

（3）蔓状血管瘤（hemangioma racemosum）　由较粗的迁曲血管构成，大多数为静脉，也可有动脉或动静脉瘘。除发生于皮下和肌肉，还常侵入骨组织。外观常见蜿蜒的血管，有明显的压缩性和膨胀性，或可闻及血管杂音或触及硬结。应争取手术切除。术前做血管造影检查，了解病变范围，充分做好术前准备，包括术中控制出血及输血等。

7. 囊性肿瘤与囊肿

（1）皮样囊肿（dermoid cyst）　皮样囊肿为囊性畸胎瘤，浅表者好发于眉梢或颅骨骨缝处，可与颅内交通呈哑铃状，质地硬。手术切除前应有充分估计和准备。

（2）皮脂囊肿（sebaceous cyst）　皮脂囊肿是非真性肿瘤，为皮脂腺排泄受阻所形成的囊肿。以头面部及背部多见，囊内为油脂样"豆渣物"，易继发感染而伴奇臭。若已感染者，应控制感染后再手术切除。

（3）表皮样囊肿（epidermoid cyst）　表皮样囊肿是由外伤所致表皮移位于皮下生长而成，常见于臀、肘等易受外伤或磨损部位。应手术切除治疗。

（4）腱鞘或滑液囊肿（synovial cyst）　腱鞘或滑液囊肿为非真性肿瘤，由浅表滑囊经慢性劳损诱发。常见于手腕、足背肌腱或关节附近，屈曲关节时有坚硬感。可加压击破或抽出囊液，但易复发，手术切除较为彻底。

二、疾病护理

【护理评估】
参见本章第二节相关内容。

【常见护理诊断/问题】
参见本章第二节相关内容。

【护理措施】
参见本章第二节相关内容。

第十二章　甲状腺疾病病人的护理

> **导学**
>
> 　　**内容与要求**　甲状腺疾病病人的护理包括解剖和生理概述、甲状腺肿瘤和甲状腺功能亢进三部分内容。通过本章的学习，应掌握甲状腺大部切除手术前和手术后护理。熟悉甲状腺功能亢进、甲状腺腺瘤及甲状腺癌的临床表现、辅助检查及治疗原则。了解甲状腺解剖生理、甲状腺癌的病理分类和甲状腺功能亢进的分类。
>
> 　　**重点与难点**　甲状腺功能亢进分类、临床表现、辅助检查及护理措施；甲状腺癌的临床表现和治疗原则；甲状腺癌术后并发症的观察和护理；甲状腺功能亢进术后甲状腺危象的预防和处理。

第一节　解剖和生理概述

一、解剖

　　甲状腺（thyroid）分为左右两叶，位于颈前区甲状软骨下方、气管的两旁，由左右两侧叶和中央峡部构成。峡部一般位于第 2～4 气管软骨的前面，两侧叶的上极通常平甲状软骨，下极多数位于第 5～6 气管环。甲状腺由内层甲状腺固有被膜和外层甲状腺外被膜所包裹，两层被膜间隙内有甲状腺的动、静脉及淋巴、神经进出腺体，在甲状腺两侧叶的背面一般附有 4 个甲状旁腺。成人甲状腺重约 30g，正常情况下，做颈部检查时，不容易看到或摸到甲状腺。由于甲状腺腺体借外层被膜固定于气管和环状软骨，并借左、右两叶上极内侧的甲状腺悬韧带悬吊于环状软骨，因此，吞咽时，甲状腺可随之上、下移动，临床上常以此鉴别颈部肿块是否与甲状腺有关。

　　甲状腺的血液供应主要来自两侧的甲状腺上、下动脉，甲状腺上动脉是颈外动脉的分支，分为前、后、峡部三支，后支稍上方与喉上神经外侧支靠近；甲状腺下动脉源于锁骨下动脉，与喉返神经关系密切，手术时应小心、慎重，以免误伤神经。甲状腺上、下动脉的分支间及分支与喉部、气管、咽部和食管的动脉分支都有广泛吻合和沟通，故手术结扎两侧甲状腺上、下动脉后，残留腺体和甲状旁腺仍有足够的血液供应，因此，手术中止血应充分注意。甲状腺有三条主要静脉，即甲状腺上静脉、甲状腺中静脉和甲状腺下静脉。其中，甲状腺上、中静脉血液流入颈内静脉；甲状腺下静脉血液直接注入无名静脉（图 12 - 1）。甲状腺淋巴很丰富，甲状腺的淋巴液汇入颈深淋巴结。

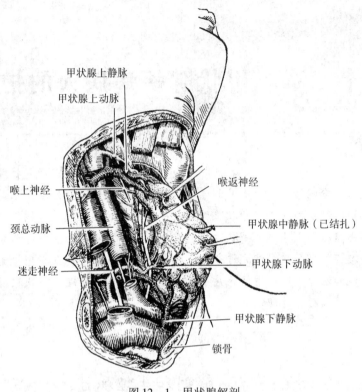

图 12 - 1　甲状腺解剖

甲状腺附近的神经主要有喉上神经和喉返神经，均起自迷走神经，因与血管伴行，手术时要格外小心。喉返神经在颈部位于甲状腺背侧的气管食管沟内，支配声带运动，单侧损伤时声音嘶哑甚至失音；双侧损伤时，可出现呼吸困难或窒息。喉上神经贴近甲状腺下动脉走行，分内外两支。内支为感觉支，分布于喉与会厌黏膜，伤后可致会厌反射消失，出现饮水呛咳；外支为运动支，支配环甲肌，使声带紧张，损伤后环甲肌瘫痪，声带松弛，出现声调降低。

二、生理

甲状腺的主要功能是合成、贮存和分泌甲状腺素。甲状腺素分三碘甲状腺原氨酸（T_3）和四碘甲状腺原氨酸（T_4）两种。合成完毕后便与甲状腺球蛋白结合，贮存于甲状腺滤泡中。释放入血的甲状腺素与清蛋白结合，其中 90% 为 T_4，10% 为 T_3。甲状腺素主要参与人体物质和能量的代谢，作用包括：增加全身组织细胞的氧消耗和热量产生；促进蛋白质、脂肪和糖类的分解；促进人体的生长发育和组织分化。甲状腺素分泌不足，在幼儿可产生呆小症，在成人可引起黏液性水肿；甲状腺素分泌过盛，则可引起甲状腺功能亢进。

甲状旁腺分泌甲状旁腺激素，调节体内钙的代谢，维持血钙和血磷的平衡。如果甲状旁腺损伤，可出现低钙抽搐。

甲状腺功能的主要调节机制包括下丘脑－垂体－甲状腺轴控制系统和甲状腺腺体内的自身调节系统。甲状腺素的产生和分泌受腺垂体分泌的促甲状腺激素（TSH）的调节；TSH 能刺激和加速甲状腺合成和分泌甲状腺素，而血液中甲状腺素浓度又对 TSH 起反馈性抑制作用。TSH 的分泌还受下丘脑促甲状腺激素释放激素（TRH）的直接刺激。若甲状腺素分泌过多或大量给予时，除对垂体 TSH 释放有抑制外，对下丘脑 TRH 的释放也有对抗作用，间接地抑制 TSH 分泌，从而形成了一个下丘脑－垂体－甲状腺轴反馈调节系统。此外，甲状腺本身对体内碘缺乏或过剩时存有改变甲状腺素产生和释放的内在调节系统，当血浆中无机碘含量升高时，能刺激甲状腺摄碘及与酪氨酸结合而生成较多的甲状腺素，当血浆中无机碘含量升至临界值后，便发生碘与酪氨酸结合的进行性抑制及甲状腺素合成与释放的降低。甲状腺通过上述调节控制体系维持机体正常的生长、发育和代谢功能。

第二节　甲状腺肿瘤

一、甲状腺腺瘤

甲状腺腺瘤（thyroid adenoma）是常见的甲状腺良性肿瘤，多发生于 40 岁以下中青年女性。有恶变倾向，恶变率在 10% 左右。

【病因病理】

病因迄今未明。可能与促甲状腺激素的刺激、缺碘及摄入致甲状腺肿物质等因素有关。按形态学可分为滤泡状腺瘤和乳头状囊性腺瘤，临床以前者多见。

【临床表现】

多为半圆形或椭圆形单发结节，结节表面光滑，边界清楚，包膜完整，无压痛，随吞咽上下移动。病人一般无不适症状，常在无意间或体检时发现。质地依瘤体性质而异，腺瘤质地较软，而囊性者质韧。肿块一般生长缓慢，如乳头状囊性腺瘤因囊壁血管破裂致囊内出血时，瘤体可在短时间内迅速增大，并伴局部胀痛。

【辅助检查】

1. B 超检查　可发现甲状腺内肿块；若伴囊内出血，提示存有囊性病变。

2. 放射性^{131}I 或 ^{99m}Tc 扫描　多呈温结节，伴囊内出血时可为冷结节，边缘一般较清晰。

【治疗原则】

1. 手术治疗　因甲状腺腺瘤有诱发甲亢和恶变的可能，原则上应早期行腺瘤侧甲状腺大部或部分（小腺瘤）切除。目前有传统开刀和腔镜手术两种。随着国内外腹腔镜技术的飞速发展，腔镜技术把甲状腺外科带入了新的高度，与传统手术相比，腔镜手术具有美容、术后疼痛轻、住院时间短、术后恢复快等优点。腔镜甲状腺手术径路有胸骨切迹径路、锁骨下径路、腋窝径路、胸骨前乳晕径路等。

切除标本需即刻行病理学检查，以明确肿块病变性质。若为恶性病变需按甲状腺癌治疗。

2. 中医药治疗　非手术治疗者，在临床观察的基础上可采用中医内治法，以理气解郁、化痰软坚为主。根据辨证论治予逍遥散合海藻玉壶汤加减，或生脉散合海藻玉壶汤加减内服。

二、甲状腺癌

甲状腺癌（thyroid carcinoma）是较常见的恶性肿瘤，约占全身恶性肿瘤的1.3%，占癌症死亡病例的0.4%。女性发病率高于男性。

【病因病理】

甲状腺癌的病因迄今未明。其发生与多种因素有关，如放射性损害、致甲状腺肿物质、TSH的刺激、遗传等。一些是在良性甲状腺肿大基础上发生癌变。除髓样癌外，多数甲状腺癌起源于滤泡上皮细胞。其病理类型可分为以下4种：

1. 乳头状腺癌　起源于甲状腺滤泡上皮细胞，约占成人甲状腺癌的60%和儿童甲状腺癌的全部，多见于中青年女性。肿瘤生长较缓慢，恶性程度较低，虽较早即出现颈淋巴结转移，但预后较好。

2. 滤泡状腺癌　起源于甲状腺滤泡上皮细胞，约占甲状腺癌的20%，多见于50岁左右的中年人。肿瘤生长较快，属中度恶性，可经血液转移至肺、肝、骨和中枢神经系统。颈淋巴结侵犯仅占10%，预后较乳头状腺癌差。

3. 未分化癌　起源于甲状腺滤泡上皮细胞，约占15%，多见于70岁左右的老年人。肿瘤发展迅速，其中约50%早期即有颈淋巴结转移，属高度恶性。肿瘤除侵犯气管和（或）喉返神经或食管外，还常经血液转移至肺和骨，预后很差。

4. 髓样癌　起源于甲状腺滤泡旁细胞（C细胞），仅占7%。较早出现淋巴结转移，且可经血行转移至肺和骨，恶性程度中等。预后比乳头状腺癌和滤泡状腺癌差，但较未分化癌好。

【临床表现】

甲状腺内发现肿块，质地硬而固定、表面不平是各型癌的共同表现。腺体在吞咽时上下移动性小。未分化癌肿块可在短期内迅速增大，并侵犯周围组织；因髓样癌组织可产生激素样活性物质，病人可出现腹泻、颜面潮红和低血钙等症状。

晚期癌肿除伴颈淋巴结肿大外，常因喉返神经、气管或食管受压而出现声音嘶哑、呼吸困难或吞咽困难等；若颈交感神经节受压可引起Horner综合征；若颈丛浅支受累可出现耳、枕和肩等处疼痛；可见局部淋巴结及远处器官转移等表现。

【辅助检查】

1. 实验室检查　血清降钙素测定，有助于髓样癌的诊断。

2. 影像学检查

（1）B 超检查　测定甲状腺肿块的大小、形态、数目及与周围组织的关系。

（2）X 线检查　颈部 X 线摄片可了解有无气管移位、狭窄、肿块钙化及上纵隔增宽。肺及骨 X 线摄片可发现转移灶。

3. 放射性同位素检查　放射性^{131}I、^{99m}Tc 扫描多呈冷结节，边缘一般较模糊。

4. 穿刺细胞学检查　甲状腺可以切除的肿块一般不做术前活检，较大肿块需明确诊断者可行此检查，该诊断的正确率可达 80% 以上。

【治疗原则】

手术切除是各型甲状腺癌的基本治疗方式，并辅助内分泌治疗、放射性核素治疗和放射外照射治疗。

1. 手术治疗　手术范围和疗效与肿瘤的病理类型有关。一般多行患侧腺体全切加峡部及对侧腺体大部分切除，并根据病情及病理类型决定是否加行颈部淋巴结清扫。未分化癌因发展迅速，恶性程度高，浸润较广泛，一般不宜手术治疗。

2. 内分泌治疗　甲状腺癌行次全或全切除者应终身服用甲状腺素片，以预防甲状腺功能减退和抑制 TSH。乳头状腺癌和滤泡状腺癌存在 TSH 受体，TSH 通过其受体能影响甲状腺癌的生长。可用干燥甲状腺片，用药期间定期测定血浆 T4 和 TSH，以调整用药剂量。

3. 放射性核素治疗　术后^{131}I 治疗主要适用于 45 岁以上乳头状腺癌、滤泡状腺癌、多发性癌灶、局部侵袭性肿瘤及有远处转移者。

4. 放射外照射治疗　主要用于未分化型甲状腺癌。

三、疾病护理

（一）术前护理

【护理评估】

1. 健康史　了解病人的发病情况、病程、以往治疗情况；既往健康状况及有无手术史。

2. 身体状况

（1）局部症状　肿块的大小、形状、质地和活动度；肿块与吞咽运动的关系；有无颈部淋巴结肿大。

（2）全身症状　有无声音嘶哑、吞咽困难等压迫症状；有无骨和肺转移征象。

（3）相关检查　辅助检查测定的结果。

3. 心理和社会支持状况

（1）病人常因无意中发现颈部肿块，或因已存有多年颈部肿块在短期内迅速增大，担忧肿块的性质和预后，表现为紧张、焦虑和恐惧等。因此，应重视病人的心理反应。

（2）评估病人及亲属对疾病和手术治疗的了解程度；了解病人及家庭的经济状况。

（3）了解病人所在社区的医疗保健服务情况等。

【常见护理诊断/问题】

1. 焦虑与恐惧　与疾病本身和手术治疗有关。

2. 知识缺乏　缺乏相关术前准备知识。

【护理措施】

1. 术前常规护理　参见第五章围术期病人护理的术前护理。

2. 其他护理措施　针对甲状腺手术还需完成的护理措施：

（1）协助各种术前检查　除全面的体格检查和必要的化验检查外，还应包括颈部 X 线检查，了解气管有无受压或移位；喉镜检查，了解声带功能；测定血钙和血磷含量，了解甲状旁腺功能状态。

（2）体位训练　指导病人每日数次进行头颈过伸体位训练（将软枕垫于肩部，保持头低、颈过伸位），以适应手术时体位的改变，同时也可减轻手术后病人颈肩部的酸痛。

（二）术后护理

【护理评估】

1. 一般情况　包括麻醉方式、手术种类、术中情况、术后生命体征和切口、引流情况等。

2. 呼吸和发音　包括呼吸节律、频率和发音状况。

3. 术后并发症　甲状腺肿瘤术后常见的并发症有呼吸困难和窒息、喉返神经损伤、喉上神经损伤和手足抽搐。

【常见护理诊断/问题】

1. 疼痛　与手术切口有关。

2. 清理呼吸道无效　与咽喉部及气管受刺激、分泌物增多和切口疼痛有关。

3. 潜在并发症　呼吸困难和窒息、喉返和（或）喉上神经损伤、手足抽搐等。

4. 焦虑　与疾病预后有关。

【护理措施】

1. 一般护理

（1）体位护理　术后平卧位，待血压平稳后取高坡卧位，以利呼吸和引流。指导病人保持头颈部舒适体位，在改变体位和咳嗽时可用手固定颈部，以减少震动和保持舒适。

（2）切口及引流护理　手术野常规放置引流管或橡皮片引流 24～48 小时，保持引流管通畅，观察并记录引流液的颜色、性状和量，发现切口有渗血、颈部有肿胀或引流管中有较多血液时，应及时报告医生进行相应处理。对腔镜下乳晕径路手术的病人，要注意观察颈部和前胸部皮肤的颜色，因手术注入 CO_2 气体建立手术操作空间，在分离手术空间过程中可能伤及皮下脂肪层，出现皮肤红肿、瘀斑，通常 2～3 天后逐渐消散。

（3）保持呼吸道通畅　鼓励和协助病人进行深呼吸和有效咳嗽，必要时行超声雾化吸入，以助痰液及时排出。保持引流通畅，避免因引流管阻塞导致颈部积血、积液、压迫气管而引起呼吸不畅。

（4）**紧急抢救物品的准备**　术后病人可能出现各种危急并发症，床边需备好气管切开包、吸引器、监护仪等。

（5）**饮食护理**　清醒病人即可给予少量温水或凉水。若无呛咳、误咽等不适，可逐步给予微温流质饮食，注意过热饮食可使手术部位血管扩张，加重创口渗血。以后逐渐过渡到半流质及高热量、高蛋白质和富含维生素的软食，以利切口早期愈合。

（6）**心理护理**　对已被证实为恶性肿瘤的病人，要加强心理安慰，引导其能正视现实，积极配合后续治疗。

2. 并发症的预防和护理　甲状腺大部切除术后12～48小时内是并发症多发阶段，应密切观察病人生命体征、呼吸、发音和吞咽状况，及早发现术后常见并发症，并及时配合抢救。

（1）**呼吸困难和窒息**　是术后最危急的并发症，多发生于术后48小时内。临床表现为进行性呼吸困难、烦躁、发绀，甚至窒息。可有颈部肿胀，切口渗出鲜血等。常见原因：①切口内出血压迫气管：主要系手术时止血不完善、血管结扎线滑脱或凝血功能障碍所致。②喉头水肿：可因手术创伤或气管插管所致。③气管塌陷：因气管壁长期受肿大甲状腺压迫而发生软化，在切除甲状腺大部分腺体后，软化气管壁失去支撑所致。④双侧喉返神经损伤。⑤痰液堵塞。

有效的预防措施为：①病人血压平稳或全麻清醒后取高坡卧位，以利呼吸和引流。②定期观察切口内出血和引流情况，保持引流通畅。③术后6小时给予少量温或凉流质，禁忌过热流质，以免诱发手术部位血管扩张，加重创口渗血。

急救护理配合：①对因血肿压迫所致呼吸困难或窒息者，需立即配合床边剪开缝线，敞开伤口，迅速除去血肿，结扎出血的血管。②对喉头水肿所致呼吸困难或窒息者，应即刻遵医嘱应用大剂量激素，如地塞米松30mg静脉滴入。③若呼吸困难无好转，则协助行气管切开。

（2）**喉返神经损伤**　主要是手术时操作损伤，如因切断、缝扎、钳夹或牵拉过度所致；少数是由于血肿压迫或瘢痕组织的牵拉引起。单侧喉返神经损伤大多引起声音嘶哑，因钳夹、牵拉或血肿压迫所致损伤者多为暂时性，经3～6个月理疗或发音训练后可逐渐恢复，但不能恢复其原有音色。双侧损伤病人可因声带麻痹致失声，严重者可发生呼吸困难，甚至窒息，多需行气管切开，以后行手术修补。

（3）**喉上神经损伤**　多因在处理甲状腺上极时损伤喉上神经内支（感觉支）或外支（运动支）所致。外支受损可使环甲肌瘫痪，引起声带松弛和声调降低。内支受损会使喉部黏膜感觉丧失而致反射性咳嗽消失，在进食特别是饮水时发生误咽或呛咳，故要加强对该类病人在饮食过程中的观察和护理，并鼓励其多进食固体类食物，多数病人在手术数日后可恢复正常。

（4）**手足抽搐**　多数病人症状轻且短暂，常在术后1～2日出现面部、唇或手足部的针刺、麻木或强直感；少数严重者可出现面肌和手足持续性痉挛，甚至可发生喉、膈肌痉挛，引起窒息。其主要原因为手术时甲状旁腺被挫伤、误切或其血液供应受累，致血钙浓度下降，使神经、肌应激性增高。

预防的关键在于切除甲状腺时注意保留腺体背面的甲状旁腺。

对手足抽搐的护理要点：①适当限制高磷食物，如肉类、乳品和蛋类等食品的摄入，以免影响钙的吸收。②指导病人口服补充钙剂；症状较重或长期不能恢复者，可加服维生素 D_3，以促进钙在肠道内的吸收。③抽搐发作时，立即遵医嘱静脉注射 10% 葡萄糖酸钙或氯化钙 10～20ml。

（三）健康教育

1. 甲状腺癌病人术后存有不同程度的心理问题，指导病人调整心态，正确面对现实，积极配合治疗。

2. 指导病人术后康复训练，尤其行颈淋巴结清扫术者，因斜方肌不同程度受损，故在切口愈合后即应开始肩关节和颈部的功能训练，并随时保持患侧上肢高于健侧的体位，以防肩下垂。

3. 甲状腺全切病人术后应遵医嘱坚持服用甲状腺素制剂，不可随意自行停药或更换剂量，以预防肿瘤复发。术后需加行放射治疗者应遵医嘱按时治疗。

4. 定期门诊随访，复诊颈部、肺部和甲状腺功能等。若发现结节、肿块或异常应及时就诊。

第三节　甲状腺功能亢进

一、疾病概要

甲状腺功能亢进（hyperthyroidism）简称"甲亢"，指由各种原因导致正常甲状腺素分泌的反馈控制机制丧失，引起循环中甲状腺素异常增多而出现以全身代谢亢进为主要特征的疾病总称。男、女均可发病，但以女性多见。

【病因病理】

甲亢的病因迄今未明。近年来认为原发性甲亢是一种自身免疫性疾病，其淋巴细胞产生的两类 G 类免疫球蛋白，即长效甲状腺激素（LATS）和甲状腺刺激免疫球蛋白（TSI）能抑制腺垂体分泌 TSH，并与甲状腺滤泡壁细胞膜上的 TSH 受体结合，导致甲状腺素的大量分泌。继发性甲亢和高功能腺瘤病人血中 LATS 的浓度不高，可能与结节本身的自主性分泌紊乱有关。

甲亢病人甲状腺的病理改变主要表现为腺体内血管增多和扩张，淋巴细胞浸润；滤泡壁细胞多呈高柱状增生，并形成乳头状凸起伸入滤泡腔，腔内胶质减少。

【分类】

按引起甲亢的原因可分为以下 3 类：

1. **原发性甲亢**　最常见，病人多见于 20～40 岁，男女之比为 1:4～1:7。腺体呈弥漫性肿大，两侧对称，常伴有眼球突出，故又称"突眼性甲状腺肿"。

2. **继发性甲亢** 较少见，发病年龄多在 40 岁以上。如继发于结节性甲状腺肿的甲亢，病人先有多年结节性甲状腺肿史，以后才出现功能亢进症状。腺体呈结节状肿大，两侧多不对称，无眼球凸出，易发生心肌损害。

3. **高功能腺瘤** 少见，甲状腺内有单发的自主性高功能结节，结节周围的甲状腺组织呈萎缩改变，无眼球凸出。

【临床表现】

临床表现轻重不一，主要表现为：

1. **甲状腺肿大** 多数病人有不同程度的弥漫性、对称性甲状腺肿大，一般不引起局部压迫症状。由于腺体内血管扩张、血流加速，左、右叶上下极可扪及震颤感和闻及血管杂音。

2. **交感神经兴奋性增高** 病人可出现性情急躁，情绪易激动，失眠，双手颤动，怕热，容易出汗，皮肤潮湿。

3. **突眼** 典型者双侧眼球凸出、睑裂增宽。严重者上下眼睑闭合困难，甚至不能覆盖角膜。但突眼的严重程度与甲亢轻重无明显关系。

4. **心率加速** 脉快有力（脉率每分钟常达 100 次以上，休息和睡眠时仍快），脉压增大，心悸，严重时可出现心律失常。其中脉率增快和脉压增大尤为重要，常作为判断病情程度和治疗效果的重要标志。

5. **基础代谢率显著增高** 病人食欲亢进却消瘦，体重减轻，易疲劳。

6. **内分泌紊乱** 女性可有月经失调，男性可有阳痿等。

【辅助检查】

1. **基础代谢测定** 测定必须在清晨、空腹和静卧时进行。根据脉压和脉率计算，常用计算公式为：基础代谢率% ＝（脉率＋脉压）－111，以 ±10% 为正常，＋20% ～ ＋30% 为轻度甲亢，＋30% ～ ＋60% 为中度甲亢，＋60% 以上为重度甲亢。

2. **甲状腺摄^{131}I 率测定** 正常甲状腺 24 小时内摄取的 ^{131}I 量为总摄入量的 30% ～ 40%，若 2 小时内甲状腺摄取的 ^{131}I 量超过 25%，或 24 小时内超过 50%，且吸^{131}I 高峰提前出现，都表示有甲亢。

3. **血清 T_3、T_4 含量测定** 甲亢时 T_3 值的上升较早而快，约是正常值的 4 倍；T_4 上升较迟缓，仅是正常的 2.5 倍，故测定 T_3 对甲亢的诊断具有较高的敏感性。

【治疗原则】

甲亢的治疗方法有手术治疗、^{131}I 治疗和药物治疗 3 种。

1. **手术治疗** 甲状腺大部切除术是目前治疗中度以上甲亢的一种常用而有效的方法。

（1）手术指征 ①继发性甲亢或高功能腺瘤。②中度以上的原发性甲亢。③腺体较大，伴有压迫症状，或胸骨后甲状腺肿等类型的甲亢。④抗甲状腺药物或^{131}I 治疗后复发或坚持长期用药有困难者。⑤妊娠早、中期的甲亢病人凡具有上述指征者。

（2）手术禁忌证 ①青少年病人。②症状较轻者。③老年病人或伴有其他严重器质性疾病不能耐受手术治疗者。

2. ¹³¹I 治疗 此法治疗甲亢安全、简便、经济，且疗效好，是目前治疗甲亢的重要方法之一。¹³¹I 大量浓聚在甲状腺，使甲状腺受到集中辐射，腺体功能受到抑制，甚至部分坏死、机化而使甲状腺缩小。

3. 药物治疗 药物治疗是甲亢病人的首选治疗方法，大多数病人经规律的药物治疗，常可获得满意疗效。抗甲状腺药物主要为硫脲类衍生物，目前国内使用较多的是丙硫氧嘧啶（PTU）和甲巯咪唑（他巴唑）。全部疗程为 1.5 年或更长，最短不能少于 1 年。

二、疾病护理

（一）术前护理

【护理评估】
参见本章第二节内容。

【常见护理诊断/问题】

1. 焦虑与恐惧 与疾病本身和手术治疗有关。

2. 营养不良 与甲亢时基础代谢率显著增高所致代谢需求量大于摄入量有关。

3. 有受伤的危险 与突眼造成的眼睑不能闭合，有潜在的角膜溃疡、感染可能有关。

4. 知识缺乏 缺乏相关术前准备知识。

【护理措施】

1. 甲状腺手术术前护理 参见本章第二节内容。

2. 其他护理措施 甲亢病人在代谢率高亢的情况下，手术危险性很大，还需落实的护理措施：

（1）监测 基础代谢率监测。

（2）饮食护理 病人因代谢率高，常感饥饿，饮食应以高热量、高蛋白质和富含维生素的均衡饮食为宜。主食应足量，可适当增加奶类、蛋类、瘦肉类等优质蛋白，两餐之间增加点心。鼓励病人多饮水，以补充出汗、呼吸加快等所丢失的水分。避免饮用对中枢神经有兴奋作用的浓茶、咖啡等刺激性饮料，戒烟酒。

（3）药物准备 是术前用于降低基础代谢率的重要环节。常有以下几种方法：

①开始即用碘剂，2~3 周后待甲亢症状得到基本控制（病人情绪稳定，睡眠好转，体重增加，脉率 <90 次/分，脉压恢复正常，基础代谢率 <+20%）后，便可进行手术。常用的碘剂是复方碘化钾溶液（Lugol 溶液）。用法：每日 3 次口服，第 1 日每次 3 滴，第 2 日每次 4 滴，依此逐日递增至每次 16 滴为止，然后维持此剂量至手术。由于碘剂可刺激口腔和胃黏膜，故易引起恶心、呕吐、食欲不振等不良反应，因此，应指导病人于饭后用冷开水稀释后服用，或在用餐时将碘剂滴在馒头或饼干上一同服用。

碘剂的作用在于抑制蛋白水解酶，减少甲状球蛋白的分解，从而逐渐抑制甲状腺素的释放；还能减少甲状腺的血流量，使腺体缩小变硬，有助于避免术后甲状腺危象的发生。但因碘剂只能抑制甲状腺素的释放，并不能抑制甲状腺素的合成，故停服后会致贮存于甲状腺滤泡内的甲状腺素大量释放入血，使原有甲亢症状再现，甚或加重。因此，碘剂不能单独治疗甲亢，仅适用于手术前准备。凡不拟行手术治疗的甲亢病人均不宜服用碘剂。

②先用硫脲类药物，待甲亢症状基本控制后停药，再改服碘剂 1~2 周，再行手术。因硫脲类药物能使甲状腺肿大充血，手术时极易发生出血，从而增加手术风险；而碘剂能减少甲状腺的血流量，减少腺体充血，使腺体缩小变硬，因此服用硫脲类药物后必须服用碘剂。

③少数病人服碘剂 2 周后症状改善不明显，可加服硫脲类药物，待甲亢症状基本控制，停用硫脲类药物后再继续单独服用碘剂 1~2 周后手术。在此期间应密切观察用药的效果与不良反应。

④对于不能耐受碘剂或合并应用硫脲类药物，或对此两类药物无反应的病人，可单用普萘洛尔（心得安）或与碘剂合用作术前准备。用法：每 6 小时服药 1 次，每次 20~60mg，一般服用 4~7 日后脉率即降至正常水平。由于普萘洛尔半衰期不到 8 小时，故最末一次服用需在术前 1~2 小时。术后继续口服 4~7 日。术前不用阿托品作为麻醉前用药，以免引起心动过速。

（4）凸眼护理　对眼睑不能闭合者必须注意保护角膜和结膜，经常点眼药水，防止干燥、外伤及感染。睡眠时应涂抗生素眼膏，或用潮湿纱布覆盖，预防结膜炎和角膜炎；头部抬高，以减轻眼部肿胀。结膜发生充血水肿时，用 0.5% 醋酸可的松滴眼剂滴眼，并加用冷敷；眼睑闭合严重障碍者可行眼睑缝合术。

（二）术后护理

【护理评估】
参见本章第二节内容。

【常见护理诊断/问题】
1. **疼痛**　与手术切口有关。
2. **清理呼吸道无效**　与咽喉部及气管受刺激、分泌物增多及切口疼痛有关。
3. **潜在并发症**　甲状腺危象或呼吸困难和窒息、喉返和（或）喉上神经损伤、手足抽搐。

【护理措施】
1. **一般护理**　参见本章第二节内容。
2. **并发症的预防和护理**

（1）甲状腺危象　是甲亢术后的严重并发症之一，其原因和诱因可能与术前准备不充分使甲亢症状未能很好控制，以及手术创伤致甲状腺素过量释放等有关。临床表现为术后 12~36 小时内病人出现高热（>39℃）、脉快而弱（>120 次/分钟）、大汗、烦躁不安、谵妄，甚至昏迷，常伴有呕吐、水泻。若处理不及时或不当，病人常迅速死亡。

甲状腺危象有效的预防措施为：①做好充分的术前准备，使病人基础代谢率降至正常范围后再手术。②避免诱发因素，如应激状态、手术中过度挤压甲状腺等。③提供安静轻松的环境，避免病人精神刺激或过度兴奋，使病人得到充分的休息和睡眠。

急救护理配合：①吸氧：减轻组织缺氧。②输液：静脉输入大量葡萄糖溶液以补充能量。③降温：使用物理降温、药物降温和冬眠治疗等综合措施，使病人体温尽量维持在37℃左右。④镇静：可用苯巴比妥钠100mg，或冬眠合剂Ⅱ号半量，肌内注射，6~8小时1次。⑤药物治疗：遵医嘱协助病人口服复方碘化钾溶液3~5ml，紧急时将10%碘化钠5~10ml加入10%葡萄糖500ml中静脉滴注，以降低循环血液中甲状腺素水平或抑制外周 T_4 转化为 T_3。氢化可的松每日200~400mg，分次静脉滴注，以拮抗应激反应。肾上腺素能阻滞剂，如利血平1~2mg，肌内注射；或普萘洛尔5mg，加入葡萄糖溶液100ml中静脉滴注，以降低周围组织对儿茶酚胺的反应。心力衰竭者加用洋地黄制剂。

（2）呼吸困难和窒息、喉返和（或）喉上神经损伤、手足抽搐　参见本章第二节内容。

3. 药物护理　术后继续服用复方碘化钾溶液，每日3次，从每次16滴开始，逐日每次减少1滴，至每次3滴后停用。或每日3次，每次10滴，服1周左右。术前服用普萘洛尔（心得安）者继续服用4~7天。

（三）健康教育

1. 指导病人正确面对疾病、症状和治疗，保持情绪平稳，劳逸结合，以促进各器官功能的恢复。

2. 选用高热量、高蛋白和富含维生素的饮食，以利于切口愈合和维持机体代谢需要。

3. 指导病人进行康复训练，加强颈部伸展运动，防止瘢痕粘连；指导声音嘶哑者进行发音训练。

4. 指导病人按医嘱服用药物。

5. 定期门诊复查，若出现心悸、手足震颤、抽搐等症状应及时就诊。

案例讨论7

病人，女性，23岁。主诉：近几个月来脾气急躁，易出汗，无力，手抖，失眠，多食。检查发现，甲状腺呈弥漫性肿大，质软，有轻度突眼，测得基础代谢率为+35%。

问题：1. 该病人最可能的诊断是什么？

2. 该病人有无手术适应证？

3. 病人手术后发现其声音嘶哑，该病人可能出现了什么情况？

第十三章　乳房疾病病人的护理

导学

内容与要求　乳房疾病病人的护理包括解剖和生理概述、急性乳腺炎和乳腺肿瘤三部分内容。通过本章的学习，应掌握急性乳腺炎的护理及健康教育；乳腺癌病人的手术前、后护理措施。熟悉急性乳腺炎的病因、临床表现、辅助检查及治疗原则；乳腺肿瘤的临床表现及治疗原则。了解乳房的解剖和生理概要；急性乳腺炎的病理生理；乳腺癌的病因、病理生理、辅助检查和临床分期。

重点与难点　急性乳腺炎的处理原则、乳腺癌临床表现及护理措施；乳房的自查方法及康复期的功能锻炼。

第一节　解剖和生理概述

一、解剖

成年妇女乳房是两个半球形的性征器官，乳腺位于胸大肌浅表、约在前胸第 2 至第 6 肋骨水平浅筋膜的浅、深层之间。乳头位于乳房中央，周围色素沉着区为乳晕。在乳房的外上方，腺体向腋窝呈角状延伸，形成乳腺尾部。

乳房腺体有 15～20 个腺叶，每个腺叶分成若干腺小叶，腺小叶由小乳管和腺泡组成，是乳腺的基本单位。每一腺叶有一汇总的大乳管，以乳头为中心呈放射状向乳晕集中。大乳管近开口的 1/3 段略为膨大呈壶腹状，是乳管内乳头状瘤的好发部位。腺叶间有许多与皮肤垂直的纤维束，上连皮肤及浅筋膜浅层，下连浅筋膜深层，称 Copper 韧带（乳房悬韧带），起支持、固定乳房的作用。一旦受侵犯，癌肿表面皮肤凹陷，呈"酒窝征"。

二、生理

乳腺是许多内分泌腺的靶器官，其生理活动受腺垂体、卵巢及肾上腺皮质等激素的影响。妊娠和哺乳期乳腺明显增生，腺管延长，腺泡分泌乳汁。哺乳期后，乳腺处于相对静止状态。育龄妇女在月经周期的不同阶段，乳腺的生理状态受激素的影响呈周期性改变。绝经后乳腺逐渐萎缩，由脂肪组织所替代。

乳房的淋巴网非常丰富，其淋巴液主要沿四条途径输出（图13-1）。

1. 大部分淋巴液经胸大肌外缘淋巴管流至腋窝淋巴结，再流向锁骨下淋巴结，继之到锁骨上淋巴结。

2. 部分乳房内侧的淋巴液通过肋间淋巴管流向胸骨旁淋巴结。

3. 两侧乳房内在皮下有交通淋巴网，一侧乳房淋巴液可流向对侧乳房。

4. 乳房深部淋巴网可与腹直肌鞘和肝镰状韧带的淋巴管相通，从而通向肝脏。

目前，通常以胸小肌为界，将腋区淋巴结分成三组：

1. 腋下（胸小肌外侧）组　在胸小肌外侧，包括乳腺外侧组、中央组、肩胛下组及腋静脉淋巴结，胸大、小肌间淋巴结也归本组。

2. 腋中（胸小肌后）组　包括胸小肌深面的腋静脉淋巴结。

3. 腋上（锁骨下）组　包括胸小肌内侧锁骨下静脉淋巴结。

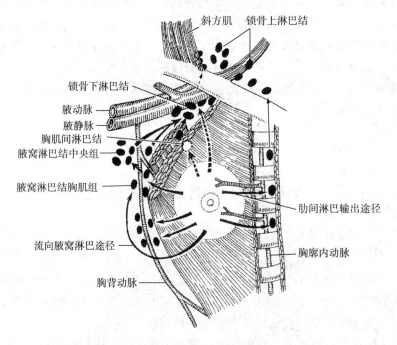

图13-1　乳房淋巴输出途径

第二节　急性乳腺炎

一、疾病概要

急性乳腺炎（acute mastitis）是乳腺的急性化脓性感染。病人多为产后哺乳期妇女，尤以初产妇最为多见，好发于产后3~4周。

【病因】

急性乳腺炎的发病，除因病人产后抵抗力下降外，还与下列因素有关：

1. **乳汁瘀积**　乳汁瘀积有利于入侵细菌的生长繁殖。引起乳汁瘀积的主要原因有：

（1）乳头发育不良（过小或凹陷），妨碍正常哺乳。

（2）乳汁过多或婴儿吸乳少，以致不能完全排空乳汁。

（3）乳管不通畅，影响乳汁排出。

2. **细菌入侵**　致病菌主要为金黄色葡萄球菌，少数为链球菌。乳头破损或皲裂是使细菌沿淋巴管入侵感染的主要途径。婴儿患口腔炎或含乳头睡眠，易致细菌直接侵入乳管，上行至腺小叶而致感染。6个月以后的婴儿已长牙，易致乳头损伤。

【病理生理】

急性乳腺炎局部可出现炎性肿块，一般在数天后可形成脓肿。脓肿可为单房性或多房性。表浅脓肿有皮肤红肿、中心波动感，脓肿可向外溃破或破入乳管自乳头流出；深部脓肿局部红肿多不明显，有局部发硬、深压痛感，脓肿可缓慢向外破溃，还可至深部穿至乳房与胸肌间的疏松组织中，形成乳房后脓肿（retromammary abscess）（图13-2）。

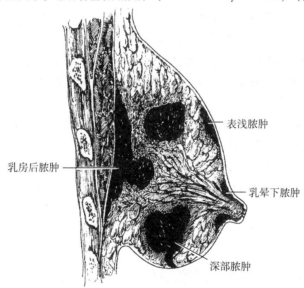

表浅脓肿

乳房后脓肿

乳晕下脓肿

深部脓肿

图13-2　乳房脓肿的不同部位

【临床表现】

1. **局部**　患侧乳房胀痛，局部红肿、发热，并有压痛性肿块；常伴患侧腋窝淋巴结肿大和压痛。

2. **全身**　随着炎症发展，病人可有寒战、高热和脉搏加快。感染严重者，可并发脓毒症。

【辅助检查】

1. **实验室检查**　血常规检查示白细胞计数及中性粒细胞比例升高。

2. B超检查　脓肿部位较深者，此检查可明确脓肿的位置。

3. **诊断性穿刺**　在乳房肿块波动最明显的部位或压痛最明显的区域穿刺，抽到脓液即可确诊，脓液应做细菌培养及药物敏感试验。

【治疗原则】

控制感染，排空乳汁。脓肿形成前主要以抗菌药物等治疗为主，脓肿形成后则需及时切开引流排脓。

1. **非手术治疗**

（1）**局部处理**　①患乳停止哺乳，定时排空乳汁。②热敷、金黄散及鱼石脂软膏外敷，或用25%硫酸镁溶液湿热敷，以促进早期炎症的消散。

（2）**抗感染**

1）抗菌药应用：原则为早期、足量。首选青霉素类抗菌药，或根据细菌培养结果和药物敏感试验结果选用。由于抗菌药可到达乳房随乳汁分泌，故应避免使用对婴儿有不良影响的抗菌药，如四环素、氨基糖苷类、磺胺药和甲硝唑等。

2）中药治疗：服用清热解毒类中药，如透脓散。

3）终止乳汁分泌：对于感染严重或脓肿切开引流后并发乳瘘，应终止乳汁分泌。常用方法有：①口服溴隐亭1.25mg，每日2次，服用7～14日，或口服己烯雌酚1～2mg，每日3次，共2～3日。②肌内注射苯甲酸雌二醇，每次2mg，每日1次，至乳汁停止分泌为止。③中药炒麦芽煎服，每日60mg水煎，分2次服用，共2～3日。

2. **手术治疗**　脓肿形成后，应及时做脓肿切开引流。切开引流时应注意：①为避免手术损伤乳管发生乳瘘，应做放射状切开；乳晕下脓肿应沿乳晕边缘做弧形切口；深部或乳房后脓肿可沿乳房下缘做弧形切口（图13-3），经乳房后间隙引流。②分离多房脓肿的房间隔膜以利引流。③脓腔较大时，切口要足够大，引流条应放在脓腔最低部位，必要时另加切口做对口引流（图13-4）。④脓肿切开后，可配合用八二丹或九一丹提脓拔毒行药线引流，切口周围外敷金黄散。若形成瘘管，可先用七三丹药捻插入窦道以腐蚀管壁，待脓净后改用生肌散、红油膏，直至愈合。

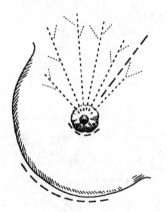

图13-3　乳房脓肿的切口

二、疾病护理

（一）术前护理

【护理评估】

1. **健康史**　了解病人的发病情况，病人有无乳头发育不良造成新生儿吸吮障碍，有无乳头破损等。

2. **身体状况**

（1）**乳房的局部症状**　患侧乳房有无红、肿、热、痛，脓肿形成时有无波动感；有无腋窝淋巴结肿大和压痛。

（2）**病人的全身症状和程度**　有无寒战、高热和脉搏加快等症状。

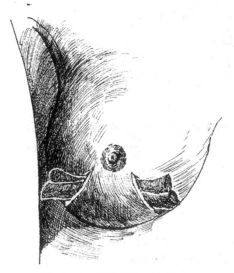

图 13 - 4　乳房脓肿对口引流

（3）相关检查　辅助检查的结果。

3. 心理和社会支持状况

（1）评估病人及家属对手术切开引流的了解程度。

（2）病人的情绪变化，病人常因担心影响婴儿喂养、乳房的形态改变而焦虑。

【常见护理诊断/问题】

1. 疼痛　与乳腺炎症及乳汁淤积有关。

2. 体温过高　与炎症反应有关。

3. 知识缺乏　缺乏哺乳及预防乳腺炎的知识。

【护理措施】

1. 缓解疼痛

（1）防止乳汁瘀积　患乳暂停哺乳，定时用吸乳器吸净乳汁，也可沿乳管方向加压按摩使乳管通畅。

（2）局部托起　用宽松的胸罩托起乳房，以减轻疼痛和肿胀，促进局部血液循环。

（3）局部观察　若肿痛明显，可用金黄散外敷，或 25% 硫酸镁溶液湿热敷。

2. 控制感染

（1）控制感染　遵医嘱早期足量应用抗菌药。

（2）病情观察　定时测量体温、脉搏、呼吸，了解血白细胞计数及分类变化，必要时做血培养及药物敏感试验。

（3）高热护理　高热时及时给予物理降温或药物降温。

（二）术后护理

【护理评估】

1. 切口引流情况　了解切口引流的方式，评估引流的通畅程度及切口愈合情况。

2. 全身情况 全身症状的改善情况。

【常见护理诊断/问题】

1. 疼痛 与手术切口有关。

2. 皮肤完整性受损 与手术切开引流有关。

【护理措施】

1. 心理护理 向病人及家属介绍脓肿切开引流的操作程序，告知病人炎症消退后对乳房的外观形态和功能无明显影响。鼓励病人保持心情舒畅，以利于乳汁分泌。

2. 饮食护理 给予高蛋白、高热量、高维生素的饮食，忌油腻、辛辣食品，并保证足量水分的摄入。

3. 伤口护理 脓肿切开引流后，保持引流通畅，观察脓液的色、质、量及气味的变化，定时更换切口敷料。行药线引流治疗后，待脓净仅有黄稠滋水时，改用生肌散收口。若有袋脓现象，可在脓腔下方用垫棉法加压，使脓液不易潴留。若有乳汁从疮口溢出，可在患侧用垫棉法束紧，促进愈合。

（三）健康教育

1. 防止急性乳腺炎的关键在于避免乳汁淤积，防止乳头损伤。保持乳头及乳晕清洁，妊娠期（尤其是初产妇）应经常用肥皂及温水清洗两侧乳头，妊娠后期每日清洗1次；产后每次哺乳前、后均需清洗乳头，以保持局部清洁和干燥。

2. 纠正乳头内陷。乳头内陷者于妊娠期经常挤捏、提拉乳头，多数乳头内陷可得到纠正。

3. 养成良好的哺乳习惯。定时哺乳，每次哺乳尽量让婴儿将乳汁吸净，如有淤积，及时用吸乳器或手法按摩帮助乳汁排空。养成婴儿不含乳头睡眠的良好习惯。

4. 注意婴儿口腔卫生，及时治疗口腔炎症。

5. 乳头、乳晕处有破损或皲裂时暂停哺乳，每日定时用吸乳器吸出乳汁哺乳婴儿；局部用温水清洗后，涂以抗菌软膏，待愈合后再行哺乳；症状严重时应及时就诊。

第三节 乳腺肿瘤

一、乳腺良性肿瘤

临床常见的乳腺良性肿瘤为乳房纤维腺瘤、乳管内乳头状瘤。

（一）乳房纤维腺瘤

乳房纤维腺瘤（fibroadenoma）是女性常见的乳腺良性肿瘤，发病率高，好发于20~25岁的女性。

【病因】

1. 本病的发生与雌激素的作用活跃密切相关，雌激素是本病发生的刺激因子，因此乳腺纤维腺瘤多发生于卵巢功能期。

2. 性激素水平失衡，可导致乳腺导管上皮和间质成分异常增生，形成肿瘤。

3. 饮食因素：高脂、高糖饮食可诱发此病。

【临床表现】

主要为乳房肿块。肿块好发于乳房外上象限，多为单发，约占 75%，少数属多发。肿块增大缓慢，质地韧实，按之有硬皮球之弹性，表面光滑，易于推动。月经周期对肿块大小的影响不大。除肿块外，病人常无自觉症状，多为偶然扪及。

【辅助检查】

1. **钼靶 X 摄片**　显示肿瘤阴影为圆形或椭圆形，形态规则，边缘光滑，密度较周围组织略高且均匀。

2. **B 超检查**　显示肿块为实质性，边界清楚。

3. **病理切片检查**　取活体组织行病理切片检查，可进一步明确诊断。

【治疗原则】

乳房纤维腺瘤虽属良性，发展缓慢，癌变可能性很小，但有发生恶变的可能，手术切除是治疗乳房纤维腺瘤唯一有效的方法。由于妊娠可使乳房纤维腺瘤增大，所以妊娠前后发现的乳房纤维腺瘤一般都应手术切除。切除时应将肿瘤连同其包膜整块切除，以周围包裹少量正常乳腺组织为宜，切除的肿块必须常规做病理学检查。

（二）乳管内乳头状瘤

乳管内乳头状瘤（intraductal papilloma）是发生于乳腺导管上皮的良性肿瘤，多发生于 40~50 岁经产妇。75% 病例发生在大乳管近乳头的壶腹部，瘤体很小，带蒂且有绒毛，还有很多壁薄的血管，故容易出血。乳管内乳头状瘤虽属良性，但有恶变的可能，恶变率为 6%~8%。

【病因】

本病的发生主要与雌激素水平增高或相对增高有关。

【临床表现】

一般无自觉症状，常因乳头溢液而引起注意。溢液可为血性、暗棕色或黄色液体，可在挤压乳房时出现，因瘤体小，常不能触及；偶可在乳晕区扪及直径为数毫米的小结节，多呈圆形，质软，可推动。轻按此肿块时，常可见乳头溢出血性液体。

【辅助检查】

1. **乳腺导管造影**　可明确乳管内肿瘤的大小和部位。

2. **乳管内镜检查**　即将一根内径小于 1mm 的光导管自乳头的溢液管口插入，通过内镜成像技术观察乳腺导管内的情况。

3. **细胞学检查**　乳头分泌物细胞学检查有助于明确诊断。

【治疗原则】

诊断明确者以手术治疗为主，切除病变乳管，并做病理学检查。若有癌变，应施行乳腺癌根治术。

二、乳腺癌

乳腺癌（breast cancer）是女性最常见的恶性肿瘤之一，多发生于 40～60 岁绝经期前后的妇女，占全身各种恶性肿瘤的 7%～10%，近年来呈逐年上升趋势。部分大城市报告，乳腺癌占女性恶性肿瘤之首位。

【病因】

乳腺癌的病因尚未明了。目前认为与下列因素有关：①雌酮和雌二醇含量升高与乳腺癌的发生有直接关系。②有乳腺癌家族史，尤其是母亲或姐妹中患有乳腺癌的，发病危险是普通人群的 2～3 倍。③内分泌因素：月经初潮早于 12 岁、绝经晚于 50 岁、不孕及初次足月产迟于 35 岁均与乳腺癌发病有关。④患有某些乳腺良性疾病，如乳腺囊性增生。多数认为，乳腺小叶上皮高度增生或不典型增生可能与乳腺癌发病有关。⑤营养过剩、高脂肪饮食及肥胖等因素，可加强或延长雌激素对乳腺上皮细胞的刺激，从而增加发病机会。⑥环境因素和生活方式与乳腺癌的发病有一定关系。

【病理生理】

1. 病理分型　乳腺癌的种类和分型方法较多，目前我国多采用以下病理分型：

（1）非浸润性癌　即原位癌，包括导管内癌（癌细胞未突破导管基膜）、小叶原位癌（癌细胞未突破末梢乳管或腺泡基膜）及乳头湿疹样乳腺癌。属早期，预后较好。

（2）早期浸润性癌　包括早期浸润性导管癌（癌细胞突破管壁基膜，开始向间质浸润）及早期浸润性小叶癌（癌细胞突破末梢乳管或腺泡基膜，向间质浸润，但仍局限于小叶范围内），仍属早期，预后较好。

（3）浸润性特殊癌　包括乳头状癌、伴大量淋巴细胞浸润的髓样癌、小管癌（高分化腺癌）、腺样囊性癌、黏液腺癌、鳞状细胞癌、乳头湿疹样癌等。此型分化程度一般较高，预后尚好。

（4）浸润性非特殊癌　包括浸润性小叶癌、浸润性导管癌、硬癌、髓样癌、单纯癌、腺癌等。此型一般分化较低，预后较上述类型差，且是乳腺癌中最常见的类型，约占乳腺癌的 70%～80%。

（5）其他　罕见癌。

2. 转移途径

（1）局部浸润　癌细胞沿导管或筋膜间隙蔓延，侵入皮肤、胸肌、胸膜等周围组织。

（2）淋巴转移　主要途径有：

①癌细胞经胸大肌外侧淋巴管侵入同侧腋窝淋巴结，继而侵入锁骨下淋巴结以至锁骨上淋巴结，后经胸导管（左）或右淋巴导管侵入静脉血流发生远处转移。

②癌细胞沿内侧淋巴管侵入胸骨旁淋巴结，继而到达锁骨上淋巴结，再经同样途径侵入静脉血流而发生远处转移。

上述两条途径中，以前者更为多见。根据我国各地乳腺癌根治术后的病理检查结果统计，腋窝淋巴结转移率为 60%，胸骨旁淋巴结转移率为 20%～30%，乳腺癌的原发部位与转移途径也有一定的关系，后者原发病灶大多数在乳房内侧和中央区。

（3）血运转移 研究发现，有些早期乳腺癌亦可发生血运转移。癌细胞可经淋巴途径进入静脉，也可直接侵入血液循环而发生远处转移。最常见的远处转移部位依次为肺、骨、肝。

【临床表现】

1. 常见乳腺癌的临床表现

（1）乳房肿块 最多见于乳房的外上象限，其次是乳头、乳晕和内上象限。

①早期：症状多不明显，病人多在无意中（如洗澡、更衣等）发现，表现为患侧乳房出现单发的、无痛性小肿块，质硬，表面不光滑，外形不规则，与周围组织分界不清，不易被推动。

②晚期：可出现肿块固定，卫星结节、铠甲胸及皮肤溃烂。①肿块固定：乳腺癌发展至晚期，癌肿侵及胸膜和胸肌时，使肿块固定于胸壁而不易推动。②卫星结节、铠甲胸：癌细胞侵入肿块表面大片皮肤时，皮肤表面可出现多个坚硬的小结或条索，呈卫星样围绕原发病灶，甚至彼此融合，弥漫成片，可延伸至背部及对侧胸壁，使胸壁紧缩呈铠甲状，呼吸受限。③皮肤溃烂：癌肿侵犯皮肤并破溃形成溃疡，呈菜花状。这种溃疡常伴有恶臭，易出血。

（2）乳房外形改变 随着肿块体积增大可引起乳房外形改变：①当癌肿侵及乳房Cooper韧带后，韧带收缩牵拉皮肤而失去弹性，形成皮肤凹陷，又称"酒窝征"。②局部皮肤淋巴水肿：癌肿表面皮肤因皮内和皮下淋巴管被癌细胞阻塞，引起淋巴回流障碍，出现真皮水肿，形成"橘皮样"改变。③乳头位置改变：邻近乳头或乳晕的癌肿侵及乳管使之收缩，将乳头牵向癌肿一侧，进而使乳头扁平、回缩、凹陷。

（3）转移征象

①淋巴转移：最初多见于患侧腋窝淋巴结。先为散在，质硬，数目少，无痛，可被推动；以后数目增多并融合成团，严重时与皮肤或深部组织粘连。

②血运转移：乳腺癌转移至肺、骨、肝时，可出现相应器官受累的症状。如肺转移者可出现胸痛、气急；骨转移者可出现局部骨疼痛；肝转移者则可出现肝大、黄疸等症状。

2. 特殊类型乳腺癌的临床表现

（1）炎性乳癌（inflammatory cancer of breast） 多见于妊娠期及哺乳期的年轻女性。表现为乳房局部皮肤充血、红肿、发热，呈炎症样改变，开始比较局限，不久即扩大到乳房大部分皮肤，但无明显肿块。本病发展迅速，癌肿在短期内侵及整个乳房，常可累及对侧乳房。恶性程度高，早期即可发生转移，预后极差，病人常在发病数月内死亡。

（2）乳头湿疹样乳腺癌（Paget's carcinoma of the breast） 初发症状为乳头刺痒、烧灼感，继而出现乳头和乳晕区皮肤发红、潮湿、糜烂，如同湿疹样，可伴有黄褐色鳞屑样痂皮，病变皮肤较硬，边界较清楚。部分病人于乳晕区可扪及肿块，较晚发生腋淋巴结转移。该型乳腺癌恶性程度低，预后较好。

【辅助检查】

1. 影像学检查

（1）乳腺钼靶 X 线摄片　可作为乳腺癌的普查方法，是早期发现乳腺癌的最有效方法，可发现较小的肿块及细小钙化灶，还可显示腋窝淋巴结情况。

（2）乳腺 B 超　能清晰显示乳腺各层次软组织结构及肿块的质地和形态，能显示直径在 0.5cm 以上的肿块，属无损伤性检查，主要用于鉴别囊性肿块与实质性肿块。

（3）乳腺干板静电摄影　具有边缘效应，可产生较明显的浮雕感，增强影像的对比性。肿块边缘比乳腺钼钯 X 线摄片更清晰，同时设备简单，费用低廉，不需洗片，但细致结构有失真现象。两者可结合使用。

（4）乳腺红外线扫描　利用红外线透照乳房，根据不同密度组织显示的灰度影不同显示乳房肿块。

（5）乳腺液晶热图像　根据恶性肿瘤代谢旺盛、产热较周围组织高的原理，远红外图和液晶膜可显示异常热区，从而进行诊断。

2. 病理学检查

（1）乳头溢液涂片细胞学检查。

（2）乳腺肿物细针穿刺细胞学诊断。

（3）活组织切片病理学检查有助于确诊。

【临床分期】

国内多采用国际抗癌联盟（UICC）制定的 T（原发肿瘤）、N（区域淋巴结）、M（远处转移）分期法（2003 年修订）。内容简要如下：

1. 原发肿瘤（T）分期

T_x：原发肿瘤情况不详。

T_0：原发肿瘤未触及。

T_{is}：原位癌：包括小叶原位癌、导管内癌、无肿块的乳头 Paget 病。

T_1：肿瘤最大直径≤2cm。

T_2：肿瘤最大直径 >2cm，≤5cm。

T_3：肿瘤最大直径 >5cm。

T_4：肿瘤大小不计，直接侵入胸壁或皮肤（胸壁包括肋骨、肋间肌、前锯肌），炎性乳癌也属于此期。

2. 区域淋巴结（N）分期

N_x：局部淋巴结情况不详。

N_0：同侧腋窝淋巴结未扪及。

N_1：同侧腋窝淋巴结肿大，尚可推动。

N_2：同侧腋窝淋巴结肿大，互相融合，并与周围组织粘连固定。

N_3：同侧锁骨下淋巴结肿大，或临床证据提示内乳淋巴结转移合并腋窝淋巴结转移，或同侧锁骨上淋巴结转移。

3. 远处转移（M）分期

M_x：有无远处转移不能确定。

M_0：无远处转移。

M_1：有远处转移。

4. 临床分期

根据以上情况进行组合，可将乳腺癌分为以下各期：

0 期：$TisN_0M_0$。

Ⅰ期：$T_1N_0M_0$。

Ⅱ期：$T_{0\sim1}N_1M_0$；$T_2N_{0\sim1}M_0$；$T_3N_0M_0$。

Ⅲ期：$T_{0\sim2}N_2M_0$；$T_3N_{1\sim2}M_0$；T_4 任何 NM_0；任何 TN_3M_0。

Ⅳ期：包括 M_1 的任何 TN。

【治疗原则】

手术治疗是乳腺癌的主要治疗方法之一，辅以化疗、放射治疗、内分泌治疗、生物治疗等多手段的综合治疗。

1. 手术治疗 是最根本的治疗方法。手术适应证为 TNM 分期的 0、Ⅰ、Ⅱ 期及部分Ⅲ 期病人。临床发现，20 世纪 50 年代主张的扩大根治术，术后生存率并无明显改善。目前主张缩小手术范围，同时加强术后综合辅助治疗。以下 5 种手术方式均属治疗性手术，而不是姑息性手术。

（1）乳腺癌改良根治术（modified radical mastectomy） 乳腺癌改良根治术有两种术式，一是保留胸大肌，切除胸小肌；二是保留胸大、小肌。研究表明，Ⅰ、Ⅱ期乳腺癌病人行根治术及改良根治术术后生存率无明显差异，且该术式保留了胸肌，术后外观效果好，目前已成为常用的手术方式。

（2）乳腺癌根治术（radical mastectomy） 手术切除整个乳房、胸大肌、胸小肌、腋窝及锁骨下淋巴结。适用于局部晚期乳腺癌，中、高位腋窝淋巴结转移或肿瘤浸润胸大、小肌的病人。乳腺癌根治术的手术创伤较大，故术前必须明确病理诊断，对未确诊者术中行冰冻切片检查。

（3）乳腺癌扩大根治术（extensive radical mastectomy） 在传统根治术的基础上，再行胸廓内动、静脉及其周围淋巴结（即胸骨旁淋巴结）清除术。该术式目前较少应用。

（4）保留乳房的乳腺癌切除术（lumpectomy and xillary dissection） 手术包括完整切除肿块及腋窝淋巴结清扫，适用于 Ⅰ、Ⅱ 期乳腺癌病人。术后必须辅以放疗、化疗。

（5）全乳房切除术（total mastectomy） 手术范围切除整个乳腺，包括腋尾部及胸大肌筋膜。该术式适用于原位癌、微小癌及年迈体弱不宜做根治或晚期乳腺癌尚能局部切除者。

2. 化学药物治疗（chemotherapy） 乳腺癌术后辅以化学药物治疗，可以改善生存率。一般主张辅助化疗术后应早期应用，治疗期以 6 个月左右为宜，能达到消除临床转移灶的目的。常用的化疗药物包括环磷酰胺（C）、氟尿嘧啶（F）、甲氨蝶呤（M）、阿霉素（A）、表柔比星（E）、紫杉醇（T）。联合化疗的效果优于单药化疗，联合药物化疗，临床常用 CMF、CAF、CEF 等方案。

术前化疗目前多用于Ⅲ期病例，可探测肿瘤对化疗药物的敏感性，并使肿瘤缩小，减轻与周围组织的粘连，降低临床分期。可采用 CMF、CAF 方案，一般用 1～2 个疗程。

3. 内分泌治疗（endocrinotherapy）

（1）三苯氧胺   是最常用的药物。可降低乳腺癌术后复发及转移，同时可减少对侧乳腺癌的发生率；对雌激素受体（ER）、孕酮受体（PgR）阳性的绝经后妇女效果尤佳。用量为每天 20mg，至少连续服用 3 年，一般服用 5 年。该药安全有效，副作用有潮热、恶心、呕吐、静脉血栓形成、阴道干燥或分泌物多，长期应用个别病例可能发生子宫内膜癌，应注意观察。

（2）芳香化酶抑制剂（如来曲唑等）   有资料证明，其效果优于三苯氧胺。此类药物能抑制雄激素转变为雌激素过程中的芳香化环节，从而降低雌二醇，达到治疗目的。

4. 放射治疗（radiotherapy）   是乳腺癌局部治疗的手段之一。在保留乳房的乳腺癌切除术后，放射治疗是一重要组成部分。对Ⅱ期以上病人可降低局部复发率。放射指征如下：

（1）病理报告证实有腋中或腋上组淋巴结转移者。

（2）阳性淋巴结占淋巴总数 1/2 以上，或有 4 个以上淋巴结阳性者。

（3）病理证实胸骨旁淋巴结阳性者。

（4）原发灶位于乳房中央或内侧，并做根治术后，尤其是腋淋巴结阳性者。

5. 生物治疗   近年来临床上推广应用的曲妥珠单抗注射液是通过转基因技术，对 C-erB-2 过度表达的乳腺癌病人有一定疗效。

三、疾病护理

（一）术前护理

【护理评估】

1. 健康史   了解病人的月经史、生育史、哺乳情况、饮食习惯、营养状态、生活环境等；既往有无乳腺疾病史；家族中有无乳腺癌或其他肿瘤病人。

2. 身体状况

（1）局部   ①乳房外形改变：两侧乳房的外形、大小是否对称，乳头是否在同一水平，近期有无患侧乳头内陷的现象；乳房皮肤有无红、肿、橘皮样改变；乳头和乳晕有无糜烂。②乳房肿块：了解有无乳房肿块，肿块大小、质地和活动度，肿块与深部组织的关系，边界是否清楚，表面是否光滑；有无局限性隆起或凹陷等改变情况。

（2）全身   ①有无癌症远处转移的征象。②全身的营养状况，以及心、肺、肝、肾等重要器官的功能。

（3）辅助检查   包括对特殊检查及与手术耐受性有关的检查结果。

3. 心理和社会支持状况

（1）病人面对恶性肿瘤对生命的威胁、不确定疾病的预后、对手术及手术可能导致的并发症、乳房缺失致婚姻生活可能受影响等问题所产生的焦虑、恐惧心理。

（2）病人对拟采取的手术方式的理解，以及手术后康复锻炼知识的了解和掌握程度。

（3）家属对本病及其治疗方法、疾病预后的认知程度及心理承受能力等；家庭对病人的手术、化疗和放疗的经济承受能力等。

【常见护理诊断/问题】

1. **焦虑、恐惧** 与手术前担心乳房缺失、术后乳房切除影响自我形象与婚姻质量有关。

2. **知识缺乏** 缺乏相关术前准备知识。

【护理措施】

1. **心理护理** 乳腺癌病人术前主要表现为对癌症的否认、对预后的恐惧及一侧乳房切除术后对家庭生活、工作和社交的影响。要关心和尊重病人，耐心倾听病人的述说，向病人及其家属介绍手术的重要性和必要性，解除其思想顾虑。通过请手术成功的病人现身说法帮助病人渡过心理调适期。对已婚病人，应同时对其丈夫进行心理疏导，鼓励夫妻双方坦诚相待，取得丈夫的理解和支持。

2. **饮食护理** 鼓励病人进食高热量、高蛋白、富含维生素的饮食，改善病人营养状况，为术后创面愈合创造有利条件。

3. **妊娠期及哺乳期** 发生乳腺癌的病人应立即停止妊娠或哺乳，以免因体内激素水平活跃而加快乳腺癌的发展。

4. **皮肤准备** 对切除范围大、考虑植皮的病人，除常规备皮外，同时需做好供皮区的皮肤准备。

（二）术后护理

【护理评估】

1. **一般情况** 包括麻醉方式、术中情况、重要脏器的功能、术后切口引流情况及引流液的色、质、量等。

2. **皮瓣和切口愈合** 包括皮下积液、皮肤的颜色和温度、上肢水肿、肢端血循环情况。

3. **康复锻炼的认知** 包括患侧肢体功能锻炼计划的实施情况及肢体功能恢复情况；病人对康复期健康教育相关知识的了解和掌握程度。

【常见护理诊断/问题】

1. **有组织完整性受损的危险** 与留置引流管、患肢淋巴引流不畅或感染有关。

2. **知识缺乏** 缺乏有关患肢功能锻炼的相关知识。

3. **潜在并发症** 患肢水肿，皮瓣下积液、积血，皮瓣边缘坏死。

【护理措施】

1. 一般护理

（1）卧位 病人术后麻醉清醒、血压平稳后取半卧位，以利于引流和改善呼吸功能。

（2）饮食　术后6小时如无麻醉反应可给予正常饮食，注意营养补充。术后应多食富含维生素A、维生素C的食物，并保证足够的热量，以利康复。

（3）加强病情观察　术后密切观察病人生命体征的变化，乳腺癌扩大根治术应注意观察病人呼吸情况；观察患侧肢体远端的血液供应情况，伤口敷料渗血、渗液情况，以及引流液的量和性质，并予以记录。

2. 加强伤口护理

（1）保持皮瓣血供良好

①术后伤口覆盖多层敷料并用弹性绷带或胸带加压包扎，使胸壁与皮瓣紧密贴合，防止皮瓣移动。包扎松紧度以能容纳一手指、能维持正常血运、不影响病人呼吸为宜。若绷带松脱，应及时重新加压包扎。

②观察皮瓣颜色及创面愈合情况，正常皮瓣的颜色红润，温度较健侧略低，与胸壁紧贴。若皮瓣颜色暗红，则提示血液循环不佳，有坏死的可能，应及时报告医生处理。

③观察患侧肢体远端的血液循环，若出现肢端发绀、皮温降低、脉搏不能扪及等情况，提示腋部血管受压，应及时调整绷带或胸带的松紧度。

（2）引流管护理　乳腺癌根治术后，皮瓣下常规放置引流管并接负压吸引，目的是及时、有效地吸出皮瓣下的积血、积液，并使皮肤紧贴胸壁，防止手术创腔积液引起感染，从而有利于皮瓣愈合。护理时应注意：

①妥善固定引流管：负压引流管的长度要适宜，病人卧床时将引流管固定于床旁，翻身时留有一定的余地，起床时固定于上身衣服。

②保持有效的负压吸引：皮瓣下引流管做持续负压吸引，使皮瓣下的潜在间隙始终保持负压状态，以利于创面渗液的排出。负压维持在3~6kPa为宜，防止引流管受压和扭曲。引流过程中若有局部积液、皮瓣不能紧贴胸壁且有波动感，应报告医生及时处理。

③加强观察：注意观察引流液的色、质、量。一般术后1~2日，每日引流血性液体50~200ml，以后颜色及量逐渐变淡、减少。

④拔管：术后3~5日，当引流液少于10~15ml、创腔无积液、创面与皮肤紧贴、手指按压伤口周围皮肤无空虚感，即可考虑拔管。若拔管后出现皮下积液，可在无菌操作下穿刺抽液，并加压包扎。

3. 并发症的预防及护理

（1）患侧上肢肿胀　乳腺癌根治术后较常见。主要原因为患侧腋窝淋巴结切除、头静脉被结扎、腋静脉栓塞、局部积液或感染等因素导致静脉回流障碍。预防措施为：

①术后勿在患侧上肢测血压、抽血、静脉注射等。

②指导病人保护患侧上肢，平卧时抬高患侧上肢，下床活动应用吊带托扶或用健侧手将患肢抬高于胸前，以利于静脉血、淋巴液回流，必要时给予按摩或使用弹力绷带包扎患肢。需他人扶持时只能扶健侧，以防腋窝皮瓣滑动而影响愈合，并避免患肢下垂过久。

③按摩患侧上肢或进行适当的功能锻炼，如握拳，屈、伸肘运动，以促进淋巴回流，但应避免过劳。

④肢体肿胀严重者，可戴弹力袖促进淋巴回流。

⑤局部感染者，遵医嘱及时应用抗菌药治疗。

（2）气胸　乳腺癌扩大根治术后有损伤胸膜的可能，术后应观察呼吸情况。病人若感胸闷、呼吸困难，应立即检查胸部，包括肺部听诊、叩诊和 X 线检查，以判断有无因胸膜损伤而引起的气胸。若并发气胸，应及时通知医生，协助处理。

4. 心理护理　术后继续给予病人及家属心理上的支持，鼓励病人表述手术创伤对今后角色的影响，使其相信一侧乳房切除不会影响正常的家庭生活、工作和社交；并告知病人今后行乳房重建的可能，帮助病人以良好的心态面对疾病和治疗。在护理、治疗时避免过度暴露手术部位，注重保护病人的隐私。对已婚病人，让让丈夫认识其手术的必要性以及手术对病人的影响，能接受妻子手术后体形外观的改变。

5. 功能锻炼　功能锻炼对患侧上肢功能的恢复起着重要的作用，无特殊情况应早期进行功能锻炼，鼓励和协助病人进行患侧上肢的功能锻炼，可加强肩关节活动，以增强肌肉力量和预防粘连，最大程度地恢复肩关节的活动范围。

（1）术后 24 小时内　开始活动手指及腕部，可做手指的主动和被动活动，握拳、屈腕等活动。

（2）术后 3 天内　可进行上肢肌肉的等长收缩，以促进患侧上肢的血液、淋巴回流；可用健侧上肢或他人协助患侧上肢进行屈肘、伸臂等锻炼，逐渐过渡到肩关节的小范围前屈、后伸运动。

（3）术后 4~7 天　鼓励病人用患侧上肢洗脸、刷牙、进食，并指导病人用患侧上肢触摸对侧肩部及同侧耳廓的锻炼。下床活动时患侧上肢用吊带托扶。

（4）术后 1 周　待皮瓣基本愈合后可进行肩部运动，以肩部为中心，前后摆臂，并逐渐增加活动范围。

（5）术后 2 周　皮瓣与胸壁黏附已较牢固，可循序渐进地做抬高患侧上肢、手指爬墙、画圈、滑轮运动、梳头等锻炼，直至患侧手指能高举过头顶，能自行梳理头发，并能触及对侧耳廓。功能锻炼时应注意：①功能锻炼应循序渐进，根据自身的实际情况而定，一般以每日 3~4 次、每次 20~30 分钟为宜。②不要以患侧肢体支撑身体，以防皮瓣移动而影响创面愈合。③活动的原则：上肢肩关节活动应在 7 天以后，7 天之内勿上举，10 天之内勿外展，且上肢负重不宜过大过久（不应大于 5kg）。

（三）健康教育

1. 活动　早期活动是减少瘢痕牵拉、恢复患侧上肢功能的重要环节，术后近期应避免用患侧上肢搬动、提拉过重物体，注意患肢的功能锻炼及保护。

2. 放疗或化疗　遵医嘱坚持放疗或化疗，化疗期间应定期复查血常规，一旦出现骨髓抑制现象（血白细胞计数 $< 4 \times 10^9/L$），应暂停化疗。放疗期间应注意保护皮肤，如出现皮肤红斑、灼痛及瘙痒等症状应及时就诊。放疗、化疗期间应加强营养，多食高

蛋白、高热量、高维生素、低脂肪的清淡食物，以增强机体的抵抗力；应少到公共场所，以减少感染机会。

3. **避孕**　手术后 5 年之内应避免妊娠，以免促使乳腺癌复发。

4. **义乳或假体**　佩戴义乳和假体是病人改善自我形象的方法，应向病人介绍其作用和使用方法。病人出院时可暂佩戴无重量的义乳，有重量的义乳在治愈后佩戴，并避免衣着过度紧身。根治术后 3 个月可行乳房再造术，但有肿瘤转移或乳腺炎者，严禁假体植入。

5. **乳房自我检查**（breast self examination）　由于大部分乳腺癌是病人无意中发现的，且定期的乳房自查有助于及早发现乳房的病变，故应普及乳房自查技术，宜在月经后4~7天进行。乳腺癌术后病人应每年行钼钯 X 线摄片检查，以便及早发现乳腺癌的复发征象。乳腺癌病人的同胞姐妹和女儿是乳腺癌的高危人群，更要提高警惕。乳房自查方法如下：

（1）**视诊**　脱去上衣，站在镜前以各种姿势（两臂放松垂于身体两侧、双手叉腰、向前弯腰或双手高举置于头后）观察双侧乳房的大小和外形是否对称、轮廓有无改变、有无乳头回缩或抬高、有无皮肤凹陷或皮肤橘皮样改变。

（2）**触诊**　①于不同体位（平卧或侧卧位），肩下垫软薄枕，被查的手臂枕于头下，对侧手指平放于乳房上，从乳房外上象限开始检查，依次为外上、外下、内下、内上象限。②检查乳头、乳晕。③检查两侧腋窝有无肿块。④用拇指及食指轻轻挤压乳头检查有无溢液。然后用同样的方法检查另一侧乳房。如发现肿块或乳头溢液，应及时到医院做进一步检查，以便明确诊断。

案例讨论8

病人，女性，46 岁。无意中发现右侧乳房内无痛性肿块 2 月余，近 1 个月来肿块逐渐增大。体检：右侧乳房外上象限可扪及一直径约为 4cm 的肿块，表面不光滑，边界不清，质地硬，局部乳房皮肤凹陷呈"酒窝征"，同侧腋窝可扪及 2 个肿大的淋巴结，可被推动。

问题：1. 该病人最可能的诊断是什么？
2. 本病确诊最有价值的检查是什么？
3. 病人乳房皮肤凹陷呈"酒窝征"是什么原因？

第十四章 腹外疝病人的护理

> **导学**
>
> **内容与要求** 腹外疝病人的护理包括概述、腹股沟疝和其他腹外疝三部分内容。通过本章的学习，应掌握腹外疝的定义；腹股沟斜疝的临床表现；术前、术后护理措施、健康教育。熟悉腹外疝的病因、病理和分类；腹股沟斜疝与直疝的鉴别、治疗原则。了解腹股沟区的解剖；切口疝、股疝、脐疝的临床特点。
>
> **重点与难点** 腹外疝的病因、临床表现、治疗原则及腹股沟疝的术前、术后护理；腹股沟斜疝与直疝的鉴别。

第一节 概 述

体内某个脏器或组织离开其正常解剖部位，通过先天或后天形成的薄弱点、缺损或孔隙进入另一部位，即称为疝（hernia）。疝多发生于腹部，腹部疝尤以腹外疝为多见。腹外疝（abdominal external hernia）是由腹腔内的脏器或组织连同壁腹膜，经腹壁的薄弱点或孔隙向体表突出所形成，是外科常见的疾病。

【病因】

腹壁强度降低和腹内压力增高是腹外疝发病的两个主要原因。

1. 腹壁强度降低 造成腹壁强度降低最常见的因素有：①先天性结构缺陷和发育异常，如精索或子宫圆韧带穿过腹股沟管、股动静脉穿过股管、脐血管穿过脐环以及腹白线发育不全等。②后天性腹壁肌功能丧失和缺损，包括手术切口愈合不良、感染、外伤、腹壁神经损伤、年老、久病或肥胖所造成的肌肉萎缩等。

2. 腹内压力增高 慢性咳嗽、慢性便秘、排尿困难、妊娠、腹水、举重、婴儿经常啼哭等是引起腹内压力增高的常见原因。正常人有时虽有腹内压力增高的情况，但若腹壁强度正常，则不至于发生疝。

【病理生理】

典型的腹外疝由疝环、疝囊、疝内容物和疝外被盖组成。

1. 疝环　疝环是疝突出体表的门户，又称疝门，亦是腹壁薄弱区或缺损所在。临床各类疝多以疝环所在的部位命名，如腹股沟疝、股疝、脐疝、切口疝等。

2. 疝囊　疝囊是腹膜壁层经疝环向外突出的囊状结构，是疝内容物的包囊，由疝颈、疝体和疝底三部分组成。比较狭窄与腹腔相通的部分为疝颈；其扩大部分为疝体；疝囊最底部为疝底。典型腹外疝的疝囊多呈梨形、半球形或卵圆形，是一个完整的向外突出的囊袋。

3. 疝内容物　疝内容物是突入疝囊的腹内器官或组织，可因疝所在部位的腹内器官或组织移动的程度而有所不同，临床上以小肠最为多见，大网膜次之，其他如阑尾、乙状结肠、横结肠、膀胱等亦可进入疝囊，但较少见。

4. 疝外被盖　疝外被盖是指疝囊以外的各层腹壁组织，通常由筋膜、肌层、皮下组织和皮肤等组成。

【临床分类】

根据疝的可复程度和血液供应情况，腹外疝可分为以下类型：

1. 易复性疝（reducible hernia）　最常见，亦称单纯性疝。疝内容物在病人站立、行走、劳动或腹内压力增高时突出。疝内容物与疝囊间无粘连，在平卧、休息或对肿块稍加按摩后将其向腹腔推送时，疝内容物即回纳入腹腔。

2. 难复性疝（irreducible hernia）　疝内容物与疝囊发生粘连不能回纳或不能完全回纳入腹腔，但并不引起严重症状者，称为难复性疝。常因疝内容物反复突出，致疝囊颈受摩擦损伤，并与疝囊壁发生粘连。其内容物大多为大网膜。此外，少数病程长、疝环大的腹外疝，由于部分脏器坠入疝囊，如盲肠、阑尾、乙状结肠、横结肠或膀胱等均可滑出，在疝的形成过程中随后腹膜而被下牵，滑经疝门，成为疝囊的一部分。此种疝又称滑动性疝（sliding hernia），也属难复性疝。与易复性疝一样，难复性疝的内容物未发生血运障碍，也无严重的临床症状。

3. 嵌顿性疝（incarcerated hernia）　疝环较小而腹内压力突然增高时，疝内容物可强行扩张疝囊颈而进入疝囊，随后由于疝囊颈的弹性收缩，使疝内容物被卡住不能回纳入腹腔，而发生疼痛等一系列症状，称为嵌顿性疝。嵌顿若能及时解除，疝内容物的血运可恢复正常，多见于股疝、腹股沟斜疝等。

4. 绞窄性疝（strangulated hernia）　绞窄性疝是嵌顿性疝病理过程的延伸。嵌顿若不能及时解除，肠管及其系膜受压程度不断加重，使动脉血流减少，并有严重血运障碍，最后导致完全阻断，称为绞窄性疝。若被嵌顿的内容物为肠管，可使肠壁及系膜严重受压，肠壁静脉回流受阻，肠壁瘀血、水肿，肠壁及系膜增厚，色泽变暗，囊内可有淡黄色积液。若嵌顿及时得到解除，上述病变即可恢复正常。若未能得到及时解除，肠管及其系膜受压继续加重，使动脉血流减少，以致完全阻断，动脉搏动消失，肠管丧失蠕动能力，肠壁颜色逐渐变黑坏死，囊内渗液转为血性。嵌顿性疝和绞窄性疝实际只是一个病理过程的两个阶段，临床上很难区分。肠管坏死、穿孔是绞窄性疝导致死亡的主要原因，故应及早诊断，及时处理。

第二节　腹股沟疝

一、疾病概要

发生在腹股沟区的腹外疝，统称腹股沟疝（inguinal hernia），常见的腹股沟疝根据疝环与腹壁下动脉的关系，可分为腹股沟斜疝和腹股沟直疝两种。其中以腹股沟斜疝最为多见，约占全部腹外疝的75%～90%。疝囊自腹壁下动脉外侧的腹股沟管内环突出，向内、向下、向前斜行经过腹股沟管，再穿过腹股沟管外环，并进入阴囊，称为腹股沟斜疝（indirect inguinal hernia）。临床上最为常见，男性发生者占大多数，男女发病之比为15：1，右侧多于左侧。多见于婴幼儿和中年男性。腹股沟直疝（direct inguinal hernia）是指疝囊经腹壁下动脉内侧的直疝三角区直接由后向前突出，不经过内环，也不进入阴囊。以年老体弱男性多见。

【腹股沟区解剖概要】

1. 腹股沟区的解剖　腹股沟区指下腹部两侧的三角区域。其内侧界为腹直肌外侧缘，上界为髂前上棘至腹直肌外缘的水平线，下界为腹股沟韧带。腹股沟部腹壁与其他部位腹壁相同，由多层扁平的肌肉、腱膜和筋膜组成，由浅至深，皮肤和皮下组织以下依次为腹外斜肌、腹内斜肌、腹横肌、腹横筋膜、腹膜外脂肪和壁腹膜。腹股沟区比较薄弱：①腹外斜肌在此移行为较薄的腱膜，并在耻骨结节外上方形成一三角形的裂隙，即腹股沟管浅环。②腹内斜肌与腹横肌的下缘未达到腹股沟韧带的内侧部，该处没有肌肉覆盖。③精索或子宫圆韧带通过腹股沟管形成潜在裂隙。

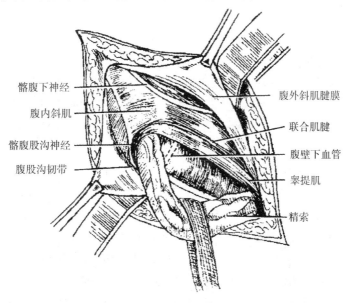

髂腹下神经　　　　　　　　　　　　　　　　腹外斜肌腱膜
腹内斜肌　　　　　　　　　　　　　　　　联合肌腱
髂腹股沟神经　　　　　　　　　　　　　　腹壁下血管
腹股沟韧带　　　　　　　　　　　　　　　睾提肌
　　　　　　　　　　　　　　　　　　　　精索

图 14-1　正常腹股沟管解剖

2. 腹股沟管（inguinal canal）解剖　腹股沟管位于腹前壁、腹股沟韧带内上方，大体相当于腹内斜肌、腹横肌弓状下缘与腹股沟韧带之间的斜行间隙，成人此管长 4 ~ 5cm，女性内有子宫圆韧带通过，男性有精索通过。走向为从外后上方向内前下方斜行。腹股沟管内口即深环，是腹横筋膜上的卵圆形裂隙；外口即浅环，是腹外斜肌腱膜下方的三角形裂隙。它们的大小一般可容纳一指尖。腹股沟管的前壁为皮肤、皮下组织和腹外斜肌腱膜，外侧 1/3 部分尚有腹内斜肌覆盖；后壁为腹膜和腹横筋膜，其内侧 1/3 有腹股沟镰；上壁为腹内斜肌和腹横肌下缘；下壁为腹股沟韧带和腔隙韧带。在腹外斜肌与腹内斜肌之间有髂腹壁下神经和髂腹股沟神经通过（图 14 – 1）。

3. **腹股沟三角的解剖**　腹股沟三角是由腹壁下动脉、腹直肌外侧缘和腹股沟韧带内侧围成的三角区域。该处腹壁缺乏完整的腹肌覆盖，且腹横筋膜比周围部分薄，是腹股沟部的最薄弱区。腹股沟直疝由此三角区突出，故又称为直疝三角（Hesselbach triangle，图 14 – 2）。

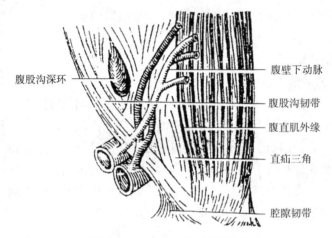

图 14 – 2　直疝三角（后面观）

【病因与发病机制】

由于腹外斜肌在腹股沟区移行为较薄的腱膜；腹内斜肌与腹横肌的下缘达不到腹股沟韧带的内侧部，内侧无肌肉遮盖；精索和子宫圆韧带通过股管时形成潜在性裂隙而较为薄弱。加之人站立时腹股沟所承受的腹内压力比平卧时增加 3 倍，故腹外疝多发生于此区域。

1. **腹股沟斜疝**　腹股沟斜疝有先天性和后天性之分。

（1）先天性解剖异常　胚胎发育早期，睾丸位于腹膜后 2 ~ 3 腰椎旁，在发育过程中逐渐下降。随着睾丸逐渐下降，带动内环处腹膜下移，腹横筋膜的部分肌肉一起下降，在下降过程中形成腹膜鞘状突；鞘状突在婴儿发育过程中自行萎缩闭锁，如鞘状突闭锁不完全或不闭锁，未闭的鞘状突就成为先天性斜疝的疝囊（图 14 – 3）。由于右侧睾丸下降比左侧略晚，鞘状突闭锁较迟，故右侧腹股沟疝较多。

（2）后天性腹壁薄弱或缺损　主要与腹股沟区肌肉、筋膜发育不全、薄弱或缺损有关。如果腹内斜肌和腹横肌发育不全，营养不良或下缘过高，则使腹股沟区更加薄弱，从而丧失保护机制，故当腹内压力增加时（如便秘、慢性咳嗽、前列腺增生、腹水等），内环处的腹膜则自腹壁薄弱处向外凸出形成疝囊，腹腔内脏器、组织随之进入疝囊（图14-4）。

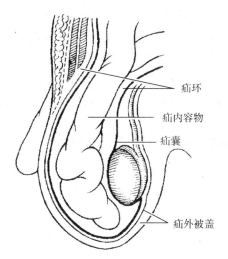

图14-3　先天性腹股沟斜疝

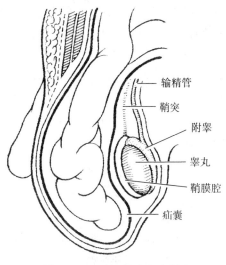

图14-4　后天性腹股沟斜疝

2. 腹股沟直疝　直疝三角处腹壁缺乏完整的腹肌覆盖，且腹横筋膜比周围组织薄，是腹股沟部的最薄弱区，故易发生疝。

【临床表现】

主要表现为腹股沟区肿块。

1. 腹股沟斜疝

（1）**易复性斜疝**　最早期的表现除腹股沟区有肿块和偶有胀痛外，并无其他症状。肿块常在站立、行走、咳嗽或腹内压力增高时出现，多呈带蒂柄的梨形，可降至阴囊或大阴唇。病人平卧休息或用手将肿块推送向腹腔回纳而消失。检查时以指尖经阴囊皮肤伸入外环，可感外环扩大，腹壁软弱，此时嘱病人咳嗽，指尖有冲击感。用手指紧压腹股沟管深环，嘱病人起立并咳嗽，包块并不出现；一旦移去手指则可见疝块由外上向内下突出。若疝内容物为小肠，则包块柔软、光滑，有弹性，叩之呈鼓音，听诊可闻及肠鸣音。当小肠回纳入腹腔时可发出咕噜声。若内容物为大网膜，则包块坚韧、无弹性，叩之呈浊音，听诊无肠鸣音，回纳缓慢不伴咕噜声。

（2）难复性斜疝　除胀痛稍重外，主要特点是包块不能完全回纳。滑动性斜疝也属于难复性斜疝，多见于右侧腹股沟区。除了包块不能完全回纳外，同时可伴有消化不良和便秘等症状。

（3）嵌顿性疝　多发生在强体力劳动、剧烈咳嗽及用力排便等腹内压骤增时。主要表现为包块突然增大，并伴有明显的疼痛，平卧或用手推送不能使之回纳。肿块紧张发硬，有明显触痛。若疝内容物为肠管，可伴有腹部绞痛、恶心、呕吐、便秘、腹胀、停止排气、排便等机械性肠梗阻的临床表现。若疝内容物为大网膜，局部触痛常较轻。疝一旦嵌顿，自行回纳的机会较少；多数病人的症状逐步加重。若不及时处理，最后可发展为绞窄性疝。

（4）绞窄性疝　临床症状多较严重，绞窄时间较长者，其疝内容物可发生感染，侵及周围组织而引起疝外被盖组织的急性炎症，严重者可发生脓毒症。但在肠袢坏死穿孔时，疼痛可因疝内压力骤降而暂时有所缓解。因此，疼痛减轻但肿块仍存在者，不应认为是病情好转。

2. 腹股沟直疝　基本表现与斜疝相似，但腹股沟直疝病人站立时，在腹股沟内侧端、耻骨结节外上方可出现一半球形肿块，不伴有疼痛或其他症状。因其疝囊颈较宽大，平卧后肿块多能自行消失，直疝不降入阴囊，故极少发生嵌顿。腹股沟直疝的临床表现应与腹股沟斜疝相鉴别（表14-1）。

表14-1　腹股沟斜疝与腹股沟直疝的鉴别

鉴别要点	腹股沟斜疝	腹股沟直疝
发病年龄	多见于儿童及青壮年	多见于老年体弱者
凸出途径	经腹股沟管凸出，可进入阴囊	经腹股沟三角处凸出，不进入阴囊
疝块外形	椭圆形、梨形，上部呈蒂柄状	半球形，基底部宽
疝块回纳后压住内环	疝块不再凸出	疝块仍凸出
精索与疝囊的关系	精索在疝囊后方	精索在疝囊前方
疝囊颈与腹壁下动脉的关系	疝囊颈在其外侧	疝囊颈在其内侧
嵌顿机会	较多	极少

【辅助检查】

1. 透光试验　此检查方法可与睾丸鞘膜积液相鉴别。睾丸鞘膜积液时透光试验多呈阳性，腹股沟斜疝多呈阴性；婴幼儿斜疝时，因其组织薄，透光试验可呈阳性。

2. 实验室检查　出现疝内容物继发感染时，血常规检查示白细胞计数和中性粒细胞比例升高；粪常规检查示隐血试验阳性。

3. X 线检查 疝嵌顿或绞窄时，X 线检查可见肠梗阻征象。

【治疗原则】

1. 非手术治疗

（1）1 周岁以下婴儿可暂不手术，因为婴儿腹肌可随身体生长发育而逐渐强壮，腹外疝有自愈的可能性。应尽可能避免哭闹等一切能增加腹内压力的因素。可用暂时压迫疝环的方法，如腹股沟斜疝可用棉线束带或绷带压住腹股沟管深环，防止疝块向外凸出。

（2）年老体弱或伴有其他严重疾病而不能耐受手术者，可局部用医用疝带压迫或托起。但应注意：长期使用疝带可刺激疝囊颈部增厚，易与疝内容物发生粘连，形成难复性疝和嵌顿性疝。

2. 手术治疗 治疗腹股沟疝的最有效方法是手术修补。但术前必须先处理慢性咳嗽、排尿困难、慢性便秘、腹水、妊娠等腹内压力增高因素和糖尿病，以免术后复发。常用的手术方式有：

（1）单纯疝囊高位结扎术 主要是在疝囊颈或其上方高位结扎，同时切除疝囊，腹股沟薄弱处未加修补。此方法适用于婴幼儿或绞窄性斜疝肠坏死且局部有严重感染、暂不宜行疝修补术者。

（2）疝修补术 加强或修补腹股沟管管壁，是最常用的治疗方法。常用的手术方式有：

1）传统疝修补术：在疝囊高位结扎的基础上，利用邻近肌肉或筋膜修补腹壁缺损。适用于腹壁缺损不大、邻近组织比较完整者。常用的方法有：①加强腹股沟管前壁的 Ferguson 法：即高位结扎疝颈后，在精索前方将腹内斜肌和腹横肌下缘、联合肌腱缝合至腹股沟韧带上，以消灭腹内斜肌弓状下缘与腹股沟韧带之间的空隙。②加强腹股沟管后壁的 Bassini 法、McVay 法、Halsted 法和 Shouldice 法：Bassini 法临床应用最广泛，是在精索后方将腹内斜肌下缘和联合肌腱缝至腹股沟韧带上。Halsted 法与上法相似，但把腹外斜肌腱膜也在精索后方缝合，从而把精索移到腹壁皮下层与腹外斜肌腱膜之间。MaVay 法是在精索后方，把腹内斜肌下缘和联合肌腱缝至耻骨梳韧带上，同时将耻骨梳韧带和腹股沟韧带缝合，适用于后壁薄弱严重的病例。Shouldice 法是将腹横筋膜切开、重叠缝合后，按 Bassini 法进行缝合。

2）无张力疝修补术（tension-free hernioplasty）：传统疝修补法是将不同层次的组织强行缝合在一起，存在缝合张力大、术后手术部位有牵拉感、疼痛等缺点，不利于术后愈合。近年来，多主张无张力疝修补术。其是利用人工合成网片材料，如聚四氟乙烯（PTFE）、Marlex 网片及填充式材料等，在无张力的情况下进行疝修补术。新一代的修补材料具有组织兼容性好、作用持久、无毒性、强度高、符合生理的特点。该方法最大的优点是术后疼痛小，恢复快，复发率低。但人工高分子材料毕竟属异物，存在潜在的排异和感染的危险，加之手术材料价格昂贵，故临床推广应用也受一定限制。

3）经腹腔镜疝修补术：是从腹腔内部或前入路腹膜前用合成纤维网片加强腹壁缺损处或用钉（缝线）使内环缩小。经腹腔镜疝修补术具有创伤小、恢复快、复发率低、无局部牵扯感等优点。因其对技术设备要求较高，需要全身麻醉，且手术费用高等原因，目前临床上未广泛应用。

3. 嵌顿性疝和绞窄性疝的处理　原则上应立即手术，解除肠梗阻，以防疝内容物坏死。

嵌顿性疝具备下列情况者，可试行手法复位：

（1）嵌顿时间在4小时以内，局部压痛不明显，无腹肌紧张及腹部压痛等腹膜刺激征。

（2）年老体弱或伴有其他较严重疾病而估计肠袢尚未绞窄坏死。复位方法是让病人取头低足高位，注射解痉止痛药物，如吗啡或哌替啶，托起阴囊，用手持续缓慢地挤压疝块，将疝内容物回纳入腹腔。复位后24小时内密切观察腹部情况，如有腹膜炎或肠梗阻表现，应立即手术探查。

二、疾病护理

（一）术前护理

【护理评估】

1. 健康史　包括病人一般情况，了解病人有无先天或后天腹壁薄弱或缺损的情况，有无慢性咳嗽、便秘、抽烟、排尿困难、腹水等腹内压力增高因素；有无腹部损伤或手术史及切口感染史等。

2. 身体状况

（1）局部　疝块的部位、质地、形状、大小，有无压痛，能否回纳，有无肠梗阻及绞窄的征象。

（2）全身　有无因疝嵌顿或绞窄引起肠梗阻而导致脱水或电解质紊乱，如乏力、皮肤弹性差；有无感染中毒症状，如畏寒、发热或血压下降等。

（3）辅助检查　了解阴囊透光试验结果；血白细胞计数和中性粒细胞比例是否升高；粪便检查是否显示隐血试验阳性；X线检查是否有肠梗阻征象。

3. 心理和社会支持状况　病人对疾病的认识和对手术的心理反应，有无因疝块长期反复凸出而影响正常的工作、生活和学习而焦虑。同时由于对疾病的认识不足，对预防腹内压力升高的有关知识的掌握程度。

【常见护理诊断/问题】

1. 知识缺乏　与缺乏预防腹内压力增高的知识有关。

2. 疼痛　与腹股沟疝疝块嵌顿、绞窄有关。

3. 有体液不足的危险　与疝块嵌顿引起机械性肠梗阻有关。

【护理措施】

1. 心理护理　向病人解释腹外疝发生的诱发因素、手术治疗的目的、方法、必要性和注意事项，以减轻病人对手术的恐惧心理。

2. 解除致腹内压力增高因素　除紧急手术外，如术前有咳嗽、便秘、排尿困难等腹内压力增高的因素，应给予处理。吸烟者应在术前两周戒烟。注意保暖，避免受凉。多饮水、多吃蔬菜等粗纤维食物，保持大便通畅。练习床上大小便，以防术后排便、排尿困难。

3. 活动与休息 对于疝块较大者减少活动，注意卧床休息，离床活动时使用疝带压住疝环口，避免腹腔内容物脱出造成疝块嵌顿。

4. 灌肠及排尿 为防止术后便秘及腹胀，术前晚给予大量不保留灌肠 1 次，以清除肠道内积粪，防止术后腹胀及排便困难。术前嘱病人排空膀胱，以免术中损伤。

5. 观察病情 观察病人的腹部情况，及时发现疝嵌顿、绞窄及肠梗阻表现。病人若出现明显腹痛，伴疝块突然增大、紧张发硬且有明显触痛，不能回纳腹腔，应高度警惕疝嵌顿的可能，需立即通知医生处理。如嵌顿疝行手法复位时有损伤肠管的可能，应注意观察有无相应症状与体征。

6. 急诊手术前护理 嵌顿性疝和绞窄性疝，特别是合并急性肠梗阻的病人，应做好紧急手术的准备。术前除一般护理外，还应做好禁食、胃肠减压、输液、抗感染、纠正水、电解质及酸碱平衡失调，同时备皮、备血。

（二）术后护理

【护理评估】

1. 手术情况 评估麻醉方式、手术类型和术中情况。

2. 术后康复情况 局部切口的愈合情况、术后有无切口感染及阴囊水肿等并发症，有无腹内压力增高因素及疝复发等。

【常见护理诊断/问题】

1. 疼痛 与术后切口张力大有关。

2. 潜在并发症 术后阴囊水肿及切口感染等。

【护理措施】

1. 病情观察 密切观察病人生命体征的变化。观察伤口敷料渗血及伤口有无红肿、疼痛的情况，如有渗血、渗液应及时更换潮湿的敷料，估计并记录出血量。

2. 卧位 取平卧位 3 天，膝下垫一软枕，使髋关节微曲，以减轻腹壁伤口的张力，利于伤口愈合，并能减轻伤口疼痛。

3. 饮食 病人术后 6～12 小时若无恶心、呕吐症状可进水或流食，次日可进半流食、软食或普食。若行肠切除吻合术者，术后应待肠道功能恢复后，方可进流质饮食，逐渐过渡为半流质、普食。

4. 活动 术后不宜过早下床活动，一般于手术后 3～5 天可考虑离床活动。但采用无张力疝修补术的病人可早期下床活动。对年老体弱、复发性疝、绞窄性疝、巨大疝等病人应适当延迟下床活动的时间。

5. 避免腹内压力增高的因素 术后应注意保暖，以防受凉而引起剧烈咳嗽。如有咳嗽应及时用药物治疗，并嘱病人在咳嗽时用手掌按压、保护伤口，以减少腹内压力增高对伤口愈合的不利影响。注意保持大小便通畅，嘱病人避免用力排便，便秘者给予通便药物。

6. 并发症的预防和护理

（1）预防阴囊水肿　由于阴囊比较松弛、位置较低，渗血、渗液易积聚于阴囊。为避免阴囊内积血、积液和促进淋巴回流，术后可使用阴囊托或丁字带托起阴囊，并密切观察阴囊肿胀情况。必要时术后切口处放置 0.5kg 沙袋压迫 12 ~ 24 小时，以防阴囊因水肿或出血而继发感染。

（2）预防切口感染　切口感染是导致疝复发的主要原因之一。术后需严格无菌操作，注意保持伤口敷料清洁、干燥，避免大小便污染。若敷料潮湿或污染，应及时更换。嵌顿性疝或绞窄性疝术后易发生切口感染，需及时、合理应用抗生素。

（三）健康教育

1. **活动**　注意适当休息，出院后逐渐增加活动量，3 个月内不宜参加重体力劳动、剧烈运动和提举重物等。

2. **避免腹内压力增高的因素**　术后应注意保暖，防止受凉而引起咳嗽，如出现剧烈咳嗽、用力排便及排尿困难等应及时处理。

3. **积极预防和治疗相关疾病**　如支气管炎、前列腺增生等。

4. **复诊和随诊**　定期门诊复查，若出现疝复发，应及早诊治。

第三节　其他腹外疝

一、股疝

腹腔内脏器通过股环、经股管向卵圆窝凸出而形成的疝称为股疝（femoral hernia）。股疝的发病率占腹外疝的 3% ~ 5%，多见于中年以上妇女。

【股管解剖】

股管是腹股沟韧带下内侧一狭长的漏斗形间隙，长 1 ~ 1.5cm。股管有上下两个口，上口称股环，直径为 1.5cm，椭圆形，有股环隔膜覆盖，股管内含脂肪、疏松结缔组织和淋巴结。股管前缘为腹股沟韧带，后缘为耻骨梳韧带，内缘为腔隙韧带，外缘为股静脉。下口为卵圆窝，其表面有筛状筋膜覆盖，大隐静脉经此进入股静脉。

【病因病理】

女性盆骨较宽阔、联合肌腱和腔隙韧带较薄弱，致股管上缘宽大松弛而易发病，加上妊娠是腹内压增高的主要原因。在腹内压增高的情况下，对着股管上口的腹膜被下坠的腹腔脏器推向下方，经股环向股管凸出而形成股疝。因股管几乎垂直向下，疝内容物进入股管，出卵圆窝后向前转折时形成一锐角，且股环本身较小，周围又多坚韧的韧带，因此容易发生嵌顿。股疝是腹外疝中嵌顿最多者，高达 60%。一旦嵌顿，可迅速发展为绞窄性疝，应特别注意。

【临床表现】

早期无明显症状，多为偶然发现。疝块通常较小，常在腹股沟韧带下方、卵圆窝处出现一半球形的凸起。易复性股疝的症状较轻，常被病人所忽视，尤其肥胖的病人更易疏忽。当股疝者发生嵌顿时，除引起局部剧烈疼痛外，常伴有明显的恶心、呕吐等急性机械性肠梗阻症状。严重者甚至可以掩盖股疝局部症状。

【治疗原则】

股疝容易嵌顿，一旦嵌顿可迅速发展为绞窄性。因此股疝确诊后，应及时手术治疗。对于嵌顿性疝或绞窄性股疝，应紧急手术。最常用的手术方式是 McVay 修补法。

【常见护理诊断/问题】

参见本章第二节内容。

【护理措施】

参见本章第二节内容。

二、切口疝

切口疝（incisional hernia）是指发生于腹部手术切口处的疝。临床上比较常见，约占腹外疝的第三位。尤其当腹部手术切口发生感染和伤口裂开者，其发病率可高达 10%～30%。切口疝多见于腹部纵向切口的病人。

【病因】

1. **解剖因素**　除腹直肌外，腹壁各层肌肉及筋膜、鞘膜等组织的纤维大体上横向走行，纵向切口势必使纤维断裂。缝合时，缝线也容易从纤维间滑脱，已缝合的组织经常受到横向牵拉，导致切口裂开。且切口处肋间神经也被切断，使腹直肌强度下降。

2. **手术因素**　切口感染造成局部组织破坏，形成瘢痕愈合；手术后切口放置引流物时间过长；切口过长时切断肋间神经过多；腹壁切口缝合不严密、张力过大等。

3. **腹内压力升高**　术后剧烈咳嗽、腹胀、恶心、呃逆等使腹内压力突然升高，引起切口内层断裂。

4. **其他因素**　如高龄、肥胖、低蛋白血症、合并糖尿病等所致的切口愈合不良等因素，都可引发切口疝。

【临床表现】

主要症状是腹壁切口处逐渐膨隆，有大小不一的肿块出现。通常在站立或用力时明显，平卧或休息时缩小或消失。多数病人无不适主诉，较大的切口疝有腹部不适和牵拉感，伴食欲减退、恶心、便秘等。疝内容物回纳后，检查时可摸到腹壁深处的缺损。切口疝的疝环一般较大，故很少发生嵌顿。

【治疗原则】

切口疝不能自愈，应以手术治疗为主。手术时应尽量切除原有的瘢痕组织。对于较大的切口疝，可采用合成纤维网片或自体筋膜组织以加强腹壁缺损区。

【常见护理诊断/问题】

参见本章第二节内容。

【护理措施】

参见本章第二节内容。

三、脐疝

腹腔内脏器或组织通过脐环凸出于体表形成的疝，称脐疝（umbilical hernia），可分为小儿脐疝和成人脐疝，以小儿脐疝多见。成人脐疝为后天的，较少见，多为中年经产妇女。

【病因】

小儿脐疝多为先天性，发生原因主要是脐环未闭或闭锁不全及脐部组织薄弱，在小儿啼哭腹内压升高时即可发生。成人脐疝常因过度肥胖、多次妊娠导致腹壁薄弱，脐部组织缺损，在腹内压升高的情况下发生。

【临床表现】

小儿脐疝多表现为脐部易复性肿块、多在小儿啼哭时疝块脱出，安静时消失。小儿脐疝极少发生嵌顿和绞窄。成人脐疝由于疝环较小，发生嵌顿或绞窄者较多。

【治疗原则】

1. **非手术治疗** 一般脐疝除了嵌顿或穿破等紧急情况外，在小儿2岁之前可采取非手术治疗。在疝块回纳后，用大于脐环的硬币或小木片，外包纱布，压住脐环，然后用胶布或绷带加以固定以防移动，促进愈合。6个月以内的婴儿采用此法治疗，效果较好。

2. **手术治疗** 小儿满2岁后，若脐环直径仍大于1.5cm，则需行手术治疗。成人脐疝由于疝环较小，且周围有坚韧的瘢痕组织，易发生嵌顿、绞窄，故应采取手术疗法。手术修补原则为切除疝囊、缝合疝环，必要时可重叠缝合疝环两旁的组织。

【常见护理诊断/问题】

参见本章第二节内容。

【护理措施】

参见本章第二节内容。

案例讨论9

病人，男性，55岁。7年来站立或腹压增高时反复出现右侧腹股沟肿块，平卧时肿块明显缩小或消失。8小时前因提取重物肿块又出现，并伴呕吐、腹痛，肛门停止排气、排便。体检：有阴囊红肿，可见一梨形肿块，平卧后肿块不消失。

问题：1. 该病人最有可能的诊断是什么？

2. 该病人最有效的治疗措施是什么？

3. 腹外疝术后，多长时间不宜从事重体力劳动？

第十五章 急性化脓性腹膜炎病人的护理

导学

内容与要求 急性化脓性腹膜炎病人的护理包括腹膜的解剖生理、急性腹膜炎和腹腔脓肿三部分内容。通过本章的学习，应掌握化脓性腹膜炎的临床表现、治疗原则和护理措施。熟悉化脓性腹膜炎的病因和分类、辅助检查；腹腔脓肿、膈下脓肿、盆腔脓肿的临床表现和治疗原则。了解腹膜的解剖生理概要。

重点与难点 急性腹膜炎临床表现、腹部体征观察、辅助检查和护理措施。

第一节 腹膜的解剖生理

腹膜是一层很薄的浆膜，分为相互连续的壁腹膜和脏腹膜两部分。壁腹膜贴附于腹壁、横膈脏面和盆壁内面；脏腹膜覆盖于内脏表面，成为其浆膜层。覆盖于横结肠的腹膜下垂形成大网膜，活动度大。腹膜腔是壁腹膜和脏腹膜之间的潜在的腔隙，分为大、小两部分，即腹腔和网膜囊，经由网膜孔相通（图15-1）。正常情况下，腹膜腔含少量浆液。壁腹膜的神经支配来自肋间神经和腰神经的分支，属体神经系统，对各种刺激敏感，痛觉定位准确。因此，腹前壁腹膜受炎症或化学性刺激后可引起局部膀胱或子宫疼痛、压痛及腹壁肌肉反射性收缩，产生腹肌紧张，这是判断腹膜炎的主要临床依据。膈肌中间部分的腹膜受刺激后，通过膈神经反射引起肩部放射性疼痛或呃逆。脏腹膜的神经支配来自交感神经和迷走神经末梢，对牵拉、胃肠腔内压力增高及炎症、压迫等刺激较为敏感，表现为钝痛，定位较差，感觉多集中于脐周腹中部；严重刺激常可引起心率减慢、血压下降和肠麻痹等。

腹膜具有润滑、吸收、渗出、防御和修复等生理功能，能减少胃肠道蠕动时或与其他内脏器官接触时的摩擦，吸收大量积液、血液、空气和毒素。严重腹膜炎时，大量毒性物质的吸收可引起感染性休克。腹膜也能渗出大量液体以稀释毒素和减少刺激，渗出液中的巨噬细胞能吞噬细菌、异物；渗出液中的纤维蛋白沉积在病灶周围，可产生粘连，使炎症局限并修复受损组织；但亦可因此形成腹腔内广泛的纤维性粘连，影响内脏器官功能，如肠梗阻。

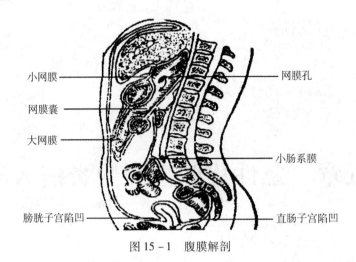

图 15 - 1　腹膜解剖

小网膜
网膜囊
大网膜
膀胱子宫陷凹
网膜孔
小肠系膜
直肠子宫陷凹

第二节　急性腹膜炎

一、疾病概要

急性腹膜炎（acut peritonitis）是指由于细菌感染、腹部损伤、化学刺激（如胃液、胆汁、胰液、血液）等所引起的脏腹膜和壁腹膜的急性炎症。根据病因可分为细菌性（如化脓性、结核性）腹膜炎和非细菌性（如血性）腹膜炎；根据发病机制可分为原发性腹膜炎和继发性腹膜炎；根据病变范围可分为局限性腹膜炎和弥漫性腹膜炎。临床上所称的急性腹膜炎多指急性继发性化脓性腹膜炎，是一种常见的外科急腹症。

【病因】

1. 继发性腹膜炎（secondary peritonitis）　约占腹膜炎的98%，是指继发于腹腔内的脏器穿孔、损伤、破裂、炎症和手术污染的腹膜炎。病原菌多为肠道内的常驻菌群，以大肠杆菌最常见；其次为厌氧杆菌、链球菌和变形杆菌等；绝大多数情况下为混合感染。

（1）腹腔内脏器穿孔、破裂　是急性继发性化脓性腹膜炎最常见的原因。如胃、十二指肠溃疡急性穿孔，胃肠内容物流入腹腔首先引起化学性腹膜炎，继发细菌感染后成为化脓性腹膜炎；外伤造成的肠管、膀胱破裂，细菌由腹壁伤口进入，污染腹腔，很快形成腹膜炎。

（2）腹腔内脏器绞窄及炎症扩散　如急性阑尾炎、急性胰腺炎、女性生殖器官化脓性炎症或产后感染等，含有细菌的渗出液进入腹腔在腹腔内扩散引起腹膜炎。绞窄性肠梗阻和肠系膜血管血栓形成引起肠坏死，细菌通过坏死的肠壁进入腹腔，导致腹膜炎。

（3）其他　如腹部手术污染腹腔、胃肠道吻合口漏、腹壁的严重感染等也可引起腹膜炎。

2. 原发性腹膜炎（primary peritonitis）　原发性腹膜炎又称为自发性腹膜炎，临床上较少见，是指腹腔内无原发性病灶，细菌经血液循环、淋巴途径、泌尿道或女性生殖道等途径感染腹腔引起的腹膜炎。病原菌多为溶血性链球菌、肺炎双球菌或大肠埃希菌，多见于儿童。尤其是体质衰弱、严重肝病病人或在抗病能力低下的情况下，或患有营养不良、肾病综合征、猩红热等疾病并发上呼吸道感染时均可致病。

【病理生理】

1. 局部和全身反应　腹膜受细菌、胃肠内容物、血液、尿液、胆汁、胰液等刺激后，产生炎症反应，出现充血、水肿、渗出。炎症初期渗出液为浆液性，数小时后因其中含有较多的巨噬细胞、中性粒细胞，加之坏死组织、细菌和渗出纤维蛋白的不断增多，可转变为混浊的脓性。继发性腹膜炎是大肠杆菌为主的混合性感染，脓液多呈黄绿色，稠厚，有粪臭味。腹膜炎引起的大量渗液、呕吐、麻痹性肠梗阻等，可导致水、电解质及酸碱平衡失调，血容量减少，甚至休克；细菌及病菌毒素的作用，可引起高热、脉快、呼吸急促、大汗等感染中毒症状，甚至出现感染性休克和多器官功能衰竭等。此外，肠麻痹和腹胀可使膈肌抬高，导致呼吸和循环功能障碍。

2. 腹膜炎的转归　急性腹膜炎的转归取决于污染病菌的性质、数目、时间，人体全身和腹膜局部的防御能力，以及治疗和护理措施的及时性和有效性等多方面因素。

（1）**炎症吸收或局限**　腹膜炎症较轻、人体抵抗力强、治疗及时有效，炎症可以完全吸收，但腹腔内可遗留不同程度的纤维性粘连；也可因邻近肠管、其他脏器或大网膜等粘连而局限于腹腔某一部位，形成局限性腹膜炎。若局部有脓液积聚则可形成腹腔脓肿，如膈下、肠间、盆腔脓肿等。

（2）**炎症扩散**　腹膜炎较重、人体抵抗力弱、治疗不得力，腹膜炎可加重并扩散。由于大量渗液和感染中毒，可引起脱水、电解质紊乱，代谢性酸中毒，贫血，低蛋白血症，甚至发生低血容量性休克或感染性休克。

（3）**肠粘连**　腹膜炎治愈后腹腔内会遗留不同程度的纤维性粘连，膜状或片状粘连一般不影响肠管的通畅性，常无临床症状；若粘连带压迫肠管或粘连后使肠管形成锐角、过度扭曲等，则可引起机械性肠梗阻。

【临床表现】

急性腹膜炎病人多呈急性病容，临床表现早期主要为腹痛和腹膜刺激症状，常伴随恶心、呕吐、腹胀等消化道症状或发热。后期由于感染和毒素吸收主要表现为全身感染中毒症状。

1. 腹痛　是最主要的症状，其临床表现、特点和程度随病因或诱因、发生时间、部位、性质、转归而不同。一般呈持续性剧痛。深呼吸、咳嗽、改变体位时疼痛加剧。腹痛多开始于原发病变部位，随炎症扩散而延及全腹，但仍以原发病灶处最显著。

2. 恶心、呕吐　是早期出现的常见症状。早期为腹膜受到刺激引起的反射性恶心、呕吐，呕吐物为胃内容物；后期为麻痹性肠梗阻所致溢出性大量呕吐，呕吐物含黄绿色胆汁，甚至为棕褐色粪样物。

3. 发热　突然发病的腹膜炎，开始时体温可在正常之后逐渐升高；老年衰弱的病人体温不一定随病情加重而升高。

4. 感染中毒症状   随着病情发展，可出现寒战、高热、脉速、呼吸急促、大汗等症状，严重者可出现表情淡漠、面色苍白、口唇发绀、皮肤黏膜干燥、眼窝凹陷、四肢发凉、脉细微弱、体温骤然升高或低于正常、血压下降、尿量减少、意识模糊等感染性休克症状。

5. 腹部体征   腹式呼吸减弱或消失，明显腹胀。腹胀加重是病情恶化的一项重要标志；腹部压痛、反跳痛和腹肌紧张是腹膜炎的标志性体征，称为腹膜刺激征。腹肌紧张的程度随病因和病人全身状况不同而各异，如胃肠或胆囊穿孔可引起强烈的腹肌紧张，甚至呈"木板样"强直，临床上叫"板样腹"；幼儿、老人或极度衰弱的病人腹肌紧张不明显；腹部叩诊呈鼓音；胃肠穿孔或破裂时，肝浊音界缩小或消失；腹腔内积液较多时有移动性浊音；肠麻痹时肠鸣音减弱或完全消失。

【辅助检查】

1. 实验室检查   白细胞计数和中性粒细胞比例升高，出现中毒颗粒。病情险恶或机体反应能力低下者，白细胞计数可不升高或仅中性粒细胞比例升高。

2. 影像学检查

（1）B 超检查   显示腹腔内有不等量的积液，但不能鉴别液体的性质。

（2）X 线检查   立、卧位平片见小肠普遍胀气，并有多个小气液平面等肠麻痹征象；胃肠穿孔时，立位平片多数可见膈下游离气体；膈下脓肿时，可见患侧膈肌升高，肋膈角模糊或胸腔积液。

（3）CT 检查   对腹腔内实质性脏器病变有诊断意义，明确腹腔内液体量也可确定有无腹腔脓肿及其位置、大小等。

3. 诊断性腹腔穿刺或腹腔灌洗   根据抽出液性状、气味、浑浊度、涂片、细菌培养以及淀粉酶等测定有助于判断。

【治疗原则】

积极处理原发病灶，消除病因，控制炎症，促使脓性渗出液局限；形成脓肿者充分引流脓液。

1. 非手术治疗   适用于原发性腹膜炎；急性腹膜炎病情较轻或病程较长已超过 24 小时、腹部体征已减轻或炎症已有局限化趋势；急性腹膜炎病因不明病情也不重，全身情况较好者。非手术治疗也可作为手术前的准备。

（1）禁食、胃肠减压   减轻腹胀，促进炎症的吸收和局限。

（2）补液   纠正病人水、电解质及酸碱平衡失调，补充热、氮量或提供营养支持。

（3）合理应用抗生素   可先使用广谱抗生素，再根据细菌培养和药物敏感试验结果调整抗生素。

（4）对症处理   疼痛剧烈者，应用镇静止痛剂，以减轻病人痛苦。但如果诊断尚未明确，病人还需观察时，禁用止痛剂，以免掩盖病情。发热者给予降温；盆腔脓肿未完全形成或较小时，可行热水坐浴、温盐水保留灌肠等物理治疗。

2. 手术治疗   适用于：①腹腔内原发病严重，如胃肠道、胆囊穿孔，绞窄性肠梗阻或腹腔内脏器官破裂等。②经非手术治疗 8 小时后（一般不超过 12 小时），腹膜炎症状和体征无缓解或反而加重者。③腹腔内炎症较重，出现严重的肠麻痹或中毒症状，或合并休克。④腹膜炎病因不明且无局限趋势者。

手术方法：①探查腹膜腔，明确病因，处理原发病灶。②彻底清理腹腔，充分引流。③引流已形成的腹腔脓肿。

二、疾病护理

（一）术前护理

【护理评估】

1. **健康史**　了解病人的发病情况、病程、治疗情况；既往健康状况，尤其注意有无胃、十二指肠溃疡病史及有无手术史，近期有无腹部外伤史。对儿童，需了解近期有无呼吸道、泌尿道感染病史，以及营养不良或其他导致抵抗力下降的情况。

2. **身体状况**

（1）腹部症状和体征：了解腹痛发生的时间、部位、性质、程度、范围及其伴随症状等；有无腹部压痛、反跳痛、肌紧张，以及部位、程度和范围。

（2）病人的全身症状和程度。

（3）辅助检查测定的结果。

3. **心理和社会支持状况**

（1）了解患病后的心理反应，有无焦虑、恐惧等表现。

（2）评估病人及亲属对疾病和手术治疗的认知程度；了解家属及亲友的态度及家庭的经济状况。

【常见护理诊断/问题】

1. **疼痛**　与腹膜炎症刺激、毒素吸收有关。

2. **体温过高**　与腹膜炎毒素吸收有关。

3. **有体液不足的危险**　与大量腹腔渗出、高热等因素有关。

4. **焦虑与恐惧**　与疾病本身和手术治疗有关。

【护理措施】

1. **术前常规护理**　见第五章围术期病人护理的术前护理。

2. **体位**　在无休克时取半卧位，有助于减轻腹壁张力，减轻疼痛；促使腹内渗出液流向盆腔，以减少毒素吸收，减轻中毒症状，利于引流和局限感染；同时避免腹胀所致的膈肌抬高，减轻对呼吸和循环的影响。有休克症状者采用平卧位或休克体位，减少搬动。

3. **禁食、胃肠减压**　减轻腹胀，促进炎症的吸收和局限。

4. **补液、合理应用抗生素**　纠正病人水、电解质及酸碱平衡失调，补充热、氮量或提供营养支持。

5. **严格"四禁"**　在没有明确诊断之前，应严格执行"四禁"，即禁用吗啡类止痛剂，以免掩盖病情；禁饮食；禁服泻药；禁止灌肠，以免增加消化道负担或发生消化道穿孔造成炎症扩散。

6. 协助各种术前检查 除全面的体格检查和必要的化验检查外，还应包括 X 线检查、CT 检查等。

（二）术后护理

【护理评估】

1. 一般情况 包括麻醉方式、手术类型、术中情况、术后生命体征和腹腔内炎症情况等。

2. 切口、引流情况 重点了解腹腔引流管放置的部位、引流液性状、切口愈合情况等。

3. 术后并发症 腹腔脓肿、粘连性肠梗阻。

【常见护理诊断/问题】

1. 疼痛 与手术切口有关。

2. 有体液不足的危险 与腹腔内大量渗出、高热、禁食、呕吐等有关。

3. 营养失调：低于机体需要量 与禁食、感染后分解代谢增强有关。

4. 焦虑 与疾病预后有关。

5. 潜在并发症 腹腔脓肿、粘连性肠梗阻等。

【护理措施】

1. 一般护理

（1）体位护理 清醒或硬膜外麻醉病人平卧 6 小时，待血压、脉搏平稳后改为半卧位，术后鼓励早期活动，预防粘连性肠梗阻。

（2）禁食、胃肠减压 继续禁食、胃肠减压，保持胃肠通畅，吸出胃肠道内容物和气体，改善胃、肠壁的血液循环，减少消化道内容物继续流入腹腔，以减轻腹胀和腹痛。肠蠕动功能恢复、肛门排气后，可拔除胃管，进食。禁食期间做好口腔护理。

（3）对症护理 明确诊断者，可用哌替啶类止痛剂，对诊断不明或需要进行观察者，慎用止痛药物，以免掩盖病情；高热者给予物理或药物降温；长时间禁食者营养支持，补充液体和电解质等，纠正水、电解质及酸碱失衡。

（4）切口护理 观察切口渗血、渗液情况，渗血、渗液较多时应及时更换敷料，保持切口敷料清洁和干燥；注意切口愈合情况和有无感染征象，发现异常，及早协助处理。

（5）引流管护理 连接固定，防止引流管受压、扭曲或脱出、滑入；保持引流通畅；对使用负压引流者及时调整负压，维持有效引流；对进行腹腔灌洗者，根据引流情况调整灌入液和速度，维持出入量相等。观察并记录引流液的颜色、性状和量，当引流液明显减少、颜色澄清、病人体温及白细胞计数恢复正常时，可考虑拔除引流管。

（6）心理护理 加强解释和安慰，减轻病人的焦虑和恐惧，引导病人积极配合治疗和护理。

2. 并发症的预防 定时巡视，观察病情及腹部体征的变化，了解有无腹腔脓肿的表现症状和体征，发现异常，及时通知医生，配合处理。

（三）健康教育

1. 饮食宜清淡、易消化，富含蛋白质、热量和维生素。

2. 出现剧烈腹痛，或原有胃、十二指肠溃疡突发，应及时就医，以防延误诊治。

3. 手术治疗者，术后鼓励早期活动，预防粘连性肠梗阻。若出现腹痛、腹胀、呕吐等症状，应警惕粘连性肠梗阻，随时就医。

第三节　腹腔脓肿

一、疾病概要

腹腔内某一间隙或部位因组织坏死液化，或急性腹膜炎局限后，脓液未被吸收，被腹壁、脏器、肠系膜或大网膜及其间的粘连所包裹，形成局限性脓液积聚，称为腹腔脓肿，包括膈下脓肿、盆腔脓肿和肠间隙脓肿等（图15-2）。

【病因病理】

引起继发性腹膜炎的各种疾病、腹部手术和外伤均可为其病因，大部分为腹腔脓性感染的并发症。

1. **膈下脓肿**（subphrencin abscess） 病人平卧时膈下部位最低，急性腹膜炎时腹腔内的脓液易积聚于膈肌以下、横结肠及其系膜以上的间隙内。原发病常见于急性阑尾炎穿孔，胃、十二指肠溃疡穿孔，以及肝胆等的急性炎症。小的膈下脓肿经治疗可被吸收，较大的脓肿，因长期感染使身体消耗，机体抵抗力低下可发生脓毒症，死亡率高。

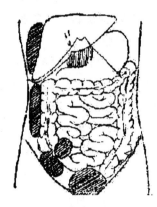

图15-2　腹腔脓肿示意图

2. **盆腔脓肿**（pelvic abscess） 盆腔位于腹腔最低位置，腹膜炎时腹腔内的炎性渗出物及脓液容易积聚于此，形成盆腔脓肿。多发生于急性腹膜炎后期、阑尾穿孔、结直肠手术后。盆腔腹膜面积小，吸收毒素能力较低，全身中毒症状也较轻。

3. **肠间隙脓肿**（intestinal space abscess） 脓液被包围在肠管、肠系膜与网膜之间。如脓肿周围广泛粘连，可发生不同程度的粘连性肠梗阻。

【临床表现】

1. **膈下脓肿** 临床特点是全身症状明显而局部症状隐匿。全身症状表现为发热、脉率增快、乏力、厌食、消瘦等；局部可出现肋缘下或剑突下持续钝痛，在深呼吸和转动体位时加重，有持续性钝痛向肩背部放射，脓肿大时可有胀痛气急、咳嗽或呃逆。感染波及胸膜腔可出现胸腔积液、气促、咳嗽和胸痛等。

2. **盆腔脓肿** 临床特点是局部症状明显而全身中毒症状轻。病人体温下降后又升高，脉搏增快；出现典型的直肠刺激症状（里急后重、排便次数增多而量少、黏液便）或膀胱刺激症状（尿频、尿急、排尿困难）；腹部检查常无重要体征。直肠指检时直肠前窝饱满且有触痛，部分病人有波动感。

3. 肠间隙脓肿　发热、腹痛，并伴有全身中毒症状，因炎性肠粘连，可引起肠梗阻症状，如腹胀、恶心、呕吐、阵发性腹痛、排气及排便不畅等。局部可触及包块，压痛明显。

【辅助检查】

1. 实验室检查　白细胞计数和中性粒细胞比例增高。

2. 影像学检查

（1）B超检查　B超对膈下脓肿的诊断价值较大，可明确有无腹腔脓肿及其位置、大小和深浅度等。

（2）X线检查　立、卧位平片可见患侧膈肌升高，肋膈角模糊或消失，膈下有气液面，左膈下脓肿可见胃受压移位。肠间隙脓肿可发现肠壁间距增宽及局部肠祥积液、积气。

（3）CT检查　可确定有无腹腔脓肿及其位置、大小等。

3. 直肠指诊　盆腔脓肿可发现肛门括约肌松弛，直肠前壁饱满隆起，有明显触痛或波动感。

4. 诊断性腹腔穿刺　可在X线或B超定位引导下穿刺，根据抽出液性状、气味、浑浊度，涂片、细菌培养以及淀粉酶等测定帮助判断。

【治疗原则】

积极处理原发病灶，消除病因，控制炎症，促使脓性渗出液局限；充分引流脓液（参见本章第二节内容）。

二、疾病护理

参见本章第二节相关内容。

案例讨论 10

病人，男性，26岁。主诉：饭后2小时上腹部突然出现刀割样剧痛，疼痛很快扩散至全腹部，恶心、呕吐不严重，呕吐物为胃内容物；腹式呼吸减弱，腹部压痛，腹肌紧张，有反跳痛，肠鸣音减弱，肝浊音界缩小或消失；腹部X线检查可见膈下游离气体，既往有胃溃疡病史。

问题：1. 该病人最可能的诊断是什么？

2. 该病人应采取何种卧位？

第十六章　腹部损伤病人的护理

第一节　概　述

　　腹部损伤（abdominal injury）是指由各种原因所致的腹壁和（或）腹腔内器官损伤。在平时和战时都较多见，约占平时各种损伤的 0.4%～1.8%，战争场合可高达 50% 左右。

【分类】

1. 根据体表有无伤口分

　　（1）开放性腹部损伤　多系各种锐器或火器损伤所致，如刀刺、枪弹、弹片等。根据腹膜是否破损，开放性损伤又分为：

　　①穿透伤：有腹膜破损，多伴腹腔内器官损伤。在穿透伤中，致伤物有入口、出口者为贯通伤；只有入口无出口者为盲管伤。

　　②非穿透伤：伤口未穿破腹膜，偶伴腹腔内器官损伤。

　　（2）闭合性腹部损伤　常因坠落、挤压、碰撞、冲击等钝性暴力所致。损伤可能仅累及腹壁，也可同时累及腹腔内器官，但体表无伤口。

2. 根据损伤的腹内器官性质分

　　（1）实质性脏器损伤　肝、脾、肾、胰等位置比较固定，组织结构脆弱，血供丰富，受到暴力打击后，比其他内脏器官更容易破裂。临床上最常见的是脾破裂，其次为肝、肾和胰的损伤。

（2）空腔脏器损伤　上腹部受到碰撞、挤压时，胃窦、十二指肠水平部等可被压在脊柱上而断裂；上段空肠、末段回肠因比较固定而易受损伤；充盈的空腔脏器比空虚时容易发生破裂。临床上常见的是小肠、胃、结肠和膀胱的损伤，直肠因位置较深在腹部损伤时较少受损。

【病因】

腹部开放性损伤多系利器或火器损伤所致，如刀刺、枪弹等；腹部闭合性损伤多系钝性暴力所致，如坠落、碰撞、冲击、挤压等。

腹部损伤的严重程度、是否涉及内脏、涉及哪些内脏等很大程度上与暴力的强度、速度、着力部位和作用方向等有关；还受到解剖特点、内脏原有病理情况和功能状态等内在因素的影响。

【临床表现】

1. 单纯腹壁损伤、腹腔内脏挫伤　临床表现较轻，多为局限性腹壁肿胀、压痛，有时见皮下瘀斑。损伤的程度和范围并不随时间的推移而加重或扩大，却常逐渐缓解或缩小。

2. 腹腔内脏器损伤　根据致伤原因、受伤器官、损伤部位和严重程度的不同而异。实质性脏器损伤以内出血为主要表现；空腔脏器损伤以腹膜炎为主要表现。如果腹内实质性脏器和空腔脏器同时破裂，则出血性表现和腹膜炎表现可以同时存在。

（1）实质性脏器破裂　肝、脾、胰、肾等实质性脏器破裂以腹腔内（或腹膜后）出血表现为主，病人可出现面色苍白、脉率加快、血压下降、四肢湿冷等休克症状。腹痛相对较轻，多呈持续性，伤处压痛，可伴有轻、中度反跳痛，无明显腹肌紧张。但肝破裂伴有较大肝内胆管断裂时，胆汁流入腹腔，可出现明显的腹痛和腹膜刺激征。部分病人伴有腹胀，移动性浊音阳性。

（2）空腔脏器破裂　胃、肠、胆囊、膀胱等空腔脏器破裂以腹膜炎表现为主。病人可出现持续性剧烈腹痛，除胃肠道症状（恶心、呕吐、便血、呕血等）及稍后出现的体温升高、脉搏加快、呼吸急促等全身性感染的表现外，最为突出的是腹膜刺激征，其程度因空腔脏器内容物不同而异。通常胃液、胆汁、胰液对腹膜的刺激最强，肠液对腹膜的刺激次之，血液对腹膜的刺激最轻。胃肠道破裂时腹腔内可有游离气体，导致肝浊音界缩小，肠鸣音减弱或消失，继而可因肠麻痹而出现腹胀，严重时可发生感染性休克。

【辅助检查】

1. 实验室检查　实质性脏器损伤时血常规检查显示红细胞、血红蛋白及血细胞比容下降，白细胞计数和中性粒细胞比例升高。胰腺损伤时，血、尿和腹腔穿刺液中淀粉酶含量增高。空腔脏器损伤时，白细胞计数和中性粒细胞比例显著升高。尿常规检查若有红细胞，提示有泌尿系损伤。

2. 影像学检查

（1）超声波检查　可探测实质性脏器有无损伤及腹腔内有无积液，能提示脏器损伤的部位和程度，有助于空腔脏器破裂或穿孔的诊断，安全、方便、迅速、可靠。

（2）X线检查　胸腹部 X 线检查可观察到膈下积气、腹内积液以及某些脏器的大小、形态和位置的改变。胃肠道穿孔者，立位腹部平片可见膈下新月形阴影（游离气体）。腹膜后积气提示腹膜后十二指肠或结、直肠穿孔。

（3）CT、MRI 检查　能清晰显示肝、脾、胰、肾等实质性脏器的包膜是否完整、大小，形态结构是否正常及有无出血或渗出。

3. 诊断性腹腔穿刺和腹腔灌洗　腹腔穿刺是简便、有效、经济、安全的辅助检查方法。腹腔穿刺无发现时，可考虑做腹腔灌洗检查。

（1）诊断性腹腔穿刺术　穿刺时先让病人排空膀胱后向拟穿刺侧侧卧 5 分钟，可取左、右麦氏点或脐与髂前上棘连线的中外 1/3 交界处做穿刺进针点（图 16 – 1）。一般情况下，如腹腔内有血液，多为肝、脾、胰腺等实质性脏器破裂，有时腹膜后血肿也可抽得不凝固的血液。如抽出液体内含有食物残渣，为胃或十二指肠溃疡穿孔。如抽出液体为粪样，则说明下消化道破裂。抽出胆汁，应考虑胆囊、胆管或十二指肠损伤。若穿刺液淀粉酶升高，应考虑胰腺和十二指肠损伤。对穿刺阴性者，必要时可重复腹腔穿刺或改做腹腔灌洗。

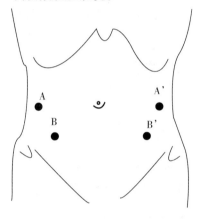

图 16 – 1　诊断性腹腔穿刺术进针点

（2）诊断性腹腔灌洗术　诊断性腹腔灌洗术是指经上述诊断性腹腔穿刺置入的塑料管向腹内缓慢地灌入 500～1000ml 无菌生理盐水，然后借虹吸作用使腹腔内灌洗液流回输液瓶内（图 16 – 2）。取瓶中液体进行肉眼观察和实验室检查，必要时做涂片、细菌培养及淀粉酶测定等，以便于早期诊断，并提高确诊率。检查结果符合以下任何一项即属阳性：

①灌洗液含有肉眼可见的血液、胆汁、胃肠内容物或证明是尿液。

②显微镜下红细胞计数超过 100×10^9/L 或白细胞计数超过 0.5×10^9/L。

③淀粉酶超过 100Somogyi 单位。

④灌洗液中检出细菌。

【治疗原则】

1. 现场急救　腹部损伤可合并多发性损伤，急救时应分清轻重缓急。首先处理危及生命的因素，如窒息、开放性气胸、出血性休克等。开放性腹部损伤时应妥善处理伤口，及时止血，并用干净的纱布、毛巾、被单等包扎腹部伤口。如有内脏脱出，可用消毒或清洁的器皿覆盖保护后包扎固定，或用温开水浸湿的干净纱布

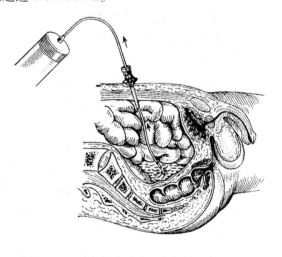

图 16 – 2　诊断性腹腔灌洗术穿刺抽液方法

覆盖保护，适当包扎后，迅速转运。切忌将脱出的内脏器官强行回纳腹腔，以免加重腹腔污染。

2. 非手术治疗　适用于：①不能确定有无腹腔内器官损伤。②血流动力学稳定、收缩压在90mmHg以上、心率低于100次/分钟。③无腹膜炎体征。④未发现其他内脏的合并伤。⑤诊断已明确，但损伤轻微，生命体征稳定或仅轻度变化。

（1）输血补液，扩充血容量，维持有效循环，防治休克。

（2）未明确诊断前或疑有空腔脏器破裂者，给予禁食和胃肠减压。

（3）腹痛剧烈已明确诊断者，酌情应用镇痛剂。

（4）应用广谱抗生素，预防治疗可能存在的腹腔感染。

（5）出血者应用止血药。

3. 手术治疗　适用于：①已确诊为腹腔内空腔脏器破裂。②有明显腹膜刺激征或腹膜刺激征进行性加重。③全身情况有恶化甚至休克者。④膈下有游离气体者。⑤腹腔穿刺吸出气体、不凝血液、胆汁或胃肠内容物。⑥非手术治疗期间病情加重。

手术方法主要为剖腹探查术，包括全面探查、止血、修补、切除、清除腹腔内残留液体及引流。

第二节　常见内脏损伤

一、脾破裂

脾是腹部内脏中最容易受损伤的器官，其发病率占各种腹部损伤的40%～50%。有慢性病变（如血吸虫病、疟疾、黑热病、门脉高压症、淋巴瘤等）的脾脏更易破裂。

【病因病理】

根据损伤的范围，脾破裂可分为：

1. 中央型破裂　破损在脾实质深部。

2. 被膜下破裂　破损在脾被膜下实质周边部分。

3. 真性破裂　为脾被膜和脾实质均破裂。

前两种脾破裂，因被膜完整，出血量受到限制，临床上无明显内出血征象而不易被发现。如未被发现，可形成血肿逐渐被吸收。但较大血肿，特别是被膜下血肿，在某些微弱外力的作用下，可以突然转为真性破裂，致腹腔内大出血，危及生命。

【临床表现】

1. 破裂部位较多见于脾上极及膈面，有时在裂口对应部位有肋骨骨折存在。

2. 出血量少而慢者症状轻微，左上腹呈轻度胀痛，可牵涉至左腰，伴腹胀、恶心、呕吐等。随时间的推移，出血量越来越多，可出现休克前期的表现，继而发生休克。

3. 破裂如发生在脏面，尤其是邻近脾门者，可撕裂脾蒂，导致大量出血，并可迅速发生休克，甚至未及抢救而死亡。

【辅助检查】

1. **实验室检查** 红细胞、血红蛋白及血细胞比容下降；白细胞计数和中性粒细胞比例升高。

2. **影像学检查**

（1）超声波检查 可探测脾破裂及腹腔内是否有积液。

（2）X线检查 可发现胃右移、横结肠下移，胃大弯有锯齿形压迹。

（3）CT、MRI检查 可清晰显示腹腔和脾脏的情况。

3. **诊断性腹腔穿刺** 可抽出不凝固血液。

【治疗原则】

本病一经诊断，原则上应紧急手术处理。因脾组织脆弱，破裂后不易止血、缝合或修补，故通常采用脾切除术。近年来，由于对人体免疫功能的研究日益深入，有主张以裂口修补术或脾部分切除术替代脾切除术。

二、肝破裂

肝破裂在各种腹部损伤中发生率占 15% ~20%，右肝破裂又较左肝为多，原有肝硬化和慢性肝病的肝更容易因受到损伤而破裂。

【病因病理】

肝破裂的致伤因素和病理类型都与脾破裂极为相似，肝脏被膜下破裂有可能转为真性破裂；中央型肝破裂易发展为继发性肝脓肿；较深的肝裂伤常常伴有大血管和胆管损伤，引起严重出血和化学性腹膜炎而致休克的发生。

【临床表现】

1. 肝破裂后可能有胆汁溢入腹腔，故腹痛和腹膜刺激征较脾破裂明显。

2. 肝破裂后，血液有时可能通过胆管进入十二指肠而出现黑便或呕血。

3. 破裂导致大量出血，可迅速发生休克，甚至未及抢救而死亡。

4. 中央型肝破裂易发展为继发性肝脓肿。

【辅助检查】

1. **实验室检查** 红细胞、血红蛋白和血细胞比容下降；白细胞计数和中性粒细胞比例升高。

2. **影像学检查**

（1）超声波检查 可探测肝破裂及腹腔内有无积血、积液。

（2）X线检查 可见右膈升高，肝脏正常外形消失。

（3）CT、MRI检查 可清晰显示腹腔和肝脏的情况。

3. **诊断性腹腔穿刺** 腹腔内有血液。

【治疗原则】

手术治疗以彻底清创、确切止血、消除胆汁溢漏为主要原则，在创面或肝周应留置多孔硅胶双套管行负压吸引，以引流出渗出的血液和胆汁。

三、胃、十二指肠损伤

腹部闭合性损伤时胃很少受累，只在胃膨胀时偶可发生。十二指肠大部分位于腹膜后，损伤的发病率很低。若损伤未及胃、十二指肠壁全层，无明显症状；当胃、十二指肠壁全层破裂，胃内容物、胰液、胆汁等流入腹腔，则可引起急性弥漫性腹膜炎。病人呈急性面容，疼痛难忍，并有面色苍白、血压下降、脉率加快、四肢湿冷等休克症状。当腹腔内大量渗出液稀释漏出消化液时，腹痛略有减轻。腹膜刺激征明显，有移动性浊音，肠鸣音减弱或消失。治疗和护理措施参见第十七章第二节相关内容。

四、小肠损伤

小肠损伤在空腔脏器损伤中最常见。小肠占据中、下腹的大部分空间，发生损伤的机会比较多。闭合性损伤多在空肠起始端或回肠末端，因此段较固定。小肠破裂后，大量肠内容物进入腹腔，常常早期即引起腹膜炎，拍 X 光片可协助诊断。

小肠破裂一经确诊，应立即进行手术治疗。手术方式以简单修补为主，一般采用间断横向缝合，以防修补后肠腔发生狭窄。部分损伤严重的病人，需行肠切除吻合术。治疗和护理措施参见第十八章相关内容。

五、结肠与直肠损伤

1. 结肠损伤 结肠损伤的发病率较小肠为低，大多为开放性损伤。由于结肠壁较薄，血液供应差，细菌含量多，故结肠损伤后内容物进入腹腔引起的腹膜炎较严重。除少数裂口小、腹腔污染轻、全身情况良好的病人可以考虑一期修补或一期切除吻合（限于右半结肠）外，大部分需先采用肠造口术或肠外置术处理，待 3～4 周后病人情况好转时，再行关闭瘘口。

2. 直肠损伤 直肠上段损伤的病理生理表现与结肠损伤基本相同；直肠下段损伤，可导致严重的直肠周围感染，但不引起腹膜炎。直肠上段损伤应剖腹修补，并行乙状结肠双筒造口术，2～3 个月后闭合造口。直肠下段损伤应充分引流直肠周围间隙，以防感染，并行乙状结肠造口术。治疗和护理措施参见第二十章相关内容。

六、疾病护理

（一）术前护理

【护理评估】
1. 健康史 了解受伤的原因、时间、环境、部位、姿势、暴力大小、特点、作用方向及受伤期间伤情变化、病情进展、急救措施及治疗情况等。了解既往健康状况，有无高血压、冠心病，腹内脏器有无病变，如脾大等。
2. 身体状况
（1）病人局部症状。
（2）病人全身症状和程度。

（3）辅助检查测定的结果。

3. 心理和社会支持状况

（1）评估病人及亲属对本次损伤相关知识的了解程度。

（2）评估病人及亲属对遭受突如其来的伤害的心理承受能力。腹部损伤大多数在意外情况下发生，病人多有紧张、痛苦、悲哀、恐惧的心理变化。尤其腹壁有伤口、出血、内脏脱出或被通知紧急手术时，病人的反应更为强烈。

【常见护理诊断/问题】

1. 疼痛　与腹部损伤器官破裂有关。

2. 有体液不足的危险　与损伤致腹腔内出血、腹膜炎症、呕吐及禁食有关。

3. 焦虑、恐惧　与意外伤害的刺激、出血、内脏脱出的视觉刺激等有关。

4. 知识缺乏　缺乏相关术前准备知识。

【护理措施】

1. 急救护理　参见本章第一节相关内容。

2. 休息与体位　脾被膜下血肿者，应绝对卧床休息 10 ~ 14 日，以防血肿突然破裂发生大出血。如果腹部疼痛剧烈，也可取屈膝卧位，使其腹部肌肉松弛，减轻疼痛。

3. 镇静止痛　采用暗示疗法、深呼吸、听音乐等分散注意力，必要时遵医嘱药物止痛，但是在诊断未明确之前，切忌盲目应用止痛药物，以免掩盖病情，贻误治疗。

4. 禁饮食、胃肠减压　诊断未明确之前应绝对禁食、禁水，必要时胃肠减压，待病情好转、肠蠕动恢复后，恢复饮食。禁食期间补液，营养支持。

5. 维持体液平衡

（1）有效补充血容量　对有休克征象及已发生休克者，应迅速建立两条以上静脉通路，选择大血管，置静脉留置针，根据医嘱快速补液、输血，尽快补充血容量。

（2）准确记录出入量　记录 24 小时输液量、输血量、呕吐量、胃肠减压量及尿量等。紧急抢救过程中，专人准确记录出入液体量，作为后续治疗的依据。

（3）定时监测中心静脉压　根据中心静脉压数值，结合血压变化，调整输液的速度和输入总量。

6. 病情观察　每 15 ~ 30 分钟测量 1 次脉搏、呼吸、血压；观察记录病人的意识状况、皮肤黏膜弹性及颜色、尿量等脱水征象，了解脱水症状有无改善。观察腹部体征变化，注意腹膜刺激征的程度和范围，肝浊音界范围，移动性浊音的变化等。特别注意：

（1）尽量减少搬动，以免加重伤情。

（2）诊断不明者不予注射止痛剂，以免掩盖病情。

（3）未明确诊断者、怀疑结肠破裂者严禁灌肠。

7. 心理护理　关心安慰病人，解释腹部损伤的病情变化、可能出现的症状与体征、相关的治疗和护理知识，使病人能正确认识疾病的发展过程，消除恐惧感。加强交流、沟通，说明不用止痛剂的原因，稳定病人情绪，使之积极配合各项治疗及护理。

8. 术前准备　除常规准备外，还应包括交叉配血试验，有实质性器官损伤时，配血量一定要准备充足；留置胃管；血容量严重不足的病人，应在安全的情况下快速输液来补充血容量。

（二）术后护理

【护理评估】

1. **一般情况** 包括麻醉方式、手术种类、术中情况、术后生命体征和切口、引流情况等。

2. **术后并发症** 常见的并发症有损伤器官再出血、腹腔内感染、脓肿形成。

【常见护理诊断/问题】

1. **疼痛** 与腹部损伤器官破裂、手术有关。

2. **有体液不足的危险** 与损伤致腹腔内出血、腹膜炎症、呕吐及禁食有关。

3. **体温过高** 与损伤导致腹腔内继发感染及手术有关。

4. **焦虑、恐惧** 与担心疾病预后有关。

5. **潜在并发症** 损伤器官再出血、腹腔内感染、脓肿形成、粘连性肠梗阻。

【护理措施】

1. **一般护理**

（1）**体位护理** 根据手术麻醉方式选择卧位。全麻未清醒者，取平卧位，头偏向一侧，避免口鼻腔分泌物或呕吐物误入气道；麻醉清醒后，取半坐卧位，既可降低腹壁张力，减轻切口疼痛，又有利于呼吸和引流。椎管内麻醉者，平卧6~8小时，以防因脑脊液外渗致头痛。

（2）**饮食护理** 禁饮食，胃肠减压，注意保持胃肠减压管通畅，观察并记录引流液量、颜色和性状。禁食期间，可给予胃肠外营养，肠蠕动恢复后，拔除胃肠减压管，恢复饮食。逐渐由半流质过渡到高蛋白、高热量和富含维生素的软食，以利切口早期愈合。

（3）**止痛** 当麻醉药物作用消失后病人可出现疼痛，术后24小时内疼痛剧烈，必要时遵医嘱给予药物止痛，有条件的病人术后可使用镇痛泵，以减轻不必要的痛苦。

（4）**吸氧** 持续低流量吸氧。

（5）**维持体液平衡** 准确、及时执行医嘱，给予抗生素及补液治疗。记录24小时输液量、输血量、呕吐量、胃肠减压量及尿量等。定时监测中心静脉压和血氧饱和度，根据中心静脉压数值，结合血压变化，调整输液的速度和输入总量；维持血氧饱和度在90%~95%。

（6）**病情观察** 每15~30分钟测量1次脉搏、呼吸、血压；观察记录病人的意识状况、皮肤黏膜弹性及颜色、尿量等情况。

（7）**切口护理** 观察切口有无渗血、渗液，渗出较多时应及时更换敷料，保持切口敷料清洁和干燥；注意切口愈合情况和有无感染征象，发现异常，及早协助处理。

（8）**引流管护理** 正确连接各引流装置，有多根腹腔引流管时，应贴上标签注明各管位置，以免混淆。妥善固定，防止引流管受压、扭曲或脱出、滑入；保持引流通畅；对使用负压引流者，应及时调整负压，维持有效引流。观察并记录引流液的性质和量，当引流液量明显减少、病人体温及白细胞计数恢复正常时，可考虑拔除引流管。

（9）心理护理 关心安慰病人，解释术后的情况、可能出现的并发症，加强沟通，使病人能正确认识疾病的发展过程，情绪稳定，积极配合后续治疗及护理。

2. 并发症的预防和护理

（1）内出血

①体位：取平卧位，禁止随意搬动，以免诱发或加重内出血。有休克征象时采取头和躯干分别抬高20°~30°、下肢抬高15°~20°的休克体位。

②病情观察：定时巡视，密切观察病情，测量并记录病人的意识状况、血压、脉搏、呼吸、体温、皮肤黏膜、尿量等；观察腹痛的性质、部位、时间、程度，有无规律、伴随症状等；对疑有腹腔内出血者，每30~60分钟复查1次血常规，以判断腹腔内有无活动性出血；必要时协助B超、诊断性腹腔穿刺和腹腔灌洗等；如发现活动性出血征象，应立即通知医生，并协助处理。

③如出血量少，病人全身情况良好，血压、脉搏平稳，血色素下降不明显，可采取保守治疗：肌内注射止血剂，局部放置冰袋，使用大剂量抗生素控制感染。如出血量大，应立即输血，同时做好急症手术准备，必要时在抗休克的同时进行手术止血。

（2）腹腔脓肿 参见第十五章第三节相关内容。

（3）粘连性肠梗阻 腹膜炎治愈后，腹腔内多有不同程度的纤维性粘连。在暴饮暴食或剧烈活动等情况下，可导致粘连性肠梗阻。参见第十八章第二节相关内容。

（三）健康教育

1. 针对各种外伤的原因，指导采取相应的预防措施，如注意工作安全、交通安全，避免意外损伤的发生。

2. 普及急救知识，在发生意外事故时，能进行简单的现场急救或自救。

3. 一旦发生腹部损伤，无论轻重都应经专业医务人员检查，以免贻误诊治。

4. 出院后要适当休息，增加营养，加强锻炼，促进康复。若出现切口异常疼痛、腹胀，肛门停止排气、排便等异常情况应及时就医。

案例讨论11

病人，男性，30岁。2小时前出车祸，左上腹轻度疼痛，伤处轻压痛，伴有中度反跳痛，无明显腹肌紧张。血压90/60mmHg，心率102次/分。实验室检查：红细胞3.5×10^{12}/L，血红蛋白100g/L，红细胞压积33%。B超检查：腹腔内有积液。

问题：1. 该病人最可能的诊断是什么？

2. 该病人有无手术适应证？

3. 病人在未明确诊断前能应用镇静止痛药物吗？

第十七章　胃、十二指肠疾病病人的护理

导学

内容与要求　胃、十二指肠疾病病人的护理包括解剖和生理概述，胃、十二指肠溃疡和胃癌三部分内容。通过本章的学习，应掌握胃大部切除术前后的护理措施。熟悉胃、十二指肠溃疡病的临床表现、常见并发症、治疗原则、手术适应证及手术方法；胃癌临床表现和治疗原则。了解胃、十二指肠溃疡病的病因、病理生理和分型；胃癌的病因、病理和分型。通过技能实训，掌握胃肠减压装置的操作与护理要点。

重点与难点　胃、十二指肠溃疡的临床表现及胃大部切除术前后的护理；胃手术后常见并发症。

第一节　解剖和生理概述

一、胃的解剖和生理

胃位于腹腔左上方，为一弧形囊状器官。上连食管，下接十二指肠，入口为贲门，出口为幽门。临床上将胃分为三部分，胃底部：贲门平面以上，向左上方膨出的部分。胃体部：介于胃底部与胃窦部之间，是胃最膨大的部分。胃窦部：胃小弯下部有一凹入的刻痕，称为胃角切迹，自此向右为胃窦部。胃与邻近器官凭借韧带相连，并固定于上腹部（图17-1）。

胃壁从外向内分为浆膜层、肌层、黏膜下层和黏膜层。浆膜层即脏腹膜。肌层在贲门和幽门处均增厚形成贲门括约肌和幽门

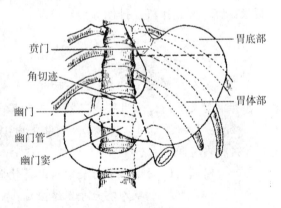

图17-1　胃的解剖

括约肌。黏膜下层有丰富的血管、淋巴管和神经丛。黏膜层含丰富的胃腺，胃腺由功能不同的细胞组成：①主细胞：分泌胃蛋白酶和凝乳酶原。②壁细胞：分泌盐酸和抗贫血因子。③黏液细胞：分泌碱性黏液，有保护黏膜、对抗胃酸腐蚀的作用。

胃的血供丰富，动脉来自腹腔动脉，静脉与同名动脉相伴行，汇入门静脉系统。胃黏膜下淋巴管网丰富，胃周共有 16 组淋巴结，胃的淋巴液最后经腹主动脉周围淋巴结汇入胸导管。支配胃运动的神经包括交感神经和副交感神经，胃的交感神经主要抑制胃的分泌和运动并传出痛觉；胃的副交感神经来自左、右迷走神经，主要促进胃的分泌和运动。

胃是贮存和消化食物的重要脏器。其生理功能主要为运动和分泌胃液。通过运动搅拌、排空食物，为食物在小肠内消化吸收做准备。混合性食物从进食至胃完全排空需 4~6 小时。胃腺分泌胃液，正常成人每日分泌量为 1500~2500ml。胃液的主要成分为胃酸、胃酶、电解质、黏液和水分。胃液分泌可分为基础分泌（消化间期分泌）和餐后分泌（消化期分泌）。基础分泌是指不受食物刺激的自然胃液分泌，量较少。餐后胃液分泌明显增加，食物是胃液分泌的自然刺激物。

二、十二指肠的解剖和生理

十二指肠位于幽门和十二指肠悬韧带之间，长约 25cm，呈 C 形包绕胰头，是小肠中最粗、最短和最固定的部分，分为球部、降部、水平部和升部四个部分。球部是十二指肠溃疡的好发部位，降部中段有胆总管和胰管的开口。

十二指肠接受胃内食糜以及胆汁、胰液，十二指肠黏膜内有腺体，能分泌碱性十二指肠液，内含多种消化酶，如蛋白酶、蔗糖酶、脂肪酶等。此外，还能分泌胃泌素、抑胃肽、缩胆囊素等。

第二节 胃、十二指肠溃疡

一、概述

胃、十二指肠溃疡（gastroduodenal ulcer）是指发生于胃、十二指肠的局限性圆形或椭圆形的全层黏膜缺损，是消化系统的常见病、多发病。由于溃疡形成与胃酸－蛋白酶的消化作用有关，又称为消化性溃疡。近年来，随着纤维内镜技术的日臻完善、胃酸分泌机制的阐明及幽门螺杆菌致病作用的认识，其诊断和治疗已发生根本性变化，胃、十二指肠的外科治疗主要是并发症治疗。

【病因病理】

胃、十二指肠溃疡的主要致病因素是胃酸分泌过多、幽门螺杆菌（HP）感染和胃黏膜屏障受损。

1. **胃酸分泌过多** 目前认为，胃酸分泌过多是胃、十二指肠溃疡的病理生理基础。胃液中的胃蛋白酶仅在一定酸度中才被激活，当胃液中胃酸过多时激活胃蛋白酶，从而发生胃、十二指肠黏膜的"自家消化",而形成溃疡。

2. 幽门螺杆菌感染 95%以上的十二指肠溃疡与近80%的胃溃疡病人中检出 HP 感染。HP 感染破坏胃黏膜上皮细胞与胃黏膜屏障功能、损害胃酸分泌调节机制、引起胃酸分泌增加是导致胃、十二指肠溃疡的重要原因。

3. 胃黏膜屏障受损 非甾体类抗炎药物可以直接损伤胃黏膜,从而削弱黏膜的保护作用;粗糙、刺激性食物及不规律的饮食习惯、酒精等都可以破坏胃酸分泌的规律,损伤胃黏膜的保护机制。

4. 其他因素 持续过度的精神紧张、吸烟、遗传等。此外,研究显示,O 型血患十二指肠溃疡比其他血型者显著为高。

本病属于慢性溃疡,多为单发,胃溃疡多发生于胃小弯,十二指肠溃疡多发生于壶腹部。典型的胃、十二指肠溃疡可深达肌层,较难愈合。若溃疡向深层侵蚀,可引起出血或穿孔,幽门处较大溃疡愈合后形成瘢痕可致幽门狭窄。

【临床表现】

消化性溃疡病程以慢性病程、周期性发作和节律性上腹痛为三大特点。

1. 十二指肠溃疡 多见于中青年男性。表现为餐后延迟痛(餐后3~4小时)、饥饿痛或夜间痛,进食后疼痛可缓解,服用抗酸药物能止痛。疼痛性质多为烧灼痛或钝痛,且具有周期性发作的特点,秋冬、春季好发。体检时右上腹部可有深压痛。

2. 胃溃疡 疼痛是胃溃疡的主要症状,但疼痛的节律性不如十二指肠溃疡明显。胃溃疡疼痛的特点是多于进餐后0.5~1小时开始疼痛,持续1~2小时后消失,进食后疼痛不能缓解,有时反而加重。服用抗酸药物疗效不明显,治疗后常易复发。容易引起急性大出血、急性穿孔等严重并发症,约有5%胃溃疡病人发生恶变。体检时在上腹剑突与脐连线中点或略偏左可有压痛。

【辅助检查】

1. 内镜检查 胃镜检查是确诊胃、十二指肠溃疡的首选检查方法,可明确溃疡部位;经活检做病理及幽门螺杆菌检查。

2. X 线钡餐检查 溃疡发生部位显示周围光滑、整齐的龛影或十二指肠壶腹部变形。但上消化道大出血时不宜行此检查。

3. 胃酸测定 正常人的胃酸分泌量为 2mmol/h。胃溃疡胃酸分泌多在正常或稍低的范围,如有胃酸缺乏应考虑合并胃炎或有癌变,十二指肠溃疡胃酸分泌常超过 4mmol/h。胃酸测定前必须停服抗酸药物。

【治疗原则】

1. 非手术治疗

(1)一般治疗 包括生活规律、按时进餐、劳逸结合、避免精神过度紧张。

(2)药物治疗 包括强效制酸药物 H_2 受体拮抗剂和质子泵抑制剂,以及抗幽门螺杆菌药物的应用。

2. 手术治疗 适应证:

(1)胃、十二指肠溃疡急性穿孔。

（2）胃、十二指肠溃疡大出血。

（3）胃、十二指肠溃疡瘢痕狭窄性幽门梗阻。

（4）胃溃疡疑有恶变。

（5）内科治疗无效的顽固性溃疡。

3. 手术方式

（1）**胃大部切除术**（subtotal gastrectomy）　胃大部切除术是治疗胃、十二指肠溃疡的首选术式。手术切除的范围为胃远侧 2/3 ～ 3/4，包括部分胃体、胃窦部、幽门和十二指肠球部的近胃部分。

胃大部切除术治疗溃疡的原理是：①切除了大部分胃体，使分泌胃酸和胃蛋白酶原的腺体大为减少。②切除了胃窦部，消除了由于胃泌素引起的胃酸分泌。③切除了十二指肠球部、胃小弯附近及胃窦部等溃疡好发部位。④切除了溃疡本身，解决了慢性溃疡不易愈合及愈合后又易复发的问题。

胃大部切除术的术式可分为两大类：

1）毕（Billroth）Ⅰ式：胃大部切除后，将残胃直接与十二指肠吻合，多适用于胃溃疡的治疗。优点是重建后的胃肠道接近正常解剖生理状态，故术后由于胃肠道功能紊乱引起的并发症较少。缺点是当十二指肠溃疡伴有炎症、瘢痕或粘连时，采用这种术式技术上常有困难；有时为避免胃、十二指肠吻合口的张力过大，切除胃的范围不够，术后溃疡易复发（图 17 - 2）。

2）毕（Billroth）Ⅱ式：常用有 4 种方法：①霍氏法：结肠后部分胃断端与空肠吻合，输入襻对小弯侧。②波法：结肠后全部胃断端与空肠吻合，输入襻对小弯侧。③莫氏法：结肠前全部胃断端与空肠吻合，输入襻对大弯侧。④艾氏法：结肠前部分胃断端与空肠吻合，输入襻对小弯侧。胃大部切除后，将十二指肠残端缝闭，残端与空肠吻合。适用于十二指肠溃疡的治疗。优点是可切除足够的胃，使吻合口无张力，溃疡复发率低。缺点是胃空肠吻合改变了正常的解剖生理结构，术后胃肠道功能紊乱的可能性较毕Ⅰ式多（图 17 - 3）。

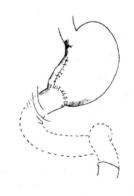

图 17 - 2　毕Ⅰ式胃大部切除术

（2）**胃迷走神经切断术**　此手术方法目前临床上已较少应用。

二、胃、十二指肠溃疡急性穿孔

胃、十二指肠溃疡急性穿孔（acute perforation）是胃、十二指肠溃疡的严重并发症，外科常见的急腹症之一，起病急，变化快，病情重，需紧急处理。

【病因病理】

急性胃溃疡穿孔约 60% 发生在胃小弯；十二指肠溃疡穿孔约 90% 发生于十二指肠壶腹部前壁，为活动期的胃、十二指肠溃疡逐渐向深部侵蚀，穿破浆膜所致。急性穿孔

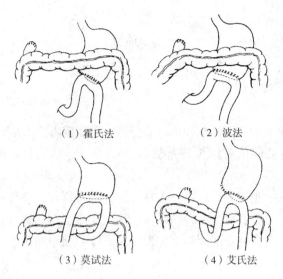

（1）霍氏法　　　　　　（2）波法

（3）莫试法　　　　　　（4）艾氏法

图 17 - 3　毕Ⅱ式胃大部切除术

发生后，具有强烈刺激性的消化液及食物流入腹腔，可引起急性腹膜炎，产生剧烈腹痛和引发大量渗出。6 ~ 8 小时后，细菌开始繁殖，可转变为化脓性腹膜炎。强烈的化学性刺激、细胞外液的丢失和细菌毒素吸收等因素，可导致感染性休克的发生。

【临床表现】

多数病人有溃疡病史，穿孔发生前常自觉症状加重，或在情绪波动、过度疲劳、饮食不节等诱因下突然发生。

1. **症状**　多于夜间空腹或饱食后，突然出现上腹部刀割样剧痛，迅速扩散至全腹，常伴有面色苍白、出冷汗、脉搏细速、血压下降等表现。数小时后，由于腹膜大量渗液起到稀释作用，化学性刺激减弱，腹痛略有减轻；继发化脓性腹膜炎后，腹痛及全身感染中毒症状加重。

2. **体征**　病人呈急性痛苦面容，屈膝仰卧，拒动，腹式呼吸减弱或消失，全腹压痛和反跳痛明显，尤以上腹部显著，腹肌紧张，甚至呈"木板样"强直。叩诊肝浊音界缩小或消失，可有移动性浊音，随着感染的加重，病人可出现肠麻痹。

【辅助检查】

1. **实验室检查**　白细胞计数和中性粒细胞比例增高。

2. **X 线检查**　立位或左侧卧位腹部平片示：多数有膈下新月状游离气体影。

3. **诊断性腹腔穿刺检查**　可抽出黄色混浊液体，内含胆汁或食物残渣。

【治疗原则】

1. **非手术治疗**　适用于生命体征平稳、症状及体征较轻的空腹状态下小穿孔；穿孔超过 24 小时，腹膜炎已局限；胃、十二指肠造影证实穿孔已封闭。措施主要包括：

（1）禁食、持续胃肠减压，目的在于减少胃肠内容物继续外漏，以利于穿孔闭合和腹膜炎的消退。

（2）输液和营养支持，给予静脉输液，维持水、电解质平衡，同时给予营养支持，保证热量供给。

（3）控制感染：全身性应用抗生素。

（4）给予 H_2 受体阻断剂或质子泵拮抗剂等制酸药物。

（5）密切观察病人的症状和腹部体征的变化，若治疗 8 小时后病情无好转反而加重者，应立刻转为手术治疗。

2. 手术治疗 是胃、十二指肠溃疡穿孔的主要治疗方法，包括单纯穿孔缝合术和彻底性溃疡切除手术。

（1）单纯穿孔缝合术 适用于：①穿孔时间超出 8 小时，腹腔内感染及炎症水肿严重者。②有溃疡病史未经正规内科治疗，无出血、梗阻并发症。③有其他脏器质性疾病不能耐受彻底性溃疡切除手术。优点是简便易行，创伤小，安全性高。缺点是手术后仍需行内科治疗，部分病人可因溃疡未愈，反复发作，合并出血、梗阻等并发症而再次手术治疗。

（2）彻底性溃疡切除手术 包括胃大部切除术、穿孔缝合术加高选择性迷走神经切断术等。优点是一次手术同时解决了穿孔和溃疡两个问题。缺点是手术复杂耗时，手术风险大。适用于病人一般状况较好，穿孔在 8 小时以内，腹腔内感染和胃、十二指肠水肿较轻，且无重要器官并发症者。

三、胃、十二指肠溃疡大出血

胃、十二指肠溃疡大出血是上消化道出血最常见的原因。临床上以大量呕血、黑便、休克及血红蛋白明显下降为主要表现，约占上消化道大出血的 50% 以上，其中 5%~10% 的病人需要外科治疗。

【病因和病理】

多数病人在出血前有溃疡病史、近期服用过阿司匹林等非甾体类抗炎药、疲劳、饮食不规律等诱因。胃、十二指肠溃疡大出血系因溃疡基底血管受侵蚀破裂而致，胃溃疡大出血好发于胃小弯，十二指肠溃疡大出血好发于壶腹部后壁。出血后因血容量减少、血压降低、血流变慢、血管破裂处血凝块形成等原因可使出血自行停止。但由于溃疡病灶与胃、十二指肠内容物的不断接触，以及胃肠的不断蠕动，病人仍可能再次出血。

【临床表现】

1. 柏油样便与呕血 为溃疡大出血的主要症状。多数病人只有黑便（出血量达 50~80ml 即可出现黑便）而无呕血。呕血前常有恶心，便血前常突然有便意，呕血及黑便后病人可有头晕、目眩、乏力、心悸甚至晕厥。

2. 休克 取决于出血量及出血速度。当失血量超过 400ml 时，可处于休克代偿期，表现为面色苍白、口渴、脉快而有力、血压正常或稍高等。若短时间内失血量超过 800ml 时，可出现明显的休克表现，如脉搏快弱、皮肤湿冷、血压下降、神情紧张、烦躁或淡漠、呼吸急促等。

3. 腹部体征 不明显，腹部稍胀，上腹部可轻度压痛，肠鸣音亢进。腹痛严重时可能并发溃疡穿孔。

【辅助检查】

1. 胃镜检查　可明确出血的原因和部位。出血 24 小时内胃镜检查阳性率可达 70%～80%，超过 48 小时阳性率则下降。

2. 血管造影　选择性腹腔动脉或肠系膜上动脉造影可明确病因与出血部位，并可行介入止血。

3. 实验室检查　大出血后期红细胞、血红蛋白和红细胞压积呈进行性下降。

【治疗原则】

补充血容量，防治失血性休克，尽快明确出血部位，并采取有效止血措施。

1. 非手术治疗

（1）补充血容量　迅速建立静脉通道，快速输液、输血。输入液体中晶体与胶体之比以 3∶1 为宜。如果病人的失血量占全身总血量的 20%，可选用右旋糖酐或血浆代用品；如果出血量较大时应输入浓缩红细胞，必要时输全血，注意保持红细胞比容不低于 30%。并密切监测生命体征变化。

（2）禁食、留置胃管　用生理盐水冲洗胃腔，清除血凝块。可经胃管注入含去甲肾上腺素 8mg 的冰生理盐水 200ml，每 4～6 小时 1 次。

（3）药物应用　静脉应用止血、制酸等药物，可给予 H_2 受体拮抗剂、质子泵抑制剂（奥美拉唑）或生长抑素奥曲肽（善得定）等。

（4）快速止血　急诊胃镜下止血。

2. 手术治疗

（1）手术指征

1）出血迅猛，情况危急，出血后不久即发生休克者，或 6～8 小时内需要输血 800ml 以上才能维持血压和血细胞比容者。

2）年龄大于 60 岁，血管硬化，估计难以止血者。

3）并发溃疡穿孔或幽门梗阻者。

4）内科治疗出血不止或暂时止住出血，不久又复发者。

5）胃镜检查见动脉活动性大出血。

（2）手术方式

1）胃大部切除术：适用于大多数溃疡出血病人。

2）贯穿缝扎止血术：对病情危重不能耐受较长时间手术者，可行单纯贯穿缝扎止血。对十二指肠溃疡大出血可行迷走神经切断加幽门成形术或胃窦部切除术。

四、胃、十二指肠溃疡瘢痕性幽门梗阻

胃、十二指肠溃疡瘢痕性幽门梗阻是指因幽门管、幽门溃疡，或十二指肠球部溃疡反复发作形成瘢痕缩窄，合并幽门痉挛水肿，造成胃内容物不能正常通过，由此引发呕吐，营养障碍，水、电解质紊乱和酸碱失衡等一系列临床病证。

【病因病理】

瘢痕性幽门梗阻常见于十二指肠球部溃疡和位于幽门的胃溃疡。溃疡引起幽门梗阻

的原因分别是痉挛、炎性水肿和瘢痕。前两种情况是暂时的、可逆的，在炎症消除、痉挛缓解后梗阻解除；瘢痕造成的梗阻则是永久性的，需手术方能解除。

梗阻初期，由于胃排空受阻，机体以加强蠕动促进胃内容物排出，久之则产生胃壁肌肉代偿性增厚。随着病情的发展，胃排空障碍不断加剧，胃代偿功能减退，失去张力，胃高度扩张致蠕动消失，胃内容物滞留而致呕吐，进而引起水、电解质和营养素严重丧失。由于大量氢离子、氯离子及钾离子随胃液丢失，从而导致低氯、低钾性碱中毒。

【临床表现】

1. **呕吐**　是幽门梗阻最为突出的症状。其特点是：多发生在下午或夜间，呕吐量大，一次可达 1000～2000ml；呕吐物多为宿食，有酸臭味，不含胆汁；呕吐后自觉胃部舒适。

2. **上腹不适**　可有上腹饱胀不适、嗳气、反酸，尤以饭后为甚。

3. **营养不良**　病人面色苍白，皮肤干燥，呈营养不良性消瘦。

4. **腹部体征**　上腹可见隆起的胃形，有时见到自左向右的胃蠕动波，用手叩击上腹可闻及震水音。

【辅助检查】

1. **胃镜检查**　可见胃内大量潴留的胃液和食物残渣。

2. **X 线钡餐检查**　钡餐造影显示胃高度扩张、张力减低，钡剂入胃后出现下沉现象。正常人胃内钡剂 4 小时内排空，若 24 小时后仍有钡剂存留，提示有瘢痕性幽门梗阻。

【治疗原则】

1. **非手术治疗**　幽门痉挛或炎症水肿所致的梗阻应先选择非手术疗法。方法是：胃肠减压，保持水、电解质平衡及全身支持治疗。

2. **手术治疗**　瘢痕性幽门梗阻是手术治疗的绝对适应证。手术方法以胃大部切除为主，对全身情况差、老年病人合并其他严重内科疾病者，可行胃空肠吻合术加迷走神经切断术。

五、疾病护理

（一）术前护理

【护理评估】

1. **健康史**　评估病人的饮食习惯、生活习惯、性格、职业特点等；有无特殊嗜好、有无吸烟饮酒史等。

2. **身体状况**

（1）局部　有无上腹疼痛、嗳气、反酸、食欲减退、恶心、呕吐、腹痛、腹胀等情况；有无压痛、反跳痛、腹肌紧张等腹膜刺激征，以及部位、程度和范围。

（2）全身　溃疡并发穿孔病人评估生命体征及有无感染或休克发生；溃疡急性大出血者评估呕血和便血情况，评估生命体征及血红蛋白值、红细胞计数、血细胞比容的变化；瘢痕性幽门梗阻者评估有无水、电解质及酸碱失衡，以及营养障碍。

3. **心理和社会支持状况**　病人对突发的腹部剧痛、呕血、便血等病变无足够的心理准备，表现出极度紧张、焦虑不安；由于知识的缺乏，对疾病的治疗缺乏信心，对手术有恐惧心理。

【常见护理诊断/问题】

1. **疼痛**　与胃、十二指肠黏膜受侵蚀、穿孔后消化液对腹膜的强烈刺激有关。

2. **有体液不足的危险**　与溃疡穿孔后消化液丢失、腹膜大量渗出、禁食、幽门梗阻大量呕吐导致水和电解质丢失等有关。

3. **营养失调：低于机体需要量**　与幽门梗阻致吸收不足、疼痛引起食欲减退，以及大量呕吐致营养素丢失有关。

4. **知识缺乏**　缺乏疾病相关知识。

【护理措施】

1. **心理护理**　宽慰病人，消除其紧张、焦虑情绪；解释手术方式及有关注意事项，提高病人对手术的认识，使之保持良好的心理状态，配合治疗和护理。

2. **择期手术病人的准备**　饮食宜少量多餐，给予高蛋白、高热量、高维生素、易消化、无刺激食物。术前3天给予少渣饮食，术前1日进流质，不能进食者，遵医嘱予以静脉补充液体和热量。加强营养，纠正贫血、低蛋白血症，必要时补充血浆或全血，以提高病人手术耐受力。术前3日给予肠道不吸收的抗菌药，必要时清洁肠道。术前12小时禁食。手术日晨放置胃管，使胃保持空虚，以防麻醉过程中呕吐、误吸。

3. **严重并发症的护理**

（1）溃疡急性穿孔病人的护理

①病情观察：密切观察病人生命体征、腹痛、腹膜刺激征、肠鸣音变化等，病情如有恶化做好急症手术准备。

②体位：有休克者应取平卧位，无休克或休克改善后取半卧位，以便于引流和炎症局限，减少毒素吸收。

③禁食、禁饮：给予持续胃肠减压，以减少胃内容物继续流入腹腔，从而减轻疼痛。

④遵医嘱应用抗菌药物。

⑤维持体液平衡，合理补液，同时给予肠外营养支持。

（2）溃疡合并大出血病人的护理

①体位：病人取平卧位，卧床休息。有呕血者，头偏向一侧，预防窒息，并及时清理呕吐物。

②补充血容量：立即建立多条静脉通路，必要时可行深静脉置管进行静脉补液、输血，纠正贫血和休克。补液开始时速度宜快，待休克纠正后应减慢速度。

③病情观察：密切观察血压、脉搏、尿量、中心静脉压和周围循环情况及有无新鲜血液持续从胃管内引出，记录呕血、便血量。若经6~8小时需输血800ml以上方能维持血压和血细胞比容，或虽一度好转，但停止输血或减慢输血速度后症状又迅速恶化者，说明仍有出血，需报告医生，做好急症手术准备。

④饮食：暂禁食。出血停止后，可进温凉的流质或无渣的半流质饮食。

（3）溃疡合并幽门梗阻病人的护理

①维持体液平衡：根据医嘱及实验室检测指标合理补液，纠正脱水和低钾、低氯性碱中毒。准确记录出入水量，为补液提供依据。

②营养支持：非完全梗阻者可予无渣半流质饮食。完全梗阻者需禁食水，给予胃肠外营养支持，改善营养状况，提高手术耐受力。

③术前 3 天开始行胃肠减压，每晚用 300～500ml 温生理盐水洗胃，以减轻胃壁水肿和炎症，以利于术后吻合口愈合。

（二）术后护理

【护理评估】

1. **手术相关情况**　包括麻醉、手术方式、术中发现情况、切口、胃肠减压、腹腔引流管放置的部位及引流情况等。

2. **康复状况**　评估术后生命体征、切口愈合、胃肠减压及腹腔引流情况等。

3. **心理和社会支持状况**　病人和家属术后的心理状况，对综合治疗和术后康复相关知识的了解，以及对治疗护理的配合程度。

【常见护理诊断/问题】

1. **疼痛**　与溃疡病、手术切口以及腹腔内炎症有关。

2. **焦虑**　与担心疾病预后等因素有关。

3. **营养失调：低于机体需要量**　与进食或摄食量减少、消化吸收障碍、消耗增加等有关。

4. **潜在并发症**　出血、感染、吻合口瘘、消化道梗阻、倾倒综合征等。

【护理措施】

1. **一般护理**　血压平稳后取低半卧位，禁食，胃肠减压，输液及应用抗生素。观察生命体征，以及胃肠减压和引流管吸出液的量和性质。肠蠕动恢复后，拔除胃管后当日可少量饮水或米汤，第 2 日进半量流质饮食，鼓励病人术后早期活动。

2. **胃大部切除术后并发症的护理**

（1）**术后出血**　是术后早期易出现的并发症。胃大部切除术后 24 小时内可从胃管内流出少量暗红色或咖啡色液体，系术中残留或缝合创面少量渗血，一般不超过 300ml，以后胃液逐渐转清。若术后短期内从胃管引流出大量鲜血，甚至呕血或黑便，24 小时后仍吸引出鲜血者为术后出血，多系术中止血不彻底所致。术后 4～6 天发生的出血，常为吻合口黏膜脱落坏死而引起；术后 10～20 天发生的出血，常为吻合口缝线处感染、腐蚀血管所致。故术后需密切观察胃管引流情况，若发生术后出血，应立刻遵医嘱禁食、胃肠减压、应用止血药物、输新鲜血或用冰盐水洗胃。若非手术疗法欠佳或出血量 >500ml/h 时，应做好手术止血准备。

（2）**十二指肠残端破裂**　多发生于术后 3～6 天，为 Billroth Ⅱ式胃大部切除术后早期并发症。可因十二指肠溃疡切除困难，溃疡面大，瘢痕水肿严重，使缝合处愈合不良所致；或因胃肠吻合口输入段梗阻，使十二指肠腔内压力升高所致。临床表现为右上腹突发剧痛或局部明显压痛、腹肌紧张、发热等急性弥漫性腹膜炎症状，腹腔穿刺可抽得胆汁样液体。应立即手术处理，分别于十二指肠内和腹腔置管，术后给予有效静脉营养支持，纠正水、电解质及酸碱失衡，应用抗生素控制感染，同时加强引流管的护理，保护好引流管周围的皮肤。

（3）胃肠吻合口破裂或瘘　多发生在术后 5~7 日，多因缝合技术不良、吻合处张力过大、低蛋白血症、组织水肿等原因所致，临床表现为高热、脉速、全身中毒症状、腹膜炎刺激征、胃管引流量突然减少而腹腔引流管的引流量突然增加，以及引流管引出混浊含肠内容物的液体。吻合口破裂引起明显的腹膜炎症状和体征，需立即行手术修补。无腹膜炎发生者可行禁食、胃肠减压、充分引流。同时行胃肠外营养支持，全身应用广谱抗生素，多数病人经 4~6 周吻合口瘘常能愈合。

（4）胃排空障碍　发生在术后 7~10 天，临床表现为病人进食不易消化的食物后出现上腹饱胀、钝痛、呕吐带有食物的胃液和胆汁。可能的相关因素包括：含胆汁的十二指肠液进入残胃，干扰胃的功能；输入襻空肠麻痹，功能紊乱；与变态反应可能有关。护理上遵医嘱禁食、胃肠减压，胃肠外营养支持，3% 温盐水洗胃，补钾，应用促胃动力药物。多数病人可在 2 周左右治愈。

（5）术后梗阻　根据梗阻部位分为输入襻梗阻、吻合口梗阻和输出襻梗阻。

1）输入襻梗阻：是 Billroth Ⅱ 式胃大部切除术后较为常见的并发症，可分为如下两类：

①慢性不完全性梗阻：较为多见。见于 Billroth Ⅱ 式输入襻对胃小弯的术式，多由于输入襻太长、扭曲，或输入襻太短，在吻合口处形成锐角，使输入段内胆汁、胰液和十二指肠液排空不畅而滞留。进食后消化液分泌明显增加，积累到一定量时，潴留液克服梗阻，大量的含胆汁液快速倾入胃内并引发喷射状呕吐。临床表现为进食后 15~30 分钟，上腹突然胀痛或绞痛，并喷射状呕吐出大量含胆汁液体几乎不含食物的呕吐物，呕吐后症状消失。若症状在数周或数月内不能缓解，需手术治疗（图 17-4）。

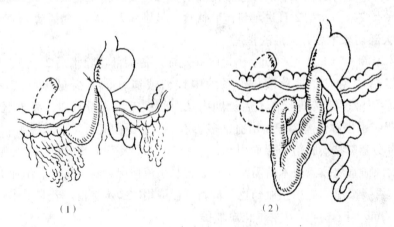

（1）　　　　　　　　　　　　　（2）

图 17-4　慢性不完全性输入襻梗阻

②急性完全性输入襻梗阻：属闭襻性肠梗阻。典型症状是：病人突然发生上腹部剧痛，频繁呕吐，量少，不含胆汁，呕吐后症状不缓解。上腹部有压痛，甚至扪及包块，系输出襻系膜悬吊过紧压迫输入襻或是输入襻过长穿入输出襻与横结肠系膜的间隙孔形成内疝所致。易发生肠绞窄，病情进展快，不久即出现烦躁、脉快、血压下降等休克表现。诊断明确者应紧急手术治疗（图17-5）。

2）吻合口梗阻：多在术后流食改为半流食时出现。常由于吻合口过小或毕Ⅱ式胃切除胃空肠吻合术后、输出段逆行套叠堵塞

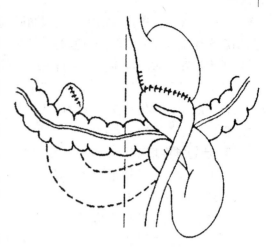

图17-5　急性完全性输入襻梗阻

吻合口等引起，也可为术后吻合口炎症水肿所致的暂时性梗阻。病人表现为进食后上腹饱胀和呕吐，呕吐物为食物且不含胆汁。治疗上如为吻合口过小需再次手术扩大吻合口。否则可采取非手术治疗，包括禁食，胃肠减压，纠正水、电解质紊乱，以及使用胃动力促进剂等。

3）输出襻梗阻：多因粘连、大网膜水肿，或炎性肿块压迫等所致。表现为上腹饱胀，呕吐食物和胆汁。若不能自行缓解，应手术解除梗阻。

（6）倾倒综合征（dumping syndrome）　系胃大部分切除术后，失去对胃排空的控制，导致胃排空过快所产生的一系列综合征。根据进食后症状出现的时间可分为早期和晚期两种。

1）早期倾倒综合征：多发生在进食后10~30分钟内，病人以循环系统症状和胃肠道系统症状为主要表现。循环系统症状包括心悸、心动过速、面色苍白、全身无力、头晕及出汗等；胃肠道症状有腹痛、恶心、呕吐和腹泻等。多因胃容积减少及失去对胃排空的控制，大量高渗食物快速进入十二指肠或空肠，大量细胞外液转移至肠腔，循环血量骤减所致。同时，肠道遭受刺激后释放多种消化道激素，如5-羟色胺、缓激肽样多肽、血管活性肽、神经紧张素、血管活性肠肽等，从而引起一系列血管舒缩功能的紊乱。多数病人经调整饮食后，症状可减轻或消失，包括少食多餐，避免过甜、过咸、过浓流质饮食，宜进低糖类、高脂肪、高蛋白饮食，就餐时限制饮水喝汤，进餐后立即平卧10~20分钟。多数病人在术后半年到1年能逐渐自愈。

2）晚期倾倒综合征：又称低血糖综合征，为含糖食物迅速进入空肠而刺激胰岛素大量释放，继而发生反应性低血糖。临床表现为餐后2~4小时病人出现心慌、无力、眩晕、出汗、手颤等。出现上述症状时稍进食物，尤其是糖类即可缓解。饮食中减少糖类含量，增加蛋白质比例，少量多餐可防止其发生。

（7）碱性反流性胃炎　多在胃切除术后数月或数年发生，系术后胆汁、胰液返流入残胃破坏胃黏膜屏障所致的胃黏膜充血、水肿和糜烂。临床表现为上腹部或胸骨后持

续性烧灼样疼痛，进食后加重，应用制酸剂无效；呕吐物含胆汁，呕吐后症状不缓解；长期病人体重减轻或贫血。护理上指导病人遵医嘱正确服用胃黏膜保护剂、胃动力药。若需手术治疗，做好术前准备和相应的心理护理。

（8）营养性并发症　主要表现为体重减轻、贫血、腹泻、骨病等，与胃大部切除术后摄入减少、消化不良和吸收障碍有关。护理上指导病人加强饮食调摄，进食高蛋白、低脂肪、高维生素食物。

3. 迷走神经切断术后并发症及护理

（1）胃潴留　系迷走神经干切断术后胃失去神经支配、胃张力降低、蠕动减弱或消失所致。多在术后 3～4 天拔除胃管后出现上腹部不适，明显饱胀，呕吐胆汁和食物。可采用禁食、持续胃肠减压，温高渗盐水洗胃，输液、输血纠正低血钾等，也可遵医嘱肌注新斯的明促进胃蠕动。一般症状可在 10～14 天逐渐自行消失。

（2）吞咽困难　常见原因为手术所致食管下段的局部水肿、痉挛或神经损伤所致的食管弛缓障碍。表现为术后早期开始下咽固体食物时胸骨后出现疼痛，X 线吞钡见食管下段狭窄、贲门痉挛。护理上应做好解释工作，告知病人和家属该症状大多于 1～2 个月内可自行缓解，不必焦虑。若长期不缓解，可考虑行食管扩张治疗。

（3）胃小弯坏死穿孔　为高选择性迷走神经切断术后的严重并发症，多与手术因素或胃小弯因无黏膜下血管丛而成为潜在易缺血区所致的局部缺血坏死及溃疡形成有关。表现为上腹部剧烈疼痛和急性弥漫性腹膜炎症状。一旦出现上述症状，应立刻做好各项术前准备，配合急症修补手术。

（4）腹泻　是迷走神经切断术后常见并发症，发生率为 5%～40%。多因肠道功能紊乱、胆道和胰腺功能失常，或胃酸低、胃潴留后食物发酵和细菌繁殖所致。应指导病人注意饮食调理和肛周皮肤护理，遵医嘱给病人服用抑制肠蠕动药——洛哌丁胺（易蒙停），可有效控制腹泻。多数病人于数月内自愈。

（三）健康教育

1. 指导病人饮食宜营养丰富，易消化，少量多餐，每日 5～6 餐，定时定量，并细嚼慢咽，少食盐腌和烟熏食品，避免生、冷、烫、辣、油炸等刺激性和易胀气食物。

2. 告知病人术后多食高营养富含铁、钙、维生素的食物，必要时服铁剂和维生素 B_{12}，防止发生营养不良、贫血等并发症。

3. 指导病人学会自我调节紧张情绪的方法，强调保持稳定情绪的重要性。

4. 告知病人避免工作过于劳累，注意劳逸结合；强调勿酗酒、抽烟等，保持健康的生活方式。

5. 指导病人避免服用对胃黏膜有损害作用的药物，如阿司匹林、消炎痛、皮质类固醇等。

6. 告诉病人出院后要定期复查。

第三节　胃　癌

一、疾病概要

胃癌（gastric carcinoma）是我国常见的恶性肿瘤，好发于胃窦部，约占50%，其次为胃小弯，再次为贲门部，其他部位少见。发病年龄以40~60岁为高峰，多见于男性，男女比例约为2:1，死亡率居恶性肿瘤首位。

【病因】

胃癌的病因尚不十分清楚，目前认为与下列因素有关：

1. **地域环境**　不同国家与地区胃癌的发病率与死亡率有明显差别。在世界范围内，日本发病率最高，美国则很低。我国的西北部及东南沿海各省胃癌的发病率远高于南方和西南各省，尤其是甘肃、胶东、江浙沿海一带。

2. **饮食因素**　是胃癌发生的最主要原因。引起胃癌的致癌物质可能为亚硝胺，动物实验证明该物质可致胃癌；长期进食熏烤食物、腌制食物，及高盐的饮食可破坏胃黏膜的保护层而诱发胃癌。

3. **幽门螺杆菌感染**　是引发胃癌的主要因素之一。HP感染率高的国家和地区常有较高的胃癌发病率。HP能促进胃黏膜上皮细胞过度增殖；诱导胃黏膜细胞凋亡；HP的DNA转换到胃黏膜细胞中可致癌变；HP可诱发同种生物毒性炎症反应的发生。

4. **癌前疾病和癌前病变**　胃的癌前疾病包括胃息肉尤其是多发性息肉、胃溃疡、慢性萎缩性胃炎等。胃的癌前病变现阶段得到公认的是不典型增生。不典型增生的病理组织学改变主要是细胞的过度增生和丧失正常的分化。

5. **遗传因素**　胃癌有明显的家族倾向。A型血人群的发病率高于其他血型的人群。同时胃癌病人的亲属中发病率比对照组高4倍，因此推测胃癌发病可能与遗传有关。

【病理与分型】

1. **分期**　按照胃癌发展所处的阶段可分为早期和进展期。

（1）早期胃癌　指病变局限于黏膜或黏膜下层的胃癌，不论病变的范围和有无淋巴结的转移。癌灶直径10mm以下称小胃癌，5mm以下称微小胃癌。癌灶更小，仅在黏膜活检时诊断为胃癌、但切除后的胃标本未见癌组织，称"一点癌"。根据病灶的形态可分为3种类型：Ⅰ型（隆起型）：癌灶突出胃腔。Ⅱ型（浅表型）：癌灶比较平坦，无明显隆起与凹陷。Ⅱ型还可分3个亚型：即Ⅱa表浅隆起型、Ⅱb表浅平坦型和Ⅱc表浅凹陷型。Ⅲ型凹陷型，为较深的溃疡（图17-6）。

（2）进展期胃癌　包括中、晚期胃癌。癌组织超过黏膜下层侵入胃壁肌层为中期胃癌；病变达浆膜下层或是超出浆膜向外浸润至邻近脏器或组织或有转移者为晚期胃癌。按国际通用的Borrmann分类法将其分为4型：

Ⅰ型（息肉或肿块型）：肿瘤向胃腔突出，形如菜花，边界清楚。

Ⅱ型（无浸润溃疡型）：为边界清楚、略隆起而中央凹陷的溃疡。

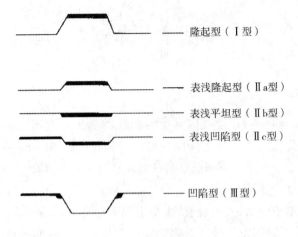

图 17 -6 早期胃癌

Ⅲ型（有溃疡浸润型）：为边界不清楚的溃疡，癌组织向周围浸润。

Ⅳ型（弥漫浸润型），癌组织沿胃壁各层向四周弥漫浸润生长，可累及胃的一部分或全部，使胃壁变厚、僵硬，胃腔缩小，呈"革袋状"。此型恶性程度最高，淋巴转移早，预后最差（图 17 -7）。

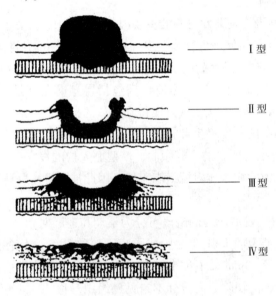

图 17 -7 胃癌的 Borrmann 分型

2. **病理学分型** WHO（1990 年）将胃癌划分为上皮性肿瘤和类癌两种。前者包括：①腺癌：包括乳头状腺癌、管状腺癌、低分化腺癌、黏液腺癌和印戒细胞癌。②腺鳞癌。③鳞状细胞癌。④类癌。⑤未分化癌等。

3. **转移扩散途径**

（1）直接浸润　癌肿直接向胃壁四周或深部浸润，并侵及腹壁、邻近器官及组织；也可沿黏膜下层淋巴网蔓延，向上侵犯食管下段，向下侵及十二指肠。

（2）淋巴转移　是胃癌的主要转移途径。引流胃的区域淋巴结有 16 组，依据它们距胃的距离可分为 3 站。胃癌的淋巴结转移通常按第 1 站、第 2 站、第 3 站顺序转移，但也可以发生跳跃式淋巴转移，即第 1 站无转移而第 2 站有转移。肿瘤浸润越深，转移越远。晚期转移可经胸导管向左锁骨上淋巴结转移，或经肝圆韧带转移至脐部。

（3）血行转移　晚期癌细胞可通过血液循环转移到肝、肺、骨、脑等器官，其中以肝转移最为常见。

（4）种植转移　癌肿穿透胃壁，癌细胞脱落，种植于腹膜、大网膜及其他脏器表面，形成转移性结节。常见于卵巢、盆底腹膜。

（5）胃癌微转移　是近几年提出的新概念，是指治疗时已经存在但目前常规病理学诊断技术还不能确定的转移。

4. **临床病理分期**　国际抗癌联盟（UICC）于 1997 年修订的胃癌 TNM 分期法对治疗方法的选择有重要意义。

（1）肿瘤浸润深度　用 T 表示。

T_1：肿瘤浸及黏膜或黏膜下层。

T_2：肿瘤浸及肌层或浆膜下。

T_3：肿瘤浸透浆膜层。

T_4：肿瘤侵犯邻近结构或扩展至食管、十二指肠。

（2）淋巴结转移　用 N 表示。

N_0：无淋巴结转移。

N_1：淋巴结转移数 1~6 个，为第 1 站转移。

N_2：淋巴结转移数 7~15 个，为第 2 站转移。

N_3：淋巴结转移数 16 个以上，为第 3 站转移。

（3）远处转移　用 M 表示。

M_0：无远处转移。

M_1：有远处转移。

【临床表现】

1. **症状**　早期胃癌临床症状多不明显，缺乏典型特征，少数病人有恶心、呕吐或类似溃疡病的上消化道症状，诊断率较低。进展期胃癌最常见的症状是上腹部疼痛、食欲不振、消瘦、体重减轻等。此外，不同部位的肿瘤可有特殊的临床表现。贲门胃底癌可有胸骨后疼痛和进行性吞咽困难；幽门附近的胃癌有幽门梗阻的表现；肿瘤破坏血管后可有上消化道出血的症状，如呕血、黑便。

2. **体征**　早期多无明显体征，可有上腹部深压痛。晚期病人可出现腹部肿块、锁骨上淋巴结肿大、肝肿大腹水等，并可出现消瘦、贫血、恶病质等晚期癌肿的全身消耗表现。

【辅助检查】

1. **纤维胃镜检查**　纤维胃镜检查是诊断早期胃癌的主要方法。优点在于可直接观察病变的颜色、性状、部位及范围，同时对可疑病灶取活检进行病理检查。

2. **影像学检查**

（1）X 线钡餐检查　X 线气钡双重对比造影可显示较小而表浅的变化。肿块型癌可见胃腔内充盈缺损；溃疡型癌可见较大龛影，在病变处可见局限性或广泛性胃壁僵硬，黏膜纹中断变形。浸润型胃癌可见胃壁僵硬，蠕动波消失，呈革袋状胃。

（2）腹部超声　主要用于观察胃周淋巴结、胃周围器官及腹膜等部位有无转移和浸润。

（3）多层螺旋 CT　这是目前胃癌术前 TNM 分期的首选检查方法。

3. 实验室检查　多数病人有贫血，大便潜血试验持续阳性，胃液分析胃酸减低或缺失。

【治疗原则】

早期发现、早期诊断和早期治疗是提高胃癌疗效的关键。

1. 手术治疗

（1）根治切除术　按癌肿位置完整地切除胃的全部或大部，全部大、小网膜和局域淋巴结，并重建消化道是胃癌特别是早期胃癌的有效治疗方法。

（2）微创手术　近年来微创手术治疗胃癌已日趋成熟，包括胃镜下做胃黏膜癌灶切除和腹腔镜下做胃部分切除甚至全胃切除。

（3）姑息性切除　适用于癌肿远处转移、无根治可能者。

（4）短路手术　晚期胃癌合并幽门梗阻或贲门梗阻无法手术者，为解决其消化道梗阻的症状，可行改道手术。如胃空肠吻合术、食道空肠吻合术等。

2. 化学疗法　是最主要的辅助治疗方法。胃癌对化疗药物有低度至中度的敏感性。术后化疗的意义在于杀灭残留的微小癌灶或脱落的癌细胞，以达到降低或避免术后复发、转移的目的。常用的胃癌化疗给药途径有口服、静脉、腹膜腔、动脉插管区域灌注给药等。临床常用的化疗方案有：FAM 方案（氟尿嘧啶、多柔比星、丝裂霉素）、MF方案（丝裂霉素、氟尿嘧啶）等。

3. 其他疗法　包括介入治疗、放射疗法、免疫疗法等。

4. 中医药治疗　以活血化瘀、散结软坚、通过"扶正"和"驱邪"来实现辅助疗效。

此外，基因治疗研究正逐步走向成熟，有望成为将来胃癌治疗的有效方法之一。

二、疾病护理

（一）术前护理

【护理评估】

1. 健康史　病人一般资料，如年龄、性别、职业、饮食习惯、性格特征、用药史、家族中有无胃癌或其他肿瘤病人、既往有无慢性萎缩型胃炎、胃溃疡、胃息肉等胃疾病史。

2. 身体状况

（1）局部　病人腹部有无深压痛或肿块，肿块大小、质地、有无活动，有无腹水征。

（2）全身　有无胃癌远处转移的征象，如左锁骨上淋巴结肿大或黄疸，有无消瘦、贫血及恶病质等表现。

（3）辅助检查　了解各项检查的结果。

3. **心理和社会支持状况**　了解家属对胃癌的认识和心理反应，对所患疾病相关知识的了解程度、心理承受能力以及对治疗和护理的配合，家庭对病人的关心以及经济承受能力。

【常见护理诊断/问题】

1. **焦虑和恐惧**　与病人对癌症的恐惧、担心治疗效果和预后有关。

2. **营养失调：低于机体需要量**　与长期食欲减退、消化吸收不良及癌肿导致的消耗增加等有关。

3. **舒适的改变**　与癌肿浸润脏器牵拉神经引发疼痛有关。

【护理措施】

1. **术前常规护理**　参见本章第二节术前护理。

2. **心理护理**　注意病人的情绪变化，缓解病人的焦虑与恐惧。根据病人的需要程度和接受能力讲解疾病相关知识及术后长期高质量生存的病例，鼓励病人表达自身感受和学会自我放松的方法。此外，还应鼓励病人家属和朋友给予病人关心和支持，增强其治疗的信心，使病人能积极配合治疗和护理。

3. **术前营养支持**　对胃癌病人术前要加强营养护理，纠正负氮平衡，提高手术耐受力和术后恢复的效果。能进食者给予高热量、高蛋白、高维生素的少渣饮食，食物应新鲜易消化。对不能进食或禁食病人，应从静脉补给足够能量、氨基酸、电解质和维生素，必要时输血浆或全血，以改善病人的营养状况。

4. **肠道准备**　由于术中存在可能的胃肠道重建，所以术前晚及术晨需进行清洁灌肠。

（二）术后护理

【护理评估】

参见本章第二节内容。

【常见护理诊断/问题】

参见本章第二节内容。

【护理措施】

1. **密切观察生命体征的变化**　定时测量血压、脉搏，观察呼吸、神志、肤色、切口敷料以及胃肠引流液情况，并详细记录24小时出入量。

2. **保持胃管通畅**　术后持续胃肠减压，以减少消化道内液体滞留，减轻腹胀，促进肠蠕动恢复。护理时应注意：

（1）胃管固定要牢固，防止松脱和脱出，一旦脱出禁止盲目插入，以免损伤胃肠吻合口。注意观察胃管标记的刻度是否在规定的位置。

（2）定时挤压胃管，以确保胃管引流通畅。若胃管被堵塞，可用少量无菌生理盐水冲洗胃管。原则上不用注射器抽吸，以免用力过大使胃黏膜吸附在胃管孔处引起穿孔。

（3）注意观察负压引流装置引出液体的颜色、性质和量。正常胃液的颜色呈无色透明，混有胆汁时为黄绿色或草绿色。若胃管引流通畅而引流胃液量在逐渐减少，是胃肠蠕动恢复的标志。

（4）通常病人2~3天后排气、排便，4~5天可以拔除胃管。

3. 术后营养支持的护理

（1）胃肠外营养支持　遵医嘱从静脉补给足够能量、氨基酸、电解质和维生素，必要时输血浆或全血，以改善病人的营养状况，促进伤口的愈合。

（2）胃肠内营养支持　术后早期通过空肠喂养管进行肠内营养支持，以改善病人全身的营养状况，维护肠道屏障结构，促进肠道功能恢复，促进伤口的愈合，提高机体免疫功能。护理时应注意：

1）妥善固定，防止滑脱、扭曲和受压：保持通畅，防止营养液沉积堵塞导管。每次输注营养液前后，需要用生理盐水或温开水20~30ml冲管，输液过程中每4小时冲管1次。

2）控制输入营养液的温度、浓度和速度：营养液温度应接以近体温为宜。温度偏低会刺激肠道引起痉挛，出现腹泻、腹痛症状；温度过高可损伤肠道黏膜，甚至引起溃疡或出血；营养液浓度过高易诱发倾倒综合征。

3）观察有无恶心、呕吐、腹痛、腹泻和水、电解质紊乱等并发症的发生。

（3）饮食护理　术后短期内的饮食护理十分重要。肠功能恢复拔除胃管当日可少量饮水，每次4~5汤匙，2小时1次；如无不良反应，第2天可给半量流质饮食，每次50~80ml；第3天给全量流质，每次100~150ml，2~3小时1次；进食后如无不适，第4天可进半流质，以稀饭为好；半个月后可进软食，但要注意少量多餐（每日5~6次）。一般需6个月到1年才能恢复到正常的三餐饮食。流质饮食可选择蛋汤、菜汤、藕粉等，应注意少食胀气食物，如牛奶，忌食生、冷、油、煎、酸、辣等刺激性食物及浓茶、咖啡、酒等。

4. 鼓励早期活动　术后早期协助病人在床上进行肢体的屈伸运动，以预防静脉血栓的形成。视身体状况尽早协助病人坐起，并做轻微的床上活动，逐渐过渡到下床活动，以促进肠蠕动的恢复和机体的康复。

5. 预防并发症，促进康复　胃大部切除及迷走神经切除术后早期并发症主要包括术后出血、十二指肠残端破裂、胃肠吻合口破裂或瘘、胃排空障碍、术后梗阻等。远期并发症主要有倾倒综合征、碱性反流性胃炎、营养性并发症等，参见本章第二节术后护理。

（三）健康教育

1. 加强饮食调护，解释术后饮食方法及应注意的问题，指导病人进行健康饮食、烹饪、食物储存的方法。

2. 解释化疗的必要性及化疗副作用的预防，定期检查血象、肝功能指标，并注意预防感染。

3. 保持良好心态，加强机体活动。

4. 定期门诊复查，初期每 3 个月复查 1 次，以后每半年复查 1 次，至少坚持复查 5 年。通过健康教育，提高病人的自我保健意识。

案例讨论 12

病人，男性，45 岁。因突然发生剧烈腹痛 4 小时急诊入院。于入院前 4 小时，突然发生上腹部刀割样疼痛，并迅速波及全腹部，但仍以上腹部为甚。自述有多年胃病史，但进食或服药后可缓解，曾出现柏油样黑便数次，近日来经常有"心窝痛"，在当地诊所就诊，给颠茄合剂口服，腹痛不缓解，故速来本院就诊。体格检查：急性痛苦病容，体温 38℃。脉搏 90 次/分钟，血压 80/50mmHg，脉搏细数。腹式呼吸减弱，腹肌强直如"木板样"，并有压痛和反跳痛，以上腹部显著，肝浊音消失，移动性浊音阳性，肠鸣音减弱。X 线发现膈下有半月形游离气体。

问题：1. 该病人最可能的诊断是什么？

2. 该病人有无手术适应证？

3. 病人术后两周，进食 10～20 分钟后出现上腹饱胀、恶心呕吐、心悸、出汗、腹泻等，应考虑什么并发症？

第十八章　小肠疾病病人的护理

导学

内容与要求　小肠疾病病人的护理包括解剖和生理概述、肠梗阻和肠瘘三部分内容。通过本章的学习，应掌握肠梗阻的临床表现、治疗原则和护理措施。熟悉肠梗阻的分类，肠瘘病人的护理措施。了解小肠解剖位置和主要生理作用，肠梗阻、肠瘘的概念、病因、病理、辅助检查、健康教育。

重点与难点　肠梗阻的临床表现、治疗原则和护理措施。

第一节　解剖和生理概述

一、解剖

小肠起始于幽门，下接盲肠，正常成人小肠全长 5~7m，包括十二指肠、空肠和回肠。十二指肠长约 25cm，位置深而固定，其与空肠的分界标志是十二指肠空肠悬韧带；空肠与回肠之间没有明显的解剖标志，小肠上段 2/5 为空肠，下段 3/5 为回肠。小肠仅通过扇形的小肠系膜固定于腹后壁，有很大的活动度。小肠肠壁由内向外分黏膜层、黏膜下层、肌层和浆膜层四层。

小肠的血液供应来自肠系膜上动脉，进入小肠系膜根部，沿途分出胰十二指肠下动脉、回结肠动脉、右结肠动脉、空回肠动脉和中结肠动脉。小肠的静脉分布与动脉相似，最后集合成肠系膜上静脉，与脾静脉汇合成为门静脉干。

空肠黏膜下有散在、孤立的淋巴小结，至回肠则有许多淋巴集结。小肠淋巴管起始于肠黏膜绒毛中央的乳糜管，淋巴液汇集于肠系膜根部的淋巴结，再经肠系膜上动脉周围淋巴结、腹主动脉前淋巴结注入乳糜池。

小肠同时受交感神经和副交感神经支配。交感神经兴奋使小肠蠕动减弱，血管收缩，肠腺分泌减少；副交感神经兴奋使肠蠕动增强，肠腺分泌增加。

二、生理

小肠是食物消化和吸收的主要部位。小肠除了接收胰液和胆汁外，小肠黏膜还能分泌含有多种酶的碱性肠液。食糜在小肠分解为葡萄糖、氨基酸、脂肪酸，由小肠黏膜吸收。此外，小肠还吸收水、电解质、各种维生素，以及包括胃肠道分泌液和脱落的胃肠道上皮细胞的成分所构成的大量内源性物质。成年男性每天分泌内源性物质的液体量达8000ml左右，因此小肠疾病，如肠梗阻或肠瘘时可引起严重的水、电解质、酸碱平衡失衡和营养障碍。

小肠还分泌多种胃肠激素，如肠促胰泌素、肠高血糖素、生长抑素、肠抑胃肽和缩胆囊素等。

肠道还有重要的免疫功能。肠淋巴组织在肠道抗原物质刺激下可产生局部免疫防御反应。肠固有层的浆细胞可分泌 IgA、IgM、IgE 和 IgG 等多种免疫球蛋白。

第二节　肠梗阻

一、疾病概要

肠梗阻（intestinal obstruction）是指肠内容物由于各种原因不能正常运行、顺利通过肠道，是外科常见的急腹症之一。

【病因与分类】

1. 按肠梗阻发生的基本原因分

（1）机械性肠梗阻　最常见。由于各种原因引起肠腔变窄，使肠内容物通过障碍。主要原因有：①肠腔堵塞：如寄生虫、粪块、结石、异物等。②肠管受压：如粘连带压迫、肠扭转、嵌顿疝或肿瘤压迫等。③肠壁病变：如先天性肠道闭锁、炎症性狭窄、肿瘤等。

（2）动力性肠梗阻　较少见。由于神经反射或毒素刺激引起肠壁肌功能紊乱，使肠蠕动丧失或肠管痉挛，以致肠内容物不能正常运行。无器质性的肠腔狭窄，可分为麻痹性肠梗阻和痉挛性肠梗阻两类。前者常见于急性弥漫性腹膜炎、腹部大手术、腹膜后血肿或感染等。后者少见，可见于肠道功能紊乱和慢性铅中毒等。

（3）血运性肠梗阻　因肠系膜栓塞或血栓形成，使肠管血运障碍，继而发生肠麻痹，肠内容物不能通过。

2. 按肠壁血运有无障碍分

（1）单纯性肠梗阻　仅有肠内容物通过受阻，无肠管血运障碍。

（2）绞窄性肠梗阻　肠内容物通过受阻，同时伴有肠壁血运障碍。

此外，按肠梗阻发生的部位还可分为高位（空肠上段）肠梗阻和低位（回肠末段和结肠）肠梗阻；按肠梗阻的程度可分为完全性肠梗阻和不完全性肠梗阻；按肠梗阻发生的缓急可分为急性肠梗阻和慢性肠梗阻。若一段肠袢两端完全阻塞，如肠扭转则称为闭袢性肠梗阻。

上述各种类型的肠梗阻随病情发展，在一定条件下可以互相转化。

【病理生理】

1. 局部病理生理变化

（1）肠蠕动增强　梗阻部位以上肠蠕动增强，以克服肠内容物通过障碍。

（2）肠管膨胀　由于肠腔积气、积液而造成。肠腔内积聚的气体70%来自咽下的气体，30%来自血液弥散和消化过程。积聚的液体主要是消化液，如胆汁、胰液、胃液及肠液等。梗阻部位愈低、时间愈长，肠腔膨胀愈明显；梗阻部位以下肠管则瘪陷、空虚或仅存少量粪便。

（3）肠壁血运障碍　肠管膨胀，肠腔内压力持续增高，肠壁变薄，静脉血回流受阻，肠壁瘀血水肿，呈暗红色。由于组织缺氧，毛细血管通透性增加，有渗出液渗入肠腔和腹腔。随着血运障碍的发展，出现动脉血运受阻，静脉血栓形成，最后肠管可因缺血坏死而穿孔。

2. 全身性病理生理变化

（1）水、电解质紊乱与酸碱平衡失调　因体液大量丢失而引起的水、电解质紊乱与酸碱失衡是肠梗阻重要的病理生理改变。正常消化道每日分泌消化液约8000ml，大部分被重吸收，少量经粪便排出。高位肠梗阻时，呕吐早而频繁，胃肠液大量丢失。低位肠梗阻时，消化道分泌的液体不能被吸收而潴留在肠腔内，相当于丢失体外。另外，肠管过度膨胀，影响肠壁静脉回流，使肠壁水肿和血浆向肠壁、肠腔和腹腔渗出。如发生肠绞窄，便会引起大量血液丢失。这些变化可以造成严重的缺水，并导致血容量减少、血液浓缩以及酸碱平衡失调。

（2）感染和中毒　梗阻部位以上的肠腔内细菌大量繁殖，并产生多种毒素；同时因肠壁通透性的增加，肠内细菌和毒素进入腹腔，并经腹膜再吸收，可引起严重的腹膜炎和全身中毒症状。

（3）休克　体液的大量丢失使血液浓缩、血容量减少、电解质紊乱、酸碱平衡失调，同时细菌的感染和中毒均可以引起严重休克。

（4）呼吸和循环功能障碍　肠腔膨胀使腹内压力增高、膈肌上升、腹式呼吸减弱，从而影响肺内气体交换。同时下腔静脉血液回流受阻，导致循环、呼吸功能障碍。

【临床表现】

尽管肠梗阻因其梗阻部位、发病原因、病变程度和起病急缓不同可有不同的临床表现，但其共同的表现有腹痛、呕吐、腹胀和停止排便、排气。

1. 症状

（1）腹痛　单纯性机械性肠梗阻时，由于梗阻部位以上的肠管强烈蠕动，表现为阵发性腹部绞痛，疼痛多位于中腹部，也可偏于梗阻部位。腹痛发作时，病人有明显的窜气感，并可见肠蠕动波和肠型，听诊肠鸣音亢进，或呈气过水声或金属音。如发生持续性剧烈腹痛，应考虑是绞窄性肠梗阻的可能。麻痹性肠梗阻多表现为全腹持续性胀痛。

（2）呕吐　与梗阻发生的部位和类型有关。梗阻部位愈高，呕吐愈早、愈频繁，呕吐物主要为胃、十二指肠内容物和胆汁等。低位肠梗阻呕吐出现较晚而少，呕吐物呈粪样。麻痹性肠梗阻时的呕吐呈溢出性。若呕吐物为血性或棕褐色液体，常提示肠管有血运障碍；若吐出蛔虫，多为蛔虫团引起的梗阻。

（3）腹胀 一般出现较晚，其程度与梗阻部位有关。高位肠梗阻由于呕吐频繁，腹胀多不明显；低位或麻痹性肠梗阻则腹胀明显，可为全腹胀；闭袢性肠梗阻腹胀多不对称。

（4）停止排便、排气 完全性肠梗阻病人不再排气、排便，但在梗阻早期和高位肠梗阻仍可排出残存在肠道内的粪便和气体；不完全性肠梗阻可有多次少量排气、排便；绞窄性肠梗阻可排出血性黏液样便。

2. 体征

（1）腹部体征

①视诊：单纯性机械性肠梗阻常可见腹胀、肠型和异常蠕动波；肠扭转时腹胀多不对称；麻痹性肠梗阻则全腹均匀腹胀。

②触诊：单纯性肠梗阻腹壁较软，可有轻度压痛，但无腹膜刺激征；绞窄性肠梗阻可有固定性压痛，包括腹膜刺激征。

③叩诊：绞窄性肠梗阻腹腔有渗液，可有移动性浊音；麻痹性肠梗阻全腹呈鼓音。

④听诊：机械性肠梗阻肠鸣音亢进，有气过水声或金属音；麻痹性肠梗阻肠鸣音减弱或消失。

（2）全身变化 单纯性肠梗阻早期，病人全身情况多无明显改变，晚期可出现眼窝凹陷、唇干舌燥、皮肤弹性差、尿少等脱水体征，或脉搏细速、血压下降、面色苍白、四肢发凉等中毒和休克征象。

【辅助检查】

1. 实验室检查

（1）血常规 血红蛋白值和红细胞压积升高，提示脱水和血液浓缩。白细胞计数和中性粒细胞比例升高，多见于绞窄性肠梗阻。

（2）血气分析和血生化项目 检查血气分析、血清 Na^+、K^+、Cl^-、尿素氮、肌酐的变化，可以了解酸碱平衡、电解质和肾功能的变化。

（3）呕吐物及粪便检查 若见大量红细胞或隐血试验阳性，应考虑肠管有血运障碍。

2. 影像学检查

（1）X 线检查 一般在肠梗阻发生 4～6 小时后，立位或侧卧位腹部平片可见肠管扩张、积气及多个液平面。空肠梗阻时，空肠黏膜环状皱襞可显示"鱼肋骨刺"状改变。无上述症状也不能排除肠梗阻的可能。

（2）CT 检查 当怀疑肠套叠、乙状结肠扭转时，CT 检查可助诊断。

【治疗原则】

肠梗阻的治疗原则是尽快解除梗阻和纠正因梗阻引起的全身性生理紊乱。

1. 基础疗法 不论采用非手术或手术治疗，均需应用。

（1）胃肠减压　胃肠减压是治疗肠梗阻的重要措施之一，通过吸出胃肠道内的气体和液体，可以减轻腹胀，降低肠腔内压力，恢复肠壁血运，减少肠腔内的细菌和毒素，从而改善和缓解局部病变和全身情况。

（2）纠正水、电解质紊乱及酸碱失衡　输液的量和种类要根据呕吐情况、脱水体征、尿量和比重，并结合血液浓缩程度、血清电解质值及血气分析结果决定。

（3）防治感染和中毒　合理使用抗生素以防治感染。

（4）支持和对症治疗　病人禁食，应加强营养物质的输注；应用镇静剂、解痉剂等对症治疗；止痛剂的应用应遵循急腹症治疗的原则。

2. 解除梗阻

（1）手术治疗　适用于绞窄性肠梗阻，肿瘤、先天性肠道畸形引起的肠梗阻及经非手术治疗无效的肠梗阻。原则是在最短时间内，以最简单的方法解除梗阻或恢复肠腔的通畅。手术方式有粘连松解术、肠切开取出异物术、肠切除吻合术、肠扭转复位术、短路手术和肠造口术等。

（2）非手术治疗　适用于单纯性粘连性肠梗阻、麻痹性肠梗阻或痉挛性肠梗阻、蛔虫或粪块堵塞引起的肠梗阻、肠结核等炎症引起的不完全无所性肠梗阻和肠套叠早期。在治疗期间，必须密切观察，如症状、体征不见好转或反有加重，即应手术治疗。非手术治疗除前述基础疗法外，还包括：

1）中医药治疗：以开结、通下为总的治疗原则。内治法可根据不同的病因，辨证选择清热、祛寒、消导、行气、祛瘀的方药而施治，如桃仁承气汤或复方大承气汤等。

外治法可选用：①莱菔子外敷：莱菔子 60～100g，加醋适量，炒热后用纱布包裹，外敷于腹部，每日 1～2 次。可用于麻痹性肠梗阻或粘连性不完全性肠梗阻。

②中药保留灌肠：选用大承气汤浓煎 200～300ml，自肛门滴入。适用于低位单纯性肠梗阻的保守治疗。

③推拿疗法：病人仰卧位，医者以手掌在其腹部沿顺时针方向按摩 20～30 分钟，再用双手做提拿法数次，提拿时稍加抖动并按压气海、足三里等穴位。

④动力性肠梗阻可应用针刺疗法。

2）其他：蛔虫引起的肠梗阻可口服或胃肠道灌注生植物油；有肠套叠所致的肠梗阻可予低压空气灌肠治疗。

二、常见的肠梗阻

（一）粘连性肠梗阻

粘连性肠梗阻是肠粘连或腹腔内粘连带压迫肠管引起的肠梗阻，占各类肠梗阻的20%～40%。

肠粘连可分先天性和后天性两种，先天性肠粘连较少见，多因发育异常或胎粪性腹膜炎所致；后天性肠粘连多因腹部手术、炎症、损伤、出血、异物等所致。

粘连的存在并不等于必然会产生肠梗阻。在有粘连的病变基础上：①肠袢间紧密粘连成团或固定于腹壁，致肠管变窄或肠管蠕动和扩张受影响。②肠管因粘连牵扯扭折成锐角。③粘连带压迫肠管（图18-1），或肠袢以粘连处为支点发生扭转等。加上外界因素的影响，如暴饮暴食或剧烈运动，粘连部位发生炎症或粘连水肿，食物残渣、异物的堵塞，易导致肠腔狭窄而发生肠梗阻。

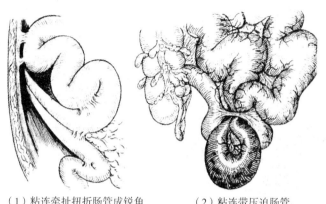

（1）粘连牵扯扭折肠管成锐角　　　　（2）粘连带压迫肠管

图18-1　粘连性肠梗阻

【临床表现】

大多数病人有腹部手术、炎症、创伤或结核病史。以往有慢性肠梗阻症状和多次腹痛发作史者多为广泛粘连引起的梗阻。病人若突然出现急性肠梗阻症状，腹痛加重，并有腹部压痛、腹肌紧张，应考虑为粘连带引起的绞窄性肠梗阻。

【治疗原则】

一般选用非手术治疗。粘连性肠梗阻如经非手术治疗不见好转甚至病情加重，或怀疑为绞窄性肠梗阻需及早进行手术，以免发生肠坏死。对反复频繁发作的粘连性肠梗阻也应考虑手术治疗。

及时、正确治疗腹腔炎症和术后早期活动对预防肠粘连的发生有重要意义。

（二）肠扭转

肠扭转（volvulus）是一段肠袢沿其系膜长轴旋转而造成的闭袢型肠梗阻，常发生于小肠，其次为乙状结肠。在肠内容物骤增、肠管动力异常以及突然改变体位等情况下易诱发肠扭转。肠扭转以顺时针方向旋转多见，轻度扭转者在360°以下，重者可达2~3转。随着肠系膜扭转加重发生血运障碍则可造成绞窄性肠梗阻。

【临床表现】

肠扭转具有一般肠梗阻症状，但发病急骤，腹痛剧烈，病人辗转不安，可早期出现休克。其症状因小肠或乙状结肠扭转，临床表现各有特点（图18-2）。

1. 小肠扭转　多见于青壮年，常有饱食后剧烈活动等诱发因素，发生于儿童者则常与先天性肠旋转不良等有关。表现为突然发作剧烈腹部绞痛，多在脐周围，常为持续性疼痛阵发性加重；腹痛常牵涉腰背部，病人往往不敢平仰卧，喜取胸膝位或蜷曲侧卧位；呕吐频繁，腹胀不显著或者某一部位特别明显。腹部有时可扪及压痛的扩张肠袢。随病程进展极易发生休克。

2. 乙状结肠扭转 多见于男性老年，常有便秘习惯或以往有多次腹痛发作经排气、排便后缓解的病史。临床表现除腹部绞痛外，腹胀明显，而呕吐一般不多见。如做低压灌肠，液体往往不足500ml便不能再灌入。钡剂灌肠X线检查可见扭转部位钡剂受阻，钡影尖端呈"鸟嘴"形。

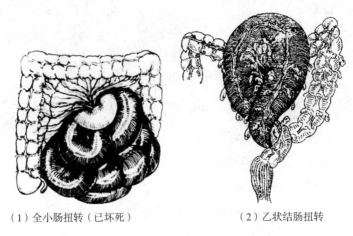

（1）全小肠扭转（已坏死）   （2）乙状结肠扭转

图 18 - 2   肠扭转

【治疗原则】

肠扭转是严重的机械性肠梗阻，可在短期内发生肠绞窄、坏死，死亡率高达15%～40%，应及早手术治疗。手术方法包括肠扭转复位术、肠切除吻合术。

（三）肠蛔虫堵塞

因蛔虫团、胆石、粪便或其他异物等肠内容物堵塞肠腔，称肠堵塞，是一种单纯性机械性肠梗阻。较多见的是蛔虫结聚成团并引起局部肠管痉挛而致的肠腔堵塞。诱因主要是驱虫治疗不当，多见于儿童，农村发病率较高。

【临床表现】

脐周围阵发性腹痛和呕吐，可有便蛔虫或吐蛔虫的病史。梗阻多为不完全性，腹胀多不显著，也无腹肌紧张，腹部常可扪及可以变形、变位的条索状团块，并且可随肠管收缩而变硬，肠鸣音可亢进或正常。

【治疗原则】

多采用非手术疗法，除禁食、输液外，可口服生植物油，也可口服驱虫药。如腹痛剧烈，可用解痉剂，或配以针刺、腹部轻柔按摩等，症状缓解后行驱虫治疗。如经非手术治疗无效，或并发肠扭转，或出现腹膜刺激征时，应施行手术切开肠壁取虫，但应尽量取尽，以免发生残留的蛔虫从肠壁缝合处钻出，引起肠穿孔和腹膜炎。术后应继续驱虫治疗。

（四）肠套叠

一段肠管套入其相连的肠管腔内称为肠套叠（intussusception），其发生常与肠管解剖特点（如盲肠活动度过大）、病理因素（如肠息肉、肿瘤）以及肠功能失调、蠕动异常等有关。根据发生的部位可分为回盲部肠套叠（图18-3）、小肠套叠和结肠套叠等。其中以回盲部肠套叠最多见，是小儿肠梗阻的常见病因，80%发生于2岁以下的儿童。

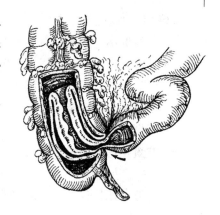

图18-3 回盲部肠套叠

【临床表现】

肠套叠的三大典型症状是腹痛、血便和腹部肿块，表现为突然发作的剧烈的阵发性腹痛，病儿阵发性哭闹不安、面色苍白、出冷汗，伴有呕吐和果酱样血便。腹部检查常可在腹部扪及腊肠形、表面光滑、稍可活动、具有一定压痛的肿块，常位于脐右上方，而右下腹触诊有空虚感。腹胀等其他一般肠梗阻症状，随着病程的进展而逐步出现。

【治疗原则】

早期可用空气灌肠复位，疗效可达90%以上。一般空气压力先用60mmHg，经肛管灌入结肠内，在X线透视再次明确诊断后，继续注气加压至80mmHg左右，直至套叠复位。如果套叠不能复位，或病期已超过48小时，或怀疑有肠坏死，或空气灌肠复位后出现腹膜刺激征及全身情况恶化，都应行手术治疗。手术方法有手术复位和肠切除吻合术。

三、疾病护理

（一）术前护理

【护理评估】

1. 健康史

（1）一般情况 了解病人的年龄、有无感染、饮食不当、饱餐后剧烈运动、过度疲劳等诱因。

（2）既往史 了解有无外科疾病及手术史，尤其是腹部手术、肿瘤等病史。

2. 身体状况

（1）腹部症状与体征 评估肠梗阻典型症状出现的时间及变化情况；腹部体征及其动态变化；病人排泄物（呕吐物、胃肠减压液、肛门排出物）的性状及量。

（2）全身症状及体征 评估病人神志、生命体征、周围循环状况，水、电解质和酸碱失衡的动态变化情况。

（3）辅助检查结果 了解各项检查结果以判断病情。

3. 心理和社会支持状况 评估病人及家属对本病及其治疗方法、预后的认知程度，判断有无焦虑与恐惧；了解病人家庭的经济承受能力及病人所在社区的医疗保健服务情况等。

【常见护理诊断/问题】

1. **有体液不足的危险** 与呕吐、肠腔积液有关。

2. **疼痛** 与肠蠕动增强、肠麻痹有关。

3. **体温升高** 与肠腔内细菌繁殖和毒素吸收有关。

4. **低效性呼吸形态** 与腹胀、腹痛有关。

【护理措施】

1. **饮食护理** 病人应禁食。若病人出现排气、排便，腹痛、腹胀消失等梗阻缓解症状，可考虑进流质饮食，忌食产气的甜食和牛奶等。根据病情逐步恢复正常饮食。

2. **胃肠减压** 保持胃管通畅和减压装置有效负压。密切观察和准确记录引流液的颜色、性状和量。若发现有血性液体，应考虑有绞窄性肠梗阻的可能。

3. **体位护理** 生命体征稳定后可取半卧位，使膈肌下降，减轻腹胀对呼吸、循环系统的影响。

4. **呕吐的护理** 呕吐时头偏向一侧，避免误吸引起吸入性肺炎或窒息；及时清除口腔内呕吐物，给予漱口，保持口腔、颜面部清洁。观察记录呕吐出现的时间、次数以及呕吐物的颜色、性状和量。

5. **用药护理** ①遵医嘱及时应用抗生素，以有效防治细菌感染，减少毒素吸收。②对无肠绞窄或肠麻痹者，可遵医嘱应用阿托品类抗胆碱药物，以解除胃肠道平滑肌痉挛。但不可随意应用吗啡类止痛剂，以免掩盖病情。

6. **病情观察** 定时测量并记录体温、脉搏、呼吸、血压；密切观察腹痛、腹胀、呕吐及腹部体征变化情况；准确记录液体出入量；若病人症状与体征不见好转或反而出现持续性剧烈腹痛，应考虑发生绞窄性肠梗阻可能，应积极做好术前准备。

（二）术后护理

【护理评估】

1. **手术情况** 了解手术类型和术中情况，了解导致肠梗阻的原发疾病、肠壁有无坏死和穿孔、是否放置腹腔引流、切口缝合情况等。

2. **康复状况** 观察生命体征的变化、肠蠕动恢复情况及引流液的色、质、量；有无切口感染、腹腔内感染及肠瘘等并发症发生。

3. **心理和社会支持状况** 病人及家属的心理状况，对术后护理的配合情况，饮食、活动等知识的掌握情况等。

【常见护理诊断/问题】

1. **切口疼痛** 与手术有关。

2. **营养失调：低于机体需要量** 与禁食、呕吐、胃肠减压有关。

3. **潜在并发症** 腹腔感染、肠瘘、肠粘连等。

【护理措施】

1. **体位护理** 血压平稳后给予半卧位，以利于腹腔引流，避免形成腹腔脓肿。

2. **饮食护理** 术后禁食、胃肠减压。禁食期间给予补液和营养支持，待肠蠕动恢复并有肛门排气后，可拔除胃管，试进少量流质饮食。进食后若无不适，逐步过渡至半流质饮食、普食。肠切除吻合术后，应适当推迟进食时间。

3. **病情观察** 密切观察病人的生命体征变化，观察有无腹痛、腹胀、呕吐及肛门排气、排便等情况。

4. **胃肠减压和腹腔引流管的护理** 妥善固定引流管，保持引流通畅，避免受压、扭曲。观察和记录引流液的颜色、性状及量。

5. **康复锻炼** 术后应尽早活动，协助病人翻身和活动肢体。在病情允许的情况下，应鼓励病人尽早下床活动，以促进肠蠕动恢复，防止肠粘连。

6. **并发症的观察与护理**

（1）粘连性肠梗阻 术后病人再次出现腹部阵发性疼痛、腹胀、呕吐等症状，应立即报告医生，按医嘱给予病人口服液体石蜡、胃肠减压或做好再次手术的准备。

（2）腹腔感染及肠瘘 术后腹部胀痛、持续发热、白细胞计数增高、腹壁切口处红肿，或腹腔引流管周围流出较多带有粪臭味的液体，同时病人出现局部或弥漫性腹膜炎表现，要高度警惕腹腔感染及肠瘘的可能，应及时通知医生，并协助处理。

（三）健康教育

1. 注意饮食卫生和个人卫生，饭前、便后要洗手。

2. 避免暴饮暴食；反复发生的粘连性肠梗阻病人应少食粗纤维食物；保持大便通畅。

3. 避免在饱餐后立即进行剧烈运动及重体力劳动，尤其是避免需要身体前俯和旋转的动作，其对预防肠扭转有一定意义。

4. 每天进行适量体育活动。

5. 加强自我监测，如有腹痛、腹胀、停止排便、排气等不适，应及时就诊。

第三节 肠 瘘

一、疾病概要

肠瘘（fistula of intestine）是指肠管之间、肠管与其他空腔脏器或者体表出现的异常性病理通道，可造成肠内容物流出肠腔进入其他脏器、体腔或体外，引起全身及局部病理生理功能紊乱，是腹部外科中常见重症疾病之一，病死率为15%~25%。

【病因与分类】

按肠瘘发生的原因、是否与体表或其他脏器相通、肠道的连续性及所在部位可有不同的分类方法。

1. **按肠瘘发生的原因分**

（1）先天性 与胚胎发育异常有关，如卵黄管未闭所致的脐肠瘘。

（2）后天性 与多种因素有关，占肠瘘发生率的95%以上。常见的有：①腹部手术或创伤，这是导致肠瘘的最主要原因，如腹部损伤导致的肠管损伤或手术时误伤、吻合口愈合不良等。②腹腔或肠道感染，如溃疡性结肠炎、肠结核、腹腔脓肿等。③腹腔内脏器或肠道恶性肿瘤。④肠道缺血性疾病，如绞窄性肠梗阻。

（3）人造性　人造性是指根据治疗需要而实施的人工肠造瘘，如乙状结肠造瘘、直肠造瘘等。

2. 按肠腔是否与体表相通分

（1）肠外瘘（external fistula）　指肠腔通过瘘管与体表相通。临床上肠外瘘主要发生在腹部手术后，是术后发生的一种严重并发症，主要的病因是术后腹腔感染、吻合口裂开、肠管血运不良造成吻合口瘘。包括两种类型：①管状瘘：最常见，是指肠壁瘘口与腹壁外口之间存在一瘘管。②唇状瘘：是肠壁直接与皮肤黏着，瘘口处肠黏膜外翻成唇状。

（2）肠内瘘（internal fistula）　指肠腔通过瘘管与腹内其他脏器或肠管相通，肠内瘘常见于恶性肿瘤，如直肠膀胱瘘、直肠阴道瘘和空肠瘘等。

3. 按肠道是否存在连续性分

（1）侧瘘　仅有部分肠壁缺损，肠壁瘘口小，肠腔仍保持其连续性。

（2）端瘘　肠腔连续性完全中断，其近端与体表相通，肠内容物全部流出体外，亦称完全瘘，多为人造治疗性瘘。

4. 按瘘管所在的部位分

（1）高位瘘　指距离十二指肠悬韧带（Treitz）100cm 以内的消化道瘘，如十二指肠空肠瘘。

（2）低位瘘　指距离十二指肠悬韧带 100cm 以外的消化道瘘，如回肠瘘和结肠瘘。

5. 按肠瘘的日流出量分

（1）高流量瘘　指每日排出的消化液在 500ml 以上。

（2）中流量瘘　指每日排出的消化液在 200～500ml。

（3）低流量瘘　指每日排出的消化液在 200ml 以内。

【病理生理】

1. 病理改变分期　典型肠瘘的发生、发展一般经历 4 个阶段，相继出现以下病理改变：

（1）腹膜炎期　主要发生于创伤或手术后 1 周以内。由于肠内容物经肠壁缺损处漏出，对漏口周围组织产生刺激，引起腹膜炎症反应。其严重程度依瘘口的位置、大小、漏出液的性质和数量不同而异。高位、高流量的空肠瘘，漏出液中含有大量胆汁、胰液，具有强烈的消化、腐蚀作用，而且流量大，常常形成急性弥漫性腹膜炎。瘘口小、流量少的肠瘘则可形成局限性腹膜炎。

（2）局限性脓肿期　多发生于肠瘘发病后 7～10 天。由于急性肠瘘引起腹腔炎症反应、腹腔内纤维素渗出、引流作用、大网膜的包裹、肠漏周围器官的粘连等等，使渗漏液局限、包裹形成局限性脓肿。

（3）瘘管形成期　上述脓肿在没有及时人为引流的情况下可发生破溃，使脓腔通向体表或周围器官，从肠壁瘘口至腹壁或其他器官瘘口处形成固定的异常通路，脓液与肠液经过此通道流出。

（4）瘘管闭合期　随着全身情况的改善和有效治疗，瘘管内容物引流通畅，周围组织炎症反应消退以及纤维组织增生，瘘管将最后被肉芽组织充填并形成纤维瘢痕而愈合。

2. **病理生理改变**　肠瘘出现后，依据瘘口的位置、大小、流量以及原有疾病的不同，对机体造成的影响也不相同。瘘口小、位置低、流量少的肠瘘引起的全身性病理生理改变小；高位、高流量的肠瘘引起的病理生理改变比较明显。

（1）水、电解质和酸碱失衡　成人每天可分泌 7000~8000ml 的消化液，其中绝大部分由小肠及结肠重吸收，仅有 150ml 左右随粪便排出体外。发生肠瘘时，可导致消化液大量流失至体外及其他器官或间隙，或因消化道短路，过早地进入低位消化道，导致重吸收率大大降低从而引起脱水、电解质和酸碱失衡，甚至危及病人生命。

（2）营养不良　因大量消化液丢失，使消化道的消化吸收功能发生障碍，加上消化液中大量的消化酶和蛋白质的丢失，以及感染、创伤等因素导致营养不良。

（3）感染　肠瘘一旦发生，由于引流不畅而造成腹腔内感染或脓肿形成。肠腔内细菌污染周围组织更加重感染，又因消化酶的腐蚀作用使感染难以局限，甚至发生脓毒血症。

（4）消化液腐蚀　消化液中含有大量的消化酶，腐蚀瘘口周围皮肤可使皮肤发生糜烂和溃疡，甚至坏死；消化液积聚在腹腔或瘘管内，可能腐蚀其他脏器，也可能腐蚀血管造成大量出血。

水、电解质和酸碱失衡，营养不良和感染是肠瘘病人的三大基本病理生理改变，尤其是营养不良和感染在肠瘘病人中往往比较严重，而且互为因果，形成恶性循环，可引起脓毒血症和多器官功能障碍综合征（MODS）而导致死亡。

【临床表现】

肠瘘的临床表现比较复杂，其病情轻重受多种因素的影响，包括肠瘘的类型、原因、病人身体状况以及肠瘘发生的不同阶段等。

1. **肠内瘘**　肠内瘘可无明显症状和生理紊乱，仅表现为不同程度的腹泻，但应用止泻剂无效。

2. **肠外瘘**　早期一般表现为局限性或弥漫性腹膜炎症状，病人可出现发热、腹胀、腹痛、局部腹壁压痛、反跳痛、腹肌紧张等。手术后病人有时与原有疾病的症状、体征难以区别，临床常因对病人诉腹胀、没有排气、排便缺乏足够的重视而忽视对肠瘘的早期诊断。在瘘管形成、肠液溢出体外以后，则主要表现为：

（1）瘘口形成与肠内容物漏出　肠外瘘的特征性表现是在腹壁可出现一个或多个瘘口，有肠液、胆汁、气体、粪便或食物流出。

（2）瘘口周围皮肤红肿、糜烂　由于消化液的作用，可出现大片皮肤或腹壁缺损。高位肠瘘流出量可很大，达 4000~5000ml/d，含有大量胆汁和胰液，经口进食的食物很快以原形从瘘口排出；低位肠瘘一般消化液出量少，呈半成形的粪便，瘘口周围皮肤腐蚀较轻。

（3）感染　肠瘘发生初期，肠液漏出会引起不同程度的腹腔感染、腹腔脓肿，如病情进一步发展还可出现弥漫性腹膜炎、脓毒血症等临床表现。

（4）营养不良　由于肠内容物特别是消化液的漏出，造成消化吸收障碍，加上感染、进食减少以及原发病的影响，肠瘘病人大多出现不同程度的营养不良，可有低蛋白血症、水肿、消瘦等。

（5）水、电解质和酸碱失衡　依肠瘘的位置类型、流量不同有程度不等的内稳态失衡，可以表现多样，常见的是低钾、低钠、代谢性酸中毒等。

（6）多器官功能障碍　肠瘘后期，如病情得不到控制，可出现多器官功能障碍，较易出现的有胃肠道出血、肝脏损害等。

【辅助检查】

1. 实验室检查

（1）血常规　血红蛋白、红细胞比容下降；白细胞计数及中性粒细胞比例升高，严重感染时可出现中毒颗粒、核左移、血小板计数下降等。

（2）血生化检查　可有低钾、低钠等血清电解质紊乱的表现；清蛋白、转铁蛋白、前清蛋白水平和总淋巴细胞计数下降。肝酶谱及胆红素值升高。

2. 影像学检查

（1）CT 检查　CT 是临床诊断肠瘘及其并发腹腔和盆腔脓肿的理想方法。特别是通过口服胃肠造影剂，进行 CT 扫描，不仅可以明确肠道通畅情况和瘘管情况，还可协助进行术前评价，帮助确定手术时机。

（2）瘘管造影　适用于瘘管已形成者，包括口服造影剂行全消化道造影和经腹壁瘘口行消化道造影，是诊断肠瘘的有效手段。常可明确是否存在肠瘘、肠瘘的部位与数量、瘘口的大小、瘘口与皮肤的距离、瘘口是否伴有脓腔以及瘘口的引流情况，同时还可明确瘘口远、近端肠管是否通畅。

3. 特殊检查

（1）口服染料或药用炭　是最简单实用的检查手段。通过口服或瘘管内注入美蓝液或骨炭末等，观察瘘管的分泌物有无染色，初步判断肠瘘的部位和瘘口的大小。

（2）瘘管组织活检或病理学检查　可明确是否存在结核、肿瘤等病变。

【治疗原则】

1. 腹膜炎期和腹腔脓肿期

（1）纠正水、电解质及酸碱失衡　根据病人每天的脱水程度和性质、出入液体量、尿量、血电解质和血气分析检查结果，及时补充和调整液体量及种类，维持机体内环境的稳定。

（2）控制感染　根据药敏试验合理选择有效抗生素，必要时加用抗厌氧菌感染的药物。

（3）有效引流和冲洗　①在进行剖腹探查时，应用大量生理盐水冲洗腹腔，并做多处引流；或扩大瘘口以利引流。②肠瘘或腹腔脓肿部均用双套管 24 小时持续负压引流。③在治疗过程中，密切观察有无新的腹腔脓肿形成，并及时处理。

（4）营养支持 早期应禁食，肠道功能未恢复时，可应用全胃肠外营养。待腹膜炎症控制、肠蠕动恢复、瘘口流出量明显减少且恢复肛门排便时，可逐渐改为胃肠内营养和经口饮食。不论应用何种营养支持方法，均要求有适当的热能与蛋白质供应，以达到正氮平衡。

（5）应用抑制消化液分泌的药物 如加用生长抑制素可抑制胃酸、胃蛋白酶、胃泌素的分泌，抑制胃肠蠕动，以降低肠瘘排出量，减少体液丢失。

（6）回输引流的消化液 将引流出的肠液用无菌容器收集，经处理后再经空肠造瘘管回输病人肠道，以恢复消化液的胃肠循环及胆盐的肠肝循环，从而减少水、电解质和消化酶的丢失、紊乱及并发症的发生。

2. 瘘管形成期 该期的治疗主要为营养支持，提高机体抵抗力，促进瘘口愈合。

（1）加强营养 应根据肠瘘位置和漏出量选择不同方式和途径的营养支持方法，包括胃肠外营养、胃肠内营养和经口饮食。

（2）堵塞瘘管 部分病人在营养状态改善、内环境稳定后，瘘口可自行愈合。无法愈合的瘘口，可在感染控制后，采用堵塞瘘管的方法，阻止肠液外流，以促进瘘口自行愈合。具体方法有：

①外堵法：感染控制、瘘管形成后，经造影证实无脓腔、远侧肠袢无梗阻时，管状瘘可应用医用黏合剂堵塞瘘管，控制肠液外漏，促进瘘管愈合（图18-4）。

②内堵法：唇状瘘或瘘口大、瘘管短的管状瘘，可用硅胶片内堵。其有机械性关闭瘘口的作

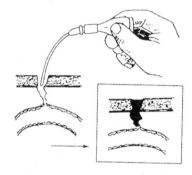

图18-4 医用黏合胶堵塞肠瘘
（注入法）

用，并可保持肠道的连续性，控制肠液外漏，恢复肠道功能，达到简化处理与加强肠道营养支持的目的（图18-5）。如远侧肠袢有梗阻，则不能用"内堵"的方法，仍应进行持续负压引流。

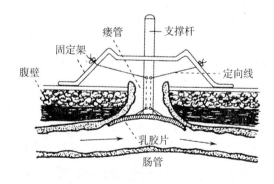

图18-5 外固定式乳胶片内堵

（3）手术治疗 肠瘘手术应选择在感染已控制、病人全身状况良好的情况下进行，一般在瘘管发生后3个月或更长一些时间。因早期由于炎症、感染、营养不良等因素，

手术的成功率不高。肠瘘的手术方式有瘘口局部肠袢楔形切除缝合术、肠段切除吻合术、肠瘘部肠袢旷置术、肠浆肌层片修补术和全层肠片修补术等，其中以肠段切除吻合术最为常用，肠浆肌层片修补术用于修复肠段难以切除的瘘。

二、疾病护理

（一）术前护理

【护理评估】

1. **健康史** 了解病人有无腹部外伤或手术史，了解外伤情况及手术情况；了解肠瘘的发生时间、目前有无腹痛和腹胀情况、肠瘘流出量和性质、曾经治疗经过及其效果；了解有无高血压、糖尿病、动脉硬化等伴随疾病。

2. **身体状况**

（1）**腹部症状与体征** 评估体表瘘管位置，瘘管类型、数目，若有多个瘘口，其相互间关系；评估漏出的肠液对瘘口周围皮肤损伤程度；评估腹部有无压痛、反跳痛、腹肌紧张等征象；对非手术治疗者，应观察腹腔双套管引流是否通畅及堵塞治疗法的效果。

（2）**全身症状及体征** 重点评估病人水、电解质及酸碱失衡情况，有无全身感染及中毒症状、全身营养状况等。

（3）**辅助检查结果** 了解各项检查结果，以判断病情。

3. **心理和社会支持状况** 由于本病病程长，病人的生活、工作受到不同程度的影响，经济负担也较重，应重点评估病人及家属的心理状况，掌握影响病人情绪变化的因素；了解病人家庭的经济承受能力及病人所在社区的医疗保健服务情况等。

【常见护理诊断/问题】

1. **有体液不足的危险** 与禁食、胃肠减压及肠液大量丢失有关。

2. **体温升高** 与腹腔感染有关。

3. **营养失调：低于机体需要量** 与禁食、炎症、消化液大量丢失有关。

4. **皮肤完整性受损** 与瘘口周围皮肤被消化液腐蚀有关。

5. **焦虑** 与病程长、治疗费用高等有关。

【护理措施】

1. **体位护理** 低半坐卧位，以利于漏出液积聚于盆腔和局限化，减少毒素吸收和引流。

2. **饮食护理** 禁食、胃肠减压，以保持胃肠减压的有效吸引；避免因食物刺激导致消化液大量分泌。按要求做好全胃肠外营养、要素饮食的护理，改善病人的营养状况。

3. **病情观察** 密切观察病人的生命体征、腹部症状体征的变化；正确记录出入量；按医嘱定时采取各种监测标本（血、尿、肠液等）。

4. **引流管的护理** 密切观察腹腔双套管负压引流、各种处理瘘口的措施，如"内堵"等情况，并及时加以调整，以保证治疗效果。

5. 用药护理 遵医嘱合理应用抗菌药物控制感染；遵医嘱及时调整输液种类和速度，维持水、电解质和酸碱平衡。

6. 瘘管口周围皮肤护理 在肠液引流良好、瘘口不十分大、瘘口周围皮肤无糜烂的情况下，可用人工肛门袋，既可保护皮肤，防止皮肤糜烂；又可减少换药次数，病人活动又方便。如皮肤有糜烂，每日更换敷料 1~2 次，一般不需应用油膏保护。如有需要，可涂敷复方氧化锌软膏。保持床单清洁、干燥，防止压疮。

7. 肠瘘手术前的护理措施 与一般腹部手术相同，但术前应重视肠道准备及腹壁皮肤的清洁处理。

（二）术后护理

【护理评估】

1. 手术情况 了解手术类型和术中情况，手术后是否放置腹腔引流、切口缝合情况等。

2. 康复状况 评估病人生命体征的变化、肠蠕动恢复情况及腹腔引流液的色、质、量；有无切口感染、腹腔内感染、堵片移位或松脱等并发症发生。

3. 心理和社会支持状况 评估病人及家属的心理状况，对术后护理的配合情况，饮食、活动等知识的掌握情况等。

【常见护理诊断/问题】

1. 舒适的改变 与术后卧床、留置引流管有关。

2. 自理能力下降 与术后卧床、留置引流管有关。

3. 疼痛 与手术有关。

4. 潜在并发症 堵片移位或松脱、胃肠道或瘘口出血、腹腔感染、粘连性肠梗阻、肝肾功能障碍等。

【护理措施】

1. 体位护理 术后血压平稳后取低半卧位，以利于腹腔引流和保持顺畅呼吸。指导病人早期进行床上活动，如多翻身、伸曲肢体运动；待病情稳定后尽早下床活动，以促进肠蠕动，避免术后发生肠粘连。

2. 饮食护理 禁食，胃肠减压；遵医嘱给予胃肠外营养支持，待肠蠕动恢复、肛门恢复排便后逐步改为胃肠内营养或经口饮食。

3. 病情观察 经常巡视病人，观察病人的生命体征，腹部症状、体征的变化情况。询问病人伤口恢复情况，有无切口疼痛加重、发热等感染征象。

4. 引流管的护理 密切观察各种引流管的通畅情况，避免扭曲和滑脱；更换引流袋时要注意无菌操作；观察并记录引流液的颜色、性质和量。若发现引流液呈血性，应警惕胃肠道或瘘口出血，应立即报告医生，降低引流负压，遵医嘱给予止血药物，必要时做好手术准备。

5. 用药护理 遵医嘱合理应用抗菌药物控制感染；遵医嘱及时调整输液种类和速度，维持水、电解质和酸碱平衡。

6. 并发症的预防及护理

（1）胃肠道或瘘口出血　①密切监测生命体征变化，观察伤口渗血、渗液情况，观察引流液的颜色、性状和量的变化，如发现出血或引流液呈血性，及时通知医生。②避免负压过大损伤肠黏膜，根据引流情况及时调整负压大小。③根据医嘱合理使用止血药物。

（2）堵片移位或松脱　注意观察，若发现异常及时通知医生处理。

（3）肝、肾功能障碍　①有效控制感染，减少毒素吸收，及时纠正水、电解质和酸碱失衡。②慎重使用可致肝、肾功能损害的药物。③定期复查肝、肾功能。④合理补充热量和蛋白质，尽早恢复经口饮食。

（4）腹腔感染　①加强腹腔引流管的护理。②遵医嘱合理应用抗生素，并观察其效果。③密切观察病人生命体征变化，经常询问病人有无伤口和腹部疼痛、腹胀、腹膜刺激征等不适。

（5）粘连性肠梗阻　①术后生命体征平稳后取半卧位，指导病人早期进行床上活动，如多翻身、活动肢体等；当病情允许后及早下床活动，以促进肠蠕动。②经常询问病人有无腹痛、腹胀、呕吐，停止排气、排便等肠梗阻症状，如有及时通知医生。

（三）健康教育

1. 出院后切忌暴饮暴食，早期以低脂肪、适量蛋白、高碳水化合物、清淡少渣饮食为宜，随着肠道功能的恢复，可逐步增加蛋白质及脂肪含量。

2. 保持心情舒畅，坚持每天适当的户外体育锻炼。

3. 病理性肠瘘于出院后 3 个月、半年复诊，检查原发病（肠结核、克隆病等）的情况；因创伤所致的肠瘘，有腹部症状时应来院诊治。

案例讨论 13

病人，男性，62 岁。急性腹痛 6 小时，伴恶心，呕吐 2 次，为胃内容物，程度较轻。来院就诊。体检：病人烦躁，痛苦面容，出冷汗。检查：T 37.3℃、P 90 次/分、BP 100/80mmHg。全腹胀，以左下腹部最为明显，自腹痛以来无粪便排出，小便正常。腹部立位 X 线透视可见多个气液平面及气胀肠袢。经问诊：病人 3 年前胃镜检查曾患有浅表性胃炎，未做过任何手术；经常有便秘情况。

请问：1. 本病例最可能的诊断是什么？

2. 最有可能造成本病的原因是什么？

3. 非手术治疗护理要点有哪些？

第十九章　阑尾炎病人的护理

导学

内容与要求　阑尾炎病人的护理包括解剖和生理概述、急性阑尾炎两部分内容。通过本章的学习，应掌握阑尾的解剖位置及体表投影点，掌握急性阑尾炎的临床表现、治疗原则和护理措施。熟悉急性阑尾炎的病因、辅助检查和并发症。了解几种特殊类型阑尾炎的临床特点。

重点与难点　急性阑尾炎的病因、临床表现、治疗原则和护理措施。

第一节　解剖和生理概述

阑尾位于右髂窝部，绝大多数属于腹膜内位器官，是一条长 5～10cm、直径 0.5～0.7cm 的盲管，起于盲肠根部，外形呈蚯蚓状。其体表投影约在脐与右髂前上棘连线中外 1/3 交界处，称为麦氏点，是阑尾手术切口的标记点。由于阑尾基底部与盲肠关系恒定，因此阑尾的位置可随盲肠位置改变而多变。阑尾尖端可指向 6 个方向：①回肠前位：尖端指向左上方，相当于 0～3 点位。②盆位：尖端指向盆腔，相当于 3～6 点位。③盲肠后位：位于后腹膜，在盲肠后方、髂棘前，尖端指向上，相当于 9～12 点位。④盲肠下位：尖端指向右下方，相当于 6～9 点位。⑤盲肠外侧位：位于腹腔内、盲肠外侧，相当于 9～11 点位。⑥回肠后位：在回肠后方，指向脐，相当于 0～3 点位。

阑尾系膜是两层腹膜包绕阑尾形成的一个三角形皱襞，其内含丰富的血管、淋巴管和神经。其血管主要为阑尾动脉和静脉。阑尾动脉是肠系膜上动脉所属回结肠动脉的分支，属无侧支的终末动脉，当血运障碍时易导致阑尾缺血坏死。阑尾静脉与动脉伴行，其血液经肠系膜上静脉汇入门静脉。当阑尾出现炎症时，脱落的菌栓可引起门静脉炎和细菌性肝脓肿。阑尾的淋巴管与系膜内的血管伴行，引流至回结肠淋巴结。阑尾的神经由交感神经纤维经腹腔丛和内脏小神经传入，由于其传入的脊髓节段在第 10、11 胸节，所以当急性阑尾炎发病初时，常表现为该脊神经所分布的脐周牵涉痛。

阑尾近端开口于盲肠，此处黏膜皱襞形成瓣状，可防止粪石或异物进入阑尾腔内。

阑尾管壁分四层，由内向外分别是黏膜层、黏膜下层、肌层和浆膜层。阑尾黏膜上皮细胞能分泌少量黏液以润滑管腔。黏膜和黏膜下层含有丰富的淋巴组织，这是阑尾感染常沿黏膜下层扩散的原因。阑尾黏膜深部有嗜银细胞，是发生阑尾类癌的组织学基础。现研究公认阑尾是一个淋巴器官，参与 B 淋巴细胞的产生和成熟，具有一定的免疫功能。阑尾壁内的淋巴组织在出生后就开始出现，12~20 岁时达到高峰期，以后随年龄增长逐渐减少，60 岁后消失。

第二节　急性阑尾炎

一、疾病概要

急性阑尾炎（acute appendicitis）是指发生在阑尾的急性炎症反应，是最常见的外科急腹症之一。多发生于青年人，男性发病率略高于女性。

【病因】

1. **阑尾管腔阻塞**　是急性阑尾炎最常见的病因。导致阑尾管腔阻塞最常见的原因是淋巴组织增生，约占 60%，多见于年轻人。粪石阻塞次之，约占 35%，异物、炎性狭窄、食物残渣、蛔虫、肿瘤等是较少见的原因。另外，阑尾的解剖结构异常，如管腔细长、开口狭小、系膜较短使阑尾卷曲呈弧状也是造成阑尾管腔易梗阻的原因。

2. **细菌入侵**　致病菌多为肠道内的各种革兰阴性杆菌和厌氧菌。当阑尾管腔阻塞后，腔内细菌繁殖并分泌内毒素和外毒素，上皮的完整性受损，细菌经溃疡面侵入阑尾壁内并沿黏膜下层扩散，引起和加重感染。

【病理与分类】

根据急性阑尾炎的临床过程及病理解剖学变化，可分为以下 4 种类型：

1. **急性单纯性阑尾炎**　属于阑尾病变早期。炎症局限于黏膜和黏膜下层，阑尾外观轻度肿胀，浆膜表面充血失去正常光泽，并有少量纤维素性渗出物附着。镜下可见阑尾各层组织均有充血、水肿和中性粒细胞浸润，黏膜表面有小溃疡和出血点。

2. **急性化脓性阑尾炎**　又称急性蜂窝织炎性阑尾炎。阑尾明显肿胀，浆膜高度充血，表面有脓性纤维素性渗出物覆盖。镜下可见阑尾黏膜溃疡面增大并深达肌层和浆膜层，阑尾壁内有小脓肿形成。阑尾周围的腹腔内有稀薄脓液，形成局限性腹膜炎。

3. **坏疽性及穿孔性阑尾炎**　是一种重型阑尾炎。阑尾管壁全层坏死或部分坏死，呈暗紫色或黑色。管腔内积脓或堵塞，压力不断升高，血液循环障碍，严重者可发生穿孔。穿孔多发生在阑尾根部和近端，可引起急性弥漫性腹膜炎。

4. **阑尾周围脓肿**　急性阑尾炎化脓坏疽或穿孔时，大网膜可移至右下腹部，将病变的阑尾包裹或将穿孔后形成的弥漫性腹膜炎局限，即形成炎性肿块或阑尾周围脓肿。

急性阑尾炎的转归有以下几种：①炎症消退：部分单纯性阑尾炎经过及时治疗，炎症消退，无解剖学上的改变，但化脓性阑尾炎药物治疗后即使炎症消退，仍可遗留管腔狭窄、管壁增厚和周围粘连，使炎症容易复发。②炎症局限：阑尾炎症被大网膜包裹后形成阑尾周围脓肿，如脓液较少，经药物治疗后可逐渐吸收。③炎症扩散：部分严重阑尾炎病情重、进展快，如未及时药物治疗或手术切除，可发展为弥漫性腹膜炎、化脓性门静脉炎或感染性休克等。

【临床表现】

1. 症状

（1）**转移性右下腹痛** 疼痛多开始于上腹或脐周，位置不固定，初为隐痛或钝痛，经过数小时（6~8小时）后，疼痛转移并局限于右下腹，多为持续性疼痛，阵发性加剧，有70%~80%的病人具有此典型的腹痛特点，仅少数病人可在发病初时即表现为右下腹痛。不同病理类型的急性阑尾炎，腹痛特点有一定的差异，如单纯性阑尾炎仅有轻度隐痛；化脓性阑尾炎表现为阵发性胀痛和剧痛；坏疽性阑尾炎呈持续性剧烈腹痛；穿孔性阑尾炎因阑尾腔压力骤减，腹痛可暂时减轻，但合并腹膜炎后，腹痛又加剧。不同位置的急性阑尾炎，腹痛部位也有区别，如盲肠后位阑尾炎表现为右侧腰部疼痛；盆位阑尾炎为耻骨上区疼痛；肝下区阑尾炎为右上腹痛；极少数左下腹阑尾炎呈左下腹痛。

（2）**胃肠道症状** 阑尾炎早期可有轻度厌食、恶心或呕吐，可能由于反射性的胃痉挛引起。部分病人可发生腹泻、便秘等胃肠功能紊乱的症状，多不严重。如盆位阑尾炎时，炎症刺激直肠和膀胱，可引起排便次数增多、里急后重等直肠刺激症状。

（3）**全身症状** 早期有乏力、体温正常或稍高。随阑尾炎症加重全身中毒症状也加重，合并腹膜炎时可出现寒战、高热、脉快等。若出现寒战、高热和轻度黄疸，则提示发生门静脉炎。

2. 体征

（1）**右下腹固定压痛** 是急性阑尾炎常见的重要体征，是诊断早期阑尾炎的重要依据。压痛点通常位于麦氏点，亦可随阑尾解剖位置的改变而变化。压痛范围随阑尾炎症波及范围的扩大而相应扩大，但仍以阑尾所在部位的压痛最明显（图19-1）。

（2）**腹膜刺激征** 包括腹肌紧张、压痛、反跳痛和肠鸣音减弱或消失等。出现腹膜刺激征提示阑尾炎症加重，已有渗出、化脓、坏疽或穿孔等病理改变。小儿、老人、孕妇、肥胖、虚弱病人或盲肠后位阑尾炎时，腹膜刺激征象可不明显。

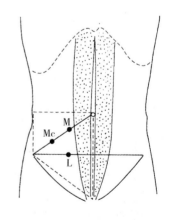

图19-1 阑尾炎压痛点

（3）**右下腹包块** 部分病人在右下腹可扪及位置固定、边界不清的压痛性包块，多提示有阑尾周围脓肿存在。

（4）**特殊检查** 下列检查方法可协助急性阑尾炎的定性、定位诊断。

①腰大肌试验：病人左侧卧位，将右下肢向后过伸，若引起右下腹疼痛者为阳性，常提示炎症阑尾贴近腰大肌，多见于盲肠后位阑尾炎。

②结肠充气试验（Rovsing 征）：病人仰卧位，检查者一手掌压迫左下腹，另一手掌按压近侧结肠，结肠内气体被逆向传至盲肠和阑尾，若引起右下腹疼痛者为阳性。

③闭孔内肌试验：病人仰卧位，将右髋和右膝均屈曲 90°，然后被动向内旋转，若引起右下腹疼痛者为阳性，提示阑尾位置较低，靠近闭孔内肌。

④直肠指检：阑尾位于盆腔或者炎症波及盆腔时，常在直肠右前方有触痛。阑尾发生穿孔，直肠前壁可出现广泛触痛。若发生盆腔脓肿，可触及痛性肿块。

【特殊类型的阑尾炎】

1. 新生儿急性阑尾炎 新生儿阑尾呈漏斗状，不易发生由淋巴滤泡增生或粪石所致的阑尾管腔阻塞，因此，新生儿急性阑尾炎很少见。其临床特点为早期临床表现无特殊性，仅有厌食、恶心、呕吐、腹泻和脱水等，发热和白细胞升高均不明显，因此早期确诊困难，穿孔率可高达 80%，死亡率也很高。诊断时应仔细检查右下腹部压痛和腹胀等体征，并应尽早手术治疗。

2. 小儿急性阑尾炎 由于小儿大网膜发育不全，故难以通过大网膜移动达到包裹病变阑尾的作用，患儿也不能清楚提供病史。其临床特点为：①常有明显诱因，多为上呼吸道感染、急性扁桃体炎和肠炎等。②病情发展迅速且较重，早期即出现寒战、高热甚至惊厥和呕吐等症状。③常无典型的右下腹转移性疼痛，但有局部压痛和腹肌紧张，是小儿急性阑尾炎的重要体征。④由于小儿阑尾壁薄，管腔小，大网膜短而薄，感染局限能力差，一旦有阑尾管腔梗阻，极易发生坏疽和穿孔。

处理原则：早期手术，辅以输液、纠正脱水，应用广谱抗生素等。

3. 妊娠急性阑尾炎 较常见。其临床特点为：①阑尾位置随子宫的增大而变化，妊娠期盲肠和阑尾被增大的子宫向右上腹部推移，压痛点也随之上移。②腹壁被抬高，炎症波及不到壁腹膜，故压痛、腹肌紧张和反跳痛均不明显。③因盆腔充血，炎症发展快，发生穿孔的机会较多。由于大网膜被增大的子宫推向一侧，因此，一旦穿孔炎症不易被局限而在腹腔扩散。④炎症刺激子宫，易引起流产或早产，威胁母子安全。

处理原则：以早期手术切除为主，围术期加用黄体酮。尽可能切口偏高，不用腹腔引流。临产期的急性阑尾炎如并发阑尾穿孔或全身感染症状严重时，可考虑经腹剖宫产术，同时切除病变阑尾。

4. 老年人急性阑尾炎 较少见。其临床特点为：①由于老年人对疼痛感觉迟钝，腹肌薄弱，防御功能减退，所以主诉不强烈，体征不典型。②临床症状和体征相对轻，体温和白细胞升高不明显，而病理改变重，容易延误诊断和治疗。③老年人多伴有动脉硬化，阑尾动脉亦有相应变化，故易导致阑尾缺血坏死或穿孔。④老年人常伴有心血管疾病、糖尿病等，故使病情更趋复杂、严重。

处理原则：一旦明确诊断，应及时手术治疗，同时注意处理合并的内科疾病。

5. 慢性阑尾炎 既往多有急性阑尾炎发作病史。症状多不典型，主要表现为右下腹部经常疼痛，多为隐痛或不适感，剧烈运动或不节饮食后可诱发急性疼痛。体征可见阑尾部位局限性、固定性轻度压痛。左侧卧位时，部分病人可在右下腹部扪及阑尾条索。

处理原则：嘱病人做好自我病情监测，一旦急性发作，按急性阑尾炎处理。

【辅助检查】

1. **实验室检查** 血常规检查时，大多数急性阑尾炎病人的白细胞计数和中性粒细胞比例均升高。但新生儿、老年人及 AIDS/HIV 感染者的白细胞计数不升高或升高不明显。

2. **影像学检查**

（1）X 线检查 腹部 X 线平片可见盲肠扩张和液气平面，可以帮助诊断。

（2）B 超检查 有时可发现肿大的阑尾或脓肿。

【治疗原则】

1. **手术治疗** 急性阑尾炎一旦确诊，应早期手术治疗。根据急性阑尾炎的临床类型，采用不同的手术方式。

（1）**急性单纯性阑尾炎** 行阑尾切除术。

（2）**急性化脓性或坏疽性阑尾炎** 行阑尾切除术。若腹腔内有脓液，可根据病情放置腹腔引流管。

（3）**急性阑尾炎伴穿孔** 切除阑尾后，按急性腹膜炎术后处理。

（4）**阑尾周围脓肿** 脓肿尚未破溃时按急性化脓性阑尾炎处理；若已形成阑尾周围脓肿则暂时不宜手术，应采取抗炎等非手术治疗，待肿块缩小局限，体温正常，3 个月以后再行阑尾切除术。若在非手术治疗期间肿块增大，体温升高，应行脓肿切开引流术，待伤口愈合 3 个月后，再行阑尾切除术。

2. **非手术治疗** 适用于诊断不明确、症状比较轻者。主要措施包括禁食、补液、应用有效的抗生素等。治疗期间应密切观察腹部体征的改变，病情未见好转或加重应及时施行手术。

3. **中医药治疗** 可根据证型选用清热、解毒、化瘀的中药内服。对于单纯性阑尾炎或阑尾周围脓肿形成者，在服药的同时，也可根据炎症的范围或脓肿的大小将药物如芒硝 500g 装入布袋、金黄膏或玉露膏外敷于右下腹部皮肤之上进行治疗。

二、疾病护理

（一）术前护理

【护理评估】

1. **健康史** 了解病人的年龄、成年女性月经史、现病史、既往史、药物过敏史、腹部手术史等。

2. **身体状况** 评估病人有无急性阑尾炎临床表现、伴随疾病情况和辅助检查情况。

3. **心理和社会支持状况** 评估病人及家属对本病的认知、心理承受能力及对麻醉、手术的认知；妊娠期病人及其家属对胎儿风险的认知、心理承受能力及应对方式；了解病人家庭经济状况及病人所在社区的医疗保健服务情况等。

【常见护理诊断/问题】

1. **疼痛** 与阑尾炎症有关。

2. **体温过高** 与阑尾炎症有关。

3. **有体液不足的危险** 与呕吐、禁食、腹膜炎症等有关。

【护理措施】

1. 协助病人采取半卧位或斜坡卧位，以减轻腹壁张力，缓解疼痛。

2. 非手术治疗病人可在密切病情观察下，进食清淡饮食。拟手术者禁食水，必要时胃肠减压。

3. 定时测量生命体征，密切观察病人的腹部症状和体征，尤其注意腹痛的变化情况；对诊断明确的剧痛病人可遵医嘱给予解痉止痛药。

4. 禁服泻药及灌肠，以免肠蠕动加快，增高肠内压力，导致阑尾穿孔或炎症扩散。

5. 遵医嘱使用有效的抗生素控制感染。

6. 耐心做好病人及家属的思想工作，减轻其焦虑和紧张情绪；向病人和家属介绍疾病相关知识，使之积极配合治疗和护理。

（二）术后护理

【护理评估】

1. **手术情况** 了解手术类型和术中情况，了解阑尾有无穿孔、是否放置腹腔引流、妊娠期病人的胎儿情况、切口缝合情况。

2. **康复状况** 了解术后生命体征的变化、肠蠕动恢复情况及引流液的色、质、量；有无切口感染、腹腔内出血、粘连性肠梗阻等并发症发生。

3. **心理和社会支持状况** 病人及家属的心理状况，对术后护理的配合情况，饮食、活动等知识的掌握情况等。

【常见护理诊断/问题】

1. **切口疼痛** 与手术有关。

2. **潜在并发症** 切口感染、粘连性肠梗阻、腹腔内出血、腹腔感染或脓肿等。

【护理措施】

1. **一般护理**

（1）**体位护理** 病人血压平稳后采用半卧位，以减轻腹壁张力，减轻切口疼痛，以利于腹腔内渗液积聚于盆腔或引流，避免形成腹腔脓肿。

（2）**饮食护理** 病人术后禁食、禁水，禁食期间给予静脉补液和营养支持。待肠蠕动恢复，肛门排气后进流质饮食，逐渐向半流质和普食过渡。

（3）**合理使用抗生素** 术后遵医嘱及时正确使用抗生素控制感染，防止并发症发生。

（4）**早期活动** 鼓励病人术后在床上活动，待麻醉反应消失后可下床活动，以促进肠蠕动恢复，防止肠粘连；并促进血液循环，促使伤口愈合。

（5）**做好切口的护理** 及时更换污染敷料，保持切口清洁、干燥；密切观察切口愈合情况，及时发现出血及感染征象。

（6）**引流管护理** 若有腹腔引流，做好引流管的护理。

2. **并发症的处理**

（1）**切口感染** 是阑尾切除术后最常见的并发症，多见于化脓性或穿孔性阑尾炎。

表现为术后 2~3 日体温升高，切口处出现红、肿、痛。处理原则：一经确诊可穿刺抽出脓液或拆除缝线及放置引流，排出脓液。定期换药，促进伤口愈合。

（2）粘连性肠梗阻　较常见，与局部炎性渗出、手术损伤和术后长期卧床等因素有关。早期手术、术后早期下床活动可以有效预防该并发症，病情严重者需手术治疗。

（3）腹腔内出血　常发生在术后 24~48 小时内，多因阑尾系膜结扎线松脱或止血不彻底而引起。临床表现为腹痛、腹胀和失血性休克等。一旦发生出血，应立即输血、补液，必要时再次手术止血。

（4）腹腔感染或脓肿　多发生于化脓性或坏疽性阑尾炎术后，尤其是阑尾穿孔伴腹膜炎的病人，炎性渗出物积聚于膈下、盆腔、肠间隙并形成脓肿。表现为体温持续升高，腹痛、腹胀、腹部压痛及全身中毒症状；腹腔脓肿合并有腹部包块及直肠膀胱刺激症状者，可按腹膜炎和腹腔脓肿相应的治疗和护理原则处理。

（三）健康教育

1. 经非手术治疗的病人，应注意休息，合理饮食，避免饮食不节和餐后剧烈运动，适当锻炼身体，提高机体抵抗力，避免疾病复发。

2. 阑尾周围脓肿者，出院时告知病人 3 个月后及时复诊，行阑尾切除术。

3. 自我病情监测，出院后若出现腹痛、腹胀等症状，应及时就诊。

病案讨论 14

病人，女性，28 岁。午餐后突然感到上腹部疼痛，伴恶心、呕吐、厌食和乏力，随后到医院急诊就诊。接诊者见病人手按上腹部。

检查：T 37.6℃，P 90 次/分，BP 100/70mmHg。右下腹有压痛、反跳痛和轻度腹肌紧张。月经延后 10 日，既往健康，无手术史。

请问：1. 病人应做何种检查？何种检查结果对诊断有意义？

　　　2. 病人最可能的诊断是什么？

　　　3. 手术后如何护理？

第二十章　大肠肛管疾病病人的护理

导学

内容与要求　大肠肛管疾病病人的护理包括解剖和生理概述，直肠、肛管良性疾病和大肠癌三部分内容。通过本章的学习，应掌握痔、肛裂、肛瘘、肛周脓肿和大肠癌的临床表现和护理措施。熟悉痔、肛裂、肛瘘、肛周脓肿和大肠癌的辅助检查和治疗原则。了解大肠、肛管的解剖、生理特点。

重点与难点　直肠、肛管良性疾病，大肠癌的临床表现及护理措施。

第一节　解剖和生理概述

一、结肠的解剖和生理功能

（一）结肠的解剖

正常成人的结肠长度为150cm，包括盲肠、升结肠、横结肠、降结肠和乙状结肠。结肠的直径自盲肠的7.5cm依次减为乙状结肠末端的2.5cm。盲肠和回肠交接处，由环状肌和黏膜折叠形成回盲瓣，能控制食物残渣进入结肠的速度，阻止结肠内容物回流入小肠，以保证食物在小肠内得到充分消化吸收和维持小肠内环境的稳定。结肠壁的组织结构从内到外依次为黏膜层、黏膜下层、肌层和浆膜层。结肠的肝曲是升结肠和横结肠的交界处，脾曲是横结肠和降结肠的交界处。升结肠和降结肠为腹膜间位器官，前面及两侧有腹膜遮盖，后面以疏松结缔组织与腹后壁相贴，故其后壁穿孔时可引起严重的腹膜后感染。横结肠和乙状结肠为腹膜内位器官，完全为腹膜包裹，是结肠中活动度较大的部分，若乙状结肠系膜过长则易发生扭转。

结肠的血供来自于肠系膜上动脉和肠系膜下动脉。肠系膜上动脉分出回结肠动脉、结肠右动脉及结肠中动脉，供应右半结肠的血液；肠系膜下动脉分出结肠左动脉和数支乙状结肠动脉，供应左半结肠的血液。结肠的静脉分布与动脉相似，分别经肠系膜上、下静脉汇入门静脉。

结肠的淋巴结分为结肠上淋巴结、结肠旁淋巴结、中间淋巴结和中央淋巴结四组。中央淋巴结位于结肠动脉根部及肠系膜上、下动脉的周围，再引流至腹主动脉周围的腹腔淋巴结。

结肠接受交感和副交感神经双重支配，支配结肠的副交感神经左右侧不同，迷走神经支配右半结肠，盆腔神经支配左半结肠。交感神经纤维则分别来自肠系膜上和肠系膜下神经丛。

（二）结肠的生理功能

结肠的主要功能是吸收水分、储存和转运粪便，也能吸收葡萄糖、电解质和部分胆汁酸，其吸收功能主要在右侧结肠。此外，结肠能分泌碱性黏液以润滑黏膜，也分泌数种胃肠激素。

二、直肠、肛管的解剖和生理功能

（一）直肠、肛管的解剖

1. 直肠　直肠是大肠的末端，位于盆腔的后部，上接乙状结肠，下接肛管，全长 12~15cm，以腹膜返折为界分为上段直肠和下段直肠。上段直肠的前面和两侧有腹膜覆盖，前面的腹膜返折呈直肠膀胱陷凹或直肠子宫陷凹，如该陷凹有炎性液体或腹腔肿瘤盆底种植转移时，直肠指诊可以帮助诊断；下段直肠全部位于腹膜外，男性直肠下段的前方借直肠膀胱膈与膀胱底、前列腺、精囊腺、输精管壶腹及输尿管盆段相邻。女性直肠下段借直肠阴道隔与阴道后壁相邻。

直肠与乙状结肠的交接处最窄，向下扩大形成大肠最宽阔的直肠壶腹，是暂存粪便的部位。直肠的肌肉分为两层，内层为环肌，外层为纵肌。环肌在直肠下部较发达，到肛管形成肛管内括约肌，有协助排便的功能；纵肌上连乙状结肠纵肌，下与肛提肌和内外括约肌相连。直肠壁的组织结构分为四层，由内向外依次是黏膜层、黏膜下层、肌层和浆膜层。直肠的黏膜较厚，在直肠的壶腹部形成直肠瓣，直肠的末端黏膜形成 8~12 个纵形皱襞，称为直肠柱或肛柱，当直肠扩张时，此柱消失。相邻的两肛柱下端的半月形黏膜皱襞，称为肛门瓣或肛瓣。肛柱和肛瓣所围成的向上开口的小窝，称为肛窦或肛隐窝，肛隐窝底部有肛腺的开门。在肛杆下端，有纤维结缔组织组成的三角形乳头状隆起，称为肛乳头。肛门瓣与肛柱的下端共同形成一条锯齿状的环状线，称为齿状线。

齿状线是直肠与肛管的交界线，是重要的解剖学标志。胚胎时期齿状线是内、外胚层的交界处，故齿状线上下的组织结构、血液供应、神经支配和淋巴回流都不同。其区别主要表现在：①齿状线以上的组织结构为单层立方上皮构成的黏膜；齿状线以下为复层扁平上皮构成的皮肤。②齿状线以上受自主神经支配，痛觉不敏感；齿状线以下受阴部内神经支配，痛觉敏感。③齿状线以上血供来自直肠上、下动脉和骶正中动脉，其静脉回流到门静脉；齿状线以下的血供来自于肛管动脉，静脉回流入下腔静脉。④齿状线以上的淋巴引流主要入腹主动脉旁或髂内、外淋巴结；齿状线以下的淋巴引流注入腹股沟淋巴结、髂外淋巴结和髂总动脉旁淋巴结。

2. **肛管**   肛管上起自齿状线，下至肛门缘，长 3～4cm（图 20－1）。肛管为肛管
内、外括约肌所环绕，平时呈环状收缩封闭肛门。外括约肌为围绕肛管的椭圆形环状肌
束，分为皮下部、浅部和深部，属随意肌；内括约肌属不随意肌，是直肠下端的环肌在
肛管上部的肥大部分，切断后不会引起肛门失禁。由内括约肌、外括约肌的深、浅两
部、耻骨直肠肌和直肠纵肌共同组成肛管直肠环，具有收缩肛门的作用，此环在手术中
若被切断，则会导致肛门失禁。

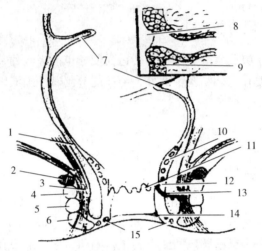

1. 肛管内括约肌   2. 耻骨直肠肌   3. 联合纵肌   4. 肌管外括约肌   5. 外括约肌浅部
6. 外括约肌皮下部   7. 直肠瓣   8. 肛腺导管入口   9. 移行上皮   10. 内痔
11. 齿线   12. 肛窦   13. 肛腺   14. 内、外括约肌间沟   15. 外痔

图 20－1   肛管解剖图

3. **直肠、肛管周围间隙**   直肠、肛管周围有数个间隙，其中充满着脂肪组织，容
易感染发生肛周脓肿。由于解剖位置与结构上的关系，肛周脓肿容易引起肛瘘，故有重
要的临床意义。直肠、肛管周围间隙有：①直肠后间隙：位于肛提肌之上、直肠和骶骨
之间，与两侧骨盆直肠间隙相通。②骨盆直肠间隙：位于直肠两侧，左右各一，肛提肌
之上、骨盆腹膜之下。③肛门周围间隙：位于坐骨肛管横膈以下至肛门周围皮肤之间，
左右两侧与肛管后相通。④坐骨肛管间隙：位于坐骨肛管横膈以上、肛提肌以下，彼此
经肛管后相通。

（二）直肠、肛管的生理功能

直肠有排便、吸收和分泌功能，可吸收少量的水、盐、葡萄糖和一部分药物，也能
分泌黏液以利排便。直肠下端是排便反射的主要发生部位，是排便功能中的重要环节，
在直肠手术时应予以足够的重视。肛管的主要功能是排泄粪便。

第二节 直肠、肛管的良性疾病

一、痔

痔（hemorrhoid）是肛垫病理性肥大和移位，但传统认为是直肠下端黏膜下和肛管皮肤下的静脉丛发生瘀血、扩张、屈曲而形成的静脉团。痔是最常见的肛肠疾病，男女老幼均可发病，随着年龄的增加，发病率也呈现增高趋势。

【病因】

病因尚未完全明确，可能与多种因素有关，目前主要有以下学说：

1. **肛垫下移学说** 肛垫位于直肠末端，是由结缔组织、平滑肌纤维和静脉丛构成的一个复合体组织垫。肛垫内部有丰富的动静脉吻合，其充血量可根据需要而调节。在正常情况下，肛垫疏松地附着在肛管肌壁上，排便时主要受到向下的压力被推向下，排便后借其自身的收缩作用，缩回到肛管内，起闭合肛管、控制排便的作用。当其弹性回缩作用减弱后，肛垫则充血、下移形成痔。

2. **静脉曲张学说** 直肠静脉丛位置浅、管壁薄、直肠下段黏膜下组织又松弛，容易出现血液瘀积、静脉扩张等现象；直肠静脉属于门静脉系统，内无静脉瓣，不利于血液回流；再加上长期便秘、感染、妊娠、分娩、长久坐立、前列腺肥大、盆腔肿瘤压迫等因素使腹腔压力增高，直肠静脉回流受阻，加重直肠静脉瘀血、扩张而形成痔。

此外，痔的形成还可能与长期饮酒、进食大量刺激性食物、食物中纤维含量低和营养不良等因素有关。肛周感染可引起静脉周围炎，使静脉失去弹性而扩张、瘀血引发痔。

【分类与临床表现】

根据痔的发生部位，将痔分为内痔、外痔和混合痔3种（图20-2）。

1. **内痔** 位于齿状线以上，是直肠上静脉丛曲张形成的静脉团块。痔的表面为直肠黏膜覆盖，好发于截石位3、7、11点。内痔主要表现为便血和痔块脱出。便血的特点是无痛性间歇性便后出鲜血。便血较轻时表现为粪便表面附血或便纸带血，严重时可出现喷射样出血，长期出血病人可发生贫血。

根据内痔的发展阶段，将其分为四度：

Ⅰ度：排便时出血，便后出血自行停止，痔块不脱出肛门外。

Ⅱ度：常有便血，排便时痔块脱出肛门外，但便后能自行回纳。

Ⅲ度：偶有便血，痔块在腹内压增高时脱出肛门外，无法自行回纳，需用手辅助才

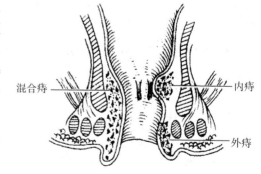

图20-2 痔的分类

能回纳。

Ⅳ度：偶有便血，痔块平时就脱出肛门外，用手辅助也不能回纳，或回纳后又立即脱出。

2. 外痔　位于齿状线以下，是直肠下静脉丛曲张形成的静脉团块，痔的表面为肛管皮肤覆盖。外痔根据病理特点和临床表现可分为血栓性外痔、静脉曲张性外痔、结缔组织性外痔和炎性外痔，其中以血栓性外痔最常见。

（1）血栓性外痔　因肛缘皮下静脉丛破裂，血块凝结为血栓，在肛门缘出现圆形或半圆形血肿，好发于截石位3、9点。病人发病时肛门部剧烈疼痛，随即出现肿物，稍触碰肿物即引起疼痛，排便、坐下、行走、咳嗽均可使疼痛加重。

（2）静脉曲张性外痔　多因二、三期内痔反复脱出，或因经产妇妊娠后腹压增高等导致齿状线以下痔外静脉丛扩大曲张而成，常合并内痔。其发病缓慢，不疼痛，无便血，肛门常有坠胀感或异物感。

（3）结缔组织性外痔　由肛缘皮肤结缔组织增生而形成。病人肛门边缘处赘生皮瓣，数目不等，质地柔软，一般不疼痛，无出血，或仅有异物感，发炎时则疼痛。

（4）炎性外痔　多由肛窦感染所致，肛门皮肤皱襞充血、红肿、灼痛，大便时加重。

3. 混合痔　是直肠上、下静脉丛互相吻合，同时扩张、屈曲而形成的痔。位于齿状线上下，痔的表面同时为直肠黏膜和肛管皮肤所覆盖。内痔发展到Ⅲ度以上的大多表现为混合痔。

混合痔兼有内痔及外痔的表现，严重时可呈环状、梅花状脱出肛门。若发生嵌顿，可引起组织充血、水肿甚至坏死。

【辅助检查】

1. 肛门检查　首先做肛门视诊，除Ⅰ度内痔外，其他Ⅲ度都可在肛门视诊下见到。对有直肠脱垂者，最好在蹲位排便后立即观察，可清晰见到痔块大小、数目及部位。直肠指诊虽对痔的诊断意义不大，但可了解直肠内有无其他病变，如直肠癌、直肠息肉等。

2. 肛门镜检查　可见到痔块的情况，还可观察到直肠黏膜有无充血、水肿、溃疡、肿块等。

【治疗原则】

无症状的痔无需治疗；有症状的痔重在减轻或消除症状，而非根治；以保守治疗为主，无效时才考虑手术治疗。

1. 一般疗法

（1）饮食与生活习惯　改善饮食结构，多饮水，多吃水果、蔬菜，忌辛辣刺激之品；改变不良的大便习惯，保持大便通畅，防止便秘和腹泻。

（2）坐浴　便后用温水、1：5000高锰酸钾溶液或以清热解毒、活血化瘀之中药（苦参汤或五倍子汤）煎汤熏洗或坐浴，以促进局部血液循环，减轻症状。

（3）局部用药和理疗　肛管内注入具有消炎、止痛、滑润作用的油膏或栓剂，可减轻局部炎症和减轻疼痛。血栓性外痔形成时可先予以局部热敷、外敷消炎止痛药物，若疼痛不缓解再行手术。

（4）手法复位 嵌顿痔早期，应尽快使痔块复位。平卧后，用手轻轻将脱出的痔块推回肛门内，阻止再脱出。

2. 注射疗法 常用于治疗 I、II 度内痔。方法是在痔核上方基底部的黏膜下注射硬化剂，使痔以及痔块周围产生无菌性炎症反应，痔内静脉闭塞、纤维增生而使痔块萎缩。常用的硬化剂有 5% 石炭酸植物油、5% 鱼肝油酸钠、5% 盐酸奎宁尿素水溶液、4% 明矾水溶液等。

3. 胶圈套扎疗法 适用于 II、III 度内痔，是将特制的有弹性胶圈套至痔的根部，阻断痔的血供，使其缺血、坏死、脱落至创面愈合的一种方法。

4. 手术治疗 适用于 II 度以上的内痔、混合痔或血栓性外痔。常用的手术方法有痔单纯切除术、激光切除痔核、吻合器痔上黏膜环切术和血栓外痔剥离术等。

二、肛裂

肛裂（anal fissure）是指齿状线以下的肛管皮肤层裂伤后形成的经久不愈的小溃疡。裂口方向与肛管纵轴平行，长 0.5~1.0cm，呈梭形或椭圆形，常引起肛周剧痛，多见于青壮年人。

【病因病理】

肛裂的病因尚不清楚，可能与多种因素有关。长期便秘、粪便干结引起的排便时机械性创伤是大多数肛裂形成的直接原因。肛门外括约肌浅部在肛管后方形成的肛尾韧带伸缩性差、较坚硬，此区域血供亦差，又因肛管与直肠成角相延续，排便时，肛管后壁承受压力最大，故绝大多数肛裂位于肛管的后正中线上，少数可在前正中线上。

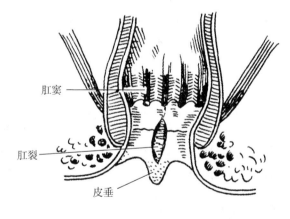

图 20-3 肛裂

急性肛裂可见裂口边缘整齐，底浅，呈红色并有弹性，无瘢痕形成。慢性肛裂因反复发作，底深，不整齐，边缘增厚呈纤维化、质硬，肉芽灰白，裂口上端的肛门瓣和肛乳头水肿，形成肥大乳头。下端皮肤因炎症、水肿及静脉、淋巴回流受阻，形成袋状皮垂向下凸出于肛门外，称为前哨痔（图 20-3）。因肛裂、前哨痔、肥大乳头常同时存在，故称为肛裂"三联征"。

【临床表现】

肛裂病人典型的症状是疼痛、便秘和出血。

1. 疼痛 周期性疼痛是肛裂的主要症状。排便时干硬粪便直接刺激肛裂溃疡面的神经末梢，而出现刀割样剧痛，排便后数分钟可暂时缓解；随后由于肛门括约肌的痉挛收缩，肛门部再次出现剧痛，常持续数分钟到几小时不等。

2. 便秘 肛裂病人常有习惯性便秘。排便时的剧痛使病人不愿排便，导致大肠内的粪便停留时间过久而加重便秘，便秘又加重肛裂，形成恶性循环。

3. 出血 排便时常有少量出血，或附着于粪便表面，或见于便纸上，或随大便点滴而下。

【辅助检查】

肛门视诊：可见到肛门局部狭长形的裂口或肛裂"三联征"，即可确诊。已经确诊为肛裂者不宜再行直肠指诊或肛门镜检查，以免增加病人痛苦。

【治疗原则】

软化大便，保持排便通畅；解除肛门括约肌痉挛，缓解疼痛，促进局部创面愈合；经久不愈、保守治疗无效且症状较重者可采取手术治疗。

1. 非手术治疗

（1）排便后用 1:5000 高锰酸钾温水坐浴，保持局部清洁。

（2）口服缓泻剂使大便松软、润滑；多饮水，多食含纤维食物，以纠正便秘，保持大便通畅。便秘者可外用开塞露。

（3）疼痛剧烈者，可适当服用止痛药。

（4）扩肛疗法：病人侧卧位，局部麻醉后，先用食指扩肛后，逐渐伸入中指，维持肛管扩张 5 分钟。扩张后可解除括约肌痉挛，扩大创面，促进裂口愈合。但此法复发率高，可并发出血、肛周脓肿、大便失禁等。

2. 手术疗法

（1）**肛裂切除术** 切除肛裂边缘及其周围纤维化的组织、前哨痔、肥大的肛乳头、发炎的隐窝和深部不健康组织，直至暴露肛管括约肌。术后创面敞开引流，更换敷料直至创面愈合。

（2）**肛管内括约肌切断术** 肛管内括约肌痉挛收缩是引起肛裂疼痛的主要原因。手术分离内括约肌至齿状线，剪断内括约肌，可一并切除肥大乳头、前哨痔，肛裂多在数周后自行愈合。

三、肛瘘

肛瘘（anal fistula）是指肛门周围的肉芽肿性管道，由内口、瘘管和外口三部分组成。内口常位于直肠下部或肛管，多为一个；外口在肛周皮肤上，可为一个或多个，是常见的直肠肛管疾病之一，多见于青壮年男性。

【病因病理】

多继发于直肠肛管周围脓肿。脓肿溃破或手术切开引流后，脓腔逐渐缩小，脓腔壁的结缔组织增生形成管道，即瘘管。脓肿溃破处或切开引流处为外口，原发感染病灶为内口。由于外口处皮肤生长较快，常造成外口处假性愈合，可导致引流不畅，使脓肿反复发作破溃或切开，形成多个瘘管和外口，致肛瘘反复发作，缠绵难愈。有时可发展成一个内口、多个外口的复杂管道，使病情难以控制。

【分类】

1. **根据瘘口与瘘管的数目分** 肛瘘分为单纯性肛瘘（只有一个瘘管）和复杂性肛瘘（有多个瘘管和瘘口，甚至有分支）。

2. **根据瘘管所在的位置分** 肛瘘分为低位肛瘘（瘘管位于肛管外括约肌深部以下）和高位肛瘘（瘘管位于肛管外括约肌深部以上）。低位肛瘘包括低位单纯性肛瘘和低位复杂性肛瘘；高位肛瘘包括高位单纯性肛瘘和高位复杂性肛瘘。

【临床表现】

1. **症状** 肛门周围的瘘管外口不断有少量脓液排出，并刺激皮肤引起瘙痒甚或湿疹。当外口假性愈合或阻塞时，存留于瘘管内的脓液不能排出，形成脓肿，可出现肛周脓肿的临床表现。脓肿溃破或切开引流，脓液流出，症状才能缓解。在肛瘘的病程中，由于引流不畅所形成的脓肿反复出现，加之溃破或引流，常使单纯性肛瘘成为复杂性肛瘘。位于肛门括约肌外较大的高位肛瘘，外口处常有粪便和气体排出。

2. **体征** 肛门周围可见 1 个或数个外口，外口呈红色乳头状凸起，挤压时有少量脓血性或脓性分泌物排出。

【辅助检查】

1. **直肠指检** 瘘口位置表浅时可触及硬结样内口及条索样瘘管，在内口处有压痛。

2. **肛门镜检查** 可发现肛瘘内口。

3. **特殊检查** 内口位置不明确时，可用白纱布条塞入肛管至直肠下端，通过外口注射美蓝溶液，观察纱条染色情况，以判断内口的位置。

4. **影像学检查** 碘油瘘管造影检查可明确瘘管走向。

【治疗原则】

手术切除是治疗肛瘘的唯一方法，原则是将瘘管切开，形成敞开的创面，促使愈合。手术的关键是尽量减少肛门括约肌的损伤，防止肛门失禁，同时避免肛瘘的复发。手术方法包括：

1. **肛瘘切开术** 适用于低位肛瘘。切开瘘管，敞开创面，保持引流通畅，靠肉芽组织生长而愈合伤口。

2. **肛瘘切除术** 适用于低位单纯性肛瘘。切开瘘管，将瘘管壁全部切除达健康组织，不予缝合，敞开创面，促使创面愈合。

3. **挂线疗法** 适用于有内外口低位或高位单纯性肛瘘，或作为复杂性肛瘘切开、切除的辅助治疗，是利用橡皮筋或有腐蚀作用的药线的机械性压迫作用，使结扎处组织发生血运障碍而坏死，以缓慢切开瘘管的方法。此法具有操作简单、出血少、不用换药，在橡皮筋脱落前不会发生皮肤切口黏合、不会造成肛门失禁等优点。

四、直肠、肛管周围脓肿

直肠、肛管周围脓肿（perianorectal abscess）是指发生在直肠、肛管周围软组织内或其周围间隙的急性化脓性感染，并形成脓肿。脓肿在穿破皮肤或手术切开引流之后可形成肛瘘。好发于青壮年，是一种常见的直肠肛管疾病。

【病因病理】

直肠、肛管周围脓肿多数是由肛腺感染和肛隐窝炎引起，或由肛周皮肤感染和损伤引起。由于肛窦开口向上，底部有肛腺的开口，当干硬粪便损伤或粪便存积肛窦时，便可引起肛窦水肿、感染从而累及肛腺。直肠、肛管周围间隙是疏松的脂肪结缔组织，肛腺感染后极容易向上、下、两侧沿着肛周丰富的淋巴组织和血液循环扩散至直肠、肛管周围间隙，形成不同部位的脓肿。常见的脓肿有肛门周围脓肿、坐骨肛管间隙脓肿和骨盆直肠间隙脓肿等（图20-4）。

【临床表现】

1. **肛门周围脓肿**　以肛门周围皮下脓肿最为常见。因位置浅表，局部主要表现为肛周持续性、跳动性疼痛，可因受压、咳嗽、排便时加重。初期局部红肿、发硬，脓肿形成后有波动感。全身症状不明显，可因疼痛导致行动不便，坐卧不安。

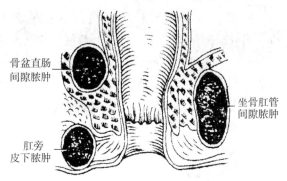

图20-4　直肠、肛管周围脓肿

2. **坐骨肛管间隙脓肿（坐骨直肠窝脓肿）**　较常见。坐骨肛管间隙是肛提肌下的一个较大空间，形成的脓肿大且深，全身感染症状较重，如高热、寒战、乏力、食欲减退或恶心等。局部症状由持续性胀痛逐渐发展为明显的跳痛，排便时疼痛加重，患处可见红肿，有时出现排便困难、里急后重等症状。直肠指诊可在患侧扪及肿块、压痛或波动感，脓肿较大时，肛周也可触及波动感。如不及时切开，脓肿可穿透肛管周围间隙和皮肤形成肛瘘。

3. **骨盆直肠间隙脓肿（骨盆直肠窝脓肿）**　较少见。该间隙位置较深，空间大，局部症状不明显，早期仅有会阴、直肠坠胀感，便意不尽，可伴有排尿困难。全身感染症状明显，可有持续性高热、乏力、恶心、头痛等，严重时可出现脓毒血症。

【辅助检查】

1. **直肠指诊**　病变位置表浅时可触及压痛性肿块，甚至波动感；深部脓肿可有患侧深压痛，有时可扪及局部隆起。

2. **实验室检查**　全身感染中毒症状重的病人，血常规检查可见白细胞计数和中性粒细胞比例升高。

3. **B超**　可判断深部脓肿的部位。

4. **诊断性穿刺**　局部穿刺抽到脓液可确诊。

【治疗原则】

1. **非手术治疗**　脓肿未形成前，选用有效的抗生素控制感染；温水、中药坐浴；局部理疗；口服缓泻剂或液状石蜡以减轻排便时疼痛。

2. **手术治疗**　脓肿切开引流是治疗直肠、肛管周围脓肿的主要方法，一旦诊断明确，即应切开引流。

五、疾病护理

（一）术前护理

【护理评估】

1. **健康史**　了解病人年龄、现病史、既往史、药物过敏史等。

2. **身体状况**　评估病人有无直肠、肛管良性疾病的临床表现，伴随疾病情况和辅助检查情况。

3. **心理和社会支持状况**　评估病人及家属对本病的认知、心理承受能力及对麻醉、手术的认知。

【常见护理诊断/问题】

1. **疼痛**　与肛裂、痔等直肠、肛管良性疾病有关。

2. **便秘**　与因疼痛害怕排便和肛周裂伤有关。

3. **体温升高**　与全身感染有关。

【护理措施】

1. **体位**　指导病人采取舒适体位，避免局部受压加重疼痛。

2. **饮食**　嘱病人多饮水，多吃有助于排便的食物，如蜂蜜、香蕉、水果、新鲜蔬菜等。不食辛辣刺激性食物，不饮酒。

3. **养成良好的排便习惯**　鼓励病人养成每日定时排便习惯，对于惧怕疼痛者应提供相关知识，必要时可给予止痛药，也可给予缓泻药软化大便。

4. **温水坐浴**　排便后可用 1 : 5000 高锰酸钾溶液坐浴，水温 43℃ ~ 46℃，每日 2 ~ 3 次，每次 20 ~ 30 分钟，以促进局部血液循环和缓解疼痛。

5. **保持肛周皮肤清洁**　便后及时清洗，局部皮肤瘙痒时避免用手指搔抓，避免皮肤损伤和感染。

6. **用药护理**　遵医嘱应用痔疮膏、抗菌药膏等。

7. **活动**　适当增加活动量以促进肠蠕动，避免久坐、久蹲和久站。

（二）术后护理

【护理评估】

1. **手术情况**　了解手术类型和术中情况。

2. **康复状况**　了解术后生命体征的变化、肠蠕动恢复情况，有无术后出血、排便、排尿情况。

3. **心理和社会支持状况**　评估病人及家属的心理状况，对术后护理的配合情况，饮食、活动等知识的掌握情况等。

【常见护理诊断/问题】

1. **切口疼痛**　与手术有关。

2. **舒适的改变**　与术后疼痛有关。

3. **潜在并发症**　切口出血、尿潴留、肛门狭窄、排便失禁等。

【护理措施】

1. 一般护理　同术前。

2. 并发症的预防及护理

（1）切口出血　多发生在术后 1 周内，主要原因有术后便秘、剧烈咳嗽等导致创面裂开。护理措施包括：①术后 24 小时内病人不宜下床活动，可在床上适当活动四肢、翻身等。②多饮水，多吃促进肠蠕动的食物，保持排便通畅。③注意保暖，预防上呼吸道感染。④术后密切观察创面情况，一旦发现切口出血应紧急采取压迫止血，并报告医生。

（2）尿潴留　多与术后切口疼痛、麻醉反应或排尿时体位及环境改变有关。术后 24 小时内，每 4 ~ 6 小时嘱病人排尿 1 次，具体护理措施参见第五章"围术期病人的护理"。

（3）肛门狭窄　多由术后瘢痕挛缩引起。术后应观察病人有无排便困难及便条变细。若发生狭窄，应及早行扩肛治疗，每日 1 次。

（4）排便失禁　多因术中不慎切断肛管直肠环所致。护理措施包括：①观察病人每天排便次数、量及性状。②做好臀部皮肤护理，保持局部清洁、干燥。勤翻身，预防压疮。③保持床单位的清洁，及时更换床单。

（三）健康教育

1. 术后 3 日，指导病人进行提肛运动，预防肛门括约肌松弛。

2. 养成良好的生活习惯：①少食辛辣刺激食物，少饮酒，多食水果和蔬菜。②养成定时排便的好习惯。③保持适当的运动，避免久坐。④便后清洗，保持肛门周围皮肤清洁、干燥。

第三节　大肠癌

大肠癌包括直肠癌（carcinoma of rectum）和结肠癌（carcinoma of colon），是消化道常见恶性肿瘤之一，近年来已占消化道肿瘤第一位，其中结肠癌发生率明显增高，且大大高于直肠癌，并有逐年上升趋势。大肠癌的发病率随年龄的增加而逐步上升，在我国青年人（< 30 岁）患大肠癌的比例较高，占 10% ~ 15%。大肠癌病人无明显性别差异。

一、疾病概要

【病因】

大肠癌的病因和发病机制尚不明确，根据流行病学调查和临床研究分析，可能与以下因素有关：

1. 饮食习惯　大肠癌的发生与食用过多的动物脂肪及动物蛋白，缺乏新鲜蔬菜、水果及纤维素食品有关。此外，缺乏适度的体力活动，过度摄入腌制食品，维生素、微量元素、矿物质等的缺乏均可增加大肠癌的发病率。

2. **遗传因素**　据临床观察发现，有20%～30%的大肠癌病人具有家族性，如家族性多发性结肠息肉病，已被公认为癌前期疾病。

3. **癌前病变**　结肠腺瘤、溃疡性结肠炎、克罗恩病以及结肠血吸虫病肉芽肿与结肠癌的发生有较密切的关系。

【病理与分型】

1. **组织学分型**

（1）腺癌　癌细胞排列为管状或腺泡状，是最常见的组织学类型。根据分化程度又可分为高分化腺癌、中分化腺癌和低分化腺癌。

（2）黏液腺癌　癌细胞能分泌黏液，处于大量的黏液中，细胞核被挤到一边，预后较腺癌差。

（3）未分化癌　癌细胞较小，弥漫成片状或团块状，易侵入小血管和淋巴管，预后最差。

2. **大体分型**

（1）肿块型　好发于右侧结肠，亦称菜花型癌或软癌。肿瘤向肠腔内生长，呈球形或菜花形，表面可有溃疡，浸润性小，恶性程度低，预后较好（图20-5）。

（2）溃疡型　好发于左侧结肠及直肠，发病率较高，占大肠癌的半数以上。肿瘤向肠壁深层发展，并浸润四周。早期可有溃疡，边缘隆起，中间凹陷，表面糜烂，易出血，常伴有感染。分化程度低，转移较早，预后差（图20-6）。

（3）浸润型　好发于左侧结肠，亦称硬癌。肿瘤主要沿着肠壁呈环状浸润生长。瘤体内纤维组织较多，结构致密，质地较硬，分化程度低，转移较早，预后差（图20-7）。

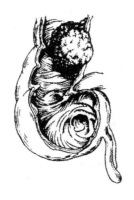 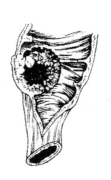 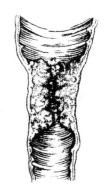

图20-5　肿块型大肠癌　　图20-6　溃疡型大肠癌　　图20-7　浸润型大肠癌

3. **临床病理分期**　目前临床大多采用国际抗癌联盟（UICC）提出的TNM分期法，其对治疗方法的选择有重要意义。

原发肿瘤（T）

T_X　原发肿瘤不能评估。T_0　无原发肿瘤证据。T_{is}　原位癌。T_1　肿瘤侵及黏膜下层。T_2　肿瘤侵及固有肌层。T_3　肿瘤穿透肌层至浆膜下。T_4　肿瘤穿透脏腹膜或侵犯邻近脏器或组织。

区域淋巴结（N）

N_x　区域淋巴结情况不详。N_0　区域淋巴结无转移。N_1　区域淋巴结有 1~3 个转移。N_2　区域淋巴结有 4 个及 4 个以上转移。

远处转移（M）

M_x　远处转移情况不详。M_0　无远处转移。M_1　有远处转移。

TNM 分期

0 期　T_{is}。Ⅰ期　$T_1N_0M_0$，T_2。Ⅱ期　T_3，T_4。Ⅲ期　任何 T N_1，N_2。Ⅳ期　任何 T N M。

4. 扩散和转移方式

（1）直接浸润　癌细胞穿透肠壁向肠壁深层浸润，可侵及肠壁的肌层、浆膜层以及附近脏器和组织。如乙状结肠癌常侵及附近的子宫、膀胱、输尿管等；横结肠癌常浸及胃壁，形成瘘管；直肠癌则能侵及子宫、阴道和男性的前列腺等器官。

（2）淋巴转移　是大肠癌最常见的扩散方式。①结肠癌肿扩散后可转移至结肠壁淋巴结、结肠旁淋巴结，或在癌肿侵及肠壁肌层后，跨越结肠壁、结肠旁淋巴结直接侵及中间或中央淋巴结再向上转移，晚期病人可转移至左锁骨上淋巴结。②直肠癌的淋巴转移最常见的是向上转移，上段直肠癌主要沿直肠上动脉、肠系膜下动脉根部淋巴结、腹主动脉旁淋巴结向上转移；下段直肠癌可向上方和两侧转移；直肠癌向下可转移至双侧腹股沟淋巴结。

（3）血行转移　癌细胞可通过病变周围的小静脉进入肠系膜下静脉而转移至肝、肺，少数侵犯脑和骨骼。

（4）种植播散　结肠癌肿穿透肠壁以后，脱落的癌细胞可种植于腹膜壁层或其他器官表面。当发生广泛腹膜转移时，病人可出现血性腹水，并可在腹水中找到癌细胞。直肠癌病人发生种植转移的机会较少。

【临床表现】

1. 结肠癌　结肠癌早期常无特殊症状，发展后主要有以下症状：

（1）排便习惯与粪便性状的改变　常为最早出现的症状，多表现为排便次数增加，腹泻或便秘，粪便中带血、脓或黏液。

（2）腹痛　也是早期症状之一，常为定位不确切的持续性隐痛，或仅为腹部不适或腹胀感，出现肠梗阻时则腹痛加重或为阵发性绞痛。

（3）腹部肿块　肿块大多坚硬，呈结节状。如为横结肠癌和乙状结肠癌则肿块可有一定的活动度。如癌肿穿透肠壁并发感染时，肿块固定，且可有明显压痛。

（4）肠梗阻　多属结肠癌的中晚期症状，多表现为慢性低位不完全性肠梗阻，主要表现为腹胀和便秘。左侧结肠癌有时可以急性完全性结肠梗阻为首先出现的症状。

（5）全身症状　由于慢性失血、癌肿溃烂、感染、毒素吸收等因素，病人可出现贫血、消瘦、乏力、低热，晚期可出现恶病质等。

由于癌肿病理类型和部位的不同，临床表现也有区别。一般右侧结肠癌以全身症状、贫血、腹部肿块为主要表现；左侧结肠癌以肠梗阻、便秘、腹泻、便血等症状为显著。

2. 直肠癌 早期仅有少量便血或排便习惯改变，易被忽视。癌肿破溃形成溃疡或感染时才出现明显症状。

（1）直肠刺激症状 癌肿刺激直肠，病变最初出现便意频繁、里急后重、排便不尽感，晚期可有下腹痛。

（2）黏液血便 是直肠癌最常见的症状。80% ~ 90% 的病人在早期即可出现便血，癌肿破溃后，可出现血性和（或）黏液性便。

（3）肠腔狭窄表现 癌肿增大，肠腔变窄，可出现腹胀、腹痛、大便变形，或便秘以及肠鸣音亢进等症状。

（4）转移症状 癌肿侵犯前列腺、膀胱可出现尿频、尿痛、血尿；侵犯骶前神经可出现骶尾部剧烈持续性疼痛。晚期出现肝转移时可有腹水、肝大、黄疸、贫血、消瘦、浮肿、恶病质等。

【辅助检查】

1. 大便潜血检查 为大规模普查或高危人群作为大肠癌的初筛手段，阳性者再做进一步检查。

2. 直肠指诊 是诊断直肠癌最简单、最主要的方法。直肠癌病人中有 75% ~ 80% 为低位癌肿，可在指诊时触及。因此在做直肠指诊时要详细检查，注意有无肠腔变窄、有无肿块以及肿块的基本情况、有无脓血和黏液等情况，以便明确诊断。

3. 内镜检查 是诊断大肠癌最有效、最可靠的方法，包括直肠镜、乙状结肠镜和纤维结肠镜检查。内镜下可观察病灶的部位、大小、形态、肠腔狭窄的程度，即在直视下肉眼作出诊断，同时能取组织进行病理检查。

4. 影像学检查

（1）X 线钡剂灌肠或气钡双重对比造影 主要用于排除结肠多发癌以及结肠息肉，可协助诊断大肠癌。

（2）B 超和 CT 检查 可提示腹腔有无种植转移、临近组织侵犯情况，或肝、肺等脏器转移情况。

5. 免疫学检查 在大肠癌诊断和术后监测中，有意义的肿瘤标记物是癌胚抗原（carcinoembryonic antigen，CEA），但将 CEA 作为早期大肠癌的诊断尚缺乏价值，目前主要用于预测肠癌的预后和监测复发。大量的统计资料表明，大肠癌病人的血清 CEA 水平与 TNM 分期呈正相关。

【治疗原则】

手术切除是治疗大肠癌最主要、最有效的方法，同时结合放疗、化疗等可提高治疗效果。

1. 手术疗法 根据癌肿所在部位、活动度、大小，以及浸润、转移和全身脏器功能情况决定手术的方式。早期癌肿可做根治性手术；部分癌肿已有远处转移的，为缓解病情，减轻痛苦，可做姑息手术；广泛转移的晚期癌肿，如伴有肠梗阻的病人，可考虑结肠造瘘术。

(1) 结肠癌根治术

①右半结肠切除术：切除右半横结肠、结肠肝曲、升结肠、盲肠、末端回肠的 10～20cm，以及所属淋巴结、肠系膜，并做回肠和横结肠的端端或端侧吻合术。适用于盲肠、升结肠、结肠肝曲的癌肿（图20－8）。

②横结肠切除术：切除整个横结肠、肝曲和脾曲，以及所属的肠系膜、淋巴结和血管，做升、降结肠端端吻合术。适用于横结肠癌（图20－9）。

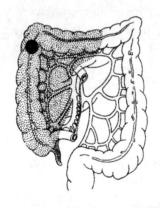 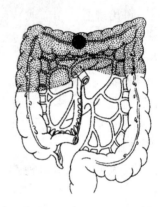

图20－8　右半结肠切除范围　　　　　图20－9　横结肠切除范围

③左半结肠切除术：切除左半横结肠、结肠脾曲、降结肠、部分或全部的乙状结肠（根据降结肠癌的位置）以及所属的结肠系膜、淋巴结和血管，做横结肠与乙状结肠或直肠端端吻合。适用于结肠脾曲、降结肠、降结肠和乙状结肠交界处癌肿（图20－10）。

④乙状结肠癌根治术：依据肿瘤的生长位置，选择切除部分降结肠，整个乙状结肠；整个乙状结肠，部分直肠；部分降结肠、整个乙状结肠、部分直肠以及所属肠系膜和淋巴结，做结肠直肠吻合术（图20－11）。

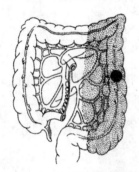 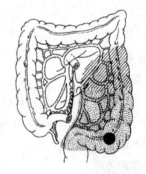

图20－10　左半结肠切除范围　　　　　图20－11　乙状结肠切除范围

(2) 直肠癌根治术

①局部切除术：此手术主要经肛门或骶后行局部切除术。适用于癌肿早期、病势局限、分化程度高的病变。

②腹会阴联合直肠癌根治术（Miles手术）：切除乙状结肠下部、全部直肠、肛管、肛

提肌、肛周5cm直径的皮肤、坐骨直肠窝内脂肪以及肠系膜下动脉和淋巴结等。同时在左下腹造瘘，形成永久性人工肛门。适用于腹膜反折以下的低位直肠癌（包括肛管癌）。

③经腹腔直肠癌切除术（Dixon手术）：切除部分乙状结肠和大部分直肠，做乙状结肠和直肠端端吻合术，可保留肛管和肛门括约肌，能正常排便。适用于距肛缘5～6cm以上的直肠癌。

④腹会阴联合直肠癌切除、原位肛门重建术：为了降低经腹会阴联合直肠癌根治术给病人造成的不便和不良影响，行原位肛门重建术。

⑤后盆腔清扫术、全盆腔清扫术：后盆腔清扫术是当直肠癌侵及子宫时，同时切除子宫的手术。全盆腔清扫术是当癌肿侵犯膀胱而进行的同时切除膀胱或同时切除膀胱和子宫的手术。

（3）姑息性手术　姑息性手术只是为了暂时性缓解病人痛苦而做的结肠造瘘术。适用于晚期大肠癌并发肠穿孔、肠梗阻，且病人基本情况极差而不能耐受手术者。

2. 非手术治疗

（1）放射疗法　放疗可用于手术前、后以及无法手术切除的病人，能提高生存率，是大肠癌的综合疗法之一。术前的放疗可以提高手术切除率，降低病人的术后局部复发率。术后放疗仅适用于晚期病人或手术未达到根治或术后局部复发的病人。

（2）化学疗法　用于处理残存癌细胞或隐形病变，以提高术后5年生存率。可通过区域动脉灌注、门静脉给药、静脉给药、肠腔内给药和手术后腹腔留置管给药等，以静脉化疗为主。

（3）局部介入治疗　低位直肠癌形成肠腔狭窄且不能手术者，可用电灼、液氮冷冻和激光凝固、烧灼等局部治疗或肠腔内放置金属支架，以改善症状。

3. 中医药治疗　应用调理脏腑、补益脾肾、清肠解毒、扶正祛邪的中药制剂。

4. 其他疗法　目前对大肠癌尚处于探索阶段的治疗方法有基因治疗、靶向治疗、免疫治疗等。

二、疾病护理

（一）术前护理

【护理评估】

1. 健康史　了解病人的发病情况、病程、以往治疗情况；饮食习惯、既往健康状况，如有无慢性溃疡性结肠炎、大肠腺瘤和息肉病史；家族史等。

2. 身体状况

（1）局部状况　病人的大便情况有无改变，如腹胀、便秘、腹泻、大便变细、大便带血或脓血便等；腹部肿块的大小、形状、活动度以及压痛情况。

（2）全身状况　有无贫血和消瘦等。

（3）检查情况　病人的辅助检查结果。

3. 心理和社会支持状况　评估病人及家属对疾病预后、拟采取的手术方案及术后康复知识的了解和掌握程度；病人恐惧、焦虑的程度；家属对病人的关心支持情况；病人家庭经济状况及病人所在社区的医疗保健服务情况等。

【常见护理诊断/问题】

1. **焦虑与恐惧**　与对癌肿的恐惧和对以后生活的担忧有关。

2. **知识缺乏**　缺乏大肠癌术前、术后相关知识。

3. **疼痛**　与癌肿刺激和形成肠梗阻有关。

4. **营养失调：低于机体需要量**　与癌肿消耗和肠道吸收能力下降有关。

【护理措施】

1. **术前常规护理**　参见第五章"围术期病人护理"的术前护理。

2. **其他护理措施**　针对大肠癌手术，还需完成的护理措施有：

（1）**心理护理**　针对直肠癌术后可能需要造瘘的病人，护理人员应向病人及家属介绍结肠造瘘术的相关知识，包括结肠造瘘的位置、作用和对病人可能造成的不便。鼓励病人增强战胜疾病的信心，配合医护人员的治疗和护理。

（2）**肠道准备**　主要是排空肠道和应用适量的抗生素。措施有：①排空肠道：有多种方法，术前12~24小时口服复方聚乙二醇电解质溶液2000~3000ml，或口服甘露醇。也可术前1天口服泻剂，如蓖麻油、硫酸镁或番泻叶等。目前临床上较少采用反复清洁灌肠的肠道清洁方法。②应用肠道抗生素，如甲硝唑0.4g，1日3次；新霉素1.0g，1日2次，术前1天使用。

（二）术后护理

【护理评估】

1. **手术情况**　了解手术类型和术中情况，了解病变组织切除情况、腹腔引流情况、有无结肠造瘘等。

2. **康复状况**　评估术后生命体征的变化、肠蠕动恢复情况及引流液的色、质、量；术后切口愈合情况、结肠造口周围皮肤是否发炎、组织有无缺血坏死以及瘘口愈合情况等。评估有无切口感染、腹腔内出血、粘连性肠梗阻、吻合口瘘等并发症发生。

3. **心理和社会支持状况**　评估病人及家属的心理状况；术后饮食、活动等知识的掌握情况；病人及家属对结肠造瘘护理的掌握情况。

【常见护理诊断/问题】

1. **焦虑**　与担忧手术效果、结肠造瘘有关。

2. **疼痛**　与手术创伤有关。

3. **知识缺乏**　缺乏结肠造口护理方面的知识。

4. **自我形象紊乱**　与排便方式改变有关。

5. **潜在并发症**　切口感染、出血、吻合口瘘、泌尿系统感染、造口并发症和肠粘连等。

【护理措施】

1. **一般护理**

（1）**体位护理**　术后平卧位，待血压稳定后改为半卧位，以利呼吸和腹腔引流。

（2）引流管护理　保持腹腔和骶前引流管通畅，注意观察引流液的量、色、质情况并记录，及时清洁引流管周围皮肤，定时更换敷料。引流管一般保持5~7天，引流液量减少、色变淡，方可考虑拔管。

（3）病情观察　每半小时测血压、体温、脉搏、呼吸1次，直至病情稳定后延长时间。观察腹部及会阴部切口情况，预防切口感染。对于会阴部切口，可于术后4~7天用1:5000高锰酸钾温水坐浴，每日2次。

（4）饮食　术后禁食，胃肠减压，由静脉补充液体和电解质，2~3日肛门排气或瘘口开放后即可拔出胃管进流质饮食。若无不良反应，术后1周进半流质或少渣饮食，术后2周可进普食。食物应以高热量、高蛋白、高维生素、低渣为主。

（5）导尿管护理　注意观察导尿管是否通畅，病人的尿量是否正常，并记录。术后10天左右拔除导尿管，拔除之前必须训练膀胱的舒缩功能（用钳夹导尿管4小时左右或病人有尿意时开放）。当病人排尿功能恢复正常，方可拔除尿管。

2. 结肠造口护理　结肠造口又称人工肛门，是近端结肠固定于腹壁外形成的粪便排出通道。

（1）造口开放前应外敷凡士林或生理盐水纱布，及时更换渗湿敷料，以防止感染。每次更换敷料应注意观察有无肠管回缩、出血和坏死情况。

（2）结肠造口一般于术后2~3日肠蠕动恢复后开放。开放造口时病人取造口侧侧卧位，用塑料薄膜将之与切口隔开，以防稀薄粪便流出，污染腹部切口而导致感染。

（3）观察造口周围皮肤有无红肿、糜烂现象，并记录。造口周围皮肤要及时清洗消毒，再涂上氧化锌软膏，保护造口周围皮肤。

（4）选择合适的造口袋，造口袋与造口对准贴紧并固定，当造口袋内容物达1/3~1/2时，及时更换造口袋。

（5）合理安排饮食，预防腹泻与便秘，禁食辛辣刺激和胀气性食物。由于结肠癌广泛手术后吸收水分有障碍，易出现腹泻，要求病人不饮冷水，不吃不洁食物，忌食辛热肥甘厚味之动火之品。

（6）帮助病人接受并适应造口，提高自护能力。鼓励病人适量运动和参加社交活动。

3. 结肠造口并发症的预防和护理

（1）造口狭窄　造口拆线后，定时用食指和中指套上涂有液状石蜡的指套沿肠腔方向扩张造口5~10分钟，以预防造口狭窄。

（2）便秘　术后观察病人排便情况，适当调整饮食结构，增加膳食纤维，多饮水，适当活动，并给予腹部按摩以促进肠蠕动。

（3）肠粘连　术后鼓励病人尽早床上多翻身、活动四肢。病情允许的情况下协助病人下床活动，以促进肠蠕动恢复，避免肠粘连。

（三）健康教育

1. 让病人及家属了解大肠癌发生的相关因素，指导病人饮食和注意事项，如少食高脂肪、低纤维食品等。

2. 讲解放疗和化疗的必要性、副反应以及治疗期间营养的重要性；积极预防和治疗大肠癌的早期病证，如肠道息肉、腺瘤等。

3. 指导病人出院后积极参加力所能及的活动，保持心情舒畅。行永久性结肠造口病人，可参加造口病人协会，学习、交流彼此的经验体会，以积极的态度面对人生。

4. 向结肠造口病人介绍护理用品和自我护理方法。

（1）常用的人工肛门袋　有一件式（图20-12）和两件式两种。一件式肛门袋底盘和便袋合一，用法简单，只需将底盘上的胶纸贴面直接贴在皮肤上即可，但容易刺激皮肤。两件式肛门袋的底盘和便袋分离，使用时先将底盘粘贴、固定在造口周围皮肤上，再套上便袋，注意使便袋上的凹面小胶环与底盘上的凸面胶环吻合牢固，其优点是不漏气、不漏液，容易更换。

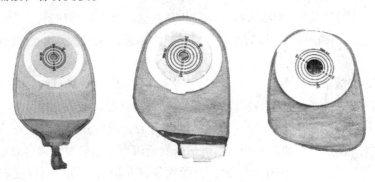

图20-12　一次性人工肛门袋

（2）结肠造口灌洗　方法是连接好灌洗装置，在集水袋内装入适量温水（水温37℃~40℃，量500~1000ml），经灌洗管道缓慢灌入造口内，灌洗时间约10分钟左右。液体完全注入后应在体内保留10~20分钟，再开放灌洗袋排空肠内容物。灌洗可每天1次或每2天1次，灌洗时间应固定。定时结肠灌洗可以训练有规律的肠道蠕动，定时排出肠内积气和粪便，养成类似于常人的习惯性排便行为。

5. 每3~6月定期门诊复查。

案例讨论15

病人，女性，45岁。主诉近日来排便时肛门部有肿物脱出，排便后需用手辅助肿物可回纳肛门内，伴有少量便血，无其他不适。

问题：1. 该病人最可能的诊断是什么？

2. 首选的辅助检查是什么？目前该疾病属于何种分期？

3. 非手术治疗护理措施有哪些？

第二十一章　门静脉高压症病人的护理

第一节　概　述

　　门静脉主干由肠系膜上静脉、下静脉和脾静脉汇合而成，其中20%～40%的血液来自脾静脉，在肝门处分为左、右两支，分别入左、右半肝并逐渐分支，其小分支和肝动脉小分支的血流汇合于肝小叶的肝窦，然后流入肝小叶的中央静脉，再经肝静脉流入下腔静脉。

　　门静脉在解剖上有三个特点：

　　1. 两端都是毛细血管网，一端是胃、肠、胰、脾的血管网，另一端是肝小叶的窦状隙。

　　2. 门静脉系统没有静脉瓣来控制血流方向。

　　3. 门静脉与腔静脉之间有四个交通支（图21-1）。

　　（1）胃底、食管下段交通支　门静脉血流通过胃冠状静脉、胃短静脉，经此处交通支与奇静脉、半奇静脉的分支吻合后流入上腔静脉。

　　（2）直肠下段、肛管交通支　门静脉血流经肠系膜下静脉、直肠上静脉与直肠下静脉、肛管静脉吻合后流入下腔静脉。

　　（3）前腹壁交通支　门静脉（左支）的血流经脐旁静脉与腹上深静脉、腹下深静脉吻合后，分别流入上腔静脉、下腔静脉。

　　（4）后腹壁交通支　在腹膜后，肠系膜上静脉、下静脉分支与下腔静脉分支相吻合，构成腹膜后静脉丛。

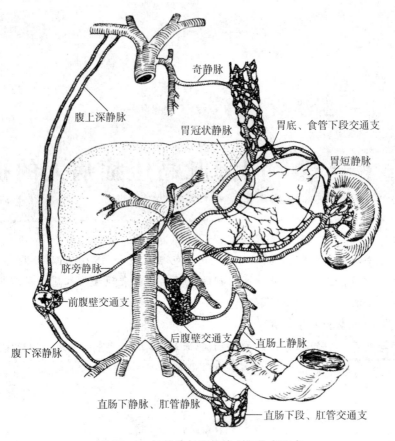

奇静脉

腹上深静脉

胃冠状静脉

胃底、食管下段交通支

胃短静脉

脐旁静脉

前腹壁交通支

腹下深静脉

后腹壁交通支

直肠上静脉

直肠下静脉、肛管静脉

直肠下段、肛管交通支

图 21-1　门静脉与腔静脉之间的交通支

四个交通支中，最主要的是胃底、食管下段交通支。这些交通支在正常情况下都很细小，血流量很少。

第二节　门静脉高压症

一、疾病概要

门静脉高压症（portal hypertension）是指门静脉血流受阻，血液瘀滞或血流量增加，导致门静脉压力增高（>24cmH$_2$O），继而引起脾肿大、脾功能亢进、食管和胃底黏膜下静脉曲张并发破裂出血、腹水等一系列症状的临床病证。

【病因】

根据门静脉血流受阻因素所在的部位，门静脉高压症可分为肝前型、肝内型和肝后型三大类。

1. 肝前型　指发生于门静脉主干及其主要属支的血栓形成或其他原因所致的血流受阻。原因有三：①感染、创伤可引起门静脉主干内血栓形成。②门静脉主干的先天性畸形，多见于小儿。③上腹部肿瘤对门静脉或脾静脉的浸润、压迫。

2. 肝内型 在我国最常见，占95％以上。根据血流受阻的部位可分为窦前型、窦型和窦后型。窦前型门静脉高压症主要以血吸虫病肝硬化为代表，在南方地区较常见；窦型和窦后型门静脉高压症在我国最多见，常为肝炎后肝硬化所引起。慢性酒精中毒所致的肝硬化在西方国家常见，在我国则较少。

3. 肝后型 见于肝静脉主要流出道的阻塞，包括肝静脉、下腔静脉甚至右心阻塞，如缩窄性心包炎、严重右心衰竭、肝静脉阻塞综合征（Budd‐Chiari综合征）等。

【生理病理】

门静脉高压症形成后，可以发生下列病理变化：

1. 脾肿大、脾功能亢进 门静脉血流受阻时，首先引起脾脏充血、肿大。脾窦长期充血使脾内纤维组织增生、脾髓细胞再生，导致脾功能亢进，使血液中红细胞、白细胞和血小板计数均减少。

2. 交通支扩张 当门静脉血流受阻、压力增高时，由于门静脉无静脉瓣，血流发生逆流，使上述四个交通支开放并扩张。其中，食管和胃底黏膜下静脉距门静脉主干和腔静脉最近，承受压力差最大，静脉曲张改变最严重。此处静脉曲张后，覆盖的黏膜变薄，易被粗糙食物或反流胃酸侵蚀所损伤；当病人咳嗽、呕吐、用力排便、负重等使腹腔内压突然升高时，可引起曲张静脉破裂，导致急性大出血。其他，如直肠上、下静脉丛扩张可形成继发性痔；脐旁静脉与腹上、下深静脉交通支扩张，可引起前腹壁静脉曲张；腹膜后的小静脉也可出现明显的扩张、充血。

3. 腹水 腹水的形成与下列因素有关：①肝硬化后肝功能减退，血浆清蛋白合成障碍，使血浆胶体渗透压降低。②体内醛固酮和抗利尿激素增多，引起水、钠潴留。③门静脉系统毛细血管床滤过压升高，使血浆漏入腹腔。④肝内淋巴液回流受阻，大量淋巴液自肝包膜下漏入腹腔。

【临床表现】

1. 脾肿大、脾功能亢进 正常情况下触摸不到脾。脾肿大后，在左肋缘下可触及；肿大程度不一，巨大者可达脐下。早期，肿大的脾质软，可以推动；晚期，由于脾内纤维组织增生粘连使活动度减少、质硬。脾越大，功能亢进越明显，主要表现为全血细胞减少，病人易发生感染，感染后较难控制，黏膜及皮下出血，逐渐出现贫血征。

2. 呕血和黑便 食管胃底曲张、静脉破裂出血是门静脉高压症最凶险的并发症。一次出血量可达1000～2000ml，血色鲜红，常伴黑便或柏油样便。由于肝功能受损致凝血功能障碍，脾功能亢进使血小板减少，加之曲张静脉压力高，故出血难自止。大出血、休克、贫血可致肝细胞严重缺血缺氧，极易诱发肝性脑病。

3. 腹水 多见于肝内型，是肝功能严重受损的表现，常伴有气急、腹胀、食欲减退和下肢浮肿等。

4. 其他 常伴有恶心、呕吐、消瘦和虚弱无力等；部分病人可出现肝肿大、黄疸、蜘蛛痣、腹壁静脉曲张及痔等。

【辅助检查】

1. 实验室检查

（1）血常规：脾功能亢进者白细胞计数可降至 $3 \times 10^9/L$ 以下，血小板计数减少至 $(70 \sim 80) \times 10^9/L$ 以下。

（2）肝功能检查：有不同程度的损害和酶谱变化，白球蛋白比值倒置，血清转氨酶、胆红素增高，凝血酶原时间延长等。肝功能分级见表 21 - 1。

表 21 - 1 Child 肝功能分级

检查项目	分级标准		
	A	B	C
血清胆红素（μmmol/L）	34.2	34.2 ~ 51.3	>51.3
血清白蛋白（g/L）	>35	30 ~ 35	<30
凝血酶原时间（秒）	1 ~ 3	4 ~ 6	>6
腹水	无	易控制	难控制
肝性脑病	无	轻	重，昏迷
营养状态	优	良	差，消耗性

2. 影像学检查

（1）食管吞钡 X 线检查　可确定有无食管静脉曲张以及曲张的范围和程度。在食管为钡剂充盈时，曲张的静脉使食管黏膜呈虫蚀状改变；排空时，则表现为蚯蚓样或串珠状负影。

（2）B 超检查　有助于了解有无肝硬化、脾大小、腹水；还可测定脾静脉、门静脉的直径与走向，脾静脉、门静脉直径 >1cm 者可确诊。

（3）腹腔动脉（静脉相）或肝静脉造影　可明确门静脉受阻部位及侧支回流情况。

3. 内镜检查　是明确食管胃底静脉曲张的重要手段。可直接观察食管、胃底部有无静脉曲张，阳性率高于上消化道钡餐检查；急诊内镜检查，有助于明确呕血者的出血部位及鉴别出血原因。

4. 静脉压力测定　主要用于预测食管静脉曲张出血，以及估计药物治疗和硬化剂治疗的反应。常用方法有术中测压、食管曲张静脉测压、脐静脉插管测压和经皮肝穿刺门静脉测压。

【治疗原则】

预防和控制食管、胃底曲张静脉破裂出血；解除或改善脾肿大、脾功能亢进；治疗顽固性腹水。

1. 食管、胃底曲张静脉破裂出血的治疗

（1）非手术治疗　适用于有黄疸、大量腹水、肝功能严重损害并发上消化道大出血者。具体措施如下：

①紧急处理：绝对卧床休息；迅速开通静脉通道，快速输液、输血；保持呼吸道通畅，防止窒息或吸入性肺炎等。

②应用止血和保肝药物：如垂体后叶素、普萘洛尔、维生素 K_1、6－氨基己酸等使血管收缩，减少出血，改善肝功能。

③三腔二囊管压迫止血：利用充气的气囊分别压迫胃底和食管下段的曲张静脉，达到止血目的，以此争取时间做紧急手术准备。该管是治疗门静脉高压所致上消化道出血的简单有效的方法，止血成功率在44%～90%，但再出血率约50%，故已不常用。

④硬化剂治疗：经内镜将硬化剂（多选用鱼肝油酸钠）直接注入曲张静脉内，引起血栓形成，达到止血和预防再出血目的。此法治疗需多次使用，近期疗效虽较好，但再出血率可高达45%。

⑤经颈静脉肝内门体静脉分流术（TIPS）：是一种治疗门静脉高压症的新技术，属于介入治疗。其方法是经颈静脉途径在肝静脉与门静脉的主要分支间建立通道，并置入支架，实现门体分流。适用于肝功能失代偿、不宜行急症手术或等待肝移植的病人。

（2）手术治疗 对 Child A 级、B 级，无明显黄疸、腹水者应及早行手术治疗，防止再出血和肝性脑病。常用手术方式有门体分流术和断流术。

1）门体分流术：通过手术吻合血管的方法，将门静脉血液分流到压力较低的腔静脉内，从而降低门静脉压力，达到止血目的。手术可分为非选择性分流和选择性分流（包括限制性分流）两类。

非选择性分流包括：①门－腔静脉分流术：将门静脉直接与下腔静脉进行侧侧吻合或端侧吻合。②脾－肾静脉分流术：脾切除后，将脾静脉断端与左肾静脉做端侧吻合。③脾－腔静脉分流术：脾切除后，将脾静脉与下腔静脉端侧吻合。④肠系膜上－下腔静脉分流术：将肠系膜上静脉与下腔静脉做侧侧吻合，或切断肠系膜上静脉与下腔静脉做端侧吻合；亦可选用人造血管或自体静脉移植，在肠系膜上静脉与下腔静脉间做桥式（H 形）分流术。

选择性分流：指在保存门静脉入肝血流的同时降低食管胃底曲张静脉的压力。常用术式是远端脾－肾静脉分流：将脾静脉远端与左静脉进行端侧吻合，同时离断门－奇静脉侧支，包括胃冠状静脉和胃网膜静脉。该术式的优点是肝性脑病发生率低。

限制性分流：目的是充分降低门静脉压力，制止食管胃底曲张静脉出血，同时保证部分入肝血流。代表术式是限制性门－腔静脉分流和门－腔静脉"桥式"（H 形）分流。

门体分流术控制出血率可达85%～100%，且可缓解胃黏膜病变，临床效果满意。该术式存在的主要问题是可致门静脉向肝血流减少，甚至形成离肝血流。术后病人的肝功能可受到不同程度的影响，肠道内产生的氨被吸收后不再经肝脏解毒而直接进入血液循环，致使肝性脑病的发病率高。

2）断流术：通过阻断门－奇静脉间反常血流达到止血目的。最有效的手术方式是脾切除加贲门周围血管离断术。其不仅离断了食管胃底的静脉侧支，还保存了门静脉的入肝血流。适合于门静脉系统中无可供与体静脉吻合的通畅静脉、肝功能较差（child C 级）及不适合做分流术者。

2. 脾大合并脾功能亢进的治疗 对严重脾大合并脾功能亢进者应行脾切除。此对于肝功能较好的晚期血吸虫性肝硬化病人疗效较好。

3. 顽固性腹水的治疗   对肝硬化引起的顽固性腹水，有效的治疗方法是肝移植，其他疗法包括 TIPS 和腹腔 – 上腔静脉转流术。

对于终末期肝硬化门静脉高压的病人，肝移植是唯一有效的治疗手段，既替换了病肝，又使门静脉系统血流动力学恢复到正常。但由于肝源短缺、费用昂贵、手术风险大，以及终身需服用免疫抑制剂等，从而限制了肝移植的临床推广。

二、疾病护理

（一）术前护理

【护理评估】

1. 健康史   了解病人有无慢性肝炎、肝硬化、血吸虫病史等；有无呕血、黑便史，出血量、时间、次数、治疗情况等；有无长期大量饮酒史，酒量、饮酒次数等。

2. 身体状况

（1）局部   腹围大小，有无腹水、下肢水肿；有无肝、脾肿大和移动性浊音；有无腹壁静脉怒张等。

（2）全身   有无肝性脑病征象；有无低血容量性休克表现；有无肝掌、黄疸、蜘蛛痣及皮下出血点等；有无呕血、黑便，呕吐物或排泄物的数量、色泽及性状。

（3）辅助检查   了解血常规、肝功能和影像学检查结果。

3. 心理和社会支持状况   评估病人及家属有无因长期反复发病而感到焦虑不安、悲观失望；对突然大量出血是否感到紧张、恐惧；对门静脉高压症的治疗、预防再出血及并发症等相关知识的认知程度；家庭成员和单位能否提供足够的心理和经济支持。

【常见护理诊断/问题】

1. 焦虑/恐惧   与反复突然大量呕血、便血、病情危重及惧怕死亡等有关。

2. 有体液不足的危险   与食管胃底曲张静脉破裂大量出血有关。

3. 体液过多（腹水）   与肝功能损害致低蛋白血症、血浆胶体渗透压降低及醛固酮分泌增加有关。

4. 营养失调：低于机体需要量   与肝功能损害、营养素摄入不足、消化吸收障碍有关。

5. 知识缺乏   缺乏预防上消化道出血、自我照顾等相关知识。

6. 潜在并发症   上消化道大出血、肝性脑病和静脉血栓。

【护理措施】

1. 减轻恐惧，稳定情绪   护士应向病人及家属讲解疾病的相关知识，说明手术治疗的重要性和必要性，使他们有充分的思想准备，积极配合治疗和护理。对大出血病人，应在积极抢救的同时做好安慰和解释工作，及时通知家属来陪伴，以满足病人的心理需要，迅速处理好呕（便）出的血液，减少视觉刺激，减轻或消除病人的恐惧心理。

2. 急性出血期的护理

（1）一般护理   ①稳定病人情绪，减轻或缓解其恐惧心理，必要时遵医嘱给予镇静剂，以防情绪紧张而加重出血。②立即将病人安置在重症监护室或外科抢救室。③及时清理血迹和呕吐物，做好口腔清洁。

（2）补充血容量　①迅速建立静脉通路，快速输血、输液，恢复血容量。②遵医嘱输新鲜血，以纠正贫血，改善凝血机制及预防肝性脑病。③根据实验室检查结果，调节输液种类与速度，纠正水、电解质及酸碱平衡紊乱。

（3）止血药物的应用与护理　①局部灌洗：用冰盐水或冰盐水加血管收缩剂，如肾上腺素，进行胃内灌洗，灌洗至回抽液清澈。冰盐水可使胃黏膜血管收缩，减少血流量，从而达到止血目的；冰盐水加血管收缩剂的双重作用（低温＋药物）可使胃黏膜血管收缩更明显，止血效果更好。②药物止血：遵医嘱应用全身性止血药，并观察其疗效及副作用。

（4）密切观察病情　①监测血压、脉搏、呼吸、中心静脉压、尿量及神志变化等。②准确观察出血的特点，并记录呕血、黑便的色泽、性状与数量。③定时做血常规、血生化及血气分析等实验室检查，以判断有无水、电解质及酸碱平衡失调。

（5）三腔管的护理　参见《内科护理学》相关章节。

（6）预防肝性脑病　口服链霉素或新霉素等肠道不吸收的抗生素，用缓泻剂刺激排泄或生理盐水灌肠，以减少肠道细菌总量，避免胃肠道残血被分解产生氨而诱发肝性脑病。

（7）急症手术准备　做好急症手术的各项常规准备。

3. 并发症的预防和护理

（1）上消化道出血　合理指导病人的休息与活动；注意饮食的多样化和营养价值，严格限制饮酒、咖啡、浓茶及过热饮食，避免进食粗糙、干硬、带刺、油炸及辛辣等刺激性饮食；避免引起腹压、血压升高的各种因素。

（2）肝性脑病　遵医嘱用酸性溶液灌肠，减少血氨的吸收，以免诱发肝性脑病；动态监测血氨浓度及神志等变化，若出现异常情况，应立即通知医师，积极配合处理。

4. 减少腹水的形成或积聚

（1）注意休息　尽量取平卧位，以增加肝、肾血流灌注；下肢水肿者，可抬高患肢以减轻水肿。

（2）限制液体和钠的摄入　每日钠摄入量限制在 500～800mg（氯化钠 1.2～2.0g/d）内，进液量约为 1000ml。少食含钠高的食物，如咸肉、酱菜、罐头和含钠味精等。

（3）监测腹水的动态变化　记录 24 小时出入水量；每周测体重 1 次；每天测腹围 1 次。为了减少误差，每次测量时应做到"四个同一"，即同一时间、同一部位、同一体位和同一医护人员。

（4）遵医嘱使用利尿剂　如氨苯蝶啶，同时记录 24 小时出入液量，并观察有无低钠、低钾血症。

（5）保肝治疗　遵医嘱给予肌苷、乙酰辅酶 A 等保肝药物，以促进肝功能恢复，减少腹水生成；避免使用巴比妥类、红霉素、盐酸氯丙嗪等有损肝脏的药物。

5. 营养支持　给予高能量、适量蛋白、丰富维生素的饮食；贫血或低蛋白血症者，遵医嘱输注全血及血浆清蛋白，补充维生素 B、C、K，纠正营养不良，提高机体抵抗力。

6. 加强基础护理　卧床时间较长者，应加强皮肤护理，防止压疮发生；留置胃管者，应注意口腔护理。

7. 分流术前准备　除上述护理措施外，术前 2~3 日口服肠道不吸收的抗生素，如链霉素或新霉素等，以减少肠道产氨，预防肝性脑病；术前 1 日晚行清洁灌肠，避免术后因肠胀气导致血管吻合口受压；行脾－肾分流术前要明确肾功能是否正常。

（二）术后护理

【护理评估】

1. 手术情况　了解手术类型、麻醉方式及术中出血、输血和补液情况，判断手术创伤大小及对机体的影响。

2. 身体状况　评估术后生命体征、切口愈合、引流情况及脏器功能恢复等情况；有无感染、肝性脑病、膈下脓肿及深静脉血栓形成等并发症发生。

3. 心理和社会支持状况　评估病人及家属对术后康复知识的认知程度；对术后出现并发症的正确认识及心理承受能力等。

【常见护理诊断/问题】

1. 焦虑　与疾病预后有关。

2. 疼痛　与手术创伤、安置引流管有关。

3. 活动无耐力　与伤口疼痛、引流管牵拉有关。

4. 知识缺乏　缺乏术后饮食、活动、预防再出血及切口护理等有关知识。

5. 潜在并发症　感染、静脉血栓、肝性脑病和膈下脓肿。

【护理措施】

1. 心理护理　病人术后常伴有不同程度的恐惧、悲观、猜疑或敏感等不良心理反应，护士应关心体贴病人，真实而技巧性地回答病人的问题，尽量满足其提出的合理要求；还应取得病人家属的理解与支持，共同帮助病人战胜疾病，恢复健康。

2. 一般护理

（1）**卧位与活动**　分流术后 48 小时内，病人取平卧位或 15° 低坡卧位，2~3 日后改半卧位；避免过多活动，翻身时动作要轻柔，防止血管吻合口破裂；术后不宜过早下床活动，一般需卧床 1 周。

（2）**饮食**　肠功能恢复后，病人可进流质饮食，逐步过渡到正常饮食，保证热量供给。分流术后，应限制蛋白质和肉类摄入，忌食粗糙和过热食物，禁烟、酒。

（3）**应用抗生素**　遵医嘱及时、有效、足量地应用抗生素，防治感染。

（4）**维持体液平衡**　术后禁食期间，遵医嘱静脉补液，并根据实验室检查结果，及时调整输液的种类及速度。

3. 保护肝脏　缺氧可加重肝功能损害，病人术后应卧床休息、吸氧、输液、输血；

禁用吗啡、巴比妥类、盐酸氯丙嗪等有损肝脏的药物。

4. 病情观察 密切观察病人神志、生命体征及腹部体征变化；观察和记录胃肠减压管、腹腔管引流液的色泽、性状与数量；观察切口有无红肿、渗血、渗液等情况的发生。

5. 观察和预防并发症

（1）肝性脑病 分流术后，部分门静脉血液未经肝脏解毒而直接进入体循环，使其血氨含量高。加之病人术前已有不同程度的肝功能受损以及手术对肝功能的损害等，故易诱发肝性脑病。术后应遵医嘱动态监测血氨浓度，若病人有神志淡漠、嗜睡、谵妄等表现，应立即通知医师，及时静脉输注谷氨酸钾或谷氨酸钠，以降低血氨水平；限制蛋白质的摄入，每日不能大于 30g，以减少血氨产生；保持大便通畅，促进氨由肠道排出。

（2）静脉血栓形成 脾切除术后 2 周内应隔天检查血小板计数，术后血小板常迅速上升，甚至达 $1000 \times 10^9/L$，应观察有无腹痛、腹胀和便血等肠系膜血栓形成的迹象，必要时，遵医嘱给予抗凝治疗，并注意监测用药前后凝血时间的变化。

（3）胸膜炎、肺部或腹腔感染 脾切除后，病人出现低热是较常见的反应。若体温超过 38.5℃，且持续时间较长，应查明原因，及时给予对症处理。

（三）健康教育

1. 术前宣教 护士应主动地讲解有关手术时机、手术类型、术后康复及预防再出血等知识；通过良好的护患沟通，取得病人及家属的信任与配合。

2. 术后指导 护士应进行有关术后饮食、活动、保肝、切口护理及预防并发症等知识的康复指导，并努力提高病人的遵医行为。

3. 出院指导 注意休息，适当活动；禁烟、酒；限制蛋白质和肉类摄入，避免吃粗糙、干硬、温度较高及辛辣等刺激性较强的食物，以免损伤食管黏膜而诱发出血。

4. 定期复诊 指导病人及家属掌握出血先兆、基本观察方法和主要急救措施，告之急救电话号码、紧急就诊的途径与方法。

案例讨论 16

病人，男性，53 岁，乙型肝炎病史 10 年。2 月前自觉上腹部不适，腹胀，牙龈出血。近日症状加重，出现明显腹水，入院治疗。查体：一般情况尚可，T 37℃，P 90 次/分，R 20 次/分，BP 12/9kPa，皮肤黄染；腹部触诊：肝脏肿大，脾肋下 3.5cm；实验室检查：血色素 7.5g/L，血小板 $6 \times 10^9/L$，胆色素 2mg%。

问题：1. 该病人最可能的诊断是什么？

2. 需做哪几项辅助检查？

3. 控制或减少腹水形成的措施有哪些？

第二十二章　肝脏疾病病人的护理

导学

　　内容与要求　肝脏疾病病人的护理包括解剖和生理概述、细菌性肝脓肿和原发性肝癌三部分内容。通过本章的学习，应掌握细菌性肝脓肿和原发性肝癌的临床表现、辅助检查、治疗原则及术前、术后护理。熟悉肝脏的生理功能。了解肝脏的解剖学特点。

　　重点与难点　细菌性肝脓肿和原发性肝癌的临床表现、处理原则、护理措施及健康教育。

第一节　解剖和生理概述

一、解剖概要

　　肝脏是人体内最大的实质性器官，正常成人重 1200~1500g。外形呈一不规则楔形，右侧钝厚而左侧扁薄，分为脏、膈两面（图 22-1）。肝脏的大部分位于右上腹部的膈下和季肋深面，仅小部分超越前正中线达左季肋部；肝脏可随呼吸上、下移动，上界相当于右锁骨中线第 5~6 肋间，下界与右肋缘平行，正常情况下肝于右肋缘下不能触及。

　　肝脏以正中裂为界分为左、右两半，又以叶间裂为界分为左外、左内、右前、右后和尾状叶等。在肝的脏面，有肝胃韧带和肝十二指肠韧带，后者包含有门静脉、肝动脉和胆总管。它们在肝的脏面横沟各自分出左、右侧支进出肝实质，此处称第一肝门。在肝实质内，门静脉、肝动脉和肝胆管的管道分布大致相同，且被 Glisson 纤维鞘包裹，通常称为门静脉系统。右纵沟的后上端为肝静脉系统，汇入下腔静脉处，称为第二肝门。肝静脉系统是肝内血液输出道，包括左、中、右三大支静脉，三条主要的肝静脉在第二肝门处注入下腔静脉后入心脏。

　　肝脏具有双重血液供应，25%~30% 来自肝动脉，70%~75% 来自门静脉。肝动脉压力大，血液含氧量高，供给肝所需氧量的 40%~60%。门静脉主要汇集来自肠道的血液, 供给肝脏营养, 门静脉血液含氧量较一般体静脉高, 故肝脏对缺氧很敏感。肝脏、胆管、胆囊的淋巴引流汇集至肝门及肝十二指肠韧带上的淋巴结。肝脏的神经来自肝丛, 包括交感神经和副交感神经。

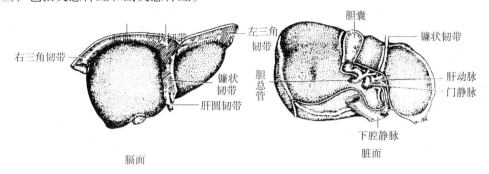

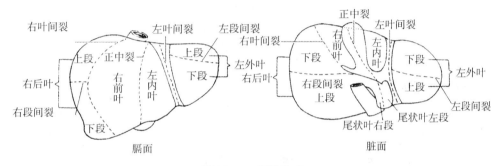

图 22 - 1 肝脏外观

肝脏的显微结构为肝小叶, 是肝脏结构和功能的基本单位。小叶中央是中央静脉, 单层肝细胞索以该静脉为中心呈放射状排列, 肝细胞索之间为肝窦 (窦状隙), 实际为肝脏的毛细血管网, 一端与肝动脉和门静脉的小分支相通, 另一端与中央静脉连接。肝窦壁上有库普弗 (Kupffer) 细胞, 具有吞噬功能。肝小叶之间为结缔组织构成的汇管区, 其中包括肝动脉、门静脉和胆管。胆管又可分为胆小管和毛细胆管, 后者位于肝细胞之间。

二、生理概要

1. **分泌功能** 肝脏每日持续分泌胆汁 600~1000ml, 在胆囊内贮存和浓缩, 经胆管流入十二指肠, 以助于消化脂肪, 促进脂溶性维生素 A、维生素 D、维生素 E、维生素 K 的吸收。

2. **代谢功能** 肝脏参与糖原、某些蛋白质、脂类及脂溶性维生素的代谢; 某些激素的灭活也在肝脏内完成, 如肝对雌激素和抗利尿激素具有灭能作用, 肝硬化时该作用减退, 可引起肝掌、蜘蛛痣和男性乳房发育等; 抗利尿激素和醛固酮的增多可引起体内水、钠潴留, 导致腹水和水肿。

3. **解毒功能** 肝脏通过氧化、还原、水解、结合等方式, 使体内代谢过程中产生的毒素或外来有毒物质失去毒性或排出体外。如体内蛋白质氧化脱氨以及肠道内细菌分解含氮物质所产生的氨（有毒的代谢产物），其解毒主要通过在肝内合成尿素并随尿排出体外。

4. 造血功能　肝脏内含铁、铜、叶酸及维生素 B_{12} 等造血物质，能间接参与造血。

5. 吞噬及免疫作用　肝内单核巨噬系统的 Kupper 细胞具有吞噬作用，能吞噬细菌、色素及碎屑物质；肝还能合成与免疫有关的球蛋白。

6. 凝血功能　肝脏是合成绝大多数凝血物质的场所，包括纤维蛋白原、凝血酶原和凝血因子 V、Ⅶ、Ⅷ、Ⅸ、Ⅹ、Ⅺ和Ⅻ。此外，肝内储存的维生素 K 是合成凝血酶原和凝血因子Ⅶ、Ⅸ、Ⅹ必不可缺少的。

肝细胞的再生能力和潜力很大，对缺氧又非常敏感，常温下阻断肝脏血流超过 20 分钟会导致肝细胞不可逆的缺氧、坏死。这些特点对肝脏疾病的认识和肝外科的临床实践具有很重要的意义。

第二节　细菌性肝脓肿

一、疾病概要

肝脓肿均为继发性，可分为细菌性肝脓肿和阿米巴性肝脓肿。本节重点介绍细菌性肝脓肿病人的护理。

细菌性肝脓肿（bacterial liver abscess）系指化脓性细菌引起的肝内化脓性感染，可引起严重并发症，死亡率极高。最常见的致病菌为大肠杆菌和金黄色葡萄球菌，其次为链球菌、类杆菌属等。

【病因】

病原菌入侵肝的常见病因和途径：

1. 胆道系统　是最常见的病因和最主要的入侵途径。胆囊炎、胆管结石或胆道蛔虫症等并发急性化脓性胆管炎时，细菌沿胆管上行、感染肝脏而形成肝脓肿；胆道疾病所致的肝脓肿常为多发性，以左外叶最多见。

2. 肝动脉　体内任何部位的化脓性病变，如急性上呼吸道感染、亚急性细菌性心内膜炎、痈等，病原菌均可能随肝动脉侵入肝脏，继而形成多发性脓肿。

3. 门静脉系统　坏疽性阑尾炎、化脓性盆腔炎、细菌性痢疾及痔核感染等均可引起门静脉属支的血栓性静脉炎及脓毒栓子脱落经门静脉系统侵入肝脏，引起散在多发性小脓肿，或融合成大脓肿。

4. 淋巴系统　肝脏毗邻部位的感染，如膈下脓肿或肾周脓肿时，细菌可经淋巴系统侵入肝脏。

5. 肝脏开放性损伤　细菌直接从伤口侵入肝脏。

6. 其他　机体免疫功能低下、隐源性感染等也是发病的重要原因。

【病理生理】

细菌侵入肝脏后，即可引起肝脏的炎症反应。在治疗不及时或机体抵抗力低下的情况下，炎症将进一步扩散，随着肝组织的感染和破坏，可形成单发或多发的脓肿。因肝脏血供丰富，大量毒素被吸收入血，从而继发脓毒血症。当脓肿转为慢性后，脓肿壁肉芽组织生长，逐渐纤维化，临床症状也随之减轻或消失。若肝脓肿未能得到有效的控制，可向膈下、腹腔、胸腔穿破，引起严重并发症。

【临床表现】

1. 症状

（1）寒战和高热　是最常见的早期症状，体温可高达 39℃~40℃，呈弛张热，伴多汗、呼吸急促、脉率增快等。

（2）肝区疼痛　由于肝迅速肿大、肝包膜膨胀和炎性渗出液的局部刺激，多数病人可出现肝区持续性胀痛或钝痛，并向右肩部放射。

（3）全身症状　由于大量毒素吸收、全身消耗量增加，病人呈严重病容，周身乏力、食欲减退、恶心、呕吐；少数病人可有腹泻、腹胀及顽固性呃逆等症状。

2. **体征**　最常见的是肝脏肿大和肝区压痛，右下胸部和肝区有叩击痛。若脓肿位于肝前下缘比较表浅部位，右上腹有明显触痛及肌紧张；巨大的肝脓肿可使右季肋呈饱满状态，甚至局限性隆起，局部皮肤呈凹陷性水肿；严重者可出现黄疸；病程较长者，常伴有贫血。

3. 并发症

①右肝脓肿：向上穿破可形成膈下脓肿；向胸内破溃时，病人可突发剧烈胸痛、寒战、高热，患侧胸壁凹陷性水肿，气管向健侧移位，胸闷、气急伴呼吸音减弱或消失；以及不明原因的缺氧或心力衰竭表现。

②左肝脓肿：可穿破心包，发生心包积液，严重者导致心包填塞。

③少数肝脓肿可穿破血管壁，引起上消化道大出血。

【辅助检查】

1. **实验室检查**　血常规检查可见血白细胞计数升高，中性粒细胞可高达90%以上，有中毒颗粒和核左移现象；有时出现贫血；肝功能检查可有轻度异常。

2. **影像学检查**

（1）X线检查　可见肝阴影增大，右膈肌抬高和活动受限。

（2）B超　能分辨肝内直径2cm的液性病灶，并明确其大小和部位。

（3）放射性核素扫描、CT、MRI 和肝动脉造影　有助于肝脓肿的定位诊断。

3. **肝脏穿刺**　可抽得黄白色、稠厚、伴有臭味的脓汁，涂片检查可发现有细菌，确诊率较高。

【治疗原则】

早诊断，早治疗，包括处理原发病，避免并发症。

1. **非手术治疗**　适用于急性期、脓肿尚未局限或多发性小脓肿者。

（1）全身支持治疗　积极给予胃肠内、胃肠外营养支持；纠正水、电解质和酸碱失衡；必要时，遵医嘱反复多次输血或人体清蛋白制剂，以改善肝功能和增强机体抵抗力。

（2）**应用抗生素**　原则为大剂量、联合应用。在未明确病原菌前，可首选青霉素、氨苄西林加氨基糖苷类抗生素；再根据细菌培养及药物敏感试验结果，选用敏感的抗生素。

（3）**穿刺引流**　单个较大的脓肿，可在 B 超引导下穿刺抽脓，并置塑料导管冲洗引流，必要时可向脓腔注入抗生素。

2. 手术治疗

（1）**脓肿切开引流术**　适用于较大的脓肿，估计有穿破可能或已穿破胸腔、腹腔；并发腹膜炎、脓胸以及胆源性胰腺炎者。常用的手术途径有经腹腔切开引流术和经腹膜外切开引流术。

（2）**肝叶切除术**　适用于病程长的慢性局限性厚壁脓肿；肝内胆管结石合并左外叶多发性肝脓肿，且该肝叶功能丧失者。

3. 中医药治疗　多与手术治疗、抗菌药配合应用，以清热解毒为主，常选用五味消毒饮或柴胡解毒汤等。

二、疾病护理

（一）术前护理

【护理评估】

1. 健康史　了解发病的急缓、病程的长短；有无化脓性肠炎、反复胆道感染及体内化脓性病史等。

2. 身体状况

（1）**局部**　有无胸闷、气急、剧烈咳嗽、右上腹钝痛或胀痛等症状；有无肝脏肿大和肝区压痛等体征。

（2）**全身**　有无寒战、高热、黄疸、营养不良和体液失衡等表现。

（3）**辅助检查**　了解白细胞计数、B 超、X 线、CT 或 MRI 等检查结果。

3. 心理和社会支持状况　评估病人对疾病、手术及可能出现并发症的心理承受能力；了解病人和家属对拟采取治疗方法及康复知识的认知程度；了解家庭对病人治疗费用的承受能力。

【常见护理诊断/问题】

1. 体温过高　与肝脓肿及大量毒素吸收有关。

2. 疼痛　与肝脓肿致肝包膜张力增加有关。

3. 营养失调：低于机体需要量　与食欲不振、全身消耗增加等有关。

4. 潜在并发症　膈下脓肿、胸腔内感染、腹膜炎、休克及上消化道大出血。

【护理措施】

1. 病情观察　密切监测生命体征和腹部体征变化，肝脓肿若继发脓毒血症、重症胆管炎或出现感染性休克征象，可危及生命，应立即抢救；注意脓肿是否破溃引起膈下脓肿、胸腔内感染、化脓性腹膜炎等严重并发症。

2. 营养支持　肝脓肿系慢性消耗性疾病，应给予高蛋白、高热量、富含维生素和膳食纤维的饮食，保证足够的液体摄入量；必要时反复多次输注鲜血或人体清蛋白制剂，以增强机体抵抗力，预防并发症。

3. **疼痛护理** 协助病人取舒适体位，以缓解疼痛；指导应用放松技巧，如按摩、深呼吸等；适当采用分散注意力的简单方法，如听音乐、数数等；遵医嘱给予镇痛药物，并注意观察药物疗效及副作用。

4. **高热护理** 给予物理降温或药物降温，并加强对体温的动态观察；遵医嘱正确合理地应用抗菌药物，观察药物的疗效及副作用；多饮水或静脉补充液体，以防病人脱水。

（二）术后护理

【护理评估】

1. **手术情况** 了解麻醉类型、手术方式及术中情况等。

2. **身体状况** 观察切口愈合、引流管情况；评估有无术后并发症的发生，如肝昏迷、肝功能衰竭等；了解肝功能恢复状况。

3. **心理和社会支持状况** 评估病人有无焦虑、猜疑或敏感等不良心理反应；病人和家属对康复计划、保健知识的认知程度。

【常见护理诊断/问题】

1. **疼痛、腹胀** 与留置各类引流管和创伤反应有关。

2. **营养失调：低于机体需要量** 与术后禁食、机体代谢率增高和分解代谢旺盛有关。

3. **知识缺乏** 缺乏术后康复、锻炼及保健知识。

4. **潜在并发症** 术后出血、切口感染等。

【护理措施】

1. **一般护理** 若病人术后生命体征平稳可改半卧位，以利于引流和呼吸；鼓励病人尽早下床活动，以利于肠功能的恢复；禁食期间，静脉补充水、电解质及各种营养物质，待肠功能恢复后可进流食，逐渐恢复正常饮食；遵医嘱及时有效地应用抗菌药物，防治感染。

2. **病情观察** 动态监测生命体征和腹部体征的变化；观察切口有无红肿、渗血、渗液等情况。

3. **引流管护理** 目的是彻底引流脓液，促进脓腔闭合。护理时应注意：①妥善固定引流管，防止扭曲、滑脱。②协助病人取半卧位，以利于引流和呼吸。③严格遵守无菌原则，每日用生理盐水多次或持续冲洗脓腔，观察和记录脓腔引流液的色、质和量；每日更换引流袋。④当脓腔引流液少于10ml时，可拔除引流管，改为凡士林纱条引流，适时换药，直至脓腔闭合。

（三）健康教育

1. **饮食指导** 鼓励病人多进食高热量、高蛋白、富含维生素和膳食纤维的食物。

2. 技能指导   指导病人及家属识别体温异常的表现，并教会高热的家庭护理方法。

第三节　原发性肝癌

一、疾病概要

肝肿瘤（tumor of the liver）分良性和恶性两种。良性肿瘤少见；恶性肿瘤分为原发性肝癌和继发性肝癌。本节重点介绍原发性肝癌的护理。

原发性肝癌（primary liver cancer）是指发生于肝细胞和肝内胆管上皮细胞的恶性肿瘤，是我国常见的恶性肿瘤之一。肝癌流行于我国东南沿海地区，以 40~49 岁男性多见，男女比例约为 2∶1。近年来发病率有增高趋势，年死亡率位居我国恶性肿瘤的第二位。

【病因】

原发性肝癌的病因和发病机制迄今未明。目前认为与肝炎病毒感染、黄曲霉素污染、饮水污染等因素有关。

1. 病毒性肝炎   临床观察显示，肝癌病人常有急性肝炎→慢性肝炎→肝硬化→肝癌的病史。研究表明，乙型肝炎表面抗原阳性者其肝癌发病的危险性 10 倍于乙肝标志物阴性者；肝癌病人合并肝硬化者达 86.7%。

2. 黄曲霉素   主要来源于霉变的玉米和花生。调查发现，我国肝癌高发于温湿地带，与进食含黄曲霉素高的面食有关。黄曲霉素能诱发动物肝癌已被证实。

3. 饮水污染   污水中已发现有数百种致癌或促癌物质，如苯并芘、氯乙烯、六氯苯和氯仿等。各种水源与肝癌发病的依次关系为：塘水 > 灌溉水 > 河水 > 井水。

【病理生理】

1. 大体类型   按全国病理协作组分类（1982 年），肝癌的大体类型可分为 4 种：

（1）结节型　最多见，常为单个或多个大小不等结节散布于肝内，肿瘤直径小于 5cm，多伴有肝硬化。

（2）巨块型　较为常见，可单发，亦可多发，肿瘤直径超过 10cm，易出血、坏死，但肝硬化程度轻微。

（3）弥漫型　最少见，结节大小均等，呈灰白色，密布全肝，肉眼难以与肝硬变相区分，病情发展迅速，预后极差。

（4）小肝癌　无临床症状的肝癌，肿瘤直径不超过 5cm。由普查血清甲胎蛋白而诊断，又叫亚临床肝癌。

2. 组织学分型   按组织病理学可分为肝细胞型肝癌、胆管细胞型肝癌和混合型肝癌三类。我国 90% 以上原发性肝癌属肝细胞型。

3. 转移途径   原发性肝癌的预后远较其他癌差，早期转移是其重要因素之一。

（1）血行转移　最常见，癌栓常经门脉系统转移到肝内或肝外。肝内转移多见；肝外转移部位最多见于肺，其次为骨、脑等。

（2）淋巴转移　主要累及肝门淋巴结，其次为腹主动脉旁淋巴结、锁骨上淋巴结等。

（3）种植转移　癌细胞脱落可发生腹腔、盆腔乃至胸腔的转移。

（4）直接蔓延　癌肿直接侵犯邻近组织、脏器，如膈肌、胸腔等。

【临床表现】

1. 症状

（1）肝区疼痛　为最常见和最主要的症状，约半数以上者以此为首发症状，多呈间歇性或持续性隐痛、刺痛或胀痛，夜间或劳累时加重；位于肝右叶顶部的癌肿累及横膈时，疼痛可向右肩背部放射。

（2）消化道症状　病人食欲减退、恶心、呕吐、腹胀、腹泻等，易被忽视。

（3）全身症状　可有原因不明的持续性低热或不规则发热，早期一般无特异性表现；晚期体重呈进行性下降，可伴有贫血、黄疸、浮肿、腹水等恶病质表现。

（4）其他症状　可有癌旁综合征的表现，如低血糖、红细胞增多症、高胆固醇血症及高钙血症；如发生肺、骨、脑等远处转移，可呈现相应部位的临床症状。

2. 体征　进行性肝肿大，为中、晚期肝癌的主要体征。右季肋区或剑突下可触及压痛性肿块，表面高低不平、质地较硬。癌肿位于肝右叶顶部者，肝浊音界上移，有时膈肌固定或活动受限，甚至出现胸腔积液。晚期病人，可伴有黄疸和腹水。

3. 并发症　主要有肝性脑病、上消化道出血、癌肿破裂出血及继发性感染等。

【辅助检查】

1. 实验室检查

（1）甲胎蛋白（AFP）测定　可用于普查，有助于发现无症状的早期病人，阳性率可达80%，是目前诊断原发性肝癌最常用、最重要的方法。

（2）血清学检查　血清碱性磷酸酶、乳酸脱氢酶的同工酶均可增高，是一种辅助性检查。

（3）肝功能及乙肝抗体系统检查　肝功能异常及乙肝表面抗原阳性常提示有原发性肝癌的发病基础，结合其他参数，有助于肝癌的确诊。

2. 影像学检查

（1）X线检查　腹部透视或摄片可见肝阴影扩大。如肝右叶顶部癌肿，可见右侧横膈抬高。

（2）B超检查　是目前肝癌定位检查中首选的一种方法。能发现直径为2~3cm或更小病变，可显示肿瘤的部位、大小、形态及肝静脉或门静脉有无栓塞等，诊断正确率可达90%。

（3）选择性腹腔动脉或肝动脉造影　选择性肝动脉造影能显示直径1cm以上的肿瘤，对直径<2.0cm的小肝癌，诊断符合率可达90%。属于创伤性检查，上述检查不能确诊时，才考虑使用。

（4）CT和MRI检查　能发现直径1.0cm左右的小肝癌，可显示肿瘤的位置、大小、数目及其与周围器官和重要血管的关系，诊断符合率达90%以上，有助于制定手术方案。

（5）放射性核素断层扫描　应用^{198}Au、^{99m}Tc、^{131}I玫瑰红、^{113m}In放射性核素跟踪肝扫描，诊断符合率达85%以上，但不易显示直径小于3cm的肿瘤。

3. 肝穿刺活组织检查　在B超引导下行细针穿刺活检，有助于明确诊断。但有出血、感染、肿瘤破裂和肿瘤沿针道转移的危险。

4. 腹腔镜探查　经各种检查均未能确诊，而临床又高度怀疑肝癌者，必要时可行腹腔镜探查，以明确诊断。

【治疗原则】

早期诊断、早期治疗，以手术治疗为主，辅以其他综合治疗。

1. 手术治疗　是目前治疗肝癌最有效的方法。小肝癌的手术切除率高达80%以上，手术死亡率低于2%，术后5年生存率可达60%~70%；大肝癌目前主张应先行综合治疗，争取二期手术。

（1）肝切除术　主要术式有肝部分切除、肝叶切除或半肝切除术等。

①适应证：一般情况尚好，能耐受手术的病人；重要脏器功能无严重障碍，肝功能代偿良好者；第一、第二肝门及下腔静脉未受侵犯者；无明显黄疸、腹水及无转移征象者。

②禁忌证：有明显黄疸、腹水、下肢浮肿、发生远处转移及全身重要器官衰竭等晚期症状者。

（2）根治性切除术后复发肝癌的手术　肝癌根治性切除术后5年复发率在50%以上。对一般情况良好、肝功能正常、病灶局限且能耐受手术者，可再次施行手术，复发性肝癌再切除是提高5年生存率的重要途径。

（3）手术探查不能切除的肝癌　采取液氮冷冻、激光气化、微波治疗等方法有一定疗效；肝动脉结扎或肝动脉栓塞术可使肿瘤缩小，还可为术后局部化疗做准备；也可经皮下植入输注泵、术后连续灌注化疗。

（4）肝移植　原发性肝癌是肝移植的适应证之一，但因远期疗效不理想，一般不考虑。

2. 非手术治疗

（1）B超引导下穿刺肿瘤行微波、射频或注射无水酒精治疗　主要适用于癌肿较小、不宜手术切除者，特别是肝切除术后早期肿瘤复发者。优点是安全、简易、创伤小，部分病人有较好的治疗效果。

（2）化学药物治疗　原则上肝癌不做全身化疗。经剖腹探查发现癌肿不能切除，或作为肿瘤姑息切除的后续治疗者，可采用经肝动脉或腹腔插管对瘤体灌注化疗药物，常用氟尿嘧啶、丝裂霉素、阿霉素、顺铂等联合应用；也可采用皮下埋藏式灌注装置（微泵）长期保留导管，以利于提高疗效，减少药物与血浆蛋白结合，降低毒副反应；还可经门静脉插管或肝动脉、门静脉双重插管化疗。

（3）放射治疗　适用于一般情况较好，肝功能尚佳，不伴肝硬化、腹水、黄疸，尚无远处转移，癌肿较局限而不能手术者，或手术切除后复发者。常用60钴、深部X线或其他高能射线照射。

（4）免疫治疗　采用非特异性主动免疫，以增强机体免疫机制，降低术后复发率，延长病人的生命。以卡介苗最常用，其他为转移因子、干扰素。

3. **中医药治疗**　根据病情，采用辨证施治、攻补兼治的原则，以改善病人全身状况，提高抗病能力，减轻化疗、放疗的不良反应。

二、疾病护理

（一）术前护理

【护理评估】

1. **健康史**　了解病人的年龄、性别、饮食习惯和生活环境等；是否居住于肝癌高发区；有无肝炎、肝硬化；有无进食含黄曲霉菌的食品，有无亚硝胺类致癌物的接触史等；家族中有无肝癌或其他肿瘤病人；有无过敏史等。

2. **身体状况**

（1）局部　了解肝脏是否肿大，有无肝区疼痛及上腹部肿块等；肿块的部位、大小，质地是否较硬，表面是否光滑；有无肝浊音界上移。

（2）全身　有无食欲下降、消瘦、贫血及恶病质表现；是否有黄疸、腹水等体征；有无肝性脑病、上消化道出血、肺炎、败血症和压疮等并发症。

（3）辅助检查　了解 AFP、B 超、CT 或 MRI 等辅助检查结果；肝及其他重要器官的功能状态。

3. **心理和社会支持状况**　评估病人和家属对手术治疗、康复知识及预后的认知程度和心理承受能力；家庭经济状况如何。

【常见护理诊断/问题】

1. **焦虑/恐惧**　与疾病诊断、畏惧手术、害怕死亡等有关。
2. **疼痛**　与肿瘤迅速生长导致肝包膜张力增加有关。
3. **营养失调：低于机体需要量**　与摄入不足、肝功能不良及肿瘤消耗有关。
4. **潜在并发症**　出血、肝性脑病等。

【护理措施】

1. **心理护理**　肝癌的诊断，无论对病人还是家庭都是重大的打击。护士通过与病人的交流和沟通，了解病人的心理变化，鼓励其表达出自己的想法与担忧，根据病人的心理反应进行情志疏导，消除负性情绪影响，增强战胜疾病的信心。

2. **减轻或缓解疼痛**　观察疼痛的部位、性质及持续时间，并根据具体情况，给予不同的止痛措施。如指导病人转移注意力、安排舒适的环境等，必要时遵医嘱给予适当的止痛药物。

3. **改善营养状况**　选择病人喜爱的食物种类，安排舒适的环境，少量多餐；给予高蛋白、高热量、高维生素饮食。必要时，提供胃肠内外营养支持或补充人体清蛋白制剂等，以纠正低蛋白血症，提高手术耐受力。

4. **并发症的预防和护理**

（1）出血　①肝硬化病人因肝脏合成的凝血因子减少及脾功能亢进而致血小板减

少；因此，术前需了解病人的血小板计数、出凝血时间及凝血酶原时间等；术前 3 天遵医嘱肌内注射维生素 K_1，以改善凝血功能，预防术中、术后出血。②癌肿破裂出血是原发性肝癌常见的并发症，告诫病人尽量避免致肿瘤破裂的诱因，如剧烈咳嗽、用力排便等致腹内压力骤升的动作。若病人突然主诉腹痛，伴腹膜刺激征，应高度怀疑肿瘤破裂出血，立即通知医生，积极配合抢救，并做好急诊手术的各项准备；对不能手术的晚期病人，可采取补液、输血、应用止血剂、支持治疗等综合方法处理。

（2）肝性脑病　术前 3 天进行肠道准备，给予口服肠道抗生素，如链霉素、卡那霉素等，以抑制肠道细菌；术前晚清洁灌肠，减少血氨的来源，预防术后肝性脑病。

（二）术后护理

【护理评估】

1. **一般情况**　了解麻醉方式、手术类型及术中出血、输血和补液情况，判断手术创伤大小及对机体的影响。

2. **身体状况**　评估切口愈合情况、引流情况、生命体征变化及肝功能状况等；是否出现肝性脑病、上消化道出血等并发症。

3. **心理和社会支持状况**　了解病人因手术导致的各种不良心理反应；病人和家属对术后康复知识的认知程度和掌握程度；家属对病人的支持和关心程度；家庭的经济状况如何等。

【常见护理诊断/问题】

1. **知识缺乏**　缺乏术后康复及肿瘤防治等方面的知识。

2. **营养失调：低于机体需要量**　与术后禁食、肿瘤消耗等有关。

3. **潜在并发症**　出血、肝性脑病、膈下积液或脓肿等。

【护理措施】

1. **一般护理**

（1）**体位**　术后 24 小时内卧床休息，避免剧烈咳嗽；术后第 2 天可协助病人取半卧位。

（2）**营养支持**　禁食期间，遵医嘱静脉补充水、电解质及各种营养物质；待肠功能恢复后逐步给予流质、半流质，直至正常饮食，以保证热量供给。术后肝功能受到不同程度的影响，术后 2 周内应适量补充血浆和人体清蛋白制剂，以改善病人的营养状况，提高机体抵抗力。

（3）**防止感染**　遵医嘱选用对肝毒性较小的抗生素，以免增加肝脏负担。

（4）**疼痛护理**　术后 48 小时，若病情允许可取半卧位，以降低切口张力，减轻或缓解疼痛；肝叶和肝脏局部切除者疼痛剧烈，应积极有效地镇痛。

2. **并发症的预防和护理**

（1）**出血**　肝脏血运丰富，术后易发生出血或创面渗血。护理上应注意：

①肝叶切除术后 24 小时内，病人需平卧位，血压平稳后可改取半卧位，避免剧烈咳嗽，一般不鼓励早期活动，以防肝断面出血。

②术后48小时内专人护理，动态地监测血压、脉搏及呼吸等变化。

③肝叶或肝局部切除术后，常规放置双腔引流管，应加强对引流液的观察。正常情况下，术日可从肝旁引流管引流出血性液体100～300ml。若血性液体逐渐增多，应警惕腹腔内出血；若短期内或持续引流出大量的血性液体，或经输血、输液病人生命体征仍不稳定时，应积极做好再次手术止血的准备；若明确为凝血机制障碍性出血，可遵医嘱输注新鲜血、凝血酶原复合物及纠正低蛋白血症等。

（2）肝性脑病　常发生于肝功能失代偿或濒临失代偿的原发性肝癌者，若出现性格行为变化，如欣快感、表情淡漠或扑翼样震颤等前驱症状时，应及时通知医生。护理应注意：

①吸氧：行半肝以上切除者，需间歇吸氧3～4天，以提高氧的供给，保护肝功能。

②避免肝性脑病的诱因：如高蛋白饮食、上消化道出血、感染、便秘等。

③减少血氨的来源：口服新霉素或卡那霉素，以抑制肠道细菌繁殖，减少氨的产生。

④降低血氨浓度：遵医嘱给予谷氨酸钾或谷氨酸钠静脉滴注；便秘者，口服乳果糖，促使肠道内氨的排出。

（3）膈下积液或脓肿　是肝切除术后严重的并发症之一。主要因术后引流不畅或引流管拔除过早，致使残肝旁积液、积血，或肝断面坏死组织及渗漏胆汁积聚造成膈下积液，若继发感染则可形成膈下脓肿。护理应注意：

①加强引流管护理：妥善固定，避免受压、扭曲和折叠，保持引流通畅；严格遵守无菌原则，每天更换引流瓶，观察并记录引流液的色、质、量；若引流量逐日减少，一般在术后3～5天拔管。

②病情观察：术后1周左右，若病人体温正常后再度升高或体温持续不降，伴有上腹部或右季肋部胀痛、呃逆、脉快、白细胞增多、中性粒细胞达90%以上等表现时，应疑有膈下积液或膈下脓肿。

③脓肿引流护理：若已形成膈下脓肿，必要时协助医生行B超或超声引导下穿刺抽脓；穿刺后留置引流管者，应加强冲洗和吸引。

④遵医嘱应用抗菌药物，并加强支持治疗。

3. 肝动脉插管化疗病人的护理

（1）插管前护理　向病人解释肝动脉插管化疗的目的及注意事项；术前禁食4小时，备好一切所需物品及药品。

（2）预防出血　术后嘱病人平卧位，穿刺处沙袋压迫1小时，穿刺侧肢体制动6小时。注意观察穿刺侧肢体皮肤的色泽、温度及足背动脉搏动情况，穿刺点有无出血现象。

（3）留置导管护理　妥善固定和维护导管；严格遵守无菌原则，每次注药前消毒导管，注药后用无菌纱布包扎，防止发生逆行性感染；为防止导管堵塞，注药后用肝素稀释液2～3ml（25U/ml）冲洗导管；治疗期间需密切观察生命体征和腹部体征，若有异常情况，立即通知医生进行处理。

（4）病情观察　化疗期间多数病人可出现发热、肝区疼痛、恶心、呕吐、心悸及不同程度的白细胞数减少。症状严重者，药物减量；白细胞计数 $< 4 \times 10^9/L$，暂停化疗。

（5）拔管后护理　拔管后加压压迫穿刺点 15 分钟，卧床 24 小时，防止局部形成血肿。

（三）健康教育

1. 疾病预防　对肝功能失代偿者，应保持大便通畅，以减少血氨的吸收；晚期肝癌伴肝硬化者，忌辛辣、咖啡、浓茶等刺激性食物，以免诱发出血。

2. 自我护理　在病情和体力许可的情况下，指导病人进行适量运动，但切忌过量、过度活动；选择营养丰富、清淡、易消化的食物，少量多餐；伴水肿或腹水者，严格控制水和钠盐的摄入。

3. 出院指导　定期复诊，若出现黄疸、腹水、出血倾向、体重减轻等应及时就诊。

案例讨论 17

病人，男性，56 岁，既往体健，3 个月来上腹饱胀，食欲下降。右上腹钝痛 2 月余。B 超显示：肝右叶门区占位病变，直径约 7.2cm，有少量腹水。肝功能检查：ALT 352U/L，A/G 3.5 : 2.78，AFP 阳性，入院治疗。病人情绪紧张，烦躁不安，反复询问是否患上癌症。

问题：1. 最可能的医疗诊断是什么？

2. 此病人最适宜的治疗方法是什么？

3. 若行肝叶切除术，术后的护理要点有哪些？

第二十三章　胆道疾病病人的护理

第一节　解剖和生理概述

一、解剖概要

胆道系统分肝内和肝外两大系统，包括肝内胆管、肝外胆管、胆囊以及 Oddi 括约肌等。胆道系统起于肝内毛细胆管，开口于十二指肠乳头（图23 - 1）。

（一）肝内胆管

起始于肝内毛细胆管，逐级汇合成小叶间胆管、肝段、肝叶胆管和肝内左右肝管。其行径与肝内动脉、门静脉分支基本一致，三者由同一结缔组织鞘包裹。

（二）肝外胆管

包括肝左管、肝右管、肝总管、胆囊和胆总管。

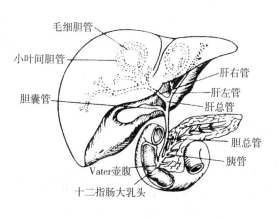

图23 - 1　肝内、肝外胆道系统

1. 肝左管、肝右管和肝总管 肝内左、右肝管出肝后形成肝外左、右肝管。左肝管较细，长 2.5~4cm；右肝管较粗，长 1~3cm，两者在肝门下方汇合成肝总管，肝总管位于肝、十二指肠韧带内，长 2~4cm，直径为 0.4~0.6cm，其下端与胆囊管汇合成胆总管。

2. 胆总管 起于肝、十二指肠韧带内，开口于十二指肠乳头，长 7.0~9.0cm，内径 0.6~0.8cm。根据胆总管的走行和毗邻关系，可分十二指肠上段、十二指肠后段、胰腺段、十二指肠壁内侧段四部分。有 80%~90% 的人胆总管和胰管汇合形成一个共同的通道，并膨大形成乏特（Vater）壶腹，周围有 Oddi 括约肌包绕，控制和调节胆汁、胰液的排放，有防止十二指肠内容物反流的作用。

3. 胆囊 位于肝脏脏面的胆囊窝内，外观呈长梨形，长 8.0~12.0cm，宽 3.0~5.0cm，容积 40~60ml，分底、体、颈、管四部分。底部圆钝，为盲端；体部向上弯曲形成胆囊颈，颈上部呈囊性膨大，称 Hartmann 袋，是胆囊结石常滞留的部位；胆囊管由胆囊颈延伸形成，成锐角与肝总管汇合。胆囊管、肝总管和肝脏下缘之间的三角区域称胆囊三角（Calot 三角），胆囊动脉一般经过此三角，因此胆囊三角是胆囊手术中寻找胆囊动脉的标志。

二、生理概要

胆道系统具有分泌、贮存、浓缩和输送胆汁的功能。

1. 胆汁的生成、分泌和代谢

（1）胆汁的生成和成分 正常成人肝细胞、胆管每日分泌胆汁 800~1200ml，其中约 3/4 由肝细胞分泌。胆汁中 97% 是水，其余成分包括胆汁酸、胆盐、胆色素、胆固醇、磷脂酰胆碱、脂肪酸、酶类、电解质和刺激因子等。

（2）胆汁的生理功能 胆汁具有乳化脂肪，促进脂肪、胆固醇和维生素 A、维生素 D、维生素 E、维生素 K 的吸收，抑制肠内致病菌生长和内毒素生成，刺激小肠和结肠蠕动，中和胃酸等生理功能。

（3）胆汁分泌的调节 受神经内分泌的调节，迷走神经兴奋、促胰液素、胃泌素、胰高糖素、肠血管活性肽等可促进胆汁分泌；交感神经兴奋，胆汁分泌减少。

（4）胆汁的代谢 胆汁酸（盐）由胆固醇在肝内合成后随胆汁分泌至胆囊内贮存并浓缩。进食时，胆盐随胆汁排至肠道，其中约 95% 的胆盐被肠道重吸收入肝，以保持胆盐池的稳定，称为肝肠循环。正常胆汁中的胆盐、磷脂酰胆碱、胆固醇按一定比例形成微胶粒溶液。若三者比例失调，则易使胆固醇析出形成结石。胆红素在肝内与葡萄糖醛酸结合成为可溶性的结合胆红素，当胆道感染时，大肠杆菌所产生的 β - 葡萄糖醛酸酶将结合性胆红素水解为非结合性胆红素，后者易与钙结合形成胆红素钙，促发胆色素结石形成。

2. 胆管、胆囊的生理功能

（1）胆管 具有输送胆汁至胆囊及十二指肠的功能。肝细胞分泌的胆汁，经肝内胆管、肝左管、肝右管、肝总管、胆囊管流入胆囊内贮存；进食后，尤其进食高脂肪食物，胆囊收缩，肝胰壶腹括约肌舒张，胆囊内的胆汁经胆囊管、胆总管、肝胰壶腹、十二指肠大乳头，排入十二指肠。此外，毛细胆管在调节胆汁的流量和成分方面起着重要作用。

（2）胆囊 具有浓缩、储存、排出胆汁和分泌的功能。

①浓缩和储存胆汁：胆囊黏膜有很强的吸收水和电解质的功能，可将胆汁中约90%的水分吸收，使之浓缩5~10倍并储存于胆囊。

②排出胆汁：胆汁的排放受神经因素和体液因素（胃肠道激素和代谢产物等）的调节，通过胆囊平滑肌收缩和Oddi括约肌松弛而实现，胆汁排放时间的长短和数量与所进食物的种类和质量有关。当胆囊炎症或Oddi括约肌功能失调时，胆汁排出障碍，使胆汁瘀滞，固体成分沉淀，是结石形成的因素之一。

③分泌功能：胆囊黏膜每日可分泌黏液约20ml，主要成分是黏蛋白，具有保护和润滑胆囊黏膜的功能。

第二节 胆道疾病的特殊检查和护理

一、B超检查

B超是诊断胆道疾病的首选方法。胆囊结石诊断的准确率高达95%以上；对肝外胆管结石诊断的准确率亦可达到80%左右；根据胆管有无扩张、扩张部位及程度可对黄疸原因进行定位和定性诊断；亦可在手术中检查胆道并引导手术取石，以减少术后残余结石的发生率。

护理：①检查前准备：胆囊检查前，常规禁食8小时以上，前1天晚餐进清淡素食，以保证胆囊和胆管内胆汁充盈，减少胃肠道内容物和气体的影响；肠道气体过多者，可服缓泻剂或灌肠排便后再检查，以减少气体干扰。②检查中护理：检查时多取仰卧位；左侧卧位有利于显示胆囊颈及肝外胆管；胆囊位置较高者可取半坐卧位。③B超检查应安排在钡餐造影和内镜检查之前或钡餐检查3日后、胆系造影2天后进行。

二、放射学检查

（一）腹部X线平片

大多数结石在平片上不显影，约15%的胆囊结石可显影，因其显影率低，故不作为常规检查手段。

（二）口服胆囊造影（oral cholecystography，OC）

口服碘番酸经肠道吸收后入肝，并随胆汁进入胆囊，含有造影剂的胆汁使胆囊在X线下显影，用于检查胆囊有无结石、蛔虫及肿瘤等，也可观察胆囊的形态与功能；进食高脂肪餐后，可观察胆囊的收缩情况。急性胆囊炎、严重肝功能损害者禁用此法；准备及检查过程中禁服泻剂，以免妨碍造影剂的吸收和显影。因检查结果易受多种因素的影响，近年来已逐渐被 B 超检查所取代。

（三）静脉胆道造影（intravenous cholangiography，IVC）

造影剂（30% 胆影葡胺）经静脉输入体内后随肝脏分泌的胆汁排入胆道，使胆道在 X 线下显影，用于检查胆道系统有无结石、梗阻、肿瘤及蛔虫等，亦可观察胆囊、胆道的形态及功能。对造影剂过敏、急性胆囊炎、严重肝功能损害及甲状腺功能亢进者禁用此法。护理：检查前一日午餐进脂肪餐（胆囊已切除者进普食），晚餐后口服缓泻剂，检查日晨禁食。由于此法显影率较低，现已基本被内镜逆行胰胆管造影、经皮肝穿刺胆管造影等方法取代。

（四）经皮肝穿刺胆管造影

经皮肝穿刺胆管造影（percutaneous transhepatic cholangiography，PTC）是在 X 线透视或 B 超引导下，利用特制穿刺针，在病人右腋中线第 6～8 肋间经皮肤穿刺进入胆管，再将造影剂直接注入胆道，可清晰地显示肝内、外胆管和梗阻部位。该法为有创检查，可并发胆漏、出血及感染等，必须严格掌握适应证和禁忌证。

1. 适应证　适用于原因不明的梗阻性黄疸而 ERCP 失败者；术后黄疸，疑有残余结石或胆管狭窄者；B 超提示有肝内胆管扩张者。

2. 禁忌证　心肺功能不全、凝血时间异常、急性胆道感染及碘过敏者。

3. 护理

（1）检查前准备　预防性地应用抗生素；做碘过敏试验；监测凝血酶原时间及血小板计数；术前 1 日晚口服缓泻剂或灌肠，术日晨禁食。

（2）检查中护理　根据穿刺位置采取相应的体位；指导病人保持平稳呼吸，避免屏气或做深呼吸。

（3）检查后护理　术后平卧 4～6 小时，监测生命体征及腹部体征变化，注意穿刺点有无出血；置管引流者，应维持有效引流，并注意观察引流液的颜色、性状及数量；遵医嘱应用抗生素及止血药物。

（五）内镜逆行胰胆管造影

内镜逆行胰胆管造影（endoscopic retrograde cholangiopancreatography，ERCP）是在纤维十二指肠镜直视下，通过十二指肠乳头将导管插入胆管或胰管内，注入显影剂行逆行造影，检查胆道梗阻部位及诊断胆道系统和胰管的病变；也可用于治疗或取材做活检。

1. 适应证　用于胆道疾病伴黄疸；疑为胆源性胰腺炎、胆胰或壶腹部肿瘤；先天性胆胰异常者。

2. 禁忌证　急性胰腺炎、碘过敏者禁做此项检查。

3. 护理

（1）检查前准备　检查前 15 分钟注射地西泮 5～10mg、东莨菪碱 20mg。

（2）检查中护理　插内镜时，嘱病人做深呼吸；造影过程中，若出现异常情况应立即停止操作，并注意观察给予相应的处理。

（3）检查后护理　造影后2小时方可进食；遵医嘱预防性地应用抗生素；因该项检查可诱发急性胰腺炎、胆管炎等并发症，故造影后3小时内及第2日晨各检测血清淀粉酶1次，并注意观察病人的生命体征和腹部情况，发现异常及时处理。

（六）术中及术后胆管造影

胆道手术中，可经胆囊管插管至胆总管或经T形引流管做胆道造影，了解胆道有无残余结石、异物及通畅情况；术后拔除T管前，应常规行T管造影，检查胆总管与肠吻合口是否通畅。

护理：造影前嘱病人排便，必要时给予灌肠。造影时先将T管内的气体抽出，再缓慢注入造影剂（避免过冷）。造影后应开放T管引流24~48小时，以排出造影剂；必要时遵医嘱应用抗生素。

（七）电子计算机体层扫描、核磁共振成像

电子计算机体层扫描（computed tomography，CT）、核磁共振成像（magnetic resonance imaging，MRI）对胆道系统和肝脏、胰脏等占位性病变能作出较准确的判断，但对含钙较少的结石诊断率较低。

护理：①CT检查：检查前2天进少渣饮食；检查日禁食4小时；检查前30分钟口服1.5%~3%泛影葡胺溶液500~800ml，以充盈胃和小肠的中上段。检查前给予解痉剂，以减少胃肠道蠕动，保证图像的清晰度。备好急救器械及药品，以备注射造影剂引起的过敏反应或休克时抢救使用。

②MRI检查：向病人解释检查过程中会有噪声，让其做好心理准备；嘱病人取下一切金属物品，如义齿、发夹、戒指、耳环、手表、硬币等，以免造成金属伪影而影响成像质量；手机、磁卡、信用卡亦不能带入检查室；幼儿、烦躁不安及幽闭恐惧症者，检查前可给予镇静剂，如地西泮或水合氯醛等。

（八）核素扫描检查

适用于肝内、肝外胆管及肝脏病变的检查，如肝内胆管结石、急慢性胆囊炎、胆道畸形、胆道术后观察以及黄疸的鉴别诊断。

护理：胆囊检查前可进食少量素食早餐，不宜进高脂肪餐；拟诊为急性胆囊炎者，应禁食2小时以上，必要时行灌肠后再做检查。

三、纤维胆道镜检查

纤维胆道镜检查（fibro-choledochoscope examination）用于协助诊断和治疗胆道结石，了解胆道有无狭窄、畸形、肿瘤和蛔虫等；也可在胆道镜直视下行取石术或取活组织行病理学检查。

（一）术中胆道镜

术中胆道镜（intraoperative choledochoscopy，IOC）是通过胆总管切口或胆囊切口经胆囊管插入胆道镜进行检查和治疗，可了解胆道有无结石、肿瘤、畸形、狭窄或蛔虫等；也可了解胆囊取石术后有无残留结石。操作过程中应及时协助吸尽溢出的胆汁和腹腔内渗出物，防止发生并发症。

（二）术后胆道镜

术后胆道镜（postoperative choledochoscopy，POC）是经T管窦道或皮下空肠盲袢插入纤维胆道镜进行检查和治疗。适用于胆道术后疑有残余结石、胆道出血、狭窄、肿瘤及蛔虫等；胆道冲洗或灌注药物。严重心功能不全、胆道感染、有出血倾向者禁做此项检查。

第三节　胆石病

胆石病（cholelithiasis）指发生在胆囊和胆管的结石，是胆道系统的常见病、多发病。随着社会老龄化，饮食结构及生活习惯的改变，发病率明显增高。女性发病率高于男性；胆囊结石发病率高于胆管结石；胆囊结石城市高于农村，胆管结石则农村高于城市。

【病因】

目前多数学者认为，胆石症主要与胆道感染和代谢异常等因素有关。

1. **胆道感染**　细菌的某些代谢产物，特别是大肠杆菌产生的β葡萄糖醛酸酶，使可溶性的结合胆红素水解为游离胆红素，后者与钙结合形成胆红素钙，进而积聚、沉淀，形成胆色素结石。

2. **胆管异物**　虫卵、坏死组织的碎屑等可成为结石的核心，形成结石。

3. **胆道梗阻**　胆囊炎症或Oddi括约肌功能失调时，引起胆道梗阻，胆汁瘀滞，固体成分沉淀，形成胆色素结石。

4. **代谢异常**　在正常胆汁中，胆固醇、胆盐与卵磷脂按一定的比例组成混合性微胶粒溶液。

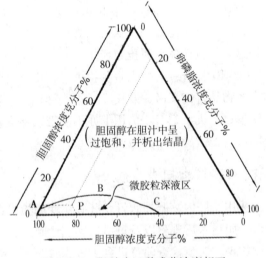

图23-2　胆汁中三种成分浓度相互
关系的三角坐标

1968年Admirand和Small用等边三角形坐标代表胆汁中三种主要成分的浓度，三者的任何浓度比例的聚合点都可在三角坐标范围内标记出。凡聚合点落在微胶粒溶液区内者，胆固醇呈次饱和状态，属于正常胆汁；如果聚合点落在区外，胆固醇则呈过饱和状态，可沉淀析出结晶，从而形成结石（图23-2）。任何促使胆固醇浓度增高或胆盐成分减少的因素都可影响胆汁的微胶粒状态，从而促使胆固醇结石的形成。

5. 致石基因及其他因素　近年来的研究表明，胆囊结石的发生可能与多种尚未确定的基因及环境因素相互作用有关。如在胆固醇结石易感基因（Lith 基因）的作用下，缩胆囊素（CCK）受体表达被抑制甚至错误，使胆囊动力受损导致胆囊排空障碍。肥胖、短期内体重迅速下降、妊娠期、生长抑素、糖尿病及肝硬化等均为结石的危险因素。

【分类】

根据结石组成成分的不同分为三类（图 23 - 3）。

1. 胆固醇结石　以胆固醇为主要成分，约占结石总数的 50%，其中 80% 发生于胆囊内。外观呈白黄、灰黄或黄色，质硬，形状大小不一，呈多面形、椭圆，呈粒状。表面光滑，切面纹络呈放射状排列。X 线检查多不显影。

2. 胆色素结石　以胆色素为主要成分，约占结石总数的 37%，其中 75% 发生于胆管。外观呈棕黑色或棕褐色，形状可为粒状或长条状，大小不一，质软易碎，松软不成形者称为泥沙样结石。剖面呈层状，可有或无核心。X 线检查常不显影。

3. 混合性结石　主要由胆红素、胆固醇、钙盐等混合而成，占结石总数的 6%，其中 60% 发生于胆囊，其余在胆管。根据所含成分比例的不同，呈现不同的形状和颜色，质地稍硬。结石剖面呈层状，有的中心呈放射状而外周呈层状。因结石含钙盐较多，X 线检查常显影。

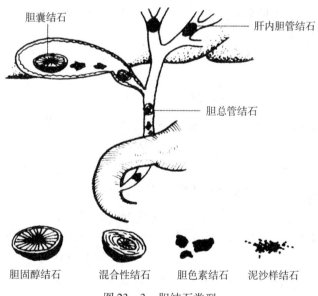

图 23 - 3　胆结石类型

一、胆囊结石

【病因】

胆囊结石主要为胆固醇结石或以胆固醇为主的混合性结石，其成因十分复杂，目前多数学者认为其主要与胆道感染、代谢异常和收缩排空功能减退有关，这些因素引起胆汁的成分和理化性质发生变化，使胆汁中的胆固醇呈过饱和状态，沉淀析出、结晶而形成结石。其他如致石基因、促成核因子、雌激素及其水平亦可能与胆囊结石的形成有关。

【病理生理】

根据胆囊内结石的大小、嵌顿与否及感染的严重程度，可有不同的病理变化。

进油腻食物及饱餐后引起胆囊收缩，或睡眠时体位改变致结石移位并嵌顿于胆囊颈部而导致胆汁排出受阻，胆囊强烈收缩而发生胆绞痛。较大的结石长时间嵌顿和压迫胆囊壶腹部或颈部，尤其是解剖学变异导致胆囊管与胆总管平行者，可引起胆囊胆管瘘或肝总管狭窄，临床可出现胆囊炎、胆管炎或梗阻性黄疸，称为 Mirizzi 综合征；也可经胆囊十二指肠瘘进入小肠，引发胆石性肠梗阻。较小的结石可经过胆囊管排入胆总管形成继发性胆管结石；进入胆总管的结石，在通过胆总管下端时可损伤 Oddi 括约肌或嵌顿于壶腹部引起胆源性胰腺炎。此外，结石与炎症反复刺激胆囊黏膜可诱发胆囊癌。胆囊结石长期嵌顿而未合并感染时，积存于胆囊的胆汁中的胆红素被胆囊黏膜吸收，加上胆囊分泌的黏液而形成胆囊积液。积液呈无色透明，称为白胆汁。

【临床表现】

约 30% 左右的胆囊结石病人可终身无症状，仅于体检或手术时发现的结石，称为静止性结石。症状出现与否与结石的大小、部位、是否合并感染、梗阻及胆囊的功能有关。单纯性胆囊结石、无梗阻和感染时常无临床症状或仅有轻微的消化系统症状。当胆囊结石嵌顿时，可出现下列症状和体征。

1. 症状

（1）胆绞痛　是典型症状。表现为突发的右上腹阵发性剧烈疼痛，可向右肩部、肩胛部或背部放射，随呼吸而加重。常发生于饱餐、进油腻饮食后或睡眠时。

（2）消化道症状　多数病人伴有上腹部饱胀不适、恶心、呕吐、嗳气、呃逆等，常被误诊为"胃病"。

（3）中毒症状　根据胆囊炎症反应的程度，病人表现出不同程度的体温升高、脉搏加速等感染征象，严重者可出现感染中毒症状。

2. 体征　有时可在右上腹部触及肿大的胆囊，可有右上腹部压痛。若继发感染，右上腹部可有明显压痛、反跳痛或肌紧张。检查者将左手平放于病人右肋部，拇指置于右腹直肌外缘与肋弓交界处，嘱病人缓慢深吸气，使肝脏下移。若病人因拇指触及肿大的胆囊引起疼痛而突然屏气，称为 Murphy 征阳性，是典型体征。

【辅助检查】

1. 实验室检查　血常规检查可显示白细胞计数和中性粒细胞比例升高。

2. 影像学检查　B 超检查可见胆囊内结石；口服法胆囊造影可显示胆囊内充盈缺损；CT 及 MRI 检查亦能显示结石，但价格昂贵，故临床不作为常规检查。

【治疗原则】

1. 手术治疗　切除胆囊是治疗胆囊结石的首选方法。

（1）适应证　①病程超过5年，年龄在50岁以上的女性病人。②胆囊造影时胆囊不显影。③B超提示结石直径超过2cm，胆囊局限性增厚。④结石嵌顿于胆囊颈部。⑤胆囊萎缩或瓷样胆囊。

（2）手术方式　根据病情选择开腹胆囊切除术或腹腔镜胆囊切除术。

1）腹腔镜胆囊切除术（laparoscopic cholecytecys-tectomy，LC）：是指在电视腹腔镜监视下，通过腹壁的4个小戳孔（图23-4），将带有光导纤维的腹腔镜配套手术器械插入腹腔而实施的胆囊切除术，是一种微创手术，具有创伤小、痛苦轻、瘢痕小、恢复快等优点，在全世界已得到迅速普及。其手术适应证与开腹胆囊切除术基本相同，但还不能完全取代开腹胆囊切除术，尤其当腹腔镜探查发现胆囊周围严重粘连时，应及时中转开腹手术。

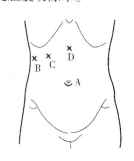

图23-4　"四孔法"胆囊切除术的"四孔"

禁忌证：①既往有腹部手术史，腹腔广泛而严重粘连者。②合并妊娠者。③合并胆管狭窄、胆肠瘘者。④腹腔内严重感染者。⑤凝血功能障碍及出血倾向者。⑥疑有胆囊癌变者。

2）开腹胆囊切除术：行开腹胆囊切除术时，若遇下列情况应同时行胆总管探查术：①既往有胰腺炎、梗阻性黄疸等病史。②术前检查发现胆总管有结石或扩张。③术中发现胆总管扩张或管壁增厚。④术中扪及胆总管内有结石、蛔虫或肿块。⑤术中胆总管穿刺抽出脓性或血性胆汁或胆汁内有泥沙样胆色素颗粒。⑥术中胆道造影提示胆总管结石。

2. 非手术治疗

（1）病情较轻者　遵医嘱给予禁食、胃肠减压、静脉补液、记出入水量；应用抗生素控制感染，适当给予解痉剂和镇痛剂。

（2）伴严重心血管疾患不能耐受麻醉、手术者　在上述治疗基础上，加强营养支持，待病情缓解后可考虑溶石疗法，但疗效不确切。

二、胆管结石

【病因与分类】

胆管结石的主要原因包括胆汁瘀滞、细菌感染和脂类代谢异常。肝外胆管结石的形成除上述原因外，胆道内异物，如蛔虫的虫卵、尸体亦可成为结石的核心；胆囊内结石或肝内胆管结石在某些因素作用下进入肝外胆管，引起继发性肝外胆管结石。

根据病因不同，分为原发性和继发性胆管结石。在胆管内形成的结石，称为原发性胆管结石，以胆色素结石或混合性结石为主。胆管内结石来自于胆囊结石者称为继发性胆管结石，以胆固醇结石多见。

根据结石所在的部位，可分为肝外胆管结石和肝内胆管结石，肝管分叉部以下者为肝外胆管结石，肝管分叉部以上者为肝内胆管结石。

【病理生理】

胆管结石所致的病理生理改变与结石的部位、大小及病史的长短有关。

1. 肝外胆管结石

（1）胆管梗阻 多为不完全性梗阻。梗阻近端的胆管呈现不同程度扩张、管壁增厚、胆汁瘀积在胆管内。

（2）继发性感染 胆道完全梗阻时，胆管内压升高，管壁充血、水肿、黏膜形成溃疡，胆管内致病菌迅速生长繁殖，管腔内充满脓性胆汁，脓性胆汁和细菌逆行入肝窦，大量细菌和毒素进入血循环，并发脓毒症和胆道大出血。

（3）肝细胞损害 胆道化脓性炎症可致肝细胞坏死或肝脓肿形成；长期胆汁瘀积、继发感染可致肝细胞变性、坏死，肝小叶结构破坏，最终导致胆汁性肝硬化和门脉高压症。

（4）胆源性胰腺炎 当结石嵌顿于胆总管壶腹部时，使胰液排出受阻甚至逆流，可引起胰腺炎。

2. 肝内胆管结石 常与肝外胆管结石并存。除具备肝外胆管结石的病理改变外，还有肝内胆管狭窄、胆管炎及肝纤维组织增生、硬化、萎缩，甚至癌变。

【临床表现】

取决于胆道有无梗阻、感染及其程度。当结石阻塞胆管并继发感染时可致典型的胆管炎症状，即腹痛、寒战高热和黄疸，称为 Charcot 三联症。

1. 肝外胆管结石

（1）腹痛 发生于剑突下或右上腹，开始呈闷胀痛，继而转为阵发性刀割样绞痛。疼痛向右后肩背部放射，伴有恶心、呕吐等症状。主要是结石嵌顿于胆总管下端或壶腹部刺激胆管平滑肌、引起 Oddi 括约肌痉挛所致。

（2）寒战、高热 多发生于剧烈腹痛后，体温可高达39℃～40℃，呈弛张热，系胆管梗阻继发感染后引起的全身性中毒症状。

（3）黄疸 系胆管梗阻后胆红素逆流入血所致。黄疸的程度取决于胆管梗阻的程度及是否并发感染等，若梗阻不完全或结石有松动，则黄疸程度轻，且呈波动性；完全性梗阻者，则黄疸呈进行性加深，可有尿色变黄和皮肤瘙痒等症状。

（4）消化道症状 多数病人有上腹隐胀不适、呃逆、嗳气、厌食油腻食物等。

2. 肝内胆管结石 常与肝外胆管结石并存，其临床表现与肝外胆管结石相似。当胆管梗阻和感染局限在部分肝叶、段胆管时，病人可无症状或仅有轻微的肝区和患侧胸背部胀痛。若合并感染而未能及时治疗并发展为叶、段胆管积脓或肝脓肿时，病人可出现消瘦、体弱、乏力等表现。部分病人可有肝大、肝区压痛和叩痛等体征。

【辅助检查】

1. 实验室检查 血常规检查可见白细胞计数及中性粒细胞比例明显升高；尿常规检查可见尿胆红素升高，尿胆原降低甚至消失；粪常规检查可见粪中尿胆原减少。血清胆红素、转氨酶和碱性磷酸酶升高。

2. 影像学检查 B超检查显示胆管内结石影，近端胆管扩张。PTC、ERCP或MRCP等检查可显示梗阻部位、程度、结石大小和数量等。

【治疗原则】

以手术治疗为主。原则为取除结石，解除梗阻或狭窄，去除感染灶。

1. **手术治疗**

（1）肝外胆管结石 手术方式有：①胆总管切开取石加"T"形管引流术（图23-5）：用于单纯性胆管结石，胆管上、下端通畅，无狭窄或其他病变者；若有胆囊结石，同时行胆囊切除术。②胆总管空肠 Roux - en - Y 吻合术：适用于胆总管扩张≥2.5cm，下端梗阻且难以用手术方法解除；胆管内泥沙样结石，不易手术取尽者。③Oddi 括约肌成形术：适应证同胆总管空肠吻合术，尤其是胆总管扩张程度较轻不宜行胆肠内引流术者。④经内镜 Oddi 括约肌切开取石术：适用于胆石嵌顿在壶腹部或胆总

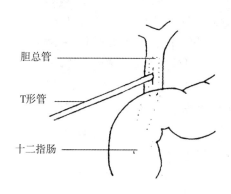

胆总管

T形管

十二指肠

图 23 - 5 T 形管引流

管下端良性狭窄及 Oddi 括约肌功能障碍者，特别是已行胆囊切除者。

（2）肝内胆管结石 手术方式有：①肝叶切除术：用于反复发作的肝内胆管结石，病变局限于某一肝叶且已萎缩而结石无法取出者。②高位胆管切开取石：用于远离肝门又可在肝表面触及的表浅结石及泥沙样结石。③胆肠内引流：用于高位胆管切开取石术后，以引流残留结石、预防结石复发及胆管再度狭窄。④去除肝内感染性病灶。

2. **非手术治疗**

（1）一般治疗 胆管结石并发感染症状较轻时，遵医嘱给予禁饮食、胃肠减压、静脉补液、并记录出入水量；应用抗生素、解痉剂、镇静剂及保肝药等；待症状控制后再择期手术。

（2）取石、溶石 术后胆管内残留结石者，可经 T 形管窦道行纤维胆道镜取石。对于难以取净的结石，可经 T 管灌注药物溶石。

3. **中医药治疗** 在手术治疗的基础上，可配合应用消炎利胆类中药或中药排石汤，疏肝利胆，清除结石。常用胆道排石汤以金钱草、木香、枳壳、黄芩、大黄等药为主，随病证加减。针刺、耳针也有一定的疗效。

三、胆石病病人的护理

（一）术前护理

【护理评估】

1. **健康史** 了解病人的年龄、性别、饮食习惯及营养状况等；疼痛发生的时间、部位、性质，与进食的关系，与腹痛加剧或缓解相关的因素；有无反酸、嗳气、饱胀或因此而引起腹痛发作史；既往有无胆石症、胆囊炎及黄疸等病史。

2. **身体状况**

（1）局部 有无胆绞痛；右上腹有无压痛、反跳痛或肌紧张；Murphy 征是否阳性等。

（2）全身　有无恶心、呕吐、腹胀等消化系统症状；有无体温升高、血压下降及脉搏加快等感染中毒症状。

（3）辅助检查　包括胆道系统特殊检查和重要脏器功能的检测。

3. 心理和社会支持状况　了解病人对疾病、治疗方法及康复知识的认知程度和掌握程度；病人和家属对拟采取的手术方式、疾病预后的期望程度。

【常见护理诊断/问题】

1. 疼痛　与结石嵌顿致胆道梗阻、感染及 Oddi 括约肌痉挛有关。

2. 营养失调：低于机体需要量　与发热、恶心呕吐、食欲不振及感染等有关。

3. 体温过高　与胆道感染、炎症反应有关。

4. 知识缺乏　缺乏有关非手术治疗、术前准备方面的知识。

5. 有皮肤完整性受损的危险　与胆盐沉积致皮肤黄疸、瘙痒有关。

【护理措施】

1. 心理护理　护士应主动与病人沟通，解释说明手术的必要性和重要性，鼓励病人表达自身感受，并根据实际情况给予针对性的心理护理，以利于病人积极配合治疗和护理。

2. 病情监测　动态监测生命体征、腹部体征及重要脏器的功能状态。若出现腹痛加剧、范围加大、血压迅速下降等应考虑病情加重，立即通知医生，并积极配合处理。

3. 疼痛护理　①指导病人进清淡饮食，忌油腻食物；病情严重者，予以禁饮食、胃肠减压，以减轻腹痛和腹胀。②协助病人取半卧位，以放松腹部肌肉；指导病人进行有节律的深呼吸，减轻或缓解疼痛。③注意观察疼痛的部位、性质、程度、诱因、缓解和加重的因素，以及与饮食、体位、睡眠的关系。④遵医嘱应用解痉剂，以扩张胆管，使胆汁得以引流，从而减轻梗阻，降低胆道压力；明确诊断后可应用镇痛剂。

4. 营养支持　禁食期间，静脉补充水、电解质及各种营养素；必要时，遵医嘱静脉输入血浆或人体清蛋白制剂，提高对手术的耐受力，预防或减少术后并发症的发生。

5. 高热护理　给予物理降温、药物降温；遵医嘱应用抗生素，控制感染。

6. 皮肤护理　因胆盐沉积刺激皮肤可引起瘙痒，应告知病人相关知识，不可用手搔抓，防止抓破皮肤；可用温水清洗或炉甘石洗剂搽拭局部，以利止痒；必要时，遵医嘱应用抗组胺药物止痒。

7. 术前准备　术前常规留置胃管、尿管；拟行胆肠吻合术者，术前应进行肠道准备，以防术后腹胀、感染。

（二）术后护理

【护理评估】

1. 手术情况　了解麻醉类型、手术方式；术中失液量、补液量；手术过程是否顺利等情况。

2. 身体状况　①动态评估血压、脉搏和呼吸的变化。②局部切口有无渗血、渗液、感染及愈合不良等并发症。③引流管的部位及数目；引流管是否通畅；引流液颜色、性状和数量。

3. 心理和社会支持状况　了解病人对手术治疗的期望程度和心理承受能力；病人和家属对术后康复计划的认知程度；家庭经济支撑状况等。

【常见护理诊断/问题】

1. **焦虑/恐惧**　与担心病变程度、病理性质、手术预后有关。

2. **知识缺乏**　缺乏术后康复、锻炼及保健知识。

3. **疼痛**　与手术创伤、留置引流管及并发胆瘘等有关。

4. **有皮肤完整性受损的危险**　与术后胆汁渗漏、长期卧床有关。

5. **潜在并发症**　出血、感染及胆瘘等。

【护理措施】

1. **心理护理**　护士应根据病人术后的具体情况及出现不适的原因，做好解释疏导工作，减轻或消除病人不良的心理反应，增强其战胜疾病的信心，积极主动地配合术后的治疗及护理。

2. **一般护理**　①麻醉清醒后，若生命体征平稳，可取半卧位，以利引流，减轻切口疼痛；术后宜尽早下床活动，以利于肠功能的恢复。②禁食期间，遵医嘱静脉补充水、电解质及各种营养物质；待肠功能恢复后，可进流食，逐步过渡到正常饮食。③遵医嘱应用抗生素，防治感染。

3. **病情观察**　①密切观察生命体征、神志及尿量等变化，尤其是术后 3 小时内，需每 15 ~ 30 分钟测量血压 1 次，以后视具体情况而定。②密切观察腹部体征的变化，注意有无腹痛、腹胀及腹膜刺激征等。③注意局部敷料有无渗血、渗液，若敷料湿透应及时更换；伤口正常愈合，术后 7 ~ 9 天拆线。④观察并记录胃肠减压管、腹腔引流管、T 型管引流液的颜色、性状及数量。⑤观察和记录大便的颜色，监测胆红素的含量，以了解黄疸消退情况。

4. **LC 术后的护理**　除按全麻护理常规外，还应进行如下护理：

(1) **伤口护理**　密切观察腹壁戳孔点有无渗血、渗液等情况。

(2) **饮食护理**　术后 8 小时，若无恶心、呕吐等现象可先少量饮水，次日即可进流质饮食，逐渐恢复正常饮食，给予高蛋白、高碳水化合物、高维生素、低脂饮食。

(3) **并发症的观察与护理**　行 LC 术需要建立 CO_2 气腹，但 CO_2 聚集在腹腔中亦可引起各种术后并发症，故应加强观察与护理。

①下肢静脉炎：主要由于 CO_2 气腹后造成下腔静脉压力升高，下肢静脉回流受阻，输液后易发生渗出而致炎性改变，因此应选择上肢输液。

②皮下气肿：胸腹部皮肤肿胀并有捻发音，经热敷后可自行缓解。

③肩背部酸痛：是 CO_2 积聚在膈下刺激神经反射而致，术后应尽量排出 CO_2 气体，吸氧 10 ~ 16 小时可减少该症状发生。

5. **T 形管引流的护理**

(1) **妥善固定**　术后用缝线或胶布将 T 形管妥善固定于腹壁，不可将管道固定在床上，以防病人在活动或翻身时被牵拉而脱出；对躁动或不合作者，应有专人守护或适当加以约束，以防 T 形管意外脱出。

（2）保持有效引流　病情允许时可取半坐卧位或斜坡卧位，以利于引流，防止发生膈下脓肿；平卧时引流管的高度不能高于腋中线，站立或活动时应低于腹部切口，以防胆汁逆流引起感染。T形管不可受压、扭曲、折叠，应经常予以挤捏，保持引流通畅。引流袋的位置不可太低，以防因胆汁流出过量，影响脂肪的消化和吸收。若术后1周内发现阻塞，可先用无菌生理盐水缓慢冲洗，再用细硅胶管插入管内行持续负压吸引。

（3）观察并记录引流液的颜色、性状和数量　定期观察并记录T形管引流出胆汁的颜色、性状及数量。正常成人每日分泌胆汁的量为800～1200ml，呈黄绿色、清亮，无沉渣，有一定黏性。术后24小时内引流量为300～500ml，恢复进食后，每日可有600～700ml，以后逐渐减少至每日200ml左右。若胆汁突然减少甚至无胆汁引出，提示引流管受压、扭曲、折叠、阻塞或脱出，应及时查找原因，并通知医师进行处理。若胆汁引出量过多，常提示胆道下端有梗阻的可能。

（4）预防感染　站立或活动时引流袋应低于腹部切口，以防胆汁逆流引起感染；定期冲洗T形管，每天更换无菌引流袋，严格无菌操作；每日清洁、消毒管周皮肤，并覆盖无菌纱布，保持局部干燥，防止胆汁浸润皮肤而引起炎症反应；手术1周后，可用生理盐水加庆大霉素8万U低压冲洗。

（5）拔管　一般在术后2周，病人无腹痛、发热；黄疸消退；胆汁引流量逐渐减少至每日200ml左右、清亮，夹管试验无不适时可考虑拔管。拔管前，可经T管做胆道造影，如造影无异常发现，再引流管持续开放2～3日，使造影剂完全排出后拔管。拔管后，残留窦道用凡士林纱布填塞，1～2日内可自行闭合。若胆道造影显示有残余结石，则需保留T形管6周以上，再做取石或其他处理。

6. 并发症的预防和护理

（1）出血　术后早期出血多由止血不彻底或结扎血管线脱落所致。应密切观察病人生命体征、引流液的颜色、性状及数量，若发现病人面色苍白、血压下降、脉搏细速等休克征象，应立即通知医生，并积极配合进行抢救；对于肝部分切除者，术后应卧床3～5日，以防过早活动致肝断面出血；遵医嘱应用维生素 K_1 10mg 肌内注射，每日2次，以改善凝血机制。

（2）胆漏　由胆管损伤、胆总管下端梗阻、T管脱出所致。注意观察腹腔引流情况，若切口处有黄绿色液体流出且每小时超过50ml者，应疑有胆漏，立即与医生联系，并协助处理。长期大量胆漏者，可影响脂肪的消化、吸收，导致营养障碍和脂溶性维生素缺乏，应静脉补充水、电解质及各种营养物质。能进食者，应给予高蛋白、高维生素、低脂饮食，少量多餐。

（3）感染　因机体抵抗力降低、腹腔渗液积聚、胆汁逆流所致。术后应加强营养支持，提高机体抵抗力；加强T形管护理，以免并发胆瘘和腹腔内感染；病情允许时，协助病人取半坐卧位，以利于引流，防止腹腔内渗液积聚而诱发感染。

（三）健康教育

1. 饮食指导　指导病人合理膳食，选择低脂肪、高蛋白、高维生素、易消化的食物，避免肥胖；解释说明定时进餐对预防结石形成的重要性。

2. 活动与休息　合理安排作息时间，劳逸结合，适当从事体力劳动，避免过度劳累及精神高度紧张。

3. 自我监测　若出现腹痛、发热、黄疸等症状时，应及时就诊。

4. 带 T 管出院病人的指导　应告知留置 T 管引流的目的，指导病人进行自我护理：①妥善固定引流管和放置引流袋，以免受压或打折。②沐浴时，采用塑料薄膜覆盖引流管处，以防增加感染的机会。③避免举重物或过度活动，以免牵拉 T 管而致其脱出。④引流管伤口每日换药 1 次，周围皮肤涂氧化锌软膏加以保护。⑤引流袋每日更换 1 次，并记录引流液的颜色、性状和数量。若发现引流液异常或身体不适等情况，应及时就医。

第四节　胆道感染

胆道感染是指胆囊壁和（或）胆管壁受到细菌的侵袭而发生的炎症反应，胆汁中有细菌生长。胆道感染与胆石症常互为因果关系，往往先有胆石，胆石可引起胆道梗阻，梗阻可造成胆汁淤滞、细菌繁殖而致胆道感染；胆道反复感染又是胆石形成的致病因素和促发因素。

一、胆囊炎

胆囊炎（cholecystitis）是指发生在胆囊的细菌性和（或）化学性炎症。根据发病的缓急和病程的长短分为急性胆囊炎（acute chotecystitis）和慢性胆囊炎（acute calculous cholecystitis）。约 95% 的急性胆囊炎病人合并胆囊结石，称为急性结石性胆囊炎；未合并胆囊结石者，称为急性非结石性胆囊炎。

【病因】

1. 急性胆囊炎

（1）胆囊管梗阻　由于结石或蛔虫阻塞于胆囊管，导致胆汁排出受阻，胆汁淤积，刺激胆囊壁黏膜而引起水肿、炎症，甚至坏死；结石亦可直接损伤受压部位的胆囊壁黏膜而引起炎症。

（2）细菌感染　致病菌大多通过胆道逆行侵入胆囊，也可经血液循环顺行至胆囊。常见的致病菌为大肠杆菌、产气杆菌等。

（3）其他　如大手术后、严重创伤、肿瘤压迫及胰液返流入胆囊等。

2. 慢性胆囊炎　大多继发于急性胆囊炎，是急性胆囊炎反复发作的结果。

【病理生理】

1. 急性胆囊炎

（1）急性结石性胆囊炎　①急性单纯性胆囊炎：病变始于胆囊管梗阻，继之胆囊内压升高，胆囊黏膜充血、水肿和渗出增多等；镜下可见血管扩张及炎性细胞浸润。②急性化脓性胆囊炎：炎症蔓延到胆囊全层，黏膜有散在的坏死和溃疡，胆汁呈脓性，胆囊表面可有脓性、纤维素性渗出，并可引起胆囊周围炎；镜下可见组织中有广泛的中性粒细胞浸润，黏膜上皮脱离。③急性坏疽性胆囊炎：若胆囊内压力继续升高，压迫囊壁致血液循环障碍，则可引起胆囊缺血坏疽；镜下可见胆囊黏膜结构消失，血管内外充满红细胞。④胆囊穿孔：当胆囊壁血供持续障碍时，可致囊壁坏死穿孔，导致胆汁性腹膜炎。胆囊穿孔的部位常为颈部和底部。

（2）急性非结石性胆囊炎　病理变化与急性结石性胆囊炎基本相同，但急性非结石性胆囊炎更容易并发胆囊坏疽和穿孔，约75%的病人发生胆囊坏疽，15%的病人出现胆囊穿孔。

2. **慢性胆囊炎**　胆囊炎症反复发作，胆囊壁有炎性细胞浸润和纤维结缔组织增生，胆囊壁增厚，并与周围组织粘连，当胆囊管部分或完全阻塞时，可造成胆囊积水，逐步影响胆囊的浓缩和排出胆汁的功能。

【临床表现】

1. **急性胆囊炎**

（1）症状

①腹痛：大多数病人有上腹部疼痛史，表现为右上腹阵发性绞痛，常在饱餐、进油腻食物后或夜间发作，疼痛可向右肩及右肩胛下放射。

②消化道症状：腹痛发作时，常伴有恶心、呕吐、呃逆及饱胀感等。

③发热或中毒症状：与胆囊炎症反应的程度有关，表现出不同程度的体温升高、脉搏加速等感染征象，严重者可出现高热、寒战、血压下降等感染性中毒症状。

（2）体征　右上腹可有不同程度和不同范围的压痛、反跳痛和肌紧张，Murphy征阳性。有时右肋下可触及肿大的胆囊。10%～25%的病人可出现轻度黄疸，多见于胆囊炎症反复发作合并Mirizzi综合征的病人。

2. **慢性胆囊炎**　常无典型的症状，主要表现为上腹部饱胀不适、恶心呕吐、厌食油腻和嗳气等消化系统症状，以及右上腹和肩背部隐痛。多数病人曾有典型的胆绞痛病史。

【辅助检查】

1. **实验室检查**　血常规检查可见白细胞计数及中性粒细胞比例明显升高。

2. **影像学检查**　B超检查显示胆囊增大，囊壁增厚，并可发现结石。

【治疗原则】

主要是手术治疗，手术时机和手术方式取决于病人的具体病情。

1. **非手术治疗**　适用于病情较轻或暂不能耐受手术者。主要措施有禁饮食、胃肠减压、静脉输液、营养支持，可应用抗生素、解痉剂、镇静剂及消炎利胆药物，还可以应用中草药、针刺疗法等。若病情加重或出现胆囊坏死、穿孔等并发症，应立即行手术治疗。

2. **手术治疗**　常用的手术方式有胆囊切除术和胆囊造口术。

（1）胆囊切除术　适用于非手术治疗无效、发病在3天以内、伴急性并发症者，如胆囊坏疽或穿孔、弥漫性腹膜炎、急性化脓性胆管炎、急性坏死性胰腺炎等。行胆囊切除时，若遇下列情况，应同时做胆总管切开探查加 T 形管引流术：①有梗阻性黄疸病史；反复发作的胆管炎、胰腺炎病史。②术中扪及胆总管内结石或术前 B 超提示有肝总管、胆总管结石。③胆总管扩张，直径大于 1cm 者。④胆总管内抽出脓性胆汁或有胆色素沉淀者。

（2）胆囊造口术　目的是减压和引流胆汁。主要用于年老体弱、合并重要器官功能障碍及不能耐受手术者，或局部炎症水肿、粘连严重导致局部解剖不清者。待病情平稳后，再根据病人情况决定是否行择期手术治疗。

二、急性梗阻性化脓性胆管炎

急性梗阻性化脓性胆管炎（acute obstructive suppurative cholangitis，AOSC）又称急性重症胆管炎（acute obstructive of severe type，ACST），是在胆道梗阻的基础上并发的急性化脓性细菌感染，是肝内、外胆管结石中最凶险的并发症，病情危重，死亡率高。急性重症胆管炎和急性梗阻性化脓性胆管炎是同一疾病的不同发展阶段。

【病因】

1. **胆道梗阻**　最常见的原因是胆道结石；其次为蛔虫、胆管狭窄或胆管、壶腹部的肿瘤等，均可引起胆道梗阻而导致急性化脓性炎症。

2. **细菌感染**　最常见的致病菌为大肠杆菌、变形杆菌，其次为克雷伯菌、假单孢菌、厌氧菌等；可为单一细菌感染，也可为两种以上细菌混合性感染。致病菌可经十二指肠逆行进入胆道，或小肠炎症时细菌经门静脉系统入肝到达胆道引起感染。近年来，厌氧菌及革兰阳性球菌在胆道感染中的比例呈增高趋势。

【病理生理】

基本病理改变是肝实质及胆道系统胆汁瘀滞和化脓性感染。

1. **胆管的病理改变**　在胆管梗阻的基础上，细菌迅速地大量繁殖，造成梗阻以上胆管扩张、管壁黏膜肿胀，使梗阻进一步加重并趋向完全性；胆管内压力升高，管壁充血、水肿、炎性细胞浸润及溃疡形成，管腔内逐渐充满脓性胆汁或脓液。胆小管破裂可形成胆小管门静脉瘘，引起胆道出血。

2. **肝脏的病理改变**　当胆道内压力超过 1.96kPa（20cmH$_2$O）时，胆管内细菌和毒素可逆行进入肝窦，造成肝脏急性化脓性感染、肝细胞变性坏死，并发多发性胆源性细菌性肝脓肿。脓性胆汁可穿越破碎的肝细胞进入肝静脉，再进入肺内，导致肺内发生胆源性血栓。

3. **全身的病理改变**　大量细菌、毒素逆流，突破胆管，侵入肝小叶窦状隙、胸导管、血循环，可导致脓毒症和感染性休克，甚至发生多脏器功能障碍或衰竭。

【临床表现】

多数病人有胆道疾病及胆道手术史。起病急骤，病情进展迅速，除了具有急性胆管炎的 Charcot 三联症（腹痛、寒战高热、黄疸）外，还有休克及中枢神经系统受抑制的表现，称为 Reynolds 五联症。

1. **腹痛**　起病急骤，突发右上腹顶胀痛和剑突下阵发性绞痛，剧烈似刀割样，并向右肩胛下及腰背部放射；多数病人伴恶心、呕吐等消化系统症状。

2. 寒战、高热　继胆绞痛后出现。病人急性重病面容，体温持续升高达 39℃ ~ 40℃或更高，呈弛张热。

3. 黄疸　多数病人常出现不同程度的黄疸，若仅为一侧胆管梗阻可不出现黄疸。

4. 休克　病情严重者，在短期内可出现感染性休克表现，如呼吸浅促、四肢湿冷、脉搏细速、血压进行性下降、全身皮肤、黏膜发绀或皮下瘀斑等。

5. 神志改变　表现为神志淡漠、烦躁、谵妄或嗜睡，甚至昏迷。

6. 腹部触诊　右上腹或剑突下可有不同程度压痛或腹膜刺激征，可扪及肿大的肝脏、胆囊，肝区有叩击痛，Murphy 征阳性。

【辅助检查】

1. 实验室检查　①血常规检查：白细胞计数可达 $20 \times 10^9/L$，中性粒细胞比例明显升高，核左移并出现中毒颗粒；凝血酶原时间延长。②血生化检查：电解质紊乱、肝功能受损和尿素氮增高等；动脉血气分析可示 PH、HCO_3^-、PO_2 明显降低。③尿常规检查：可见蛋白及颗粒管型。

2. 影像学检查　B 超检查可见肝和胆囊肿大，肝内、外胆管扩张及胆管内结石光团伴声影；必要时可行 CT、ERCP、MRCP、PTC 等检查，以助于明确梗阻的部位、程度、结石大小和数量等。

【治疗原则】

1. 非手术治疗　既是治疗手段，又是术前准备。在密切观察下进行，主要措施包括：①抗感染治疗：联合应用足量、有效、对肝肾毒性小的广谱抗生素，控制感染。②纠正水、电解质及酸碱平衡紊乱。③抗休克治疗：迅速补充血容量，改善微循环，必要时应用肾上腺皮质激素、血管活性药物等，以保护重要脏器的功能。④对症治疗：如吸氧、降温、解痉止痛等。

2. 手术治疗　主要目的是紧急手术，切开胆总管，解除梗阻，引流胆汁，抢救生命。多采用胆总管切开减压加 T 管引流术。亦可经非手术置管减压引流，如胆囊穿刺置管术、PTCD 和经内镜鼻胆管引流术等。

三、胆道感染病人的护理

（一）术前护理

【护理评估】

1. 健康史　了解病人的发病情况：是否与饮食、活动等有关；有无起病急、症状重、进展快等特点；有无肝内、外胆管结石或胆管炎反复发作史；有无手术史、用药史及过敏史等。

2. 身体状况

（1）局部　腹痛的部位、性质、程度及有无放射痛等；腹部有无不对称性肿大；肝区有无压痛及叩痛；腹膜刺激征、Murphy 征是否为阳性等。

（2）全身　皮肤、黏膜有无黄疸；神志、生命体征有无异常及其程度；有无感染、中毒的表现。

（3）辅助检查　血、尿、便三大常规检查是否正常；血气分析、血生化检查是否发现异常；B超及其他影像学检查是否提示肝内、外胆管扩张和结石；重要器官的功能有无异常。

3. **心理和社会支持状况**　病人和家属对疾病的认知程度、心理承受能力，对治疗、护理及康复的期望程度；家庭经济状况如何。

【常见护理诊断/问题】

1. **焦虑/恐惧**　与起病急骤、病情重及担心预后等有关。
2. **疼痛**　与结石嵌顿、Oddi括约肌痉挛及胆道感染等有关。
3. **有体液不足的危险**　与禁食、胃肠减压及休克有关。
4. **体温过高**　与胆道梗阻和继发感染有关。
5. **潜在并发症**　胆道出血、肝脓肿、多器官功能障碍或衰竭。

【护理措施】

1. **心理护理**　向病人和家属解释说明手术治疗的必要性和重要性，讲解术前准备、术中配合及术后注意事项，以减轻或缓解病人的焦虑、恐惧，使其积极配合治疗和护理。

2. **疼痛的护理**

（1）非药物镇痛　协助病人取半卧位，以放松腹部肌肉；指导病人适时应用放松技巧，如深呼吸、按摩、打哈欠等；疼痛急性发作时，适当采取分散注意力的方法，如听音乐、数数等。

（2）药物镇痛　遵医嘱应用镇痛剂，并评估其效果；未确诊者禁用镇痛剂，以免掩盖病情。

3. **高热的护理**　体温高达39℃～40℃者，应立即给予物理降温、药物降温，必要时应用肾上腺皮质激素；并根据细菌培养结果选择敏感的抗生素，以有效控制感染，使体温恢复正常。

4. **纠正水、电解质及酸碱失衡**　根据病情、中心静脉压及每小时尿量等情况，确定补液的种类和输液量，合理安排输液的顺序和速度，维持体液平衡。

5. **并发症的护理**　密切观察病人的神志、生命体征、腹部体征和每小时尿量等变化；同时监测血常规、电解质、血气分析和心电图等结果的变化。若病人出现神志淡漠、黄疸加深、少尿或无尿、血氧分压降低和凝血酶原时间延长等，提示多器官功能障碍或衰竭，应立即报告医生，并积极配合处理。

（二）术后护理

【护理评估】

1. **手术情况**　了解术中生命体征是否平稳；术中胆总管探查及解除梗阻、胆道减压、胆汁引流情况；肝内、外胆管结石清除及引流的情况；各引流管放置的目的、部位及数量等；有无多发性肝脓肿及处理情况等。

2. 身体状况　了解局部切口和引流情况；动态评估神志、体温、脉搏、血压和尿量等变化；观察和评估术后不适、术后并发症的种类及其程度。

3. 心理和社会支持状况　了解病人和家属对手术的认知程度，对手术治疗的期望程度，对术后康复知识的掌握程度。

【常见护理诊断/问题】

1. **疼痛**　与手术创伤、术后并发症有关。

2. **营养失调：低于机体需要量**　与长期禁食和消耗有关。

3. **有体液不足的危险**　与禁食、胃肠减压、呕吐和感染性休克等有关。

4. **知识缺乏**　缺乏有关术后康复方面的知识。

5. **潜在并发症**　切口感染、胆道出血、胆瘘等。

【护理措施】

1. 一般护理

（1）**心理护理**　术后病人常伴有不同程度的恐惧、悲观、猜疑或敏感等，护士应鼓励病人保持乐观情绪，正确对待疾病和预后，心理上给予开导，生活上给予关心照顾，尽量满足其要求，鼓励其积极配合治疗与护理。

（2）**体位**　麻醉清醒、血压平稳后取半卧位，以利于引流，改善呼吸和循环功能。

（3）**对症护理**　术后切口疼痛者，遵医嘱给予镇痛剂；高热者，给予物理降温或药物降温等。

2. 病情监测

（1）**生命体征**　定时测量体温、脉搏、呼吸和血压，尤其是术后3小时内，需每30分钟测量血压1次，以后视病情而定。

（2）**腹部体征**　观察有无腹痛、腹胀及腹膜刺激征等。

（3）**切口**　观察局部敷料有无渗血、渗液，若敷料湿透应及时更换；切口正常愈合，术后7~9天拆线。

（4）**引流管**　妥善固定，保持通畅，观察并记录各引流管引流液的色泽、性状和数量。

3. 营养支持　病人恢复进食前或进食量不足时，应静脉补充水、电解质及各种营养素，以维持体液平衡；恢复进食后，指导病人从流质饮食逐步过渡到高碳水化合物、高蛋白、高维生素和低脂肪的饮食。

4. 黄疸护理　①术前有慢性肝炎、肝硬化或肝功能损害者，术后可出现黄疸，一般于术后3~5天自行消退。②术前肝功能严重受损、胆管狭窄或术中损伤胆管者，术后黄疸持续时间较长，应密切观察血清胆红素浓度。若有异常，及时报告医生，遵医嘱肌内注射维生素K_1。③皮肤瘙痒者，用温水清洗或炉甘石洗剂搽拭局部以止痒，并嘱病人不可用手搔抓，防止抓破皮肤。

5. 并发症的预防和护理　参见本章第三节。

（三）健康教育

1. 疾病知识宣教　指导病人选择高糖、高蛋白、高维生素、低脂、易消化的饮食，忌油腻食物及饱餐，避免肥胖；糖尿病者应遵医嘱坚持药物和饮食治疗；养成良好的工作、休息和饮食规律，避免劳累及精神高度紧张。

2. **药物指导** 非手术治疗的病人应遵医嘱坚持治疗，按时服用消炎利胆类药物，定期复查。

3. **术后指导** 护士应进行有关术后饮食、活动、切口愈合、T 形管护理及预防并发症等知识指导，并努力提高病人的遵医行为。

4. **出院指导** 定期复诊，若出现厌油腻、发热、腹痛、黄疸等症状，应立即到医院就诊。

第五节 胆道蛔虫病

一、疾病概要

胆道蛔虫病（biliary ascariasis）是指肠道蛔虫上行钻入胆道后所引起的一系列临床症状，是常见的外科急腹症之一，多见于儿童和青少年。农村发病率明显高于城市。近年来，随着生活环境、卫生条件改善和防治工作的开展，发生率已明显下降。

【病因病理】

因发热、驱虫不当、胃肠道功能紊乱等原因，使寄生在小肠中、下段的蛔虫受到刺激或寄生环境改变而向上乱窜，经十二指肠大乳头钻入胆道，可致 Oddi 括约肌痉挛，诱发剧烈绞痛，亦可并发急性胰腺炎。虫体带入的肠道细菌可引起胆道感染，严重时可引起肝脓肿或急性重症胆管炎。蛔虫经胆囊管进入胆囊，有时会造成胆道出血，甚至穿孔。残留的虫体或虫卵可成为结石形成的核心。

【临床表现】

1. **症状** 典型症状为突发性剑突下或右上腹钻顶样剧烈疼痛。疼痛发作时病人常无法忍受，屈膝抱腹，翻滚呻吟，大汗淋漓；疼痛可向右肩背部放射，伴恶心、呕吐，呕吐物中有时可见蛔虫。疼痛可反复发作，持续时间长短不一，间歇期可无任何症状，可安静入睡。

2. **体征** 剑突下或右上腹有轻度深压痛。若继发胆道系统感染，可出现急性胰腺炎、胆囊炎、胆管炎、肝脓肿等相应体征。疼痛发作时，症状重而体征轻（仅有上腹轻压痛）是本病的特征。

【辅助检查】

1. **实验室检查** 血常规检查可见白细胞计数和嗜酸性粒细胞比例升高。

2. **影像学检查** B 超检查是诊断本病的首选方法，可见蛔虫体。ERCP 可用于检查胆总管下段的蛔虫，亦可在 ERCP 下取出虫体而作为治疗的手段。

【治疗原则】

1. **非手术疗法** 大多数病例经中西医结合综合疗法可以治愈。

（1）解痉镇痛 疼痛发作时，遵医嘱肌内注射阿托品、654 - 2 等，必要时应用盐酸哌替啶。

（2）防治感染　应用足量抗生素，预防和控制感染。

（3）利胆驱虫　驱虫最好在症状缓解期进行，可选用驱蛔灵、肠虫清等药物。若症状缓解后 B 超显示胆管内有虫体残骸时，需继续服用消炎利胆药 2 周，以排出虫体或虫卵，预防结石形成。发作时可服用食醋、乌梅汤、30% 硫酸镁或氧气经胃管注入驱虫；针刺穴位也有一定的驱虫作用。

（4）ERCP 取虫　检查时若发现虫体，可尝试用取石钳将其取出。

2. 手术疗法　主要适用于经非手术治疗无效或症状加重、胆道蛔虫较多、胆囊蛔虫病或出现严重的并发症等。手术方式通常采用胆总管切开、探查、取虫及 T 管引流术。

二、疾病护理

【护理评估】

1. 健康史　了解病人的年龄、职业、生活环境及卫生习惯等；此次发病是否与发热、饥饿、胃肠道功能紊乱等有关；有无起病急、症状重等特点；有无胆道感染反复发作史；有无手术史、驱虫史和过敏史等。

2. 身体状况

（1）局部　腹痛的部位、性质、程度及特点等；有无腹膜刺激征等。

（2）全身　神志、生命体征有无异常及其程度；有无高热、寒战、黄疸等表现。

（3）辅助检查　实验室检查结果是否正常；影像学检查是否提示异常。

3. 心理和社会支持状况　评估病人对此次发病的心理承受程度；病人和家属对疾病的认知程度。

【常见护理诊断/问题】

1. 疼痛　与蛔虫刺激导致 Oddi 括约肌痉挛有关。

2. 知识缺乏　缺乏饮食卫生和预防保健的相关知识。

【护理措施】

1. 减轻或缓解疼痛　协助病人采取舒适的体位，指导其进行有节律的深呼吸，以达到放松和减轻疼痛的目的；遵医嘱应用解痉剂或镇痛剂。

2. 对症处理　疼痛间歇期指导病人注意休息，合理饮食；大汗淋漓者，应及时协助病人更换衣服，并保证摄入足量的水分。

3. 手术治疗者　按胆总管探查及 T 形管引流术后的护理，参见本章第三、四节。

【健康教育】

（1）养成良好的卫生习惯　不喝生水，蔬菜要洗净煮熟，水果应洗净或削皮后吃；做到餐前、便后洗手；有排虫史者及时驱虫。

（2）正确服用驱虫药　清晨空腹或晚上临睡前服用，服药后注意观察大便中是否有蛔虫排出。

第六节　胆道肿瘤

一、胆囊息肉样病变

胆囊息肉样病变是指向胆囊内凸出或隆起的局限性息肉样病变的总称。以良性多见，形状多样，有球形或半球形，带蒂或基底较宽。

【类型】

尚有争议，一般可分为两大类：

1. 肿瘤性息肉样病变　包括腺瘤、腺癌、血管瘤和平滑肌瘤等，以腺瘤多见。腺瘤表面可有破溃、出血、坏死及感染等。

2. 非肿瘤性息肉样病变　常见的有胆固醇息肉、炎性息肉和腺肌性增生等。

【临床表现】

常无特殊临床表现。部分病人可有右上腹持续性隐痛或不适，偶有恶心、呕吐、食欲减退、消化不良等轻微的症状。腹部检查可有右上腹深压痛；胆囊管梗阻者，可扪及肿大的胆囊。

【辅助检查】

B超检查是诊断本病的首选方法，可见向胆囊腔内隆起的回声光团，不伴声影，检出率较高，但很难分辨其良、恶性。胆囊X线造影、内镜超声、CT增强扫描等可帮助明确诊断。

【治疗原则】

1. 随访观察　良性病变者，定期随访观察，视病情发展选择相应的治疗方法。

2. 手术治疗　适用于：①直径超过1cm的单发病变。②短期内病变迅速增大者。③年龄超过50岁者。④合并胆囊结石或胆囊壁增厚者。若发生恶变，则按胆囊癌处理。

二、胆囊癌

胆囊癌（carcinoma of gallbladder）是指发生在胆囊的癌性病变。胆囊癌不常见，仅占所有癌症的1%左右，但在胆道系统恶性肿瘤中却是较常见的一种，约占肝外胆管癌的25%。常发生于50岁以上老年人，女性发病率为男性的3~4倍。易发生肝转移，预后极差。

【病因】

病因尚不清楚，约有85%的胆囊癌病人合并胆囊结石，可能与胆囊黏膜受结石长期机械性刺激、慢性炎症及细菌代谢产物中的致癌物质等多种因素的综合作用而导致细胞异常增生有关。近年的流行病学调查显示：胆囊癌发病与胆囊息肉样病变、萎缩性胆囊炎有一定的相关性，完全钙化的瓷化胆囊、溃疡性结肠炎和胆囊空肠吻合术后等亦可成为致癌因素。

【病理生理】

胆囊癌多发生在胆囊体和底部，常为孤立坚硬的肿块，或为体积较大填塞胆囊的柔软肿物。80%为腺癌，其次是未分化癌、鳞状上皮癌和混合性癌。浸润性癌使胆囊壁呈弥漫性增厚，乳头状癌凸出于囊腔内可阻塞胆囊颈和胆囊管而发生胆囊积液。

1. **病理分期**　临床常用的分期方法有 Nevin 分期和 UICC 分期，前者常作为临床选择治疗方法的参考，后者有助于判断预后。

（1）Nevin 分期　1976 年 Nevin 将胆囊癌分为 5 期：

Ⅰ期：黏膜内原位癌。

Ⅱ期：侵犯黏膜和肌层。

Ⅲ期：侵犯胆囊壁全层。

Ⅳ期：侵犯胆囊壁全层和周围淋巴结转移。

Ⅴ期：侵犯或转移至肝和其他内脏器官。

（2）UICC 分期　1987 年国际抗癌联盟（UICC）按 TNM 分期将胆囊癌分为 4 期：

Ⅰ期：侵犯黏膜和肌层（$T_1N_0M_0$）。

Ⅱ期：侵犯胆囊壁全层（$T_2N_1M_0$）。

Ⅲ期：侵犯肝 <2cm，区域淋巴结转移（$T_3N_0M_0$）。

Ⅳ$_A$ 期：侵犯肝 >2cm（$T_4N_0M_0$，$T_xN_1M_0$）。

Ⅳ$_B$ 期：远处淋巴或内脏器官转移（$T_xN_2M_0$，$T_xN_0M_1$）。

2. **转移**　胆囊癌的扩散和转移较迅速。癌细胞可直接侵犯邻近的肝、十二指肠、横结肠等，亦可通过淋巴、血循环、种植等途径转移，其中以淋巴转移为多见，首先累及胆囊淋巴结和门静脉周围淋巴结，然后相继侵犯胰头周围淋巴结和腹膜后淋巴结。转移到胆囊淋巴结时，可压迫胆囊管发生阻塞性黄疸；肝内转移亦较多见，主要为直接侵犯和淋巴转移所致。癌肿继发感染时，可引起胆囊积脓、坏疽、穿孔以及上行性化脓性胆管炎、肝脓肿等。

【临床表现】

1. **症状**　发病隐匿，早期无典型症状或仅有类似慢性胆囊炎、胆囊结石的表现，如右上腹和背部隐痛、厌食油腻、嗳气等。癌肿侵及浆膜和胆囊床时可出现类似急性胆囊炎、胆囊结石的症状，如右上腹阵发性绞痛、发热、恶心、呕吐和黄疸等。肿瘤可穿透浆膜，导致胆囊急性穿孔，并发急性腹膜炎、胆道出血等。

2. **体征**　早期一般无明显体征；晚期胆囊癌病人右上腹可触及肿块，此时可出现腹痛、腹胀、黄疸、贫血或恶病质等表现。胆囊管梗阻时可触及肿大的胆囊。

【辅助检查】

1. **实验室检查**　癌胚抗原（CEA）或肿瘤标志物，如 CA-199、CA-125 等可有异常升高，但无特异性。

2. **影像学检查**　X 线口服法胆囊造影显示胆囊内充盈缺损；B 超、CT 检查可见胆囊壁呈不同程度增厚或显示胆囊内新生物，亦可发现肝内转移灶或肿大的淋巴结；MRI 可显示肿瘤的血供情况。

3. 病理学检查　B超引导下经皮胆囊细针穿刺抽吸活检可帮助明确诊断。

【治疗原则】

1. 手术治疗　可根据病情和病理分期采取不同的手术方式。

（1）单纯胆囊切除术　适用于 Nevin I 期胆囊癌，是本病的主要治疗方法。

（2）胆囊癌根治性切除术　适用于 Nevin Ⅱ、Ⅲ、Ⅳ期的胆囊癌。切除范围包括胆囊、胆囊床外 2cm 肝组织及胆囊引流区淋巴结清扫。

（3）胆囊癌扩大根治术　适用于 Nevin Ⅲ、Ⅳ期和 UICC Ⅲ、Ⅳ_A 期的胆囊癌。除根治性切除外，扩大切除范围，包括右半肝或右三叶肝切除、胰、十二指肠切除、肝动脉和（或）门静脉重建术。

（4）姑息性手术　适用于晚期癌肿不能切除者，以缓解黄疸、瘙痒等症状，包括肝总管空肠吻合术、PTCD、经内镜 Oddi 括约肌切开、胆总管和肝总管内支架置放术等。

2. 非手术治疗　肿瘤晚期不能手术切除者，可根据病情采取局部与整体相结合的综合治疗方法，包括放疗、化疗、生物治疗、免疫治疗等。

三、胆管癌

胆管癌（carcinoma of bile duct）指原发于左、右肝管至胆总管下端的肝外胆管癌，以 50～70 岁的男性多见。50%～75% 的胆管癌发生在胆管上 1/3 段，即肝门部胆管，预后不良。

【病因病理】

病因尚不明确，可能与胆管结石、原发性硬化性胆管炎、先天性胆管扩张、慢性炎性肠病及肝吸虫等有关，也可能与乙型、丙型肝炎病毒感染有关。

按大体形态可分为：①乳头状癌：呈息肉状向管腔内生长，多发生于胆管下段。②结节状硬化癌：小而局限的硬化型或结节状，多发生于胆管中、上段。③弥漫性癌：广泛浸润胆管，使胆管壁增厚、管腔狭窄，并可侵及肝、十二指肠韧带。

组织学分类中以腺癌多见，约占 95%。此外尚有低分化癌、未分化癌、鳞状细胞癌等。

癌肿生长缓慢，可累及局部淋巴结、腹膜或转移到肺。转移方式主要为淋巴转移，亦可经腹腔种植或血行转移。

【临床表现】

1. 症状　主要为进行性加重的梗阻性黄疸，少数黄疸可有波动。尿色深黄，大便颜色呈灰白或白陶土色。上腹部饱胀不适、隐痛、胀痛或绞痛，可向腰背部放射，常伴全身皮肤瘙痒、恶心、呕吐、厌食、乏力等症状；合并感染时可出现急性胆管炎的症状。

2. 体征　腹部检查可发现肝脏肿大、质硬、有触痛或叩痛。发生在胆囊以上和肝门部胆管的肿瘤，胆囊缩小而不能触及；发生在胆囊以下胆管的肿瘤，常可触及肿大的胆囊，Murphy 征可呈阴性。部分病人可有腹水，晚期呈恶病质。

【辅助检查】

1. **实验室检查**　①血生化检查：血清总胆红素、直接胆红素、AKP、ALP 显著升高；肝功能受损害时，可出现酶谱异常升高。②凝血酶原时间延长。③肿瘤标记物 CEA、CA19－9、CA125 可升高或正常。

2. **影像学检查**

（1）B 超检查　可见肿瘤的位置、大小及肝内、外胆管扩张。

（2）CT、MRI 检查　可显示胆道梗阻的部位及肿瘤大小等，MRCP 在显示胆管扩张方面优于 CT。

（3）ERCP　可了解胆总管下段的病变。

（4）核素扫描显影和血管造影　有助于了解肿瘤与血管的关系。

（5）PTC　在超声引导下行 PTC，可了解胆道情况及穿刺活检，以帮助明确诊断。

【治疗原则】

主要为手术治疗。上、中 1/3 段胆管癌在切除肿瘤后行胆管空肠吻合术；下 1/3 段胆管癌需行胰、十二指肠切除术。晚期肿瘤无法切除者，可行胆管空肠 Roux－en－Y 吻合术、U 形管引流术、PTCD 和经 PTCD 或 ERCP 放置内支架引流等。

四、胆道肿瘤病人的护理

【护理评估】

1. **健康史**　了解病人的年龄、性别、职业、饮食习惯及既往身体状况；有无胆囊炎、胆石症、胆囊息肉样变等胆道疾患；有无致癌药物、放射线接触史；有无肿瘤家族史。

2. **身体状况**

（1）局部　右上腹痛的部位、性质和程度，局部有无腹膜刺激征等。腹部检查是否发现肝脏肿大、触痛、质硬；能否触及胆囊；有无腹水。

（2）全身　有无消瘦、贫血、乏力、黄疸、恶病质等症状；有无发生远处器官转移的症状，如肝肿大、黄疸、腹水等。

（3）辅助检查　包括实验室检查、影像学检查及重要脏器功能的检测结果。

3. **心理和社会支持状况**　病人对疾病的认知程度及心理承受能力；病人和家属对治疗、护理及康复的期望程度；家庭对病人进一步治疗的经济承受能力。

【常见护理诊断/问题】

1. **焦虑/恐惧**　与担心肿瘤预后、害怕死亡等有关。

2. **疼痛**　与肿瘤浸润、局部压迫及手术创伤有关。

3. **营养失调：低于机体需要量**　与肿瘤所致的高代谢状态、食欲不振及吸收障碍有关。

4. **知识缺乏**　缺乏有关胆道肿瘤治疗及康复的相关知识。

【护理措施】

1. **减轻或缓解焦虑**　针对病人的焦虑与恐惧心理，护士应关心体贴病人，耐心倾听病人的诉说，向病人及家属详细介绍手术的必要性，目前胆道肿瘤治疗及康复的新进展，提高病人对疾病的认识程度，并获得家属的理解、接受与支持，尽可能消除不良的心理反应，鼓励病人树立信心，积极配合治疗与护理，战胜疾病。

2. 缓解或控制疼痛　根据病人疼痛的部位、性质、程度及诱因等，有针对性地采取措施以缓解疼痛。先用非药物缓解疼痛的方法止痛，必要时遵医嘱应用镇痛剂，并评估其效果。

3. 营养支持　遵医嘱给予胃肠内和胃肠外营养支持，以改善病人的营养状况，提高对手术及其他治疗的耐受性，促进康复。

4. 其他　对手术治疗的病人，按腹部和胆道手术后病人的护理措施进行相应护理（参见本章第三、四节）。

【健康教育】

1. 加强营养　放疗、化疗以及康复期病人应进高蛋白、高维生素、高热量、低脂肪的饮食，以改善病人的营养状况，促进康复。

2. 继续治疗　出院后应坚持完成放疗、化疗疗程；并应注意毒副反应。

3. 加强随访　应终身随访，在术后3年内至少每3个月随访1次，以后每半年复查1次，5年后每年复查1次。

案例讨论 18

病人，女性，52岁，胆石症病史5年余。3小时前突发右上腹刀割样剧痛，伴恶心、呕吐、寒战、高热、黄疸，急诊入院。查体：急性重症面容，神志淡漠，T 39.8℃，P 118次/分，R 26次/分，BP血压10/6kPa。右上腹和剑突下有不同程度压痛，扪及肿大的肝脏、胆囊，肝区叩击痛，Murphy征阳性。实验室检查：白细胞计数20×10^9/L，中性粒细胞86%，核左移并出现中毒颗粒，血清胆红素增高。

问题：1. 该病人最可能的诊断是什么？

2. 本病的治疗原则是什么？

3. 术前应如何改善病人的营养状况？

第二十四章   胰腺疾病病人的护理

导学

内容与要求 胰腺疾病病人的护理包括解剖和生理概述、急性胰腺炎、胰腺肿瘤与壶腹周围癌和胰岛素瘤四部分内容。通过本章的学习，应掌握急性胰腺炎、胰腺癌的术前、术后护理。熟悉急性胰腺炎、胰腺癌和壶腹周围癌的病因病理、临床表现、辅助检查和治疗原则。了解胰腺解剖生理概要。

重点与难点 急性胰腺炎外科处理原则及术前、术后护理；胰腺癌的术前、术后护理。

第一节   解剖和生理概述

一、解剖

胰腺（pancreas）位于腹上区和左季肋区，横过第 1～2 腰椎体前面。胰腺分头、颈、体、尾四部，其间并无明显的界限。胰头较为膨大，嵌入十二指肠环内，因其紧贴十二指肠壁，故胰头部肿瘤可压迫十二指肠而引起梗阻。胰颈位于幽门部的后下方，较狭窄。胰体较长，后方紧贴腰椎体，当上腹部钝挫伤时，受挤压的机会最大。胰尾向左上方抵达脾门，在脾切除时胰尾易受损伤而形成胰瘘。

胰管是胰液的输出管道，起自胰尾，横贯胰腺全长，约85％的人胰管近端与胆总管汇合成 Vater 壶腹，共同开口于十二指肠乳头。此共同通路或开口是胰腺疾病和胆道疾病互相关联的解剖学基础，内有 Oddis 括约肌，调节胰液或胆汁的排放，并防止十二指肠内容物返流。在胰头部胰管上方有副胰管，主要引流胰头前上部的胰液，并单独开口于十二指肠小乳头，主胰管末端发生梗阻时，胰液可经副胰管进入十二指肠（图24－1）。

胰腺有丰富的血供。胰头血供来源于胃、十二指肠动脉和肠系膜上动脉的分支。体、尾部血供来自脾动脉的分支。胰腺的静脉归属门静脉系统。胰腺的淋巴起自腺泡周围的毛细淋巴管，经腺小叶间达胰表面，注入胰上淋巴结、胰下淋巴结和脾淋巴结，然后注入腹腔淋巴结。

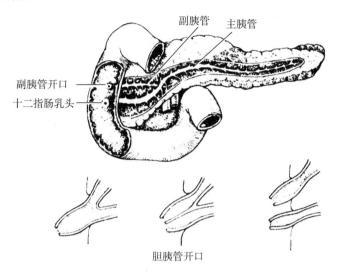

图24-1 胰腺和胰管的解剖

二、生理

胰腺受交感神经和副交感神经的双重支配，具有内分泌和外分泌功能。胰腺外分泌产生胰液，来源于腺泡细胞和导管上皮细胞，正常人每日分泌量750~1500ml，pH值为7.8~8.4，其主要成分为水、碳酸氢钠和消化酶。胰消化酶主要包括胰淀粉酶、胰蛋白酶、糜蛋白酶、胰脂肪酶、磷脂酶、弹性蛋白酶、胶原酶等，消化大部分的碳水化合物、脂肪、蛋白质。胰腺的内分泌来源于胰岛，主要分布于胰体尾，其内有多种细胞，其中以β（B）细胞最多，占50%以上，分泌胰岛素；其次是α（A）细胞，占20%左右，分泌胰高血糖素；δ（D）细胞可分泌生长抑素，G细胞分泌促胃液素；还有少数细胞分泌胰多肽、血管活性肠肽等。当某种胰岛细胞发生病变时，即可出现相应的内分泌失调病症。

第二节 急性胰腺炎

一、疾病概要

急性胰腺炎（acute pancreatitis）是胰腺分泌的消化酶被激活后引起胰腺组织自身消化、水肿、出血甚至坏死的急性炎症反应，是外科常见急腹症之一。临床病变程度轻重不一，轻者以胰腺水肿为主，临床多见，呈自限性，预后良好，称为轻症急性胰腺炎（mild acute pancreatitis，MAP）。重者以胰腺出血坏死为主，常继发感染、腹膜炎、休克等多种并发症，病死率高，称为重症急性胰腺炎（severe acute pancreatitis，SAP）。

【病因】

主要原因是胆道疾病、饮酒过量和暴饮暴食。其次有十二指肠液反流、手术和创伤、内分泌与代谢障碍、感染性疾病、某些药物，如噻嗪类利尿剂、硫唑嘌呤、糖皮质激素等。还有5%~25%的急性胰腺炎病因不明，被称为特发性急性胰腺炎。

【病理生理】

各种原因导致胰酶在胰腺内被激活可产生局部和全身损害，局部开始"自我消化"后，胰腺充血、水肿，炎性细胞浸润，其下可有积液。如胰腺分泌和胰酶活性没能得到有效抑制，胰腺可出血、坏死，在腹膜后和腹腔渗出大量的液体甚至呈血性渗液，可引发休克。腹腔内脂肪组织（以大网膜为主）可见散在黄白色皂化斑（脂肪酸钙）和脂肪坏死灶。大量胰酶及有毒物质被吸收入血可引起多器官功能障碍。晚期合并感染可形成胰腺或胰周脓肿。

【临床表现】

1. 症状 主要表现及首发症状为腹痛，常在饱餐或酗酒后突然发作，往往同时伴有腹胀、恶心、呕吐，发热程度不一，由于呕吐等，可出现水、电解质紊乱，甚至休克的表现等。

2. 体征 腹膜炎程度不一，重症者明显，且伴有移动性浊音阳性，肠鸣音减弱或消失。部分重症胰腺炎可有皮下出血而表现为腰部、季肋部和腹部皮肤出现大片青紫色瘀斑（Grey-Turner 征）；脐周围皮肤出现蓝色改变（Cullen 征）。胆源性胰腺炎可出现黄疸等。

【辅助检查】

1. 实验室检查 主要包括血清、尿、腹腔穿刺液淀粉酶测定，血常规、血生化等。

2. 影像学检查 首选 B 超，其次有胸、腹部 X 线平片、CT 等。

【治疗原则】

1. 非手术治疗 轻症胰腺炎及尚无感染的重症胰腺炎均可采用。主要处理措施包括：禁食，胃肠减压；补液，防治休克；营养支持；解痉、镇痛；抑制胰腺分泌和胰酶活性；预防和控制感染；中药治疗等。

2. 手术治疗 适用于：①胰腺坏死合并感染。②经非手术治疗，但临床症状继续恶化或重症急性胰腺炎经短期（24 小时）非手术治疗，多器官功能障碍仍不能纠正。③胆源性胰腺炎。④病程后期合并胰腺脓肿或胰腺假性囊肿或肠瘘。⑤诊断未明确，疑有腹腔脏器穿孔或肠坏死等，不能排除其他急腹症者。

（1）**腹腔灌洗引流** 经脐下做小切口，上腹部和盆腔分别置入进水管和出水管，平衡液（可加抗生素）灌洗，清除含有大量胰酶、细菌、内毒素、炎性因子等的腹腔渗出液，减少这些物质入血后对全身脏器的损害。

（2）**坏死组织清除加灌洗引流术** 最常用，术中彻底清除坏死组织后，在胰床、胰周、腹腔和盆腔深部放置腹腔冲洗管及双套管从腹壁或腰部引出并做负压吸引。必要时，可同时行胃造瘘，引流胃酸，减少胰腺分泌；空肠造瘘可留待肠道功能恢复时提供胃肠内营养。对胆源性胰腺炎，解除胆道梗阻的同时，畅通引流。

二、疾病护理

（一）术前护理

【护理评估】

1. **健康史**　了解病人饮食习惯，发病前有无酗酒或暴饮暴食，既往有无胆道疾病和慢性胰腺炎病史等。

2. **身体状况**

（1）局部　腹痛性质、程度、时间、部位等；呕吐的次数、性状及量；腹膜刺激征、移动性浊音及肠鸣音的情况。

（2）全身　评估生命体征，有无呼吸改变、发绀情况；意识状态；皮肤黏膜色泽；尿量；有无休克及其程度。

（3）辅助检查　评估各种胰酶测定结果、血常规、血生化以及影像学检查。

3. **心理和社会支持状况**　评估病人及家属对疾病的了解程度，了解病人家庭经济承受能力及家属的配合情况。

【常见护理诊断/问题】

1. **疼痛**　与胰腺及其周围组织炎症反应、胆道梗阻有关。

2. **有体液不足的危险**　与渗出、出血、呕吐、禁食等有关。

3. **营养失调：低于机体需要量**　与恶心、呕吐、禁食和大量消耗有关。

4. **潜在并发症**　休克、感染、出血等。

5. **知识缺乏**　缺乏疾病相关知识。

【护理措施】

1. **心理护理**　为病人提供安静、舒适的环境，多与病人交流，耐心解答病人的问题，讲解有关疾病知识和必要的治疗、护理措施，指导病人配合治疗和护理。

2. **疼痛护理**　禁食，胃肠减压，遵医嘱给予抗胰酶药物、解痉剂或止痛剂。协助病人变换体位，屈膝抱胸位可缓解疼痛；按摩背部，增加舒适感。

3. **补液护理**　早期迅速建立两条静脉输液通路，补充水、电解质、胶体液。准确记录24小时出入量，留置中心静脉导管者，监测中心静脉压的变化。补液过程中还要密切观察生命体征、意识状态、皮肤黏膜温度和色泽等，警惕休克的发生。留置尿管者，记录每小时尿量。

4. **营养支持**　观察病人营养状况，根据医嘱给予胃肠外营养支持。

（二）术后护理

【护理评估】

1. **身体状况**　评估腹部疼痛的情况，各种引流管、伤口情况；辅助检查结果是否恢复正常；是否继发感染、出血；有无多器官功能障碍；后期有无胰瘘、肠瘘等并发症。

2. **心理和社会支持状况**　评估病人对长期治疗的心理反应，对有关胰腺炎复发因素及出院健康指导的掌握程度。

【常见护理诊断/问题】

1. **疼痛** 与胰腺周围组织炎症反应、手术创伤有关。

2. **有体液不足的危险** 与禁食、渗出、引流等有关。

3. **营养失调：低于机体需要量** 与禁食、应激消耗、消化道功能紊乱有关。

4. **潜在并发症** 感染、出血、胰瘘、肠瘘等。

【护理措施】

1. **一般护理** 包括心理护理、疼痛护理、补液护理，参照术前护理。

2. **营养支持** 术后若病情稳定，淀粉酶正常，肠麻痹消除，可通过空肠造瘘管进行胃肠内营养，多选要素膳或短肽类制剂。胃肠内、外营养液输注期间需加强护理，避免导管性、代谢性或胃肠道并发症。如无不良反应，可逐步过渡到全胃肠内营养和经口进食，先进食少量米汤或藕粉，再逐渐增加，但应限制高脂肪膳食。

3. **引流管的护理** 急性胰腺炎病人术后多留置多根引流管，包括胃肠减压管、腹腔双套管、胃造瘘管、空肠造瘘管、胰引流管、T形引流管、导尿管等，应分清每根导管的名称和部位，贴上标签，妥善固定。保持各引流管的通畅，定期更换引流袋、瓶，注意无菌操作，分别观察记录各引流管的颜色、性状和引流量。

4. **灌洗引流的护理** ①冲洗液常用生理盐水加抗菌药，现配现用，维持 20～30 滴/分。②维持一定的负压，但吸引力不宜过大，以免损伤内脏组织和血管。③加强观察，引流液开始为暗红色浑浊液体，内含血块及坏死组织，2～3 天后颜色渐淡、清亮，动态监测引流液的胰淀粉酶值，并做细菌培养。④如有脱落坏死组织、稠厚脓液或血块堵塞管腔，可用 20ml 生理盐水缓慢冲洗。无法疏通时，需无菌条件下更换内套管。⑤保护引流管周围皮肤，可用凡士林纱布覆盖或氧化锌软膏涂抹，防止皮肤侵蚀并感染。⑥病人体温正常并稳定 10 天左右、血常规正常、腹腔引流液少于 5ml/d、引流液淀粉酶正常后可考虑拔管。

5. **并发症的观察和护理**

（1）**多器官功能衰竭** 常见的有急性呼吸窘迫综合征和急性肾衰竭。

①急性呼吸窘迫综合征：根据病情，观察病人呼吸形态，监测血气分析，给予吸氧，如出现严重呼吸困难及缺氧症状，应行气管插管或气管切开，做好气道护理。

②急性肾衰竭：若病人出现少尿甚至无尿，及时通知医生，遵医嘱应用碳酸氢钠、利尿剂或血液透析治疗。

（2）**出血** 重症急性胰腺炎可引起应激性溃疡出血，应注意观察胃肠减压引流液及排泄物情况。如腹腔引流液呈血性，并伴有脉速、血压下降，应警惕大血管受腐蚀破裂出血，及时通知医生。胰腺坏死也可引起胃肠道穿孔出血。遵医嘱给予止血药物及相应治疗，并做好急诊手术止血的准备。

（3）**胰瘘、胆瘘或肠瘘** 部分重症急性胰腺炎病人，如腹壁渗出或引流出无色透明或胆汁样液体时，应怀疑胰瘘或胆瘘。如引流出粪汁样或输入的胃肠内营养液体，同时伴有发热和腹膜刺激征，应警惕肠瘘。

（三）健康教育

1. 帮助病人及家属正确认识胰腺炎易复发的特性，出院后 4~6 周，避免举重物、过度疲劳、情绪激动。

2. 积极治疗胆道疾病，告之饮酒与胰腺炎的关系，强调戒酒和改变暴饮暴食习惯的重要性。指导低脂肪饮食和少量多餐进食的方式。告知病人及家属易引发胰腺炎的药物。

3. 因胰腺内分泌不足而表现为糖尿病的病人，指导其遵医嘱服用降糖药物。如行胰腺全切者，需终生注射胰岛素，定期监测血糖和尿糖，指导糖尿病饮食。

4. 加强自我观察，定期随访。胰腺炎渗出物常需要 3~6 个月才能完全被吸收，可能会引发胰腺囊肿、胰瘘等并发症。如出现腹痛、腹胀、恶心、呕吐等，腹部肿块不断增大，应及时就诊。

第三节　胰腺肿瘤与壶腹周围癌

一、疾病概要

胰腺癌（pancreatic carcinoma）是一种恶性程度很高的消化道肿瘤，其发病率有明显增加的趋势。好发年龄为 40~70 岁，男女发病比例为 1.5∶1。本病早期诊断困难，而中、晚期手术切除率低，预后很差。

壶腹周围癌（periampullary carcinoma）是指胆总管末端、壶腹部及十二指肠乳头附近的癌肿，主要包括壶腹癌、胆总管下段癌、十二指肠癌，在临床上与胰头癌有很多共同之处，但其恶性程度低于胰头癌。若能早期诊断，手术切除率和 5 年存活率都明显高于胰头癌。

【病因】

病因尚不清楚。可能与吸烟、嗜酒、高蛋白或高脂饮食、糖尿病、慢性胰腺炎、遗传因素有关。

【病理生理】

胰腺癌多发生于胰腺头部，约占 75%，其次是体尾部。90% 为导管细胞癌，致密而坚硬，浸润性强，与周围组织无明显界限。胰头癌可经淋巴转移至胰头前后、幽门上下、肝及十二指肠韧带、肝动脉、肠系膜根部及腹主动脉旁淋巴结；晚期可转移至左锁骨上淋巴结，血行转移可至肝、肺、骨、脑等。可发生腹腔种植转移。

壶腹周围癌以腺癌最多见，其次是乳头状癌、黏液癌等。易阻塞胆管或（和）胰管开口，较早出现黄疸和消化不良。十二指肠癌可致十二指肠梗阻和上消化道出血。淋巴转移比胰头癌晚，远处转移多至肝。

【临床表现】

胰腺癌出现症状时往往已属晚期，早期无特异表现。

1. 腹痛 上腹疼痛、饱胀不适是常见的首发症状，往往因胰管梗阻甚至小胰管破裂、胰腺组织呈慢性炎症所致。晚期疼痛剧烈，呈持续性，向腰背部放射，日夜不停，常被迫膝胸位，一般止痛药不能缓解，多由癌肿侵及腹膜后神经组织所致。

2. 黄疸 梗阻性黄疸是胰头癌最主要的表现，呈进行性加重，伴皮肤瘙痒，茶色尿，大便呈白陶土色。黄疸明显者，可扪及肿大的肝脏和胆囊。壶腹周围癌早期即可出现黄疸，但随部分肿瘤组织坏死脱落，呈现波动性，是区别胰头癌的一个重要特征。

3. 消化道症状 早期食欲不振、消化不良、腹泻或便秘等，腹泻后上腹饱胀不适并不消失。后期有恶心、呕吐、呕血和黑便，常由肿瘤浸润或压迫胃及十二指肠所致。

4. 消瘦、乏力 胰腺癌病人主要表现之一与消耗过多、饮食减少、消化不良、睡眠不足和恶性肿瘤消耗有关。随病程进展，体重下降，可出现贫血、低蛋白血症等营养不良的表现。

5. 其他 可出现发热、胰腺炎发作、糖尿病、脾功能亢进等。晚期可扪及上腹肿块，形态大小不一，质硬且固定，可伴有压痛。

【辅助检查】

1. 实验室检查

（1）生化检查 胆道梗阻时，血清总胆红素、直接胆红素、碱性磷酸酶升高，转氨酶可轻度升高，尿胆红素阳性。血糖升高或糖耐量试验阳性。

（2）血、尿淀粉酶 可有一过性升高。

（3）血清学标记物 血清癌胚抗原（CEA）、胰胚抗原（POA）及糖类抗原19-9（CA19-9）等标记物水平可升高。其中CA19-9是最常用的辅助诊断指标和随访项目。

2. 影像学检查

（1）X线 钡餐检查可发现十二指肠曲扩大，局部黏膜皱襞异常、充盈缺损等，低张十二指肠造影或气钡双重造影可提高确诊率。

（2）B超 可发现2cm以上的胰腺及壶腹部肿块、胆囊增大、胆管扩张，近年来内镜超声的应用提高了诊断率。

（3）CT 可清楚地显示肿瘤部位及与之毗邻器官的关系，协助判断肿瘤的可切除性。

（4）ERCP 可直接观察十二指肠乳头部的病变，造影可显示胆管或胰管的狭窄或扩张，并能进行活检。检查的同时可在胆管内植入支撑管，以达减轻黄疸的目的。

（5）其他 PTC、选择性动脉造影等均对诊断和治疗有一定意义。

3. 细胞学检查 收集胰液查找癌细胞，或在B超或CT引导下，经皮细针穿刺胰腺病变组织，涂片检查。

【治疗原则】

手术切除是最有效的方法，不能切除者行姑息性手术，辅以放疗或化疗。

1. 根治性手术

（1）Whipple胰头十二指肠切除术 适用于无远处转移的胰头癌及壶腹周围癌。切除范围包括胰头，远端胃、十二指肠，胆总管下段及部分空肠，并清除周围淋巴结，将胰、胆管、胃与空肠吻合，重建消化道。

（2）保留幽门的胰头十二指肠切除　适用于病变尚未侵及幽门及十二指肠壶腹部且无幽门淋巴结转移的胰头癌；恶性程度低的胰头部肿瘤，如囊腺癌、胰岛细胞癌、腺泡细胞癌等；也适用于无幽门上、下淋巴结转移，十二指肠切缘无癌细胞残留的壶腹周围癌。

（3）胰体尾部切除术　是无远处转移的胰体尾部肿瘤的常用方法。

（4）全胰切除术　适用于年龄在 65 岁以下的胰头癌病人，且手术探查显示病灶属于第 I 期或第 II 期（无淋巴结转移）者。

2. 姑息性手术　①胆管引流术，如胆囊或胆管空肠吻合术、胆管阻塞性外引流术、胆囊或胆管十二指肠吻合术。②胃空肠吻合术，适用于十二指肠梗阻者。如合并梗阻性黄疸，可同时做胆肠吻合，如胆肠及胃肠祥式吻合术、胆肠及胃肠 Roux – Y 吻合术。

3. 辅助治疗　术前可做区域性介入治疗、放疗，术后可辅助化疗。还可选用免疫疗法及中医药疗法等。

二、疾病护理

（一）术前护理

【护理评估】

1. 健康史　了解与本病发生的相关因素，如吸烟、饮食习惯、家族史等。有无伴随其他疾病情况。

2. 身体状况　评估腹痛的情况、腹部有无肿块、压痛；有无触及肿大的胆囊和肝脏；有无发热、营养不良、黄疸等消化道异常。

3. 心理和社会支持状况　评估病人及家属对疾病的认识、家庭环境及经济承受能力等。

【常见护理诊断/问题】

1. 恐惧/焦虑　与惧怕恶性肿瘤、担心预后有关。

2. 疼痛　与肿瘤压迫、侵犯腹膜后神经丛有关。

3. 营养失调：低于机体需要量　与肿瘤消耗及摄入不足有关。

【护理措施】

1. 心理护理　有针对性地开展解释和疏导，鼓励其树立战胜疾病的信心，以良好的心态面对疾病和治疗。

2. 疼痛护理　评估疼痛的程度，遵医嘱给予有效的镇痛药，并教会病人应用各种非药物止痛的方法。

3. 营养支持　指导病人高蛋白、高热量、高维生素、低脂饮食，必要时可给予胃肠外营养或输注清蛋白等。有黄疸者，补充维生素 K。控制血糖。

4. 肠道准备　术前 3 天口服抑制肠道细菌的抗菌药，如新霉素、庆大霉素。术前 2 天给予流质饮食，术前晚清洁灌肠，术前 12 小时禁食，4 ~ 6 小时禁水。

（二）术后护理

【护理评估】

1. **手术情况** 评估麻醉方式、手术类型、切除范围、术中出血量、补液量及引流管的位置。

2. **身体状况** 评估生命体征、伤口及引流管的情况；病人疼痛的程度及睡眠，有无出血、感染、瘘、血糖异常等并发症的发生。

3. **心理和社会支持状况** 评估病人对疾病及术后各种不适的反应，评估出院健康教育知识的掌握程度。

【常见护理诊断/问题】

1. **疼痛** 与手术创伤等有关。

2. **营养失调：低于机体需要量** 与肿瘤消耗及摄入不足有关。

3. **潜在并发症** 出血、感染、胰瘘、胆瘘、血糖异常。

【护理措施】

1. **病情观察** 密切观察生命体征，伤口渗血、渗液及引流液，准确记录出入量，预防休克发生。有出血倾向者，补液同时补充维生素 K 和维生素 C，应用止血药物，必要时输血。合理应用抗生素。

2. **动态监测血糖、尿糖和酮体水平** 控制血糖在 8.4 ~ 11.2mmol/L，避免发生低血糖，如有发生，补充适量葡萄糖。

3. **引流管的护理** 胰、十二指肠切除后，一般放置胃肠减压管、T 形管、腹腔引流管、烟卷引流、胰腺断面引流、尿管等，做好护理。若引流液浑浊或为脓性液体，需考虑吻合口瘘或继发感染的可能。

4. **营养支持** 术后一般禁食 2 ~ 3 天，肠蠕动恢复、拔除胃管后给予流质饮食，逐渐过渡至正常饮食。胰腺切除术后，胰腺分泌功能严重减退，应根据术后胰腺功能，给予消化酶制剂或止泻剂。

5. **并发症的观察和护理**

（1）**出血** 术后 1 ~ 2 日内的出血，可因凝血机制障碍或结扎线脱落等引起，量较多，易发生失血性休克。术后 1 ~ 2 周出血可因胰液、胆汁腐蚀以及感染所致。少量出血给予止血剂、输血等治疗，大量出血时应再次手术止血。

（2）**胰瘘** 多发生于术后 1 周左右，表现为腹痛、腹胀、发热、腹腔引流液淀粉酶增高，典型者可见伤口流出清亮液体，腐蚀周围皮肤，引起糜烂、疼痛。应早期持续有效地引流，周围皮肤涂氧化锌软膏给予保护，多数胰瘘可自愈。

（3）**胆瘘** 多发生于术后 5 ~ 10 天，表现为发热、腹痛及胆汁性腹膜炎症状，T 形管引流量突然减少，并沿腹腔引流管或腹壁切口溢出胆汁样液体。发生胆瘘时应及时引流和保护周围皮肤。

（4）**胆道感染** 表现为腹痛、发热，严重时与急性化脓性胆管炎相似。进食后坐位 15 ~ 30 分钟，以利胃肠内容物引流而减少其发生。可应用抗生素和利胆药物抗感染。

（三）健康教育

1. 饮食应少量多餐，予以高蛋白、高糖、低脂肪饮食，补充脂溶性维生素。定期监测血糖、尿糖，给予药物治疗和饮食控制。

2. 按计划放、化疗，期间复查血常规。

3. 每 3～6 个月复查 1 次，若出现进行性消瘦、贫血、乏力、发热等症状，应及时就诊。

第四节　胰岛素瘤

一、疾病概要

胰岛素瘤（insulinoma）是来源于胰岛 β 细胞的一种罕见肿瘤，但属常见的胰腺内分泌瘤。发病年龄多在 20～50 岁，男性居多，约 95% 为良性。病人通常在饥饿、饮酒、感染、活动过度等应激下发病。

【病理生理】

大多为单发，少数为多发，甚至是无数微小的肿瘤，在胰头、胰体、胰尾的发生率各占 1/3。肿瘤直径多在 1～2.5cm，呈圆形或卵圆形，边界清楚，质地较正常胰腺组织硬。胰岛素瘤细胞分泌的过多胰岛素可产生胰岛素的代谢效应而发生一系列临床症状。

【临床表现】

1. **交感神经兴奋的表现**　如面色苍白、四肢发凉、出冷汗、心悸、手颤、腿软等，为低血糖引起的代偿性反应。

2. **意识障碍**　低血糖导致脑细胞缺乏葡萄糖所致，表现为精神恍惚、嗜睡、昏迷等，也可有头脑不清、反应迟钝、智力减退等表现。

3. **精神异常**　因低血糖反复发作，大脑皮层受到进一步抑制所导致。严重者有明显的精神症状，常被误诊为精神病病人，或病人反复就诊于精神病院。

4. **颞叶癫痫**　与癫痫大发作类似，为最严重的精神神经症状，发作时知觉丧失、牙关紧闭、四肢抽搐、大小便失禁等。

5. **Whipple 三联征**　阵发性发作的低血糖或昏迷、神经、精神症状；发作时血糖低于 2.8mmol/L；口服或静脉注射葡萄糖后，症状立即消失，又称为胰岛素瘤三联征。

【辅助检查】

1. **实验室检查**

（1）空腹血糖测定　禁食 15 小时，空腹血糖在 2.78mmol/L 以下，可确诊。

（2）胰岛素测定　空腹或发作时周围静脉血胰岛素水平是确诊胰岛素瘤的直接依据。即使在低血糖状态下胰岛素水平仍然高，是本病最特异试验。

（3）空腹血胰岛素浓度与葡萄糖浓度的比值（IRI/G）　禁食 15 或 72 小时后，检测周围静脉血胰岛素和葡萄糖水平，并计算比值，如大于 0.3 可协助诊断。本方法比单独测定胰岛素或血糖更为准确。

(4) 甲苯磺丁脲（D860）激发试验 甲苯磺丁脲可刺激胰岛释放胰岛素，产生持续 3 ~ 5 小时的低血糖。可用静脉法或口服法。

(5) 高血糖素试验 静脉注射高血糖素 1mg，每 30 分钟测血糖和血浆胰岛素水平。本试验阳性率达 80%，且较甲苯磺丁脲法安全，准确性更大。

2. 影像学检查

(1) B 超 术前 B 超诊断率不高，术中简单易行，定位准确。

(2) CT 及 MRI 检查 有助于显示直径 1cm 以上的肿瘤。

(3) 选择性腹腔动脉造影 可发现直径小于 1cm 的肿瘤，阳性率约为 75%。

(4) 经皮经肝门静脉置管 分段采脾静脉的血测胰岛素水平，阳性率可达 90% 以上。

【治疗原则】

确诊一旦明确，应及早手术治疗，切除肿瘤。对不能耐受手术者，予以饮食调摄和内服抑制胰岛素的分泌药物进行非手术治疗。

二、疾病护理

【护理评估】

1. 健康史 了解饮食习惯；有无伴随其他疾病情况。

2. 身体状况 评估有无低血糖引发的相关症状。

3. 心理和社会支持状况 评估病人及家属对疾病的认识。

【常见护理诊断/问题】

1. 焦虑 与缺乏疾病相关知识及低血糖引起的全身症状有关。

2. 营养失调：低于机体需要量 与血糖水平降低有关。

3. 潜在并发症 高血糖、低血糖、胰瘘、切口感染等。

【护理措施】

1. 术前护理

①落实心理护理，减轻病人焦虑。

②维持血糖正常水平：了解病人疾病发作的规律和时间，制定最佳进食时间，避免低血糖发作。同时给予高蛋白、高维生素饮食，以增强机体抵抗力。术前 12 小时静脉输入 5% ~ 10% 葡萄糖 500 ~ 1000ml，维持血糖正常水平，以利于手术顺利进行。

2. 术后护理

(1) 病情观察 密切观察生命体征、面色、四肢末梢循环，注意腹部体征的观察。

(2) 血糖监测 餐后血糖一般在 1 小时左右开始上升，其可靠水平为 6.5 ~ 8.5mmol/L。出现高血糖者，根据医嘱应用胰岛素。

(3) 并发症的观察和护理

①高血糖和低血糖：术后部分病人由于正常胰岛的分泌尚未恢复，加之手术创伤的刺激，可出现高血糖反应；也可因肿瘤未切净而出现低血糖。术后要定期监测血糖值，

根据血糖情况调节糖的输入速度及遵医嘱调整胰岛素的用量，维持血糖在正常范围。

②胰瘘、切口感染：见本章相关内容。

【健康教育】

1. 加强低血糖症状的自我观察，随身携带含糖食品，如甜点、糖果等。

2. 加强营养，按时服药，定期复查。

3. 对胰瘘带管回家的病人，要备足一次性无菌引流袋，指导其正确的护理方法，防止感染，如有不适及时就诊。

案例讨论 19

病人，男性，42 岁。有胆道结石病史，近日食油腻食物后，出现上腹部疼痛，呈持续性加重，并伴有恶心、呕吐，就诊入院。查体：明显腹胀，全腹触痛、压痛、反跳痛和肌紧张，体温 38.5℃，全身黄染，胆红素和尿胆原阳性，血清及尿淀粉酶均升高。

问题：1. 该病人最可能的诊断是什么？

2. 该病人存在哪些主要的护理诊断？

3. 术后主要引流管有哪些？其护理措施有哪些？

第二十五章　急腹症病人的护理

导学

　　内容与要求　急腹症病人的护理包括概述、急腹症的诊断与治疗和急腹症病人的护理三部分内容。通过本章的学习，应掌握急腹症的腹痛特点、几种常见外科急腹症的鉴别诊断和急腹症的护理要点。熟悉急腹症病理、生理变化。了解急腹症的病因。

　　重点与难点　急腹症腹痛的特点和急腹症的护理要点。急腹症的病理、生理及几种常见外科急腹症的鉴别诊断。

　　急腹症（acute abdomen）是指各种原因所致以急性腹痛为主要表现的一组腹部疾病的总称。其特点为发病急、病情重、进展快、变化多、病因复杂，有一定的死亡率，必须早期诊断和紧急处理。

第一节　概　述

【病因】

　　急腹症病因复杂，部分外科和妇产科疾病常成为急腹症的病因，但也有少部分急腹症可由内科疾病、误服腐蚀性或异物等诱发。

　　1. **感染性疾病**　常见的外科感染性疾病有急性胆囊炎、胆管炎、胰腺炎、阑尾炎等腹腔内急性感染，胃肠道或胆囊穿孔，肝或腹腔脓肿破溃。急性盆腔炎等妇产科疾病，急性胃肠炎、大叶性肺炎等内科疾病也可引起急腹症的发生。

　　2. **出血性疾病**　常见的外科出血性疾病有腹部外伤导致的肝脾破裂、腹腔内动脉瘤破裂、肝脏癌肿破裂等。异位妊娠或巧克力囊肿破裂出血等妇产科疾病也可导致出血性急腹症的发生。

　　3. **空腔脏器梗阻**　常由外科疾病引起，如肠梗阻（包括肠套叠、肠扭转）、结石或蛔虫病引起的胆道梗阻、泌尿系结石等。

　　4. **缺血性疾病**　常见的外科缺血性疾病有肠系膜动脉栓塞、肠系膜静脉血栓形成等，妇产科疾病见于卵巢或卵巢囊肿扭转等。

【病理生理】

引起急腹症的病因分别为感染性、出血性、梗阻性和缺血性疾病时，除产生与原发疾病相关的病理、生理变化（参见相关章节）外，主要还涉及腹痛所致的病理、生理变化，后者主要与神经因素相关。来自腹部的病理性和生理性刺激经交感神经、副交感神经和腹膜壁层的躯体神经传至大脑感觉中枢，产生腹痛，但其感觉可因急腹症的病因、部位和缓急程度不同而不同。

1. **内脏痛**　局部病变的刺激由内脏传入纤维（自主神经）、传入中枢神经系统并产生内脏疼痛感觉，与产生刺激的速度和时间相关。其特点为：

（1）疼痛定位不精确　主要原因：①内脏的痛觉多由双侧的传入神经同时进入并经多个节段传导。②腹腔内脏的痛觉传入神经与进入脊髓的节段大致相近，所以其产生疼痛的感觉部位也相似。③刺激所产生的冲动沿着脏器的传入神经纤维经后根神经节传入相应的脊髓平面，当两个脏器传入神经的平面非常接近时，产生的内脏痛从部位上也很难区别。如胃来自胸7～9节段，而胆囊主要来自胸8～9节段，二者在临床上常难以区别。

（2）疼痛感觉特殊　腹腔内脏对来自外界的强烈刺激反应迟钝，但对压力和张力性刺激，如过度牵拉、突然膨胀、剧烈收缩和内脏缺血所致的疼痛则极为敏感。原因为腹腔内脏传入神经为细小的无髓神经纤维，传导速度慢。

（3）常伴消化道症状　当内脏的张力性冲动经迷走神经传导至迷走神经背核时，可兴奋位于临近的呕吐中枢，出现反射性的恶心、呕吐。

2. **牵扯痛**　又称放射痛。因为体表某些部位的痛觉神经纤维与支配腹腔内急性病变器官的神经通过同一脊髓段的神经根进入脊髓节的后角，甚至会聚于同一神经元后角向上传递，使大脑皮质误判。当急腹症发生内脏痛的同时，体表的相应部位也出现疼痛感觉。

3. **躯体痛**　受脊髓神经支配的壁腹膜受到腹腔内炎性或化学性渗出物刺激后，在体表相应部位产生的持续性锐痛。其定位准确，感觉敏锐。

第二节　急腹症的诊断与治疗

引起急腹症的疾病很多。但大多数急腹症的原因来自消化道和妇产科疾病，详细的病史、查体、相关的辅助检查，合理的综合分析是鉴别诊断的最好方法。

【病史收集】

急腹症的主要临床症状是腹痛，临床习惯将急腹症分为外科急腹症、妇产科急腹症和内科急腹症。病史收集从以下几方面进行：

1. **腹痛**

（1）产生的诱因　与饮食有关，如胆囊炎、胆石症引起的腹痛常发生于进食油腻食物后；急性胰腺炎的腹痛常与饱食或过量饮酒有关；胃、十二指肠穿孔的腹痛在饮食后多见；剧烈运动往往会诱发肠扭转等。

（2）部位 一般腹痛最显著的部位或最先出现腹痛的部位往往与病变的部位一致，故可根据内脏的解剖位置大体判断病变所在的脏器（图 25 - 1）。

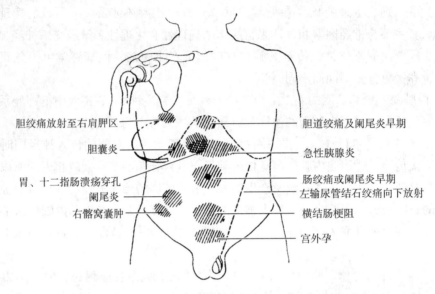

胆绞痛放射至右肩胛区
胆囊炎
胃、十二指肠溃疡穿孔
阑尾炎
右髂窝囊肿

胆道绞痛及阑尾炎早期
急性胰腺炎
肠绞痛或阑尾炎早期
左输尿管结石绞痛向下放射
横结肠梗阻
宫外孕

图 25 - 1 急腹症的疼痛部位

（3）发生的急缓 炎症病变时，腹痛开始时轻，以后逐渐加重。实质脏器破裂、空腔脏器穿孔、急性肠梗阻、肠扭转等腹痛往往发生突然，且迅速恶化。

（4）性质 腹痛性质反映了腹腔内脏器病变的性质。不同规律的腹痛可出现在同一疾病的不同病程中，并可相互转化。①持续性钝痛或隐痛多提示炎症性或出血性病变。②阵发性腹痛多提示空腔脏器发生痉挛或阻塞性病变，腹痛持续时间长短不一，呈间歇性。③持续性腹痛伴阵发性加重，多提示炎症和梗阻并存。

（5）程度 可反映腹腔内病变的轻重，由于个体对疼痛的敏感程度及耐受程度不同而不同，缺少客观指标。一般而言，炎症性刺激引起的腹痛较轻，空腔脏器的痉挛、梗阻、嵌顿、扭转或绞窄缺血、化学刺激产生的疼痛程度较重，难以忍受，甚至呈现刀割样疼痛。

2. 消化道症状 严重腹痛常引起恶心、呕吐，常由于胃肠道疾病所致；也可有排便情况的异常。

3. 发热 腹腔内炎症可有不同程度的发热，重症者可有寒战、高热的表现，可高达 40℃以上。年老体衰病人的体温不一定随病情加重而升高。体温升高时常伴有脉率增快；若脉率增快而体温反而下降，多为病情恶化的征象。

4. 感染中毒征象 当急腹症伴有严重腹膜炎时，早期常有高热、大汗、脉速、呼吸浅快等全身中毒表现，后期则表现为全身衰竭、面色灰白、眼窝凹陷、皮肤干燥、四肢厥冷、呼吸急促、脉搏细速、体温剧升或骤降、血压下降、神志改变等，提示已发生重度脱水、代谢性酸中毒及休克等。

5. **体征** 主要为腹膜刺激征，压痛、反跳痛、肌紧张，外科和妇产科急腹症病人多伴有。高度肌紧张时腹壁呈"板状腹"，如胃、十二指肠穿孔的早期；消化道穿孔致膈下存在游离气体时会有肝浊音界消失；腹腔积液时显示移动性浊音阳性。腹腔内脏器破裂出血者可伴贫血或休克；肝、胆、胰疾病时，可有黄疸等。

6. **月经史** 有生育能力的妇女，准确的月经史对腹痛的诊断有重要意义，如宫外孕破裂多有停经史。

7. **既往史** 询问病人以前的疾病史和手术史，以排除已根除性疾病。如已做胆囊切除术者可排除胆囊结石和胆囊炎，粘连性肠梗阻多有手术史。

【辅助检查】

1. **实验室检查**

（1）**血常规** 腹腔内出血病人常表现为红细胞、血红蛋白和血细胞比容降低；腹腔内感染或中毒病人的白细胞计数及中性粒细胞计数多升高，老年及危重病人可因应激反应差而无相应变化。

（2）**尿常规** 泌尿系结石病人的尿液中有红细胞；梗阻性黄疸病人的尿胆红素检测为阳性。

（3）**便常规** 急性胃肠炎病人的粪便镜检可见大量红、白细胞；消化道疾病者的粪便隐血试验多呈阳性表现。

（4）**血、尿淀粉酶** 急性胰腺炎病人可见血、尿淀粉酶值升高。

（5）**肝功能** 胆道梗阻和急性胰腺炎病人常有肝功能的损害。

2. **影像学检查** 包括腹部X线、B超、CT和MRI检查。

（1）**X线检查** 是急腹症辅助诊断的重要项目之一。消化道穿孔时可见膈下游离气体；机械性肠梗阻时立位腹部平片可见肠管内存在多个气液平面，麻痹性肠梗阻时可见普遍扩张的肠管；胆结石或泌尿系结石时可见阳性结石影。钡剂灌肠透视在低位结肠梗阻中具有诊断意义。

（2）**B超检查** B超或彩超检查是肝、胆、胰、脾、肾、输尿管、阑尾、盆腔内病变迅速评价的首选方法，有助于了解腹腔内实质性脏器损伤、破裂和占位性病变，亦可明确腹腔内积液、积血及其量。胆囊或泌尿系结石时可见回声。

（3）**CT或MRI** 对实质性脏器的病变、破裂、腹腔内占位性病变及急性出血坏死性胰腺炎的诊断均极有价值。

3. **内镜检查** 根据急腹症的特点，采用不同种类的内镜检查。

（1）**胃镜** 可发现屈氏韧带以上部位的胃、十二指肠的疾病。

（2）**经内镜逆行胰胆管造影** 有助于明确胆、胰疾病。

（3）**肠镜** 可发现小肠、结肠和直肠病变。

（4）**腹腔镜** 有助于诊断部分疑难急腹症。

4. **诊断性穿刺** 根据腹痛的特征，于不同部位进行穿刺。

（1）**腹腔穿刺** 用于不易明确诊断的急腹症，尤其是全腹膜炎病因不清，病人不能清楚陈述病史或表达症状者。在任何一侧脐与髂前上棘连线的中外1/3交界处穿刺，若抽出不凝血性液体，多提示内出血；若是浑浊液体或脓液，多为消化道穿孔或腹腔内感染；若系胆汁性液体，常是胆囊穿孔；若穿刺液的淀粉酶测定结果阳性即为急性胰腺炎。

（2）阴道后穹隆穿刺　女性病人疑有盆腔积液、积血时，可经阴道后穹隆穿刺协助诊断。

【鉴别诊断要点】

1. 外科急腹症的特点

①常先有腹痛后出现发热等伴随症状。

②腹痛或压痛部位较固定。

③常可出现腹膜刺激征，甚至休克。

④可伴有腹部肿块或其他外科特征性体征及辅助检查结果。

常见外科急腹症的鉴别如下：

（1）胃、十二指肠穿孔　溃疡病史，突发性、持续性上腹部刀割样疼痛，很快扩散至全腹。腹部呈舟状、拒按，十二指肠后壁穿透性溃疡病人可伴有 $T_{11\sim12}$ 右旁区域牵扯痛，常伴有轻度休克症状。有明显的腹膜刺激征，肝浊音界减小或消失，X 线显示膈下有游离气体。

（2）胆道系统感染或结石

①急性胆囊炎：起病常在进油腻食物后，右上腹部剧烈绞痛，常放射至右肩及右背部。右上腹部有压痛和肌紧张，Murphy 征阳性。B 超显示胆囊增大、壁厚，有时可见胆囊结石影。

②急性胆管炎：剑突下剧烈疼痛，可放射至右肩。可伴有寒战、高热和黄疸，病情加重时可伴有休克和精神症状。B 超显示胆管扩张及结石影。

③胆管系统结石：胆总管结石、胆囊结石、肝胆管结石均可引起急性右上腹或右季肋部疼痛，伴发热或黄疸等表现，是因结石梗阻了胆管引流，继发感染所致。

（3）急性胰腺炎　多发病于暴饮暴食或过量饮酒或精神激动后，病人常有胆管疾病病史，多表现为上腹部偏左持续性疼痛，伴左肩或左侧腰背部束带状疼痛；在发病早期即伴恶心、呕吐和腹胀，且恶心、呕吐后腹痛不缓解。急性出血坏死性胰腺炎可伴有休克症状。化验血和尿淀粉酶明显升高。CT 显示胰腺弥漫性肿大，密度不均，胰腺坏死时呈皂泡征，胰周积液。

（4）肠梗阻、肠扭转和肠系膜血管栓塞　肠梗阻、肠扭转时多为中上腹部疼痛，呈阵发性绞痛，随病情进展可表现为持续性疼痛、阵发性加剧，伴呕吐、腹胀和肛门停止排便、排气；肠系膜血管栓塞或绞窄性肠梗阻时呈持续性胀痛，呕吐物、肛门排出物和腹腔穿刺液呈血性液体。呕吐后腹痛可减轻。听诊肠鸣音亢进，腹部 X 线显示小肠扩张充气，并见明显的气液平面。其次胃、大网膜、脾、卵巢等均可发生急性扭转，但较少见。

（5）急性阑尾炎　转移性右下腹痛伴呕吐和不同程度发热、恶心、呕吐，腹部压痛集中于麦氏点，有时左下腹与麦氏点相对应的位置压痛也呈阳性。炎症加重时可有局限性腹膜炎征，穿孔时则出现全腹膜炎，但仍以右下腹体征为重。白细胞计数增多，且中性粒细胞比例增加。需注意老人、儿童、孕妇及全身衰弱病人可无明显的腹肌紧张。

（6）内脏破裂出血 腹腔脏器破裂出血均有类似的急性失血甚至休克的表现，突发性上腹部剧痛，并继以肤色苍白、冷汗、脉搏细速、手足厥冷、血压降低等失血性休克的症状为主。腹腔穿刺液为不凝固的血液。B超或CT显示实质脏器的裂伤和腹腔内积血。外伤史者应注意肝、脾等实质性脏器破裂出血。有肝区痛、消瘦等表现者，应注意肝癌破裂出血。生育年龄妇女应注意有无异位妊娠破裂的可能。

（7）肾或输尿管结石 上腹部和腰部钝痛或绞痛，可沿输尿管向下腹部、腹股沟区或会阴部放射，可伴呕吐和血尿。B超显示患侧肾盂积水、输尿管扩张及结石显影。

2. 内科急腹症的特点
①一般先发热，后腹痛。
②腹痛或压痛部位不固定，程度均较轻。无明显腹肌紧张。
③常伴咳嗽、胸闷、胸痛、气促、心悸、心律失常、呕吐、腹泻等。
④查体、X线、心电图检查可明确诊断。

3. 妇科急腹症的特点
①以下腹部或盆腔内痛为主。
②常伴有白带增多、阴道流血，或有停经史、月经不规则，或与月经周期有关。
③妇科检查可明确疾病诊断。

【治疗原则】
外科急腹症发病急、进展快、病情危重，处理以及时、准确、有效为原则。

1. 非手术治疗
（1）适应证
①诊断明确、病情较轻者，如单纯性胆囊炎、不完全性粘连性肠梗阻等。
②诊断明确，但病情危重、不能耐受麻醉和手术者。
③诊断不明，但病情尚稳定、无明显腹膜炎体征者。
（2）治疗措施
①观察生命体征和腹部体征。
②禁食，胃肠减压；补液，记出入水量。
③药物治疗：包括解痉和抗感染治疗；出现休克时，应予以抗休克治疗，同时作好手术前准备。
④观察辅助检查结果的动态变化，以助及时判断病情变化。

2. 手术治疗 适应证：
①诊断明确、需立即处理的急腹症病人，如腹部外伤、溃疡穿孔致弥漫性腹膜炎、化脓性或坏疽性胆囊炎、化脓性梗阻性胆管炎、急性阑尾炎、完全性肠梗阻等。
②对诊断不明，但腹痛和腹膜炎体征加剧、全身中毒症状加重者，应在经非手术治疗的同时，积极完善术前准备，尽早进行手术治疗。

第三节　急腹症病人的护理

一、术前护理

【护理评估】

1. **健康史及相关因素**　病人的年龄、性别、婚姻和职业；女性病人有无停经、月经不正常史等，有无不规则阴道流血或分泌物增多现象。既往史：有无消化性溃疡、胆道和泌尿系结石、心房颤动等病史及有无类似疼痛发作史；有无用（服）药史、过敏史及腹部手术史等。

2. **身体状况**　包括腹痛的病因和诱发因素、与饮食和活动的关系、加剧或缓解的相关因素；腹痛的特点、部位、发生时间、性质、程度；有无消化道或全身伴随症状；还包括有无腹膜刺激征、肠鸣音情况、生命体征的变化、呕吐物的性质等。

3. **辅助检查**　血、尿、粪便检查；X线、B超、CT等以及内镜的检查情况。肝酶谱和胆红素水平有无升高；重要脏器功能的检测结果。

4. **心理和社会支持状况**　评估病人及家属对本次疾病的认知和担忧、心理承受程度及期望。

【常见护理诊断/问题】

1. **急性疼痛**　与腹腔内脏器官炎症、扭转、破裂、出血、损伤有关。

2. **有体液不足的危险**　与腹腔内脏破裂出血、腹膜炎症导致的腹腔内液体渗出、呕吐或禁食、胃肠减压等所致的液体丢失有关。

3. **恐惧与焦虑**　与疾病不能及时诊断有关。

【护理措施】

1. **心理护理**　术前病人因为担心不能得到及时有效的诊断、治疗或预后不良常表现为恐惧、躁动和焦虑。对此类病人，护理人员要主动、积极迎诊和关心病人，稳定其情绪。

2. **减轻或有效缓解疼痛**

（1）**病情观察**　密切观察病人腹痛的部位、性质、程度和伴随症状有无变化，及其与生命体征的关系。非休克病人可取半卧位，以助于减轻腹壁张力，减轻疼痛。休克病人取休克体位。

（2）**禁食和胃肠减压**　为治疗急腹症的重要措施之一。禁食并通过胃肠减压抽吸出胃内容物，减少胃肠内的积气、积液，减少消化液和胃内容物自穿孔部位漏入腹膜腔，从而减轻腹胀和腹痛。

（3）**解痉和镇痛**　对明确诊断、疼痛剧烈的急腹症病人可遵医嘱给予止痛措施。注意评估镇痛效果和观察不良反应，如哌替啶类镇痛药物可致Oddi括约肌痉挛、呼吸抑制、头晕、呕吐、出汗、口干、瞳孔散大、呼吸减慢和血压降低等反应。

（4）**非药物性措施**　包括分散注意力法，如默念数字或听音乐；放松疗法，如按摩、指导病人有节律地深呼吸；暗示疗法、催眠疗法以及安慰剂疗法等。

3. 维持体液平衡

（1）补充血容量。迅速建立静脉通路，根据医嘱正确、及时和合理安排晶体和胶体液的输注种类和顺序。若有大量消化液丢失，先输注平衡盐溶液；有腹腔内出血或休克者，应快速输液、输血，以纠正血容量。

（2）每小时监测生命体征，准确记录出入水量；对神志不清或伴休克者，应留置导尿管，并根据尿量调整输液量、补钾量和速度。

（3）监测实验室检查结果，包括血红蛋白、血细胞比容、尿比重、血电解质及动脉血气分析等，以评估病人的体液及酸碱平衡状况。

4. 营养支持护理 对诊断明确、拟行非手术治疗的病人，如病情允许，可给予易消化的清淡饮食，逐步恢复正常饮食。对拟手术治疗、禁食和胃肠减压或估计7天以上不能恢复正常饮食的病人，尤其年老、体弱、低蛋白血症和手术后可能发生并发症的高危病人，应积极提供胃肠内、外营养支持。

二、术后护理

【护理评估】

1. 身体状况 评估手术、麻醉情况，引流管放置情况；评估生命体征，病人腹部疼痛情况，有无腹腔残余脓肿、再出血和瘘等并发症。

2. 心理和社会支持状况 病人及家属对手术的认知程度，有无担心术后治疗情况等。

【常见护理诊断/问题】

1. 疼痛 与手术创伤有关。

2. 恐惧与焦虑 与担心手术效果及预后有关。

3. 潜在并发症 出血、腹腔内脓肿和瘘。

【护理措施】

1. 心理护理 术后就病人担忧并发症或因较大手术影响生活质量而加强心理护理，指导其如何正确应对。

2. 疼痛护理 遵医嘱实施药物镇痛。

3. 并发症的预防和护理

（1）出血

①加强生命体征的观察，并做好记录。若血红蛋白值及血压进行性下降，提示有腹腔内再出血；若脉搏增快、面色苍白、皮肤湿冷多为休克征象。

②根据医嘱输液、输血、补充血容量和应用止血药物。

③记录每小时尿量。

（2）腹腔内脓肿和瘘

①体位：术后取斜坡卧位，以使腹腔内炎性渗液、血液或漏出物积聚并局限于盆腔，因盆腔腹膜吸收毒素的能力相对较弱，可减轻全身中毒症状，并有利于积液或脓液

的引流。

②有效引流：腹腔内置引流管时需保持引流通畅，并观察记录引流物的色、质、量。

③加强观察：若引流物为肠内容物或浑浊脓性液体，病人腹痛加剧，出现腹膜刺激征，并伴发热，白细胞计数及中性粒细胞比例上升，多为腹腔内感染或瘘可能，应及时报告医生。

④有效控制感染：遵医嘱合理、正确地使用抗菌药物；更换伤口敷料、腹膜灌洗等严格无菌技术操作。

⑤发热护理：对伴有高热的病人，可用药物或物理方法降温，以减少病人的不适感。

三、健康教育

1. 形成良好的饮食和卫生习惯。

2. 积极控制诱发急腹症的各类诱因，如有溃疡病者，应按医嘱定时服药；胆道疾病和慢性胰腺炎者需适当控制油腻饮食；反复发生粘连性肠梗阻者当避免暴饮暴食及饱食后剧烈运动；月经不正常者应及时就医。

3. 术后根据病情，应尽早开始活动，以预防粘连性肠梗阻。

案例讨论20

病人，女性，65岁，以"突发性上腹部刀割样剧烈疼痛，伴呕吐2小时"入院。病人既往有溃疡病史，1个多月前开始出现上腹部疼痛并反复发作，自服复方氢氧化铝片后缓解。今日午餐后无诱因突发上腹部刀割样剧痛，伴恶心、呕吐，呕吐物为胃内容物。查体：T 38℃，P 105次/分，急性病容，平卧屈膝被动体位，腹肌紧张呈板状腹，全腹有明显压痛和反跳痛，以右上腹明显。腹部X线检查显示膈下游离气体。血常规：白细胞计数 14.0×10^9/L，中性粒细胞0.85。心、肺检查未见异常。

问题：1. 该病人最可能的诊断是什么？

2. 该病人目前主要的护理问题是什么？

3. 目前最有意义的护理措施是什么？

第二十六章　周围血管疾病病人的护理

> **导学**
>
> **内容与要求**　周围血管疾病病人的护理包括原发性下肢静脉曲张和血栓闭塞性脉管炎两部分内容。通过本章的学习，应掌握原发性下肢静脉曲张和血栓闭塞性脉管炎的临床表现和术前、术后护理措施。熟悉原发性下肢静脉曲张和血栓闭塞性脉管炎的病因、辅助检查和治疗原则。
>
> **重点与难点**　原发性下肢静脉曲张的病因、临床表现、术前与术后护理；血栓闭塞性脉管炎的临床表现、术前与术后护理措施和健康教育。

第一节　原发性下肢静脉曲张

一、疾病概要

原发性下肢静脉曲张（primary lower extremity varicose veins）指下肢浅静脉迂曲、伸长呈曲张的状态，又称单纯性下肢静脉曲张。其发病率占周围血管疾病的90%以上，大多发生在大隐静脉，少数合并小隐静脉或单纯发生在小隐静脉。

【病因】

静脉壁软弱、静脉瓣膜缺陷以及浅静脉内压力持续升高是引起下肢浅静脉曲张的主要原因。

1. **先天因素**　静脉瓣膜缺陷和静脉壁薄弱与遗传因素有关。有些病人下肢静脉瓣膜稀少，甚至完全缺如。

2. **后天因素**　包括下肢血柱重力增加和循环血量超负荷。任何增加血柱重力的因素，如持久站立少动或久坐少动、重体力劳动、妊娠、慢性咳嗽、习惯性便秘等都可使静脉瓣膜承受过度的压力，逐渐松弛而关闭不全。循环血量经常超过回流负荷，造成压力升高、静脉扩张可导致瓣膜相对性关闭不全。

【病理生理】

静脉壁结构胶原纤维减少、断裂、扭曲，使静脉壁失去应有的强度，当静脉压力增高而易扩张。静脉壁发生营养障碍和退行性变，中层被结缔组织取代，使曲张的静脉壁厚薄不均而呈结节团块状。同时静脉瓣膜萎缩、机化、功能丧失，静脉压增高、血流长期瘀滞，使毛细血管壁的通透性增加，血管内的大分子物质、液体渗入组织间隙并积聚、沉积在毛细血管周围，造成毛细血管内血栓的形成和皮肤微循环障碍，局部组织缺氧而营养不良，出现下肢水肿、皮肤色素沉着、纤维增生变硬、皮下脂质硬化和皮肤萎缩而并发皮炎、湿疹，甚至慢性溃疡，多发生于足靴区。

当隐-股或隐-腘静脉瓣膜受到累及而关闭不全就可影响交通静脉、深静脉，可通过属支而影响小隐静脉。静脉瓣膜和静脉壁距离心脏愈远，强度愈差，承受的压力却愈高。因此，下肢静脉曲张后期的进展要比初期迅速，曲张的静脉在小腿部远比大腿部明显。

【临床表现】

原发性下肢静脉曲张以大隐静脉多见，单纯累及小隐静脉较少见。以左下肢多见，但双下肢可先后发病。

1. **早期**　轻度可无明显症状，仅在长时间站立后患肢小腿感觉沉重、酸胀、乏力和疼痛，下肢浅静脉曲张，蜿蜒迂曲，平卧休息或抬高患肢后可消失。

2. **后期**　曲张静脉明显隆起，蜿蜒成团，并可出现踝部轻度肿胀和足靴区皮肤营养不良，包括皮肤萎缩、脱屑、色素沉着、瘙痒、皮肤和皮下组织硬结及并发症。

3. **并发症**

（1）**血栓性浅静脉炎**　曲张静脉内血流缓慢，易引起血栓形成，并伴有感染性静脉炎及曲张静脉周围炎，表现为局部疼痛、静脉呈条索状，表面皮肤潮红、肿胀、压痛，范围较大者可有发热。

（2）**湿疹**　好发于足靴区，严重瘙痒，局部渗液，易继发感染。

（3）**溃疡**　最常见，多发生于小腿下端前内侧和足踝部。皮肤溃疡多合并感染，愈合后也常复发。

（4）**急性出血**　曲张静脉破裂，多发生于足靴区及踝部。因静脉压力高，静脉壁无弹性而很难自行停止，需紧急处理。

【辅助检查】

1. **大隐静脉瓣膜功能试验（Trendelenburg test）**　病人平卧，抬高患肢排空静脉，在大腿上1/3处扎止血带阻断大隐静脉，然后让病人站立，10秒钟内放开止血带。若出现自上而下的静脉逆向充盈，提示瓣膜功能不全。若未放开止血带前大隐静脉即充盈，则表明大隐静脉和深静脉间交通支瓣膜功能不全。根据同样原理在腘窝部扎止血带，可检测小隐静脉瓣膜的功能。

2. **深静脉通畅试验（perthes test）**　病人站立，在患肢大腿上1/3处扎止血带阻断大腿浅静脉主干，嘱病人连续用力踢腿或做下蹲活动10余次，随着小腿肌泵收缩迫使浅静脉血向深静脉回流而排空。若在活动后浅静脉曲张更为明显、张力增高，甚至出现胀痛，提示深静脉不通畅（图26-1）。

3. 交通静脉瓣膜功能试验（pratt test）　病人仰卧，抬高下肢，在大腿根部扎上止血带，自足趾向上至腘窝缠缚第一根弹力绷带，再自止血带处向下，缠绕第二根弹力绷带；让病人站立，向下松解第一根绷带的同时，向下缠缚第二根绷带，如在两根绷带之间出现曲张静脉，即意味该处有功能不全的交通静脉（图26－2）。

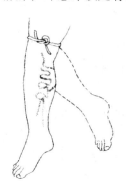
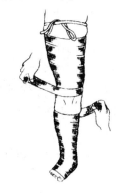

图26－1　深静脉通畅试验　　　　　　　　图26－2　交通静脉瓣膜功能试验

4. 下肢静脉造影　有顺行和逆行造影两种方法，多用于怀疑深静脉病变时。

5. 血管超声检查　超声多普勒血流仪能确定静脉反流的部位和程度，超声多普勒显像仪可观察瓣膜关闭活动及有无逆向血流。

【治疗原则】

1. 非手术治疗　适用于：①病变局限，症状较轻。②妊娠期间发病。③症状虽然明显，但全身情况差，不能耐受手术者。

（1）适当卧床休息，抬高患肢。

（2）患肢用弹力绷带包扎或穿弹力袜。借助远侧高而近侧低的压力差，促进回流。

（3）硬化剂注射：硬化剂注入曲张静脉后，引起无菌性炎症反应，使血管腔粘连闭塞。适用于：①局限性静脉曲张而瓣膜功能健全。②术后残留或复发的曲张静脉。常用的硬化剂有5%鱼肝油酸钠、酚甘油溶液和50%葡萄糖等。

2. 手术治疗　最常用的方法。凡有临床症状、下肢浅静脉瓣膜和（或）浅深静脉间交通支瓣膜功能不全、深静脉通畅、无手术禁忌证者均宜手术治疗。

（1）传统手术　大（小）隐静脉高位结扎术及主干与曲张静脉剥脱术。

（2）微创疗法　静脉腔内激光治疗（EVLT）、内镜筋膜下交通静脉结扎术（SEPS）、旋切刀治疗、静脉内超声消融治疗等。微创疗法具有创伤小、恢复快、避免瘢痕和术后感染的特点，有替代传统治疗方式的趋势。

3. 并发症的处理

（1）血栓性静脉炎　抬高患肢，局部热敷或理疗，禁止按摩、穿弹力袜、抗凝及抗生素治疗。若血栓有向深静脉蔓延趋势，炎症消退后，应施行高位结扎术。

（2）湿疹　保持局部清洁、干燥，可用1∶5000高锰酸钾溶液冲洗或涂搽止痒消炎、抗真菌的外用药物。全身应用广谱抗生素。可用弹力绷带或穿弹力袜控制静脉高压。

（3）慢性溃疡　抬高患肢，控制感染，用等渗盐水或3%硼酸溶液湿敷，局部可用弹力绷带或穿弹力袜、高压氧，促进溃疡面缩小或愈合后行手术治疗。

（4）急性出血　抬高患肢，加压止血，严重者予以缝扎。

二、疾病护理

（一）术前护理

【护理评估】

1. **健康史和相关因素**　职业及工作特点、患肢的感觉、是否妊娠、有无腹内压增高等病史；是否穿过弹力袜或紧身衣裤。

2. **局部**　评估小腿静脉曲张的部位和程度；患肢有无踝部肿胀；局部皮肤营养状态；局部有无血栓性浅静脉炎、湿疹、溃疡、曲张静脉破裂出血等并发症。

3. **辅助检查**　静脉瓣膜功能和通畅试验及影像学检查有无阳性发现。

4. **心理和社会支持状况**　病人对本病防治知识的了解程度。

【常见护理诊断/问题】

1. **活动无耐力**　与下肢静脉回流障碍有关。

2. **皮肤完整性受损**　与皮肤营养障碍、慢性溃疡有关。

3. **潜在并发症**　血栓性静脉炎、湿疹、溃疡、曲张静脉破裂出血。

【护理措施】

1. **一般护理**　避免长时间站立或行走，坐时双膝勿交叉过久。患肢肿胀时，应适当卧床，抬高患肢30°~40°。避免引起腹内压增高的因素，如保持大便通畅，治疗慢性咳嗽，肥胖者应有计划地减轻体重，以促进下肢静脉回流。活动时避免外伤，以免引起曲张静脉破裂出血。每日用温水泡洗患肢1~2次。

2. **穿弹力袜或缚扎弹力绷带**　指导病人行走时正确穿弹力袜或使用弹力绷带。穿时应抬高患肢，排空曲张静脉内的血液后再穿，注意弹力袜的薄厚、压力及长短应符合病人的腿部情况。弹力绷带应自下而上包扎，注意保持合适的松紧度，以能扪及足背动脉搏动和保持足部正常皮肤温度为宜，包扎不应妨碍关节活动。

3. **预防感染**　处理创面，观察患肢远端皮肤的温度、颜色、是否有肿胀、渗出，局部有无红、肿、压痛等感染征象。

4. **皮肤准备**　术前皮肤准备包括整个患肢、腹股沟区和会阴部。术前1日用甲紫标记曲张静脉并用碘酒固定，皮肤准备时谨防损伤曲张静脉而引发出血。

（二）术后护理

【护理评估】

1. **局部伤口**　有无渗血，有无红、肿、压痛等感染征象。

2. **患肢血循环**　包括患肢远端皮肤的温度、色泽、动脉搏动、感觉等有无异常。

【常见护理诊断/问题】

潜在并发症　下肢深静脉血栓形成、伤口出血、感染。

【护理措施】

1. 卧床休息，抬高患肢30°，指导病人做足背屈伸运动，鼓励病人早期下床活动，避免长时间静坐或静立不动，促进静脉回流，防止下肢深静脉血栓的形成。

2. 术后应用弹力绷带加压包扎，松紧度适宜，一般需维持2周。

3. 伤口护理：保持伤口敷料清洁、干燥，遵医嘱应用抗生素、止血药，防治感染和出血。

（三）健康教育

1. 保持良好的习惯。保持良好的坐姿，避免久站或久坐；坐时避免双膝交叉过久，休息时抬高下肢略高于心脏水平。经常站立位工作的病人，应及时使用弹力绷带或穿弹力袜。避免用过紧的腰带和紧身衣物，肥胖者计划减肥。

2. 指导病人进行适当的体育锻炼，增强血管壁弹性，促进静脉侧支循环的建立。

3. 非手术治疗病人应坚持长期使用弹力袜或者弹力绷带，术后宜继续使用1~3个月。

4. 避免长期腹内压增高的因素，如便秘、慢性咳嗽等。

第二节　血栓闭塞性脉管炎

一、疾病概要

血栓闭塞性脉管炎（thromboangitis obliterans，TAO）又称 Buerger 病，是一种累及血管的炎症性、节段性和周期性发作的慢性闭塞性疾病，主要侵袭四肢的小动脉，小静脉也常受累，以下肢血管为主。我国北方多见，好发于男性青壮年。

【病因】

病因尚不清楚，吸烟、寒冷与潮湿的生活环境、慢性损伤和感染、营养不良、性激素异常、自身免疫功能紊乱、前列腺素失调及遗传因素一直被认为是本病的主要发病因素。其中，吸烟与发病的关系尤为密切。

【病理生理】

病变主要累及四肢的中、小动脉和静脉，常起始于动脉，后累及静脉，由远端向近端发展，病变呈节段性，两段之间血管比较正常。早期为血管全层非化脓性炎症，血管内皮细胞和成纤维细胞增生，淋巴细胞浸润，管腔狭窄和血栓形成；后期炎症消退，血栓机化，新生毛细血管形成，动脉周围有广泛纤维组织形成，常包埋静脉和神经组织，形成一硬索条，闭塞血管远端的组织可出现缺血性改变甚至坏死。静脉受累时的病理改变与病变动脉相似。

【临床表现】

起病隐匿，进展缓慢，呈周期性发作。根据肢体缺血程度和表现分为三期，国外多采用 Fontaine 分类法。

1. 局部缺血期 功能性变化为主，主要因动脉痉挛和狭窄所致。患肢麻木、针刺、发凉、怕冷、酸胀、易疲劳、沉重和轻度间歇性跛行，即病人在行走 0.5～1km 路程后，小腿或足部肌肉出现胀痛或抽痛。如果继续行走，则疼痛加重而被迫止步。休息后疼痛立即缓解，再行走后症状又出现。患肢皮肤温度稍低，色泽较苍白，足背和（或）胫后动脉搏动减弱。间歇性跛行是本期典型症状，随着病情发展，行走距离逐渐缩短。

2. 营养障碍期 患肢依靠侧支循环维持血供，以器质性病变为主。间歇性跛行日益明显，行走距离缩短，休息时间延长，疼痛转为持续性静息痛，即在肢体处于休息状态下疼痛仍不缓解，夜间更剧烈。患肢皮肤温度明显降低、色泽苍白甚至发绀，同时出现皮肤干燥、潮红，汗毛脱落。趾（指）甲增厚变形，小腿肌萎缩，足背或胫后动脉搏动消失。

3. 组织坏死期 动脉完全闭塞，侧支循环不足以维持肢体的血供。除上述症状加重外，患肢严重缺血，疼痛剧烈，经久不息，病人日夜屈膝抱足而坐，不能入睡。出现趾（指）端发黑、干瘪、坏疽和溃疡。大多为干性坏疽，可向近端延伸，坏死组织脱落后，形成经久不愈的溃疡。若继发感染，则干性坏疽转为湿性坏疽，病人可有高热、烦躁等全身中毒症状。

【辅助检查】

1. 特殊检查

（1）测定皮肤温度 若双侧肢体对应部位皮肤温度相差 2 度以上，提示皮温降低，侧肢动脉血流不足。

（2）患肢远端动脉搏动情况 若搏动减弱或不能扪及，常提示血流减少。

（3）肢体抬高试验（Buerger test） 病人平卧，患肢抬高 70°～80°，持续 60 秒，若出现麻木、疼痛、苍白或蜡黄色者为阳性，提示动脉供血不足。然后让病人坐起，下肢于床缘自然下垂，正常人皮肤色泽可在 10 秒内恢复正常。若超过 45 秒且皮肤色泽不均匀，进一步提示患肢动脉供血不足。

2. 影像学检查

（1）多普勒超声 可显示动脉的形态、直径和流速、血流波形等。同时还能做节段动脉压测定，了解病变部位和缺血的程度。

（2）肢体血流图 有助于了解肢体血流通畅情况。血流波形平坦或消失表示血流量明显减少，动脉严重狭窄。

（3）动脉造影 可以明确动脉阻塞的部位、程度、范围及侧支循环建立的情况。此项检查可诱发血管痉挛，一般在血管重建术前考虑。

【治疗原则】

防止病变进展，改善和促进患肢血液循环，减轻或消除疼痛。

1. 非手术治疗

（1）一般处理 严格戒烟，防止受冷、受潮和外伤，勿穿过紧、过硬鞋袜，肢体保暖但不做热疗，以免增加组织需氧量而加重症状。早期病人患肢进行适度锻炼，可促使侧支循环建立，如 Berger 运动。

（2）药物治疗　适用于早、中期病人。

①扩张血管和抑制血小板聚集，可改善患肢血供，缓解静息痛。如前列腺E1（PGE1）、α-受体阻滞剂（酚妥拉明）和β-受体兴奋剂（苯丙酚胺）、硫酸镁溶液、低分子右旋糖酐。

②选用有效抗菌药，预防或控制感染。

③中医药辨证施治：阴寒型多属早期或恢复阶段，以温经散寒为主，辅以活血化瘀，可用阳和汤加减；气滞血瘀型多为病变二期，以疏通经络、活血化瘀为主，可用当归活血汤加减；湿热型为三期轻度趾端坏疽、溃疡继发感染，以清热利湿为主，辅以活血化瘀，可用四妙勇安汤加减；热毒型为三期继发感染及毒血症，以清热解毒为主，辅以凉血化瘀，可用四妙活血汤加减；气血两虚型多见于恢复阶段或病久体质虚弱者，以补养气血为主，可用顾步汤加减。

（3）高压氧疗法　提高血氧含量，促进肢体的血氧弥散，改善组织的缺氧程度。每日1次，每次3~4小时，10次为1个疗程。

（4）创面处理

①干性坏疽：保持干燥，可酒精消毒后包扎创面，预防继发感染。

②湿性坏疽：去除坏死组织，积极控制感染，可外敷金蝎膏、玉红膏或湿敷有效抗生素溶液。

（5）镇痛治疗

①止痛药：如吗啡、哌替啶等。

②连续硬膜外阻滞，适用于严重静息痛的病人，一般选择第2~3腰椎间隙留置硬膜外导管，间断注入1%利多卡因或0.1%地卡因3~5ml。

③中药麻醉：主要应用东莨菪碱和洋金花总碱。

④小腿神经压榨术（Smithwick手术）：其主要缺点是足部感觉迟钝，常需几个月才能恢复。

2. 手术治疗　目的是增加肢体血供和重建动脉血流管道，改善缺血。常用的手术方式有：①腰交感神经节切除术。②动脉血栓内膜剥脱术。③动脉旁路转流术。④大网膜移植术。⑤截肢（趾、指）术。

二、疾病护理

（一）术前护理

【护理评估】

1. **健康史及相关因素**　病人的年龄、性别和职业。是否长期在湿冷环境中工作或生活，有无感染和外伤史，询问病人的吸烟史。

2. **身体状况**　患肢缺血情况，如患肢皮肤温度、色泽、动脉搏动情况。评估跛行距离和跛行时间。患肢有无肌萎缩、坏疽、溃疡和感染。

3. **辅助检查**　评估特殊检查及影像学检查的结果。

4. **心理和社会支持状况**　评估病人痛苦、焦虑、悲观的心态和程度，家庭成员能否给予病人足够的支持。

【常见护理诊断/问题】

1. **疼痛**　与患肢缺血、组织坏死有关。

2. **焦虑**　与患肢剧烈疼痛、久治不愈、对治疗失去信心有关。

3. **组织完整性受损**　与肢端坏疽、脱落有关。

4. **活动无耐力**　与患肢远端供血不足有关。

5. **潜在并发症**　溃疡、感染。

【护理措施】

1. **减轻焦虑**　由于患肢疼痛和趾端坏死使病人备受病痛折磨，甚至对治疗失去信心，应帮助病人树立战胜疾病的信心，积极配合治疗和护理。

2. **控制和缓解疼痛**　①绝对戒烟，消除烟碱对血管的收缩作用。②注意肢体保暖，避免受寒冷、潮湿刺激，但应避免用热水袋或热水给患肢直接加温。每天用温水洗脚，告诉病人先用手试水温，勿用足趾试水温，以免烫伤。③休息时取头高脚低位，避免久站久坐不动，坐时避免将一条腿搭到另一条腿的膝盖上。④有效镇痛，遵医嘱用血管扩张剂、中医药、连续硬膜外阻滞等。

3. **预防或控制感染**　遵医嘱应用抗菌药，保持足部清洁、干燥。皮肤瘙痒时可涂止痒药膏，避免用手搔抓，以免皮肤破溃而形成经久不愈的溃疡。如有皮肤溃疡或组织坏死应卧床休息，减少损伤部位的耗氧量，保持溃疡部位的清洁，避免受压及刺激，加强创面换药。

4. **指导病人合理活动，促进侧支循环**

（1）步行　鼓励病人每天多走路，以出现疼痛作为活动量的指标。

（2）指导病人进行 Buerger 运动，每次练习 5 个循环，每日数次。①平卧位，抬高患肢45°以上，维持 2～3 分钟。②坐位，双足自然下垂 2～5 分钟，做足背屈、跖屈和旋转运动。③患肢平放休息 2 分钟。

若有以下情况不宜运动：①腿部发生溃疡及坏死时，运动将增加组织耗氧。②动脉或静脉血栓形成时，运动可致血栓脱落造成栓塞。

5. **做好术前常规准备**　血管造影术后病人应平卧位，鼓励多喝水，促进造影剂的排泄，穿刺点加压包扎 24 小时，患肢制动 6～8 小时，患侧髋关节伸直、避免弯曲，以免降低加压包扎的效果。必要时可给予补液。记录 24 小时的尿量。

（二）术后护理

【护理评估】

1. 手术情况、麻醉方式、手术方式和手术范围。

2. 患肢远端皮肤的温度、色泽、感觉和动脉搏动的变化。局部伤口有无切口渗血和渗液情况。

【常见护理诊断/问题】

潜在并发症　术后切口出血、动脉栓塞。

【护理措施】

1. 体位 动脉疾病术后平置、制动患肢 2 周，静脉术后抬高患肢 30°，制动 1 周。自体血管移植术后愈合较好者，卧床制动时间可适当缩短。病人卧床制动期间应做足部运动，促进局部血液循环。

2. 病情观察 ①密切观察病人血压、脉率。②切口、穿刺点渗血或血肿情况。③肢体远端血运情况，双侧足背动脉搏动、皮肤温度、皮肤颜色及感觉，并做记录。若动脉搏动消失、皮肤温度降低、颜色苍白、感觉麻木，提示有动脉栓塞；若动脉重建术后出现肿胀、皮肤颜色发紫、皮肤温度降低，可能为重建部位的血管发生痉挛或继发性血栓形成，应紧急通知医生采取治疗措施。

3. 预防术后感染 遵医嘱合理使用抗菌药，密切观察病人体温和切口情况，若发现伤口红肿、渗出和体温升高，应及早处理。

（三）健康教育

1. 劝告病人坚持戒烟。

2. 指导病人进行患肢功能锻炼，促进侧支循环建立，改善局部症状。

3. 合理使用止痛药物。

4. 保持良好的习惯，病人睡觉或休息时取头高脚低位。告知病人避免长时间维持同一姿势（站或坐）不变，以免影响血液循环。坐时应避免将一条腿搁在另一条腿上，以防腘动脉和静脉受压及血流受阻。

5. 保护患肢，注意患肢保暖，避免受寒；鞋子必须合适，不穿高跟鞋；穿棉袜子，预防真菌感染。

案例讨论 21

病人，男性，44 岁。左下肢间歇性跛行 1 年余，左侧足踝部发凉、麻木多年，有 23 年吸烟史，居住在北方寒冷潮湿地区。检查见患肢苍白，皮温较健侧低 2℃，左小腿皮肤汗毛减少，左侧足背动脉搏动减弱，Buerger 征阳性，被诊断为血栓闭塞性脉管炎。

问题：1. 该病人发病的相关因素有哪些？

2. 对该病人进行一般疗法的主要内容有哪些？

第二十七章　神经外科病人的护理

导学

　　内容与要求　神经外科病人的护理包括颅内压增高病人的护理、颅脑损伤病人的护理、脑血管疾病病人的护理、颅内肿瘤和脑脓肿五部分内容。通过本章的学习，应掌握颅内压增高病人、颅脑损伤病人、脑血管疾病病人的护理措施；掌握颅内肿瘤和脑脓肿的临床表现及护理要点。熟悉颅内压增高、颅脑损伤病人、脑血管疾病的病因和分类、临床表现、辅助检查和治疗原则；熟悉颅内肿瘤、脑脓肿的辅助检查、治疗原则。了解颅内压增高的概念，头皮及颅骨的解剖、颅骨骨折的机制、脑损伤的机制；了解颅脑肿瘤的病因和分类，脑脓肿病理、病因和分类。

　　重点与难点　颅内压增高的后果；颅内压增高、颅脑损伤的病因和分类、临床表现及护理措施；颅脑手术病人围术期的护理要点；颅脑手术病人术后并发症的观察与护理。各种颅内引流管的护理。

第一节　颅内压增高病人的护理

一、颅内压增高

　　颅内压增高（intracranial hypertension）是神经外科常见临床病理综合征，是许多颅脑疾病，如颅脑损伤、脑肿瘤、脑出血和脑积水等共有征象。由于上述疾病使颅腔内容物体积增加或颅腔容积缩小超过颅腔可代偿的容量，导致颅内压持续在 2.0kPa（200mmH$_2$O）以上，并出现头痛、呕吐、视神经盘水肿三大症状，称为颅内压增高。

　　【病因】

　　1. 颅腔内容物体积或量增加　脑组织体积增大，如脑水肿；脑脊液增多，如脑积水；脑血流量增多，如高碳酸血症时血液中二氧化碳分压增高、脑血管扩张所导致脑血流量增多。

　　2. 颅内空间或颅腔容积变小　颅内占位性病变使颅内空间相对变小，如颅内血肿、脑肿瘤、脑脓肿等；先天畸形使颅腔容积变小，如狭颅症、颅底凹陷等。

【分类】

1. 根据病因不同分类 颅内压增高可分为两类：

（1）**弥漫性颅内压增高** 由于颅腔狭小或全面性脑实质的体积增大而引起，其特点是颅腔内各部位没有明显的压力差及脑移位。临床所见的弥漫性脑膜脑炎、弥漫性脑水肿、交通性脑积水等所引起的颅内压增高均属于这一类型。此类病人对颅内压增高的耐受力较大，很少引起脑疝，压力解除后，神经功能恢复较快。

（2）**局灶性颅内压增高** 多由于颅内有局限的扩张性病变引起，压力先在病变部位增高，使附近的脑组织受到挤压而发生移位；并把压力传向远处，造成颅内各腔隙间的压力差，这种压力差导致脑室、脑干及中线结构移位，如各种颅内占位性病变（肿瘤、脓肿等）。病人对这种颅内压增高的耐受力较低，压力解除后神经功能的恢复较慢且不完全，这可能与脑移位，特别是脑干的轴性移位及其局部受压引起脑血管自动调节功能损害有关。

2. 根据病变发展的快慢不同分类 颅内压增高可分为急性、亚急性和慢性3类：

（1）**急性颅内压增高** 病情发展快，颅内压增高所引起的症状和体征严重，生命体征变化剧烈。多见于急性颅脑损伤引起的颅内血肿、高血压性脑出血等。

（2）**亚急性颅内压增高** 病情发展较快，但不如急性颅内压增高那么紧急，颅内压增高的反应较轻或不明显。多见于发展较快的颅内恶性肿瘤、转移瘤及各种颅内炎症等。

（3）**慢性颅内压增高** 病情发展较慢，可长期无颅内压增高的症状和体征，病情发展时好时坏。多见于生长缓慢的颅内良性肿瘤、慢性硬脑膜下血肿等。

【病理生理】

1. 颅内压的形成与正常值 颅内压（intracranial pressure，ICP）是指颅腔内容物对颅腔壁产生的压力。颅腔是由颅骨形成的半封闭的体腔，当儿童颅缝闭合后或成人其颅腔内容积固定不变，为1400~1500ml。颅腔内容物包括脑组织、脑脊液和血液，三种内容物与颅腔容积相适应，使颅内保持一定的压力。由于颅内的脑脊液介于颅腔壁和脑组织之间，故脑脊液的静水压代表颅内压，可通过侧卧位腰椎穿刺或直接脑室穿刺测量该值。成年人正常颅内压为 0.7 ~ 2.0kPa（70 ~ 200mmH$_2$O），儿童正常颅内压为 0.5 ~ 1.0kPa（50 ~ 100mmH$_2$O）。

2. 颅内压的调节与代偿 正常情况下颅内压有小范围的波动，它与血压和呼吸关系密切，收缩期颅内压略有增高，舒张期颅内压稍下降；呼气时压力略增，吸气时压力稍降。颅内压的调节除部分依靠颅内的静脉血被排挤到颅外血液循环外，主要是通过脑脊液量的增减来实现。当颅内压降低时，脑脊液分泌增加而吸收减少，使颅内脑脊液量增多，从而适应颅内变化。相反，当颅内压增高时，脑脊液的分泌减少而吸收增加，使颅内脑脊液量减少，从而代偿增加的颅内压。另外，当颅内压增高时，有一部分脑脊液被挤入脊髓蛛网膜下腔，也起到一定的调节颅内压的作用。脑脊液的总量仅占颅腔总容积的10%，血液则依据血流量的不同占到总容积的2%~11%，颅内压增加的临界容积一般约为5%，超过此范围，颅内压开始增高。当颅腔内容物体积增大或颅腔容量缩减超过颅腔容积的8%~10%，即会产生严重的颅内压增高。

3. 颅内压增高的后果　颅内压持续增高可引起一系列中枢神经系统功能紊乱和病理生理变化。主要病理改变包括以下六方面：

（1）**脑血流量的减少**　正常成人每分钟约有1200ml血液进入颅内，并能通过脑血管的自动调节功能进行调节。计算公式为：

$$脑血流量（CBF）= \frac{脑灌注压（CPP）}{脑血管阻力（CVR）}$$

公式中脑灌注压＝平均动脉压－颅内压。正常的脑灌注压为9.3～12kPa（70～90mmHg），脑血管阻力为0.16～0.33kPa（1.2～2.5mmHg）。当颅内压增高时，脑灌注压下降，机体可通过血管扩张使脑血管阻力减小，以维持脑血流量的稳定。如果颅内压急剧增高使脑灌注压低于5.3kPa（40mmHg）时，脑血管的自动调节功能失效，脑血流量随之急剧下降，就会造成脑缺血。当颅内压升高至接近平均动脉压时，脑血流量几乎为零，病人就会处于严重的脑缺血缺氧状态，最终导致脑死亡。

（2）**脑疝（brain hernia）**　是颅内压增高的危象和引起此类病人死亡的主要原因（详见本节后续内容）。

（3）**脑水肿**　颅内压增高可直接影响脑的代谢和血流量，导致脑水肿，使脑的体积增大，进而加重颅内压增高。

（4）**库欣（Cushing）反应**　当颅内压急剧增高时，病人出现血压升高，心跳和脉搏缓慢，呼吸节律紊乱及体温升高等各项生命体征的变化。这种变化与库欣在1900年做的动物实验结果十分相似，即称为库欣反应。这种危象多见于急性颅内压增高病例，慢性病例则不明显。

（5）**胃肠功能紊乱及消化道出血**　颅内压增高病人中有一部分可首先出现胃肠功能的紊乱，表现为呕吐、胃及十二指肠出血及溃疡和穿孔等。这与颅内压增高引起下丘脑植物神经中枢缺血而致功能紊乱有关。

（6）**神经源性肺水肿**　在急性颅内压增高病例中发生率为5%～10%，病人表现为呼吸急促、痰鸣，并有大量泡沫状血性痰液。这是因为下丘脑、延髓受压导致α-肾上腺素能神经活性增强，血压反应性增高，左心室负荷过重，左心房及肺静脉压增高，肺毛细血管压力增高所致。

【临床表现】

1. 头痛　是颅内压增高最常见的症状之一，程度不同，以晨起或晚间较重，部位多在前额及颞部，可从枕部向前方放射至眼眶。头痛程度可随颅内压增高而进行性加重；当咳嗽、打喷嚏、用力、弯腰、低头时可加重。头痛性质以胀痛和撕裂痛为多见。

2. 呕吐　常在头痛剧烈时出现，多呈喷射状。易发生于饭后，可伴有恶心，与进食无关。呕吐后头痛可有所缓解。

3. 视神经盘水肿　是颅内压增高的重要客观征象之一。表现为视神经盘充血、边缘模糊不清、中央凹陷变浅或消失，视盘隆起，静脉怒张。若视神经盘水肿长期存在，可表现为视盘颜色苍白、视力减退、视野向心缩小，称为视神经继发性萎缩。此时如果颅内压增高得以解除，其视力的恢复也并不理想，甚至继续恶化和失明。

上述头痛、呕吐、视神经盘水肿是颅内压增高的典型表现，称之为颅内压增高的"三主征"。但各自出现的时间并不一致。

4. 意识障碍及生命体征变化　慢性颅内压增高的病人可出现嗜睡、反应迟钝；急性颅内压增高的病人可有明显的进行性意识障碍，甚至昏迷。病人可伴有典型的生命体征异常变化，出现 Cushing 综合征，即血压升高（尤其收缩压增高）、脉搏缓慢、呼吸不规则、体温升高等。严重病人最终可因呼吸循环衰竭而死亡。

5. 其他症状和体征　颅内压增高还可出现头晕、猝倒、复视等。婴幼儿可见头皮静脉怒张、头颅增大、囟门饱满、颅缝增宽或分裂。

【辅助检查】

1. 电子计算机 X 线断层扫描（CT）　目前 CT 是诊断颅内占位性病变首选的辅助检查项目。通常能够显示病变的位置、大小、形态，它不仅可对绝大多数占位性病变做出定位诊断，还有助于定性诊断。

2. 核磁共振成像（MRI）　在 CT 不能确诊的情况下选择 MRI 检查以利于确诊。

3. 头颅 X 线摄片　慢性颅内压增高病人，可见脑回压迹增多、加深，蛛网膜颗粒压迹增大、加深及蝶鞍扩大等。小儿可见颅骨骨缝分离。X 线片对于诊断颅骨骨折、垂体瘤所致蝶鞍扩大，以及听神经瘤引起内听道孔扩大等具有重要价值。

4. 脑血管造影或数字减影血管造影　主要用于疑有脑血管畸形或动脉瘤等疾病的病人。

5. 腰椎穿刺　可以测定颅内压力，同时取脑脊液做检查。对颅内占位性病变病人有一定的危险性，可引发脑疝，故应慎重进行。

【治疗原则】

1. 非手术治疗　适用于颅内压增高原因不明，或虽已查明原因但一时不能解除者。

（1）降低颅内压治疗　常用高渗性和利尿性脱水剂，使脑组织间的水分通过渗透作用进入血循环再由肾脏排出，从而达到缩小脑体积、降低颅内压的目的。常用的口服药物有：氢氯噻嗪 25～50mg，每日 3 次；乙酰唑胺 250mg，每日 3 次；适用于意识清楚、颅内压增高程度较轻的病例。常用的注射药物有：20% 甘露醇 250ml，快速静脉滴注，每日 2～4 次；呋塞米（速尿）20～40mg，肌内或静脉注射，每日 2～4 次；适用于有意识障碍或颅内压增高症状较重的病例。

（2）激素治疗　肾上腺皮质激素能改善毛细血管通透性，防治脑水肿。常用地塞米松 5～10mg 静脉或肌内注射，每日 2～3 次；氢化可的松 100mg 静脉注射，每日 1～2 次；泼尼松 5～10mg 口服，每日 1～3 次。

（3）辅助过度换气　可增加血液中的氧分压，促使体内 CO_2 排出。当动脉血的 CO_2 分压每下降 1mmHg 时，可使脑血流量递减 2%，从而使颅内压相应下降。

（4）抗生素治疗　控制颅内感染或预防感染。

（5）冬眠低温治疗　应用药物和物理方法降低病人体温，有利于降低脑的新陈代谢率，减少脑组织的氧耗量，防止脑水肿的发生与发展，同时亦有一定的降低颅内压作用。

（6）对症治疗　对病人的主要症状进行治疗，疼痛者可用镇痛剂，忌用吗啡、哌替啶类药物止痛，以免引起抑制呼吸中枢而促使病人死亡；有抽搐发作的病例应给予抗癫痫药物治疗；烦躁病人给予镇静剂；保持大便通畅，可用开塞露或缓泻剂，禁止行高位灌肠。

2. 手术治疗 对于颅内占位性病变，首先应考虑手术切除。有脑积水者，可行脑脊液分流术，将脑室内的液体通过特制导管分流引入蛛网膜下腔、腹腔或心房。当颅内压增高造成急性脑疝时，应紧急手术处理。

二、急性脑疝

当颅腔内某分腔有占位性病变时，该分腔的压力高于邻近分腔，脑组织由高压区向低压区移位，导致脑组织、血管及颅神经等重要结构受压和移位，有时被挤入硬脑膜的间隙或孔道中，从而产生一系列严重的临床症状和体征，称为脑疝（brain hernia）。

颅腔被小脑幕分成幕上腔和幕下腔。幕下腔容纳脑桥、延髓和小脑。幕上腔又被大脑镰分隔成左右两个分腔，容纳左右大脑半球。由于两侧幕上分腔借大脑镰下的镰下孔相通，所以两侧大脑半球活动度较大。中脑在小脑幕切迹裂孔中通过，其外侧面与颞叶的钩回、海马回相邻。动眼神经自中脑腹部的大脑脚内侧发出，越过小脑幕切迹走行在海绵窦的外侧壁直至眶上裂（图27-1）。

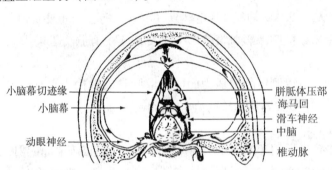

图27-1 小脑幕切迹处的局部解剖关系（由幕下向上看）

颅腔的出口为枕骨大孔，延髓经过此孔与脊髓相连。小脑扁桃体位于延髓下端的背侧，在枕骨大孔之上（图27-2）。

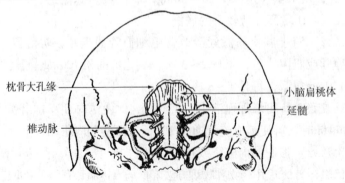

图27-2 枕骨大孔处的局部解剖关系
（由颅外向颅内时所见，硬膜外和寰枢椎已去除）

【病因】

颅内任何部位的占位性病变，发展至一定程度均可导致颅内各分腔压力不均而引起脑疝。常见病因有外伤所致各种颅内血肿、颅内脓肿、颅内肿瘤、颅内寄生虫病及各种肉芽肿性病变等。

【分类】

根据移位的脑组织及其通过的硬脑膜间隙和孔道，脑疝可分为小脑幕切迹疝、枕骨大孔疝和大脑镰下疝3类。

1. **小脑幕切迹疝**　又称颞叶疝，为颞叶的海马回、沟回通过小脑幕切迹被推移至幕下。

2. **枕骨大孔疝**　又称小脑扁桃体疝，为小脑扁桃体和延髓经枕骨大孔推挤向椎管内。

3. **大脑镰下疝**　又称扣带回疝，为一侧半球的扣带回经镰下孔被挤入对侧分腔（图27-3）。

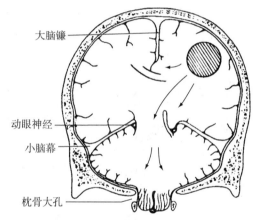

图27-3　大脑镰下疝（上）、小脑幕切迹疝（中）和枕骨大孔疝（下）

【病理】

当发生脑疝时，移位的脑组织在小脑幕切迹或枕骨大孔处挤压脑干，脑干受压移位导致其实质内血管受到牵拉；严重时基底动脉进入脑干的中央支可被拉断，导致脑干内部出血，出血常为斑片状，有时出血可沿神经纤维走行方向达内囊水平。因同侧的大脑脚受到挤压而造成病变对侧偏瘫，同侧动眼神经受到挤压可产生动眼神经麻痹症状。移位的钩回、海马回可将大脑后动脉挤压于小脑幕切迹缘上，可致枕叶皮层缺血坏死。小脑幕切迹裂孔和枕骨大孔被移位的脑组织堵塞，导致脑脊液循环通路受阻，从而进一步加重了颅内压增高，形成恶性循环，使病情迅速恶化。

【临床表现】

不同类型的脑疝各有其临床特点，临床常见的有小脑幕切迹疝和枕骨大孔疝。在此仅简述该两类脑疝的临床表现。

1. 小脑幕切迹疝

（1）颅内压增高症状　剧烈头痛，进行性加重，伴有躁动不安、频繁的喷射性呕吐。

（2）意识障碍　由于脑干内网状上行激动系统受累，随脑疝进展的病人可出现嗜睡、浅昏迷至深昏迷。

（3）瞳孔改变　脑疝初期由于患侧动眼神经受刺激导致患侧瞳孔缩小，对光反射迟钝。随病情进展，患侧动眼神经麻痹，患侧瞳孔逐渐散大，直接和间接对光反射均消失，并伴有上眼睑下垂及眼球外斜。如脑疝进行性恶化，则可出现双侧瞳孔散大，对光反射消失（图 27-4）。

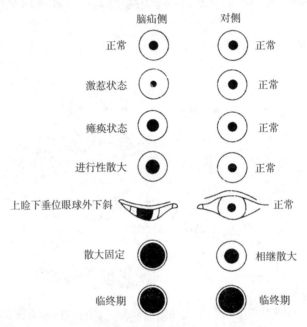

图 27-4　一侧颞叶沟回疝引起的典型瞳孔变化过程

（4）运动障碍　病变对侧肢体肌力减退或麻痹，病理征阳性。脑疝进展时可致双侧肢体自主活动消失，严重者可出现去大脑强直，这是脑干严重受损的信号（图 27-5）。

动眼神经受压导致同侧瞳孔散大；上睑下垂及眼外肌瘫痪椎体束受压导致对侧肢体瘫痪，肌张力增加，腱反射活跃，病理反射阳性。

（5）生命体征紊乱　由于脑干受压，脑干内生命中枢功能紊乱或衰竭，可出现生命体征异常。表现为心率减慢或不规则、血压忽高忽低、呼吸不规则、面色潮红或苍白、大汗淋漓或汗闭。体温可高达41℃以上或不升。最终因呼吸循环衰竭而死亡。

2. 枕骨大孔疝　由于脑脊液循环通路被阻塞，病人常有进行性颅内压增高的表现。表现为剧烈头痛、频繁呕吐、颈项强直、强迫头位；生命体征紊乱出现较早，意识障碍出现较晚。病人早期可突发呼吸骤停而死亡。

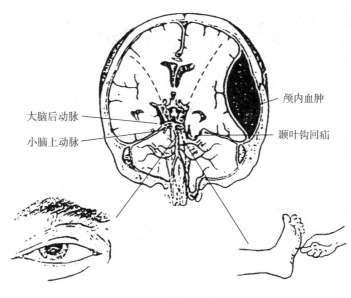

大脑后动脉

小脑上动脉

颅内血肿

颞叶钩回疝

图 27-5 脑疝与临床病症的关系

【治疗原则】

1. 及时发现脑疝是关键。在做出脑疝诊断的同时应按颅内压增高的处理原则，快速静脉输注降颅内压药物缓解病情，争取时间。确诊后尽快手术，去除病因。

2. 若难以确诊或虽确诊而无法去除病因时，可选用侧脑室体外引流术、脑脊液分流术、减压术等姑息性手术，以降低颅内高压和治疗脑疝。

三、疾病护理

（一）术前护理

【护理评估】

1. 健康史

（1）一般情况　病人的年龄、性别和职业；重视病人的年龄，婴幼儿、小儿的颅缝未闭合或融合尚未牢固、老年人脑萎缩都可增加颅腔的代偿能力，从而延缓病情的进展。

（2）疾病情况　病人有无脑外伤、颅内炎症、脑肿瘤、高血压、脑动脉硬化等病史；是否合并其他系统疾病，如肝性脑病、尿毒症、毒血症、酸碱平衡失调等。

（3）相关因素　有无呼吸道梗阻、剧烈咳嗽、打喷嚏、便秘、癫痫等导致病人颅内压升高的因素。

2. 身体状况

（1）局部状况　病人头痛的部位、性质、程度及持续时间，有无诱因或加重因素。注意头痛是否影响病人睡眠，有无入睡困难的情况；有无因肢体功能障碍而影响自理能力。

（2）全身状况　病人呕吐的程度，是否影响病人进食；是否有水、电解质紊乱或营养不良；有无意识障碍、视力减退；是否有高热。

（3）辅助检查　血电解质检查是否提示有水、电解质紊乱的征象。CT 或 MR 检查是否证实颅内出血或占位性病变等。

3. 心理和社会支持状况　病人及家属对所患疾病的认知和程度，有无因头痛、呕吐等症状而引起焦虑甚至恐惧等心理反应。

【常见护理诊断/问题】

1. **脑组织灌注异常**　与颅内压增高有关。

2. **疼痛**　与颅内压增高有关。

3. **视力障碍**　与原发病所致神经功能障碍有关。

4. **有发生中枢性高热的可能**　与体温调节中枢功能紊乱有关。

5. **有体液不足的危险**　与颅内压增高引起剧烈呕吐有关。

6. **清理呼吸道无效**　与病人意识障碍，无法自行咳痰有关。

7. **潜在并发症**　脑疝。

【护理措施】

1. 术前护理常规　见第五章围术期病人术前护理。

2. 一般护理

（1）**体位**　抬高床头 15°～30°，使病人取头高脚低斜坡卧位，以利于颅内静脉回流，减轻脑水肿；昏迷病人取侧卧位，以便于呼吸道分泌物排出。

（2）**给氧**　持续或间断吸氧，以降低 $PaCO_2$，使脑血管收缩，减少脑血流量，达到降低颅内压、改善脑缺氧的目的。

（3）**控制液体摄入量**　不能进食者，成人每日补液量 1500～2000ml，其中钠盐不超过 500ml，保持每日尿量不少于 600ml；并应控制输液速度，防止短时间内输入大量液体，加重脑水肿。神志清醒者可给予普通饮食，但需限制钠盐摄入量，同时注意水、电解质平衡。

（4）**病情观察**　密切观察病人意识、瞳孔、生命体征的变化，警惕颅高压危象和脑疝的发生。

1）意识状态：对意识障碍程度的分级目前常用的有两种：

①传统方法：分为意识清醒、意识模糊、浅昏迷、昏迷和深昏迷 5 个级别（表 27 - 1）。

表 27 - 1　意识状态分级

意识状态	语言刺激反应	痛刺激反应	生理反应	大小便能否自理	配合检查
清新	灵敏	灵敏	正常	能	能
模糊	迟钝	不灵敏	正常	有时不能	尚能
浅昏迷	无	迟钝	正常	不能	不能
昏迷	无	无防御	减弱	不能	不能
深昏迷	无	无	无	不能	不能

②格拉斯哥（Glasgow）昏迷分级评分法：评定病人睁眼、语言和运动三方面的反应，三者的得分相加表示意识障碍程度。最高 15 分，表示意识清醒；8 分以下为昏迷；最低 3 分。分数越低，表明意识障碍越严重（表 27 - 2）。

表 27 - 2　Glasgow 昏迷分级评分法

睁眼反应	得分	语言反应	得分	运动反应	得分
能自动睁眼	4	能对答，定向 * 正确	5	能按吩咐完成动作	6
呼唤能睁眼	3	能对答，定向 * 有误	4	刺痛时能定位，手举向疼痛部位	5
刺痛能睁眼	2	胡言乱语，不能对答	3	刺痛时肢体能回缩	4
不能睁眼	1	仅能发音，无语言	2	刺痛时双上肢呈过度屈曲	3
		不能发音	1	刺痛时四肢呈过度伸展	2
				刺痛时肢体松弛，无动作	1

* 定向，指对人物、时间和地点的辨别。

2）瞳孔变化：正常瞳孔等大、等圆，自然光线下直径 3 ~ 4mm，直接、间接对光反应灵敏。严重颅内压增高继发脑疝时瞳孔可出现异常变化。

3）生命体征变化：注意呼吸的节律和深度、脉搏的快慢和强弱，以及血压和脉压的变化。如病人血压上升、脉搏缓慢有力、呼吸深慢则提示颅压升高。

3. 防止颅内压骤然增高的护理

（1）卧床休息　嘱病人安心休养，保持病室安静；清醒的病人不要用力坐起或提重物。稳定病人情绪，避免情绪激动，以免血压骤升而加重颅内压增高。

（2）保持呼吸道通畅　当呼吸道梗阻时，因病人用力呼吸，使胸腔内压力及 $PaCO_2$ 增高，可致脑血管扩张，脑血流量增加，也可使颅内压增高。护理时应及时清除呼吸道分泌物和呕吐物；舌根后坠者，可托起下颌放置口咽通气道，解除舌后坠。任何卧位都要避免颈部过曲、过伸或扭曲，以免颈静脉及气管受压。对意识不清的病人及咳痰困难者，应配合医生尽早行气管切开术。定时为病人翻身、叩背，以防肺部并发症。

（3）避免剧烈咳嗽和用力排便　病人剧烈咳嗽和用力排便可使胸腹腔压力骤然升高，有诱发脑疝的危险。因此要预防和及时治疗感冒，避免剧烈咳嗽。颅内压增高的病人因限制水分摄入及脱水治疗常出现大便干结，应嘱病人多吃水果和蔬菜，并给缓泻剂以防止便秘；已发生便秘者，嘱其勿屏气排便，可给予开塞露或低压小剂量灌肠通便；禁忌高压灌肠。

（4）预防和控制癫痫发作　癫痫发作可加重脑缺氧及脑水肿。要保持病室环境安静，避免外界各种刺激；保持呼吸道通畅，给予吸氧，应专人看护，避免受伤。遵医嘱定时定量给予抗癫痫药物，用药过程中密切观察病人呼吸、心率、血压的变化。一旦发作，协助医生及时给予抗癫痫及降颅内压处理。

4. 对症护理

（1）高热　高热者应给予有效的物理降温，若物理降温无效可采用冬眠疗法。

（2）头痛　头痛者可遵医嘱给予镇痛剂，但禁用吗啡、哌替啶，以免抑制呼吸中枢。防止病人着凉，避免加重头痛的因素如咳嗽、打喷嚏，或弯腰、低头以及用力活动等。

（3）呕吐　呕吐者应及时清理呼吸道的呕吐物，防止误吸。观察并记录呕吐物的量和性质。

（4）躁动　颅内压增高、呼吸道不通畅导致的缺氧、尿潴留导致的膀胱过度充盈、大便干结导致的排便反射，以及冷、热、饥饿等不舒适因素均可引起病人躁动。对于躁动不安者，不能盲目使用镇静剂或强制性约束，应寻找原因及时处理，以免病人挣扎而使颅内压进一步增高。可适当地加以保护，以防外伤和意外。如躁动病人变安静或由原来安静变躁动，常提示病情发生变化。

（5）视力障碍或复视　视力障碍或复视者，护士递送物品时应直接递送其手中；病人单独行动时，需嘱其注意安全。对复视者可戴单侧眼罩，两眼交替使用，以免发生失用性萎缩。

5. 药物治疗的护理

（1）*脱水治疗的护理*　脱水疗法是降低颅内压的主要方法之一。最常用的是20%甘露醇250ml，在15～30分钟快速静脉滴注。要注意输液的速度，观察脱水治疗的效果。脱水药物应按医嘱定时、反复使用。停药前应逐渐减量或延长给药间隔时间，以防止颅内压反跳现象。

（2）*激素治疗的护理*　遵医嘱给药，主要通过改善血-脑屏障的通透性，预防和治疗脑水肿，并能减少脑脊液的生成，降低颅内压。在治疗中注意观察有无因应用激素诱发应激性溃疡出血、感染等不良反应。

6. 辅助过度换气的护理　过度换气常见的副作用是减少脑血流、加重脑缺氧，所以应定时进行血气分析，维持病人 PaO_2 在 12～13.33kPa（90～100mmHg）、$PaCO_2$ 在 3.33～4.0kPa（25～30mmHg）水平为宜。过度换气时间不宜超过24小时，以免引起脑缺氧。

7. 冬眠低温疗法的护理

（1）*环境和物品准备*　布置一光线暗淡的单人病房，室温18℃～20℃。室内备氧气、吸引器、听诊器、血压计、冰袋或冰帽、水温计、冬眠药物、急救药物、护理记录单等物品，由专人护理。

（2）*降温方法*　①根据医嘱给予足量的冬眠药物，常用冬眠药物有冬眠Ⅰ号合剂，包括氯丙嗪、异丙嗪和哌替啶；冬眠Ⅱ号合剂，包括哌替啶、异丙嗪和双氢麦角碱。待自主神经被充分阻滞、病人御寒反应消失、进入昏睡状态后，方可开始物理降温措施。否则，病人一旦出现寒战，可使机体代谢率升高、耗氧量增加、无氧代谢加剧、体温上升，反而增高颅内压。苯妥英钠或水合氯醛能加强冬眠效果，减轻御寒反应，可酌情使用。②物理降温措施，可采用头部戴冰帽或在体表大血管放冰袋；还可采用降低室温、减少被盖、身体覆盖冰毯或冰水浴巾等方法。降温速度以每小时下降1℃为宜，温度降至肛温32℃～34℃，腋温31℃～33℃较为理想。体温过低易引起心律失常、低血压、凝血障碍等并发症，且病人反应过于迟钝影响观察；体温高于35℃，则治疗效果不佳。

③冬眠药物最好经静脉滴注，以便于调节给药速度、药量及控制冬眠深度。

（3）病情观察　冬眠低温疗程一般为 3~5 天。在治疗前，应观察生命体征、意识、瞳孔和神经系统病证并记录，作为治疗后观察对比的基础。冬眠低温期间，若脉搏超过 100 次/分钟、收缩压低于 13.3kPa（100mmHg）、呼吸次数减少或不规则，应及时通知医生，停止冬眠疗法或更换冬眠药物。

（4）饮食护理　随着机体代谢率降低，病人对能量及水分的需求量也相应减少。每日液体入量不宜超过 1500ml，可根据病人意识状态、胃肠功能情况确定饮食种类。鼻饲者营养液温度应与当时体温相同。低温时肠蠕动减少，需观察病人有无胃潴留、腹胀、便秘、消化道出血等，注意防止反流及误吸。

（5）预防并发症的护理

1）肺部并发症：因病人处于昏睡状态和药物的作用使肌肉松弛，病人易出现舌下坠、吞咽和咳嗽反射均较正常减弱，应定时为病人翻身、叩背，遵医嘱给予雾化吸入，以防肺部并发症。

2）直立性低血压：低温使心排出量减少，冬眠药物可使周围血管阻力降低而引起低血压。在搬运病人或为病人翻身时，动作要稳、缓，以防止发生直立性低血压。

3）冻伤：冰袋外加用布套并定时更换部位，注意观察放置冰袋处的皮肤、肢体末端和耳廓处血液循环情况，定时局部按摩，以防冻伤发生。

4）压疮：由于病人意识障碍及循环功能减低，应加强皮肤护理，防止压疮的发生。

5）眼的保护：冬眠低温时，角膜反射减弱，保护性分泌物减少，应做好病人眼的保护。

（6）缓慢复温　停止冬眠低温治疗时，应先停用物理降温，再逐渐减少药物剂量或延长相同剂量药物的维持时间，直至停用冬眠药物。为病人加盖毛毯保暖，待其体温自然回升。复温切忌过快，以免出现颅内压"反跳"、体温过高或酸中毒等。

8. 脑疝的急救护理

（1）纠正脑组织灌注不足　快速输注甘露醇、呋塞米等强力脱水剂，迅速降低颅内压，并观察脱水效果。

（2）维持呼吸功能　保持呼吸道通畅，吸氧；对呼吸功能者弱者，行人工辅助呼吸。

（3）密切观察病情变化　尤其要注意呼吸、心跳、意识状态和瞳孔变化。

（4）术前准备　紧急做好术前特殊检查及术前准备。

（二）术后护理

【护理评估】

1. 术中情况　了解麻醉方式、手术类型和效果，术中出血、补液情况，是否输血和输血量，以及术后诊断。

2. 全身情况　病人生命体征、意识、瞳孔、神经系统症状的变化及表现。判断颅内压变化情况，有无并发症发生。

3. **伤口情况**　有无出血、感染等并发症；了解引流管放置的位置及引流情况。

4. **心理和社会支持状况**　病人对开颅手术的认知程度，病人及家属对术后相关康复知识的掌握情况。

【常见护理诊断/问题】

1. **疼痛**　与手术切口、颅内压增高有关。

2. **清理呼吸道无效**　与病人咳痰能力下降有关。

3. **潜在并发症**　感染、颅内出血。

【护理措施】

1. **一般护理**

（1）**搬运**　术后搬运病人过程中动作必须轻稳，应由 3～4 人协作，需有专人扶持病人头部使头颈部呈一条直线，防止头颈部过度扭曲或震荡。

（2）**体位**　全麻未清醒的病人应取侧卧位，以利于呼吸道护理。病人意识清醒、血压平稳后，宜抬高床头 15°～30°，以利于颅内静脉回流。幕上开颅术后应卧向健侧或仰卧，以避免切口受压；幕下开颅术后，早期宜去枕侧卧或侧俯卧位；后组颅神经受损、吞咽功能障碍者只能取侧卧位，以避免口咽部分泌物误入气管。

（3）**监护**　病人在病床上安置好后立即进行术后监护，监测体温、血压、呼吸、脉搏、意识、瞳孔的变化；根据需要连接颅内压监护仪及血氧饱和度测试仪。发现异常立即通知医生配合处理。

2. **保持呼吸道通畅**　术后保持气道通畅至为重要，一般给予氧气吸入；及时清除呼吸道分泌物和呕吐物；舌后坠者可托起下颌或放置口咽气道；防止颈部过曲、过伸或扭曲；定时为病人翻身、叩背；痰液黏稠者予以雾化吸入，严防肺部感染。

3. **镇痛与镇静**

（1）术后病人主诉头痛，要了解头痛的原因，对症进行处理。切口疼痛多发生在术后 24 小时内，给予镇痛剂即可见效，但禁用吗啡、哌替啶。颅内压增高引起的头痛多发生在术后 2～4 日内脑水肿高峰期，常为搏动性头痛，严重者伴有呕吐，用脱水剂和激素治疗降低颅内压，即可缓解头痛，因此，术后使用脱水剂和激素应注意在 24 小时内合理分配，不可集中在白天。

（2）术后病人需保持安静，如发现病人躁动不安，在排除颅内压增高或因膀胱充盈引起的烦躁后，应遵医嘱给予镇静剂，以防止颅内压增高及颅内出血。

4. **颅内压增高的预防与护理**

（1）嘱病人术后 3 日内不可用力排便，必要时给予缓泻剂。

（2）手术后数日内，液体摄入量限制在每日 2000ml 左右，输液速度不易过快。

5. **脑室引流的护理**　脑室引流是经颅骨钻孔或锥孔穿刺侧脑室，放置引流管将脑脊液引流至体外的方法。护理时应重视以下几方面：

（1）**妥善固定引流管**　病人回病室后，要立即在严格无菌操作下连接引流瓶（袋），妥善固定引流管及引流瓶（袋），引流管的开口需高出侧脑室平面 10～15cm，以维持正常的颅内压。搬动病人时，应将引流管暂时夹闭，以防止脑脊液反流引起逆行感染。

（2）控制引流速度及量 引流早期要特别注意引流速度，若引流速度过快、量过多，可使颅内压急剧降低，导致意外发生。所以术后早期应适当抬高引流瓶（袋）的位置，以减缓流速，待颅内压力平衡后再降低引流瓶（袋）的位置；正常脑脊液每日分泌量 400～500ml，故每日引流量以不超过 300ml 为宜，避免颅内压骤降造成危害。

（3）保持引流通畅 避免引流管受压、折叠、扭曲。术后应适当限制病人头部的活动范围，翻身及护理操作时应避免牵拉引流管。引流管有阻塞者，可在严格消毒管口后，用无菌注射器轻轻向外抽吸，切忌用生理盐水冲洗，以免管内阻塞物被冲入脑室系统，造成脑脊液循环受阻。

（4）观察并记录脑脊液的颜色、量及性状 正常脑脊液无色透明、无沉淀，术后 1～2 日脑脊液可略带血色，以后转为橙黄色；若引流出大量血性脑脊液，提示脑室内出血；脑脊液浑浊提示颅内感染。

（5）严格的无菌操作 每日定时更换引流瓶（袋），应先夹住引流管以免管内脑脊液逆流入脑室，注意保持整个装置无菌，避免发生逆行感染。

（6）拔管指征 脑室引流时间一般不宜超过 7 日，时间过长可能发生颅内感染。开颅术后脑室引流管一般放置 3～4 天。拔管前先试行夹闭引流管 24 小时，同时注意观察病人神志、瞳孔及生命体征的变化，是否有颅内压再次升高的表现。拔管时应先夹闭引流管，以免管内液体逆流入颅内引起感染。拔管后，切口处若有脑脊液漏出，应通知医生妥善处理，以免引起颅内感染。

6. 脑脊液分流术后的护理 密切观察病情，及时判断分流术效果。观察有无脑脊液外漏，一旦发现，及时通知医生并协助处理。

7. 并发症的预防和护理

（1）感染 脑手术后常见的感染有切口感染、颅内感染和肺部感染。

①切口感染：与机体营养不良、免疫防御能力下降、皮肤准备不合要求等有关。多发生于术后 3～5 天，表现为病人切口疼痛缓解后再次疼痛，局部有明显的红肿、压痛及皮下积液，头皮所属淋巴结肿大压痛。严重的切口感染可波及骨膜，乃至发生颅骨骨髓炎。

②颅内感染：常继发于开放性颅脑损伤后，或因切口感染伴脑脊液外漏而导致的颅内感染。多发生于术后 3～4 日，表现为外科热消退之后再次出现高热，或术后体温持续升高，伴有头痛、呕吐、意识障碍，甚至出现谵妄、抽搐、脑膜刺激征阳性。腰椎穿刺可见脑脊液混浊、脓性、白细胞数增加。

③肺部感染：多发生于术后 1 周左右、机体状态差的病人，若未能及时控制，可因高热及呼吸功能障碍导致或加重脑水肿，甚至发生脑疝。要做好呼吸道护理，保持呼吸通畅，定时翻身、叩背，防止误吸引起窒息和呼吸道感染。

预防术后感染的主要措施是：严格无菌操作，合理应用抗菌药，加强营养及基础护理。

（2）颅内出血 是脑手术后最常见、最严重的并发症，多发生在术后 24～48 小时内。病人常有意识改变，表现为麻醉苏醒后逐渐嗜睡、反应迟钝甚至昏迷。大脑半球手术后出血常有幕上血肿表现，或出现颞叶钩回疝征象；颅后窝手术后出血具有幕下血肿特点，可有呼吸抑制甚至枕骨大孔疝表现；脑室内术后出血可有高热、抽搐、昏迷及显著的生命体征紊乱。

术后护理要十分谨慎，密切观察，一旦发现病人有颅内出血征象，应立即通知医生，做好再次手术止血的准备。

（三）健康教育

1. 病人有不明原因的头痛症状进行性加重，经一般治疗无效；或头部外伤后有剧烈头痛并伴有呕吐者，应及时到医院做检查以明确诊断。

2. 颅内压增高的病人要避免剧烈咳嗽、便秘、提重物等，防止颅内压骤然增高而诱发脑疝。

3. 饮食宜清淡，不宜摄入过多钠盐，应注意营养丰富，戒烟酒，减少刺激。

4. 防止上呼吸道感染，及时加减衣被，减少到公共场所活动。

5. 对病人及家属进行预防并发症的相关知识教育。

6. 对有神经系统后遗症的病人，要针对不同的心理状态进行心理护理；鼓励其积极参与各项治疗和功能训练，如肌力训练、步态平衡训练、排尿功能训练等，最大限度地恢复其生活自理能力。

第二节 颅脑损伤病人的护理

颅脑损伤（head injury）多见于交通或工矿等事故，自然灾害，爆炸、坠落、火器伤、跌倒及各种锐器、钝器对头部的伤害；约占全身损伤的 15% ~ 20%，常与身体其他部位的损伤复合存在，其致残率和死亡率均居首位。颅脑损伤可分为头皮损伤、颅骨骨折和脑损伤，三者可单独发生，也常合并存在。

一、头皮损伤

头皮损伤（scalp injury）是颅脑损伤中最常见的一种，范围包括轻微擦伤到整个头皮的撕脱伤。

头皮由浅入深分为五层，即皮层、皮下层、帽状腱膜层、蜂窝组织层和骨膜（图 27 - 6）。头皮的血供丰富，由颈外动脉的分支供血，左右各五支在颅顶汇集，各分支之间有广泛吻合支，因而抗感染及愈合能力较强。

【病因与分类】

1. 头皮血肿（scalp hematoma） 多由钝器损伤所致，按血肿出现于头皮的层次分为下列 3 种：

（1）**皮下血肿（subcutaneous hematoma）** 常见于一般外伤或碰伤，血肿位于皮肤表层与帽状腱膜之间。

（2）**帽状腱膜下血肿（subgaleal hematoma）** 是因头部受到斜向暴力，使头皮发

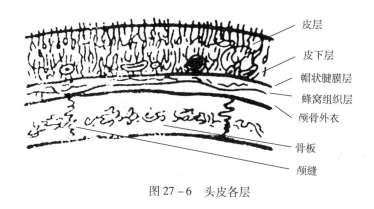

图 27 - 6 头皮各层

生剧烈滑动而撕裂穿透血管所造成。

（3）骨膜下血肿（subperiosteal hematoma） 多由颅骨骨折或产伤所致。

2. **头皮裂伤（scalp laceration）** 是常见的开放性头皮损伤，多由锐器或钝器打击所致。

3. **头皮撕脱伤（scalp avulsion）** 多因发辫受机械力牵拉，使大块头皮自帽状腱膜下层或连同颅骨骨膜一并撕脱所致。

【临床表现】

1. **头皮血肿**

（1）皮下血肿 血肿体积小而局限，张力高，压痛明显；有时因血肿周围组织肿胀隆起，中央反而凹陷，稍软，易误认为凹陷性颅骨骨折。

（2）帽状腱膜下血肿 因该层组织疏松，出血较易扩散，重者血肿边界可与帽状腱膜附着缘一致，覆盖整个穹窿部，似戴一顶有波动的帽子；小儿及体弱者可导致休克或贫血。

（3）骨膜下血肿 血肿多局限于某一颅骨范围之内，以骨缝为界。

2. **头皮裂伤** 由于头皮血管丰富，出血较多，不易自止，可引起失血性休克。

3. **头皮撕脱伤** 是严重的头皮损伤，剧烈疼痛及大量出血可导致失血性或疼痛性休克。较少合并颅骨损伤和脑损伤。

【辅助检查】

头颅 X 线摄片：了解有无合并存在的颅骨骨折。

【治疗原则】

1. 头皮血肿较小时无需特殊处理，一般在 1 ~ 2 周内可自行吸收；较大的血肿需 4 ~ 6 周才能吸收。可对局部适当的加压包扎，以防止血肿扩大。一般不采用穿刺抽吸，以防止感染。

2. 头皮裂伤，应立即加压包扎止血，争取 24 小时内清创缝合。

3. 头皮撕脱伤，应加压包扎止血，防治休克和彻底清创。

4. 头皮较大的血肿、头皮裂伤和头皮撕脱伤都有发生感染的可能，可使用抗生素、清创术后放置引流、注射破伤风抗毒素等。

二、颅骨骨折

颅骨骨折（skull fracture）是指颅骨受暴力作用所致颅骨结构改变。其临床意义不在于骨折本身，而在于骨折所引起的脑组织或颅内血管、神经的损伤，可合并脑脊液外漏、颅内血肿和颅内感染等。

颅骨分颅盖和颅底两大部分，颅盖和颅底都有左右对称的骨质增厚部分，形成颅腔的坚强支架。

颅盖坚实，由内、外骨板和板障构成；外板厚，内板较薄，内、外骨板表面均有骨膜覆盖，内骨膜也是硬脑膜外层；在颅骨的穹窿部，内骨膜与骨板结合不紧密，当颅顶部骨折时易形成硬膜外血肿。

颅底骨面凸凹不平，厚薄不一，有两侧对称、大小不等的骨孔和裂隙，脑神经及血管由此出入颅腔。颅骨被蝶骨嵴和岩骨嵴分为颅前窝、颅中窝和颅后窝；颅骨的气窦（如额窦、筛窦、蝶窦等）均贴近颅底，气窦内壁与颅脑膜紧贴，颅底骨折越过气窦时，相邻硬脑膜常被撕裂，形成脑脊液漏，可导致颅内感染。

【病因】

颅骨骨折是由直接暴力或间接暴力作用于颅骨所致，其致伤因素主要取决于外力和颅骨结构两方面。

【分类】

颅骨按骨折部位分为颅盖骨折（fracture of skull vault）和颅底骨折（fracture of skull base）；按骨折形态分为线性骨折（linear fracture）和凹陷性骨折（depressed fracture）；按骨折是否与外界相通，分为开放性骨折（open fracture）和闭合性骨折（closed fracture）。

【骨折机制】

颅骨具有一定的弹性，也有相当的抗压缩和牵张的能力，故当颅骨受到强大外力打击时，不仅着力点局部可有下陷变形，整个颅腔亦可随之变形。若暴力强度较大、受力面积较小，多以颅骨的局部变形为主，当受力点呈圆锥形内陷时，内板首先受到较大牵张力而折裂。此时，如果外力作用终止，其外板可弹回原位保持其完整，仅造成内板骨折，骨折片可穿破硬脑膜造成局限性脑挫裂伤，较易被忽略，也是后期外伤性头痛和外伤性癫痫的原因。如果外力继续作用，其外板也将随之折裂，形成凹陷性骨折或粉碎性骨折。当外力引起颅骨整体变形严重、受力的面积又较大时，可不发生凹陷性骨折，但在较为薄弱的颞骨鳞部或颅底引发线性骨折，局部骨折线常沿暴力作用的方向和颅骨脆弱部分延伸（图 27-7）。

【临床表现】

1. 颅盖骨折

（1）线性骨折　发生率最高，局部压痛、肿胀。常伴发局部骨膜下血肿和硬膜外血肿。

（2）凹陷性骨折　好发于颞骨和顶骨，多呈全层凹陷，局部可扪及局限性下陷区，少数仅为内板凹陷。成人凹陷性骨折多为粉碎性骨折（comminuted fracture），婴幼儿可呈"乒乓球"凹陷样骨折（depressed ping-pong fracture）。若骨折片压迫脑重要部位，还可出现偏瘫、失语、癫痫等神经系统定位体征。

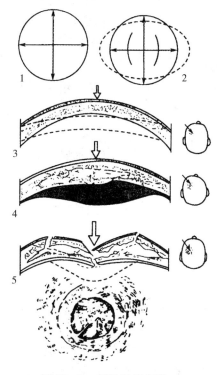

图 27 - 7 颅骨局部变形

2. **颅底骨折** 常为线性骨折,因颅底部的硬脑膜与颅骨贴附紧密,故颅底骨折时易撕裂硬脑膜,发生脑积液外漏而成为开放性骨折。根据骨折的部位不同可分为颅前窝骨折、颅中窝骨折和颅后窝骨折,其临床表现各异(表 27 - 3)。

表 27 - 3 颅底骨折的临床表现

骨折部位	脑脊液外漏	瘀斑部位	可能累及的脑神经
颅前窝	鼻漏	眶周、球结膜下(熊猫眼征)	嗅神经、视神经
颅中窝	耳、鼻漏	乳突区(Battle 征)	面神经、听神经
颅后窝	无	乳突部、咽后壁	少见

【辅助检查】

1. **头颅 X 线摄片** 颅盖骨折主要靠头颅 X 线摄片确诊。凹陷性骨折的切线位 X 线片可显示骨折片陷入颅内的深度。

2. **CT 扫描** 有助于了解骨折情况和有无合并脑损伤。

【治疗原则】

1. **颅盖骨折**

(1)单纯线性骨折 本身无需特殊处理,关键在于处理因骨折引起的脑损伤或颅内出血,尤其是硬脑膜外血肿。

（2）凹陷性骨折　凹陷不深、范围小者一般无需处理。出现下列情况需手术治疗：①合并脑损伤或大面积的骨折片陷入颅腔，导致颅内压增高，CT 示中线结构移位，有脑疝可能者。②因骨折片压迫脑重要部位引起神经功能障碍者。③在非功能区部位的小面积凹陷性骨折，无颅内压增高，深度超过 1cm 者可考虑择期手术。④开放性粉碎性凹陷骨折。

2. 颅底骨折　应着重观察有无脑损伤，处理脑脊液外漏、脑神经损伤等并发症。

（1）合并脑脊液外漏，属开放性损伤，应使用 TAT 及抗菌药预防感染；绝大多数漏口会在伤后 1~2 周内自行愈合。如超过 1 个月仍未停止漏液，可行手术修补硬脑膜，以封闭瘘口。

（2）对伤后视力减退、疑为碎骨片挫伤或血肿压迫视神经者，应争取在 12 小时内行视神经探查减压术。

三、脑损伤

脑损伤（brain injury）是指脑膜、脑组织、脑血管以及脑神经在外力的作用下所发生的损伤。

【病因与分类】

1. 根据脑损伤病理改变的先后分　可分为原发性脑损伤（primary brain injury）和继发性脑损伤（secondary brain injury）。

（1）**原发性脑损伤**　原发性脑损伤是指暴力作用于头部时立即发生的脑损伤，症状和体征相对稳定，包括脑震荡、脑挫裂伤和原发性脑干损伤等。

（2）**继发性脑损伤**　继发性脑损伤是指受伤一定时间后出现的脑受损病变，症状和体征进行性加重，主要包括脑水肿和颅内血肿。

2. 根据损伤后脑组织与外界是否相通分　可分为开放性脑损伤（open brain injury）和闭合性脑损伤（closed brain injury）。前者多由锐器或火器直接造成，伴有头皮裂伤、颅骨骨折和硬脑膜破裂（dural laceration），有脑脊液外漏（CSF leak）。后者由头部接触较钝性物体或间接暴力所致，不伴有头皮或颅骨损伤，或存在头皮、颅骨损伤，但脑膜完整，无脑脊液外漏。

开放性脑损伤与闭合性脑损伤相比，除损伤原因不同、有创口、可出现失血性休克、易致颅内感染、需清创、修复硬脑膜外，其主要临床表现、诊断和处理原则与闭合性脑损伤无大的区别，本节仅介绍闭合性脑损伤。

【损伤机制】

引起闭合性脑损伤的机制较为复杂，可简单概括为由两种作用力所造成。一是接触力，当物体与头部直接接触时，由于冲力、凹陷骨折或颅骨的急速内凹和弹回，而导致颅脑的局部损伤。二是惯性力，来源于受伤瞬间头部产生的减速或加速运动，使脑在颅内急速移位，与颅壁相撞，与颅底摩擦以及受大脑镰和小脑幕牵扯，导致多处或弥散性脑损伤。

受伤时头部如为固定不动状态，则仅受接触力影响；运动中的头部突然受阻于固定物体，除有接触力的作用外，还有因减速引起的惯性力的作用（图 27-8）。大而钝的物体向静止的头部撞击时，除产生接触力外，可同时引起头部的加速运动而产生惯性力；小而锐的物体击中头部时，其接触力足以造成颅骨骨折和脑损伤，但因其能量消耗殆尽，已不足以引起头部的加速运动。

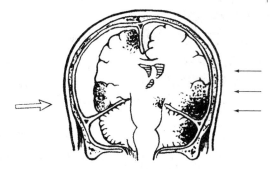

图 27-8 头部做减速运动时的脑损伤机制
（粗箭头所示为头部运动的方向，细箭头所示为头部受到外界物体的阻力）

单由接触力造成的脑损伤，其范围多为固定和局限，可无早期昏迷表现；由惯性力引起的脑损伤则甚为分散和广泛，常有早期昏迷表现。通常将受力侧的脑损伤称为冲击伤，而对侧者称为对冲伤；如跌倒时枕部着地引起的额极、颞极及其底面的脑损伤，属对冲伤。事实上，由于颅前窝与颅中窝的凹凸不平，各种不同部位和方式的头部外伤都易在额极、颞极及其底面发生惯性力的脑损伤（图 27-9）。

 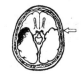

1. 前额受力所致的额颞叶伤灶　2. 颞部受力所对侧颞叶伤灶致的

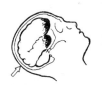 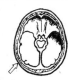

3. 枕部受力所致的额颞叶伤灶　4. 颞枕部受力所致的额颞叶伤灶　5. 顶盖部受力所致的颞枕叶内侧伤灶

图 27-9 闭合性脑损伤时脑挫裂伤的形成机制与好发部位
（箭头示外力的方向和作用部位，黑区示伤灶）

（一）脑震荡（cerebral concussion）

脑震荡是最常见的轻度原发性脑损伤，是头部受到撞击后，立即发生的一过性脑功能障碍，无肉眼可见的神经病理改变。

【临床表现】

病人在受伤后立即出现短暂的意识障碍，可为神志不清或完全昏迷，持续数秒或数分钟，一般不超过 30 分钟，同时可出现皮肤苍白、出汗、血压下降、心动徐缓、呼吸微弱、肌张力降低、各种生理反应迟钝或消失等表现。清醒后大多不能回忆起受伤前及当时的情况，称为逆行性遗忘（retrograde amnesia）。常伴有头痛、头晕、恶心、呕吐等症状，短期内可自行好转。神经系统检查无阳性体征。

【辅助检查】

1. CT 检查　颅内无异常发现。

2. 脑脊液检查　无红细胞。

【治疗原则】

一般卧床休息 1～2 周，即可完全恢复。适当给予镇痛、镇静对症处理，禁用吗啡、哌替啶。

（二）脑挫裂伤（cerebral contusion and laceration）

脑挫裂伤是常见的原发性脑损伤，包括脑挫伤和脑裂伤，前者指脑组织遭受破坏较轻，软脑膜尚完整；后者是指软脑膜、血管和脑组织同时有破裂，伴有外伤性蛛网膜下腔出血。由于两者同时存在，故合称为脑挫裂伤。

【病理生理】

脑挫裂伤是指主要发生于大脑皮层的损伤，可单发，也可多发，好发于额极、颞极和基底。挫伤时软脑膜下有散在的点状或片状的出血灶。显微镜下，伤灶中央为缺血，四周是碎烂或坏死的皮层组织及星茫状出血。脑挫裂伤的继发性改变对脑水肿和血肿的形成具有重要的临床意义。前者通常属于血管源性水肿，可在伤后早期发生，通常 3～7 天内发展到高峰，在此期间易发生颅内压增高，甚至脑疝。伤情较轻者，脑水肿可逐渐消退，病灶区日后可形成瘢痕、囊肿或与硬脑膜粘连，有发生外伤性癫痫的可能。若蛛网膜与软脑膜粘连，影响脑脊液吸收，有形成外伤性脑积水的可能。广泛的脑挫裂伤可在数周以后形成外伤性脑萎缩。

【临床表现】

1. **意识障碍**　意识障碍是脑挫裂伤最突出的临床表现，受伤当时立即出现。其程度和持续时间与脑挫裂伤的程度、范围直接相关，绝大多数病人超过半小时，重症者可长期持续昏迷。少数范围局限的脑挫裂伤，如果不存在惯性力所致的弥散性脑损伤，可不出现早期的意识障碍。

2. **局灶症状和体征**　受伤当时立即出现与伤灶相应的神经功能障碍或体征，如运动区损伤出现锥体束征、肢体抽搐或偏瘫，语言中枢损伤出现失语等。若发生于额、颞叶前端等"哑区"的损伤，则无局灶症状与体征。

3. **头痛与恶心、呕吐**　与颅内压增高、植物神经功能紊乱或外伤性蛛网膜下腔出血有关。后者还伴有剧烈头痛、频繁呕吐、颈项强直和克氏征阳性等脑膜刺激征，脑脊液检查有红细胞。

4. **颅内压增高和脑疝**　此为继发脑水肿或颅内血肿所致，可使早期的意识障碍或瘫痪程度加重，或意识障碍好转后又加重。同时伴有血压升高、心率减慢、瞳孔不等大及锥体束征等表现。

5. **脑干损伤**　意识障碍是脑挫裂伤中最严重的特殊类型，常与弥散性脑损伤并存。受伤当时立即昏迷，昏迷程度较深，持续时间较长。昏迷原因与脑干网状结构受损、上行激活系统功能障碍有关。伤后早期常出现严重的生命体征紊乱，表现为呼吸节律紊乱、心率及血压波动明显；双侧瞳孔时大时小、对光反应无常；眼球位置歪斜或凝视；出现病理反射、肌张力增高、中枢性瘫痪等锥体束征及去大脑强直等；经常出现高热、消化道出血。

【辅助检查】

1. CT 检查　是首选项目。可了解脑挫裂伤的具体部位、范围以及周围脑水肿的程度；还可了解脑室受压和中线结构移位等情况。

2. MRI 检查　有助于明确诊断。

【治疗原则】

1. **非手术治疗**　轻度脑挫裂伤病人以非手术治疗为主。主要是减轻脑损伤后的生理反应，预防和处理并发症。常采取保持呼吸道通畅；加强营养支持；防治脑水肿（是治疗脑挫裂伤的重要环节）；促进脑功能恢复；应用抗生素预防感染和对症治疗等手段。

2. **手术治疗**　重度脑挫裂伤病人经上述治疗无效，并继发颅内血肿或脑疝者需做脑减压术或局部病灶清除术等。

（三）颅内血肿（intracranial ematoma）

颅内血肿是颅脑损伤中最多见、最危险，但同时又是可逆的继发性改变。其严重程度在于可引起颅内压增高而导致脑疝；早期发现和及时处理可在很大程度上改善预后。

【病因与分类】

1. **按血肿引起颅内压增高或早期脑疝症状所需的时间分**　可分为急性型、亚急性型和慢性型。急性型：3 天内出现症状；亚急性型：3 天至 3 周出现症状；慢性型：3 周以上出现症状。

2. **按血肿的来源和部位分**　可分为以下 3 类：

（1）硬脑膜外血肿（epidural hematoma）　出血积聚于颅骨与硬脑膜之间，与颅骨损伤有着密切关系。由于颅盖部的硬脑膜与颅骨附着较松，易于分离，而颅底部硬脑膜与颅骨附着较紧，所以硬脑膜外血肿一般多见于穹窿部线性骨折时，颞部多发。可因骨折或颅骨的短暂变形撕破位于骨管沟内的硬脑膜动脉或静脉窦而引起出血，或骨折的板障出血。血液积聚使在硬脑膜与颅骨分离过程中也可撕破一些小血管，使血肿更加严重。多数属于急性型。

（2）硬脑膜下血肿（subdural hematoma）　出血积聚于硬脑膜下腔，是最常见的颅内血肿，常呈多发性或与其他血肿合并发生。急性硬脑膜下血肿多见于额极、颞极及其底面，由对冲性脑挫裂伤所致；出血多来自挫裂的脑实质损伤。慢性硬脑膜下血肿，其出血来源和发病机制尚不完全清楚；好发于老年人，多数有轻微的头部外伤史，可伴有脑萎缩、血管性或出血性疾病。

（3）脑内血肿（intracerebral hematoma）　出血积聚在脑实质内。浅部血肿出血均来自脑挫裂伤灶，多伴有颅骨骨折或严重的脑挫裂伤，其部位多数与脑挫裂伤的好发部位一致，少数与凹陷性骨折的部位相应；常与硬脑膜下或硬脑膜外血肿并存。深部血肿多见于老年人，血肿位于脑白质深处，脑的表面可无明显的挫伤。

【临床表现】

1. **硬脑膜外血肿**　其症状受血肿的部位及扩展速度的影响。

（1）**意识障碍**　既可由原发性脑损伤直接导致，也可由血肿导致颅内压增高、脑疝引起，后者常在损伤后数小时至 1~2 天内发生。典型的意识障碍表现是在原发性意识障碍之后，经过中间清醒期，再度意识障碍，并渐次加重（即原发昏迷 – 清醒 – 继发性昏迷）。如果原发性脑损伤较重或血肿形成较迅速，也可能不出现中间清醒期。少数病人可无原发性昏迷，只在血肿形成后才出现昏迷。

（2）**颅内压增高与脑疝表现**　一般成人幕上血肿大于 20ml 以上、幕下血肿大于 10ml 就可以引发颅内压增高症状或脑疝，表现为头痛、恶心、呕吐剧烈和视神经盘水肿。幕上血肿病人大多先经历小脑幕切迹疝，然后合并枕骨大孔疝。因此，严重的呼吸循环障碍常发生在意识障碍和瞳孔改变之后。幕下血肿病人可直接发生枕骨大孔疝，较早发生呼吸骤停。

2. **硬脑膜下血肿**

（1）**急性与亚急性硬脑膜下血肿**　若脑挫裂伤严重或血肿形成速度较快，其脑挫裂伤的昏迷与血肿所致脑疝的昏迷重叠，表现为意识障碍进行性加重，无中间清醒期或意识好转期表现。颅内压增高与脑疝的其他征象常在 1~3 日内进行性加重。若脑挫裂伤相对较轻或血肿形成较慢，则可有意识好转期出现。

（2）**慢性硬脑膜下血肿**　因致伤力小，出血缓慢，血肿增大缓慢，病人可出现慢性颅内压增高表现，如头痛、恶心、呕吐和视神经盘水肿等。血肿压迫可导致局灶症状和体征，如偏瘫、失语和局限性癫痫等。慢性压迫可使脑萎缩、脑供血不全症状显著，如智力障碍、精神失常和记忆力减退等。

3. **脑内血肿**　以进行性意识障碍加重为主，与急性硬脑膜下血肿相似。如果血肿累及重要脑功能区，可有偏瘫、失语、癫痫等症状出现。

【辅助检查】

CT 检查有决定性诊断意义。硬脑膜外血肿可见颅骨内板与脑表面之间有双凸镜形或弓形密度增高影，常伴有颅骨骨折和颅内积气。急性硬脑膜下血肿可见颅骨内板与脑组织表面之间出现高密度、等密度或混杂密度的新月形或半月形影像。慢性硬脑膜下血肿可见颅骨内板下低密度的新月形、半月形或双凸镜形影像。脑内血肿可见脑挫裂伤灶附近或脑深部白质内有圆形或不规则高密度血肿影像，同时可见血肿周围的低密度水肿区。

【治疗原则】

一经确诊，应立即手术清除血肿。术后治疗基本同脑挫裂伤的治疗。

四、疾病护理

（一）术前护理

【护理评估】

1. **健康史**

（1）**一般情况**　病人的年龄、性别和职业。

（2）受伤史　了解病人头部受伤经过，如暴力大小、形状、方向、性质、速度及作用部位。病人有无意识障碍，其程度和持续时间，有无中间清醒期；伤后有无出现头晕、头痛、呕吐等颅内压增高症状；有无外耳道出血、脑脊液外漏的症状以及现场急救经过。

（3）既往史　病人有无心脏病或脑血管病史。

2. 身体状况

（1）局部状况　病人头部有无血肿、破损、出血；血肿范围、破损面积、出血量等。

（2）全身状况　生命体征是否平稳，意识、瞳孔及神经系统体征的动态变化；病人是否有颅内压进一步增高症状，有无脑疝危象的可能。神经系统功能有无障碍、障碍程度，有无躁动、癫痫发生，各种反应和深浅反射是否存在或消失。

（3）辅助检查　了解 X 线、CT、MRI 等检查结果，以判断颅脑损伤程度以及类型。

3. 心理和社会支持状况　了解病人和家属对遭受突如其来伤害的心理承受能力，及对颅脑损伤相关知识的了解程度。

【常见护理诊断/问题】

1. 意识障碍　与头部损伤、颅内血肿、颅内压增高有关。

2. 清理呼吸道无效　与意识障碍有关。

3. 营养失调：低于机体需要量　与脑损伤后高代谢、呕吐、高热等有关。

4. 脑组织灌注异常　与头部外伤后颅内血肿、颅内压增高有关。

5. 焦虑/恐惧　与缺乏对脑损伤知识的了解，担心预后有关。

6. 潜在并发症　颅内出血、颅内压增高、脑疝、感染、颅内低压综合征、压疮、外伤性癫痫等。

【护理措施】

1. 现场急救

（1）保持呼吸道通畅　置病人于侧卧或侧俯卧位，以利口腔内分泌物排出。给予氧气吸入。颅脑损伤病人常有不同程度的意识障碍，丧失正常的咳嗽反射和吞咽功能，呼吸道分泌物不能顺利排出，可引起血液、脑脊液及呕吐物等误吸。应及时清除口腔及咽喉处的血块及呕吐物，呕吐时将头转向一侧。深昏迷病人应抬起下颌或放置口咽通气道，避免舌根后坠阻碍呼吸；短时间内不能清醒者，必要时行气管插管或气管切开；呼吸减弱、潮气量不足者，应及早使用呼吸机。

（2）妥善处理伤口　单纯性头皮出血可加压包扎止血。开放性颅脑损伤需剪短伤口周围头发，用酒精擦净，且勿使酒精流入伤口，不冲洗、不用任何外用药；外露的脑组织周围可用纱布卷保护，以防受压，外加干纱布适当包扎。若伤情允许，可将头部抬高以减少出血。全身抗感染及破伤风预防注射应尽早进行。

（3）防治休克　当病人出现血压下降、脉搏增快、面色苍白、肢端湿冷等休克征象时，应考虑有多发性骨折、内脏破裂等合并伤。应立即使病人平卧，注意保暖、给氧，开放静脉通路，补充血容量；禁用吗啡止痛；协助医生查找原因；出血较多者常引起休克，应尽快做好术前准备，送病人入手术室清创。

（4）做好护理记录　记录受伤经过、检查发现的阳性体征、急救措施、过程及急救效果。

2. 一般护理

（1）合理体位　意识清醒者取斜坡卧位，抬高床头 15°~30°。昏迷病人或吞咽功能障碍者宜取侧卧位或侧俯卧位，防止呕吐物、分泌物误吸。当病人处于休克状态或伴有脊髓损伤时，应采取仰卧位。头皮撕裂伤的病人，为保证植皮存活，需要日夜端坐，可协助病人将手臂放在过床桌上，头伏于手臂上稍休息。

（2）营养支持　能进食的病人，给予高热量、高蛋白、高维生素、易消化的软食。昏迷病人需禁食，应遵医嘱早期采用全胃肠外营养，必要时给予全血、血浆和清蛋白。定期评估病人的营养状况，以便及时调整营养素的供给量和配方。

（3）维持良好的脑灌注状态　保持病室的安静，减少对病人的各种刺激。保持呼吸道通畅，避免头颈部的扭曲，确保氧疗效果，减轻脑水肿。确保脱水药物的正确使用，观察脱水效果以及有无水、电解质的失衡，准确记录出入水量。

3. 密切观察病情
在损伤后的 3 天左右，护理的重点是密切观察病人的意识、瞳孔、生命体征、神经系统体征等情况，及时发现继发性病变。动态的病情观察是鉴别原发性与继发性脑损伤的主要手段。

（1）意识　在众多观察项目中，意识观察最为重要。意识障碍是脑损伤病人最常见的变化之一，意识障碍的程度可协助辨别脑损伤的轻重；意识障碍出现的迟早和有无继续加重，可作为区别原发性和继发性脑损伤的重要依据。如由昏迷转入躁动，出现抓伤口、拔尿管等动作，能遵医嘱举手睁眼、伸舌等，提示病情好转；而由躁动转为安静、昏睡、对周围反应迟钝、强刺激才能唤醒，则提示病情恶化。

（2）生命体征　病人伤后可出现持续的生命体征紊乱现象。为避免病人躁动影响监测的准确性，测定顺序为先呼吸、次脉搏、再血压，最后意识和体温。伤后早期，因组织创伤反应，可出现中等程度发热；如损伤累及间脑或脑干，可导致体温调节紊乱，出现体温不升或中枢性高热；伤后即发生高热、昏迷，多为视丘下部或脑干损伤；伤后数日体温逐渐升高，常提示有感染性并发症。注意呼吸节律和深度、脉搏快慢和强弱以及血压和脉压变化。若伤后血压上升、脉搏缓慢有力、呼吸深慢，提示颅内压升高，要警惕颅内血肿或脑疝发生；枕骨大孔疝的病人可突然发生呼吸停止；闭合性脑损伤呈现休克征象时，应检查有无内脏出血，如迟发性脾破裂、应激性溃疡出血等。

（3）神经系统病征　有定位意义。

1）瞳孔变化：瞳孔变化可提示颅脑损伤的情况，可因动眼神经、视神经和脑干损伤引起。注意观察两侧睑裂大小是否相等，有无上睑下垂，注意对比两侧瞳孔的形状、大小及对光反应。伤后立即出现一侧瞳孔散大是原发性动眼神经损伤所致；伤后一侧瞳孔进行性散大，对侧肢体偏瘫、意识障碍，提示脑受压或脑疝；双侧瞳孔散大、对光反应消失、眼球固定伴深昏迷或大脑强直多为原发性脑干损伤或临终表现；双侧瞳孔时大时小，变化不定，对光反射消失伴眼球分离或移位多为中脑损伤；眼球不能外展且有复视者多为展神经受损；双眼同向凝视提示额中回后份损伤。眼球震颤常见于小脑或脑干损伤。观察瞳孔时应注意：某些药物、剧痛、惊恐等也会影响瞳孔变化，如吗啡、氯丙嗪可使瞳孔缩小，阿托品、麻黄碱可使瞳孔散大。

2）锥体束征：应对比观察双侧肢体的肌力、肌张力、感觉和病理反射。若伤后立即出现的一侧上下肢运动障碍且相对稳定，多因对侧大脑皮质运动区损伤所致；伤后一段时间才出现一侧肢体运动障碍且进行性加重，多是小脑幕切迹疝压迫中脑的大脑脚损害其中的锥体束所致。

（4）其他　对于开放性颅骨骨折、严重颅盖凹陷性骨折或脑脊液外漏逾期不愈者，应立即做好术前准备（术前护理常规见围术期病人术前护理）。

4. 做好脑脊液外漏的护理　预防颅内感染。

（1）明确有无脑脊液外漏　需鉴别脑脊液与血液、脑脊液与鼻腔分泌物。将血性液滴于白色滤纸上，若血迹外周有月晕样淡红色浸渍圈则为脑脊液外漏；或行红细胞计数并与周围血液红细胞比较，以明确诊断。可根据脑脊液中含糖而鼻腔分泌物中不含糖的原理，用尿糖试纸测定或葡萄糖定量检测以鉴别是否存在脑脊液外漏。有时颅底骨折虽伤及颞骨岩部，且骨膜及脑膜均已破裂但鼓膜尚完整时，脑脊液可经耳咽管流至咽部进而被病人咽下，所以应观察并询问病人是否经常有腥味液体流至咽部。

（2）取头高位　脑脊液外漏病人应取半坐卧位，头偏向患侧，维持特定体位至停止漏液后 3 ~ 5 日。其目的是借重力作用使脑组织移至颅底硬脑膜裂缝处，促使局部粘连而封闭漏口。

（3）保持鼻耳道清洁　每日 2 次清洁、消毒鼻前庭、外耳道，注意棉球不可过湿，以免液体逆流入颅。告知病人勿挖耳、抠鼻，不可堵塞鼻腔。

（4）避免颅内压骤升　嘱病人勿用力咳嗽、打喷嚏、擤鼻涕或用力排便等，以免颅内压骤然升高，导致气颅或脑脊液逆流。

（5）严禁对脑脊液鼻漏者从鼻腔进行护理操作　对脑脊液鼻漏者严禁从鼻腔吸痰或放置胃管，禁止做耳、鼻滴药、冲洗和填塞，禁止做腰穿。

（6）准确估计脑脊液外漏量　在病人鼻前庭或外耳道口松松地放置干棉球，随湿随换，记录 24 小时浸湿的棉球数，以估计脑脊液外漏量。

（7）密切观察有无颅内感染迹象　如头痛、发热等，遵医嘱给予抗生素和破伤风抗毒素或破伤风类毒素。

5. 缓解病人焦虑情绪　向病人讲解疾病的相关知识，缓解其紧张情绪及恐惧心理。对少数脑震荡症状迁延者，要加强心理护理，帮助其正确认识疾病，以配合治疗和护理。

6. 预防和护理并发症

（1）颅内压增高、脑疝　参见本章第一节相关内容。

（2）颅内继发性损伤　颅骨骨折可合并脑组织和血管损伤，引发癫痫、颅内出血、继发性脑水肿、颅内压增高等。脑脊液外漏可推迟颅内压增高症状的出现，而一旦出现，救治更为困难。因此，应密切观察意识、生命体征、瞳孔及肢体活动等情况，以及时发现颅内压增高及脑疝的早期迹象。

（3）蛛网膜下腔出血　常出现头痛、发热及颈强直等表现。可遵医嘱给予解热镇痛药作为对症治疗。伤后2~3天当伤情趋于稳定后，为解除头痛，可协助医生做腰椎穿刺，放出适量血性脑脊液，直至脑脊液清亮为止。但当病人存在颅内压增高时，则禁止进行腰椎穿刺。

（4）颅内低压综合征　若脑脊液外漏多，可使颅内压过低而导致颅内血管扩张，出现剧烈头痛、眩晕、呕吐、厌食、反应迟钝、脉搏细弱、血压偏低等症状。应观察脑脊液的漏出量，出现颅压过低时可补充大量水分以缓解症状。

（5）压疮　应保持皮肤清洁干燥，定时翻身，尤其注意骶尾部、足跟、耳廓等骨隆凸出部位，不可忽视敷料覆盖部位。消瘦病人伤后初期、高热需每小时翻身1次，长期昏迷及一般情况较好者可每3~4小时翻身1次。

（6）外伤性癫痫　任何部位脑损伤都可发生癫痫，可用苯妥英钠预防发作，发作时使用地西泮控制抽搐。

（7）消化道出血　可因创伤应激或大量使用皮质激素引起应激性溃疡所致。如病人出现呕血、黑便应立即报告医生，并遵医嘱输液、输血，停用糖皮质激素，可使用止血药和胃黏膜保护剂。

（二）术后护理

【护理评估】
参见本章第一节相关内容。

【常见护理诊断/问题】

1. 低效性呼吸形态　与病人全麻后、昏迷有关。

2. 有废用综合征的危险　与脑损伤后意识和肢体功能障碍及长期卧床有关。

3. 自理缺陷　与手术创伤大，术后早期昏迷、中期及后期身体虚弱，无法进行日常生活自理有关。

4. 潜在并发症　感染、癫痫发作、泌尿系感染、暴露性角膜炎、术后血肿复发等。

【护理措施】

1. 一般护理　参见本章第一节相关内容。

2. 保持呼吸道通畅　术后将病人头部抬高30°，头偏向一侧，给予低流量、低浓度持续吸氧，同时监测血氧饱和度和血气分析。

3. 加强气管插管和气管切开病人的护理　保持病室适宜的温度和湿度，气管插管内应持续湿化，拔管后应予雾化吸入，必要时加强吸痰。

4. 术后的引流护理　颅脑手术后常有脑室引流和硬脑膜下引流。护理时注意无菌、妥善固定、防止脱落和折叠，保持引流通畅，观察引流液性状和量。

（1）脑室引流的护理　参见本章第一节相关内容。

（2）颅骨钻孔术、血肿冲洗引流术的护理　术后病人采取头低足高位向患侧卧，以便充分引流。引流袋应低于创腔30cm。术后不宜用强力脱水剂，也不过分限制水分摄入，以免颅内压过低影响脑膨出。通常术后 3 天行 CT 检查，证实血肿消失后方可拔管。

5. 自理缺陷的护理　术后评估病人每日活动及自理缺陷的范围，根据病人的具体情况提供相应的护理，如做好皮肤、口腔护理，协助进食，如厕或床上排便，洗漱，沐浴等，同时指导病人家属协助其逐渐学会部分或全部自理。

6. 废用综合征的护理　脑损伤病人因意识不清或肢体功能障碍，可发生关节肌腱挛缩和肌萎缩。所以应保持病人肢体于功能位，防止足下垂。每日做四肢关节被动活动及肌肉按摩 2~3 次，以促进肢体血液循环，增加肌张力，防止肢体挛缩和畸形，帮助恢复功能。

7. 并发症的预防和护理

（1）感染　参见本章第一节相关内容。

（2）术后癫痫发作　多发生在术后 2~4 日脑水肿高峰期，是因术后脑组织缺氧及皮层运动区受激惹所致。当脑水肿消退、脑循环改善后，癫痫常可自愈。对拟做皮层运动区及其附近区域手术的病人，术前常规给予抗癫痫药物予以预防。癫痫发作时，按医嘱定时定量给予抗癫痫药物控制；嘱病人卧床休息，保证睡眠，避免情绪激动；吸氧；注意保护病人，避免意外受伤；观察发作时表现，并详细记录。

（3）泌尿系感染　长期留置导尿管是发生泌尿系感染的主要原因，必须导尿时，要严格执行无菌技术操作；留置尿管过程中应加强会阴部护理；夹闭导尿管并定时放尿，以训练膀胱贮尿功能。尿管留置时间不宜超过 5 天，若需长期导尿者，可考虑行耻骨上膀胱造瘘术，以减少泌尿系感染。

（4）暴露性角膜炎　眼睑闭合不全的病人，给予眼药膏保护。暴露性角膜炎无需随时观察瞳孔可用纱布遮盖眼睑，甚至行眼睑缝合术。

（5）术后血肿复发　血肿清除术后，应密切观察病情变化，如再次出现颅内压增高的症状应警惕血肿复发，需及时报告医生，并协助处理。

（三）健康教育

1. 做好心理指导，鼓励轻型脑损伤病人尽早生活自理。对恢复过程中出现的头痛、耳鸣、记忆力减退的病人应给予适当解释和安慰，使其树立信心。

2. 颅骨缺损病人应做好自我保护，防止因重物或尖锐物品碰撞患处而发生意外，尽可能取健侧卧位，防止膨出的脑组织受压。告知病人可在头皮伤口愈合 3~6 个月视情况做颅骨修补术。

3. 告知颅骨骨折病人，骨折达到骨性愈合需要一定时间。线性骨折，一般成人需 2~5 年，小儿需 1 年。

4. 病人饮食应注意营养全面，要少食多餐，选择合适的饮食种类。

5. 外伤性癫痫病人应按时服用抗癫痫药物，在医生指导下逐渐减量，直至停药。不宜做攀高、游泳等危险活动，以防意外。

6. 脑损伤遗留下的语言、运动或智力障碍，应指导病人进行适当的活动，提高病人自信心，功能的恢复一般从伤后 1~7 周病情稳定后开始，同时制订康复计划，进行废损功能训练，如语言、记忆力等方面的训练，以改善生活自理能力及社会适应能力。

7. 对重度残废病人的后遗症应采取适当的治疗，病人及家属大多对脑损伤的恢复存在忧虑，担心是否适应今后工作，生活是否会受到影响。对此，应鼓励病人树立正确的人生观，指导其部分生活自理，如穿衣、进食；并指导家属生活护理方法及注意事项。

第三节　脑血管疾病病人的护理

一、颅内动脉瘤

颅内动脉瘤（intracranial aneurysm）是颅内动脉壁的囊性膨出，是造成蛛网膜下腔出血的首要病因。颅内动脉瘤破裂出血在脑血管意外中位居第三，仅次于脑血栓和高血压性脑出血。本病好发于 40～60 岁的中老年人，青少年少见。

【病因】

颅内动脉瘤发病原因尚不十分清楚。有先天性缺陷和后天性蜕变之说，前者认为是颅内 Willis 环的动脉分叉处的动脉壁先天性平滑肌层缺乏；后者认为是颅内动脉粥样硬化和高血压，使动脉内弹力板破坏，渐渐膨出形成囊性动脉瘤。

【分类】

依动脉瘤位置将其分为颈内动脉系统动脉瘤，约占颅内动脉瘤的 90%；椎–基底动脉系统动脉瘤，约占颅内动脉瘤的 10%。

【临床表现】

1. **动脉瘤破裂出血症状**　中、小型动脉瘤未破裂出血可无任何临床症状。动脉瘤破裂出血多突然发生，部分病人出血前有劳累、情绪激动、用力排便、咳嗽等诱因；部分病人则无明显诱因或在睡眠中发生。动脉瘤一旦破裂出血，临床表现为严重的蛛网膜下腔出血，发病急剧，病人头痛剧烈，形容如"头要炸开"；频繁呕吐，大汗淋漓，体温可升高；颈项强直，克氏征阳性；也可出现意识障碍，甚至昏迷。约 1/3 的病人动脉瘤破裂后会因未及时诊治而死亡。

蛛网膜下腔内出血可诱发脑血管痉挛，发病率为 21%～62%，多发生在出血后 3～5 日内。局部脑血管痉挛仅发生在动脉瘤附近，病人症状不明显，只在脑血管造影上显示；广泛的脑血管痉挛可导致脑梗死发生，病人意识障碍、偏瘫，甚至死亡。

2. **局灶症状**　取决于动脉瘤的部位、毗邻解剖结构以及动脉瘤的大小。如颈内动脉–后交通支动脉瘤可出现病侧的动眼神经麻痹，表现为病侧眼睑下垂，瞳孔散大，不能内收和上、下视，直接、间接对光反应消失（图 27-10）。有时局灶症状出现在蛛网膜下腔出血之前，被视为动脉瘤出血的前兆症状，如轻微偏头痛、眼眶痛，随之出现动眼神经麻痹，此时应警惕蛛网膜下腔出血。大脑中动脉的动脉瘤出血若形成血肿，或其他部位动脉瘤出血后脑血管痉挛、脑梗死，病人可出现偏瘫、运动性或感觉性失语。巨大动脉瘤会影响到视路，病人可出现视力、视野障碍。

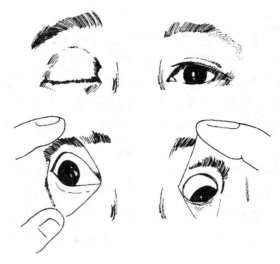

图 27 - 10　右侧动眼神经麻痹

颅内动脉瘤出血后，其病情轻重不一。为便于判断病情，选择造影和手术时机评价疗效，国际常采用 Hunt 五级分类法：

一级：无症状，或有轻微头痛和颈强直。

二级：头痛较重，颈强直，除动眼神经等脑神经麻痹外，无其他神经症状。

三级：轻度意识障碍，躁动不安和轻度脑症状。

四级：半昏迷，偏瘫，早期去脑强直和自主神经障碍。

五级：深昏迷，去脑强直，濒危状态。

【辅助检查】

1. **脑血管造影**　脑血管造影是确诊颅内动脉瘤所必需的方法，可判断动脉瘤的位置、形态、内径、大小、数目等。

2. **头部 MRI 扫描及 CT 检查**　有助于明确诊断。

【治疗原则】

1. **非手术治疗**　主要是防止再出血及控制动脉痉挛。卧床休息，对症处理，控制血压，降低颅内压；使用钙拮抗剂预防和治疗脑动脉痉挛；使用氨基己酸，抑制纤溶酶形成，预防再次出血。

2. **手术治疗**　开颅夹闭动脉瘤蒂是首选方法。也可采用动脉瘤栓塞介入治疗。若已发生破裂出血，在等待手术期间应实施非手术治疗。

二、颅内动静脉畸形

颅内动静脉畸形（arteriovenous malformations，AVM）属先天性中枢神经系统发育异常，是由一团发育异常的病态脑血管组成，由一支或几支弯曲扩张的动脉供血和静脉引流而形成的一个血管团，其体积可随人体发育而生长。畸形血管团内有脑组织，其周围脑组织因缺血而萎缩，呈胶质增生带，有时伴有陈旧性出血。发病年龄多在 20 ～ 30 岁，男性稍多于女性。

【临床表现】

1. **出血**　出血是最常见的首发症状，畸形血管破裂可致脑内、脑室内和蛛网膜下腔出血，出现意识障碍、头痛、呕吐等症状；少量出血时临床症状不明显。

2. **癫痫**　癫痫是较常见的首发症状，可在颅内出血时发生，也可单独出现。多见于额、颞部的颅内动静脉畸形。额部颅内动静脉畸形多发生癫痫大发作，顶部以局限性发作为主。颅内动静脉畸形抽搐与脑缺血、病变周围进行性胶质增生以及出血后的含铁血黄素刺激大脑皮层有关。

3. **头痛**　可呈单侧局部疼痛，也可全头痛，间断性或迁移性。可能与供血动脉、引流静脉及窦的扩张有关；或与脑出血、脑积水及颅内压增高有关。

4. **神经功能缺损及其他症状**　由于颅内动静脉畸形，周围脑组织缺血萎缩、血肿压迫，病人可出现智力障碍及神经症状。婴儿及儿童可因颅内血管短路，出现心力衰竭。

【辅助检查】

1. **脑血管造影**　是确诊本病的必需手段。

2. **头部 MRI 扫描及 CT 检查**　有助于明确诊断。

【治疗原则】

1. **非手术治疗**　对位于脑深部或重要功能区的直径小于 3cm 的 AVM 可采用伽马刀治疗，对血流丰富、体积较大者可行血管内栓塞术。

2. **手术治疗**　手术切除是最根本的治疗方法，不仅可以杜绝病变再出血，还能阻止畸形血管倒血现象，从而改善脑血流。

3. **脑血管造影**　各种治疗后都应择期重复脑血管造影，以了解畸形血管是否消失。

三、脑卒中

脑卒中（stroke）是指由各种原因引起的脑血管疾病的急性发作，造成脑的供应动脉狭窄或闭塞以及非外伤性的脑实质出血，并引起相应的临床症状和体征。

【病因与分类】

1. **缺血性脑卒中**　发病率占脑卒中的 60%～70%，多见于 60 岁以上者。其主要原因是在动脉粥样硬化基础上血栓形成，导致脑的供血动脉狭窄或闭塞；其诱因是某些血流缓慢和血压下降的因素，所以病人常在睡眠中发作。

2. **出血性脑卒中**　多发生于 50 岁以上高血压动脉硬化病人，男性多于女性，是高血压病死亡的主要原因。常因剧烈活动或情绪激动而引发。出血是因粟粒状微动脉瘤破裂所致。

【病理生理】

1. **缺血性脑卒中**　脑动脉闭塞后，此动脉供血区的脑组织可发生缺血性坏死，并出现相应的神经功能障碍及意识改变。栓塞部位常发生在颅内的颈内动脉虹吸段和大脑中动脉、前动脉的起始段；也可发生在颅外的颈内与颈外动脉的分叉处或颈内动脉的颅底段。

2. 出血性脑卒中 出血多位于基底核壳部，可向内扩展至内囊部。随着出血量的增多形成血肿，压迫脑组织，造成颅内压增高，甚至发生脑疝。出血也可沿周围神经纤维束扩散，导致神经功能障碍，在早期清除血肿后可能得以恢复。脑干内出血或血肿可破入相邻脑室，则后果严重。

【临床表现】

1. 缺血性脑卒中 临床表现根据脑动脉狭窄和闭塞后神经功能障碍的轻重和症状持续时间的长短分3种类型：

（1）短暂性脑缺血发作（transient ischemic attack，TIA） 颈内动脉缺血表现为突然肢体运动和感觉障碍、失语，单眼短暂失明等，少有意识障碍；椎动脉缺血表现为眩晕、耳鸣、听力障碍、复视、步态不稳和吞咽困难等。症状持续时间短，不超过24小时，可反复发作，自行缓解，大多不留后遗症。脑内无明显梗死灶。

（2）可逆性缺血性神经功能障碍（reversible ischemic neurological deficit，RIND） 症状与TIA基本相同，但神经功能障碍持续时间超过24小时，有的病人可达数天或数十天，最后也可完全恢复。脑部可有小的梗死灶，大部分为可逆性病变。

（3）完全性卒中（complete stroke，CS） 症状较TIA和RIND严重，可不断恶化，常有意识障碍。神经功能障碍长期不能恢复。脑部出现明显的梗死灶。

2. 出血性脑卒中 突然出现意识障碍、偏瘫，严重者可出现昏迷、完全性瘫痪及去脑强直，生命体征明显紊乱。

出血性脑卒中分为三级：

Ⅰ级：轻型，病人意识尚清或浅昏迷，轻偏瘫。

Ⅱ级：中型，完全昏迷，完全性偏瘫；两瞳孔等大或仅轻度不等。

Ⅲ型：重型，深昏迷，完全性偏瘫及去脑强直，双瞳散大，生命体征明显紊乱。

【辅助检查】

1. 缺血性脑卒中 脑血管造影可发现病变的部位、性质、范围以及程度；急性脑缺血发作24～48小时后，头部CT可显示缺血性病灶；MRI可提示动脉系统狭窄和闭塞；颈动脉B型超声检查和经颅多普勒超声探测也有助于诊断。

2. 出血性脑卒中 急性脑出血首选头颅CT检查，以便鉴别脑出血或脑梗死。CT对急性脑出血的定位准确，表现为高密度影区，出血可破入脑室。

【治疗原则】

1. 缺血性脑卒中 一般先行非手术治疗，包括卧床休息、扩张血管、抗凝、血液稀释疗法及扩容疗法等。脑动脉完全闭塞者，应在24小时内及时考虑手术治疗，可行颈动脉内膜切除术、颅外-颅内动脉吻合术等，以改善病变区的血供情况。

2. 出血性脑卒中 经绝对卧床休息、止血、脱水、降颅压等治疗病情仍继续加重，应考虑手术治疗，开颅清除血肿。但对出血破入脑室和内侧型脑内血肿病人，手术效果不佳；病情过重或年龄过大、伴重要脏器功能不全者不宜手术治疗。

四、疾病护理

（一）术前护理

【护理评估】

1. 健康史

（1）一般情况　病人的年龄、性格、婚姻和工作情况。

（2）既往史　详细询问病史，有无高血压、颅内动静脉畸形、颅内动脉瘤、动脉粥样硬化、创伤等病史。

（3）相关因素　判断本次发病的原因、特点和经过。

2. 身体状况

（1）局部状况　有无进行性颅内压增高及脑疝症状，如头痛、恶心、呕吐等；有无神经系统功能障碍，是否影响病人自理能力，有无发生意外伤害的危险。

（2）全身状况　评估病人的生命体征、意识状态、瞳孔、感觉功能、深浅反射以及病理反射等。是否有水、电解质及酸碱平衡失调，营养状况及重要脏器功能。

（3）辅助检查　了解脑血管造影、CT、MRI等检查结果。

3. 心理和社会支持状况

（1）脑血管病变发病急骤，评估病人和家属是否因无心理准备而出现焦虑、恐惧不安等情绪。

（2）病人和家属对疾病的发展趋势、手术治疗方法、目的和结果有无充分了解，对手术的心理反应或对急诊手术有无思想准备；评估病人和家属的心理状况，有何要求和顾虑等。

【常见护理诊断/问题】

1. 躯体移动障碍　与脑组织缺血或脑出血有关。

2. 生活自理缺陷　与脑血管病致肢体瘫痪有关。

3. 意识障碍　与颅内动脉瘤、颅内动静脉畸形及脑卒中致颅内出血有关。

4. 语言沟通障碍　与病变累及舌咽、迷走神经及大脑优势半球的语言中枢有关。

5. 潜在并发症　颅内出血、颅内压增高、脑疝、脑缺血等。

【护理措施】

1. 术前护理常规　见第五章围术期病人的术前护理。

2. 一般护理

（1）对于出血性脑血管疾病急性期的病人，在发病后48小时内避免搬动；蛛网膜下腔出血的病人应绝对卧床休息4~6周，病人取侧卧位，头部抬高15°~30°，以利于颅内血液回流，减轻脑水肿。

（2）颅内动脉瘤病人要控制血压于平稳状态，保持安静；避免情绪激动和剧烈活动，保持大便通畅，预防再次出血。

（3）颅内动、静脉畸形的病人要起居有常，避免用力、情绪激动、暴饮暴食和酗酒，以防蛛网膜下腔出血或脑出血。

（4）昏迷病人应做好口腔、眼部及会阴部的护理。

（5）饮食护理　急性脑出血的病人在发病 48 小时内应禁食，待生命体征平稳、无颅内压增高及严重上消化道出血时，可开始流质饮食，昏迷者可鼻饲。蛛网膜下腔出血者除有意识障碍、恶心呕吐外，一般不必禁食，从流质饮食开始，逐渐改为半流质饮食。进食时病人取坐位或高侧卧位（健侧在下），进食宜缓慢，食物应送至口腔健侧舌根处，以利吞咽。

3. 加强生活护理，防止发生意外

（1）因意识障碍或后组脑神经受损而导致吞咽困难者，应防止进食时误入气道导致肺部感染或不慎咬伤舌头。

（2）肢体无力或偏瘫者应加强生活照料，防止坠床或跌、碰伤。

（3）面瘫者进食时食物易残留于麻痹侧口颊部，故需特别注意该侧颊部黏膜的清洁。

（4）语言障碍的病人常出现表达和沟通困难。应及时了解病人需求，并给予满足。凡有失语的病人均需个别化护理，要尽量给予心理支持，切勿让病人受窘而伤害自尊心。

（5）有视力、听力障碍的病人，在服药和进食时均需给予特殊照料。戴隐形眼镜或活动义齿者应取下交给家属保管。

4. 病情观察

密切观察病人生命体征、意识、瞳孔变化，以及偏瘫、颈项强直等神经系统体征。注意调整血压并记录，及时判断病人有无病情加重及颅内压增高的迹象。

5. 促进病人肢体功能恢复

急性期应绝对卧床休息，可每 2 小时翻身 1 次，以避免局部皮肤受压。瘫痪肢体保持功能位置，并进行关节按摩及被动运动，以避免肢体废用。病情稳定后，尤其是脑血栓病人的瘫痪肢体，在发病 1 周后就应进行康复功能训练。

6. 心理护理

耐心倾听病人诉说，告知疾病性质和采用的治疗计划，介绍治疗方法的新进展。帮助病人及家属面对现实，树立战胜疾病的信心。告知病人治疗的注意事项，教会家属对病人的特殊照料方法和技巧。

7. 颅内动脉瘤病人的护理

位于 Willis 环前部或颈动脉海绵窦瘘封闭术的病人，应在术前进行颈动脉压迫试验（Matas test）和训练，以建立侧支循环。用特制的颈动脉压迫装置或用手指按压患侧，直到同侧颞浅动脉搏动消失。开始压迫 5 分钟，以后逐渐增加压迫时间，直至 20 ~ 30 分钟病人仍能耐受而不出现头昏、眼黑、对侧肢体无力及发麻等表现方可实施手术治疗。

8. 并发症的预防和护理

（1）脑缺血　使用降压药物而致低血压时，注意观察病人有无头晕、意识改变等缺血症状。若有应及时通知医生。注意动脉瘤栓塞治疗后有无脑缺血症状。

（2）颅内压增高、脑疝　参见本章第一节相关内容。

(二）术后护理

【护理评估】

参见本章第一节相关内容。

【常见护理诊断/问题】

1. **躯体移动障碍** 与颅内动脉瘤、脑组织缺血或脑出血术后有关。

2. **疼痛** 与开颅手术有关。

3. **潜在并发症** 颅内出血、颅内压增高、脑疝、感染、脑脊液外漏、中枢性高热、癫痫发作等。

【护理措施】

1. **一般护理** 参见本章第一节相关内容。

2. **有效缓解或解除疼痛** 术后病人若出现头痛，应了解和分析头痛的原因、性质和程度，然后对症处理和护理。

（1）切口疼痛多发生于术后 24 小时内，给予一般止痛剂可缓解。

（2）颅内压增高所引起的头痛，多发生在术后 2～4 日脑水肿高峰期，常表现为搏动性头痛，严重时伴有呕吐。此时需依赖脱水、激素治疗降低颅内压，头痛才能缓解；脱水剂和激素的使用应注意在 24 小时内合理分配。

（3）若是术后血性脑脊液刺激脑膜引起的头痛，需在术后早期行腰椎穿刺引流血性脑脊液，以减轻脑膜刺激症状，降低颅内压，至脑脊液逐渐转清，头痛会自行消失。

（4）脑手术后无论何种原因引起的头痛均不可轻易使用吗啡和哌替啶，因为此类药物有抑制呼吸的作用，不但影响气体交换，还会出现瞳孔缩小的不良反应，影响临床观察。

3. **功能训练** 术后病情稳定后，鼓励病人及早进行肢体功能训练。

4. **并发症的预防和护理**

（1）中枢性高热 下丘脑、脑干及上颈髓病变和损害可使体温中枢调节功能紊乱，临床以高热多见，偶有体温过低者。中枢性高热多出现于术后 12～48 小时内，体温达 40℃ 以上，常伴有意识障碍、瞳孔缩小、脉搏快速、呼吸急促等自主神经功能紊乱症状。一般物理降温效果差，可及时采用冬眠低温治疗和护理。

（2）颅内出血、感染、颅内压增高、脑疝的预防和护理 参见本章第一节相关内容。

（3）癫痫发作、脑脊液外漏的预防和护理 参见本章第二节相关内容。

(三）健康教育

1. 加强功能训练，帮助肢体瘫痪病人拟定功能训练计划。康复训练应在病情稳定后早期开始；静止状态的瘫痪肢体应放置于功能位，以防造成关节挛缩畸形。

2. 教给语言障碍病人和亲属有关语言训练及非语言性沟通的方法。教会病人及家属自我护理的方法，加强练习，尽早、最大程度地恢复功能，以恢复自理及工作能力，尽早回归社会。

3. 脑卒中病人有再次脑出血、脑栓塞的危险，病人应避免导致再次出血、栓塞的诱发因素。高血压病人应规律服药，将血压控制在适当的水平，切忌血压忽高忽低。一旦发现异常应及时就诊。

4. 控制不良情绪，保持心态稳定，避免情绪波动。

5. 手术后出现癫痫的病人，应在医生的指导下坚持长期服用抗癫痫药物，并定期检查白细胞和肝功能。

6. 对于出院后需继续鼻饲的病人，应教会家属鼻饲的方法和注意事项。

第四节　颅内肿瘤

一、疾病概要

颅内肿瘤（intracranial tumors）可分为原发性颅内肿瘤和继发性颅内肿瘤两大类。原发性颅内肿瘤常发生于脑组织、脑膜、脑神经、垂体、血管以及残余胚胎组织等部位；继发性颅内肿瘤则是由身体其他部位恶性肿瘤转移或侵入颅内的肿瘤。颅内肿瘤可发生于任何年龄，以 20～50 岁多见。儿童和少年颅内肿瘤病人以后颅窝和中线部位的肿瘤最多；成年病人多为胶质细胞瘤，其次为脑膜瘤、垂体瘤和听神经瘤等；老年病人以胶质细胞瘤和脑转移瘤最多见。原发性颅内肿瘤的发病率男性略高于女性。其发病部位以大脑半球最多见，其次为蝶鞍、鞍区周围、脑桥小脑角、小脑、脑室和脑干。

【病因】

颅内肿瘤的发病原因与其他部位的肿瘤一样，目前尚不完全清楚。研究表明，细胞染色体上存在着癌基因，加之各种后天诱因可使颅内肿瘤发生。诱发颅内肿瘤的可能因素有遗传因素、物理因素、化学因素和生物因素等。

【分类】

颅内肿瘤的分类方法多种多样，参照 1992 年 WHO 分类和 1998 年北京神经外科研究所的分类为：

1. **神经上皮组织肿瘤**　包括星形细胞瘤、少突胶质细胞瘤、室管膜肿瘤、脉络丛肿瘤、松果体肿瘤、神经节细胞肿瘤、胶质母细胞瘤、髓母细胞瘤。

2. **脑膜的肿瘤**　包括各类脑膜瘤、脑膜肉瘤。

3. **神经鞘细胞肿瘤**　包括神经鞘瘤、恶性神经鞘瘤、神经纤维瘤、恶性神经纤维瘤。

4. **垂体前叶肿瘤**　包括嫌色性腺瘤、嗜酸性腺瘤、嗜碱性腺瘤、混合性腺瘤。

5. **先天性肿瘤**　包括颅咽管瘤、上皮样囊肿、三脑室黏液囊肿、畸胎瘤、肠源性囊肿、神经错构瘤等。

6. **血管性肿瘤**　包括血管网状细胞瘤（又称血管母细胞瘤）。

7. **转移性肿瘤**　由其他部位转移的肿瘤。

8. 邻近组织侵入到颅内的肿瘤　包括颈静脉球瘤、圆柱细胞瘤、软骨与软骨肉瘤，以及鼻咽癌、中耳癌等侵入颅内的肿瘤。

9. 其他　未分类的肿瘤。

【临床表现】

1. 颅内压增高的症状和体征　主要为头痛、呕吐和视神经盘水肿。还可表现为视力减退、头晕、耳鸣、烦躁、嗜睡、癫痫、猝倒等。小儿可出现头颅增大、前囟门扩大、头皮静脉怒张。严重者可有昏迷，甚至脑疝的症状，症状呈进行性加重。当颅内肿瘤囊性变性或瘤内卒中时，会出现急性颅内压增高的症状。

2. 局灶症状和体征　局灶症状是颅内肿瘤引起的局部神经功能紊乱。因不同部位的肿瘤对脑组织造成的刺激、压迫及破坏不同而表现各异，如癫痫发作、意识障碍、进行性运动障碍或感觉障碍、内分泌功能紊乱、各种脑神经的功能障碍和小脑症状等。

【辅助检查】

1. CT 检查　主要通过直接征象即肿瘤组织形成的异常密度区和间接征象即脑室脑池的变形移位来判断。静脉滴注造影可使颅内结构的密度反差更为明显，从而增强它的分辨力，图像更清晰。由于三维 CT 的问世，使颅内病变定位诊断更加精确。

2. MRI 检查　可清楚显示颅内血管的血流情况，对不同神经组织和结构的细微分辨能力远胜于 CT。

3. 脑电图及脑电地形图检查　对于大脑半球凸面肿瘤或病灶具有较高的定位价值，但对于中线、半球深部和幕下的肿瘤诊断困难。

4. 脑电诱发电位记录　给予被检查者做特定刺激，同时记录其脑相应区的电信号。在脑肿瘤诊断方面有应用价值的脑诱发电位记录有：①视觉诱发电位：用于诊断视觉传导通路上的病变或肿瘤。②脑干听觉诱发电位：用来记录脑桥小脑角及脑干的病变或肿瘤的异常电位。③体感诱发电位：用于颅内肿瘤病人的脑功能评定。

【治疗原则】

1. 降低颅内压　为了争取治疗时机，采取降低颅内压的措施十分必要。可采取脱水治疗、脑脊液引流及为防止颅内压增高的综合治疗措施。

2. 手术治疗　手术是治疗颅内肿瘤最直接、最有效的方法，包括肿瘤切除手术、内减压手术、外减压手术和脑脊液分流术。

3. 放射治疗及放射外科　当颅内肿瘤位于重要功能区或部位深在不宜手术者，或病人全身情况不允许手术切除及对放射治疗较敏感的颅内肿瘤病人，可采取放射治疗。放射治疗分为内照射法和外照射法，前者将放射性同位素植入肿瘤组织内放疗，后者采用伽玛刀或 χ－刀放射治疗。

4. 化学治疗　化学治疗在颅内肿瘤的综合治疗中已成为重要的治疗方法之一。

5. 其他治疗　基因药物治疗、中医药治疗等。

二、疾病护理

（一）术前护理

【护理评估】

1. 健康史

（1）一般情况　包括年龄、性别、职业和婚姻情况；经济条件；社会文化背景等。

（2）既往史　是否患有其他部位的肿瘤，如肺癌、乳腺癌者易发生癌细胞的颅内转移；有无家族史。

（3）相关因素　有无不良的生活习惯，如吸烟、长期饮酒；有无与职业因素有关的接触史；有无头部外伤史等。

2. 身体状况

（1）局部状况　病人有无恶心、呕吐、头痛、视神经盘水肿等颅内压增高的症状；头痛的性质与程度。

（2）全身状况　有无颅内肿瘤引起颅内压增高的定位症状，是否有一侧肢体瘫痪、感觉障碍、语言障碍、癫痫发作等。

（3）辅助检查　了解实验室检查，以及 CT、MRI、X 线等检查结果。

3. 心理和社会支持状况

（1）病人对疾病的诱因，常见症状，拟采取的手术方式、手术过程相关知识的认知及配合程度。

（2）病人及家属对颅内肿瘤诊断的心理反应，对手术、治疗的经济承受能力。

【常见护理诊断/问题】

1. 脑组织灌注异常　与颅内压增高有关。

2. 感觉障碍　与颅内肿瘤压迫有关。

3. 癫痫发作　与肿瘤压迫造成意识障碍、躁动有关。

4. 潜在并发症　颅内压增高、脑疝。

【护理措施】

1. 术前护理常规　见第五章围术期病人术前护理。

2. 一般护理　参见本章第一节相关内容。

3. 垂体腺瘤病人的护理　垂体腺瘤病人如决定经蝶窦手术，应加强口腔和鼻腔护理。

4. 感觉障碍病人的护理

（1）做好感觉障碍肢体的保暖、防冻、防烫、防搔抓、防碰撞和防重压的护理。

（2）对有深感觉障碍的病人，应协助翻身，以免因一侧身体长期受压而发生压疮。经常用温水擦洗，按摩并做肢体的被动运动，以促进血液循环和感觉恢复。

（3）指导病人和家属每日 3 次进行知觉训练。

5. 癫痫发作病人的护理　参见本章第一节相关内容。

6. 并发症的预防和护理 颅内压增高、脑疝的预防和护理参见本章第一节相关内容。

（二）术后护理

【护理评估】

参见本章第一节相关内容。

【常见护理诊断/问题】

1. **自理缺陷** 与肿瘤压迫导致肢体瘫痪以及开颅手术有关。

2. **潜在并发症** 尿崩症、颅内出血、脑脊液外漏。

【护理措施】

1. **体位护理** 经口鼻蝶窦入路术后取半卧位，以利于伤口引流。体积较大的肿瘤切除术后，因颅腔留有较大的空隙，24 小时内手术区应保持高位，以免突然翻动时发生脑和脑干移位而引起大脑上静脉撕裂、硬脑膜下出血或脑干功能衰竭。搬动病人或为病人翻身时，应有人扶持头部，使头颈部呈一条直线，防止头颈部过度扭曲或震动。

2. **保持呼吸道通畅** 颅后窝手术或听神经瘤手术后易发生吞咽、迷走神经功能障碍，病人咳嗽和吞咽反射减弱或消失，呼吸道内分泌物不能及时排除，极易发生肺部感染。要积极采取相应的护理措施，如翻身、叩背、吸痰及雾化吸入，必要时做好气管切开的准备。

3. **营养与补液** 颅后窝手术或听神经瘤手术后，因吞咽、迷走神经功能障碍而发生吞咽困难、饮水呛咳者，要严格禁食禁饮，应采用鼻饲供给营养，待其吞咽功能恢复后再逐渐练习进食。病人意识清醒，吞咽、咳嗽反射恢复可进流食，并逐渐过渡到普通饮食。

4. **加强生活护理，满足病人自理需求** 保持病人安静、舒适、安全的休养环境。了解病人活动及自理能力受限程度。做好基础护理，并指导病人及家属，使病人逐渐达到部分或全部生活自理。

5. **创腔引流护理** 颅内肿瘤手术切除后，在残留的创腔内放置引流物称为创腔引流，目的是将手术残腔内的血性液体和气体引流出来，使残腔逐步闭合，减少局部积液或形成假性囊肿的机会。护理时应注意引流瓶（袋）的位置、引流的速度及量。

（1）**保持引流瓶（袋）的位置** 术后早期，创腔引流瓶（袋）应放置于头旁枕上或枕边，与头部创腔保持一致，以保证创腔内一定的液体压力，避免脑组织移位。尤其是位于顶后枕部的创腔，术后48小时内绝不可随意放低引流瓶（袋），否则可因创腔内液体被引出致脑组织迅速移位，有可能撕破大脑上静脉，而引起颅内血肿。另外，创腔内暂时积聚的液体可以稀释渗血，防止渗血形成血肿。创腔内压力升高时，血性液体仍可自行流出。

（2）**引流速度** 手术48小时后可将引流瓶（袋）略放低，较快引流出创腔内的液体，使脑组织膨出，以减少局部残腔，避免局部积液造成颅内压增高。

（3）**引流量和拔管** 若术后早期引流量多，应适当抬高引流瓶（袋）。引流管放置

3～4日，一旦血性脑脊液转清，即可拔除引流管，以免形成脑脊液外漏。

6. 脑脊液外漏的护理 参见本章第二节相关内容。

7. 预防和护理并发症

（1）尿崩症

1）尿崩症是主要发生在鞍上手术后，如垂体腺瘤、颅咽管瘤等手术后影响血管升压素分泌所致。病人可出现多尿、多饮、口渴，每日尿量大于4000ml，尿比重低于1.005。

2）对尿崩症病人，在给予神经垂体后叶素治疗时，应准确记录出入液量，根据尿量的增减和血清电解质含量调节用药剂量。尿量增多需注意补钾，每1000ml尿量补充1g氯化钾。

（2）颅内出血 参见本章第一节相关内容。

（三）健康教育

1. 保持心情舒畅 嘱病人保持良好的心态，避免情绪刺激和激动。

2. 维持足够的营养 术后、放疗、化疗及康复期病人应均衡饮食，摄入高蛋白、高热量、富含膳食纤维和易消化的各类营养素，饮食宜清淡，多食新鲜水果。

3. 功能训练 病人如有功能的丧失，应指导病人及家属制订康复计划，并坚持进行康复活动，促进功能恢复。

4. 继续治疗 颅内肿瘤的病人无论是否接受手术治疗，一般都应接受化疗和放疗。鼓励病人积极配合治疗，克服化疗带来的身体不适，坚持治疗。督促病人按时用药和接受各项后续治疗，以利于缓解症状，降低复发率。

第五节 脑脓肿

一、疾病概要

脑脓肿（intracerebral abscess）是由于细菌入侵脑组织所引起的化脓性炎症，并形成局限性脓肿。

【病因与分类】

1. 耳源性脑脓肿 耳源性脑脓肿最多见，约占脑脓肿的48%，感染主要通过两种途径：①炎症侵蚀鼓室盖、鼓室壁，通过硬脑膜血管、导血管扩延至脑内，大多位于同侧颞部，部分发生在同侧小脑半球，多为单发脓肿。②炎症经乳突小房顶部、岩骨后侧壁，穿过硬脑膜或侧窦血管侵入小脑。

2. 鼻源性脑脓肿 鼻源性脑脓肿是由邻近副鼻窦化脓性感染侵入颅内所致。如额窦炎、筛窦炎、上颌窦炎或蝶窦炎，感染经颅底血管蔓延至颅内，脓肿多发生在额叶前部或底部。

3. 血源性脑脓肿 约占脑脓肿的30%，由脓毒症或体内感染灶所致的化脓性细菌经血液循环进入脑组织，常为多发脓肿。脑脓肿多分布在大脑中动脉供应区、额叶和顶叶。

4. 外伤性脑脓肿　多继发于开放性脑损伤，致病菌经创口直接侵入或异物、碎骨片进入颅内而形成脓肿。伤后早期即可出现脑脓肿；也可因致病菌毒力低，伤后数月、数年才出现脑脓肿的症状。

5. 隐源性脑脓肿　原发感染灶不明显或隐蔽，当机体抵抗力低下时，脑实质内隐伏的细菌逐渐发展而形成脑脓肿。隐源性脑脓肿实质上是血源性脑脓肿的隐蔽型。

【病理分期】

脑脓肿的形成是一个连续过程，常分为三期：

1. 急性脑膜炎、脑炎期　化脓菌侵入脑实质后，病人表现出明显的全身感染反应和急性局限性脑膜炎、脑炎的病理变化。脑炎中心部逐渐软化、坏死，可出现很多小液化区，周围脑组织水肿。浅表的病灶部位可有脑膜炎症反应。

2. 化脓期　脑炎软化灶坏死、液化，融合形成脑脓肿，并逐渐增大。许多个液化点汇合成大的液化脓腔，脓腔周围形成一薄层不规则的胶质细胞增生的炎性肉芽组织，外围有明显水肿和新生血管出现，血管周围有白细胞和复合细胞聚积等现象。

3. 包膜形成期　一般在 1~2 周后，脓肿外围的肉芽组织由纤维组织和神经胶质细胞的增生而初步形成脓肿包膜；3~4 周或更长时间脓肿包膜完全形成。包膜形成的快慢与细菌的毒力和机体的防御能力有关。

【临床表现】

大多数病人有近期感染史，如慢性中耳炎或鼻窦炎的急性发作、肺或胸腔的化脓性感染等。

1. 疾病早期　出现急性化脓性感染的局部及全身症状，如畏寒、发热、头痛、呕吐和颈项强直等。

2. 脓肿形成后　脑脓肿作为颅内占位性病变，可出现颅内压增高和局部脑受压症状。颅内压增高可导致脑疝。若脓肿接近脑表面或脑室壁，且脓腔壁较薄时，有可能突然溃破而造成急性化脓性脑膜炎或脑室炎；病人常可突发高热、昏迷、抽搐、角弓反张，甚至死亡。

【辅助检查】

1. 实验室检查　血常规检查显示白细胞计数及中性粒细胞比例增多。疾病早期，脑脊液检查显示白细胞计数明显增多，糖及氯化物含量在正常范围或降低；脓肿形成后，脑脊液检查显示压力明显增高，白细胞计数正常或略增高，糖及氯化物含量正常，蛋白含量增高。若脓肿溃破，脑脊液白细胞计数增多，甚至呈脓性。

2. CT 扫描　可确定脓肿的部位、形态、大小及数目，是诊断脑脓肿的首选及重要方法。

【治疗原则】

1. 非手术治疗　脑脓肿急性期，应在密切观察下使用高效广谱抗菌药控制感染，同时进行降颅内压的治疗。

2. 手术治疗　在脓肿局限、包膜形成以后可行脓肿穿刺术或切除术。对位于脑深部或功能区的脓肿且已出现脑疝或全身衰竭的病人，则应首选颅骨钻孔穿刺抽脓，做紧急处理，待病情稳定时，再行脓肿切除。

二、疾病护理

（一）术前护理

【护理评估】

1. **健康史**　详细询问病史，了解本次发病的原因、经过。脑脓肿的细菌感染途径主要有耳源性、血源性、鼻源性、外伤性及来源途径不明等。

2. **身体状况**

（1）评估病人的生命体征、意识状态、瞳孔的变化；颅内压增高症状及局灶症状。

（2）辅助检查结果。

3. **心理和社会支持状况**　评估病人及家属的心理状况。

【常见护理诊断/问题】

1. **体温过高**　与颅内感染有关。

2. **潜在并发症**　颅内压增高、脑疝。

【护理措施】

1. **术前护理常规**　参见第五章围术期病人术前护理。

2. **降低颅内压**　参见本章第一节相关内容。

3. **饮食护理**　脑脓肿常伴有全身感染症状，病人多体质衰弱，因而需给予含有丰富蛋白质及维生素且易消化的流质饮食或半流质饮食；必要时给予静脉输入高营养液，以改善病人的全身营养状况，增强机体抵抗力；禁食辛辣、油腻食物，忌烟酒。

4. **降低体温**　遵医嘱给予抗菌药物控制感染。若有高热，应及时给予药物或物理降温。脑脓肿病人体温在 37.5℃ ~ 38℃ 时可给予冰毯、冰帽、酒精擦浴等物理降温处理，每 4 小时测 1 次体温，做好记录，并通知医生。

5. **并发症的预防和护理**　颅内压增高、脑疝的预防和护理参见本章第一节相关内容。

（二）术后护理

【护理评估】

参见本章第一节相关内容。

【常见护理诊断/问题】

1. **自理缺陷**　与脑脓肿手术有关。

2. **感染**　与脑脓肿术后继发感染有关。

3. **潜在并发症**　脑疝、颅内压增高、意识障碍等。

【护理措施】

1. **一般护理**

（1）术后密切观察病情变化，如有异常立即报告医生。

（2）脑脓肿为颅内化脓性感染疾病，开颅术后应住在单独的隔离房间，以防止交叉感染。

（3）保持呼吸道通畅，加强营养，做好基础护理。

2. 脓腔引流护理

（1）保持引流瓶（袋）位置　病人应取利于引流的体位，引流瓶（袋）至少低于脓腔 30cm 以下。引流管的位置要保留在脓腔的中心，故需根据 X 线检查结果加以调整。

（2）冲洗　为避免颅内感染扩散，要在术后 24 小时，创口周围初步形成粘连后进行囊内冲洗；先用生理盐水缓慢注入腔内，然后再轻轻抽出，注意不可过分加压。冲洗后注入抗菌药，然后夹闭引流管 2~4 小时。

（3）拔管　脓腔闭合时方可拔出引流管。

3. 并发症的预防和护理　颅内压增高、脑疝、意识障碍的护理参见本章相关内容。

（三）健康教育

1. 加强饮食调护，进食高蛋白、高热量、高维生素饮食，多吃水果、蔬菜以增加肠蠕动，保持大便通畅，防止便秘及用力排便。

2. 对病人及家属进行预防并发症的知识教育。

3. 对有神经系统后遗症的病人进行心理护理，鼓励其积极参与各项治疗和功能训练，最大限度地恢复其生活自理能力，使其及早回归社会。

4. 身体出现任何感染均应及时就诊，防止病变，造成脑脓肿。

案例讨论22

病人，女性，39 岁，既往健康。2 小时前在提取重物后突然剧烈头痛，伴喷射状呕吐，呼吸减慢，心率减慢，血压升高。

问题：1. 该病人最可能的诊断是什么？

2. 确诊最有价值的辅助检查是哪一项？

3. 此时最有效的护理措施有哪些？

案例讨论23

病人，男性，38 岁。1 小时前头部受伤，无昏迷，无恶心、呕吐。检查：鼻腔有血性液体流出，眼眶周围及球结膜下广泛瘀血斑。

问题：1. 该病人最可能的诊断是什么？

2. 最有价值的辅助检查是哪一项？

3. 护理要点有哪些？

案例讨论24

病人，男性，59 岁，既往高血压病史。晚餐后突然出现意识障碍，并伴有一侧肢体移动障碍。

问题：1. 病人最可能的诊断是什么？

2. 确诊最有价值的辅助检查是哪一项？

3. 此时最有效的处理原则有哪些？

第二十八章　胸部外科疾病病人的护理

导学

内容与要求　胸部外科疾病病人的护理包括胸部损伤病人的护理、脓胸病人的护理、肺癌病人的护理和食管癌病人的护理四部分内容。通过本章的学习，应掌握肺癌病人术前、术后护理措施；掌握食管癌的临床表现，术前、术后护理措施；掌握肋骨骨折、气胸、血胸的临床表现、治疗原则和护理措施。熟悉胸部解剖的生理概要；熟练胸膜腔闭式引流护理的操作。

重点与难点　气胸、血胸的临床表现、治疗原则和护理措施；肺癌病人术前、术后护理措施；食管癌的临床表现，术前、术后护理措施；胸腔闭式引流的护理操作。

第一节　胸部损伤病人的护理

一、概述

胸部是身体暴露较大的部分，胸部损伤（chest trauma or thoracic trauma）无论在战时抑或平时均较为多见，约占全身创伤的1/4。

【解剖生理】

胸部由胸壁、胸膜和胸腔组成。

1. **胸壁**　胸壁由胸椎、胸骨和肋骨组成的骨性胸廓以及附着于外面的肌群、软组织和皮肤组成。骨性胸廓具有支撑、保护胸内脏器和参与呼吸的作用。

2. **胸膜**　包括附着于胸壁内面的壁胸膜和覆盖于肺表面的脏胸膜。其中壁胸膜遮盖胸壁、膈和纵隔，脏胸膜包裹肺并深入叶间隙，并在肺门处与壁胸膜连接，形成左右两个互不相通的胸膜腔。胸膜腔为一密闭的潜在腔隙，其内有少量浆液起润滑作用。腔内保持 $-0.78 \sim -0.98$ kPa（$-8 \sim -10$ cmH$_2$O）的压力，且吸气时负压增大，呼气时负压变小。稳定的负压对维持正常呼吸及防止肺萎陷有重要意义。

3. 胸腔 胸腔分为三部分：右肺间隙、左肺间隙和纵隔。右肺间隙包括右肺和壁、脏两层胸膜；左肺间隙包括左肺和壁、脏两层胸膜；纵隔位于胸腔中央，包含食管、气管、大血管、心脏和心包。纵隔位置的恒定依赖于两侧胸膜腔压力的平衡。

【病因与分类】

根据损伤是否造成胸膜腔与外界相通，可分为闭合性胸部损伤和开放性胸部损伤两大类。

1. 闭合性胸部损伤 多由于暴力挤压、冲撞或钝器撞击胸部引起。轻者只引起胸壁软组织挫伤或（和）单纯肋骨骨折，重者往往伴有胸腔内脏器或血管的损伤，导致气胸、血胸。

2. 开放性胸部损伤 平时多因利器刺伤，战时则多由于火器弹片等穿破胸壁所造成，可导致开放性气胸或血胸。

闭合性胸部损伤或开放性胸部损伤，无论膈肌是否穿破，都可能同时伤及腹部脏器。这类同时累及胸、腹的多发性损伤，称为胸腹联合伤（thoracic - abdominal injury）。

二、肋骨骨折

肋骨骨折（rib fracture）是指肋骨的完整性和连续性中断，是最为常见的胸部损伤。肋骨骨折可分为单根肋骨骨折和多根肋骨骨折，同一肋骨也可在一处或多处折断，其中第4~7肋因较长且薄，最易折断。第1~3肋因较粗短，且有锁骨、肩胛骨及胸肌保护而较少发生骨折，如有骨折，则提示致伤暴力巨大；第8~10肋因前端肋软骨形成肋弓且与胸骨相连，弹性大，不易骨折；第11~12肋前端不固定而且游离，也较少发生骨折。儿童的肋骨富有弹性，承受暴力的能力较强，不易折断。而中、老年人的肋骨常因骨质疏松而脆性较大，较易发生骨折。已有恶性肿瘤转移病灶的肋骨也容易发生病理性骨折。

【病因】

闭合性肋骨骨折常因暴力直接施压于肋骨，使承受打击处的肋骨向内弯曲而折断，或因胸廓前后受挤压而使肋骨向外过度弯曲而折断，骨折往往位于切线位。开放性肋骨骨折多由锐器刺伤或火器伤引起。

【病理生理】

肋骨骨折时尖锐的骨折断端可刺破壁层胸膜和肺组织，造成气胸、血胸、皮下气肿，或引起血痰、咯血等。同时往往因病人不敢做深呼吸和有效咳嗽，造成呼吸道分泌物潴留而并发肺炎或肺不张。多根多处肋骨骨折时，胸壁可因失去完整的肋骨支撑而软化，出现反常呼吸运动（paradoxical respiration motion）（图28－1），即软化区胸壁在吸气时向内凹陷，呼气时向外凸出，与其他部位胸壁的活动相反，又称连枷胸（flail chest）。如果软化区范围广泛，在呼吸时由于两侧胸膜腔压力的不平衡，可使纵隔出现左右扑动，不仅影响气体交换，引起缺氧和二氧化碳潴留，还可影响静脉血液回流，严重时可发生呼吸和循环衰竭。

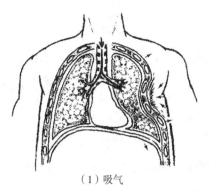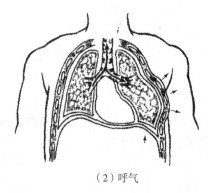

（1）吸气　　　　　　　　　　　　　（2）呼气

图 28 - 1　反常呼吸运动

【临床表现】

1. 症状　因肋骨骨折断端刺激肋间神经而产生的局部胸痛为肋骨骨折的主要症状，深呼吸及转动体位时疼痛加剧。病人常因此表现为呼吸变浅、咳嗽无力，部分病人可有呼吸困难的表现，合并气胸、血胸者亦可出现相应症状。

2. 体征　局部胸壁可见肿胀或畸形，压痛明显。用手挤压前后胸廓，如局部疼痛加重甚至闻及骨摩擦音，即可判断为肋骨骨折。多根多处肋骨骨折可有反常呼吸运动。合并气胸、血胸者可出现相应体征。

【辅助检查】

胸部 X 线检查可显示骨折断裂线和断端错位，并有助于判断是否存在气胸、血胸等并发症。

【治疗原则】

治疗原则为镇痛，清理呼吸道分泌物，固定胸廓，防治并发症。

1. 闭合性肋骨骨折

（1）单处肋骨骨折　由于骨折断端上下有完整的肋骨和肋间肌支撑，较少发生错位或重叠，多能自行愈合，治疗的重点在于固定胸廓。固定胸廓不仅能有效地减少骨折断端活动及减轻疼痛，还可避免肋骨骨折的再损伤。方法为采用弹性胸带，在病人呼气末由下至上包扎胸廓。鼓励病人咳嗽、排痰以减少呼吸道的并发症。

（2）多根多处肋骨骨折　胸壁软化范围较小、反常呼吸运动不严重的病人，可用胸带固定胸廓。大块胸壁软化、反常呼吸运动明显的连枷胸病人，可在伤侧胸壁放置牵引支架，行肋骨牵引。咳嗽无力、不能有效排痰或发生呼吸衰竭者，应行气管插管或气管切开，以利于吸痰、给氧和施行辅助呼吸。

2. 开放性肋骨骨折　胸壁伤口需彻底清创，修齐骨折断端后分层缝合、固定包扎。如胸膜已有穿破，需行胸膜腔闭式引流术。多根多处肋骨骨折往往需行内固定术，术后常规应用抗生素以防感染。

三、气胸

胸膜腔内积气，称为气胸（pneumothorax）。在胸部损伤中，气胸的发病率仅次于肋骨骨折。

【病因病理】

气胸的形成多由于肺组织、气管、支气管破裂，气体进入胸膜腔，或因胸壁伤口穿破胸膜，造成胸膜腔与外界相通，外界空气进入胸膜腔所致。可分为闭合性气胸、开放性气胸和张力性气胸三类。

1. **闭合性气胸**（closed pneumothorax）　空气经胸部伤口或肺、支气管裂口一次性进入胸膜腔后伤口闭合，称为闭合性气胸。多为肋骨骨折的并发症，由于肋骨骨折断端刺破肺表面、气体漏入胸膜腔所致。伤侧肺可出现不同程度的肺萎陷，使肺呼吸面积减少，影响肺的通气及换气功能。

2. **开放性气胸**（open pneumothorax）　胸壁有开放性伤口，呼吸时空气经伤口自由出入于胸膜腔，称为开放性气胸。常见于刀刃利器或弹片火器所致的胸壁伤口。空气的出入量与裂口的大小有密切关系。如裂口小于气管口径，空气出入量尚少，伤侧肺仍有部分呼吸功能；裂口大于气管口径时，空气出入量多，则伤侧肺可完全萎陷，丧失呼吸功能。开放性气胸时，伤侧胸膜腔负压消失，肺被压缩而萎陷，纵隔向健侧移位，进而引起健侧肺扩张受限。吸气时健侧肺吸入的气体不仅含有来自气管进入的外界空气，还包括来自伤侧肺排出的含氧量低的气体；呼气时健侧肺呼出的气体不仅从上呼吸道排出体外，也有部分气体进入伤侧肺。含氧量低的气体在两肺内重复交换可造成机体出现严重缺氧。开放性气胸还可出现纵隔随呼吸来回移动的现象，称为纵隔扑动（mediastinal flutter）（图28-2）。其机理为吸气时健侧胸膜腔负压升高，与伤侧胸膜腔压力差增大，纵隔向健侧肺移位；呼气时，两侧胸膜腔压力差减少，纵隔又移回伤侧。纵隔扑动可影响静脉血液回流，引起严重的循环功能障碍。

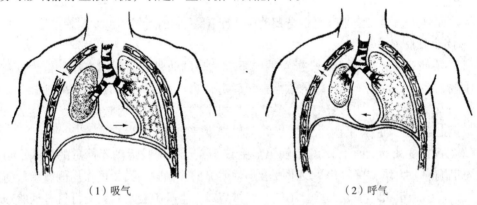

（1）吸气　　　　　　（2）呼气

图28-2　开放性气胸的纵隔扑动

3. **张力性气胸**（tension pneumothorax）　因气管、支气管或肺损伤处与胸膜腔相通的裂口呈单向活瓣作用，气体只能随每次吸气进入胸膜腔而不能排出体外，造成胸膜腔内压力不断增高，故又称为高压性气胸。常见于较大肺泡的破裂、较大较深的肺裂伤或支气管破裂。因伤侧胸膜腔压力进行性升高，压迫伤侧肺使之完全萎陷，并将纵隔推向健侧，挤压健侧肺，腔静脉回流障碍，产生严重的呼吸和循环功能障碍。胸膜腔内的高压气体还可经支气管、气管周围疏松的结缔组织进入纵隔或胸壁软组织，形成颈、面、胸部等处的皮下气肿和纵隔气肿（图 28 - 3）。

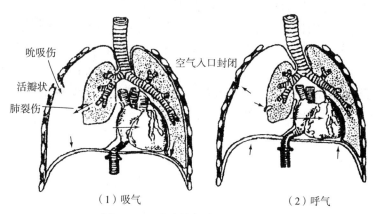

吮吸伤
活瓣状
肺裂伤
空气入口封闭

（1）吸气　　　　　　　　　（2）呼气

图 28 - 3　张力性气胸和纵隔气肿

【临床表现】

1. **闭合性气胸**　少量气胸（肺萎陷在 30% 以下者），多无明显症状。肺萎陷超过 30% 者，可出现胸闷、胸痛、气促等症状。体检发现伤侧胸廓饱满，呼吸活动度降低，气管向健侧移位，伤侧胸部叩诊呈鼓音，听诊呼吸音减弱或消失。

2. **开放性气胸**　病人出现明显的呼吸困难、气促和发绀，严重时可出现休克。伤侧胸壁可见伴有气体进出胸腔发出吮吸样声音的伤口。体检可见气管明显偏向健侧，伤侧胸部叩诊呈鼓音，听诊呼吸音减弱或消失。

3. **张力性气胸**　病人表现为极度的呼吸困难，伴有发绀、烦躁不安、意识障碍等，严重时出现休克。体检见伤侧胸部饱满，肋间隙增宽，呼吸幅度减低，气管明显偏向健侧，多有皮下气肿，伤侧胸部叩诊呈高度鼓音，听诊呼吸音消失。

【辅助检查】

1. **胸部 X 线检查**

（1）闭合性气胸　显示不同程度的伤侧肺萎陷和胸膜腔内积气。

（2）开放性气胸　显示伤侧胸膜腔大量积气，伤侧肺明显萎陷，气管和心脏等纵隔器官向健侧偏移。

（3）张力性气胸　显示伤侧胸膜腔大量积气，伤侧肺完全萎陷，纵隔明显偏移至健侧。

2. **诊断性胸膜腔穿刺**　既可明确有无气胸存在，又能抽出气体减轻胸膜腔内压力，以缓解症状。张力性气胸穿刺时有高压气体向外冲出，并将针芯自动推出，抽气后症状可暂时缓解但很快又加重。

【治疗原则】

1. **闭合性气胸**　少量气胸无需特殊治疗，可于 1～2 周内自行吸收。大量气胸需进行胸膜腔穿刺或行胸膜腔闭式引流术，以促使肺尽早膨胀。同时应用抗生素预防感染。

2. **开放性气胸**　急救处理要点为立即封闭伤口，变开放性气胸为闭合性气胸，并迅速送往医院。可用无菌敷料，如凡士林纱布加棉垫于病人呼气末封盖伤口，再用胶布或绷带包扎固定。送达医院后的进一步处理包括：吸氧、输血补液、纠正休克、清创缝合胸壁伤口、行闭式胸膜腔引流术。术后常规给予抗生素，鼓励病人咳嗽排痰和早期活动。如怀疑有胸腔内脏器损伤或活动性出血，可行剖胸探查术。

3. 张力性气胸　应立即排气，以降低胸膜腔内的压力。紧急状况下可用一粗针头在伤侧第 2 肋间锁骨中线处刺入胸膜腔，并外接单向活瓣装置；进一步处理应在积气最高的部位放置胸膜腔闭式引流，常规应用抗生素预防感染。持续漏气或行胸膜腔插管后漏气仍很严重、病人呼吸困难未见好转者，应及早行剖胸探查术。

四、血胸

胸膜腔内积血称为血胸（hemothorax），是胸部损伤早期死亡的主要原因之一。血胸常与气胸合并存在，称血气胸。

【病因病理】

常因利器损伤胸部，或肋骨骨折断端刺破肺、心脏和大血管或胸壁血管引起。血胸不但可因血容量丢失而影响病人的循环功能，还可因积血压迫伤侧肺使其萎陷，同时纵隔向健侧移位进而压迫健侧肺，影响病人的呼吸功能。持续大量出血所致的胸膜腔积血称进行性血胸。当胸膜腔内积聚大量血液超过肺、心包、膈肌运动所起的去纤维蛋白作用时，胸膜腔内积血即发生凝固，而形成凝固性血胸（coagulating hemothorax）。血块机化后形成纤维板，限制肺与胸廓的扩张，影响呼吸运动。血液还是良好的培养基，经伤口侵入的细菌可在积血中迅速生长繁殖，引起感染性血胸（infective hemothorax），并最终导致脓胸。

【临床表现】

常因出血量、出血速度和病人原有体质的差异而有不同表现。小量血胸（成人出血量小于 500ml）常无明显症状，仅在胸部 X 线检查时可见肋膈角消失。中量（500～1000ml）和大量（>1000ml）血胸者，不仅有低血容量性休克的表现，如面色苍白、脉搏快弱、四肢厥冷、血压下降、气促等，同时体检可见伤侧肋间隙饱满、叩诊呈浊音、呼吸音减弱或消失、气管向健侧移位等胸膜腔积液的表现。

【辅助检查】

1. 胸部 X 线检查　小量血胸仅可见肋膈角消失。大量血胸时，显示胸膜腔内大片积液阴影，纵隔移向健侧。如合并气胸可见液平面。

2. 诊断性胸膜腔穿刺　抽得血液即可明确诊断。

【治疗原则】

小量胸膜腔积血可自行吸收，无需特殊处理。中、大量血胸者，早期即应行胸膜腔穿刺抽出积血，以促进肺膨胀。必要时可行胸膜腔闭式引流，以利于动态观察是否为进行性血胸。如为进行性血胸，应立即剖胸止血。凝固性血胸在出血停止后数日、病情平稳时，剖胸清除积血和血块，以防感染和机化。已感染的血胸按脓胸进行处理。

五、疾病护理

(一) 术前护理

【护理评估】

1. **健康史** 重点了解此次受伤的经过、暴力的性质及大小、受伤的部位与时间等，注意有无复合伤。

2. **身体状况**

(1) 生命体征是否平稳，有无呼吸困难、紫绀、休克、意识障碍、反常呼吸等表现，及时发现可能危及生命的情况以便优先处理。

(2) 评估疼痛 (部位、性质)、咳嗽、咳痰 (痰量、性质)、咯血 (咯血量、次数) 等临床表现。

(3) 注意有无肋骨骨折、骨折的部位与性质；有无开放性伤口；有无胸膜腔积气或积液等体征。

(4) 辅助检查：重点了解胸部 X 线检查的结果，结合诊断性胸膜腔穿刺，评估是否存在肋骨骨折、气胸、血胸等损伤及其严重程度，有无胸腔内脏器损伤等。

3. **心理和社会支持状况** 胸部损伤大都突然发生，病人及家属往往缺乏心理准备，易发生焦虑、恐惧等心理问题。应评估焦虑、恐惧的严重程度，病人和家属能否对胸部损伤做出正确应对，对预后的认知程度，以及家庭、社会能否提供有效的支持。

【常见护理诊断/问题】

1. **焦虑或恐惧** 与突然面对强烈的意外创伤、对疾病认识不足、惧怕手术有关。

2. **气体交换受损** 与疼痛、胸廓运动受限、肺萎陷、反常呼吸等有关。

3. **心输出量减少** 与大出血、纵隔移位、静脉血液回流障碍等有关。

4. **疼痛** 与组织损伤、空气进入胸膜腔后对胸膜刺激有关。

5. **潜在并发症** 休克、感染等。

【护理措施】

1. **现场急救** 胸部损伤病人如存在以下危及生命的情况时，护士应协同医生迅速采取措施予以急救，并尽快转运。

(1) **连枷胸** 厚敷料覆盖胸壁软化区，再用绷带加压包扎固定，以消除或减轻反常呼吸。

(2) **开放性气胸** 立即用厚敷料 (最好为凡士林纱布) 于病人呼气末封闭胸壁伤口并包扎牢固，阻止气体继续进出胸膜腔，变开放性气胸为闭合性气胸。

(3) **张力性气胸** 用粗针头在伤侧锁骨中线第二肋间隙行胸膜腔穿刺，尽快排出积气，以解除对肺的压迫。转运途中为保证安全，可在针尾缚一橡胶指套 (或气球等)，末端剪开约1cm 的小口，使气体只能排出而不能进入胸膜腔 (图 28-4)。如胸壁有活瓣样伤口者，应立即封闭伤口。

2. 病情观察

（1）密切观察生命体征，及早识别休克
病人出现气促、发绀、呼吸困难等症状，应及时
给予吸氧。胸壁有开放性伤口者，要密切观察体
温的变化。如出现烦躁、面色苍白、四肢湿冷、
脉搏细弱、血压下降等休克症状时，应加强监护
并及时通知医生处理。同时注意观察病人的神
志、瞳孔和肢体活动等情况，疑有复合伤时应立
即报告医生。

（2）警惕胸膜腔活动性出血　若出现以下
征象，提示有胸膜腔内活动性出血：①脉搏逐渐
加快，血压持续下降。②经补充血容量后血压虽
有短暂回升，但又迅速下降。③血红蛋白、红细
胞计数、红细胞压积持续降低。④胸膜腔闭式引

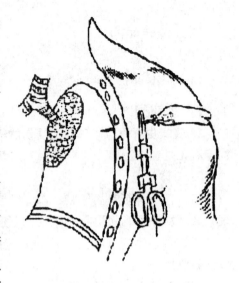

图 28 - 4　张力性气胸途中转运的方法

流出血量大于每小时 200ml，并持续 3 小时以上。⑤胸膜腔穿刺抽出的血液很快凝固或
因血液凝固抽不出，且胸部 X 线显示胸膜腔阴影继续增大者。

3. 维持呼吸功能

（1）保持呼吸道通畅，及时清除口腔、气道内的血液、痰液及呕吐物。

（2）鼓励和协助病人有效咳嗽、排痰，以减少肺部并发症的发生。痰液黏稠不易
咳出时，应用祛痰药、超声雾化或氧气雾化吸入，以稀释痰液，并促使其排出。疼痛剧
烈、不敢或不愿咳嗽者，遵医嘱给予镇痛药物。严重呼吸道分泌物潴留或呼吸衰竭者，
可采用鼻导管深部吸痰或支气管镜吸痰，必要时行气管切开，应用呼吸机辅助呼吸。

（3）血压平稳者应取半坐卧位，以利于呼吸、排痰及引流。

4. 补充血容量，维持正常心输出量

（1）迅速建立静脉通路。

（2）在监测中心静脉压（CVP）和肺动脉楔压（PAWP）的前提下补充液体量，注
意维持水、电解质和酸碱平衡。

（3）剖胸止血术的指征：通过补充血容量或抗休克处理，病情无明显好转，血压
持续下降且出现胸膜腔内活动性出血者，提示肺、气管和血管有严重损伤，需迅速做好
剖胸止血术的准备工作。

5. 心理护理　护士应加强与病人和家属之间的沟通，说明各项诊疗、护理操作及
手术的必要性和安全性，解释各种症状和不适的原因、持续的时间及预后，帮助病人树
立信心，配合完成各项治疗和护理措施。

（二）术后护理

【护理评估】

1. 一般情况　如手术及麻醉的方式和效果，术中出血、补液、输血的情况，是否

安置引流管等。

2. 身体状况　生命体征是否平稳，麻醉是否清醒，能否耐受疼痛，伤口和引流管情况是否正常等。

3. 心理状况　术后病人的心理反应，焦虑或恐惧的原因，能否配合各项治疗和护理。

【常见护理诊断/问题】

1. 疼痛　与手术创伤、安置引流管有关。

2. 清理呼吸道无效　与术后伤口疼痛、咳嗽无力、呼吸道分泌物潴留有关。

3. 低效性呼吸形态　与胸膜腔闭式引流效能降低、肺膨胀不良、肺换气功能降低有关。

4. 潜在并发症　出血、肺不张、胸腔感染等。

【护理措施】

1. 一般护理

（1）体位　麻醉未清醒前取平卧位，头偏于一侧；麻醉清醒、血压平稳后鼓励病人取半卧位，以利于呼吸、咳嗽、排痰和引流，并可减轻伤口疼痛。

（2）镇痛　安排病人于舒适体位；妥善固定引流管，检查引流管位置是否合适；翻身、深呼吸和咳嗽时用手按压伤口；必要时应用止痛剂。

（3）活动与休息　创造良好的病区环境，保证病人有足够的休息和睡眠。鼓励病人及早下床活动以预防肺不张，促进肠蠕动，利于早日康复。

2. 病情观察

（1）生命体征的观察　定时测量生命体征直至病情平稳。病情不稳定者，应送入重症监护病房。注意有无呼吸道梗阻、休克、伤口或胸腔出血等并发症的早期表现。

（2）手术切口的观察　观察切口有无渗血、渗液，及时发现伤口局部红、肿、热、痛等感染征象。

（3）引流的观察　引流是否通畅有效，记录引流物的量、色、质，按时拔管。

3. 胸膜腔闭式引流的护理

（1）原理　胸膜腔闭式引流是根据胸膜腔的生理特点来设计的，它依靠水封瓶中的液体使胸膜腔与外界隔离。当胸膜腔内因积气或积液形成高压时，胸膜腔内的气体或液体可排至引流瓶内；当胸膜腔恢复负压时，水封瓶内的液体被吸引至引流管的下端形成负压水柱，阻止空气进入胸膜腔。由于引流管有足够的长度及地心引力的作用，水封瓶内的液体只能在引流管的下端形成一定高度的水柱而不可能被吸引至胸膜腔内，从而达到胸膜腔引流和减压的目的。

（2）目的　①引流胸膜腔内的积液、积血和积气。②重建胸膜腔内负压，促进肺膨胀。③平衡两侧胸膜腔的压力，维持纵隔的正常位置。

（3）适应证　常用于气胸、血胸、脓胸的治疗或心、胸外科手术后的引流等。

（4）置管与置管位置　胸膜腔引流管的置入常在手术室进行，但在某些紧急情况下也可在急诊室或病室床旁完成（图28-5）。根据胸部体征和X线检查结果决定置管位置：①引流积液：积液处于低位，一般选择腋中线或腋后线第6～8肋间进行插管。②引流积气：积气多向上聚集，以在前胸膜腔上部引流为宜，常选锁骨中线第2肋间进行插管。③引流脓液：脓胸常选择在脓液积聚的最低位进行插管。

（5）胸管种类　①用于排液或排脓时，宜选用质地较硬、管径为1.5～2cm的橡皮管，因其不易折叠堵塞，有利于通畅引流。②用于排气时，应选用质地较软、管径为1cm的塑胶管，既可引流，又可减少局部刺激，减轻疼痛。

（6）装置　传统的胸膜腔闭式引流装置有三种：单瓶、双瓶和三瓶。目前各种一次性的塑料胸膜腔引流装置已被临床广泛应用（图28－6）。

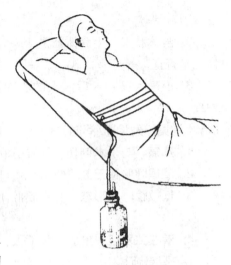

图28－5　胸膜腔闭式引流

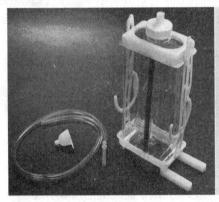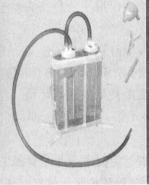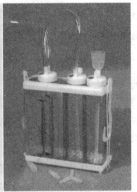

（1）单瓶水封式　　　　（2）双瓶水封式　　　　（3）三瓶水封式

图28－6　各种一次性胸膜腔引流装置

①单瓶水封式系统：集液瓶（水封瓶）的橡胶瓶塞上有两个孔，分别插入长、短两根玻璃管。向瓶内倒入无菌生理盐水约500ml，使长管下端没入水平面下3～4cm，短管下端则远离水平面，瓶内空气与外界大气相通。将置入胸膜腔的引流管与水封瓶的长玻璃管相连接，接通后即可见管内水柱上升，高出水平面8～10cm，并随呼吸上下移动。若水柱不动，则提示引流管不通畅。

②双瓶水封式系统：双瓶分别为集液瓶和水封瓶。其优点为在引流胸膜腔内液体时，引流液进入集液瓶，而水封瓶的密闭系统不受影响。

③三瓶水封式系统：在双瓶的基础上再增加一个控制瓶，使其起到施加抽吸力的作用。其抽吸力的大小通常由通气管没入水面的深度而决定。若没入水面的深度是15～20cm，则对该病人所施加的负压抽吸力为15～20cmH$_2$O（1.47～1.96kPa）。

（7）护理

1）保持管道密封：①使用前应严格检查胸膜腔引流管，查看引流瓶装置有无裂缝，各衔接处是否紧密。②引流过程中应注意引流管有无脱落，皮肤切口处有无漏气。③水封瓶长玻璃管应始终没入水中 3～4cm，并保持直立。④搬动病人或更换引流瓶时，务必双重夹闭引流管，以防空气进入。

2）严格无菌操作：①引流装置在使用前应经严格灭菌，使用过程中同样应注意保持无菌。②胸壁引流口处敷料应保持清洁、干燥，通常每日更换 1 次。如有渗湿，应及时更换。③引流瓶位置应低于胸壁引流口平面 60～100cm，以防瓶内液体逆流入胸膜腔引起感染。④按规定定时更换引流瓶，更换时严格遵守无菌操作规程。

3）妥善固定：①应留有足够长的引流管固定于床旁，以免因翻身、牵拉等造成引流管的脱出。②如引流管连接处脱落或引流瓶损坏，应立即用双钳夹闭胸膜腔引流管，并更换引流装置。紧急时也可反折引流管，以避免空气进入胸膜腔。③若胸膜腔引流管自胸腔滑脱，应立即用手指捏闭引流口处皮肤，消毒处理后用凡士林纱布封闭引流口，并协助医生做进一步处理。

4）保持引流通畅：①病人血压平稳后即应取半坐卧位，以利于呼吸和引流。②定时挤压胸膜腔引流管，防止引流管阻塞、扭曲、受压，挤压时应注意从上至下。③鼓励病人做咳嗽、深呼吸运动，并经常变换体位，以加快胸膜腔内液体、气体的排出，促进肺扩张。

5）观察和记录：①密切观察长玻璃管中的水柱波动情况。正常情况下水柱上下波动的幅度为 4～6cm。若水柱波动过高，提示存在肺不张；若无波动，提示引流管不畅或肺已完全扩张。此时可嘱病人咳嗽，如有水注波动，说明肺已完全扩张。如仍无波动，可能引流管不通。②定时观察引流液的量、色、性质，并准确记录。若持续引出大量血性液体（每小时超过 200ml）或有越来越多气体逸出，应报告医生给予及时处理。

6）拔管：①拔管指征：引流管安置 48～72 小时后，临床观察无气体逸出，或引流液明显减少且颜色变浅，24 小时引流量少于 50ml，脓液少于 10ml，X 线胸片示肺膨胀良好无漏气，病人无呼吸困难即可考虑拔管。②拔管前准备：拔管前应先准备皮肤消毒用品、剪刀、四层凡士林纱布，放在 7～8 层无菌纱布上。③协助拔管：先拆除固定缝线，嘱病人深吸气后屏气，在吸气末迅速拔管，并立即用凡士林纱布和厚敷料封闭胸壁伤口，外加包扎固定。④拔管后观察：嘱病人卧床休息，拔管后 24 小时内密切观察病人有无胸闷、呼吸困难、切口渗液、出血和皮下气肿等情况。如有异常，及时通知医生进行处理。

（三）健康教育

1. 解释吸氧、胸膜腔穿刺、胸膜腔闭式引流的意义和注意事项。

2. 指导病人练习腹式深呼吸和有效咳嗽、排痰。腹式深呼吸方法：病人仰卧，腹部安置 3～5kg 重沙袋（也可用厚重的书代替），吸气时保持胸部不动，腹部上升鼓起；呼气时尽量将腹壁下降呈舟状。呼吸动作缓慢、均匀。每分钟 8～12 次或更少。

3. 出院指导：①肋骨骨折病人 3 个月后复查 X 片，以了解骨折愈合情况。②注意休息和合理饮食。

第二节 脓胸病人的护理

脓胸（empyema）是指脓性渗出液积聚于胸膜腔内的化脓性感染。脓胸按病理发展过程可分为急性和慢性；按致病菌种类可分为化脓性、结核性和特异病原性；按感染波及的范围可分为全脓胸和局限性脓胸。

一、急性脓胸

【病因】

多为继发性感染，致病菌主要来自肺内的感染病灶，少数来自胸内和纵隔内的其他脏器或身体其他部位感染病灶。常见的致病菌有金黄色葡萄球菌、链球菌、大肠杆菌、铜绿假单胞菌、真菌、结核杆菌等。如为厌氧菌感染，则为腐败性脓胸。致病菌进入胸膜腔的途径有：①直接入侵：由化脓病灶直接侵入或破入胸膜腔，或因外伤、手术污染胸膜腔。②经淋巴途径：如膈下脓肿、肝脓肿等，可通过淋巴管侵入胸膜腔。③血源性播散：有全身性感染，如脓毒血症时致病菌可经血液循环进入胸膜腔。

【病理生理】

感染侵犯胸膜后可引起大量胸水渗出。早期渗出液稀薄，呈浆液性，内含白细胞和纤维蛋白。随病程进展，脓细胞及纤维蛋白增多，渗出液转为脓性。纤维蛋白沉积于胸膜表面，初起质软而易脱落，以后随着纤维层的不断增厚，韧性增强而易于粘连，虽有使脓液局限化的倾向，但肺的膨胀亦受到限制。

【临床表现】

1. **症状** 常有高热、脉快、呼吸急促、纳差、乏力等全身表现。积脓较多者可有胸痛、胸闷、咳嗽、咳痰等症状。

2. **体征** 患侧胸部视诊呼吸运动减弱，肋间隙饱满；触诊语颤减弱；叩诊呈浊音；听诊呼吸音减弱或消失。严重者可出现发绀。

【辅助检查】

1. **胸部 X 线检查** 可显示患侧胸腔积液，伴有气胸时可有液平面。大量积液时纵隔偏向健侧。

2. **诊断性胸膜腔穿刺** 如能抽得脓液即可确诊。可取脓液做涂片镜检、细菌培养和药物敏感试验，以指导用药。

3. **血常规** 血白细胞计数和中性粒细胞比例升高。

【治疗原则】

1. 控制原发感染病灶。

2. 彻底排净脓液，促使肺复张。排净脓液的方法有：及早反复胸腔穿刺，并向胸膜腔内注入抗生素。如有以下情况应尽早施行胸膜腔闭式引流术：①脓液稠厚，不易抽出。②经治疗后脓液量不见减少，症状无明显改善，或发现有大量气体者。③疑伴有气管、食管瘘或腐败性脓胸者。

3. 根据药物敏感试验结果选用有效抗生素，控制感染。

4. 全身支持治疗。

二、慢性脓胸

若病程超过 3 个月，胸腔壁厚韧，脓腔容量固定不变者，称为慢性脓胸。

【病因】

主要原因有：①急性脓胸未及时治疗或处理不当，如引流太迟、引流管拔除过早、引流管过细、引流管位置不当等所致的排脓不畅。②脓腔内有异物存留，使感染难以控制。③合并支气管或食管瘘而未及时处理。④胸膜腔邻近感染病灶反复传入感染而致脓腔不能闭合。⑤有特殊病原菌存在，如结核杆菌、放线菌等慢性炎症，导致纤维层增厚、肺膨胀不全，使脓腔长期不愈。

【病理生理】

其特征为壁、脏层胸膜纤维性增厚。由于纤维蛋白沉着机化，在壁、脏层胸膜上形成厚韧致密的纤维板，构成脓腔壁。因纤维板固定束紧肺组织，同时牵拉胸廓内陷造成纵隔向患侧移位并限制了胸廓的活动性，从而严重影响了病人的呼吸功能。

【临床表现】

1. **症状**　常有长时间低热、纳差、消瘦、贫血、低蛋白血症等慢性全身中毒症状。有时尚有气促、咳嗽、咳脓痰等表现。

2. **体征**　视诊可见患侧胸廓内陷，呼吸运动减弱，肋间隙变窄；听诊呼吸音减弱或消失。可有杵状指（趾），严重者可有脊椎侧凸。

【辅助检查】

1. **胸部 X 线检查**　胸壁及肺表面均有增厚阴影或钙化。纵隔因纤维板的牵拉而偏向患侧。

2. **胸膜腔穿刺**　可抽取脓液培养。

【治疗原则】

1. **非手术治疗**　改善全身情况，消除中毒症状和纠正营养不良。积极进行病因治疗，尽早消灭脓腔。

2. **手术治疗**　为尽早使受压的肺复张，最大限度地恢复肺功能，可根据病人情况选择改进引流手术、胸膜纤维板剥除术、胸廓成形术和胸膜肺切除术等。

三、疾病护理

（一）术前护理

【护理评估】

1. **健康史**　了解病人的一般情况、此次发病情况及诊治经过。

2. **身体状况**

（1）**局部状况**　病人有无胸廓畸形、塌陷；气管是否居中；叩诊患侧是否呈浊音；听诊患侧呼吸音是否减弱或消失；有无杵状指（趾）。

（2）全身状况　有无发热、气促、咳嗽、咳痰、发绀；有无食欲下降、消瘦、贫血、低蛋白血症；有无水、电解质紊乱。

（3）相关检查　辅助检查结果。

3. **心理和社会支持状况**　评估病人及家属对疾病的了解程度，家属对病人的关心及支持状况。慢性脓胸病程较长且常需行手术治疗，病人及家属可有焦虑、恐惧等心理反应，应予以重视。

【常见护理诊断/问题】

1. **气体交换受损**　与胸膜腔积脓压迫肺组织、胸壁活动受限等有关。

2. **体温过高**　与感染有关。

3. **营养失调：低于机体需要量**　与疾病慢性消耗、营养摄入不足有关。

4. **焦虑、恐惧**　与疾病本身及手术治疗有关。

【护理措施】

1. **改善呼吸功能**

（1）体位　取半卧位以利于呼吸和引流。支气管胸膜瘘者取患侧卧位，以免脓液流向健侧或发生窒息。

（2）保持呼吸道通畅　鼓励病人有效咳嗽、咳痰，痰多者可行体位引流，痰液黏稠者可行雾化吸入，酌情给氧。

（3）呼吸功能训练　可通过吹气球、深呼吸功能训练等促进肺膨胀，增加通气量。

（4）协助医生进行胸膜腔穿刺或引流　急性脓胸应尽早行胸膜腔穿刺抽脓，每次抽脓量不超过1000ml，穿刺过程中及穿刺后注意观察病人有无不良反应。必要时可行胸膜腔闭式引流，引流管不宜过细，以免堵塞。注意保持脓液引流通畅，并按常规做好引流护理。

2. **高热护理**　给予冰敷、擦浴等降温措施，必要时应用药物降温。鼓励病人多饮水。遵医嘱合理应用抗生素。

3. **改善营养状况**　鼓励病人多进食高热量、高蛋白质、富含维生素的食物。适当应用白蛋白制剂或少量多次输血。必要时给予胃肠内、胃肠外营养支持。

4. **心理护理**　经常与病人交流，主动介绍有关疾病及治疗的相关知识，鼓励病人积极配合治疗，早日康复。

（二）术后护理

【护理评估】

1. **一般情况**　如手术及麻醉的方式、是否安置引流管等。

2. **身体状况**　生命体征是否平稳，能否耐受疼痛，伤口及引流管情况是否正常等。

3. **心理状况**　术后病人的心理反应，能否配合各项治疗和护理。

【常见护理诊断/问题】

1. **疼痛**　与手术创伤、安置引流管有关。

2. **低效性呼吸形态**　与肺膨胀不良、肺换气功能降低有关。

3. 潜在并发症 出血、肺不张等。

【护理措施】

1. 一般护理

（1）体位 麻醉清醒、血压平稳后一般取半坐卧位。

（2）病情观察 术后应密切观察生命体征及引流情况。如病人出现烦躁不安、血压下降、脉搏增快、尿量减少等失血表现或引流液色鲜红、引流量超过每小时 150～200ml 且持续数小时者，应立即给予快速补液输血、应用止血药物等处理，必要时准备再次手术止血。

（3）胸膜腔闭式引流的护理 见本章第一节胸膜腔闭式引流的护理。

2. 胸廓成形术后的特殊护理

（1）体位 胸廓成形术后应取患侧卧位。

（2）控制反常呼吸 患侧胸部应用厚敷料、胸带行加压包扎，并根据肋骨切除范围，在胸廓下垫一硬枕或加沙袋 1～3kg 压迫，以控制反常呼吸。

（三）健康教育

1. 鼓励病人积极配合治疗。

2. 康复指导：因胸廓成形术需切断某些肌群，特别是肋间肌，术后易出现脊柱侧弯和术侧肩关节活动障碍。应指导病人注意保持正直姿势，坚持进行头部、肩部和上肢的功能训练，如头部的前后左右回转运动，上半身的前屈及左右弯曲运动，上肢的屈伸、抬高上举、旋转运动等，尽量恢复到健康时的活动水平。

第三节 肺癌病人的护理

一、疾病概要

原发性支气管肺癌（primary bronchogenic carcinoma），简称肺癌（lung cancer），是肺部最为常见的原发性恶性肿瘤，尤其近半个世纪以来，世界各国肺癌的发病率和死亡率均有明显的上升趋势。据统计，在欧美某些国家和我国部分大城市中，肺癌的发病率已位居男性各种恶性肿瘤之首，在女性则仅次于乳腺癌。本病多在 40 岁以上发病，发病高峰年龄在 60～79 岁之间，男女患病率之比为 3～5∶1，种族、家族史、吸烟等对肺癌的发病均有影响。

【解剖生理概要】

肺位于胸腔内、纵隔的两侧，左右各一。左肺分为上、下两叶，右肺分为上、中、下三叶，各叶之间的间隙称为叶间裂。每叶肺又按支气管及血管的走行再分为不同肺段。气管在主动脉弓下缘约平胸骨角的部位分为左、右支气管。左支气管较长，管腔较右支气管稍狭窄，与中线呈 45°夹角，右支气管几乎与气管呈直线（约 25°夹角）。因此，支气管镜检查及支气管内插管较易进入右支气管。左、右支气管在肺门处分出肺叶支气管，进入肺叶。肺叶支气管在各肺叶内再分出肺段支气管。左、右支气管属于一级支气管，肺叶支气管属于二级支气管，肺段支气管属于三级支气管。

肺的主要生理功能是通气和换气。肺通气即肺与外界环境之间的气体交换。肺换气即肺泡与血液之间的气体交换，气体由高压向低压方向弥散。通气功能、肺灌注情况及弥散功能均影响人体的气体交换。

【病因】

肺癌的病因迄今尚未完全明确，一般认为与下列因素有关：

1. 吸烟　吸烟已被确认是肺癌重要的危险因素，纸烟中的苯并芘为最主要的致癌物质。国内外的调查均证明，80%~90%的男性肺癌与吸烟有关。吸烟量越多、吸烟年限越长、开始吸烟年龄越早，肺癌患病率越高。多年每日吸烟40支以上者，其患肺鳞癌和小细胞癌的几率较不吸烟者高4~10倍。被动吸烟同样也易引起肺癌，女性中丈夫吸烟者其患肺癌的危险性增加50%，其危险度随丈夫吸烟量的增加而增高。

2. 职业致癌因素　已被确认的可导致人类肺癌的职业因素包括石棉、砷、铬、镍、氡、氯乙烯、煤烟、焦油、放射性物质等。长期接触上述物质者，肺癌的发病率明显升高。

3. 空气污染　资料统计显示，城市中肺癌的发病率明显高于农村，这与城市中汽车废气、工业废气、公路沥青等多种致癌物质的存在有关。室内被动吸烟、燃料燃烧和烹调过程中也能产生致癌物，特别是烹调加热时所释放出的油烟雾是女性肺癌重要的致病因素。

4. 其他因素　如维生素A缺乏、病毒感染、真菌毒素（如黄曲霉毒素）、结核瘢痕、机体免疫功能低下、内分泌失调及家族遗传等因素，对肺癌的发生可能也起一定的作用。近几年来在肺癌分子生物学方面的研究表明，p53基因、转化生长因子β_1基因、nm23-H1基因表达的变化和基因突变与肺癌的发病有密切关系。

【病理与分期】

1. 病理分型　肺癌通常起源于支气管黏膜上皮，其分布特点为右肺多于左肺，上叶多于下叶。发生在段支气管以上至主支气管的癌肿，称为中央型肺癌，约占肺癌的3/4。发生在段支气管以下的癌肿，称为周围型肺癌，约占1/4。组织学分类可分为鳞状上皮细胞癌、小细胞未分化癌、大细胞未分化癌和腺癌4种。

（1）鳞状上皮细胞癌（鳞癌）　鳞状上皮细胞癌（鳞癌）是肺癌最常见的类型，约占原发性肺癌的40%~50%，多见于老年男性，以中央型肺癌多见，与吸烟的关系非常密切。癌细胞生长缓慢，转移晚，手术切除的机会相对较多，5年生存率较高，但对放射治疗、化学药物治疗较不敏感。

（2）小细胞未分化癌（小细胞癌）　小细胞未分化癌（小细胞癌）属肺癌中恶性程度最高的一种，约占原发性肺癌的20%，因癌细胞形如燕麦穗粒，故又称为燕麦细胞癌。发病年龄较轻，常在40~50岁左右，多有吸烟史。癌细胞生长快，侵袭力强，远处转移早，虽对放疗和化疗比较敏感，但预后在各型肺癌中最差。

（3）大细胞未分化癌（大细胞癌）　大细胞未分化癌（大细胞癌）不多见，常发生在肺门附近或肺边缘的支气管，癌肿体积较大，分化程度低，常在发生脑转移后才被发现，预后较差。

（4）腺癌　腺癌约占原发性肺癌的 25%，女性多见，与吸烟关系不大，是周围型肺癌中最常见的类型。腺癌多向管外生长，局部浸润和血行转移较鳞癌早，易转移至肝、脑和骨，更易累及胸膜而引起胸腔积液。细支气管肺泡癌是腺癌的一种特殊类型，发病率较低，女性较多见。癌肿常位于肺野周围部分，分化程度好，生长缓慢。此型肺癌与肺部炎症引致的瘢痕病变可能有密切关系。细支气管肺泡癌很少经淋巴或血道转移，但常侵及胸膜，产生胸腔积液，或经气道广泛播散，引起呼吸功能衰竭。

2. 转移途径　肺癌的扩散及转移途径有以下几种：

（1）直接扩散　肺癌形成后沿支气管管壁并向管腔内生长，引起管腔狭窄或阻塞。癌肿也可向支气管外生长，侵入肺组织，再侵及邻近的器官和组织。靠近肺边缘的周围型肺癌则常侵及胸膜，引起胸腔积液和胸壁转移。

（2）淋巴转移　淋巴转移是肺癌主要的转移途径。癌细胞经支气管和肺血管周围的淋巴管道，先侵入邻近的肺段或肺叶支气管旁淋巴结，然后根据肺癌所在部位到达肺门、气管隆凸下、纵隔、气管旁淋巴结，再累及锁骨上、前斜角肌和颈部淋巴结。纵隔气管旁和颈部淋巴结转移一般发生在肺癌的同侧，但也可能发生在肺癌的对侧，称为交叉转移。肺癌侵入胸壁和膈面胸膜后，可经淋巴道转移到腋下、颈部和上腹部淋巴结。

（3）血行转移　多发生于肺癌晚期，但小细胞未分化癌出现较早。最常见的转移部位有肝、骨骼、肾上腺、肾、脑等。

（4）气道播散　见于少数肺癌病例，脱落的癌细胞经气管扩散植入同侧或对侧其他肺段或肺叶，形成新的癌灶。细支气管肺泡癌较常发生气道播散。

3. 分期　为正确制订治疗方案和比较治疗效果，国际上已制定了统一的肺癌分期标准。

1997 年国际抗癌联盟（UICC）制订的肺癌 TNM 分期标准为：

原发肿瘤（T）

T_0　无原发肿瘤证据。

T_{is}　原位癌。

T_1　癌肿直径≤3cm；在叶支气管或以远；无局部侵犯，被肺、脏胸膜包绕。

T_2　癌肿直径>3cm；在主支气管（距隆凸≥2cm）；或有肺不张或阻塞性肺炎影响肺门，但未累及全肺；侵及脏胸膜。

T_3　肿瘤可以任何大小；位于主支气管（距隆凸<2cm）；或伴有累及全肺的肺不张或阻塞性肺炎；侵及胸壁（包括肺上沟癌）、膈肌、纵隔胸膜或心包。

T_4　肿瘤可以任何大小；同侧原发肿瘤所在肺叶内出现散在肿瘤结节；侵及纵隔、心脏、大血管、气管、食管、椎体、隆凸或有恶性胸腔积液或心包积液。

局部淋巴结（N）

N_x　不能确定局部淋巴结受累。

N_0 无局部淋巴结转移。

N_1 转移到同侧支气管旁和（或）同侧肺门淋巴结。

N_2 转移到同侧纵隔和（或）隆凸下淋巴结。

N_3 转移到对侧纵隔、对侧肺门、同侧或对侧斜角肌、锁骨上淋巴结。

远处转移（M）

M_X 不能确定有远处转移。

M_0 无远处转移。

M_1 有远处转移（包括同侧非原发肿瘤所在肺叶内出现肿瘤结节）。

TNM 分期

0 期 $T_{is}N_0M_0$

I $_a$ 期 $T_1N_0M_0$

I $_b$ 期 $T_2N_0M_0$

II $_a$ 期 $T_1N_1M_0$

II $_b$ 期 $T_2N_1M_0$，$T_3N_0M_0$

III $_a$ 期 $T_3N_1M_0$，$T_{1\sim3}N_2M_0$

III $_b$ 期   任何 TN_3M_0，T_4 任何 NM_0

IV 期   任何 T，任何 NM_1

【临床表现】

肺癌的临床表现与其部位、大小、类型、发展阶段、有无并发症或转移等有密切关系。

1. 原发肿瘤引起的症状

（1）咳嗽   为最常见的早期症状，因肿瘤刺激支气管黏膜引起刺激性干咳或咳少量黏液痰。如肿瘤引起远端支气管狭窄，则呈特征性的阻塞性咳嗽，表现为咳嗽加重，多为持续性高调金属音。继发感染时，痰量增多，且呈黏液脓性。

（2）咯血   以中央型肺癌多见，多为痰中带血或间断血痰，常不易引起病人重视而延误早期诊断。如侵蚀大血管，可引起大咯血。

（3）喘鸣   由于肿瘤引起支气管部分阻塞，约有 2% 的病人听诊时有局限性喘鸣音。

（4）胸闷、气急   因肿瘤引起支气管狭窄所致，特别是中央型肺癌，或肿瘤转移到肺门淋巴结，肿大的淋巴结压迫主支气管或隆凸，或转移至胸膜，发生大量胸腔积液，或转移至心包，发生心包积液，或肺部广泛受累，均可发生胸闷、气急。如果原有慢性阻塞性肺病，或合并有自发性气胸，胸闷、气急则更为严重。

（5）其他   如发热、体重下降、消瘦等。

2. 肿瘤局部扩展引起的症状

（1）胸痛   约有 30% 的肿瘤直接侵犯胸膜、肋骨和胸壁，可引起不同程度的胸痛。若肿瘤位于胸膜附近，则产生不规则的钝痛或隐痛，并于呼吸、咳嗽时加重。肋骨、脊柱受侵犯时，则有固定压痛点，且与呼吸、咳嗽无关。肿瘤压迫肋间神经时，胸痛可累及其分布区域。

（2）吞咽困难 癌肿侵犯或压迫食管时可引起吞咽困难，也可引起支气管 - 食管瘘，导致肺部感染。

（3）声音嘶哑 癌肿直接压迫或癌细胞转移导致纵隔淋巴结肿大后压迫喉返神经（多见于左侧），可发生声音嘶哑。

（4）上腔静脉阻塞综合征 癌肿侵犯纵隔、压迫上腔静脉时，上腔静脉回流受阻，产生头面部、颈部、上肢水肿及前胸部瘀血和静脉曲张，并可引起头痛、头昏或眩晕。

（5）霍纳（Horner）综合征 位于肺尖部的肺癌，即上沟癌（Pancoast 癌），因癌肿压迫颈部交感神经，可引起患侧眼睑下垂、瞳孔缩小、眼球内陷、同侧额部与胸壁无汗或少汗等表现，称霍纳（Horner）综合征。肿瘤亦可压迫臂丛神经引起同侧肩关节炎、上肢内侧放射性烧灼样疼痛及感觉异常。

3. 癌肿远处转移引起的症状 常见有脑转移、肝转移、骨转移等可引起相应症状。

4. 癌肿作用于其他系统引起的肺外表现 少数肺癌病例，由于癌肿产生内分泌物质，可导致临床上出现非转移性的全身症状，称副癌综合征。可有以下几种表现：肥大性骨关节病（杵状指、骨关节痛、骨膜增生等）、Cushing 综合征、重症肌无力、男性病人乳腺女性化、多发性肌肉神经痛、高血钙等。这些症状在切除肺癌后可消失。

【辅助检查】

1. 胸部 X 线检查 是诊断肺癌最常用的手段，可通过正、侧位胸部 X 线摄片发现可疑块状阴影，其特点为边缘不清或呈分叶状，周围有毛刺。肿瘤阻塞支气管、排痰不畅引起远端肺组织感染时，受累的肺段或肺叶可出现肺炎征象。若支气管管腔完全阻塞，可表现为肺叶不张或一侧全肺不张。较大的癌肿中心部坏死液化则可见空洞。

2. 电子计算机体层扫描（CT） CT 分辨率高，能清楚显示肺野中 1cm 以下的肿块阴影，并能发现普通 X 线检查隐藏区（如心脏后、脊柱旁沟、肺尖、膈上、纵隔等处）的早期肺癌病变，对中央型肺癌的诊断有重要价值。

3. 核磁共振（MRI） MRI 对肺癌的诊断价值基本与 CT 相似，但在明确肿瘤与大血管之间的关系方面明显优于 CT。

4. 痰细胞学检查 痰细胞学检查若能找到癌细胞，即可明确诊断，多数病例还可判断肺癌的病理类型。其阳性率取决于标本是否符合要求、癌肿的类型及送检标本的次数（应连续数日重复送检）等因素，一般在 70% ~ 80%。

5. 纤维支气管镜检查 对明确肿瘤的存在及组织学诊断均具有重要的意义。位于近端气道内的肿瘤，经纤维支气管镜刷检结合钳夹活检，阳性率为 90% ~ 93%。位于远端气道内而不能直接窥视的病变，可在荧光屏透视引导下做纤维支气管镜活检，也可吸取支气管内的分泌物进行细胞学检查。

6. 纵隔镜检查 主要用于判断中央型肺癌侵犯纵隔的范围及程度，并可采取淋巴结以供病理切片检查。检查阳性者，特别是对侧纵隔淋巴结已有转移者，说明病变范围广泛，不宜行手术治疗。

【治疗原则】

应根据病人具体的身体状况，肿瘤的部位、大小、范围、病理类型、病程早晚及是否已有扩散、转移等情况，选择合理的治疗方法。原则是以手术治疗为主，同时结合化疗、放疗、免疫治疗等进行综合治疗。

1. **手术治疗**　手术治疗的目的是彻底切除肺部原发癌肿病灶和局部淋巴组织，并尽可能保留健康肺组织。病灶较小、原发肿瘤局限在肺内、尚未发生远处转移、病人全身情况较好的Ⅰ期和Ⅱ期肺癌病例均应以外科手术为主，同时辅以其他治疗方法。其中鳞癌手术效果最佳，腺癌次之，小细胞癌则较差。一般施行肺叶切除术，病变范围比较广泛的中央型肺癌则需做一侧全肺切除术。如癌肿已侵犯局部肺外组织，可考虑施行肺叶或全肺连同部分胸壁或膈肌切除术。

2. **化学药物治疗**　通常与手术及（或）放射等疗法综合应用，以防止癌肿转移、复发，提高长期生存率。单独应用于晚期肺癌病例则起姑息治疗作用，以缓解症状。未分化小细胞癌对抗癌药物最为敏感，疗效最好；鳞癌次之，腺癌敏感度最低。通常采用间歇联合化疗方案。常用的药物有环磷酰胺、阿霉素、甲氨蝶呤、长春新碱、甲基环己亚硝脲、博莱霉素、5－氟尿嘧啶等。

3. **放射治疗**　放疗对未分化小细胞癌效果较好，其次为鳞癌和腺癌。可分为根治性和姑息性两种。根治性放疗适用于病灶局限、因解剖原因不便手术或病人不愿意手术者。姑息性放疗的目的在于抑制肿瘤的发展，延迟肿瘤扩散和缓解症状，对控制骨转移性疼痛、脊髓压迫、上腔静脉阻塞综合征、支气管阻塞及脑转移等引起的症状有肯定的疗效。

4. **免疫治疗**　特异性免疫疗法可应用经过处理的自体肿瘤细胞或加用佐剂后做皮下注射进行治疗。非特异性免疫疗法可应用卡介苗、干扰素、转移因子、集落刺激因子（CSF）等生物制剂，激发和增强人体的免疫功能，提高机体对化疗、放疗的耐受性。

5. **中医药治疗**　根据病人的临床症状、脉象、舌苔等辨证论治，早期以驱邪为主，晚期以扶正为主，可使一部分病人的症状得到改善，并延长生存期。

二、疾病护理

（一）术前护理

【护理评估】

1. **健康史**　了解病人的一般情况，重点评估高危因素，如是否有长期大量吸烟史、是否存在职业性致癌因素或肺部慢性疾病、是否存在情绪或饮食失调情况、病人的居住环境、家族史等。

2. **身体状况**

（1）**局部状况**　病人有无发绀；有无杵状指。

（2）**全身状况**　病人有无咳痰，痰量及性质；有无咯血，咯血的量、次数；有无胸痛，胸痛的部位与性质；有无贫血等营养不良。

（3）**相关检查**　辅助检查结果。

3. **心理和社会支持状况** 病人被诊断为肺癌后，由于害怕手术、疼痛、死亡，担心疾病预后以及对自己的未来和家庭的影响等，在心理上会产生严重的焦虑和恐惧。随着肿瘤的不断生长，呼吸困难、咳嗽、咯血、胸痛等症状会不断加重，严重影响病人的日常生活，更增加病人的焦虑和恐惧感，病人常有否认、沮丧、愤怒等反应。在病人诊断和治疗的过程中，病人家属往往也经历与病人相似的心理反应过程。因此，护士在工作中同样应注意对病人家属的应对能力进行评估。

【常见护理诊断/问题】

1. **焦虑/恐惧** 与担心手术、疼痛、疾病的预后等因素有关。

2. **低效性呼吸形态** 与肿瘤阻塞支气管、呼吸道分泌物潴留、肺膨胀不全等因素有关。

3. **疼痛** 与病变侵犯周围组织有关。

4. **知识缺乏** 缺乏疾病相关知识。

5. **营养失调：低于机体需要量** 与肿瘤压迫食管引起吞咽困难及肿瘤高代谢状态有关。

【护理措施】

1. **心理护理** 向病人及家属详细说明手术方案及手术后可能出现的问题，术前、术后各种治疗和护理的意义、方法、大致过程、配合要点与注意事项，让病人有充分的心理准备。认真耐心地回答病人所提出的任何问题，以减轻其焦虑不安或恐惧的程度。关心、同情、体贴病人，动员家属给病人以心理和经济方面的全力支持。

2. **呼吸道准备** 劝告病人立即戒烟，保持呼吸道通畅。支气管分泌物较多者，先行体位引流，继则鼓励病人咳嗽排痰。如痰液黏稠不易咳出，可行超声雾化，必要时经纤维支气管镜吸出分泌物。注意口腔卫生，若有龋齿或上呼吸道感染应及时治疗，以免术后并发肺部感染。呼吸功能失常的病人，使用间歇正压呼吸（IPPB）治疗。遵医嘱给予支气管扩张剂、祛痰剂等药物，以改善呼吸状况。酌情给予抗生素。

3. **饮食护理** 改善病人营养状况，提供色、香、味齐全的均衡饮食。营养不良者，可行胃肠内或胃肠外营养支持。

4. **术前指导** 指导病人练习腹式深呼吸、有效咳嗽、排痰，进行翻身、手术侧肩臂功能训练等，教会病人正确使用深呼吸训练仪，以有效配合术后康复。介绍术后胸膜腔引流的目的、方法及注意事项。告知病人手术后24小时内会经常被叫醒做各种运动，必须强调术后即使用药，也会有不同程度的不适及疼痛。病人应坚持做各种运动，以预防并发症的发生。

（二）术后护理

【护理评估】

1. **一般情况** 如手术及麻醉的方式、病变组织切除的情况、术中出血及补液的情况、是否安置引流管等。

2. **身体状况** 生命体征是否平稳，能否耐受疼痛，伤口及引流管情况是否正常等。

3. **心理状况**　术后病人的心理反应，能否配合各项治疗和护理。

【常见护理诊断/问题】

1. **清理呼吸道无效**　与术后咳嗽无力、呼吸道分泌物潴留有关。

2. **低效性呼吸形态**　与术后肺膨胀不良、肺换气功能降低有关。

3. **疼痛**　与手术有关。

4. **潜在并发症**　肺部感染、出血、支气管胸膜瘘等。

【护理措施】

1. **体位**　病人意识未清醒时取平卧位，头偏向一侧，以免呕吐物、分泌物吸入而致窒息或并发吸入性肺炎。意识清醒、血压平稳后改为半坐卧位，以利于通气及胸膜腔引流。肺叶切除者，可任意采取平卧位或左右侧卧位，但病情较重、呼吸功能较差者，应避免躺在非手术侧，以免压迫正常肺，影响通气。全肺切除者，为预防纵隔移位和健侧肺受压而导致病人出现呼吸循环功能障碍，应避免过度侧卧，可采取1/4侧卧位。

2. **维持呼吸道通畅**　术后24小时内常规持续吸氧，以后改为间断吸氧或按需给氧。定时观察病人的呼吸频率、幅度及节律，以及听诊双肺呼吸音。鼓励并协助病人进行深呼吸及有效咳嗽、咳痰，每1~2小时给病人叩背1次。叩背时由下向上、由外向内轻叩震荡，使存在肺叶、肺段处的分泌物松动流至支气管中并咳出。病人咳嗽时，固定胸部伤口（护士站在病人术侧，一手放在术侧肩膀上并向下压，另一手置于伤口下支托胸部协助。当病人咳嗽时，护士的头转向病人身后，以避免被咳出的分泌物溅到），以减轻疼痛。呼吸道分泌物黏稠不易咳出或吸出时，应行超声雾化吸入，以达到稀释痰液、消炎、解痉、抗感染的目的。如病人有气促、发绀等缺氧征象，应及时报告医生予以处理。

3. **疼痛护理**　适当运用镇痛剂，尤其是在病人进行深呼吸、咳嗽咳痰或呼吸训练之前。某些镇痛剂对呼吸有一定的抑制作用，故用药期间应注意观察病人的呼吸情况。切口疼痛也可因胸膜腔引流管位置不当而引起，矫正插管位置或改变卧位常可有效地减轻疼痛。

4. **补液与饮食护理**　严格控制补液的量和速度，准确记录出入水量，注意维持水、电解质的平衡。全肺切除术者24小时的补液量应控制在2000ml以内，速度以20~30滴/分为宜。病人意识恢复后如无恶心现象，在拔除气管插管后即可开始饮水，以后逐步改为清淡流质、半流质饮食，直至普食。饮食宜含高蛋白、高热量及丰富维生素且易消化，以保证营养，提高机体抵抗力，促进伤口愈合。

5. **活动与休息**　鼓励病人及早进行活动，以减少并发症的发生。麻醉清醒后，病人即可在护士的协助下进行术侧肩臂部的被动运动，术后1日开始进行术侧肩臂部的主动运动，鼓励病人用术侧手臂拿取物品、吃饭及牵拉布条，自己练习坐起及躺下。如生命体征平稳，术后第1天即可下床，并在床旁站立移步。术后第2日起，可在病室内行走数分钟，以后根据病人情况逐渐增加活动量。活动过程中应注意妥善保护引流管，并密切观察病人的病情变化，如出现气促、心动过速、心悸、出汗等症状时，应立即停止活动。

6. **胸膜腔闭式引流的护理**　按胸膜腔闭式引流常规进行护理。注意全肺切除术后的胸膜腔引流管一般呈夹闭状态，以保证患侧胸膜腔内有一定渗液，以减轻或纠正明显的纵隔移位。在护理中应注意观察病人有无气管移位和呼吸困难，如胸膜腔压力过高，可通过酌情放出适量的气体或引流液，以维持气管、纵隔于中间位置，每次放液量不宜超过100ml，速度宜慢，以免快速多量放液引起纵隔突然移位，导致心脏骤停。

7. 并发症的观察与护理

（1）出血 开胸手术创伤较大，术后胸膜腔渗血较多，护士应密切监测生命体征、引流液的颜色、性质及量，并记录。若发现有进行性出血征象，应及时给予输液、输血，必要时再次手术。

（2）肺炎、肺不张 呼吸道被分泌物堵塞可出现肺炎、肺不张。主要症状有烦躁不安、胸廓扩张不良、发绀和呼吸困难。疑有肺不张者，可采取给氧、气道冲洗、雾化吸入、吸痰等措施，必要时行支气管镜吸痰。

（3）支气管胸膜瘘 是肺叶切除术后的严重并发症，多发生在术后1周，原因有缝合不佳、血运障碍、感染等。病人表现为刺激性咳嗽，痰中常带陈旧血，出现患侧液气胸。胸膜腔穿刺抽出液体与咳出物性质相似，穿刺后向胸腔内注入2ml美蓝液，如咳出蓝色痰液，可进一步证实瘘的存在。一旦发生支气管胸膜瘘，可很快感染胸腔而形成脓胸，必须及时行胸膜腔闭式引流，并全身给予抗生素以控制感染，必要时手术修补瘘口。

（三）健康教育

1. 病人出院后仍应进行深呼吸运动、有效咳嗽、咳痰，继续使用深呼吸训练仪，并注意加强肩臂部功能锻炼。

2. 坚持戒烟。

3. 注意保暖，居住或工作环境宜清洁无刺激。尽量避免出入公共场所，或与上呼吸道感染者过于接近，以防引起呼吸道感染。

4. 心情宜舒畅，避免不良精神刺激。保持良好的营养状况，合理安排休息与活动，适当进行康复保健锻炼（如气功、太极拳等），以增强体质。

5. 指导病人定期复查，积极配合各项后续治疗。化疗、放疗者注意治疗后的不良反应。

6. 加强防癌知识宣教，对高危人群进行重点普查，以期早期发现，及时治疗，改善预后。凡中年以上病人，尤其是男性、有长期大量吸烟史者，如出现刺激性咳嗽，且久咳不愈、痰中带血等呼吸道症状或骨关节肿痛、杵状指（趾）、颈部淋巴结肿大等，均应警惕肺癌的可能性。

第四节 食管癌病人的护理

一、疾病概要

食管癌（carcinoma of esophagus）是常见的消化道恶性肿瘤，占我国各部位恶性肿瘤死亡率的第二位，仅次于胃癌。食管癌的发病率有明显的地区差异，我国是世界上食管癌高发地区之一，其中河南省（林县）为最高，此外江苏（苏北）、山西、河北、福建、陕西、安徽、湖北、山东、广东等省均为高发区。其发病年龄多在40岁以上，男性多于女性。

【生理】

食管是一长管状的肌性器官，上方起自咽食管括约肌，下方止于胃食管连接部，成人全长25~30cm，是消化道最狭窄的部位。为便于定位及选择手术切口和方式，将食管全长分为四段：从食管入口至胸骨柄上缘的胸廓入口为颈段；胸廓上口至气管分叉平面为上胸段；气管分叉平面至贲门入口等分为二，分别为中胸段和下胸段。通常将食管腹段包含在下胸段内（图28-7）。食管有三处生理狭窄，即食管入口处、食管与左支气管交叉处和膈肌食管裂孔处。此三处也常成为肿瘤、憩室、瘢痕性狭窄等病变的好发部位。

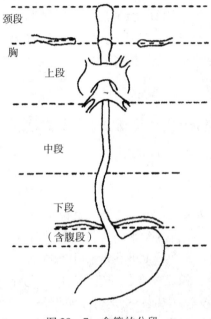

图28-7 食管的分段

食管壁自管腔向外依次为黏膜层、黏膜下层、肌层和外膜层。食管缺乏浆膜层，是术后易发生吻合口瘘的重要因素之一。食管的血液供应呈节段性，即不同部位食管的血液供应来自于不同的动脉，且动脉间的交通支较不丰富，特别是主动脉弓以上的部位血液供应差，故食管术后的愈合能力也较差。

胸导管起于腹主动脉右侧的乳糜池，向上经主动脉裂孔进入胸腔的后纵隔，位于椎骨和食管之间，主要收集膈以下所有器官和组织的淋巴液。如术中不慎损伤胸导管，将导致大量淋巴液漏入胸膜腔，造成乳糜胸。

食管的主要功能是将食物迅速输送至胃内，因此食管疾病，无论是器质性的还是功能性的，吞咽困难往往成为最突出的症状。

【病因病理】

1. 病因 食管癌的病因至今尚未完全明确，但下列因素可能与食管癌的发病有关。

（1）化学物质 如亚硝胺类化合物具有高度致癌性，长期进食亚硝胺含量较高的食物，可使食管上皮细胞发生增生性改变并最终发展为癌。

（2）生物因素 某些真菌能促使亚硝胺及其前体形成，少数真菌还能合成亚硝胺。

（3）缺乏某些微量元素 食物中的微量元素，如钼、铁、锌、氟、硒等缺乏。

（4）缺乏维生素 如缺乏维生素 A、维生素 B_2、维生素 C 等。维生素 A 和维生素 B_2 缺乏与上皮增生有关，维生素 C 可阻断亚硝胺的作用。

（5）不良的饮食习惯 如长期饮烈性酒，嗜好吸烟，食物过硬、过热，进食过快或口腔不洁、龋齿等，对局部黏膜的慢性刺激均可引起癌变。

（6）遗传易感因素 食管癌有较明显的家族聚集现象，如河南林县食管癌有阳性家族史者占60%。食管癌高发家族中，染色体数目及结构异常者比例较高。

（7）其他因素 食管的慢性炎症、黏膜损伤及慢性刺激亦与食管癌的发病有关。

2. 病理

（1）病理类型 以中段食管癌较为多见，下段次之，上段较少。大多为鳞癌，腺癌较少见。按病理形态，临床上常分为四型：①髓质型：管壁明显增厚并向腔内外扩展，癌肿上下端边缘呈坡状隆起。②蕈伞型：瘤体呈卵圆形扁平肿块向食管腔内凸起。③溃疡型：瘤体的黏膜面呈深陷的溃疡，其边缘清楚，大小形状不一，可深达肌层。④缩窄型（硬化型）：瘤体形成明显的环形狭窄，可累及食管全层，较早出现阻塞症状。

（2）转移途径 淋巴转移是食管癌最主要的转移途径；也可沿食管壁内扩散或直接向四周扩散，穿透肌层及外膜，侵及邻近组织和器官。血行转移较少见，主要转移至肝、肺、骨等。

（3）分期 1987年国际抗癌联盟（UICC）对食管癌的 TNM 分期进行了以下修订：

原发肿瘤（T）

T_X 原发肿瘤不能评估。

T_0 原发肿瘤太小，部位不详。

T_{is} 原位癌。

T_1 肿瘤侵及食管黏膜层或黏膜下层。

T_2 肿瘤侵及食管肌层。

T_3 肿瘤侵及食管外层。

T_4 肿瘤侵及食管邻近结构（器官）。

区域淋巴结（N）

N_X 区域淋巴结情况不详。

N_0 区域淋巴结无转移。

N_1 区域淋巴结有转移。

远处转移（M）

M_X 远处转移情况不详。

M_0　无远处转移。

M_1　有远处转移。

TNM 分期

0 期　$T_{is}N_0M_0$

Ⅰ期　$T_1N_0M_0$

Ⅱ$_a$ 期　$T_2N_0M_0$，$T_3N_0M_0$

Ⅱ$_b$ 期　$T_1N_1M_0$，$T_2N_1M_0$

Ⅲ期　$T_3N_1M_0$，T_4 任何 NM_0

Ⅳ期　任何 T，任何 N，M_1

【临床表现】

1. **症状**　早期常无明显症状，仅在吞咽粗硬食物时有不同程度的哽噎感、停滞感或异物感，可伴有胸骨后烧灼样或针刺样疼痛，症状时轻时重，进展缓慢。中晚期食管癌的典型症状为进行性吞咽困难。先是难咽干硬食物，继而只能进半流质、流质，最后滴水难进。病人逐渐消瘦无力，呈明显贫血貌，营养状况日趋低下。同时可出现局部浸润症状，如癌肿侵犯喉返神经，可引起声音嘶哑；侵及大血管，特别是主动脉可致溃烂破裂，引起致死性大呕血；侵入气管，可形成食管-气管瘘；食管高度阻塞可致食物反流，引起进食时呛咳及吸入性肺炎；浸润肋间神经，可出现胸部或背部持续性疼痛；最后出现恶病质及全身衰竭症状。如有远处转移可出现相应症状，如黄疸、腹水等。

2. **体征**　早期无明显体征，中晚期病人可有锁骨上淋巴结肿大，肝转移者可触及肝脏肿块。

【辅助检查】

1. **食管吞钡 X 线双重对比造影**　早期可见：①食管黏膜皱襞紊乱、粗糙或中断。②小的充盈缺损。③局限性管壁僵硬，蠕动中断。④小龛影。中晚期有明显的不规则狭窄和充盈缺损或龛影，管壁僵硬。有时狭窄部位以上食管有不同程度的扩张。

2. **脱落细胞学检查**　我国自创的食管拉网检查脱落细胞是一种简便易行的普查筛选诊断方法，早期病变阳性率可达 90% ~95%。分段拉网检查还可定位。

3. **纤维食管镜检查**　对临床已有症状或虽怀疑而又未能明确诊断者，应及早行纤维食管镜检查。其优点为可直视病变的形态、部位、大小，并可钳取活组织做病理组织学检查，可确诊。

4. **其他**　CT、超声内镜检查（EUS）等可显示食管癌的浸润层次、向外扩展程度及有无纵隔、淋巴结或腹内脏器转移等，对判断能否手术切除提供帮助。

【治疗原则】

以手术治疗为主，辅以放疗、化疗、免疫治疗、中医药治疗等综合治疗方法。强调早期发现，早期诊断，早期治疗。

1. **手术治疗**　适用于全身情况和主要脏器功能良好、无明显远处转移征象、局部病变估计有可能切除的病人。一般以颈段癌长度小于 3cm、胸上段癌长度小于 4cm、胸下段癌长度小于 5cm 者切除的机会较大。常用手术方式有非开胸食管癌切除术和开胸食管癌切除术两种，可根据病人的具体情况选择根治性或姑息性切除手术。食管癌切除后常用胃重建食管（图28–8），也可利用结肠或空肠（图28–9）。

对晚期食管癌进食有困难而肿瘤不能切除者，可选择姑息性手术，如食管腔内置管术、食管分流术、胃或空肠造瘘术等，以达到改善营养、延长生命的目的。

2. 放射治疗　放射治疗联合手术治疗，可提高手术切除率，并提高远期生存率。单纯放射治疗多用于颈段食管癌、胸上段食管癌和不宜手术的中晚期食管癌。

3. 化学药物治疗　食管癌对化疗药物较不敏感，单独应用效果欠佳，常与其他方法联合应用，往往可提高疗效，缓解症状，延长存活期。常用药物有顺氯胺铂（DDP）、博来霉素（BLM）、阿霉素（ADM）、5 – 氟尿嘧啶（5 – FU）等。

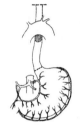 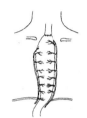

（1）上、中段食管癌食管切除范围　　（2）胃代食管、颈部吻合术

图28 – 8　食管癌切除后胃代食管术

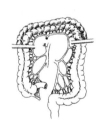 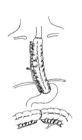

图28 – 9　横结肠代食管术

二、疾病护理

（一）术前护理

【护理评估】

1. 健康史　了解病人的性别、年龄、职业、生活环境及饮用水有无特殊；有无不良饮食习惯（如烟酒嗜好，喜食过热、过硬、腌制食物等）；是否有可能导致食管癌的前期病变（如食管慢性炎症、食管息肉等）；家族中有无肿瘤病人等。

2. 身体状况

（1）**局部状况**　病人吞咽困难的程度、食管癌局部浸润症状等。

（2）**全身状况**　病人的营养状况、淋巴结转移及远处转移症状。

（3）**辅助检查**　如纤维食管镜检查、CT、EUS 的检查结果。

3. 心理和社会支持状况　因食管癌早期症状及体征均不明显，多数病人确诊时已处于中晚期，预后不甚理想，且开胸手术风险大，病人焦虑或恐惧的心理问题往往较为突出，可表现为精神紧张、少言寡语、情绪异常、失眠等。家属对病人的态度也会极大地影响病人的心理状况。了解病人医疗费用支付方式及家庭经济状况。

【常见护理诊断/问题】

1. 焦虑/恐惧　与对癌症的恐惧、担心手术及治疗效果有关。

2. 营养失调：低于机体需要量　与疾病引起的食欲不振、吞咽困难及肿瘤高代谢状态有关。

3. 知识缺乏　缺乏疾病及术前准备相关知识。

【护理措施】

1. 心理护理　正确评估病人的心理状态，及时发现病人现存和潜在的心理问题，对病人的焦虑或恐惧表示理解，与家属配合，共同鼓励病人树立战胜疾病的信心。对尚不了解病情的病人，注意保护性医疗制度。对拟行手术治疗者，护士应在术前主动向病人介绍手术的必要性及相对安全性、需病人配合完成的工作及术后可能出现的不适等，对病人的疑问耐心做出解释，减轻病人思想负担，使病人以最佳心理状态迎接手术。

2. 营养支持　大多数食管癌病人因有不同程度的吞咽困难而存在营养不良、水及电解质失衡的问题，使机体对手术的耐受力下降，从而增加了术后并发症发生的危险，故术前应尽可能给予纠正。如能口服者，应指导病人合理进食高热量、高蛋白、富含维生素的流质或半流质饮食，避免进食较大、较硬、过冷、过热或刺激性强的食物，同时注意观察病人进食后的反应。对仅能进食流质或长期不能进食且营养状况较差的病人，应加强支持治疗，可从静脉补充液体、电解质、白蛋白、血浆等，或提供胃肠内、胃肠外营养。

3. 口腔护理　口腔是食管的门户，口腔内的细菌可随食物或唾液进入食管，并在梗阻或狭窄部位停留、繁殖，造成局部感染，影响术后吻合口愈合。术前应指导病人早晚刷牙，进食或呕吐后漱口，并积极治疗口腔疾患。禁食病人应做好口腔护理。

4. 呼吸道准备　凡吸烟的病人应劝其戒烟。教会病人进行有效咳嗽、咳痰和腹式深呼吸的方法，并在术前加以练习，以预防术后可能出现的肺部并发症。

5. 胃肠道准备　①术前1周开始分次口服抗生素溶液，以局部消炎抗感染。②术前3日改流质饮食，术前1日禁食。③对梗阻严重、进食后有滞留或反流者，术前1日晚予生理盐水100ml加抗生素经鼻胃管冲洗食管及胃，以减轻局部组织充血水肿，降低术后感染及吻合口瘘的发生率。④拟行结肠代食管手术者，按肠道手术要求做好肠道准备。⑤术前常规留置胃管。

（二）术后护理

【护理评估】

1. 一般情况　如麻醉方式、手术种类、术中失血和补液情况、生命体征、手术切口等情况。

2. **引流** 包括胃肠减压和胸腔闭式引流情况。

3. **功能训练** 手术侧上肢活动情况。

4. **术后并发症** 常见并发症有肺部感染、吻合口瘘、吻合口狭窄、乳糜胸等。

【常见护理诊断/问题】

1. **疼痛** 与手术有关。

2. **清理呼吸道无效** 与胸部手术、切口疼痛有关。

3. **知识缺乏** 缺乏术后康复及并发症的相关知识。

4. **潜在并发症** 肺部感染、吻合口瘘、吻合口狭窄、乳糜胸等。

【护理措施】

1. **一般护理**

（1）**体位** 病人麻醉清醒、血压平稳后即取半卧位，以利于呼吸、引流、排痰，预防肺部并发症。

（2）**活动与休息** 为预防术侧上肢运动范围的减小，病人清醒后即可开始做被动肩臂运动，术后一日开始做主动肩臂运动，但术后早期应避免做上半身的剧烈运动，以免影响吻合口的愈合。鼓励病人早期下床活动，但应注意掌握活动量，避免疲劳，保证充分睡眠。

（3）**呼吸道护理** 由于开胸手术破坏了胸廓的完整性，同时胃拉入胸腔使肺受压，加之术后虚弱、切口疼痛使咳痰无力等原因，食管癌术后病人常存在不同程度的呼吸困难、缺氧，易并发肺不张、肺炎，甚至呼吸衰竭等。因此术后48小时内应常规吸氧，密切观察病人的呼吸状态、频率和节律，听诊双肺呼吸音是否清晰，注意有无并发症征兆。及时使用镇痛剂或在术中留置镇痛泵，鼓励并协助病人深呼吸、咳嗽咳痰，促使肺膨胀。痰多、咳痰无力的病人若出现呼吸浅快、发绀、呼吸音减弱等现象时，应立即行鼻导管深部吸痰，必要时行纤维支气管镜吸痰或气管切开吸痰。

（4）**胸膜腔闭式引流的护理** 除常规护理外，重点是观察引流液的量、色、性，以及早发现并发症。正常情况在术后2~3日，引流液色渐变淡，量渐减少，24小时引流量少于50ml时，即可拔除引流管。若术后3小时内引流液量每小时超过100ml，色呈鲜红并有较多血凝块，同时病人有烦躁不安、血压下降、脉搏增快、尿少等血容量不足的表现，应考虑有活动性出血；引流液中混有食物残渣，提示有食管吻合口瘘；引流液量多，性状由清亮渐转浑浊，提示有乳糜胸。如有以上异常情况均应及时报告医生。

（5）**胃肠减压的护理** 术后3~4日内需行持续胃肠减压。①应确保胃管妥善固定，并在近鼻尖处做好标记，以防脱出。一旦脱出，切不可盲目插入，而应及时通知医生处理，以免损伤吻合口而造成吻合口瘘。②注意保持胃管引流通畅，如引流不畅，可用生理盐水冲洗，并及时回抽。③密切观察引流液的量、色、性、气味，并准确记录。正常情况术后6~12小时可从胃管内抽吸出少量血性液体或咖啡色液体，以后引流液颜色将逐渐变淡。若引流出大量鲜血或血性液体，提示有活动性出血，应降低吸引力，并立即报告医生处理。

（6）饮食护理

①术后 3 ~ 4 日吻合口处于充血水肿期，需严格禁饮禁食。禁食期间做好口腔护理。嘱病人不可下咽唾液，以防引起吻合口感染。

②禁食期间持续胃肠减压，遵医嘱静脉补充营养。

③待肛门排气、胃肠减压、引流量减少后，方可拔除胃管。

④停止胃肠减压 24 小时后，若无吻合口瘘症状，可先试饮少量水，如病人无不适反应，再给予流食饮食，每 2 小时给 100ml，每日 6 次。术后 3 周若无特殊不适可改为普食。

⑤指导病人应遵循少食多餐、细嚼慢咽、由稀到干、由少到多的原则，进食一些高营养、高蛋白、清淡易消化的软食，如肉糜、蒸蛋、豆腐及有营养的汤类等。防止进食量过多、速度过快，避免进食生、冷、硬的食物（包括质硬的药片和带骨、刺的肉类、花生、豆类等）及刺激性食物，以免导致后期吻合口瘘。

⑥因进食量过多、过快或吻合口水肿而导致进食时呕吐严重者，应暂禁食，给予肠外营养，待 3 ~ 4 日水肿消退后再继续进食。

⑦食管胃吻合术后病人，由于胃被拉入胸腔使肺受压，可能出现进食后呼吸困难，建议病人少食多餐，通常此症状可于 1 ~ 2 个月后自行缓解。

⑧食管癌、贲门癌切除术后，胃液可反流至食管，病人有反酸、呕吐等症状，可嘱病人饭后 2 小时内取半卧位，睡眠时将枕头垫高，以减轻症状。

（7）结肠代食管术后护理

①密切观察结肠的血运情况，置于结肠袢内的减压管必须保持通畅。

②若从减压管内吸出大量血性液体，或呕吐大量咖啡样液体并伴全身中毒症状，提示代食管的结肠袢坏死可能，应立即报告医生并配合抢救。

③结肠代食管的病人，尤其是降结肠代食管者，因结肠的逆蠕动，病人常会嗅到粪便气味，需向病人解释原因，一般半年后能逐步缓解，并指导其做好口腔卫生。

2. 并发症的观察和护理

（1）吻合口瘘 是食管癌术后最为严重的并发症，多发生于术后 5 ~ 10 日，死亡率高达 50%，低蛋白血症和营养不良病人更易发生。其临床表现为呼吸困难、胸痛、胸腔积脓及全身中毒症状（如高热、血白细胞计数升高），甚至休克。X 线检查有液气胸征，口服碘剂可见造影剂流出食管腔。一旦出现吻合口瘘，应采取以下措施：

①立即禁食。

②协助行胸膜腔闭式引流，并予以常规护理。

③遵医嘱使用有效抗生素控制感染。

④加强营养支持。

⑤密切观察生命体征。

⑥若需再次手术者，配合医生完善各项术前准备。

（2）乳糜胸 为术中损伤胸导管所致，多发生于术后 2 ~ 10 日，少数病例可在术后 2 ~ 3 周出现。因大量乳糜液积聚在胸膜腔内，病人表现为胸闷、气急、心悸，如不及时治疗还可在短时期内造成全身衰竭而死亡。乳糜胸诊断一旦成立，应立即行胸膜腔闭式引流，同时注意观察引流量。引流量较少者，可给予低脂饮食，维持水、电解质平衡。引流量大的病人，一般主张行胸导管结扎术，同时给予胃肠外营养支持治疗。

（3）吻合口狭窄 为食管癌术后较为常见的并发症，多发生于术后的 6 个月至 1 年，常继发于吻合瘘，也可以不发生吻合口瘘而直接出现。临床表现为术后再次出现吞咽困难，食管扩张术为首选的治疗方法。大部分病人经扩张治疗后，吻合口都能达到正常大小而不影响进食。扩张无效的情况下可考虑行手术治疗，如食管吻合口成形术或重建术。部分体质较差、不能耐受扩张治疗或手术的病人，为缓解症状、改善病人营养状况，可采取胃（肠）造瘘术或放置食管内支架。

（三）健康教育

1. 保持心情舒畅，戒郁怒，避免不良精神刺激，积极配合治疗。生活起居应规律，劳逸结合，注意保暖。

2. 改变不良饮食习惯，戒烟酒，忌辛辣，宜进营养丰富、清淡易消化之食物，少食多餐。放疗、化疗者可增加一些抗肿瘤食物（如慈菇、菱角），以及增加机体抵抗力的食物（如香菇、蘑菇）等。

3. 定期复查，坚持后续治疗。化疗、放疗者注意治疗后的不良反应。

4. 加强自我观察，若术后 3~6 个月再次出现吞咽困难，应考虑吻合口狭窄，需及时就诊。

案例讨论 25

病人，男性，32 岁，左侧胸壁被刀刺伤后 1 小时急诊入院。自诉进行性呼吸困难。体检：心率 140 次/分，血压 75/45mmHg。左侧胸壁皮下气肿明显，肋间隙饱满。左侧呼吸音消失，叩诊呈鼓音。诊断性胸腔穿刺时针芯被自动推出并抽出血性液体。

问题：1. 该病人最可能的诊断是什么？

2. 应采取哪些急救措施？

3. 病人目前主要的护理问题有哪些？

案例讨论 26

病人，女性，54 岁。因咳嗽、咳痰、痰中带血 3 月余来院就诊，经检查确诊为左上肺癌收治入院，并于全麻下行左上肺叶切除加淋巴结清扫术。手术顺利，麻醉清醒、拔除气管插管后返回病房。术后第一天病人自述胸痛、胸闷，痰液黏稠不易咳出。体检：体温 37.5℃，心率 99 次/分，呼吸 32 次/分，血压 120/80mmHg。病人呈痛苦面容，口唇发绀，双肺听诊布满痰鸣音。

问题：1. 该病人目前主要的护理问题有哪些？

2. 主要的护理措施有哪些？

3. 如何对病人进行健康宣教？

案例讨论27

病人，男性，60岁。因进行性吞咽困难3个月就诊。查体：无阳性体征发现。实验室检查：血常规 RBC 3.9×10^{12}/L，Hb 82g/L。食管镜检查示：食管中段约5cm长的管腔狭窄，病检报告为鳞癌II级。

问题：1. 该病人目前的治疗方案是什么？

2. 如何为该病人进行术前准备？

3. 术后可能出现的并发症有哪些？如何进行处理？

第二十九章　泌尿外科疾病病人的护理

导学

内容与要求　泌尿外科疾病病人的护理包括泌尿、男性生殖系统疾病病人的护理，泌尿系统损伤病人的护理，尿路结石病人的护理，泌尿系统肿瘤病人的护理，泌尿系统梗阻病人的护理和肾结核病人的护理六部分内容。通过本章的学习，应掌握泌尿系损伤、尿石症、泌尿系肿瘤和良性前列腺增生的临床表现、疾病护理和健康教育。熟悉泌尿系损伤的各项辅助检查方法和护理，以及泌尿系损伤、尿石症、泌尿系肿瘤和良性前列腺增生的治疗原则。了解泌尿系损伤、尿石症、泌尿系肿瘤和良性前列腺增生的病因、病理和分型。

重点与难点　泌尿系损伤、尿石症、泌尿系肿瘤和良性前列腺增生的护理评估及护理措施；泌尿系疾病术后并发症的预防以及导管和造口术的护理措施。

第一节　泌尿、男性生殖系统疾病病人的护理

一、疾病概要

【临床表现】

泌尿、男性生殖系统疾病，因其解剖和生理特点常表现出一些特有的症状，如排尿异常、尿液改变、尿道分泌物、疼痛和肿块。

1. 排尿异常

（1）尿频（frequency）　尿频指排尿次数增多但每次尿量减少。正常膀胱容量男性约400ml，女性约500ml。一般白天排尿 3~5 次，夜间 0~1 次，每次尿量 300~400ml。每日排尿次数因年龄、饮水量、气候和个人习惯而不同。尿频可由生理因素引起，如过多饮水、食用利尿食品、精神紧张等；也可由病理因素引起，如泌尿生殖系统炎症、前列腺增生、结核、结石等导致膀胱容量减少，或糖尿病、尿崩症、肾浓缩功能障碍等。

（2）尿急（urgency）　有尿意（即迫不及待地要排尿）而不能自控，但尿量却很

少，常与尿频同时存在。多由病理因素引起，常见的有急性膀胱炎、前列腺增生、泌尿系统结核病变，以及膀胱容量显著缩小，也可见于无尿路病变的焦虑病人等。

（3）尿痛（pain）　尿痛是指排尿时感到疼痛，可以发生在尿初、排尿过程中、尿末或排尿后。疼痛可表现为烧灼感、刺痛以及刀割样难忍之痛不等，常见于膀胱或尿道感染、结石或结核等。

尿频、尿急、尿痛常同时存在，三者合称为膀胱刺激征（urinary irritative symptoms）。

（4）排尿困难（dysuria）　排尿困难指尿液不能通畅地排出，表现为排尿启动缓慢、费力、不畅、尿线无力、变细、滴沥等，常见于膀胱以下尿路梗阻（如尿道狭窄、良性前列腺增生等）。

（5）尿潴留（urinary retention）　尿潴留指尿液潴留在膀胱内不能排出，分为急性和慢性两类：①急性尿潴留常由膀胱颈部以下突然梗阻或腹部、会阴部手术后引起，膀胱过度充盈后逼尿肌发生弹性疲劳，暂时失去逼尿功能。②慢性尿潴留是由于膀胱出口以下尿路不完全性梗阻或神经源性膀胱所致，起病缓慢，表现为膀胱充盈、排尿困难，多不引起疼痛或仅感轻微不适，可出现充盈性尿失禁。

（6）尿失禁（urinary incontinence）　尿失禁指尿液不能控制而自行排出，可分为四类：

①真性尿失禁：又称完全性尿失禁，是指尿液连续从膀胱中流出，膀胱呈空虚状态。常见的原因为外伤、手术或先天性疾病引起的膀胱颈和尿道括约肌的损伤，还可见于女性尿道口异位、膀胱阴道瘘等。

②压力性尿失禁：指当腹腔内压突然增高如咳嗽、喷嚏、大笑、屏气等时，尿液不随意地流出。这是由于膀胱和尿道之间正常解剖关系的异常，当腹压增加，传导至膀胱和尿道的压力不等，膀胱压力增高而没有相应的尿道压力增高。另外，也与盆底肌肉松弛有关。主要见于中老年女性，特别是多次分娩或产伤者，偶见于尚未生育的女子。

③急迫性尿失禁：是严重的尿频、尿急而膀胱不受意识控制而发生排空，通常继发于膀胱的严重感染。这种尿失禁可能由膀胱的不随意收缩引起。

④假性尿失禁：又称充溢性尿失禁，是指膀胱功能完全失代偿，膀胱过度充盈而造成尿液不断溢出，见于各种原因所致的慢性尿潴留、膀胱内压超过尿道阻力时尿液持续或间断溢出。

（7）尿流中断（interruption of urinary stream）　排尿中突发尿流中断伴疼痛，疼痛可放射至远端尿道，大多是由于膀胱结石在膀胱颈部形成球状活塞，阻断排尿过程而引起。

（8）遗尿（enuresis）　除正常自主性排尿外，睡眠中无意识地排尿称为遗尿。新生儿和婴幼儿为生理性，3岁以后除功能性外，可因神经源性膀胱感染、后尿道瓣膜等病理性因素引起。

2. 尿液改变

（1）尿量　正常人24小时尿量为1000～2000ml，少于400ml为少尿，少于100ml

为无尿。少尿或无尿是由于肾排出量减少而引起，原因可以是肾前性、肾性或肾后性。无尿或少尿需首先排除梗阻因素，无尿还应与尿潴留相鉴别。

（2）血尿（hematuria） 血尿指尿液中含有血液，常由泌尿系损伤、感染、肿瘤、结石、梗阻性疾病和全身性疾病（如血液病、高血压、肾动脉硬化症、糖尿病等）等引起。临床上将血尿按下列方法分类：

1）根据尿中血液含量分类：①肉眼血尿（gross hematuria）：肉眼可见尿液中有血液，如 1000ml 尿中含 1ml 血液即呈肉眼血尿。②镜下血尿（microscopic hematuria）：通过显微镜见到尿中有红细胞者称为镜下血尿。正常人尿液镜检每高倍视野可见 0～2 个红细胞，离心后每高倍视野红细胞超过 3 个有病理意义。但若尿常规经常发现红细胞，即使每高倍视野只有 1 个红细胞，亦有异常可能。

2）根据出血部位与血尿出现阶段的不同分类：①初始血尿（initial hematuria）：血尿见于排尿初期，提示出血部位在尿道或膀胱颈部。②终末血尿（terminal hematuria）：血尿见于排尿终末，提示病变在后尿道、膀胱颈部或膀胱三角区。③全程血尿（total hematruia）：血尿见于尿液全程，提示病变在膀胱或其以上部位。

（3）脓尿（pyuria） 离心尿沉渣每高倍视野白细胞超过 5 个为脓尿，多见于泌尿系感染。

（4）乳糜尿（chyluria） 尿内含有淋巴液或乳糜，尿液呈乳白色。其中含有蛋白质、脂肪及凝血因子 I。若同时含有血液，尿呈红褐色，为乳糜血尿。多见于丝虫病感染。

（5）晶体尿（crystalluria） 尿液中盐类呈过饱和状态，其中的有机或无机物质因沉淀、结晶而形成晶体尿。排出时尿液澄清，静置后有白色沉淀物。

3. 尿道分泌物（urethral discharge） 尿道有分泌物时可自行溢出。黄色、黏稠、脓性分泌物多系急性淋菌性尿道炎引起。少量无色或白色稀薄分泌物多系支原体、衣原体所致之非淋菌性尿道炎。血性分泌物提示尿道癌可能。男性慢性前列腺炎病人常在清晨排尿前或大便时尿道口有少量白色黏稠分泌物。尿道留置导尿管可使尿道腺分泌增加，表现为尿道外口、导尿管周围有少量黏稠或脓性分泌物。

4. 疼痛 泌尿、男性生殖系的实质性器官病变引起的疼痛常位于该器官所在部位，而空腔脏器病变常引起放射痛。

（1）肾和输尿管痛 肾脏病变所致疼痛一般为钝痛，呈持续性，疼痛区域主要在肋脊角；也可以为锐痛，通常在胁腹部，并伴有向腹股沟及同侧睾丸或腰椎方向的放射痛。由肾盂输尿管连接处或输尿管急性梗阻、输尿管扩张引起的疼痛为肾绞痛，表现为突发性腰部绞痛、剧烈难忍、辗转不安、大汗，伴恶心、呕吐；阵发性发作，持续几分钟至几十分钟，间歇期可无任何症状。上段输尿管疾病引起的疼痛与肾疾病引起的疼痛发生部位相同，而下段输尿管疾病引起的疼痛通常表现为膀胱、阴茎或尿道的疼痛。

（2）膀胱痛 由于膀胱炎症引起的疼痛常呈锐痛或烧灼痛，疼痛常放射至阴茎头部及远端尿道。急性尿潴留引起的疼痛常位于耻骨上区域，而慢性尿潴留可无疼痛或仅有不适感。

（3）前列腺痛　由于急性炎症可引起会阴、直肠、腰骶部疼痛，有时可牵及耻骨上区、腹股沟区和睾丸。

（4）阴囊痛　由睾丸或附睾病变引起，包括外伤、精索扭转、睾丸或附睾附属物扭转，以附睾炎为最多见。肾绞痛或前列腺炎症亦可放射至阴囊引起疼痛。

5. 肿块　肿块是泌尿外科疾病重要体征之一。腹部肿块常见于肾肿瘤、肾结核、肾积水、肾囊肿等。阴囊内肿块常见于附睾炎、斜疝、鞘膜积水、精索静脉曲张、睾丸肿瘤等。

二、检查与护理

【实验室检查】

1. 尿液检查

（1）尿常规检查　包括尿液的物理检查、化学定性和显微镜检查，是诊断泌尿系统疾病最基本的检查项目。留取清晨第一次尿，盛在清洁容器内，及时送检，久置后易生长细菌，使尿液变性。正常尿液淡黄、透明，呈弱酸性、中性或碱性，尿糖阴性，含极微量蛋白。离心沉淀后尿沉渣进行显微镜检查，观察有无白细胞、红细胞、细菌、管型和结晶尿。

（2）尿细菌学检查　用于泌尿系感染病人的感染细菌类型及对药物的敏感度监测。①革兰染色尿沉渣涂片检查：可初步判断细菌种类。②尿结核菌检查：收集 12 小时或 24 小时尿液，进行尿沉渣经抗酸染色做涂片检查或结核菌培养，用于泌尿系结核的诊断。③尿培养及菌落计数：取清洁中段尿做培养，若尿内菌落数超过 $10^5/ml$，提示为尿路感染；小于 $10^4/ml$，可能为标本污染，应重复培养。对于耻骨上膀胱穿刺取尿或病人有尿路症状时，尿内致病菌菌落数大于 $10^2/ml$ 时就应考虑尿路感染的可能。

（3）尿三杯试验　以排尿最初的 10～15ml 尿为第一杯，以排尿最后 10～15ml 尿为第三杯，中间部分为第二杯，收集时尿流应连续不断。其检验结果可初步判断镜下血尿和脓尿的来源及病变部位。若第一杯尿液异常，提示病变在尿道；第三杯尿液异常，提示病变在后尿道、膀胱颈部或三角区；若三杯尿液均异常，提示病变在膀胱或以上部位。

（4）尿细胞学检查（urinarycytology）　取新鲜尿液检查，阳性结果提示可能有尿路上皮移行细胞肿瘤。此法用以初步筛选膀胱肿瘤或术后随访。

（5）膀胱肿瘤抗原（bladdertumorantigen，BTA）　用于膀胱肿瘤的初筛或随访，有定性和定量两种方法，定性方法简单，正确率约70%。应避免在严重血尿时留取尿标本。

2. 肾功能测定

（1）尿比重测定　是判断肾功能最简便的方法，但不够精确、可靠。肾功能受损时，肾浓缩功能减弱，尿比重降低。肾衰竭时尿比重稳定在 1.010～1.014。影响尿比重的因素较多，如缺水、尿中葡萄糖及蛋白质等大分子物质可使比重增高。

（2）血肌酐和血尿素氮测定　二者为蛋白质代谢产物，是判断肾小球滤过功能的指标。当肾实质损害时，体内血肌酐和血尿素氮增高，其增高的程度与肾损害程度呈正比，故可用于判断病情和预后。由于血尿素氮受肾外因素影响，如分解代谢、饮食和消化道出血等因素，故血肌酐测定较血尿素氮精确。

（3）内生肌酐清除率　是指肾在单位时间内能将多少毫升血浆中所含的某物质完全清除出体外的比率。因血浆内生肌酐比较恒定，且不被肾小管吸收，一般又由肾小球过滤排泄。因此临床用内生肌酐清除率来代表肾小球滤过率，并以此判断肾小球滤过功能。24小时内生肌酐清除率正常为90～120ml/min。

（4）放射性电子计算机X线断层扫描（ECT）检查　是将放射性核素或放射性药物引入体内做放射源，通过信息采集，经计算机处理重建图像，显示"靶器官"的血流动态功能变化及各断面的影像。通过ECT检查可测得单侧肾小球滤过率和有效肾血流量。

3. 前列腺特异性抗原（prostate - specific antigen，PSA）　是由前列腺腺泡和导管上皮细胞产生的单链糖蛋白，具有前列腺组织特异性。用于鉴别良性前列腺增生和前列腺癌。血清PSA<4ng/ml为男性正常值范围。如血清PSA>10ng/ml应高度怀疑前列腺癌，是目前检查和排除前列腺癌的重要手段。

4. 流式细胞测定（flow cytometry，FCM）　常用于泌尿、男性生殖系统肿瘤的早期诊断和预后判断、肾移植急性排斥反应及男性生育能力的判断等。利用流式细胞仪可定量分析尿、血、精液、肿瘤组织等标本的细胞大小、形态、DNA含量、细胞表面标志、细胞内抗原和酶活性等。

【器械检查与护理】

1. 检查方法

（1）导尿（catheterization）检查　导尿检查是泌尿外科常用的诊断治疗技术。目前最常用的是气囊或Foley导尿管，这种类型的导尿管有两个腔，大的腔充水，使导尿管留置在膀胱里。使用法制（F）计量单位，成人导尿检查一般选用16F导尿管。

1）目的：①收集尿培养标本。②测定膀胱容量、压力或残余尿；注入造影剂，确定有无膀胱损伤；探测尿道有无狭窄或梗阻。③解除尿潴留，持续引流尿液，膀胱内药物灌注等。

2）禁忌证：急性尿道炎。

（2）尿道探查　用来探测尿道狭窄部位和程度，并扩张尿道。一般选用18～20F尿道探条，以免过细探条之尖锐头部损伤或刺破尿道。操作时应使其平滑地通过尿道进入膀胱，避免反复多次扩张尿道，两次尿道扩张的间隔时间不少于3日，以防损伤尿道。

1）目的：①探查尿道狭窄程度。②治疗和预防尿道狭窄。③探查尿道有无结石。

2）禁忌证：急性尿道炎。

（3）膀胱尿道镜（cystourethroscopy）检查　膀胱尿道镜检查是泌尿外科重要的检查方法，可以检查膀胱、前列腺、尿道内病变，钳取活组织、异物，电灼肿瘤、碎石等；也可通过双侧输尿管插管进行双侧肾盂输尿管造影，或收集双侧肾盂尿送检。

1）目的：①观察后尿道及膀胱病变。②取活体组织做病理检查。③输尿管插管，收集双侧肾盂尿标本或做逆行肾盂造影，亦可放置输尿管支架管做内引流或进行输尿管套石术。④早期肿瘤电灼、电切，膀胱碎石、取石、钳取异物。⑤膀胱肿瘤术后复查。

2）禁忌证：①尿道狭窄；②急性膀胱炎；③膀胱容量小于50ml。

（4）输尿管镜和肾镜（ureteroscopy and nephroscopy）检查 在椎管麻醉下，将输尿管镜经尿道、膀胱置入输尿管和肾盂。肾镜通过经皮肾造瘘进入肾盂。

1）目的：①明确输尿管和肾盂内充盈缺损病灶的性质。②诊断上尿路梗阻的病因。③对肾盂和输尿管结石的碎石治疗。④取活体组织做病理学检查。

2）禁忌证：①全身出血性疾病。②严重前列腺增生造成内镜置入困难。③病变以下输尿管梗阻。④其他禁忌做膀胱镜检查者。

（5）尿流动力学（urodynamics）测定 尿流动力学测定是借助流体力学和电生理学方法研究和测定尿路输送、储存、排出尿液的功能，为排尿障碍原因分析、治疗方法选择和疗效评定提供客观依据。测定方法包括两种：①上尿路动力学检查：即通过电视录像或肾盂内压力测定，了解上尿路输送尿液功能，以助于上尿路扩张及梗阻的诊断。②下尿路动力学检查：即通过尿流率和尿流动力测定仪测定，对排尿功能异常和梗阻的诊断有很大帮助。

1）目的：排尿功能障碍疾病的原因分析、治疗方案选择和疗效判定。

2）禁忌证：①感染急性期。②严重膀胱内出血。

2. 器械检查病人的护理

（1）检查前护理

1）做好告知：器械检查属创伤性检查，术前应向病人简要介绍器械检查的方法、目的和注意事项，以助于病人克服紧张、恐惧心理，使病人能主动配合检查。

2）排空膀胱：除导尿和单纯尿流动力学测定外，其他各项检查病人应在检查前排空膀胱。可适当使用镇静剂或尿道表面麻醉。

3）物品准备：准备好一切检查所需物品，如消毒导尿包、导尿管、膀胱冲洗液，并保证电源及其他物品供应。

4）严格无菌操作：检查前病人应清洁外阴，消毒尿道口和会阴部，操作过程中严格执行无菌操作原则。

5）操作时动作宜轻柔，予充足的润滑剂，忌用暴力，以减轻病人痛苦和避免损伤。

（2）检查后护理

1）鼓励病人多饮水：内腔镜检查和尿道探查后，病人大多有肉眼血尿和尿路刺激征，2~3日后可自愈。应鼓励病人多饮水，增加尿量，达到冲洗尿道的作用。

2）密切观察：注意观察有无血尿、疼痛、感染的发生。

3）处理并发症：若发生严重损伤、出血或尿道热，应留院观察、输液和应用抗菌药，必要时留置导尿或膀胱造瘘。

【影像学检查与护理】

1. X线检查

（1）尿路平片（plain film of kidney - ureter - bladder，KUB） 常用于肾、输尿管、

膀胱区的检查。平片可以观察肾脏的轮廓、位置、大小、腰大肌阴影，以及骨性改变，如脊柱侧弯、肿瘤骨转移、钙化和尿路结石等。侧位片有助于确定不透光阴影的位置。如腰大肌阴影消失，提示腹膜后炎症或肾周围感染。摄片前应做肠道准备。

（2）排泄性尿路造影（excretory urogram）　排泄性尿路造影又称静脉肾盂造影（intravenous pyelography，IVP），是经静脉注入有机碘化物的水溶液如泛影葡胺等造影剂，分别于注射后 5 分钟、15 分钟、30 分钟和 45 分钟摄片，观察双侧肾、输尿管和部分充盈的膀胱情况，可显示尿路形态是否规则，有无扩张、推移、压迫和充盈缺损等；并可了解两侧肾功能。肾功能良好者在注射造影剂 5 分钟后即显影。

禁忌证：①严重肝、肾、心血管疾病和甲状腺功能亢进者。②造影剂过敏者。③妊娠。

（3）逆行肾盂造影（retrograde pyelography，RP）　经膀胱尿道镜行输尿管插管注入有机碘造影剂，以观察肾盂、输尿管和膀胱的形态，适用于排泄性尿路造影显影不清楚或禁忌者。造影剂浓度根据病情而定。

禁忌证：急性尿路感染和尿道狭窄。

（4）顺行肾盂造影（anterogradepyelography）　在 B 超引导下用长针在腰背部肾区进行肾盂、肾盏穿刺，并注入造影剂，观察上尿路形态。适用于排泄性尿路造影显影不良、逆行肾盂造影失败或有禁忌而疑为上尿路梗阻性病变等。还可用此法行肾穿刺造瘘。

（5）膀胱造影（cystography）　经导尿管注入 10% ~ 15% 有机碘造影剂 150 ~ 200ml，以显示膀胱形态及其病变。若有膀胱肿瘤可显示充填缺损，膀胱憩室能被发现。排泄性膀胱尿道造影可显示尿道病变及膀胱输尿管回流道病变。若严重尿道狭窄不能行留置导尿管者，可采用经耻骨上膀胱穿刺注射造影剂的方法进行排泄性膀胱尿道造影，以判断狭窄程度和长度。

（6）血管造影（angiography）　血管造影的方法有直接穿刺、经皮动脉穿刺插管、选择性肾动脉造影和数字减影血管造影（DSA）等方法。适用于肾血管疾病、肾损伤、肾实质肿瘤等检查及对肾肿瘤进行栓塞治疗。数字减影血管造影（DSA）先摄平片，通过除去平片上的阴影，如肋骨、脊椎和消化道气体等影响显像的因素，可清晰地显示血管影像，包括肾实质内 1mm 直径的血管，精确诊断肾动脉及其分支疾病。

禁忌证：①同其他排泄性尿路造影的禁忌证。②有出血倾向的病人。

（7）淋巴造影　经足背淋巴管注入碘苯酯，以显示腹股沟、盆腔、腹膜后淋巴结和淋巴管。主要用于了解膀胱癌、阴茎癌、睾丸肿瘤、前列腺癌的病人有无淋巴结转移和淋巴管梗阻，以及了解乳糜尿病人的淋巴系统通路。

（8）电子计算机 X 线体层扫描（CT）　适用于肾实质性和囊性疾病的鉴别诊断；确定肾损伤范围和程度；肾、膀胱、前列腺癌的分期和肾上腺肿瘤的诊断。

2. 核磁共振扫描（MRI）　通过三个切面观察图像，组织分辨率更高，不需造影剂，无 X 线辐射。对男性生殖系统肿瘤的诊断和分期、肾囊肿的性质鉴别、肾上腺肿瘤的诊断等，能提供较 CT 更为可靠的依据。

（1）核磁共振血管成像（MRA）　适用于肾动脉瘤、肾动脉狭窄、肾静脉血栓形成；肾癌，特别是了解侵犯肾血管的情况，以及肾移植术后血管通畅情况。

（2）核磁共振尿路成像（MRU）　核磁共振尿路成像是一种磁共振水成像。无需造影剂和插管便可显示肾盏、肾盂、输尿管形态和结构，是了解上尿路梗阻的无创检查。

3. 影像检查病人的护理

（1）检查前护理措施

1）饮食护理：检查前一天进少渣饮食，禁食高原子序数的药物（如含铋、铁的药物）和能使胃肠胀气的食物（如豆类或粗纤维的菜类等）。

2）体位护理：一般为平卧位、站立位。做肾穿刺造影时，选俯卧、侧卧或坐卧位。

3）胃肠道准备：检查前一天晚上口服缓泻剂，如番泻叶、液状石蜡、酚酞等，使肠道排空。前一天晚清洁灌肠。排泄性尿路造影（VIP）限水 6～12 小时。

4）碘过敏试验：行泌尿系造影检查前，一般应行碘过敏试验。采用静脉内试验，试验前准备抢救药品及物品，常规注射 30% 造影剂 1ml，观察 10 分钟，如出现恶心、呕吐、胸闷、眩晕、心慌、荨麻疹等则为过敏。同时要注意迟发反应的观察。目前有些进口造影剂不需要做碘试验，可根据造影剂使用说明应用。

5）检查时注射造影剂压力不宜过大，速度不宜过快，以免引起病人疼痛难忍。

（2）检查后护理

1）鼓励病人多饮水，促进造影剂的排泄，保护肾功能。

2）造影后多数病人出现腰痛，有的可出现绞痛、恶心、呕吐，一般在 1～2 天后缓解。若疼痛明显，可遵医嘱用解痉止痛剂。

3）检查后 1～2 天内有肉眼血尿的病人，嘱多饮水，必要时遵医嘱给予止血药物。

4）注意尿量的观察，有无少尿或无尿的发生。

5）遵医嘱应用抗生素，预防感染的发生。

6）肾动脉造影后，平卧 24～48 小时，穿刺处沙袋压迫 6 小时或腹带加压包扎止血，注意尿量、颜色，每小时观察足背动脉搏动情况，以及皮肤温度、皮肤颜色、感觉和运动情况，以便尽早发现肾脏损害和动脉栓塞。

【超声波检查】

1. B型超声检查　已广泛用于肾、肾上腺、膀胱、前列腺、精囊、阴囊等疾病的检查。临床上可用于测量膀胱容量、残余尿、前列腺大小；确定肾肿块性质、结石和肾积水，并可在超声引导下进行实质器官的穿刺活检。但超声检查有时受骨骼、气体等干扰而影响诊断的正确性。对禁忌做排泄性尿路造影或不宜接受 X 线检查者更有意义。

2. 多普勒超声检查　可测定血管走向，显示血管内血流情况和计算阻力指数，用于诊断肾血管疾病和睾丸扭转、移植肾排异的鉴别等。

3. 腔内超声检查　将特殊探头在膀胱或直肠内做 360° 旋转，以助于对膀胱和前列腺疾病的诊断及肿瘤的分期、前列腺穿刺活检。

【放射性核素检查】

1. 放射性核素显像（radionuclideimaging，ECT）　是通过体内器官对放射性示踪剂的吸收、分泌和排泄过程而显示其形态和功能，以助于疾病的诊断、疗效评价和随访。检查项目有：

（1）肾图　以^{131}I作为示踪剂，经静脉注入体内，是用于测定肾小管分泌功能和显示上尿路有无梗阻的常用方法。肾图曲线分三段：A段为血管段，曲线急剧上升，表示肾血管的放射性总和；B段为分泌段，曲线缓慢上升，反映有效血容量和肾小管分泌功能；C段为排泄段，曲线逐渐下降，反映尿路通畅和尿排出率情况（图29-1）。当C段曲线持续上升达15分钟而不降时为梗阻。为鉴别梗阻性质，可做利尿肾图，即静脉注射速尿0.5mg/kg后，继续测定15分钟。若注射后3~6分钟内呈陡坡状下降，提示为功能性因素或仍具有代偿功能；若注射后无反应，则为机械性梗阻或已失去代偿功能（图29-2）。

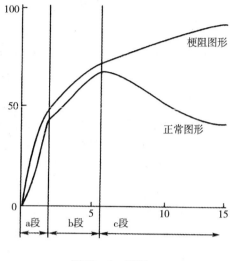

图29-1　肾图

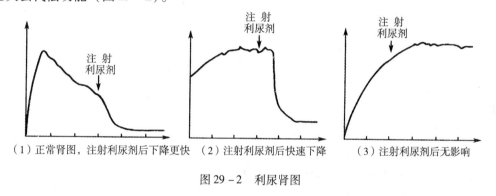

（1）正常肾图，注射利尿剂后下降更快　（2）注射利尿剂后快速下降　（3）注射利尿剂后无影响

图29-2　利尿肾图

（2）肾显像　分为静态显像和动态显像。静态显像仅显示核素在肾内的分布图像；动态显像显示肾吸收、浓集和排出的全过程。通过显像清晰度、核素分布特征、显像和消退时间，可显示肾形态、大小及有无占位病变等；并可计算肾、膀胱排泄系数，了解肾功能，测定肾小球滤过率和有效肾血流量。

（3）肾上腺皮质和髓质核素显像　对肾上腺疾病的诊断有一定价值。

第二节　泌尿系统损伤病人的护理

泌尿系统包括上尿路和下尿路。上尿路包括肾和输尿管，下尿路包括膀胱和尿道。泌尿系统损伤包括肾损伤（injury of kidney）、输尿管损伤、膀胱损伤和尿道损伤。其中以男性尿道损伤最多见，肾损伤和膀胱损伤次之，输尿管损伤最少。泌尿系统损伤的主要表现为出血和尿外渗，严重时可引起休克、感染、脓毒血症等。如处理不当，可并发尿瘘和尿道狭窄。

一、肾损伤

肾深藏于肾窝，质地脆，包膜薄，周围有骨质结构，受到肋骨、腰肌、脊椎和前面的腹壁、腹腔内脏器及上面膈肌的保护，正常肾有一定的活动度，故不易受损。一旦受暴力打击，如肋骨骨折的断端可穿入肾实质而使肾受到损伤。多见于成年男子。

【病因与分类】

1. 开放性损伤　是指肾损伤与外界相通。因弹片、枪弹、刀刃等锐器致伤，常合并胸、腹部等其他组织器官的损伤。

2. 闭合性损伤　是指肾损伤与外界不相通，可因直接暴力、间接暴力和其他因素所导致。

（1）直接暴力　撞击、跌打、挤压、肋骨或椎骨横突骨折等，直接使肾区致伤。

（2）间接暴力　高处坠落时发生的对冲伤、突然暴力扭转所致。

（3）肾本身病变　如肾积水、肾肿瘤、肾结核或肾囊性疾病等，有时极轻微的创伤亦可造成肾损伤。

（4）医源性因素　在医疗操作中，如肾穿刺、腔内泌尿外科检查或治疗时也可能发生肾损伤。

【病理】

临床上多见闭合性肾损伤，根据损伤的程度，可分为以下类型：

1. 肾挫伤　为肾实质挫伤或微小血管破裂，可形成肾瘀斑或包膜下血肿，但肾被膜和肾盂黏膜完整，临床大多能自愈。

2. 肾部分裂伤　肾实质部分裂伤伴有肾包膜破裂或肾盂肾盏黏膜破裂，可形成被膜下血肿、肾周血肿或明显肉眼血尿。

3. 肾全层裂伤　肾实质深度裂伤，外及肾包膜，内达肾盂肾盏黏膜，可引起广泛的肾周血肿、严重血尿和尿外渗。

4. 肾蒂损伤　肾蒂血管部分或全部撕裂时，可引起严重大出血，常来不及诊治即已死亡。

【临床表现】

肾损伤的临床表现与损伤程度有关，尤其在合并其他器官损伤时，肾损伤的症状易被忽视。故肾损伤的严重程度有时与症状不成比例。其主要症状有休克、血尿、疼痛、腰腹部肿块、发热等。

1. 休克　依肾损伤程度而定。严重肾损伤或合并其他脏器损伤时，可出现休克。

2. 血尿　肾损伤病人大多有血尿。肾挫伤时血尿轻微，严重肾裂伤则呈大量肉眼血尿。血尿与损伤程度可不一致，血块堵塞输尿管、肾盂或输尿管断裂、肾蒂血管断裂、肾动脉血栓形成时，血尿可不明显，甚至无血尿。

3. 疼痛　创伤、出血和尿外渗时，包膜张力增加，肾周围软组织损伤，可引起肾区、腹部疼痛；血块阻塞输尿管，可引起肾绞痛；血尿渗入腹腔或伴有腹部器官损伤时，可刺激腹膜，引起腹痛及腹膜刺激征。

4. 腰腹部肿块 血液、尿液渗入肾周围组织可使局部肿胀，形成肿块，表现为明显触痛和肌强直。

5. 发热 血肿、尿外渗易继发感染，甚至导致肾周脓肿或化脓性腹膜炎，并伴有发热等全身中毒症状。

【辅助检查】

1. 实验室检查 尿常规检查可见大量红细胞。血红蛋白与血细胞比容持续降低，说明有活动性出血。若白细胞增多，应注意有无并发感染。

2. B超检查 可了解肾损伤程度及对侧肾情况。

3. CT 可显示肾皮质裂伤、尿外渗和血肿范围，显示无活力的肾组织，并可了解肾与周围组织和腹腔内脏器的关系。

4. 排泄性尿路造影 可评价肾损伤的范围、程度和对侧肾功能。

【治疗原则】

1. 非手术治疗

（1）紧急处理：有大出血、休克的病人，需迅速采取措施抢救，观察生命体征，进行输血、复苏，同时明确有无合并其他器官损伤，做好手术探查的准备。

（2）绝对卧床休息2~4周，3个月内不宜参加体力劳动。

（3）抗休克、输血、输液，补充血容量，维持水、电解质平衡。

（4）应用广谱抗生素，预防感染。

（5）使用止痛、镇静和止血药物。

2. 手术治疗

（1）适应证

1）所有开放性肾损伤者。

2）闭合性肾损伤：①经积极抗休克治疗后生命体征仍无好转者。②伤后24~48小时血尿无减轻或腹部包块逐渐增大者。③疑有腹腔内脏损伤者。④明显尿外渗和继发感染者。

（2）方法 肾修补、肾部分切除术、肾切除术。

二、膀胱损伤

膀胱损伤（injury of bladder）是指膀胱壁在受到外力的作用下发生膀胱浆膜层、肌层、黏膜层的破裂，引起膀胱腔完整性破坏，血尿外渗。膀胱排空时位于骨盆深处，受到周围组织的保护，除贯通伤或骨盆骨折外，一般不易受伤。膀胱充盈时，伸展至下腹部，易遭外力撞击而损伤。

【病因与分类】

1. 开放性损伤 由弹片、子弹或锐器贯通所致，常合并其他脏器损伤，形成腹壁尿瘘、膀胱直肠瘘等。

2. 闭合性损伤 膀胱充盈时，下腹部遭撞击、挤压，或骨盆骨折刺破膀胱壁。

3. 医源性损伤 因膀胱镜检查、尿道扩张、尿道手术和下腹部手术造成的膀胱破裂及损伤。

【病理】

1. 膀胱挫伤 损伤限于黏膜或肌层，无膀胱穿孔和尿外渗，表现为局部出血或形成血肿，仅有镜下血尿或轻微肉眼血尿。

2. 膀胱破裂 分为三型：①腹膜外型：破裂处位于膀胱前侧壁近膀胱颈部，裂孔不与腹腔相通，尿外渗和血肿位于膀胱颈周围及耻骨后间隙。②腹膜内型：破裂处位于膀胱颈部和后壁，裂孔与腹腔相通，尿液流入腹腔易引起尿性腹膜炎。③混合型：同时存在腹膜内型和腹膜外型膀胱破裂，多由火器利刃伤所致，为复合型损伤（图29-3）。

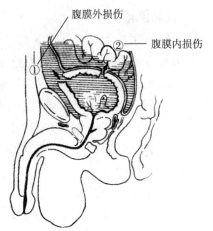

图29-3　膀胱损伤

【临床表现】

膀胱损伤，其临床表现依轻重不同和是否合并其他脏器损伤而有所不同。膀胱壁轻度挫伤仅有少量血尿，或伴下腹部轻度疼痛，短期内可自行消失。膀胱壁全层破裂时症状明显，腹膜外型和腹膜内型的破裂各有其特殊表现。

1. 休克 多为合并损伤，如骨盆骨折等引起大出血所致。病人表现为面色苍白、皮肤湿冷和血压下降等休克症状。

2. 血尿和排尿困难 膀胱壁全层破裂时，由于尿外渗到膀胱周围或腹腔内，虽有尿意，但不能排尿或仅排出少量血尿。当有血块堵塞时，则无尿液自尿道排出。

3. 腹痛 腹膜外型膀胱破裂，可导致尿液外渗，刺激腹膜及盆腔组织，从而引起下腹疼痛、压痛、腹肌紧张、腹胀等症状。腹膜内型膀胱破裂则易引起腹膜炎症状。

4. 尿瘘 尿液由膀胱经不正常通道自行流出，称尿瘘。膀胱破裂与体表、直肠或阴道相通时，可引起伤口漏尿、膀胱直肠瘘或膀胱阴道瘘。

【辅助检查】

1. 实验室检查 尿常规可见肉眼血尿，镜下红细胞满视野。

2. 影像学检查 膀胱造影可见造影剂漏至膀胱外。

3. 特殊检查 导尿及测漏试验：经导尿管注入生理盐水200ml，5分钟后吸出，若液体进出量差异很大，提示膀胱破裂。

【治疗原则】

1. 非手术治疗

（1）紧急处理　抗休克治疗，输血、输液、止痛、止血，尽早使用抗生素预防感染。

（2）留置导尿管　膀胱挫伤或早期较小的膀胱破裂一般无需手术，留置导尿管持续通畅引流尿液7~10日，可自行愈合。

2. 手术治疗 严重膀胱损伤伴出血及尿外渗，宜尽早手术，目的是修补膀胱，清除外渗尿液，处理其他合并伤；同时做膀胱造瘘或留置导尿管。

三、尿道损伤

尿道损伤（injury of urethra）是泌尿系统最常见的损伤，多见于男性。成年男性尿道约长20cm左右，管径平均为0.5～0.7cm。尿生殖膈将男性尿道分为前后两部分。前尿道包括阴茎头部、悬垂部和球部三部分，后尿道包括膜部和前列腺部两部分。损伤部位常在尿道球部和膜部，早期处理不当易产生尿道狭窄（urethral stricture）、尿瘘（urinary fistula）等严重的并发症和后遗症。

【病因与分类】

1. 按损伤部位分 可分为前尿道损伤和后尿道损伤。

（1）前尿道损伤 尿道球部最易损伤。多为骑跨伤，常为高处跌下，会阴部跨压在硬物上，将尿道挤压向耻骨联合下方，造成尿道损伤。

（2）后尿道损伤 膜部最易损伤。常见于骨盆骨折，尿生殖膈移位产生剪切暴力，使膜部尿道撕裂、撕断。耻骨前列腺韧带撕裂致前列腺向后上方移位。

2. 按损伤是否与外界相通分 分为开放性损伤和闭合性损伤。

（1）开放性损伤 常因弹片、锐器伤所致，多伴有阴茎、阴囊、会阴部贯通伤。

（2）闭合性损伤 常因外来暴力所致，多为挫伤或撕裂伤。若会阴部骑跨伤时将尿道挤向耻骨联合下方，可引起尿道球部损伤；若骨盆骨折可引起尿生殖膈移位产生剪力，使膜部尿道撕裂或撕断；若经尿道器械操作不当可引起球、膜部交界处尿道损伤。

【病理】

1. 前尿道损伤 当尿道球部损伤时，血液和尿液因渗入会阴浅筋膜包绕的会阴浅袋，可导致会阴、阴囊、阴茎和下腹壁肿胀、瘀血。如处理不当或不及时，可引起广泛皮肤、皮下组织坏死、感染和脓毒症（图29-4）。

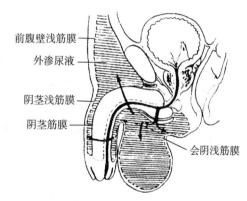

图中标注：前腹壁浅筋膜、外渗尿液、阴茎浅筋膜、阴茎筋膜、会阴浅筋膜

2. 后尿道损伤 当骨盆骨折致尿道膜部断裂时，尿液可沿前列腺尖处外渗至耻骨后间隙和膀胱周围。如有耻骨前列腺韧带撕裂，则前列腺向后上方移位。骨折端及血管丛损伤可引起大出血，在前列腺和膀胱周围形成大血肿。当后尿道断裂后，尿液可沿前列腺尖处外渗到耻骨后间隙和膀胱周围（图29-5）。

图29-4 前尿道损伤的尿液外渗

【临床表现】

1. 休克 严重尿道损伤，尤其是骨盆骨折后的尿道损伤，可因大量出血而引起创伤性、失血性休克。

2. 尿道流血和血尿 前尿道损伤表现为尿道外口流血，后尿道损伤表现为可无尿道口流血或仅少量血液流出。

3. 疼痛和血肿　会阴部疼痛伴血肿，排尿时疼痛加剧。前尿道损伤表现为阴茎部肿胀，呈暗紫色；后尿道前列腺部损伤，表现为下腹部疼痛，局部肌紧张、压痛。随着病情发展，会出现腹胀和肠鸣音减弱。

4. 排尿困难和尿潴留　尿道损伤处有出血、水肿、尿道断裂，因疼痛而致尿道括约肌反射性痉挛，可出现排尿困难和尿潴留。

5. 尿外渗　前尿道损伤时，尿可外渗至会阴、阴囊、阴茎和下腹部；后尿道损伤时，尿可外渗至膀胱周围、耻骨后和腹膜外间隙。

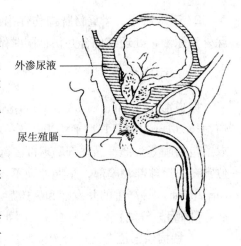

图 29 – 5　后尿道损伤的尿液外渗

【辅助检查】

1. 导尿试验　在严格无菌操作下轻缓插入导尿管，若顺利进入膀胱，说明尿道连续而完整。若一次插入困难者，不应勉强反复试插，以免加重局部损伤和导致感染。后尿道损伤若伴骨盆骨折时一般不易导尿。

2. X 线检查　可显示尿道损伤部位及程度，尿道断裂可有造影剂外渗，尿道挫伤则无造影剂外渗。

【治疗原则】

1. 非手术治疗

（1）**紧急处理**　尿道球海绵体严重出血，应压迫止血，并及早手术。骨盆骨折者，勿随意搬动，且需平卧，以免加重损伤。积极进行抗休克治疗。尿潴留不宜导尿或未能立即手术者，可行耻骨上膀胱穿刺排出膀胱内尿液。勿粗暴插导尿管，以免加重损伤及导致感染。

（2）应用抗生素预防感染。

（3）尿道挫伤或轻度裂伤、症状较轻者，尿道连续性存在，一般不需特殊治疗，尿道损伤处可自愈。宜卧床休息，多饮水稀释尿液，减少刺激，必要时留置导尿管7天。

（4）尿道部分裂伤、导尿管能插入者，需留置导尿管7 ~ 14天。

2. 手术治疗

（1）**尿道裂伤导尿失败**　做耻骨上膀胱造瘘，尿道损伤处多可自行愈合。

（2）**尿道断裂**　立即行经会阴尿道修补术或断端吻合术，并留置导尿管2 ~ 3周。病情严重者，先行耻骨上膀胱造瘘术，3个月后再行尿道修补术。

（3）**尿外渗**　在尿外渗区做多处切口，切口深达浅筋膜以下，留置多孔橡皮管引流，彻底引流外渗尿液。也可考虑做耻骨上膀胱造瘘（图 29 – 6）。

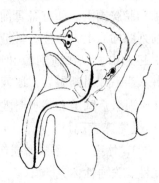

图 29 – 6　耻骨上膀胱造瘘术

（4）骨盆骨折致后尿道损伤 尿道不完全撕裂者，只做高位膀胱造瘘，一般在 3 周内愈合，恢复排尿，拔除造瘘管。若不能恢复排尿，则留置造瘘管 3 个月，二期施行解除尿道狭窄的手术。对部分病情不严重、骨盆尚稳定的病人，可施行尿道会师复位术，并留置导尿管 3~4 周；若病人排尿通畅，则可避免二期尿道吻合术。

3. 并发症的处理

（1）尿道狭窄 定期行尿道扩张术，以扩大和保持尿道通畅。对晚期发生的尿道狭窄，可用腔内技术经尿道切开或切除狭窄部的瘢痕组织，行尿道端端吻合术。

（2）直肠损伤 后尿道合并直肠损伤应立即修补，并做暂时性结肠造瘘。若并发尿道直肠瘘，应等待 3~6 个月再施行修补手术。

（3）骨盆骨折 宜卧床休息，悬吊牵引、手法复位和下肢骨牵引等。

四、疾病护理

（一）术前护理

【护理评估】

1. 健康史 肾、膀胱、尿道损伤需了解受伤经过、既往史及有无手术史，有无开放性伤口。任何胸部、腰部、背部外伤或受对冲力损伤的病人，均要注意有无肾损伤。患膀胱结核、溃疡等病人，易引起膀胱自发性破裂。

2. 身体状况

（1）局部症状 评估受伤部位有无皮肤裂伤，腰、腹部有无包块、出血、瘀斑以及范围；有无合并腹膜炎体征；局部有无肿胀和尿液外渗；有无排尿困难和尿潴留症状。

（2）全身症状 评估病人的血压、脉搏、呼吸、尿量和尿色变化情况，有无休克症状和体征。

（3）辅助检查 了解血、尿常规变化情况，X 线平片、B 超、CT、排泄性尿路造影检查有无异常发现。

3. 心理和社会支持状况

（1）肾损伤出现的血尿是损伤的常见症状，通常血尿的多少与肾损伤的程度密切相关。病人的焦虑、紧张随血尿的多少而变化，常对能否保住肾脏而担忧。尿道损伤后，病人及家属惧怕排尿障碍，甚至担心生育及性功能受到一定的影响。尤其是尿道修补吻合术能否达到满意的解剖复位，以及处理不当造成的尿道狭窄、尿道瘘、尿失禁等严重并发症，均可影响病人及家属的心理状态。因此，应重视病人的心理反应。

（2）评估病人及亲属对损伤和手术治疗的了解程度，了解病人及家庭的经济状况。

（3）了解病人所在社区的医疗保健服务情况等。

【常见护理诊断/问题】

1. 恐惧与焦虑 与外伤打击、担心手术或预后不良有关。

2. 组织灌注量改变 与严重创伤、骨盆骨折损伤引起大出血或合并其他器官损伤出血，尿外渗或腹膜炎有关。

3. **有感染的危险**　与血肿、组织坏死、尿外渗和引流无效有关。

4. **疼痛**　与损伤后局部肿胀、尿外渗有关。

【护理措施】

1. **术前护理常规**　见第五章围术期病人术前护理。

2. **一般护理**

（1）**缓解病人的恐惧与焦虑**　主动关心、帮助病人和家属了解治疗方法，解释非手术治疗的方案，分析产生恐惧心理的原因，正确引导和及时纠正异常的心理变化，以争取病人积极配合治疗和护理。

（2）**绝对卧床休息**　肾损伤需绝对卧床休息2～4周；宜卧硬板床，严禁坐起和不必要的翻动。送病人进行检查时应平抬至平板车上。卧床期间应满足病人日常生活需求，预防长期卧床的并发症。

3. **维持体液平衡和有效循环血量**

（1）密切观察病人的生命体征，定期测量体温、血压、脉搏、呼吸和尿量，并准确记录。观察腹部包块的变化情况，若腹痛加重，出现腹膜刺激征，表示病情加重。准确测量并记录腰或腹部肿块的大小，估计渗血、渗尿情况，若肿块逐渐增大，说明有活动性出血或尿外渗。

（2）遵医嘱给予合理输液，必要时输血，补充血容量，抗休克。同时注意保持水、电解质及酸碱平衡。

4. **感染的护理**　定期检查血常规，血红蛋白和红细胞压积进行性下降提示有活动性出血；白细胞计数升高提示继发感染，应及时通知医生，遵医嘱应用抗菌类药物。

5. **对症护理**　高热者给予物理或药物降温；腰腹部疼痛明显者，可给予止痛、镇静剂，以减轻疼痛，避免躁动而加重出血。

（二）术后护理

【护理评估】

1. **一般情况**　包括麻醉方式、手术种类、术中情况，术后生命体征、切口和引流情况等。

2. **恢复状况**　包括尿量、性质、留置引流管和造瘘管伤口周围皮肤及引流情况。

3. **康复情况**　伤口愈合情况，引流管是否通畅，是否合并感染。

【常见护理诊断/问题】

1. **疼痛**　与手术切口有关。

2. **焦虑**　与疾病预后有关。

3. **排尿异常**　与尿路感染、尿道损伤、尿瘘和尿道狭窄有关。

4. **自我形象紊乱**　与留置引流管和造瘘管有关。

5. **潜在并发症**　感染。

【护理措施】

1. 一般护理

（1）术后常规护理 观察病人生命体征，及时了解血、尿常规检查结果；保持伤口清洁、干燥，注意观察引流物的量、色、性状及气味；肾全切病人应注意尿量观察，若术后 6 小时无尿或 24 小时尿少提示健侧肾功能不良，应及时通知医生处理。术中由于刺激后腹膜，可出现腹胀，应及时处理。

（2）缓解病人的焦虑 主动关心、帮助病人及家属了解手术治疗效果，解除其思想顾虑，及时进行心理疏导，减轻心理焦虑，以助于身体康复。

（3）疼痛的护理 做好病人的疼痛评估和管理，及时减缓病人疼痛，促进病人伤口愈合。

2. 体位护理 术后血压平稳后依具体病证可取半卧位，以利引流和呼吸。肾损伤修补术和肾周引流术病人，术后需卧床休息 2~4 周，骨盆骨折后需卧床 6~8 周。

3. 饮食护理 肾损伤术后禁食 2~3 日，待肠蠕动恢复后方可进食。

4. 排尿异常的护理

（1）留置导尿管 膀胱破裂行手术修补后 1 周内不能自行排尿者，需留置导尿，护理时应定时观察，保持引流管通畅，防止逆行感染；定时清洁、消毒尿道外口；鼓励病人多饮水；每周行尿常规化验及尿培养 1 次。拔管时间一般为 8~10 天。

（2）膀胱造瘘管 膀胱破裂行手术修补后 1 周内不能自行排尿，若做膀胱造瘘管需定时观察，保持引流通畅；造瘘口周围应定期换药；每周行尿常规及尿培养 1 次。拔管时间一般为 10~14 天。拔管前需先夹闭此管，观察病人排尿情况良好后再拔除膀胱造瘘管。拔管后造瘘口适当填塞纱布并覆盖。

（3）尿道断裂 经修复后并发尿道狭窄可导致排尿困难，根据排尿困难的程度制定尿道扩张的间隔时间，并在进行尿道扩张时根据医嘱采取镇痛措施，如应用镇静、镇痛药，尿道内给予表面麻醉药物等，以减轻病人的痛苦。

5. 自我形象紊乱的护理 留置引流管和造瘘管会影响病人的自我形象，其可产生不同程度的心理问题，应指导病人调整心态，正确面对，积极配合治疗。

6. 并发症的预防与护理

（1）保持各引流管引流通畅和手术部位切口的清洁、干燥。病人侧卧时避免压迫腰部切口，下腹壁或会阴部切开引流处敷料渗湿时应及时更换，避免尿液渗湿伤口。

（2）若发现病人体温升高、伤口疼痛、引流管内容物及伤口渗出物为脓性；或伤处肿胀，搏动性疼痛；机体血白细胞计数和中性粒细胞比例上升常提示有继发感染，应及时通知医生，并遵医嘱应用抗感染药物。

（三）健康教育

1. 鼓励病人多饮水，以增加尿量，防止血块堵塞及预防感染。

2. 嘱咐肾损伤病人伤后 2~3 个月内不宜从事重体力劳动及参加剧烈活动，以免发生再度出血。肾组织比较脆弱，愈合坚实需较长时间，5 年内定期复查。

3. 严重损伤致肾脏切除后，要注意保护对侧肾脏，禁用或慎用对肾脏有损害的药物。必要时在医生指导下服药，以免造成健侧肾功能损伤。

4. 指导病人术后康复训练，膀胱造瘘或留置导尿管在拔除之前要夹闭导尿管，以使膀胱扩张到一定的容量，达到训练膀胱功能的目的后再拔除导管。膀胱破裂合并骨盆骨折者有部分病人可发生勃起功能障碍，病人在伤口愈后需加强训练心理性勃起及采取辅助性治疗。

5. 对长期带管的病人，教会自我护理的方法。

第三节　尿路结石病人的护理

一、疾病概要

尿路结石又称尿石症，是泌尿外科最常见的疾病之一，男性多于女性，男女之比约为 3 : 1，包括肾结石、输尿管结石、膀胱结石和尿道结石。按尿路结石所在的部位可分为上尿路结石和下尿路结石。上尿路结石是指肾和输尿管结石（renal & ureteral calculi）；下尿路结石包括膀胱结石（vesical calculi）和尿道结石（urethral calculi），临床以上尿路结石多见。按病情可分为原发性结石和继发性结石。原发性结石指没有病理原因引起的结石，继发性结石是指继发于梗阻、前列腺增生、钙磷代谢异常、异物等疾病所致的结石。尿路结石发病有明显的地域性，在我国多见于长江以南，北方相对少见。临床表现以疼痛、血尿为主。近 10 年来对尿路结石的治疗有了很大的进展，90% 左右的结石可以采用非手术治疗。

【病因】

结石的病因极为复杂，形成原因大多不清楚。上尿路结石和下尿路结石的形成机制、病因、结石成分和流行病学有显著差异。上尿路结石大多数为草酸钙结石，下尿路结石中磷酸镁胺结石较多见。虽然有许多因素影响尿路结石的形成，但尿中形成结石晶体的盐类呈饱和状态，尿中抑制晶体形成物质不足和核基质的存在是形成结石的主要因素。

1. 流行病学因素　年龄、性别、职业、饮食成分和结构、水分摄入量、气候、代谢和遗传等多种因素均可对尿路结石的形成有影响。

2. 尿液因素

（1）尿中形成结石的物质排出过多　尿液中钙、草酸或尿酸排出量增加。长期卧床使骨质脱钙、代谢紊乱（如甲状旁腺功能亢进、特发性高尿钙症和肾小管酸中毒等）均可使尿钙排出增加；痛风、慢性腹泻及噻嗪类利尿剂可使尿酸排出增加；内源性合成草酸增加或肠道吸收草酸增加可引起高草酸尿症。

（2）尿 pH 改变　磷酸钙和磷酸镁胺结石易在碱性尿中形成，尿酸结石和胱氨酸结石易在酸性尿中形成。

（3）尿液浓缩　尿量减少致尿液浓缩时，尿中盐类和有机物质的浓度相对增高。

（4）尿中抑制晶体形成的物质不足　尿液中枸橼酸、焦磷酸盐、酸性黏多糖、肾钙素、某些微量元素等可抑制晶体的形成和聚集，这些物质的含量减少可促使结石形成。

3. 泌尿系统局部因素

（1）解剖结构异常　如尿路梗阻，可导致晶体或基质在引流较差部位沉积，尿液滞留继发尿路感染有利于结石形成。

（2）尿路感染　产生脲酶的细菌分解尿液中的尿素而产生氨，尿液碱化（pH ≥ 7.2）易使磷酸盐沉淀，细菌、感染产物及坏死组织可作为形成结石的核心。

（3）尿路异物　尿路内存有不可吸收的缝线、长期留置的导尿管可促使尿液中基质和晶体黏附，并易继发感染而诱发结石。

【病理生理】

尿路结石所致的病理生理改变与结石部位、大小、数目，是否有继发性炎症和梗阻的程度等因素有关。

1. 局部损伤　尿石可引起黏膜上皮水肿、溃疡、出血，长期刺激可发生癌变。尿道结石可导致尿道周围脓肿，破溃后形成尿道瘘。

2. 梗阻　尿石以上部位尿路梗阻，严重时可发生肾积水，导致肾实质萎缩，久之可使肾功能损害。膀胱结石间断或持续阻塞可致完全梗阻，引起无尿。

3. 感染　因梗阻、积水后肾内压力的改变，使血液供应及淋巴循环受到影响，加之尿液滞留，故细菌易于生长而引发感染。严重者可导致肾积脓和肾周围炎。尿道结石合并感染者常有排尿困难、脓尿和尿道口出血。

结石引起的损伤、梗阻和感染，其中梗阻和感染可使结石增大，三者互为因果而加重泌尿系统的损害。

二、上尿路结石

多见于男性青壮年，好发于 21～50 岁。以单侧多见，双侧占 10%。肾或输尿管结石的典型症状主要表现为肾区疼痛和血尿。其程度与结石的大小、部位、是否活动及有无损伤、感染、梗阻等因素有关。极少数病人可长期无自觉症状，直至出现泌尿系感染或积水时才被发现。

【临床表现】

1. 疼痛　结石大、移动小的肾盂和肾盏结石可引起上腹和腰部钝痛。结石活动大或引起输尿管完全性梗阻时，可出现肾绞痛，即突发的阵发性剧痛，从腰部开始，沿输尿管向下放射至下腹、外阴、大腿内侧，病人常表现出辗转不安、面色苍白、冷汗、恶心、呕吐等，可伴明显的肾区叩击痛。结石位于输尿管膀胱壁段和输尿管口处或结石伴发感染时，可有尿频、尿急、尿痛症状，尿道和阴茎头部呈放射痛。

2. 血尿　病人活动或绞痛后可出现肉眼或镜下血尿，以后者常见，由结石直接损伤肾或输尿管黏膜所致。有时活动后镜下血尿是上尿路结石的唯一临床表现。

3. 脓尿　因继发感染而出现脓尿，有的病人仅以脓尿为唯一症状就诊。若双侧上尿路结石引起完全梗阻时，可出现肾功能不全和无尿。

4. 其他症状 结石引起严重的肾积水时，可触到增大的肿块。继发急性肾盂肾炎（acute pyelonephrms）或肾积脓（pyonphrosis）时，可有发热、畏寒、脓尿和肾区压痛，双侧上尿路完全性梗阻时可导致无尿。

【辅助检查】

1. 实验室检查 尿常规检查可见有镜下血尿，有时可见较多的白细胞或结晶。运动前后尿常规检查，若运动后尿中红细胞多于运动前则有诊断意义。

2. X线检查 泌尿系平片能发现95%以上的结石。排泄性尿路造影可显示结石所致的肾结构和功能改变。透X线的尿酸结石可表现为充盈缺损。逆行肾盂造影常于其他方法不能确诊时采用。

3. B超检查 结石表现为特殊声影。可发现平片不能显示的小结石和透X线结石，也可显示肾结构改变和肾积水等。不适宜做排泄性尿路造影时，如对造影剂过敏、孕妇、无尿或慢性肾功能衰竭等，可以此作为诊断方法之一。

4. CT 能发现平片、排泄性尿路造影和超声检查不能显示的结石，或较小的输尿管中、下段结石。

5. 内镜检查 包括肾镜、输尿管镜、膀胱镜检查。通常在泌尿系平片未显示结石，排泄性尿路造影有充盈缺损而不能确诊时，借助于内镜可以明确诊断和进行治疗。

【治疗原则】

1. 非手术治疗 适用于结石小于0.6cm、无尿路梗阻和感染、肾功能正常者。

（1）饮水疗法 饮水可以增加尿量，降低尿中形成结石物质的浓度，减少晶体沉积。大量饮水配合利尿解痉药物，有利于结石排出。

（2）控制感染 根据尿细菌培养和药物敏感试验选用抗生素。

（3）调节尿pH值 口服枸橼酸钾、碳酸氢钠等碱化尿液，以治疗尿酸和胱氨酸结石。口服氯化铵可使尿液酸化，有利于防止感染性结石的生长。

（4）饮食调节 根据结石成分、生活习惯及条件，适当调整饮食。

（5）影响代谢的药物应用 别嘌呤醇可降低血和尿的尿酸含量，D-青霉胺、α巯丙酰甘氨酸、乙酰半胱氨酸有降低尿胱氨酸及溶石作用。

（6）肾绞痛治疗 解痉止痛是主要的治疗方法，常用的解痉药物有阿托品、654-2；止痛药物有哌替啶、强痛定。

（7）体外冲击波碎石（extracorporeal shock wave lithotripsy，ESWL） 这是一种无痛、安全而有效的非侵入性治疗。通过X线、B型超声对结石进行定位，将冲击波聚焦后作用于结石。大多数上尿路结石均适用此法，最适于<2.5cm的结石。碎石效果与结石部位、大小、性质、是否嵌顿等因素有关。结石体积过大，常需多次碎石，残余结石率高，若需再次治疗，间隔时间不少于7天。目前医学认为，频繁ESWL可能在若干年后会导致该侧肾功能障碍。

2. 手术治疗

（1）非开放手术

1）输尿管镜取石或碎石术（ureteroscopic lithotomy or lithotripsy）：通常经尿道插入膀胱，沿输尿管直视下采用套石或取石。适用于因肥胖、结石梗阻、停留时间长而不能使用 ESWL 的中、下段输尿管结石和泌尿系平片不显影结石。

2）经皮肾镜取石或碎石术（percutaneous nephrostolithotomy，PCNL）：经腰背部细针穿刺直达肾盏或肾盂，扩张并建立皮肤至肾内的通道，插放肾镜，直视下取石或碎石。适用于直径大于 2.5cm 的肾盂结石和下肾盏结石，此法可与 ESWI 联合应用治疗复杂性肾结石。

3）腹腔镜输尿管取石（1aparoscopic ureterolithotomy）：适用于直径大于 2cm 的输尿管结石，采用开放手术，或经 ESWL、输尿管镜手术失败者。

4）其他：经膀胱镜机械、液电效应、超声或弹道气压碎石取石。前尿道结石在麻醉下，注入无菌液状石蜡，压迫结石近端尿道并轻轻向远端推挤、钩取和钳出结石；后尿道结石在麻醉下，用尿道探条将结石轻轻推入膀胱，再按膀胱结石处理。

（2）开放手术　适用于结石远端存在梗阻、部分泌尿系畸形、结石嵌顿紧密、既往非手术治疗失败、肾积水感染严重或病肾无功能等尿路结石病人。

三、膀胱结石

膀胱结石分原发性膀胱结石和继发性膀胱结石两种。原发性膀胱结石多由于营养不良、低蛋白饮食导致，儿童多见，目前发病率已明显下降。继发性膀胱结石来源于肾、输尿管结石，或继发于下尿路梗阻、异物等。

【临床表现】

典型症状为排尿突然中断，疼痛放射至远端尿道和阴茎头部，伴排尿困难和膀胱刺激症状。

1. **排尿困难**　结石堵塞尿道内口，出现尿流不畅。

2. **疼痛**　疼痛放射至阴茎头部和远端尿道，小儿常用手搓拉阴茎，经跑、跳及改变姿势后能缓解疼痛。

3. **膀胱刺激征**　结石刺激膀胱黏膜或合并感染会出现尿频、尿急、尿痛和终末血尿症状。

4. **并发脱肛**　前列腺增生病人继发膀胱结石时，排尿困难加重，持续增加腹压可引起脱肛。

【辅助检查】

1. **B 超检查**　能发现强光团及声影，还可同时发现膀胱憩室、良性前列腺增生等。

2. **X 线检查**　可显示结石部位及数量等，怀疑有上尿路结石可能时，还需做泌尿系平片和排泄性尿路造影。

3. **膀胱镜检查**　能直接见到结石，并可发现膀胱病变。

【治疗原则】

采用手术治疗。若膀胱感染严重需应用抗菌药物；若有排尿困难，应先留置导尿，以利于尿液引流及控制感染。

1. 经尿道膀胱镜取石或碎石   适用于结石3cm以下者。较大的结石应采用液电、超声、激光或气压弹道碎石。

2. 耻骨上膀胱切开取石术   适用于结石过大、过硬或膀胱憩室病变者。小儿以及膀胱感染严重者应做耻骨上膀胱造瘘，以加强尿液引流。

3. 发现继发性结石   应同时考虑原发病的治疗。

四、尿道结石

尿道结石绝大多数来自于肾和膀胱，有尿道狭窄、尿道憩室和异物存在时亦可致尿道结石。见于男性，多位于前尿道。

【临床表现】

典型症状为点滴状排尿，排尿困难伴尿痛，重者可发生急性尿潴留。

【辅助检查】

前尿道结石可沿尿道扪及。后尿道结石经直肠指检可触及。B超和X线检查可明确诊断。

【治疗原则】

采用非手术方法，尿道结石因结石位置不同则治疗方法也不同：

1. 结石位于尿道舟状窝者   可向尿道内注入无菌液状石蜡，随后可轻轻地推挤，或用小钳子取出。

2. 结石位于前尿道者   采用在阴茎根行阻滞麻醉后，压迫结石近端尿道，阻止结石后退。注入无菌液状石蜡，再轻轻地向尿道远端推挤，钩取或钳出。

3. 结石位于后尿道者   可用尿道探条将结石轻轻地推入膀胱，再按膀胱结石处理。

五、疾病护理

（一）术前护理

【护理评估】

1. 健康史   了解病人居住地域，注意病人的饮食习惯及特殊爱好，饮水习惯，每天饮水量、饮水时间、尿的颜色，每日食肉量、食糖量以及食乳制品、饮酒情况等。了解糖尿病、高血压、休克或虚脱史（易造成肾损害），以及应用止痛药物（引起尿浓缩或酸化）和钙剂（引起尿酸增高）等情况。

2. 身体状况

（1）局部症状   评估上尿路结石病人疼痛的部位、性质，有无放射性疼痛；血尿出现与病人活动或绞痛的关系及有无肿块。评估膀胱结石病人的典型症状有无排尿突然中断、膀胱刺激征及疼痛特点。评估尿道结石病人典型症状有无排尿困难、点滴状排尿的特点。

（2）全身症状　评估病人的血压、脉搏、呼吸、尿量及尿色变化情况，有无其他伴随症状。

（3）辅助检查　了解血、尿常规变化情况，X线平片、B超、CT、排泄性尿路造影检查、逆行肾盂造影、内镜检查、直肠指检有无异常发现。

3. 心理和社会支持状况

（1）泌尿系结石是泌尿系常见病，而且复发率较高。注意了解病人和家属对结石造成的危害、治疗方法的认识和心理承受、经济支持的能力。此类病人对疾病的预后担心很多，希望能用非手术方法使结石排出。但非手术治疗可能需要较长时间，病人易产生急躁心理。

（2）评估病人及亲属对损伤和手术治疗的了解程度；了解病人及家庭的经济状况。

（3）了解病人所在社区的医疗保健服务情况等。

【常见护理诊断/问题】

1. **疼痛**　与结石刺激引起的炎症、损伤和平滑肌痉挛有关。

2. **排尿形态异常**　与结石或血块引起尿路梗阻有关。

3. **有感染的危险**　与结石引起梗阻、尿潴留等有关。

4. **知识缺乏**　与缺乏有关病因、治疗和预防复发的知识有关。

【护理措施】

1. **术前常规护理**　参见第五章围术期病人的护理。

2. **一般护理**

（1）疼痛的护理　密切观察病人疼痛的部位、性质、程度，伴随症状及生命体征的变化，向病人解释疼痛与活动的关系，嘱其减少剧烈运动，使用以往有效的非药物缓解疼痛的方法，如分散注意力和放松技巧，配合局部热敷、针灸等，以缓解疼痛。发作期病人应卧床休息，必要时遵医嘱给予止痛和解痉药，病情较重者应输液治疗。

（2）排尿异常的护理　保持尿路通畅，鼓励病人大量饮水，每日尿量在2000～3000ml者，在病情允许的情况下，可口服中药排石；或者适当做一些跳跃及其他体育运动，变换体位，促使输尿管蠕动和结石下移，以利于结石排出。

（3）预防和控制感染　遵医嘱应用抗生素控制急性尿路感染，观察病人生命体征、尿液颜色及尿液检查结果，有无尿频、尿急、尿痛、发热和脓尿等。鼓励病人多饮水，起到内冲刷作用，以利于控制感染的发生。

3. **病情观察**　观察肾功能、尿量及水、电解质是否平衡；观察尿液内是否有结石排出，每次排尿于玻璃瓶或金属盆内，以便看到或听到结石的排出。

（二）术后护理

【护理评估】

1. **一般情况**　包括麻醉方式、手术种类、术中情况，术后生命体征、切口和引流情况等。

2. **康复情况**　结石排出、尿液引流和切口愈合情况，有无尿路感染。

3. 肾功能状态 尿路梗阻解除程度，肾积水和肾功能恢复情况，残余结石对泌尿系统功能的影响。

【常见护理诊断/问题】

1. **疼痛** 与损伤、手术有关。

2. **潜在并发症** 血尿、感染。

【护理措施】

1. 一般护理

(1) **体位护理** 上尿路结石术后侧卧或半卧位，以利引流；肾实质切开者，应卧床 2 周；经膀胱镜钳夹碎石后，适当变换体位，以促进排石。

(2) **改善营养** 肠蠕动恢复后可进食；鼓励病人多饮水达每日 3000~4000ml，以保证充足的体液量；血压稳定者可用利尿剂，以增加尿量，达到冲洗尿路和改善肾功能的目的。

(3) **病情观察** 术后需密切观察尿液排出情况，每小时尿量至少应维持 50ml，如果病人的摄入量充足而每小时尿量仅 20~30ml 时，应立即通知医生。注意尿液的颜色，手术后 12 小时尿液大都带有血色，若有鲜红而浓的血尿提示出血，应及时通知医生。

(4) **伤口及引流管的护理** 经皮肾镜取石术后常规留置肾盂造瘘管，必要时放置输尿引流管，开放性手术后常见的引流管有伤口引流管、尿管、肾盂造瘘管、输尿管、膀胱造瘘管等，应保持管道通畅。行耻骨上膀胱切开取石术的病人，做好膀胱造瘘的护理。

2. 体外冲击波碎石病人的护理

(1) **缓解病人的恐惧心理** 向病人讲明该方法简单、安全、有效，可重复治疗，以解除病人的恐惧心理，争取其主动配合。嘱咐病人术中定位后不能随意移动身体。术前控制感染，术前 3 日忌进易产气食物，前 1 日服缓泻剂，术日晨禁食水。

(2) **饮食护理** 碎石后，如病人无明显不适，可进正常饮食。多饮水，以促使排石。

(3) **体位护理** 结石位于中肾盏、肾盂、输尿管上段者，碎石后取头高脚低位，上半身抬高；结石位于肾下盏者，碎石后取头低位。左肾结石取右侧卧位，右肾结石取左侧卧位，同时叩击肾区，以利于碎石由肾盏进入输尿管。巨大肾结石碎石后可因短时间内大量碎石突然充填输尿管而发生堵塞，引起"石阶"和继发感染，严重者可引起肾功能改变。因此，碎石后应采取患侧卧位，以利结石随尿液逐渐排出。非开放性手术的病人经内镜钳夹碎石后，如病人无全身反应和明显疼痛者，应嘱其适当活动，经常变换体位，以增加输尿管蠕动，促使结石排出。

(4) **病情观察** 结石碎块通常在几周内可陆续排出，碎石后应注意观察排尿及排石情况，排出过程中出现的血尿、疼痛，可在 1~2 天后消失。应用纱布过滤尿液，收集结石碎渣做成分分析，定时拍腹部平片观察结石排出情况。

3. 疼痛的护理 准确评估病人疼痛的程度，及时有效减缓病人的疼痛，促进伤口愈合。

4. 并发症的预防与护理

（1）血尿的护理　密切观察血尿的变化情况。必要时遵医嘱应用止血药物。肾实质切开者应卧床 2 周，以减少出血机会。

（2）感染的护理

1）注意观察病人的生命体征、尿液颜色和性状，以及尿液检查结果。

2）鼓励病人多饮水，以起到内冲刷作用，也有利于感染的控制。

3）有感染者，遵医嘱应用抗菌药控制感染。

（三）健康教育

1. 健康宣教　关心和帮助病人，给病人讲解与疾病有关的知识，以解除其思想顾虑，使其积极配合治疗。

2. 食物与营养　因食物和营养对尿石的形成和预防有着非常重要的作用，所以要根据结石分析结果安排饮食。

（1）高钙结石　少食奶制品、精白面粉、豆制品、巧克力、坚果类等。

（2）草酸结石　限制食浓茶、番茄、菠菜、芦笋、花生等食物，多食含纤维素丰富的食物。

（3）尿酸结石　不宜食高嘌呤食物，如动物内脏，应进食碱性食品。

（4）感染性结石　建议进食酸性食物，以使尿液酸化。

3. 饮水与防石　大量饮水，稀释尿液，减少尿中晶体沉积。成人保持每日尿量在 2000ml 以上，尤其是睡前和半夜饮水，保持夜间尿液呈稀释状态，以减少晶体形成。

4. 药物预防　根据结石成分，采用药物降低有害成分、碱化或酸化尿液，以预防结石复发。维生素 B_6 有助于减少尿中草酸盐含量，氧化镁可增加尿中草酸溶解度。枸橼酸钾、碳酸氢钠等可使尿 pH 值保持在 6.5~7.0，对尿酸和胱氨酸结石有预防意义。口服别嘌呤醇和碳酸氢钠可减少尿酸结石的形成，对含钙结石亦有抑制作用。口服氯化氨可使尿液酸化，有利于防止感染性结石的生长。

5. 活动与休息　有结石的病人建议在饮水后多活动，以利结石的排出。但切开取石术后的病人要注意休息，避免过多的运动和过重的劳动。

6. 复诊　按规定时间到医院复查，观察有无复发及残余结石情况。若出现剧烈绞痛、恶心、呕吐、寒战、高热、血尿等症状，应及时就诊。

第四节　泌尿系统肿瘤病人的护理

泌尿及生殖系统各部均可发生肿瘤，最常见的是膀胱癌，其次是肾癌。

一、膀胱癌病人的护理

（一）疾病概要

膀胱癌（carcinoma of bladder）发病率在我国泌尿生殖系肿瘤中占第一位，在欧洲、美国，其发病率位于前列腺癌之后，位于第二位。患病率男女之比为 2.7∶1。大多数病人的肿瘤仅局限于膀胱，只有不到 15% 的病例出现远处转移。

【病因】

导致膀胱癌的因素很多，大致如下：

1. 化学致癌物　染料、橡胶、塑料的中间产物，如 β - 萘胺、联苯胺、4 - 氨基双联苯等，长期接触这些致癌物质的人员个体差异大，潜伏期长，可达 15 ~ 40 年。

2. 人体内色氨酸、烟酸的中间代谢产物　经测定，吸烟者尿中的色氨酸中间产物含量升高，故吸烟与膀胱肿瘤的发生有密切关系。

3. 局部慢性刺激　感染、结石、尿潴留等可引起膀胱黏膜发生增生改变，膀胱白斑、埃及血吸虫病的虫卵刺激也是致癌诱因。

4. 其他　长期大量服用镇痛药非那西丁、内源性色氨酸的代谢异常等均为膀胱癌的诱因。

【病理与分型】

膀胱癌与肿瘤的组织类型、细胞分化程度、生长方式和浸润深度有关，其中细胞分化程度和浸润深度对预后的影响最大。

1. 组织学类型　膀胱癌绝大多数来自上皮组织，其中移行上皮细胞癌占 95% 以上，鳞癌和腺癌各占 2% ~ 3%。

2. 分化程度　根据肿瘤细胞大小、形态、排列、核改变及分裂相等可分为三级：Ⅰ级为细胞分化良好，属低度恶性；Ⅲ级为细胞分化不良，属高度恶性；Ⅱ级分化居Ⅰ、Ⅲ级之间，属中度恶性。

3. 生长方式　可分为原位癌、乳头状癌和浸润性癌。移行细胞癌多为乳头状，鳞癌和腺癌常有浸润。

4. 好发部位　以两侧壁和后壁最多，其次为三角区和顶部，其发生可为多中心。

5. 转移途径　膀胱肿瘤的扩散主要向深部浸润，直至膀胱外组织。淋巴转移较常见，浸润浅肌层者约 50% 淋巴管内有癌细胞，浸润深肌层者几乎全部淋巴管内有癌细胞。膀胱癌浸至膀胱周围组织时，多数已有远处淋巴结转移。血行转移多在晚期，主要转移至肝、肺、骨和皮肤等处。

6. 浸润深度　国际抗癌联盟（UICC）1980 年将膀胱癌 TNM 分期作如下规定：

T_{is}：原位癌，浸及黏膜表层。

T_a：无浸润乳头状瘤。

T_1：浸及黏膜固有层内。

T_2：浸润浅肌层。

T_3：浸润深肌层或穿透膀胱壁。

T_4：浸及前列腺或膀胱邻近组织。

N_0：无局部淋巴结转移。

N_1：同侧区域淋巴结转移。

N_2：多发区域淋巴结转移。

N₃：区域淋巴结转移并固定。

N_3：区域淋巴结转移并固定。

N_4：区域外淋巴结转移。

M_0：无远处转移。

M_1：有远处组织或器官转移。

【临床表现】

1. 症状

（1）血尿　常为间歇、无痛性肉眼血尿，多为全程血尿，终末加重。血尿程度与肿瘤大小、数目、恶性程度并不一致。

（2）膀胱刺激征　尿频、尿急、尿痛多为膀胱肿瘤的晚期表现，多由于肿瘤侵犯膀胱壁或肿瘤坏死破溃或合并感染时出现。

（3）排尿困难和尿潴留　三角区及膀胱颈部肿瘤可梗阻膀胱出口，造成排尿困难，甚至尿潴留。

2. 体征　多数病人无明显体征。当肿瘤增大到一定程度可触到肿块。肿瘤浸润输尿管口可引起肾积水，晚期有贫血、浮肿、腹部肿块等表现。发生肝或淋巴结转移时，可扪及肿大的肝或锁骨上淋巴结。

【辅助检查】

1. 实验室检查　尿常规检查可见血尿或脓尿。大量血尿或肿瘤侵犯骨髓可致贫血，血常规见血红蛋白值和血细胞比容下降。

2. 尿道脱落细胞检查　膀胱肿瘤病人的尿中容易找到脱落的肿瘤细胞，方法简便，可作为血尿病人的初步筛选。

3. 膀胱镜检查　可以直接观察到肿瘤所在部位、大小、数目、形态、有蒂还是广基，初步估计基底部浸润程度等。此为膀胱肿瘤的必要检查，同时可以在镜下行活组织检查。

4. 影像学检查

（1）B超检查　在膀胱充盈情况下可以看到肿瘤的位置、大小等。

（2）CT、MRI检查　除能观察到肿瘤大小、位置外，还能观察到肿瘤与膀胱壁的关系。

【治疗原则】

1. 手术治疗

（1）经尿道膀胱肿瘤切除术（transurethral resection of bladder tumor，TURBt）　是所有膀胱肿瘤治疗的首选方法。若肿瘤属非浸润型，并为单发、分化较好，可单纯采用TURBt治疗。

（2）膀胱部分切除　适用于肿瘤呈浸润性生长、病灶比较局限，多位于膀胱侧后壁、顶部等，距膀胱三角区有一定的距离。若病灶位于膀胱憩室内也是膀胱部分切除的适应证。

（3）根治性膀胱全切术　指切除盆腔的前半部器官，包括膀胱周围的脂肪、韧带、前列腺、精囊；男性尿道复发的概率为6.1%～10.6%，故对肿瘤累及前列腺或膀胱颈部的病人，应当同时切除尿道。可考虑尿流改道或肠代膀胱等手术方式，以提高病人的生活质量。

2. 辅助治疗　可采取膀胱灌注化疗。对保留膀胱的病人，术后应经导尿管给予膀胱化疗药物灌注，以消灭残余的肿瘤细胞，降低术后复发的可能性。

（一）疾病护理

术前护理
【护理评估】

1. 健康史　了解疾病相关因素，如工作生活环境、吸烟、泌尿系炎症、结石等；有无染料、橡胶、塑料、油漆长期接触史；以往是否有过血尿史；有无腰、腹部和膀胱手术创伤史；病人家族中有无发生泌尿系统肿瘤。

2. 身体状况

（1）局部症状　评估有无肉眼血尿，血尿出现的时间，排尿时是否疼痛，为间歇性还是持续性血尿；有无血块，血块形状；排尿形态有无改变，有无尿路刺激症状。

（2）全身症状　评估病人有无消瘦、贫血等营养不良的表现；重要脏器功能状况；有无转移的表现及恶病质。

（3）辅助检查　了解实验室检查、B超、CT、MRI、膀胱镜及组织病理学检查结果。

3. 心理和社会支持状况　评估病人及家属对病情、拟采取的手术方式、手术并发症、排尿形态改变的认知程度，心理和家庭经济承受能力。由于疾病易复发，治疗时间长，病人可能易失去治疗信心。

【常见护理诊断/问题】

1. 恐惧/焦虑　与癌症的恶性程度、惧怕手术、如厕自理缺陷有关。

2. 营养失调：低于机体需要量　与癌肿消耗、长期血尿有关。

【护理措施】

1. 术前护理常规　参见第五章围术期病人的护理。

2. 一般护理

（1）减轻病人的恐惧与焦虑　因膀胱癌属中等恶性，一般出现血尿立即就诊大多数属早期，及时手术治疗，5年生存率非常高。护士要主动向其解释病情，依病人情况告知与疾病的有关知识，鼓励病人树立信心，积极配合治疗。

（2）改善病人的营养状况　术前应注意改善病人营养状态，给予高热量、高蛋白饮食。

术后护理
【护理评估】

1. 一般情况　包括麻醉方式、手术种类、术中情况、术后生命体征等。

2. 康复情况　有无盆腔脓肿、尿瘘、直肠损伤、肠瘘、肠梗阻、切口和引流情况。

3. 术后并发症　评估术后感染、出血情况。

【常见护理诊断/问题】

1. **自我形象紊乱**　与术后尿流改道有关。

2. **有感染的危险**　与手术切口、引流置管、肠代膀胱和腹壁存在瘘口有关。

3. **潜在并发症**　出血、感染。

【护理措施】

1. 一般护理

（1）**体位护理**　膀胱全切除术后卧床 8～10 日，避免引流管脱落引起尿漏。

（2）**饮食护理**　术后胃肠功能恢复、肛门排气后可进食，应摄入富含维生素及营养丰富的饮食。回肠膀胱术、可控膀胱术后可按肠吻合术后饮食护理，禁食期间给予静脉营养。经尿道膀胱肿瘤电切术后 6 小时可正常进食，多饮水可起到内冲洗作用。

2. 引流管的护理

（1）**引流管的标记和观察**　各种引流管应贴标签分别记录引流情况，保持引流通畅。经尿道膀胱肿瘤电切或膀胱部分切除术后，应保持导尿管通畅，防止膀胱内出血过多时血块堵塞尿管；回肠代膀胱术后因肠黏膜分泌黏液，易堵塞引流管，注意及时挤压将黏液排出，有贮尿囊者，可用生理盐水每 4 小时冲洗 1 次。

（2）**拔管时间**　输尿管末端皮肤造口术后 2 周，皮瓣愈合后拔除输尿管。回肠膀胱术后 10～12 日拔除输尿管和回肠膀胱引流管，改为皮肤接尿器。

3. 自我形象紊乱的护理　帮助病人面对形象的改变，解释尿流改道的必要性，告知病人尿流改道是膀胱癌治疗的一部分，以助于治疗的彻底性。通过护理和训练，能逐步适应术后改变。

4. 特殊护理

（1）**输尿管皮肤造口和回肠代膀胱腹壁造口的护理**　保证造瘘处清洁，敷料渗湿后及时更换，保证内支撑引流管固定牢靠且引流通畅。在回肠内留置导尿管者，需经常冲洗，防止黏液堵塞。术后 72 小时内密切观察造瘘口情况。正常时应呈粉红色，较湿润，富有光泽，稍高出皮肤，如出现回缩、颜色变紫，则说明肠管血运障碍，应及时报告医生。

（2）**原位排尿新膀胱的护理**　术后 3 周内确保各支撑管、引流管引流通畅，定期冲洗留置导尿管，防止黏液堵塞；在拔除导尿管前应训练新膀胱，待容量达 300ml 以上便可以拔管。告知病人一年内若有不同程度的尿失禁存在，需锻炼肛门括约肌功能，以助于早日恢复控尿功能。

（3）**集尿袋护理**　造口处伤口愈合后选择合适的集尿袋外接造瘘管，引流尿液，指导病人自行定期更换集尿袋。

5. 并发症的预防与护理

（1）**术后出血**　膀胱全切术后密切观察血压、脉搏、引流物性状，若血压下降、脉搏加快、引流管内引出鲜血，每小时超过 100ml 以上且易凝固，提示有出血，应及时通知医生。

（2）**术后感染**　观察体温变化情况；保持切口清洁，及时更换敷料；妥善固定引流管并保持其引流通畅。遵医嘱应用广谱抗菌类药物预防感染。如有体温升高、引流物为脓性并有切口疼痛，多提示有感染，应尽快通知医生。

（三）健康教育

1. **康复指导**　合理饮食，加强营养，适当锻炼，增强体质。禁止吸烟，对密切接触致癌物质者加强劳动保护，以防止或减少膀胱肿瘤的发生。

2. **用药指导**　术后坚持膀胱灌注化疗药物，膀胱保留术后能憋尿者，即行膀胱灌注免疫抑制剂 BCG（卡介苗）或抗癌药物，可预防或推迟肿瘤复发。每周灌注 1 次，共 6 次，以后根据 B 超、血、尿常规复查结果，如膀胱内无肿瘤复发，可将膀胱灌注药物时间改为 2 周 1 次，6 次后需复查膀胱镜；若有肿瘤复发，应手术治疗，若无复发者可将膀胱灌注间隔时间延长至 1 个月。1 年后若仍无肿瘤复发，可将膀胱灌注间隔时间延长至 2 个月，一般灌注 5 年，每 2 ~ 3 年复查膀胱镜。膀胱灌注药物后需将药物保留在膀胱内 2 小时，取俯、仰、左、右侧卧位各半小时。

3. **定期复查**　主要是全身系统检查，及时发现转移及复发征象。

4. **自我护理**　尿流改道术后腹部带接尿器者应学会自我护理，避免接尿器的边缘压迫造瘘口。保持清洁，定期更换尿袋。

二、肾癌病人的护理

（一）疾病概要

肾癌（renal carcinoma）又称肾细胞癌、肾腺癌等，占原发性肾恶性肿瘤的 85% 左右，是最常见的肾脏恶性肿瘤，多发于 50 ~ 70 岁之间，男女比例约为 2∶1。

【病因】

肾癌的病因不清，目前认为与环境污染、职业暴露、染色体畸形、抑癌基因缺失、石棉、皮革制品等有密切关系。流行病学调查显示，吸烟者比非吸烟者患肾细胞癌的危险性高两倍以上。

【病理与分型】

肾癌发生于肾小管上皮细胞，外有假包膜，圆形，切面呈黄色，有时呈多囊性，可有出血、坏死和钙化等表现。肿瘤可破坏全部肾脏，并可侵犯邻近脂肪、肌肉、血管、淋巴管等，肾周围筋膜是防止局部扩散的一层屏障。

1. **组织学类型**　肾癌有三种基本细胞类型，即透明细胞、颗粒细胞和梭形细胞，均来源于肾小管上皮细胞。临床以透明细胞癌最为多见。若以梭形细胞为主的肾癌其恶性程度高，预后差。

2. **病理分级**　按细胞分化程度可分为以下三级：

Ⅰ级　细胞分化程度尚可，属低度恶性。

Ⅱ级　细胞分化程度已有明显异形性，属中等程度恶性。

Ⅲ级　细胞分化程度极差，属高度恶性。

3. **转移途径**　以直接侵犯肾周围脂肪组织的途径较常见，肾癌穿透假包膜后可经血液和淋巴途径转移。最常见的转移部位是肺，其次为肝、骨骼、肾上腺、对侧肾和同侧邻近淋巴结。

【临床表现】

主要为血尿、疼痛、肿块，被称为肾癌的三联症。早期可无明显症状。

1. **血尿**　如为无痛性间歇性肉眼血尿，提示肿瘤往往已穿入肾盏、肾盂，并非早期症状。

2. **疼痛**　多有腰部钝痛或隐痛。若血块通过输尿管可发生肾绞痛，肾癌晚期可出现骨转移性疼痛。

3. **肿块**　肿瘤较大时可在腹部或腰部发生肿块，质地坚硬。

4. **肾外表现**　可见发热、高血压、同侧精索静脉曲张、红细胞增多、肝大、肝功能损害等肾外表现。

【辅助检查】

1. **实验室检查**　包括尿常规、血沉、CEA、尿液脱落细胞检查。

2. **B超**　首选检查方法，可作为常规体检项目。常表现为不均质的中低回声实性肿块，体积小的肾癌有时表现为高回声，需结合 CT 或肾动脉造影明确诊断。

3. **X线检查**　泌尿系统平片（KUB）可见肾外形增大，偶见肿瘤散在钙化。静脉尿路造影（IVU）可见肾盏、肾盂因肿瘤挤压或侵犯出现不规则变形、狭窄、拉长、移位或充盈缺损（图 29 - 7）。

4. **CT、MRI**　有助于早期发现并与其他疾病鉴别。CT 表现为肾实质内不均质肿块，平扫 CT 值略低于或与肾实质相似，增强扫描后，肿瘤不如正常肾实质增强明显。MRI 在显示邻近器官有无受侵犯、肾静脉或下腔静脉等显像中优于 CT。

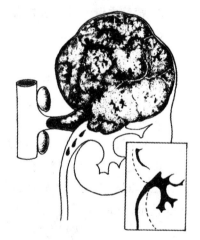

图 29 - 7　左肾癌及其肾盂造影

【治疗原则】

1. **手术治疗**　根治性肾切除术是肾癌的首选治疗方法。适用于无扩散的肾细胞癌。手术切除范围包括患肾、肾周围的正常组织、同侧肾上腺、近端 1/2 输尿管、肾门旁淋巴结。腹腔镜下肾癌切除术目前在很多有条件的医院开展，其优点是创伤小，恢复快，有些早期病人可以行单纯肿瘤切除，而保留正常肾实质。

2. **放疗**　可以作为肾细胞癌的新辅助治疗方法或术后辅助治疗。

（二）疾病护理

术前护理

【护理评估】

1. **健康史**　了解家族遗传对肾癌发病的影响；评估发病特点，如病人有无血尿、血尿程度，有无排尿形态改变和经常性腰部疼痛。本次发病是体检时无意发现还是出现血尿、腰痛或自己扪及包块而就医。

2. 身体状况

（1）**局部症状** 评估肿块位置、大小及数量，有无触痛，活动度情况。

（2）**全身症状** 评估重要脏器功能状况，有无转移灶的表现及恶病质表现。

（3）**辅助检查** 尿常规、血沉、CEA、尿液脱落细胞检查；B超、KUB、IVU、CT、MRI等检查及有关手术耐受性检查的结果。

3. 心理和社会支持状况 血尿是泌尿系肿瘤最早出现的症状，因表现为无痛间歇性，或有的只是镜下血尿，故不易引起病人及家属的重视，易延误治疗或漏诊。随着症状的不断加重，病人的紧张与不安感加重。确诊后病人精神、心理压力加大，接受治疗的心情迫切，但又对预后十分担心。此时病人对周围的一切都很敏感，希望得到他人的帮助。有一部分病人暂时不知道真实的诊断，家属希望在适当的时候再说明，医护人员应遵从家属的意见。

【常见护理诊断/问题】

1. **恐惧/焦虑** 与对癌症和手术的恐惧有关。

2. **疼痛** 与卧床过久、晚期癌症有关。

3. **营养失调：低于机体需要量** 与癌肿消耗、长期血尿有关。

【护理措施】

1. **术前护理常规** 参见第五章围术期病人的护理。

2. **减轻病人的焦虑与恐惧**

（1）对担心得不到及时有效的诊治而表现为恐惧、焦虑的病人，护士应了解病人和家属对疾病的认识程度，及时向病人和家属提供各种治疗信息。根据病人的具体情况，做耐心的心理疏导，主动关心病人，倾听病人诉说，告知手术治疗的必要性和可行性，以稳定病人情绪，消除其恐惧、焦虑、绝望的心理，争取病人的积极配合。

（2）对担心术后并发症及影响生活质量的病人，应加强术前各项护理措施的落实，让病人体会到手术前的充分准备。亦可通过已手术病人的现身说法，得知手术治疗的良好疗效，以消除病人的恐惧、焦虑心理。

3. **改善营养**

（1）**饮食护理** 指导胃肠道功能健全的病人选择营养丰富的食品，提供色、香、味较佳的饮食，以增进病人食欲。

（2）**营养支持** 对胃肠功能障碍者，应在手术前通过静脉途径给予营养，贫血者可予少量多次输血以提高血红蛋白水平和病人抵抗力，及提高手术的耐受性。

4. **病情观察** 病程长、体质差、晚期肿瘤出现明显血尿者，应卧床休息，每日观察和记录排尿情况和血尿程度。

5. **疼痛的护理** 评估病人疼痛的性质、程度，试用非药物缓解疼痛的方法，如分散注意力和放松技巧，若效果不佳，应及时遵医嘱给予药物治疗。

术后护理

【护理评估】

1. **一般情况** 包括麻醉方式、手术种类、术中情况、术后生命体征等。

2. **康复情况** 是否有肾窝积液、积脓、尿瘘、腹腔内脏器损伤，以及引流情况。

3. **术后并发症** 是否有继发出血、切口感染等。

【常见护理诊断/问题】

1. **疼痛** 与手术切口有关。

2. **潜在并发症** 出血、感染。

【护理措施】

1. **一般护理**

（1）**体位护理** 血压平稳后取半卧位，肾癌根治术后的病人需卧床 5~7 日，并避免过早活动，以防出血。

（2）**饮食护理** 术后如肠功能恢复、肛门排气，可以摄入富含维生素和营养丰富的饮食。

（3）**伤口及引流管护理** 肾癌术后伤口引流管若无引流物排出，可于 2~3 日拔除。

2. **病情观察** 患肾切除后，健肾负担加重，加上术中出血过多，或取癌栓时暂时结扎下腔静脉，易导致蛋白尿和肾衰竭。因此，要准确记录 24 小时尿量，动态观察尿比重和检测肾功能。由于手术创面大，渗血较多，因此应密切观察病人生命体征，保证输血、输液管道通畅。

3. **疼痛的护理** 准确评估病人疼痛的程度，及时、有效地减缓病人的疼痛，促进伤口愈合。

4. **并发症的预防和护理**

（1）**术后出血**

①密切观察病情：定时观察生命体征的变化，注意引流管的情况。若病人术后引流量较多、色鲜红且很快凝固，同时伴血压下降、脉搏增快，常提示有术后出血，应立即通知医生。

②止血和输血：对出血量大、血容量不足的病人，应遵医嘱应用止血药物，并给予输液和输血；若经处理出血未能控制者，及时做好手术止血的准备。

（2）**感染** 密切监测体温变化；观察伤口及引流管内引流物的量、色及质的变化，保持各引流管引流通畅；保持伤口干燥。遵医嘱应用抗菌类药物，预防感染的发生。

（三）健康教育

1. **康复指导** 加强营养，经常调整食物品种，以新鲜鱼、肉、蛋、豆制品、蔬菜和水果为宜。尤其对进行化疗、放疗的病人应指导科学、合理饮食，减少高脂肪饮食，特别是动物脂肪、肉类等。保证充分的休息，适度身体锻炼及娱乐活动，增强体质。保持乐观、积极心态，树立战胜疾病的信心。

2. **用药指导** 由于肾癌对放、化疗均不敏感，药物治疗可能是此类病人康复期的主要方法。在用药期间，病人会出现低热、乏力等不良反应，应及时就医，在医生指导下用药。

3. 定期复查 本病的近、远期复发率均较高，病人需定期复查 B 超、CT 和血尿常规，以便及时发现复发或转移。

三、前列腺癌病人的护理

（一）疾病概要

前列腺癌（carcinoma of prostate）在欧美国家发病率极高，在高龄男性中仅次于肺癌，但在我国比较少见，随着人均寿命的不断增长，近年发病率不断上升。

【病因】

前列腺癌的病因不清，可能与种族、遗传、食物、环境、性激素等有关。有家族史的发病率也高，有家族发病倾向的发病年龄也较轻。过多的脂肪摄入有可能促进前列腺癌的发展。接触金属镉能够增加前列腺癌的易患危险，烟草、碱性电池、焊接工业等都有接触这种金属的可能。现在也注意到某些基因的功能丢失或突变在前列腺癌发病、进展及转移中起重要作用。

【病理】

前列腺癌最常发生的部位是腺体外周带，大多数为多病灶，易侵及前列腺尖部。

1. 组织学类型 前列腺癌 98% 为腺癌，起源于腺细胞，其他少见的有移行细胞癌、鳞癌、未分化癌等。

2. 转移途径 较常见的转移途径是淋巴结转移及经血行转移至骨骼。

【临床分期】

1981 年由美国的 Jewett、Whitemore 等参照国际抗癌联盟的分期对前列腺癌的临床分期作了修正。

T_{1a}：切除的组织中肿瘤 <5%，DRE、PSA 正常。

T_{1b}：切除的组织中肿瘤 >5%，DRE、PSA 正常。

T_{1c}：切除组织中肿瘤 >5%，单纯 PSA 升高，DRE、TRUS 正常。

T_{2a}：DRE 或 TRUS 能够发现肿瘤，但只是一侧前列腺，并局限在前列腺内。

T_{2b}：DRE 或 TRUS 能够发现肿瘤，并且两侧都有，但仍局限在前列腺内。

T_{3a}：肿瘤已超出前列腺。

T_{3b}：肿瘤侵及精囊。

T_4：肿瘤侵及膀胱颈、括约肌、直肠、肛提肌和骨盆壁。

注：参照 TNM 分期，但仅列出 T。DRE：直肠指检；TRUS：经直肠超声检查。

【临床表现】

1. 症状 早期前列腺癌多数无明显临床症状，常在直肠指检时偶然被发现。进展期肿瘤生长可以挤压尿道，直接侵犯膀胱颈部、三角区，病人出现排尿困难症状，如尿频、尿急、尿流缓慢、尿流中断、排尿不尽，甚至尿潴留或尿失禁；血尿少见。晚期症状有贫血、衰弱、下肢浮肿、排便困难、少尿或无尿等。骨转移病人可以出现骨痛、脊髓压迫症状、排便失禁等。少数病人以转移症状就医而无明显前列腺癌原发症状。

2. **体征** 直肠指检（DRE）发现前列腺结节，质地坚硬。淋巴结转移时，病人可出现下肢浮肿。脊髓受压可出现下肢痛、无力等。

【辅助检查】

1. **实验室检查** 前列腺特异性抗原（prostatic specific antigen，PSA）为前列腺癌的筛选检查方法。正常男性的血清 PSA 浓度应 <4ng/ml。

2. **影像学检查** 经直肠超声检查（TRUS）可以显示前列腺内低回声病灶及其大小与侵及范围。

3. **前列腺穿刺活检** 采用六针法行穿刺活检，具体方法是在前列腺的两叶，从前列腺尖部、中部、基底部各穿 1 针，共 6 针。穿刺一般是在 TRUS 引导下进行。

【治疗原则】

1. **睾丸切除** 行睾丸切除术，再配合抗雄激素制剂治疗对各期前列腺癌均有较好的疗效，特别对中晚期病人是主要的治疗手段。

2. **根治术** 对早期前列腺癌，无骨转移的（T_{1a}、T_2 期）应考虑行根治术，目前国际上及国内有条件的医院都在开展腹腔镜下前列腺癌根治术，手术时间短，创伤小，恢复快。

（二）疾病护理

术前护理

【护理评估】

1. **健康史** 了解病人吸烟、遗传、饮食、性激素等因素，以及病人家族中有无发生泌尿系统肿瘤的情况。

2. **身体状况**

（1）局部症状 评估有无出现排尿困难、尿频、尿急、尿流缓慢、尿流中断、排尿不尽，甚至尿潴留或尿失禁。

（2）全身症状 评估病人有无消瘦、贫血等营养不良的表现；重要脏器功能状况；有无骨痛、脊髓压迫症状等转移灶的表现及恶病质；病人对手术的耐受性。

（3）辅助检查 了解实验室检查、PSA 测定、B 超、前列腺穿刺活检结果。

3. **心理和社会支持状况** 评估病人及家属对病情、拟采取的治疗方案、手术方式、术后并发症和排尿形态改变的认知程度，以及心理和家庭的经济承受能力。前列腺癌多为老年病人，应给予更多的照顾，帮助解决手术前生理及心理的问题。

【常见护理诊断/问题】

1. **恐惧/焦虑** 与对癌症的恐惧、害怕手术等有关。

2. **营养失调：低于机体需要量** 与癌肿消耗有关。

【护理措施】

1. **术前护理常规** 参见第五章围术期病人的护理。

2. 一般护理

（1）减轻焦虑和恐惧　多与病人沟通，向病人解释与疾病有关的知识，让病人充分了解自己的病情。前列腺癌恶性程度属中等，经有效治疗后疗效尚可，5 年生存率较高，使其减轻思想压力，稳定情绪，消除恐惧、焦虑心理。

（2）改善营养　前列腺癌早期无症状，病人有症状就医时多属中晚期，且多有不同程度的机体消耗。在治疗疾病的同时，需给予营养支持，指导病人科学合理饮食，保证丰富的膳食营养，尤宜多食富含多种维生素的食物。必要时给予胃肠内外营养支持。

术后护理
【护理评估】

1. **一般情况**　包括麻醉方式、手术种类、术中情况，术后生命体征等情况。
2. **康复情况**　尿液引流和尿道损伤情况，有无尿路感染。
3. **术后并发症**　评估病人术后出血、感染情况。

【常见护理诊断/问题】

潜在并发症　出血、感染等。

【护理措施】

1. **预防出血的护理**　根治术后有继发出血的可能，若血压下降，脉搏增快，引流液色鲜红、立即凝固、每小时量超过 100ml 以上，提示继发出血，应立即通知医生处理。

2. **预防感染的护理**　加强各项基础护理措施，保持切口清洁，及时更换敷料，保证引流管通畅且固定牢靠。应用广谱抗菌类药物预防感染。若出现感染征象应及时通知医生。

（三）健康教育

1. **康复指导**　加强营养，适当锻炼，增强体质。避免高脂肪饮食，特别是进食动物脂肪、红色肉类是前列腺癌的危险因素；可多食豆类、谷物、蔬菜、水果、绿茶等食物，对预防本病有一定作用。

2. **用药指导**　放射治疗可有效抑制前列腺癌，但对心血管、肝、肾、肺有较严重的副作用，故用药期间应密切观察，注意保护主要器官的功能。

3. **定期随诊复查**　定期检测 PSA，其可作为判断预后的重要指标。若有骨痛，应即行骨扫描，若有骨转移者可加用放射治疗。

第五节　泌尿系统梗阻病人的护理

一、概述

尿液在肾内形成后，经过肾盏、肾盂、输尿管、膀胱和尿道排出体外，其正常的排出，有赖于尿路管腔通畅和排尿功能正常。泌尿系统梗阻也称尿路梗阻（obstruction of urinary tract)。尿路梗阻可导致肾积水和肾功能损害；若为双侧尿路梗阻，可导致肾衰竭。

【病因】

梗阻发生在输尿管膀胱开口以上称为上尿路梗阻。临床上单侧多见，亦可为双侧。梗阻发生在膀胱及其以下者称为下尿路梗阻。由于膀胱的缓冲作用，梗阻后对肾功能的影响较缓慢，但最终可造成双侧肾积水。

1. 上尿路梗阻

（1）**肾部位梗阻**　最常见的原因是肾盂输尿管连接处先天性病变，如狭窄、异位血管和纤维束等。后天性病因多见于结石、结核、肿瘤等梗阻肾盏、肾盂出口引起肾积水。

（2）**输尿管梗阻**　先天性病因常见输尿管异位开口、输尿管膨出、腔静脉后输尿管等。后天性病因以结石最常见，输尿管炎症、结核、肿瘤和邻近器官病变的压迫或侵犯，均可造成梗阻。医源性输尿管梗阻多见于盆腔手术或输尿管镜检治疗时意外损伤输尿管，盆腔恶性肿瘤术后放射治疗损伤等，引起输尿管管腔狭窄或闭塞。

2. 下尿路梗阻　下尿路梗阻以尿道狭窄为最常见。膀胱梗阻主要病变在膀胱颈部，常见的有良性前列腺增生、前列腺肿瘤、膀胱颈纤维化。膀胱内结石、异物、肿瘤等也可以导致膀胱出口排尿梗阻。控制排尿的中枢神经或周围神经受到损害，可引起膀胱尿液潴留，并反流引起肾积水（图 29 - 8）。

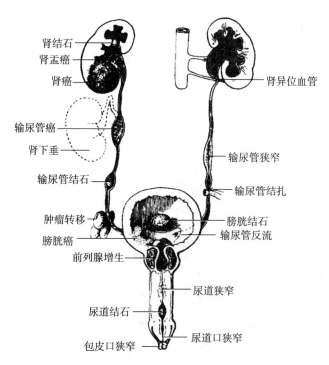

图 29 - 8　泌尿系统梗阻的常见病因

【病理】

泌尿系统梗阻后，由于梗阻的部位及程度不同，尿路各器官的病理改变亦各有异，但基本病理改变是梗阻以上压力增高，尿路扩张积水，梗阻长时间如不解除，将导致肾积水和肾功能衰竭。

1. 上尿路梗阻 初期梗阻近侧压力增高，输尿管增加收缩力，蠕动增强，管壁平滑肌增生，管壁增厚。如梗阻不解除，后期失去代偿能力，平滑肌逐渐萎缩，张力减退，管壁变薄，蠕动减弱乃至消失。膀胱以上的部位梗阻较快即可发生肾积水。

2. 下尿路梗阻 若发生在膀胱颈部，为了克服排尿阻力，膀胱逼尿肌逐渐代偿增生，肌束纵横交叉形成小梁。若长期膀胱内压增高，可造成肌束间薄弱部分向壁外膨出，形成小室或假性憩室。后期膀胱失去代偿能力时，肌肉萎缩变薄，容积增大，输尿管口括约功能被破坏，尿液可反流到输尿管、肾盂，从而引起肾积水和肾功能损害。

泌尿系统梗阻后常见的并发症有感染和结石。梗阻后因尿流停滞，肾组织受损及尿外渗等，有利于细菌侵入、繁殖和生长，引起感染，例如肾盂肾炎、肾周围炎和膀胱炎等。梗阻造成尿流停滞与感染，可促进结石形成。

二、良性前列腺增生

良性前列腺增生（benign prostatic hyperplasia，BPH）简称前列腺增生，是老年男性常见病。临床以尿频、夜尿次数增多、排尿困难为特点，严重者可发生尿潴留或尿失禁，甚至出现肾功能受损。男性自35岁以后前列腺可有不同程度的增生，50岁以后出现临床症状。

【病因】

良性前列腺增生的病因尚不完全清楚，但目前公认老龄和有功能的睾丸是其发病的基础。上皮和基质的相互影响，各种生长因子的作用，随着年龄的增长，睾酮、双氢睾酮以及雌激素的改变和失去平衡是前列腺增生的重要病因。

【病理】

前列腺由围绕尿道的尿道周围腺体和其外层的前列腺腺体组成。前列腺增生主要发生在尿道周围腺体。病变组织表现为腺管的扩大、增生和平滑肌的增生，并将外层正常的前列腺腺体挤压成假包膜，临床上称为外科包膜。引起排尿梗阻则有机械性（增大的腺瘤使尿道弯曲、伸长、受压）和功能性（前列腺内尤其是围绕膀胱颈增生的、含有丰富 α - 肾上腺素能受体的平滑肌收缩）两种因素。

由于排尿受阻，膀胱收缩力加强，久之逼尿肌增厚，黏膜面出现小梁、小室和憩室；逼尿肌代偿性肥大，发生不稳定的逼尿肌收缩，致膀胱内高压，甚至出现尿失禁；当逼尿肌失代偿时，则不能排空膀胱而出现残余尿，严重时膀胱收缩无力，可出现充溢性尿失禁。长期排尿困难，使膀胱高度扩张或膀胱内高压，可发生膀胱输尿管反流，最终引起肾积水和肾功能损害。由于梗阻后膀胱内尿液潴留，故容易继发感染和结石。

【临床表现】

一般在50岁以后出现症状。症状取决于梗阻的程度、病变发展的速度，以及是否合并感染和结石，而不在于前列腺本身的增生程度。

1. 症状

（1）尿频 是最早出现的症状，夜间较明显。初期可因前列腺充血刺激引起，随梗阻加重、残余尿量增多、膀胱有效容量减少，则尿频更加明显。

（2）排尿困难　进行性排尿困难是良性前列腺增生症的主要症状。表现特点为排尿时间延长，间断性排尿，尿后滴沥。梗阻严重时排尿费力，尿线细而无力，射程缩短，终呈滴沥状。

（3）尿急　当膀胱内有充血、炎症、结石时，可出现尿急、尿流中断现象。

（4）血尿　血尿是由于覆盖在增生组织上的黏膜静脉破裂所致，出血量不等，多为间歇性。

（5）尿潴留　梗阻严重，不能排尽膀胱内全部尿液，出现膀胱残余尿。过多的残余尿可使膀胱失去收缩能力，逐渐发生尿潴留，并可出现尿失禁（因膀胱过度充盈而使少量尿从尿道口溢出，称为充溢性尿失禁）。

2. 体征

直肠指检可触到增大的前列腺，表面光滑、质韧、有弹性，中间沟消失或隆起。

【辅助检查】

1. B超检查　可以直接测定前列腺大小、内部结构、是否凸入膀胱，经直肠超声扫描更为精确。经腹壁超声检查可测定膀胱残余尿量。

2. 尿流动力学检查　可以确定前列腺增生病人排尿的梗阻程度。检查时要求排尿量在 $150 \sim 200ml$，如最大尿流率 $<15ml/s$ 表明排尿不畅；如 $<10ml/s$ 则表明梗阻较为严重，常是手术指征之一。若排尿困难是由逼尿肌功能失常引起，应行尿流动力学检查，通过测定排尿时膀胱逼尿肌压力变化等，以了解是否存在逼尿肌功能受损、不稳定和膀胱顺应性差等情况。

3. 膀胱镜检查　可显示增大的前列腺和梗阻后的膀胱小梁、假性憩室等。

4. 血清前列腺特异抗原（PSA）测定　前列腺体积较大、有结节或较硬时，应测定血清PSA，以排除合并前列腺癌的可能。

【治疗原则】

1. 非手术治疗

（1）随访观察　无明显前列腺增生症状和无残余尿者需门诊随访，定期复查，每年至少1次。如症状加重，再采用其他处理方法。

（2）药物治疗　适用于有轻度临床症状、残余尿 $<50ml$ 的病人。

①α-受体阻滞剂：可降低平滑肌张力，减少尿道阻力，改善排尿功能。常用药特拉唑嗪、阿夫唑嗪、坦索罗辛等。

②5α-还原酶抑制剂：以非那雄胺为代表，能抑制前列腺内睾酮转化为双氢睾酮，因而能使前列腺体积缩小，改善排尿功能，能减少因前列腺增生引起的尿潴留和手术风险，可长期使用。

（3）其他疗法　用于尿道梗阻较重而又不适宜手术者。激光治疗、经尿道气囊高压扩张、经尿道高温治疗、体外高强度聚焦超声适用于前列腺增生体积较小者。前列腺尿道支架网适用于不能耐受手术的病人。

2. 手术治疗　手术只切除外科包膜以内的增生部分。常用手术方式有：①经尿道前列腺电切术（transurethral resection of prostate，TURP）：该法对病人损伤小，恢复快，并发症少，是目前最常用的手术方法。②耻骨上经膀胱前列腺切除术或耻骨后前列腺切除术。

三、疾病护理

（一）术前护理

【护理评估】

1. **健康史**　了解病人吸烟、遗传、饮食、肥胖、饮酒、性生活、高血压及糖尿病等情况，这些均与良性前列腺增生发病有一定关系。

2. **身体状况**

（1）局部症状　评估排尿困难程度及夜尿次数，有无尿潴留，有无血尿及尿路刺激症状。

（2）全身症状　评估病人有无合并感染的征象，注意重要内脏器官功能情况及营养状况，以评估病人对手术的耐受性。

（3）辅助检查　了解B超、尿流动力学检查、膀胱镜检查、PSA测定等检查结果。

3. **心理和社会支持状况**　随着疾病的发展，可出现尿频。特别是夜尿次数的增多可严重影响病人的休息与睡眠。因增生的前列腺压迫尿道，可出现排尿困难，甚至发生尿潴留、尿血等症状。其给病人带来肉体上的痛苦及较大的精神压力。留置导尿管的病人有很多生活不便，病人希望尽快得到治疗。前列腺增生多为老年病人，更希望护士能给予更多的照顾，帮助解决手术前生理及心理的问题。

【常见护理诊断/问题】

1. **焦虑**　与自我观念（老年）和角色地位受到威胁、担忧手术及预后有关。

2. **排尿异常**　与前列腺增生致尿路梗阻有关。

3. **疼痛**　与膀胱痉挛有关。

【护理措施】

1. **术前护理常规**　参见第五章围术期病人的护理。

2. **一般护理**

（1）减缓病人的焦虑　前列腺增生病人均为高龄老人，可伴有不同程度的高血压、动脉硬化、慢性气管炎、肺气肿等老年病，手术有一定的风险，必须耐心向病人及家属解释各种手术方法的特点，取得病人的配合、家属的理解和支持。

（2）饮食的护理　嘱病人进食粗纤维食物，保持排便通畅，勿饮酒，忌辛辣，多饮水，勤排尿，以防发生急性尿潴留。

（3）保持尿液排出通畅

①观察排尿情况：注意排尿次数和特点，特别是夜尿次数。为保证病人的休息和减轻焦虑的心情，遵医嘱给予镇静安眠药物。

②及时引流尿液：残余尿量多或有尿潴留致肾功能不全者，应及时留置尿管引流尿液，改善膀胱逼尿肌和肾功能。做好留置导尿管或耻骨上膀胱造瘘病人的护理。

（4）观察用药疗效　一般应用西药治疗 3 个月左右可以使前列腺缩小，配合中医辨证施治，改善排尿功能。

（5）保持膀胱的紧张性　指导病人勿在短时间内大量快速饮水，因饮水过量会使膀胱急剧扩张而导致膀胱紧张度的丧失。避免喝酒或喝有利尿作用的饮料，以免增加膀胱胀满不适（饮酒常是急性尿潴留的原因）。当觉得有尿意时，应马上排尿。

3. 疼痛的护理　做好病人的疼痛评估和管理，运用放松、分散注意力或药物，及时减缓病人疼痛，提高病人的舒适度。

4. 中医护理　针刺足三里、中极、三阴交、阴陵泉、膀胱俞等穴，反复捻转提插，加强刺激；体虚者可灸关元、气海；并可采用少腹膀胱区按摩。

（二）术后护理

【护理评估】

1. 一般情况　评估病人麻醉是否清醒、手术方式、术后生命体征等情况。

2. 康复情况　评估病人膀胱引流管是否通畅，膀胱冲洗液的颜色、血尿程度及持续时间；切口愈合情况。

3. 术后并发症　评估病人是否出现膀胱痉挛；水、电解质平衡状况，了解有无 TUR 综合征表现。

【常见护理诊断/问题】

1. 排尿形态异常　与留置尿管和手术刺激有关。

2. 疼痛　与膀胱痉挛、手术有关。

3. 潜在并发症　TUR 综合征、尿频、尿失禁、出血、感染。

【护理措施】

1. 一般护理

（1）体位护理　平卧 2 日后改半卧位。

（2）饮食护理　术后 6 小时无恶心、呕吐，可进流食，鼓励多饮水，1～2 日后无腹胀即可恢复正常饮食。

（3）病情观察　注意观察病人意识状态、呼吸、血压、脉搏的变化，病人多为高龄老人，多患有心血管疾病，加之麻醉及手术刺激可引起血压下降或诱发心肺并发症，因此应加强观察护理。

2. 保持尿液排出通畅，避免膀胱内血块形成

（1）保证摄入量　鼓励术后病人多饮水，保证足够尿量。

（2）膀胱冲洗的护理　前列腺切除术后都有肉眼血尿，术后需用生理盐水持续冲洗膀胱 3～7 日。

①冲洗速度：可根据尿色而定，色深则快，色浅则慢。随冲洗持续时间延长，血尿颜色逐渐变浅；若尿色深红或逐渐加深，说明有活动性出血，应及时通知医生。

②确保冲洗及引流管道通畅：保持导管的正确引流位置，无牵拉、扭曲、受压、脱落、血块堵塞等。若引流不畅应及时做高压冲洗抽吸血块，以免造成膀胱充盈、痉挛而

加重出血。膀胱痉挛时可适当减慢冲洗速度，有阻力时不要加压冲洗。

③准确记录尿量、冲洗量和排出量：尿量＝排出量－冲洗量。

④注意引流液的颜色、量，注意尿的颜色，通常手术后第 4 天尿液会变成粉红色或琥珀色。

3. 导管护理

（1）妥善固定　术后妥善固定或牵拉气囊尿管，以防止病人坐起或肢体活动时因气囊移位而致出血。

（2）留置时间　不同类型的引流管留置的时间长短不一：耻骨后引流管通常在术后 3～4 日待引流量很少时拔除；耻骨上前列腺切除术后 5～7 日、耻骨后前列腺切除术后 7～9 日可拔除导尿管；术后 10～14 日，若排尿通畅可拔除膀胱造瘘管，然后用凡士林油纱布填塞瘘口，排尿时用手指压迫瘘口敷料以防漏尿，一般 2～3 日愈合。TURP 术后 3～5 天尿色变浅，即可拔除尿管。

（3）拔管后指导　嘱病人解小便，避免腹压增高而继发出血；拔尿管后不要立即离床活动，应逐渐增加活动量，勿激动，使之顺利渡过拔管期。

4. 疼痛的护理
术后因逼尿肌不稳定、导管刺激、血块堵塞冲洗管等原因可引起膀胱痉挛性疼痛，应针对原因给予解除，可适当常规应用解痉类药物 1～2 天，根据病情酌情应用止痛剂。

5. 并发症的预防与护理

（1）TUR 综合征　行 TURP 的病人，常因术中应用大量的冲洗液（1～3 万 L）被吸收，使血容量急剧增加，形成稀释性低钠血症，病人可在术后几小时内出现烦躁不安、恶心、呕吐、抽搐、痉挛、昏睡，严重者可出现肺水肿、脑水肿、心力衰竭等，称为 TUR 综合征。术后应加强观察，一旦出现，遵医嘱给予利尿剂、脱水剂，减慢输液速度，对症处理。

（2）尿频、尿失禁　一般在拔除导尿管后出现，发生率不高。可指导病人练习收缩腹肌、臀肌及肛门括约肌，或辅以针灸或理疗等方法，以减轻拔管后出现的尿失禁或尿频现象。尿失禁或尿频现象一般在术后 1～2 周内可自行缓解。

（3）出血　指导病人在术后 1 周逐渐离床活动；加强观察，避免增加腹内压的因素、禁止灌肠或肛管排气，以免造成前列腺窝出血。

（4）感染　病人留置导尿管加之手术所致免疫力低下，易发生尿路感染和精道感染，术后应观察体温及白细胞变化，若有畏寒、发热症状，应观察有无附睾肿大及疼痛。遵医嘱应用抗生素，每日用消毒棉球搽拭尿道外口 2 次，防止感染。

（三）健康教育

1. 生活指导

（1）前列腺增生采用药物或其他非手术疗法者，应避免因受凉、劳累、饮酒、便秘而引起急性尿潴留。

（2）前列腺增生术后进食易消化、含纤维多的食物，预防便秘。

（3）术后 1~2 个月内避免剧烈活动，如跑步、骑自行车、性生活等，防止继发性出血。

2. 康复指导

（1）排尿功能训练 若有溢尿现象，嘱病人有意识地经常锻炼肛提肌，以尽快恢复尿道括约肌功能。其方法是吸气时缩肛，呼气时放松肛门括约肌。

（2）自我观察 TURP 病人术后有可能发生尿道狭窄。术后若尿线逐渐变细，甚至出现排尿困难，应及时到医院检查和处理。术后若漏尿为暂时现象，应注意保护造瘘口周围皮肤清洁、干燥，及时更换浸湿的敷料，减少尿液对周围组织的刺激。有狭窄者，定期行尿道扩张，效果较满意。附睾炎常在术后 1~4 周发生，故出院后若出现阴囊肿大、疼痛、发热等症状应及时就诊。

（3）门诊随访 定期行尿液检查、复查尿流率及残余尿量。

3. 心理和性生活指导

（1）前列腺经尿道切除术后 1 个月、经膀胱切除术 2 个月后，原则上可以恢复性生活。

（2）前列腺切除术后常会出现逆行射精，但不影响性交。少数病人会出现阳痿，可先采取心理治疗；同时查明原因，再进行针对性治疗。

第六节 肾结核病人的护理

一、疾病概述

肾结核（renal tuberculosis）是由结核杆菌引起的慢性、进行性、破坏性病变。多发生在 20~40 岁的青壮年，约占 70%，男性较女性多见，10 岁以下儿童很少发病。

【病因】

肾结核绝大多数起源于肺结核，少数继发于骨结核、关节结核或消化道结核。

【病理】

结核杆菌经血液循环播散到肾，主要在双侧肾皮质的肾小球周围毛细血管丛内形成多发性微小结核病灶。由于细菌数量少以及机体免疫力的原因，绝大多数病灶都能愈合，不会形成大的病灶，故临床不出现症状，亦不引起影像学改变，称为病理型肾结核，但此期肾结核可以在尿中查到结核杆菌。如果病人免疫力低下，肾皮质内的病灶不愈合而逐渐扩大，结核可经肾小管达到髓质的肾小管袢处。由于该处血流缓慢，血循环差，易发展为肾髓质结核。病肾髓质继续发展，穿破肾乳头到达肾盏、肾盂，可发生结核性肾盂肾炎，出现临床症状及影像学改变，称为临床肾结核。一般所称的肾结核即为临床肾结核，多为单侧。

【临床表现】

早期肾结核病人多无临床表现，尿频是多数泌尿系统结核病人最早出现的临床症状，发病过程一般较为缓慢。

1. 局部症状

（1）膀胱刺激症状　尿频、尿急、尿痛是肾结核的典型症状之一。肾结核的典型症状不表现在肾而在膀胱，尿频往往最早出现，常是病人就诊时的主诉，此系含有结核菌及脓液的酸性尿液刺激膀胱引起。随病情发展，膀胱黏膜发生炎症，引起尿频、尿急和尿痛。早期症状轻微，呈间断性发生。初期以夜间排尿次数增多为主，逐渐发展到白昼，并在排尿时出现尿道灼热感。如膀胱病变严重，黏膜可有广泛溃疡，最后形成膀胱壁的瘢痕挛缩；膀胱容量小至 50ml 以下者可出现严重的尿频，排尿间隔不到 30 分钟，甚至尿失禁。

（2）血尿　是泌尿系统结核的常见症状之一，约发生于 2/3 的肾结核病人，多为镜下血尿，常在膀胱刺激症状出现之后发生；但部分病人也可以是最初的症状。血尿多数来源于膀胱，少数来源于肾。泌尿系统结核引起的肉眼血尿多表现为终末血尿，这是因为排尿时膀胱收缩，引起膀胱结核性溃疡出血所致。终末血尿通常与膀胱刺激症状同时存在。来源于肾的血尿多为全程血尿，但不伴有膀胱刺激症状。所以，当青少年出现无痛性肉眼血尿时，应考虑是否有泌尿系统结核病。少数情况下，肾出血严重、血细胞凝集块通过输尿管时可以出现肾绞痛。

（3）脓尿　也为常见症状之一，肾结核病人均有不同程度的脓尿。多为镜下脓细胞，每高倍显微镜视野 20 个以上；少数严重病例可见米汤样脓尿；混有血液时呈脓血尿。

（4）腰痛和肿块　肾结核一般无明显腰痛，仅少数肾结核病变破坏严重和梗阻，可发生结核性脓肾或继发肾周感染；或输尿管被血块、干酪样物质堵塞时，引起腰部钝痛或绞痛。较大肾积脓或对侧巨大肾积水时，触诊时在腰部可触及肿块。

（5）其他症状　部分存在输尿管反流的病人可出现分段排尿的现象，这是由于在膀胱尿排空后，积水肾中的尿液又流入膀胱而再次排尿。反流严重者排尿时还可有积水侧腹部不适。少数肾破坏严重以及病变波及肾周围组织者可出现腰部不适。

2. 全身症状
肾结核病人的全身症状常不明显。只有当全身其他器官有活动性结核病灶，或肾结核破坏严重形成脓肾时，病人才可出现全身结核病征象，如消瘦、乏力、午后发热、盗汗、贫血、虚弱、食欲不振和血沉快等典型结核症状。严重双肾结核或肾结核对侧肾积水时，可出现慢性肾功能不全的症状，如贫血、浮肿、恶心、呕吐、少尿等，严重者甚至突然发生无尿。

【辅助检查】

1. 实验室检查

（1）尿液检查　对泌尿系统结核的诊断有决定性意义。尿液多呈酸性，常规检查可见蛋白、白细胞和红细胞。将尿沉渣涂片做抗酸染色，近 2/3 病人的尿中可找到结核杆菌。尿结核菌培养的阳性率可高达 90%。

（2）血常规和生化检查　有助于了解全身和其他脏器情况。

2. 影像学检查

（1）腹部 X 线平片　了解有无钙化灶及其位置。

（2）泌尿系造影 可清楚地显示病变的部位、范围及肾功能的情况。典型肾结核的 X 线在肾盏破坏时，表现为边缘不整，呈虫蚀样改变；或表现为肾盏扩张甚至消失，此乃肾盏颈部狭窄而致。当有干酪样坏死灶时可见空洞影。当肾破坏严重而失去功能时表现为不显影。也可出现输尿管狭窄、僵硬或继发性扩张等表现。当膀胱痉挛时容量明显减少，可出现膀胱壁粗糙、形态僵硬的表现。对不显影的肾可辅以逆行造影后行穿刺造影检查，但二者均系有创性检查，且无法了解肾功能的情况。

（3）MRI 检查 对了解上尿路积水情况有特殊意义，可取代逆行造影和穿刺造影。

（4）B 超检查 有助于发现肾积水和肾实质的钙化灶，可作为筛查手段。

3. 膀胱镜检查 可见膀胱黏膜水肿、充血、浅黄色结核结节、结核性溃疡、瘢痕及肉芽肿等病变，主要以膀胱三角区和病侧输尿管口周围较为明显。当膀胱挛缩容量小于 50ml 或有急性膀胱炎时，不宜做膀胱镜检查。

【治疗原则】

治疗泌尿系统结核前应了解身体其他部位器官有无结核病，肾结核是否已伴有男性生殖系统其他部位结核，病变以下部位有无尿路梗阻及对侧肾脏的情况。

1. 非手术治疗

（1）支持疗法 营养支持，科学合理饮食，劳逸结合。保持居室环境清洁，空气流通，常到户外呼吸新鲜空气，保持身心愉快。

（2）药物治疗 联合用药，以减少细菌产生耐药性，并降低不良反应。目前最常用的一线抗结核药物有异烟肼、利福平、吡嗪酰胺、乙胺丁醇和链霉素。

1）单纯药物治疗的适应证：①早期肾结核，肾盂、肾盏形态未发生改变。②虽已发生空洞破溃但病变范围不超过两个肾盏，且输尿管尚未梗阻。③非手术治疗的病人。用药期间应定期查尿常规，寻找结核菌，3～6 个月后复查尿路造影，若有好转，或至少病变未继续恶化可继续用药。如果病变范围继续扩大应及时手术治疗。

2）手术前后用药：为防止手术操作过程中造成的结核菌播散，泌尿系统结核病人在手术前必须应用抗结核药物，肾切除前应用药 2 周，保留肾的手术前则应用药 4 周。手术后继续用药 2 年或采用短疗程。

2. 手术治疗 根据肾结核的病变范围选择手术类型，包括病灶清除术、部分肾切除术和肾完全切除术。

二、疾病护理

（一）术前护理

【护理评估】

1. 健康史 了解病人的年龄、生活习惯、居住环境；有无诱发肾结核的因素，如营养不良、情绪变化、抵抗力下降等；有无与结核病病人密切接触史。病人在患肾结核前有无其他部位结核史，如肺结核、骨关节结核及消化系统结核；家庭中有无患结核病的人员；病人自出现症状至就医的时间，是否接受过抗结核治疗，其疗效如何。

2. 身体状况

（1）局部症状　评估病人有无低热、乏力、盗汗、消瘦等；有无尿频、尿急和尿痛；尿液的性状有无异常。有无触及肿大的肾，有无触痛及活动程度。

（2）全身症状　评估病人的营养状况和精神状态；有无结核中毒的全身表现；有无肾外结核。

（3）辅助检查　了解尿结核杆菌、影像学和与手术耐受性相关的检查结果。

3. 心理和社会支持状况　评估病人和家属对泌尿系结核的治疗方法、预后的认知程度、晚期病变多次手术治疗的心理和经济承受能力。

【常见护理诊断/问题】

1. **恐惧/焦虑**　与病程长、晚期并发症有关。

2. **排尿形态异常**　与结核性膀胱炎、膀胱挛缩有关。

3. **营养失调**　与疾病有关。

【护理措施】

1. **术前护理**　参见第五章围术期病人的护理。

2. **缓解病人的焦虑与恐惧**　病人因担心治疗时间、效果及预后不良，常表现为恐惧、焦虑。护士应积极主动关心病人，向病人讲解肾结核的临床特点，使病人积极配合检查和治疗，稳定病人情绪；并创造良好氛围，减少环境改变所致的恐惧感。

3. **促进排尿功能的恢复和护理**　对诊断明确的病人，可遵医嘱在给予抗结核药物治疗的同时应用碱性药物调节 pH 值，或应用解痉药物以缓解泌尿系刺激症状。对已形成挛缩膀胱的病人，应解释相关原因及挛缩膀胱带来的不良后果，使病人认识膀胱扩大手术治疗的必要性，并积极配合手术治疗。

4. **改善营养**　肾结核病人多有不同程度的机体消耗。在治疗疾病的同时，需给予营养支持，指导病人科学合理饮食，保持丰富的膳食营养，尤其宜多食富含多种维生素的食物，多饮水。

（二）术后护理

【护理评估】

1. **一般情况**　评估病人麻醉是否清醒、手术方式、术后生命体征等情况。

2. **康复情况**　评估病人切口愈合情况，病灶清除情况。

3. **术后并发症**　评估病人有无术后残留病灶、继发出血及结核瘘管形成等并发症。

【常见护理诊断/问题】

1. **焦虑**　与手术有关。

2. **潜在并发症**　继发性细菌感染。

【护理措施】

1. **一般护理**

（1）缓解病人的焦虑　对担心术后并发症或因手术影响生活质量的病人应加强心理疏导，并解释治疗方案，消除顾虑，鼓励病人倾诉并指导其如何正确应对。

（2）体位护理 血压平稳后，取半卧位。肾病灶或肾切除术后卧床 10 ~ 14 天，减少活动，以防出血。

2. 病情观察 健侧肾功能的观察是肾病灶或肾切除术后护理的重点。应连续 3 天准确记录 24 小时尿量，若术后 6 小时无尿或 24 小时尿量较少，提示可能有肾功能障碍。

3. 继发性细菌感染的预防与护理

（1）加强病情观察，注意体温变化，观察伤口有无渗出及渗出物的量和性状；保持术后各引流管通畅，并观察引流物的量、色和质的变化。

（2）遵医嘱正确使用抗菌药物。

（三）健康教育

1. 康复指导 指导病人科学、合理饮食，劳逸结合，以增强肌体抵抗力，促进康复。有造瘘者注意自身护理和观察，预防感染。

2. 用药指导

（1）术后继续抗结核治疗 6 个月以上，以防结核复发。

（2）用药需保持联合、规律、全程，不可随意停服或减量、减药。不规则服药可产生耐药性，影响治疗效果。

（3）用药期间应定期复查肝、肾功能，测听力、视力等。注意药物的不良反应，若出现恶心、呕吐、耳鸣、听力下降等症状，应及时就诊。

（4）勿用和慎用对肾脏有毒性的药物，如氨基糖苷类、磺胺类药物等，尤其是双肾结核、孤立肾结核、肾结核双肾积水的病人。

3. 定期复查 单纯药物治疗者应重视尿液检查和泌尿系造影。术后应每月检查尿常规和尿结核杆菌，连续半年尿中无结核杆菌称为稳定转阴。5 年不复发者可视为治愈。

案例讨论28

病人，刘某，男性，55 岁。主诉：左侧腰腹部疼痛 7 小时。病人无明显诱因突然出现左侧腰腹部疼痛，呈绞痛，伴恶心、呕吐，肉眼血尿 1 次，急诊入院。门诊 B 超显示：左侧肾轻度积水，膀胱未充盈；尿液检查：红细胞满视野，白细胞偶见；体检：左肾区轻度叩击痛。

问题：1. 该病人最可能的诊断及诊断依据是什么？

2. 需与哪些疾病鉴别？

3. 该病人的护理要点有哪些？

第三十章　骨与关节损伤病人的护理

第一节　概　述

一、运动系统检查

运动系统主要由骨、关节和骨骼肌组成。运动系统的检查应根据病史，结合运动系统区域性和节段性的特点，将一般理学检查与特殊辅助检查相结合，以明确诊断，并制定合理的治疗和护理方案。

【理学检查的原则】

1. **检查体位**　一般取卧位，上肢或颈部检查可取坐位，其他特殊检查取相应体位；充分暴露检查部位，同时显露健侧以做双侧对比。

2. **检查顺序**　按视、触、叩、听、动、量顺序检查，先全身，后局部；先健侧，后患侧；先病变远处，后病变近处。

3. **检查手法** 动作规范、轻巧。对创伤病人要注意保护，避免加重周围组织损伤。

【理学检查】

1. **视诊** 观察局部皮肤色泽，有无肿胀、肿块、伤口、窦道、肌萎缩或畸形、肢体活动及步态。

2. **触诊** 检查局部有无压痛，压痛部位、范围、程度；体表骨突变化、皮肤温度与色泽、肢体异常活动、弹性固定、骨擦感；有无肿块、肿块大小、形态、质地、活动度及其与周围组织的关系。

3. **叩诊** 检查有无叩击痛，包括轴向叩痛、棘突叩痛、脊柱间接叩痛等。

4. **听诊** 检查有无骨擦音、骨传导音、皮下气肿音、关节弹响及有无血流杂音。

5. **动诊** 两侧对比检查关节主动活动和肌肉收缩力；被动运动和异常活动情况；诱发疼痛时的体位和姿势。

6. **量诊** 测定肢体总长度和节段长度、周径、轴线、关节活动度、肌力、深浅感觉等。

（1）**肢体长度** 测量时将肢体放在对称的位置，在肢体上定出骨性标志，然后测量两标志点间的距离。

（2）**肢体周径** 定出相对应的部位进行测量，双侧对比。

（3）**轴线测量** 测量躯干和肢体的轴线是否正常。

（4）**关节活动度** 可用量角器较准确地测量，也可用视觉估计。多以关节中立位为0°，测定各方向的活动度（表30-1）。

（5）**肌力** 是指肌肉主动收缩时产生的最大力量。通过测定病人在主动运动时肌肉或肌群的力量，了解肌肉的功能状态。肌力检查方法可分为徒手肌力检查和器械检查两类。目前临床常用徒手肌力检查（manual muscle test，MMT）和由 K. W. Lovett 于1916 年提出的肌力分级法（表30-2）。

表30-1 关节活动范围

关节	运动	正常活动范围
肩	屈、伸	屈：0°~180°，伸：0°~50°
	外展	0°~180°
	内、外旋	各0°~90°
肘	屈、伸	屈：0°~150°，伸：0°
前臂	旋前旋后	各0°~90°
腕	屈、伸	屈：0°~90°，伸：0°~70°
	尺、桡侧偏移（尺、桡侧外展）	桡偏：0°~25°，尺偏：0°~55°
髋		屈：0°~125°
		伸：0°~15°
	内收、外展	各0°~45°
	内旋、外旋	各0°~45°

续表

关节	运动	正常活动范围
膝	屈	屈：0°～150°
	伸	伸：0°
踝	背屈	0°～20°
	跖屈	0°～45°

表30－2　肌力分级法

级别	名称	标准	相当正常肌力的（%）
0	零（Zero，O）	无可测知的肌肉收缩	0
1	微缩（Trace，T）	有轻微收缩，但不能引起关节运动	10
2	差（Poor，P）	在减重状态下能做关节全范围运动	25
3	可（Fair，F）	能抗重力做关节全范围运动，但不能抗阻力	50
4	良好（Good，G）	能抗重力，抗一定阻力运动	75
5	正常（Normal，N）	能抗重力，抗充分阻力运动	100

（6）感觉消失区的测定　检查区分痛、温、触、深感觉和位置觉，查出异常区。

（7）反射检查　在病人肌肉和关节放松的情况下进行检查，包括生理反射检查和病理反射检查。常用的生理反射检查如膝腱反射、跟腱反射、肱二头肌和肱三头肌反射等；常用的病理反射检查有霍夫曼征（Hoffmann sign）、巴宾斯基征（Babinski sign）、髌阵挛和踝阵挛。

【周围神经检查】

1. **桡神经**　以下4个部位易引起桡神经损伤：①桡骨茎突处损伤时，仅为浅支损伤，可引起第一、二掌骨背侧的皮肤感觉丧失。②肘部损伤时，仅损伤深支，引起所有掌指关节及拇指的指间关节不能伸，拇指不能外展，前臂旋后障碍，但无"垂腕"畸形。③上臂部位损伤时，除有①、②表现外，尚可发生腕下垂和肱桡肌瘫痪。④腋部损伤时，除有①、②、③表现外，还有肱三头肌瘫痪（图30－1）。

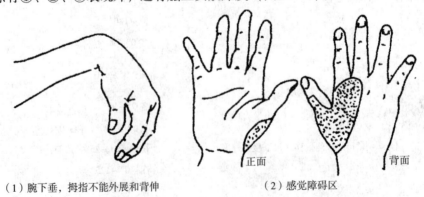

（1）腕下垂，拇指不能外展和背伸　　　　（2）感觉障碍区

图30－1　桡神经损伤

2. **正中神经**　肘部和腕部损伤时易引起正中神经损伤：①腕部损伤时，拇指不能

对掌（不能与手掌平面呈 90°角），不能用拇指指腹接触其他指尖，大鱼际萎缩形成"猿手"畸形，掌侧拇指、食指、中指及环指桡侧，背侧食指、中指远侧感觉丧失。②肘部损伤时，除①外，拇指和食指不能屈曲（图 30 - 2）。

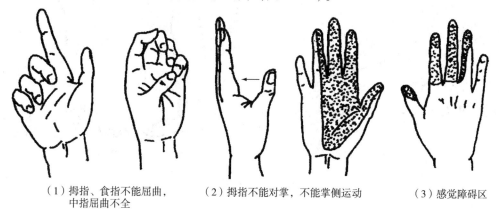

（1）拇指、食指不能屈曲，　　（2）拇指不能对掌，不能掌侧运动　　（3）感觉障碍区
　　中指屈曲不全

图 30 - 2　正中神经损伤

3. 尺神经　损伤时骨间肌明显萎缩，各手指不能内收、外展，拇内收肌瘫痪；小指与环指掌指关节过伸，指间关节屈曲，呈"爪形手"畸形；小指全部和环指尺侧感觉丧失（图 30 - 3）。

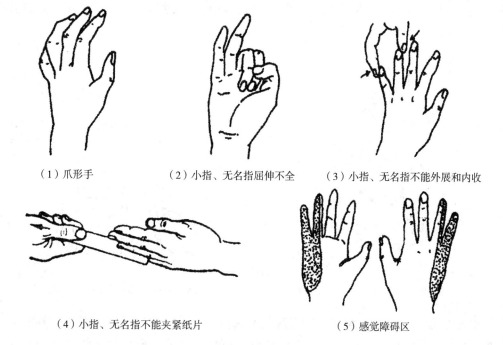

（1）爪形手　　　　（2）小指、无名指屈伸不全　　　（3）小指、无名指不能外展和内收

（4）小指、无名指不能夹紧纸片　　　　　　　　（5）感觉障碍区

图 30 - 3　尺神经损伤

4. 腓总神经　损伤时，可出现患足下垂内翻，小腿外侧和足背感觉丧失（图 30 -4）。

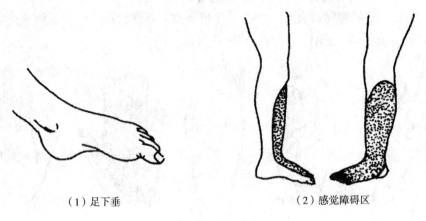

（1）足下垂　　　　　　　　　　　　（2）感觉障碍区

图 30 - 4　腓总神经损伤

【特殊检查】

1. **颈椎间孔挤压试验（spurling sign）**　病人端坐，头后仰并偏向患侧，检查者手掌置于病人头顶加压。神经根型颈椎病可出现颈部疼痛并向患侧手部放射，为颈椎间孔挤压试验阳性（图 30 - 5）。

2. **臂丛神经牵拉试验（eaton sign）**　检查者立于病人患侧，一手握患侧的腕部，另一手推头部向健侧，向相反方向牵拉。患肢出现麻木或放射痛为阳性，常见于颈椎病（图 30 - 6）。

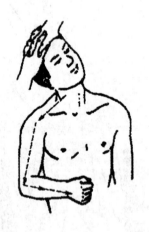

图 30 - 5　颈椎间孔挤压试验

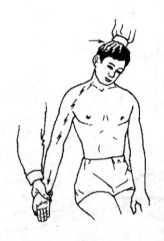

图 30 - 6　臂丛神经牵拉试验

3. **杜加征（Dugas sign）**　病人肘关节屈曲，若手搭在对侧肩上则肘关节不能与胸壁相贴，若肘部与胸壁相贴则手不能搭到对侧肩，称杜加征阳性，见于肩关节脱位（图 30 - 7）。

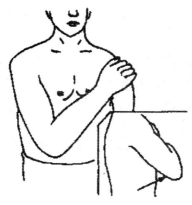

图 30 - 7　杜加征

4. 托马斯征（Thomas sign）　病人仰卧，患侧下肢伸直与床面接触则腰部前凸。若屈曲健侧髋、膝关节，迫使腰部与床面相贴则患侧下肢被迫抬起，不能接触床面即为阳性（图 30 - 8）。常见于腰椎疾病和髋关节疾病。

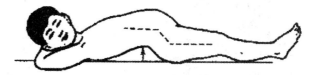

（1）实验前腰椎有代偿性前凸，患髋可伸直

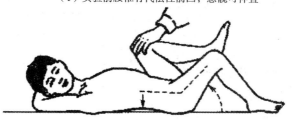

（2）健髋屈曲后，腰椎代偿性前凸被纠正，患髋的屈曲
畸形就出现，虚线的角度即患髋屈曲畸形的角度

图 30 - 8　托马斯征

5. 直腿抬高及加强试验　病人仰卧位，检查者一手保持膝关节伸直，一手托足跟，缓慢抬起患肢，若小于 60°病人出现放射痛则为阳性。若在此基础上，缓慢放低患肢高度至放射痛消失再被动背屈踝关节，若再度出现放射痛称加强试验阳性（图30 - 9）。常见于腰椎间盘突出症。

6. 骨盆挤压及分离试验　病人仰卧位，检查者双手从双侧髂前上棘用力向中心相对挤压或向外下方推压骨盆，若出现疼痛者为阳性（图 30 - 10，图 30 - 11）。多提示骨盆环骨折。

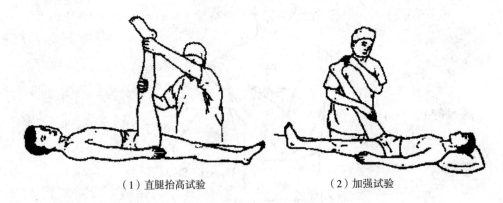

（1）直腿抬高试验　　　　　　　　（2）加强试验

图 30-9　直腿抬高及加强试验

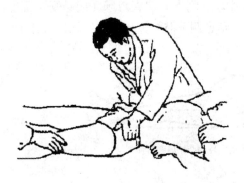

图 30-10　骨盆挤压试验

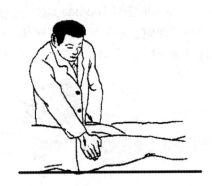

图 30-11　骨盆分离试验

7. **浮髌试验**（floating patella test）　病人仰卧位，检查者一手置于髌骨近侧，将膝内液体挤入髌骨下关节腔，另一手急速下压髌骨后快速放开，若觉察到髌骨浮起，为阳性，提示膝关节积液（图 30-12）。

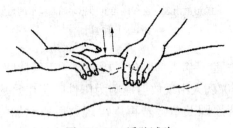

图 30-12　浮髌试验

【影像学检查】

1. **X 线检查**　对骨折的诊断和治疗具有重要价值。

2. **CT 检查**　适于椎间盘突出症、椎管狭窄、脊柱损伤和结核、软组织和骨肿瘤诊断或辅助诊断。

3. **X 线造影**　椎管造影显示硬膜囊可检查不典型的椎间盘突出症、椎管狭窄、颈椎病、椎管内肿瘤，还有动脉或静脉造影和窦道造影。

4. **核素骨扫描**　对骨转移瘤、骨关节感染、原发性骨肿瘤、骨样骨瘤、骨缺血性坏死、急性骨髓炎等有早期诊断价值。

5. **MRI**　对腰、颈椎间盘突出症，脊髓内外肿瘤，脊髓创伤有诊断价值。对股骨头坏死、膝关节前、后交叉韧带损伤也有较好的诊断价值。

二、牵引术

牵引术（traction）是利用适当的持续牵引力和对抗牵引力达到整复和维持复位的治疗方法，在骨科治疗中应用广泛。

【分类】

牵引分为皮牵引、骨牵引和兜带牵引。

1. **皮牵引**　是将宽胶布条或海绵条粘贴在皮肤上或用四肢尼龙泡沫套将牵引力传递到骨骼进行牵引，又称间接牵引（图30－13）。优点是操作简便，对患肢基本无损伤，痛苦少。缺点是不能承受太大的重量，一般不超过5kg，同时因皮肤对胶布粘着不能持久，故一般用于小儿或老弱病人的骨折牵引或关节炎症时矫正与固定。

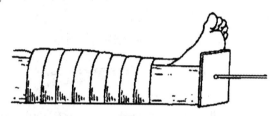

图30－13　皮牵引

2. **骨牵引**　是将不锈钢针穿入骨骼的坚硬部位，通过螺旋或滑车装置牵引钢针直接牵引骨骼，又称直接牵引（图30－14）。其优点是可承受较大牵引力，可有效克服肌肉紧张，牵引后便于检查患肢。缺点是有创，且因有针眼而增加感染的机会，操作不当易损伤关节囊或血管神经。

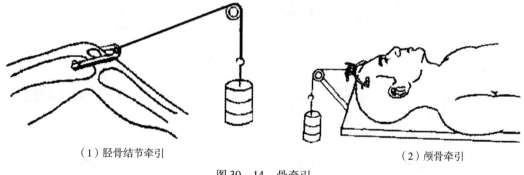

（1）胫骨结节牵引　　　　　　　　　　　　（2）颅骨牵引

图30－14　骨牵引

3. **兜带牵引**　是利用布带或海绵兜带兜住身体凸出部位施加牵引，包括枕颌带牵引、骨盆牵引和骨盆兜悬吊牵引。

【适应证】

1. 骨折、关节脱位的复位及维持复位后的稳定。

2. 挛缩畸形的矫正和预防。

3. 炎症肢体的制动和抬高。

4. 解除肌肉痉挛、改善静脉回流、消除肢体肿胀。

5. 防止因骨骼病变所致的病理性骨折。

【禁忌证】

局部皮肤受损、感染和对胶布或泡沫塑料过敏者禁用皮牵引。

【护理措施】

1. 操作前准备和护理

（1）向病人及家属解释，使其认识牵引的意义，积极配合治疗和护理。

（2）了解全身和局部状况及药物过敏史。

（3）局部皮肤清洁，必要时剃除毛发。

（4）准备牵引用物。

①牵引床：一般采用特制骨科硬板牵引床（图30-15）。

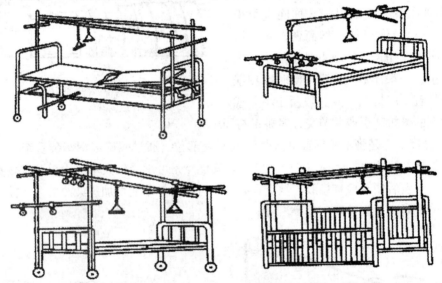

图30-15　各种牵引床

②牵引架：牵引架种类众多，有布朗-毕洛架、托马斯架、琼斯架、机械螺旋架和双下肢悬吊牵引架等（图30-16）。

③牵引器具：包括牵引绳、滑车、牵引锤和牵引舵、牵引弓（图30-17）、牵引针、进针器具（包括手钻、手摇钻和锤子等）、扩张板（图30-18）、床脚垫等。

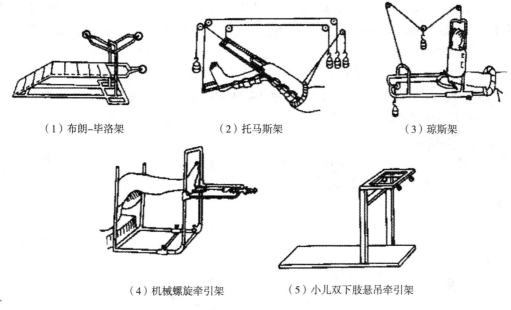

（1）布朗-毕洛架　　　　　（2）托马斯架　　　　　　（3）琼斯架

（4）机械螺旋牵引架　　　　（5）小儿双下肢悬吊牵引架

图 30-16　各种牵引架

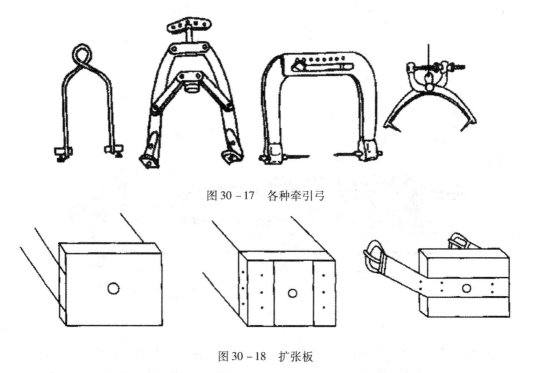

图 30-17　各种牵引弓

图 30-18　扩张板

（5）牵引前摆好病人体位。

2. 操作中的配合

（1）皮牵引

1）胶布牵引：①局部皮肤涂安息香酸酊。②骨隆突处加衬垫。③沿肢体纵轴粘贴胶布，外用绷带缠绕。④加上牵引重量，借牵引绳通过滑轮进行皮牵引。

2）海绵带牵引：①海绵平铺于床上，肢体用大毛巾包裹。②骨隆突处加垫棉花或纱布。③包好肢体，拴好牵引绳。④加上牵引重量，借牵引绳通过滑轮进行皮牵引。重量一般为体重的1/10。

（2）骨牵引　①选择进针部位。②局部皮肤消毒、铺巾、麻醉后将牵引针穿过骨干，颅骨牵引者仅钻入颅骨外板。③安装相应的牵引弓。④根据病情或部位加上牵引重量，借牵引绳通过滑轮进行牵引。

（3）兜带牵引

①颌枕带牵引：取坐位或卧位，用颌枕带托住下颌和枕骨粗隆部，向头顶方向牵引（图30-19）。牵引重量一般不超过5 kg。常用于颈椎骨折和脱位及颈椎结核、颈椎病等。

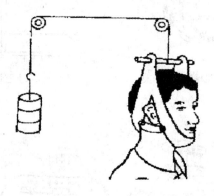

图30-19　颌枕带牵引

②骨盆牵引：用骨盆兜带包托于骨盆，两侧各一个牵引带，施加适当重量牵引（图30-20）。一侧牵引重量一般不应超过10 kg，以病人感觉舒适为宜。常用于腰椎间盘突出症。

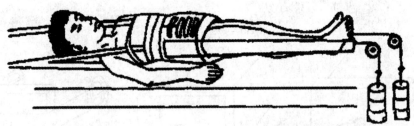

图30-20　骨盆牵引

③骨盆兜悬吊牵引：用骨盆兜带包托于骨盆，两侧牵引带交叉至对侧上方的滑轮及牵引支架进行牵引（图30-21）。牵引重量以将臀部抬离床面为宜。常用于骨盆骨折。

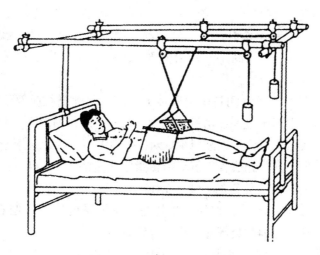

图 30 - 21　骨盆兜悬吊牵引

3. 操作后护理

（1）新牵引病人　凡新做牵引的病人，应列入交接班项目。

（2）加强生活护理　协助病人满足正常生理需要，如协助洗头、擦浴，教会病人使用床上拉手、床上便盆等。

（3）保持牵引的有效性

①皮牵引时，注意胶布绷带有无松脱，扩张板位置是否正确；若出现移位应及时调整。

②颅骨牵引时，每日检查牵引弓并拧紧螺母，防止牵引脱落。

③牵引重锤应保持悬空，不可随意增减牵引重量及改变牵引方向或体位，以免影响骨折的愈合。

④牵引绳不能中途受阻，被、毯等重物不应压迫牵引绳，牵引绳不应脱离滑轮的滑槽。

⑤保持对抗牵引力量。利用体重设置对抗牵引，颅骨牵引时，应抬高床头 20cm；下肢牵引时，应抬高床尾 15～30cm。若身体移位、抵住了床头或床尾应及时调整，以免失去反牵引作用。

⑥告知病人和家属牵引期间应始终保持正确位置，牵引方向与肢体长轴应呈直一线。

（4）观察肢端的血液循环　观察患肢有无肿胀、麻木、皮温降低、色泽改变及运动障碍，如发现异常应及时通知医生，并做出相应的处理。每日测量肢体长度，避免过度牵拉。

（5）预防感染　皮牵引时，注意胶布边缘皮肤有无皮炎或水疱，若有水疱，可用注射器抽吸并给予换药；若水疱面积较大，应立即去除胶布，暂停牵引或改用其他牵引方法。骨牵引时，注意防止牵引针眼处发生感染，每日用 75% 的乙醇滴针眼处，如牵引针有滑动移位，应消毒后再进行调整，针眼处血痂不要随意清除。若针眼处红、肿、流脓应立即通知医生。

（6）头部皮牵引和颅骨牵引　头部应制动，牵引的方向与脊柱始终保持在一条直线上，翻身时三人合作，一人固定并牵引头部，另两人托住肩部和臀部，协调动作翻身。防止扭曲造成或加重脊髓损伤。

（7）避免过度牵引　每日测量牵引肢体的长度，与健侧相应部位对比，以免牵引过度。牵引数日后，根据床边 X 线透视或拍片了解骨折对位情况并及时调整。牵引重量可先加到适宜的最大量，复位后逐渐减少。对关节挛缩者，应以逐渐增加为原则。不同部位牵引重量也有所不同，如股骨骨折牵引重量为体重的 1/10 ~ 1/7；小腿骨折为体重的 1/15 ~ 1/10；上臂骨折为体重的 1/20 ~ 1/15。

（8）并发症的预防　牵引病人易发生压疮、泌尿系统感染和结石、坠积性肺炎、关节畸形、便秘、血栓性静脉炎等并发症，应注意加强护理。

①足下垂：腓总神经位置较浅，容易受压，引起足下垂。应用足底托板将足底垫起，以保持踝关节于功能位。若病情允许，应定时做伸屈踝关节活动，预防足下垂。

②压疮：由于持续牵引和长期卧床、骨隆突部位易形成压疮，故应用棉垫、软枕、棉圈、气垫等加以保护，保持床单位清洁、平整和干燥。

③坠积性肺炎：长期卧床或头低脚高位，尤其是抵抗力差的老人易发生坠积性肺炎。鼓励病人每日定时利用牵引架上拉手抬起上身，做深呼吸运动及有效咳嗽，以利肺部扩张。在保持有效牵引的条件下，协助病人翻身、叩背。

④便秘：与长期卧床及水分摄入不足有关。鼓励病人多饮水，摄入多含膳食纤维的食物；每日进行腹部按摩以刺激肠蠕动。若已发生便秘，可遵医嘱服用缓泻剂等。

⑤血栓性静脉炎：与长期卧床、缺少活动有关。鼓励和协助病人进行康复训练，如股四头肌等长收缩、关节的全范围活动等，以促进血液循环。

（9）加强康复训练　配合医生指导病人进行康复训练，防止关节僵直和肌肉萎缩。

三、夹板固定术

夹板固定是利用具有一定弹性的木板、竹板或塑料板制成的长、宽合适的小夹板，在适当部位加固定垫，用扎带绑在骨折部肢体的外面，以固定骨折（图 30 - 22）。这是目前骨折治疗中最简单、最常用的方法。其优点是比较灵活方便，固定可靠，利于康复训练。缺点是使用范围有限。

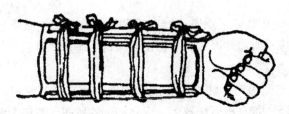

图 30 - 22　小夹板固定

【适应证】

1. 四肢闭合性骨折。下肢因肌肉发达丰厚、收缩力大，需结合持续牵引。

2. 开放性骨折，创面小或经处理后创口已愈合者。

3. 陈旧性骨折不适用于手法复位者。

【禁忌证】

1. 较严重的开放性骨折。

2. 难以整复的关节内骨折。

3. 固定不稳定部位的骨折，如髌骨、锁骨、股骨颈、骨盆骨折等。

4. 伤肢肿胀严重伴有水疱，或远端血液循环较差者。

【护理措施】

1. 操作前的准备和护理

（1）向病人及家属解释夹板固定的意义和注意事项，使其积极配合治疗和护理。

（2）清洁患肢，如皮肤有擦伤或水疱应先换药或将水疱内液体抽出。

（3）准备用物包括：夹板（厚度 3～4cm，四边抛光，棱角修圆）、固定垫（外套纱布套或包 1～2 层棉纸）、纸垫、棉垫、束带、胶布、剪刀。

2. 操作中配合

（1）摆放好病人的体位，将伤肢放在正确的位置。

（2）在伤肢上套上衬垫物，如针织网套等。

（3）选择大小合适的纸垫放在加压点上（根据骨折部位、解剖特点、移位方向及程度而定），并用胶布固定以防移位。

（4）根据骨折部位、类型及移位情况选择合适的夹板，然后放置夹板，放妥后应扶持。邻近关节部位骨折采用超关节夹板固定。

（5）将束带两头对齐，两手平均用力拉紧，先扎中间，再扎远端，最后扎近端。每道绕两周，在外侧夹板上打结。捆扎应松紧适宜，以能上下移动各1cm为度。布带和夹板垂直，间距相等，用力均匀，应随时调整。

3. 操作后的护理

（1）观察肢体颜色、温度、感觉和运动情况，发现患肢颜色发白或发绀、温度降低、麻木等异常情况应立即松开夹板，并通知医生处理，以免发生缺血性挛缩或肢体坏死。

（2）注意观察夹板固定布带松紧度。过松或过紧都应进行调整。一般骨折复位固定3～5天后肢体肿胀逐渐消退，应适当调整夹板的松紧度。重新捆扎时，不可同时打开所有布带，避免固定失败。

（3）抬高患肢，维持肢体于功能位，如上肢骨折者应用三角巾悬吊于胸前，下肢用垫枕使其略高于心脏水平。

（4）小夹板固定后即可指导病人进行等长收缩运动、未固定关节的屈伸运动等，以改善肢体血运，防止肌肉萎缩，促进骨折愈合。

（5）并发症的预防：夹板固定后可发生肿胀、骨筋膜室综合征、骨折端移位及压迫性溃疡等并发症，应注意防护。

（6）及时了解骨折临床愈合情况，经 X 线摄片证实连续性骨痂通过骨折线即可拆除固定。固定初，1 周内可透视两次，如有骨折移位或纸压垫移位应及时调整。以后可每周复查 1 次，直至骨折临床愈合。有明显错位的骨折，经复位固定后应立即拍 X 光片或透视，以了解骨折复位情况。2～3 天后再拍片或透视复查，以便及时发现问题，及时处理。

四、石膏绷带固定术

石膏绷带（casts）是常用的外固定材料之一，是将熟石膏粉撒在稀孔纱布绷带上，再将石膏绷带用温水浸泡后包在病人需要固定的肢体上，5～10 分钟即可硬结成形，并逐渐干燥坚固，对患肢起有效的固定作用（图 30－23）。常见的石膏类型有石膏托、石膏夹板、石膏管形、躯干石膏及特殊类型石膏等。

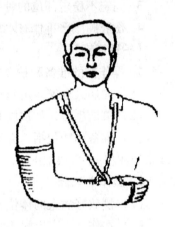

图 30－23　石膏绷带固定

【适应证】

1. 小夹板难于固定或不适合小夹板固定的骨折复位后的固定。

2. 关节损伤或脱位复位后的固定。

3. 骨、关节炎症的局部制动。

4. 周围神经、血管、肌腱断裂或损伤，手术吻合修复后的制动。

5. 畸形矫正术后，维持和固定矫正后的位置。

6. 病理性骨折。

【禁忌证】

1. 全身情况差，如心、肺、肝、肾功能不全等。

2. 伤口发生或疑有发生厌氧菌感染。

3. 孕妇禁止进行躯干部大型石膏绷带固定。

4. 新生儿、婴幼儿以及年老体弱者不宜进行大型石膏绷带固定。

【护理措施】

1. 操作前的准备和护理

（1）向病人及家属做好解释，说明石膏绷带固定的目的、意义，取得病人及家属的配合。

（2）X 线摄片，以备术后对照。

（3）局部皮肤清洁并擦干，有伤口应更换敷料。观察局部皮肤有无破损、溃疡等，记录并及时报告医生。

（4）准备用物，包括石膏绷带卷，水桶内盛 30℃～50℃水、石膏刀、剪、衬垫、支撑木棍、卷尺和有色铅笔等。

2. 操作中配合

（1）体位 一般取关节功能位，特殊情况根据需要摆放。由专人扶持保护。

（2）放置衬垫 在石膏固定处的皮肤表现覆盖一层衬垫，防止局部受压。

（3）浸透石膏 将石膏绷带卷平放并完全浸没到温水中。待石膏完全浸透，停止冒气泡后，两手持绷带卷两头取出，并向中间轻挤，以挤出过多的水分。

（4）石膏包扎 使石膏绷带卷贴着肢体由近侧向远侧滚动，保证各层贴合紧密且平整。

（5）捏塑 石膏绷带包至一定厚度或达到要求厚度但尚未硬固时，可用手掌在石膏绷带上的一定部位予以适当而均匀的平面性的压力，使石膏绷带能符合肢体轮廓，以增强石膏绷带对肢体的固定性能。石膏绷带包成后要进行修理，使边缘整齐、表面光滑。四肢石膏绷带应暴露手指、足趾，以便观察肢体血液循环、感觉和运动功能等，同时可进行康复训练。

（6）包边 将石膏内面的衬垫稍向外拉出，包在石膏边缘。若石膏内无衬垫，可用一条宽胶布沿石膏边包起，使边缘整齐。

（7）标记 用红记号笔在石膏外标明石膏固定日期和类型。

（8）干燥 一般自然风干，天气较冷可用电吹风吹干。

（9）开窗 为便于检查伤口、拆除缝线、更换敷料或解除骨突处的压迫，可将管型石膏开窗。方法：先在预定的部位用笔标记，然后用石膏刀沿标记向内斜切，边切边将切开的石膏边向上提拉，以便继续切削。窗洞开好后，应修齐边缘。已开窗的石膏需用棉花填塞于石膏窗内，或将石膏盖复原后再用绷带稍加压包紧，以防止软组织向外肿胀突出。

3. 操作后的护理

（1）石膏干固前的护理

1）加快干固：石膏从硬固到完全干固需 24～72 小时，应创造条件加快干固，可适当提高室温或用灯泡烤箱、红外线照射烘干。但应注意石膏传热灼伤皮肤，故温度不宜过高。

2）搬运：用手掌平托石膏固定的肢体，维护肢体的位置，避免石膏折断。

3）体位：大型石膏术后 8 小时内禁止翻身，8 小时后可协助翻身。翻身及改变体位时应注意保护石膏，避免折断。四肢包扎石膏时需将患肢抬高，以预防肢体肿胀及出血。使用石膏背心或人字形石膏的病人不要在头及肩下垫枕，避免胸腹部受压。下肢石膏应防止足下垂和足外旋。

4）保暖：寒冷季节注意保温。未干固的石膏需覆盖毛毯时应用支架托起。

（2）石膏干固后的护理

1）病情观察：

①观察皮肤色泽、温度：石膏边缘处皮肤有无颜色和温度改变，有无压疮。对于石膏下皮肤可借助手电筒和反光镜观察。

②末梢血液循环：观察石膏固定肢体的末梢血液循环情况，注意评估"5P"征：

疼痛（pain）、苍白（pallor）、感觉异常（paresthesia）、麻痹（paralysis）和脉搏消失（pulseless）。出现上述表现应立即报告医生。

③石膏：有无潮湿、污染、变形或断裂；有无过紧或过松；有无异常"热点"。

④感染迹象：注意有无生命体征变化，石膏内有无异味，有无血象异常等。

⑤石膏综合征：注意躯体石膏固定的病人有无持续恶心、反复呕吐、腹胀及腹痛等石膏综合征表现。

⑥出血或渗出：注意石膏下有无出血或渗出。若有血液或渗出液渗出石膏外，应用笔标记出范围、时间，详细记录，并报告医生。必要时协助医生开窗以彻底检查。

2）皮肤护理：对石膏边缘及受压部位的皮肤予以理疗。保持石膏末端暴露的手指和（或）足趾清洁，以便观察。注意勿污染及弄湿石膏。避免将异物放入石膏内，或搔抓石膏下皮肤和将石膏内衬垫取出。

3）石膏清洁：保持石膏清洁干燥，石膏污染时可用布蘸洗涤剂擦拭，清洁后立即擦干。及时更换断裂、变形和严重污染的石膏。

4）石膏切开及更换：肢体肿胀时，可将石膏切开。石膏管型固定后，若因肢体肿胀消退或肌萎缩而失去固定作用时，应予重新更换，以防骨折错位。

5）预防并发症：常见并发症包括缺血性肌挛缩或肢体坏死、压疮、坠积性肺炎、失用性骨质疏松及化脓性皮炎等。应注意观察末梢循环，保护骨隆突部位，避免受压。定时翻身、叩背，鼓励病人咳痰，指导病人进行康复训练。

6）康复训练：每日坚持主动和被动活动，防止肌萎缩、关节僵硬、失用性骨质疏松。指导病人加强未固定部位的康复训练，如臂部石膏固定者可活动肩关节及指关节。固定部位可进行等长收缩。在病情许可的情况下，鼓励病人尽可能生活自理，以增进病人的独立感及自尊。

7）石膏拆除：拆石膏前需向病人解释，石膏下的皮肤一般有一层黄褐色的痂皮或死皮、油脂等；其下的新生皮肤较为敏感，应避免搔抓，可用温水清洗后涂一些润肤霜等保护皮肤，每日按摩局部。同时，由于长时间固定不动，开始活动时肢体可能产生一些新的不适或疼痛，以后可逐渐减轻。

五、骨折概要

骨折（fracture）是指骨的完整性或连续性中断。

【病因】

骨折多由暴力或意外损伤引起，常伴有周围软组织的损伤。

1. **直接暴力**　暴力作用的部位发生骨折，常伴有不同程度的软组织损伤。

2. **间接暴力**　骨折处远离暴力的部位，通过力的传导、杠杆、旋转和肌肉收缩使肢体远处发生骨折。

3. **肌肉牵拉**　肌肉剧烈收缩时拉断附着部位而导致的骨折。

4. **疲劳性骨折**　骨持续受到轻度、反复的直接或间接损伤可使肢体某一特定部位骨折，如远距离行军易致第2、3趾骨及腓骨下1/3骨干骨折，称为疲劳性骨折。

5. 病理性骨折 骨本身的病变，如骨髓炎、骨肿瘤、骨结核、骨质疏松等所致的骨质破坏，受轻微外力或肌肉的拉力而发生的骨折，称为病理性骨折。

【分类】

1. 按骨折的程度与形态分 分为不完全骨折和完全骨折。

（1）不完全骨折 骨的完整性或连续性部分中断。按形态又可分为以下几种：

①裂缝骨折：骨质发生裂隙，无移位，多见于颅骨、肩胛骨等（图30-24）。

②青枝骨折：骨质与骨膜部分断裂，可有成角畸形，有时成角畸形不明显，仅表现为骨皮质劈裂，多见于儿童，与青嫩树枝被折相似而得名（图30-25）。

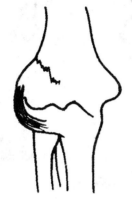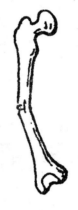

图30-24 肱骨外髁裂缝骨折　　　　　图30-25 青枝骨折

（2）完全骨折 骨的完整性或连续性全部中断。按骨折线的方向及形态可分为以下几种：

①横断骨折：骨折线与骨纵轴垂直。

②斜形骨折：骨折线与骨纵轴成一定角度。

③螺旋形骨折：骨折线围绕骨纵轴呈螺旋状。

④粉碎性骨折：骨质碎裂成3块以上。骨折线呈T形或Y形者，又称为T形或Y形骨折。

⑤嵌入性骨折：骨折段相互嵌插，多见于干骺端骨折，即骨干的密质骨嵌插入干骺端的松质骨内。

⑥压缩性骨折：骨质因压缩而变形，常见于松质骨，如脊椎骨折、跟骨骨折。

⑦凹陷性骨折：骨折片局部下陷，常见于颅骨。

⑧骨骺分离：经过骨骺的骨折，使骨干与骨骺分离。多见于儿童和青少年（图30-26）。

2. 按骨折的稳定程度分 可分为稳定性骨折和不稳定性骨折。

（1）稳定性骨折 骨折端不易移位或复位后不易移位。如青枝骨折、裂缝骨折、横形骨折、压缩性骨折、嵌插骨折等。

（2）不稳定性骨折 骨折端易移位或复位后易发生再移位。如粉碎性骨折、斜形骨折、螺旋形骨折等。由于暴力的作用、肌肉的牵拉、骨折远侧段肢体重量及搬运和治疗不当均可造成各种不同移位，常见的有成角移位、侧方移位、缩短移位、分离移位和旋转移位5种（图30－27），临床上几种移位常同时存在。

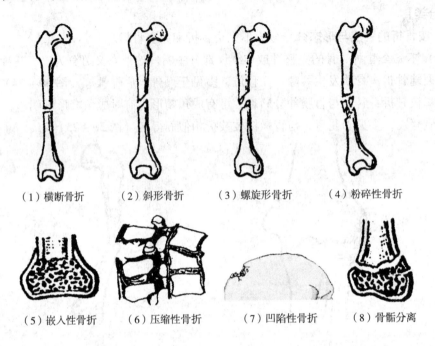

（1）横断骨折　　（2）斜形骨折　　（3）螺旋形骨折　　（4）粉碎性骨折

（5）嵌入性骨折　　（6）压缩性骨折　　（7）凹陷性骨折　　（8）骨骺分离

图30－26　完全骨折

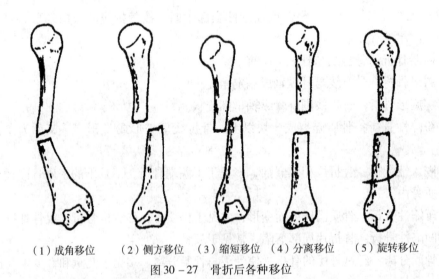

（1）成角移位　　（2）侧方移位　　（3）缩短移位　（4）分离移位　（5）旋转移位

图30－27　骨折后各种移位

3. 按骨折端与外界是否相通分　可分为开放性骨折和闭合性骨折。

（1）开放性骨折（open fracture）　骨折处皮肤或黏膜破裂，骨折端与外界相通。如耻骨骨折伴膀胱或尿道破裂、尾骨骨折致直肠破裂均属开放性骨折。

（2）闭合性骨折（closed fracture）　骨折处皮肤或黏膜完整，骨折端不与外界相通。

【病理生理】

骨折的病理生理主要涉及骨折的愈合过程，其过程是一个复杂而连续的过程。根据组织学和细胞学的变化，通常将其分为以下三个阶段：

1. **血肿炎症机化期** 骨折导致骨髓腔、骨膜下及周围组织血管破裂出血，在骨折断端及其周围形成血肿，伤后6~8小时，血肿凝结成血块。同时，骨折局部坏死组织可引起无菌性炎症反应。炎性细胞逐渐清除血凝块、坏死软组织和死骨，使血肿机化形成肉芽组织，进而转化为纤维结缔组织，致骨折两端连接起来，称为纤维连结，这一过程约在骨折后2周完成。同时，骨折端附近骨外膜的成骨细胞伤后不久即活跃增生，1周后即开始形成与骨干平行的骨样组织，并逐渐延伸增厚，骨内膜在稍晚时也发生同样改变（图30-28）。

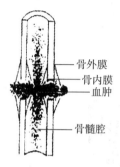
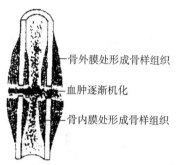

（1）骨折后血肿形成　　　（2）血肿逐渐机化；骨内、外膜处开始形成骨样组织

图30-28　血肿炎症机化期

2. **原始骨痂形成期** 骨内、外膜增生使骨折端附近内、外形成的骨样组织逐渐骨化，形成新骨，即膜内成骨。随着新骨的不断增多，由骨内、外膜紧贴骨皮质内、外形成的新骨，分别称为内骨痂和外骨痂。同时，骨折断端间和髓腔内的纤维组织逐渐转化为软骨组织，并随着软骨细胞发生变性而凋亡，经钙化而成骨，称软骨内成骨。在骨折处形成环状骨痂和髓腔内骨痂，即为连接骨痂。这些骨痂不断钙化加强，达到骨折的临床愈合，一般需4~8周。此时X线片上可见骨折处有梭形骨痂阴影，但骨折线仍隐约可见（图30-29）。

3. **骨板形成塑形期** 原始骨痂中新生骨小梁逐渐增粗，排列逐渐规则和致密，骨折端的坏死骨经破骨和成骨细胞的侵入，完成死骨清除和新骨形成的爬行替代过程，骨折部位形成坚强的骨性连接，形成适应生理需要的永久骨痂，骨折处恢复正常骨结构，此过程需8~12周（图30-30）。

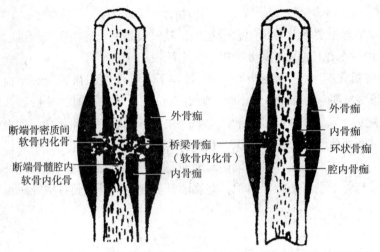

（1）膜内化骨及软骨内化骨过程逐渐完成　　（2）膜内化骨及软骨内化骨过程基本完成

图 30 - 29　原始骨痂形成期

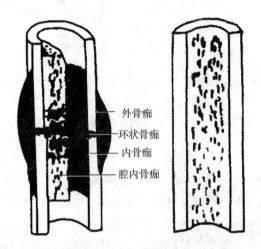

（1）外骨痂、内骨痂、环状骨痂　　（2）骨痂改造塑形已完成
及腔内骨痂形成后的立体剖面

图 30 - 30　骨板形成塑形期

【骨折的愈合和影响因素】

1. **骨折的愈合**　骨折的愈合分为一期愈合和二期愈合，以上即为二期愈合的主要生理学过程，临床较为多见。一期愈合是指骨折复位和坚强内固定后骨折断端可通过哈佛系统重建直接发生连接，X线片上无明显外骨痂形成，而骨折线逐渐消失。

2. **骨折临床愈合标准**　骨折临床愈合是骨折愈合的重要阶段，此时病人已可拆除外固定，通过康复训练，逐渐恢复患肢功能。其标准为：①局部无压痛及纵向叩击痛。②局部无反常活动。③X线显示骨折线模糊，骨折处有连续性骨痂。④拆除外固定后，上肢能向前平举1 kg重物持续达1分钟，或下肢不扶拐能在平地连续步行3分钟且不少于30步。⑤连续观察2周骨折处不变形。

临床愈合时间为最后一次复位起至观察达到临床愈合时所需的时间。

3. 影响骨折愈合的因素 骨折愈合有三个先决条件：即要有充分的接触面积、坚强的固定和良好的血液供应。

（1）全身因素

①年龄的影响：年龄越小愈合越快，老年人因骨骼中有机盐的沉积，使骨变得脆弱，愈合较慢。

②健康状况：健康状况较好的病人骨折愈合较快。如病人患有营养不良、低蛋白血症、糖尿病、钙磷代谢紊乱、恶性肿瘤等疾病时，则骨折愈合时间明显延长。

（2）局部因素

1）骨折类型：不同类型的骨折断端接触面积不同，接触面积越大，愈合速度越快。

2）骨折严重程度：骨缺损过多、骨膜剥离过多影响骨折的愈合。

3）血液供应：骨折部位的血液供应是影响骨折愈合的重要因素，骨折部位血液供应良好能促进骨折的愈合。严重的软组织损伤，特别是开放性损伤可直接损伤骨折段附近的肌肉、血管和骨膜，致骨折部位血液供应不良从而影响骨折的愈合。

4）感染：开放性骨折如发生感染可导致化脓性骨髓炎，出现软组织坏死和死骨的形成，将严重影响骨折的愈合。

5）软组织嵌入：骨折部位周围软组织嵌入两骨折端之间，不仅影响骨折的复位，而且阻碍两骨折端的对合及接触，可导致骨折难以愈合甚至不愈合。

（3）治疗方法的影响 包括：①反复多次的手法复位。②切开复位。③开放性骨折清创。④过度骨牵引。⑤固定不牢固。⑥不恰当的康复训练。

【临床表现】

大多数骨折一般只引起局部症状，严重骨折和多发性骨折可引起全身反应。

1. 全身表现

（1）休克 多见于多发性骨折、股骨骨折、骨盆骨折和严重的开放性骨折引起大量出血（图30-31）、并发重要内脏器官损伤及剧烈疼痛导致休克。

（2）发热 骨折后一般体温在正常范围。若骨折后大量出血，血肿的吸收可引起低热，但一般不超过38℃。开放性骨折发热超过

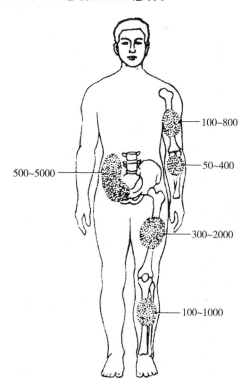

100~800

50~400

500~5000

300~2000

100~1000

图30-31 身体各部位骨折失血量（ml）

38℃应考虑感染的可能。

2. 局部表现

（1）一般表现 局部疼痛、压痛、肿胀、瘀斑、功能障碍。骨折局部出现剧烈疼痛尤其是在移动患肢时疼痛加剧，伴明显压痛。

（2）骨折特有体征

①畸形：骨折段移位使患肢外形发生改变，表现为短缩、成角、旋转等畸形。

②反常活动：正常情况下不能活动的部位，骨折后出现不正常的活动。

③骨擦音或骨擦感：骨折断端之间相互摩擦产生的声音或感觉。

具备以上骨折特有体征之一者，即可诊断为骨折。但有些骨折如裂缝骨折和嵌插骨折可不出现上述三个典型的骨折特有体征，评估时，不要反复检查而应做辅助检查以便确诊。

3. 骨折的并发症

骨折常由较严重的创伤所致。有时骨折本身并不重要，重要的是骨折伴有或所致重要组织或重要器官损伤常引起严重的全身反应，甚至危及病人的生命。

（1）早期并发症

1）休克：因严重创伤、大量出血、剧烈疼痛所引起。

2）重要内脏器官损伤：如肝和脾破裂、肺损伤、膀胱和尿道损伤、直肠损伤等。

3）重要周围组织损伤：如重要的血管损伤，主要指动脉的损伤；周围神经损伤，特别是与骨折部位紧密相邻的神经；脊髓损伤为脊柱骨折和脱位的严重并发症。

4）脂肪栓塞综合征：多发生于成人，多发生于骨折后48小时内，是由于骨折处髓腔内血肿张力过大、骨髓被破坏、脂肪滴进入破裂的静脉窦内所致，可引起肺、脑、肾等脂肪栓塞。早期表现为意识改变，典型表现为进行性呼吸困难、发绀、烦躁不安、嗜睡等，甚至昏迷和死亡。

5）骨筋膜室综合征（compartment syndrome）：即由骨、骨间膜、肌间隔和深筋膜形成的骨筋膜室内肌和神经因急性缺血而产生的一系列早期证候群。常由于创伤骨折的血肿和组织水肿使骨筋膜室内容物体积增加或局部压迫使骨筋膜室容积缩小而导致骨筋膜室内压力增高所致。临床表现为患肢持续性剧烈疼痛、麻木、肿胀、毛细血管充盈时间延长、动脉搏动弱或消失，多见于前臂掌侧和小腿。一旦发现，早期及时处理可不发生或仅发生极小量肌肉坏死，可不影响肢体功能；若不及时处理将导致大部分肌肉坏死，形成挛缩畸形，严重影响患肢功能。

6）挤压综合征：多见于地震等灾害与塌方等事故中，大腿、臀部等肌肉丰厚部位受到挤压挫伤，进而缺血坏死，肌红蛋白从破损的骨骼肌细胞中逸出进入循环，堵塞肾小管，造成急性肾功能衰竭。临床表现为患肢肿胀、坏死、剧痛或麻木，一过性的肌红蛋白尿症（酱油尿）、少尿或无尿。

7）感染：主要见于开放性骨折，特别是污染较重或伴有较严重的软组织损伤的病人，若清创不彻底或坏死组织残留可发生感染。

（2）晚期并发症

1）坠积性肺炎：多发生于因骨折长期卧床不起的病人，特别是老年体弱或伴有慢性病的病人。

2）压疮：因骨折长期卧床，身体骨凸起处受压，局部血循环障碍形成压疮。

3）尿路感染：多因长期卧床、饮水少、排尿不畅引起。

4）下肢深静脉血栓形成：多见于骨盆骨折或下肢骨折，下肢长期制动活动减少，使静脉血回流缓慢，加之创伤所致血液处于高凝状态，易发生血栓形成。

5）骨化性肌炎：又称损伤性骨化。因关节扭伤、脱位或关节附近骨折使骨膜剥离，形成骨膜下血肿。若处理不当或血肿较大，则血肿机化并在关节附近软组织内广泛异位骨化，严重影响关节活动功能，常见于肘关节。

6）创伤性关节炎：关节内骨折致关节面破坏又未能准确复位，骨愈合后，关节面不平整，长期磨损易引起创伤性关节炎。表现为活动时关节出现疼痛，常见于膝、踝等负重关节。

7）关节僵硬：由于患肢长时间固定使静脉和淋巴回流不畅，关节周围组织中浆液纤维性渗出和纤维蛋白沉积，发生纤维粘连，并伴有关节囊和周围肌挛缩。表现为关节活动障碍，是骨折和关节损伤最为常见的并发症。

8）缺血性骨坏死：由于骨折使某一骨折段的血液供应被破坏，而发生该骨折段缺血性坏死，如股骨颈骨折后股骨头缺血性坏死。

9）缺血性肌挛缩：是骨折最严重的并发症之一，是骨筋膜室综合征处理不当的严重后果。它可直接由骨折和软组织损伤所致，典型的畸形是爪形手（图30-32）或爪形足。一旦发生则难以治疗，效果极差，常致严重残废。提高对骨筋膜室综合征的认识，及时发现并正确处理是预防该并发症发生的关键。

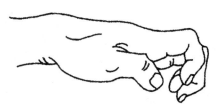

图30-32　爪形手畸形

10）急性骨萎缩：即损伤所致关节附近的痛性骨质疏松，亦称反射性交感神经性骨营养不良，好发于手、足骨折后。典型表现为与损伤程度不一致的疼痛和血管舒缩紊乱，局部有烧灼感、关节僵硬；血管舒缩紊乱早期表现为皮温升高、水肿及汗毛、指甲生长加快，后期皮温低、多汗、皮肤光滑、汗毛脱落、手或足肿胀、僵硬、寒冷略呈青紫色，可达数月之久。一旦发生，治疗十分困难，以康复训练和物理治疗为主，必要时可采用交感神经封闭。

【辅助检查】

1. X线　凡疑为骨折者应常规进行X线检查，明确骨折的形态、移位以及骨折的类型，有无伴发脱位、撕脱、游离骨片等情况。检查时必须包括正、侧位片及邻近关节，并加健侧对照片，必要时应拍摄特殊位置的X线片。

2. CT　结构复杂的骨折应行CT，以更准确地了解骨折和其他软组织的情况。三维CT重建可以更直观地了解骨折的形态、移位等情况。

3. MRI　对于颈椎骨折合并脊髓损伤者，MRI检查能更清楚地了解骨折的类型及脊髓损伤的程度。

【治疗原则】

骨折治疗的三大原则，即复位、固定和康复治疗。但现场急救非常重要。

1. 现场急救

骨折急救的目的是用最简单而有效的方法抢救生命，保护患肢，迅速转运，以便尽快得到妥善处理。

（1）抢救生命　骨折特别是严重的骨折，如骨盆骨折、肋骨骨折等常是全身严重多发性损伤的一部分，因此应首先处理危及生命的问题，如呼吸困难、休克、窒息等。

（2）止血和包扎伤口　发现伤口，需用无菌敷料或清洁布类予以包扎。若骨折端外露，不可随意将其复位，应送至医院经清创处理后，再行复位。若在包扎时骨折端自行滑入伤口内，应做好记录，以便在清创时进一步处理。若伤口出血，绝大多数可用加压包扎止血，遇加压包扎不能止血时，可采用止血带止血。应用止血带时，应记录上止血带的时间，每隔 1~1.5 小时应放松 10~15 分钟。

（3）妥善固定　急救固定的目的是避免骨折端在搬运过程中对周围重要组织的损伤，以及便于运送。凡疑有骨折者，均应按骨折处理。固定可用特制的夹板或就地取材用木板、木棍、树枝等。若无任何可利用的材料，上肢骨折可固定于自身躯干，下肢骨折可固定于健侧下肢。

（4）迅速转运　经初步处理后，应尽快转运至就近的医院进行治疗。

2. 骨折的治疗　包括复位、固定和康复治疗。

（1）复位　是将移位的骨折段恢复正常或接近正常的解剖关系，重建骨的支架作用。

1）复位标准：

①解剖复位：指骨折段经复位，恢复至正常的解剖关系，对位（两骨折端的接触面）和对线（两骨折段在纵轴上的关系）完全良好。

②功能复位：指经复位后，两骨折段虽未恢复至正常的解剖关系，但不影响骨折愈合后的肢体功能。

2）复位方法：有手法复位、牵引复位和切开复位等。

①手法复位：应用手法使骨折复位，称为手法复位。大多数骨折均可采用手法复位的方法矫正其移位而获得满意的效果。优点是能较好地保持骨折部位的血供，但较难达到解剖复位。应注意手法复位不能为了追求解剖复位而反复进行多次复位，达到功能复位即可。步骤依次为解除疼痛；松弛肌肉；对准方向，即将远侧骨折段对准近侧骨折段所指的方向；拔伸牵引。

②牵引复位：牵引既有复位作用，也是外固定。持续牵引的方法和牵引重量应根据病人的年龄、性别、肌肉情况、软组织损伤情况和骨折的部位选择。

③切开复位：即手术切开骨折部位的软组织，暴露骨折段，在直视下将骨折复位。最大优点是可使手法不能复位的骨折达到解剖复位，并做有效的内固定，可使病人提前下床活动，减少并发症。缺点是因可减少骨折部位的血液供应而引起骨折延迟愈合或不愈合；增加感染的机会等。

切开复位的指征：手法复位失败者；手法复位未能达到功能复位的标准者；骨折并发主要血管、神经损伤者；关节内骨折，手法复位后对位不良，可能影响关节功能者；多处、多段骨折或陈旧性骨折不能手法复位者。

（2）固定　即将骨折部位稳定在复位后的位置，使其维持良好的对位、对线关系。骨折固定的方法有外固定和内固定。

①外固定：目前常用的方法有小夹板、石膏绷带、外展架、持续牵引和外固定器等。外展架固定：将用铝板或木板等制成固定或可调节的外展架用石膏绷带或黏胶带固定于病人胸廓侧方，可将肩、肘、腕关节固定于功能位（图30-33）。外固定器：将钢针穿过远离损伤区的骨骼，然后利用夹爪与钢管组装成穿针外固定器（图30-34）。

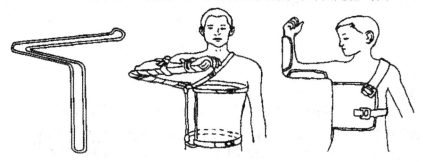

图30-33　外展架固定

②内固定：主要用于切开复位后，采用金属内固定物，如接骨板、螺丝钉、髓内钉和加压钢板等，将骨折段固定（图30-35）。

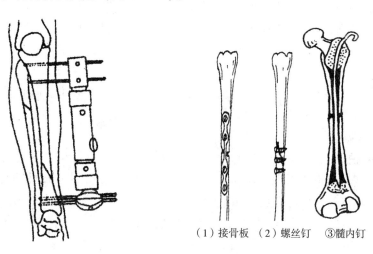

（1）接骨板　（2）螺丝钉　③髓内钉

图30-34　外固定器　　　　　　　图30-35　内固定器

（3）康复治疗　是在不影响固定的情况下，尽快地恢复患肢肌肉、肌腱、韧带、关节囊等软组织的舒缩活动。康复治疗应遵循动静结合、主被动活动相结合、循序渐进的原则。康复治疗可促进患肢血液循环，促进血肿吸收和骨痂生长，以利于骨折的愈合；可防止肌萎缩、骨质疏松和关节僵硬，以利于关节功能恢复。

①早期：骨折后 1 ~ 2 周，此期康复治疗的目的是促进患肢血液循环，消除肿胀和稳定骨折，防止肌萎缩。主要以患肢肌肉等长收缩运动为主，骨折上、下关节暂不活动，身体其他各部关节均应进行正常活动。

②中期：骨折 2 周以后，患肢肿胀已消退，局部疼痛减轻，骨折处已有纤维连接，且日趋稳定。此时应开始进行骨折上、下关节的活动，根据骨折的稳定程度，逐渐缓慢增加活动强度和范围，由被动活动转为主动活动。

③晚期：骨折已达临床愈合标准，外固定已拆除，此时是康复治疗的关键时期。患肢应进行抗阻运动以增加肌力，克服挛缩，恢复关节活动度。同时，可辅以物理治疗和外用药物熏洗等，以促进肢体功能的恢复。

六、骨折一般护理

（一）术前护理

【护理评估】

1. **健康史**　了解受伤的经过，有无骨与关节疾病病变，有无反复骨折史和手术史。

2. **身体状况**　评估病人的局部症状和全身症状，并注意有无合并损伤。

3. **心理和社会支持状况**　评估病人及家属的心理反应、家庭与社会支持情况等。

【常见护理诊断/问题】

1. **疼痛**　与肌、骨骼的损伤有关。

2. **焦虑/恐惧**　与疼痛、长期卧床及担忧预后有关。

3. **有感染的危险**　与皮肤受损、开放性骨折及内固定有关。

4. **有皮肤完整性受损的危险**　与骨折后躯体活动受限有关。

5. **知识缺乏**　缺乏骨折的病因、治疗、护理、手术、康复训练及预防并发症等相关知识。

6. **潜在并发症**　脂肪栓塞、骨筋膜室综合征、坠积性肺炎、骨化性肌炎、创伤性关节炎、缺血性骨坏死、缺血性肌挛缩等。

【护理措施】

1. **一般护理**　给予高蛋白、高热量、高钙、高铁、高维生素饮食，以供给足够营养。对制动病人应适当增加膳食纤维的摄入，多饮水，防止便秘及肾结石的发生。避免进食牛奶、糖等易产气的食物。给予病人生活上的照顾，满足病人基本的生活需要。保持室内环境清洁、卫生，以增加病人舒适感。按医嘱，给予补液、输血、补充血容量等。

2. **病情观察**　密切观察生命体征、神志的变化并做好记录，必要时监测中心静脉压及记录 24 小时液体出入量；危重病人应及早送入 ICU 监护。对于意识障碍、呼吸困难者，给予吸氧或人工呼吸，必要时施行气管切开；伴发休克时，按休克病人护理。做好床边交接班。

3. **疼痛的护理**　骨折、创伤、手术、固定不确切、神经血管损伤、伤口感染、组织受压缺血等均会引起疼痛，应根据引起疼痛的不同原因进行对症护理，如伤后局部早期冷敷，24 小时后改为热敷；受伤肢体应妥善固定，抬高患肢；疼痛原因明确者，可根据医嘱使用止痛药等。

4. 维持有效血液循环 局部创伤或挤压伤、骨折内出血、静脉回流不畅、固定过紧或用止血带时间过长都可导致组织灌流不足、肢体肿胀。根据病人具体情况选择合适的体位，适当抬高患肢，促进静脉回流；有出血者采取有效的止血措施；对肢端出现剧烈疼痛、麻木，皮温降低、苍白或青紫，肢端甲床血液充盈时间延长，脉搏减弱或消失等动脉血供受阻征象，应及时通知医生积极对症处理。严禁盲目施行局部按摩、热敷、理疗，以免加重组织缺血与损伤。

5. 预防感染 现场急救应注意保护伤口，避免二次污染。开放性骨折应争取时间尽早实施清创术，给予有效的引流，遵医嘱正确使用抗生素，加强全身营养支持。注意观察伤口情况，一旦发生感染，应及时报告医生，并协助医生处理伤口。

6. 小夹板固定的护理 参见本节相关内容。

7. 牵引病人的护理 参见本节相关内容。

8. 石膏固定病人的护理 参见本节相关内容。

9. 并发症的护理

（1）脂肪栓塞

1）安排病人采取高半坐卧位。

2）保持呼吸道通畅，给予高浓度吸氧，以去除局部缺氧和脂肪颗粒的表面张力；使用呼吸机，以减轻和抑制肺水肿的发生。

3）监测生命体征和动脉血气分析。

4）维持体液平衡。遵医嘱使用肾上腺皮质类固醇、抗凝血剂等药物对症治疗。

（2）血管、神经损伤及骨筋膜室综合征

1）密切观察生命体征的变化：观察疼痛性质、皮肤温度、感觉、活动和末梢血运。如出现疼痛呈烧灼样剧痛并进行性加重，末梢温度降低、紫绀、麻木，痉挛逐渐加重，应立即通知医生，及时采取相应措施。

2）心理护理：给予病人心理安慰，缓解病人紧张、焦虑等情绪。护理操作要熟练准确，动作轻柔，以增加病人的信任感。

3）卧床休息，患肢制动、平放、保暖，防止局部坏死组织大量快速进入血液循环而导致肾功能的损害。

4）需立即行切开减压术时，应禁食。术后及时更换敷料，预防感染；遵医嘱给予抗生素、脱水、利尿剂；密切观察病情，及时采取血标本查电解质、肾功能等，尽早防止休克、肾衰、高血钾、电解质紊乱等并发症。

5）术后第一天开始进行有规律性的指导功能训练，以促进全身血液循环，改善局部组织营养状况，防止肌肉萎缩。

（3）坠积性肺炎和压疮 对长期卧床的病人，应定时翻身、叩背，按摩骨隆突处，必要时给予气圈或气垫床，并鼓励病人咳嗽、咳痰。

10. 指导康复训练 向病人宣传康复训练的意义和方法，解释骨折固定后引起肌萎缩的原因，使病人充分认识康复训练的重要性。帮助病人制定训练计划，鼓励病人主动进行训练。以病人不感到疲劳、骨折部位不发生疼痛为度，以恢复肢体的固有生理功能为中心，上肢着重训练手的握力；下肢重点训练负重行走能力。

11. **手术前病人的护理**　参见第五章围术期病人的护理。

（二）术后护理

【护理评估】

1. **一般情况**　包括麻醉方式、手术种类、术中情况，术后生命体征和切口情况等。
2. **术后并发症**　术后常见的并发症。
3. **功能恢复**　术后肢体功能恢复情况。

【常见护理诊断/问题】

1. **疼痛**　与手术切口有关。
2. **知识缺乏**　缺乏手术后治疗、护理及康复训练等知识。
3. **潜在并发症**　切口感染、肺部感染、下肢深静脉血栓形成等。

【护理措施】

1. **搬运**　应采用三人平托法，三位搬运员立于病人同一侧，分别托起病人的头颈、躯干及下肢，保持病人身体轴线平直不扭曲（特别对脊柱手术），撤出平车，将病人轻放于病床上，同时注意保护患肢，防止引流管脱出。
2. **体位**　四肢手术后，抬高患肢，以利于血液回流，减轻或预防肿胀。对于石膏外固定的肢体摆放详见本节相关内容。
3. **观察**　观察生命体征及神志情况；观察患肢有无疼痛、肿胀、肢端麻木，检查局部皮肤的颜色、温度、活动度及感觉；观察切口情况。
4. **改善全身营养状况**　选择营养丰富且易消化的食物，必要时可适当补液或输血。
5. **并发症的预防和处理**　参见第五章围术期病人的护理。
6. **康复训练**　指导病人按计划进行康复训练，以预防长时间固定带来的并发症。

（三）健康教育

1. **安全指导**　讲解有关骨折的知识，尤其是骨折的原因。教育病人在工作、运动中应注意安全，加强锻炼。保持健康、良好的心态，以利于骨折的愈合。
2. **饮食指导**　调整膳食结构，对病人进行饮食指导，保证营养素的供给。
3. **长期坚持康复训练**　指导病人出院后继续康复训练的方法，指导家属如何协助病人完成各项活动。
4. **定期复查**　指导病人出院后的注意事项，遵医嘱定期复诊，评估功能恢复状况。

第二节 常见四肢骨折病人的护理

一、疾病概要

（一）肱骨外科颈骨折

肱骨外科颈骨折（fracture of the surgical neck of the humerus）是指肱骨解剖颈下 2~3cm，相当于大、小结节下缘与肱骨干的交界处，也是疏松骨质和致密骨质交界处发生的骨折。紧靠肱骨外科颈有臂丛神经、腋动脉和腋静脉经过，骨折严重移位时可合并神经血管损伤。

【病因与分型】

多因跌倒时手掌或肘部先着地，传导暴力所引起。若上臂在外展位则为外展型骨折，若上臂在内收位则为内收型骨折。以老年人较多见，亦可发生于儿童与成人。临床常见的有外展型骨折、内收型骨折和骨折脱位 3 种类型（图 30-36）。

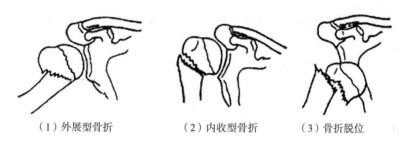

（1）外展型骨折　　　　（2）内收型骨折　　　　（3）骨折脱位

图 30-36　肱骨外科颈骨折

【临床表现】

伤后局部疼痛、肿胀、功能障碍，上臂内侧可见瘀斑或出现张力性水疱，有压痛和纵轴叩击痛。骨折断端明显移位者，可出现骨擦音和异常活动。合并肩关节脱位者可出现方肩畸形。

【辅助检查】

X 线拍片可确定骨折类型及移位情况。

【治疗原则】

1. 复位与固定　无移位的裂缝骨折或嵌插骨折，仅用三角巾悬吊患肢 1~2 周即可开始康复训练。移位骨折应予以手法复位和夹板固定，必要时切开复位内固定。

2. 药物治疗　初期宜活血化瘀，消肿止痛；中后期宜养气血，壮筋骨，补肝肾，还应加用舒筋活络、通利关节的药物。解除固定后可选用海桐皮汤、骨科外洗方等熏洗。

3. 康复治疗　初期先做握拳，屈伸肘、腕关节，舒缩上肢肌肉等活动，3 周后练习肩关节各方向活动，活动范围应循序渐进，每日练习 10 次左右。一般在 4 周左右即可解除外固定。后期应配以中药熏洗，以促进肩关节功能恢复。功能训练对老年病人尤为重要。

（二）肱骨干骨折

肱骨干骨折（fracture of the shaft of the humeral）是指发生在肱骨外科颈下 1～2cm 至肱骨髁上 2cm 段内的骨折，多见于青少年（图 30-37）。在肱骨干中下 1/3 段后外侧有一桡神经沟，有由臂丛神经后束发出的桡神经自内后方紧贴骨面斜向外前方进入前臂，故此处骨折容易合并桡神经损伤。

【病因】

由直接暴力或间接暴力引起。

1. 直接暴力　常由外侧打击肱骨干中段致横形或粉碎性骨折。

2. 间接暴力　常由于手部或肘部着地，力向上传导，加上身体倾倒所产生的剪式应力致中下 1/3 骨折。有时因投掷运动或"掰腕"，也可导致中下 1/3 骨折，多为斜形或螺旋形骨折。

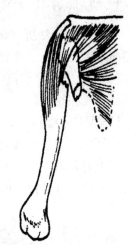

【临床表现】

伤侧上臂出现疼痛、肿胀、畸形，皮下瘀斑及上肢活动障碍。检查可发现反常活动，骨擦感、骨传导音减弱或消失。合并桡神经损伤时，表现为垂腕、各手指掌指关节不能背伸，拇指不能伸，前臂旋后障碍，手背桡侧皮肤感觉减退或消失等。

图 30-37　肱骨干骨折

【辅助检查】

X 线检查可确定骨折的类型、移位方向。

【治疗原则】

1. 手法复位外固定　大多数肱骨干横形或短斜形骨折可采用非手术治疗。在局部麻醉或臂丛神经阻滞麻醉及充分持续牵引和肌肉放松的情况下，采用手法使其复位。复位成功后，可选择小夹板或石膏固定维持复位。若为中、下段长斜形或长螺旋形骨折，手法复位后不稳定，可采用上肢悬垂夹板或石膏固定（图 30-38），固定期间应密切观察骨折对位对线情况。

2. 切开复位内固定　在直视下尽可能达到解剖对位。用外固定支架或加压钢板螺钉内固定，亦可用带锁髓内针固定。伴有桡神经损伤者，术中探查修复桡神经。

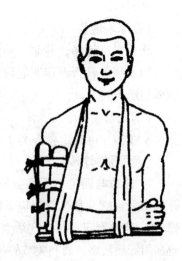

3. 康复治疗　不论采用何种复位固定方式，术后均应早期进行康复治疗。复位术后抬高患肢，主动练习手指屈伸活动。2～3 周后，开始主动的腕、肘关节

图 30-38　上肢悬垂夹板固定

屈伸活动和肩关节的外展、内收活动，但活动量不宜过大，应逐渐增加活动量和活动频

率。6～8周后可加大活动量，并做肩关节旋转活动。在训练过程中，要随时检查骨折对位、对线及愈合情况。骨折完全愈合后方可去除外固定。内固定物可在半年以后取出，若无不适也可不必取出。在训练过程中，可配合理疗、体疗、中医、中药等治疗。

（三）肱骨髁上骨折

肱骨髁上骨折（supracondylar fracture of the humerus）是指肱骨干与肱骨髁的交界处发生的骨折，多见于5～12岁的儿童。

在肱骨髁内、前方，有肱动脉和正中神经经过，一旦发生骨折，神经血管容易受到损伤；在肱骨髁的内侧有尺神经，外侧有桡神经，均可因肱骨髁上骨折的侧方移位而受到损伤（图30 - 39）。此外，儿童的肱骨下端有骨骺，若骨折线穿过骺板，则可能影响骨骺的发育而导致肘内翻或外翻畸形。

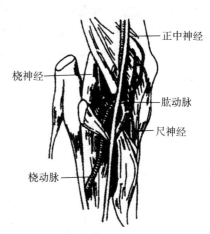

图30 - 39　肱骨髁周围血管神经

【病因与分类】

多由间接暴力所致。

1. 伸直型　常见。多为跌倒时，肘关节呈半屈曲状或伸直位，手掌着地，导致髁上部伸直型骨折。骨折近端向前移位，远端向后移位，骨折近端常损伤肱前肌、肱动静脉、正中神经，如同时遭受侧方暴力，骨折端侧方移位，可引起尺神经或桡神经损伤（图30 - 40）。

2. 屈曲型　少见。跌倒时，肘关节屈曲、肘后部着地，外力自下而上，很少合并血管和神经损伤（图30 - 41）。

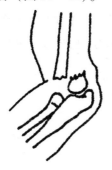

图30 - 40　伸直型肱骨髁上骨折

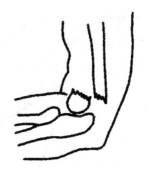

图30 - 41　屈曲型肱骨髁上骨折

【临床表现】

肘关节处出现明显疼痛、肿胀、功能障碍，有时可出现皮下瘀血或皮肤水疱。检查局部有明显压痛，有骨擦音及反常活动，合并有正中神经、尺神经、桡神经损伤时，会出现前臂相应的神经支配区的感觉减弱或消失以及功能障碍。

伸直型骨折时，鹰嘴和远侧骨折端向后凸出并处于半屈位，近端向前移，肘前方可扪到骨折断端，外形如肘关节脱位，但肘后三角关系正常。由于近折端向前下移位，极易压迫肱动脉或刺破肱动脉（图30－42）。加上损伤后局部肿胀明显，影响远端肢体血液循环，可导致前臂骨筋膜室综合征，表现为高张力肿胀，手指主动活动障碍，被动活动时剧烈疼痛，桡动脉搏动减弱或消失，手指皮温降低，感觉异常。

【辅助检查】
肘部正、侧位X线拍片能确定骨折的存在及骨折移位情况。

【治疗原则】
1. **手法复位和石膏托固定**　受伤时间短、肘部肿胀轻、桡动脉搏动正常者可行手法复位和石膏托固定。复位时应注意恢复肱骨下端的前倾角和肘部提携角。复位后要注意远端肢体的血循环情况，用后侧石膏托在屈肘位固定4～5周（图30－43），X线证实骨折愈合良好即可拆除石膏。

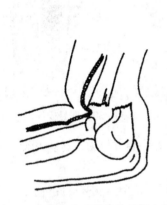 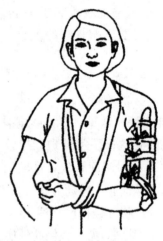

图30－42　损伤肱动脉的肱骨髁上骨折　　　　图30－43　伸直型肱骨髁上骨折屈肘固定法

2. **持续骨牵引**　受伤时间较长、局部组织损伤严重、出现骨折部严重肿胀、但末梢血供良好者不能立即进行手法复位，可行尺骨鹰嘴牵引（图30－44），牵引重量1～2kg。肿胀消退后再行手法复位。

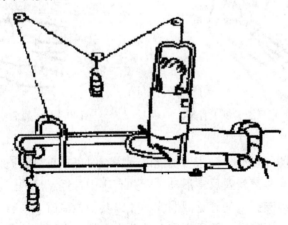

图30－44　尺骨鹰嘴牵引

3. **手术治疗** 手法复位失败或伴有血管、神经损伤或开放性伤口污染不重者可行切开复位、克氏针内固定。

4. **康复治疗** 早期进行手指及腕关节屈伸活动，有利于减轻水肿。4 周后可进行肘关节屈伸活动。若为手术切开复位内固定的病人，术后 2 周即可开始肘关节活动。

（四）Colles 骨折

Colles 骨折（桡骨远端伸直型骨折）指距桡骨远端关节面 3cm 内的骨折，并且远端向背侧移位（图 30 - 45）。多见于中、老年有骨质疏松者。

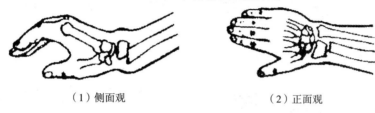

（1）侧面观　　　　　　　（2）正面观

图 30 - 45　桡骨远端伸直型骨折

【病因与分类】

Colles 骨折是由间接暴力所致。因跌倒时，手掌心着地，腕关节背伸，前臂旋前肘屈曲所致。骨折远端向背侧、桡侧移位，近段向掌侧移位，可影响掌侧肌腱活动。暴力轻时可发生嵌插骨折无移位。粉碎性骨折可累及关节，或合并下桡尺关节韧带断裂、脱位、分离，或造成尺骨茎突撕脱。骨折线多为横形。儿童可为骨骺分离，老年常为粉碎性骨折。

【临床表现】

伤后局部疼痛、肿胀，可出现典型"餐叉样"畸形、"枪刺刀样"畸形（图 30 - 46）。局部压痛明显，腕关节活动障碍。缩短移位时，可扪及桡骨茎突上移。手腕功能部分或完全丧失。

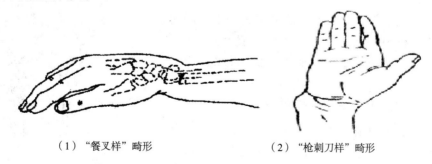

（1）"餐叉样"畸形　　　　　　　（2）"枪刺刀样"畸形

图 30 - 46　Colles 骨折典型畸形

【辅助检查】

X 线片示桡骨远端横形骨折，远端向桡侧移位，近端向掌侧移位。两断端嵌入缩短，尺骨茎突常有小撕脱骨片。

【治疗原则】

1. 手法复位外固定　在牵引下进行，复位后背侧面用石膏托或特制小夹板固定腕关节于旋前、屈腕、尺偏位。

2. 切开复位内固定　有手术指征者应切开复位，用解剖型钢板及松质骨螺钉或钢针固定。

3. 康复治疗　复位固定后即开始康复训练，指导病人用力握拳，充分伸屈五指，以练习手指关节和掌指关节活动及锻炼前臂肌肉的主动舒缩。指导病人练习肩关节全关节活动范围运动和肘关节屈伸活动。2 周后可进行腕关节的背伸和桡侧偏斜活动及前臂旋转活动的练习。3 ~ 4 周解除固定后，两掌相对练习腕背伸，两手背相对练习掌屈，也可利用墙壁或桌面练习背伸和掌屈。

（五）股骨颈骨折

股骨颈骨折（fracture of the femoral neck）是由股骨头下至股骨颈基底部之间的骨折，是老年人常见的骨折之一，尤以老年女性较多。

【病因与分类】

1. 病因

（1）**间接暴力**　老年人的股骨颈骨折几乎全由间接暴力引起，主要为外旋暴力，如平地跌倒、下肢突然扭转等皆可引起。由于老年人股骨颈骨质疏松脆弱，且承受应力较大，所以只需很小的旋转外力就能引起骨折。

（2）**直接暴力**　少数青壮年的股骨颈骨折由强大的直接暴力致伤，如车辆撞击或高处坠落造成，甚至同时有多发性损伤。

2. 分类

（1）**按骨折部位分类**（图 30 - 47）

①头下型：全部骨折面均位于头颈交界处，骨折近端不带颈部，此型较少见。

②头颈型：骨折面的外上部分通过头下，而内下方带有部分颈内侧皮质，呈鸟嘴状，此型最多见。

③经颈型：骨折面完全通过颈部，此型甚为少见，有人认为在老年病人中几乎不存在这种类型。

④基底型：骨折面接近转子间线。

头下型、头颈型、经颈型均为囊内骨折，骨折时股骨头的血液供应中断，骨折不易愈合，易造成股骨头缺血性坏死；基底型为囊外骨折，因其血运较好，预后也较好。

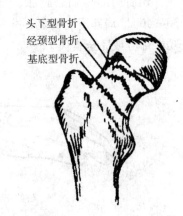

头下型骨折
经颈型骨折
基底型骨折

图 30 - 47　股骨颈骨折部位

（2）**按骨折移位程度即 Garden 分类法分类**

① I 型：不完全骨折，骨完整性仅有部分出现裂纹，无移位。

②Ⅱ型：完全骨折，但不移位。

③Ⅲ型：完全骨折，部分移位，且股骨头与股骨颈有接触。

④Ⅳ型：完全移位的骨折。

【临床表现】

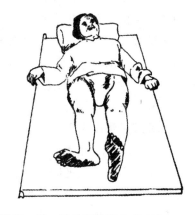

受伤后髋部出现疼痛，不能站立或行走，患肢有短缩、内收、外旋 45°~60°畸形（图 30 - 48）。活动患肢时疼痛较明显。在患肢足跟部或大粗隆部叩打时，髋部疼痛。局部肿胀不明显。移位骨折病人在伤后即不能坐起或站立。但也有一些无移位的线状骨折或嵌插骨折病人，在伤后仍能走路或骑自行车，易造成漏诊。

图 30 - 48　股骨颈骨折典型畸形

【辅助检查】

X 线检查可明确骨折的部位、类型和移位情况。

【治疗原则】

1. 非手术治疗　无明显移位的骨折，外展型或嵌插型等稳定性骨折，年龄过大，全身情况差，或合并有严重心、肺、肾等功能障碍者，选择非手术治疗。

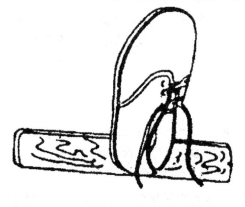

（1）牵引复位　可采用穿防旋鞋（丁字鞋，图 30 - 49），下肢持续皮牵引、骨牵引或石膏固定等达到复位和固定作用，卧硬板床 6~8 周。固定期间做到"三不"，即不盘腿、不侧卧、不下地负重。

（2）手法复位　先做皮牵引或骨牵引，并尽早在 X 线下手法复位。

2. 手术治疗

（1）手术指征　①内收型骨折或有移位的骨折。②难以用手法复位、牵引复位的骨折。③65 岁以上老年人的股骨头下型

图 30 - 49　丁字鞋

骨折。④青少年的股骨颈骨折。⑤股骨颈陈旧骨折不愈合，或合并髋关节骨关节炎。

（2）手术方法

①闭合复位内固定：手法复位成功后，在股骨外侧做内固定。

②切开复位内固定：手法复位失败，或固定不可靠，或青壮年的陈旧骨折不愈合，宜采用切开复位内固定术。如直视下经大转子打入加压螺纹钉进行复位内固定（图30 - 50）。

③人工股骨头或全髋关节置换术：对全身情况尚好的高龄病人的头下型骨折、已合并骨关节炎或股骨头坏死者，可选择单纯人工股骨头置换术或全髋关节置换术。

3. 康复治疗

（1）人工股骨头置换术康复训练指导　①抬高患肢，术后第 2 天，主动屈伸踝、膝

关节，股四头肌和臀大肌、中肌等长收缩，以促进下肢血液回流，保持肌力，防止肌肉萎缩，预防并发症。②3 天后可做主动髋、膝关节屈伸运动或用持续被动活动仪（continuous passive motion，CPM）早期进行持续性被动运动，从30°~40°起始，3 天后逐渐增至60°~120°，循序渐进，根据病因和个体差异而定。此外，可指导病人做患腿直腿抬高练习，要求足跟离床20cm，坚持5~10 秒再放下，如此反复，次数根据病人情况逐渐增加。③术后1 周开始练习起坐、坐直，可移至床边或坐椅上，根据病情，在医生指导下使用双拐或步行器行走。④术后6 周内，术侧肢体不宜内收或对侧肢体交叉，避免坐矮凳子。术后6 周，可完全载荷行走。

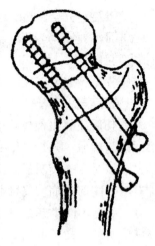

图30-50 螺纹钉内固定

（2）全髋关节置换术 ①术后第2 天开始主动进行踝关节屈伸练习，股四头肌和臀大肌、中肌等长收缩，以促进下肢血液回流，减少深部静脉血栓发生。如无特殊问题可同时进行膝关节屈伸，髋关节旋转、伸直练习，股四头肌的等张练习。同时应注意上肢肌力练习以恢复上肢力量，使病人术后能较好地使用拐杖。②术后4~5 天病情平稳后，由他人协助抬起上身，使患侧腿离床并使脚着地，再拄双拐站起进行离床功能训练，患肢始终保持外展30°但不负重，拄双拐行走，逐渐增加训练时间及强度。③3 周内屈髋<45°，逐渐增加屈髋度数但不宜超过90°。不宜将患肢架在另一条腿上或盘腿，站立时患肢不宜外展。④3 个月内避免侧卧，6 个月内患肢避免内收及内旋动作。

（六）股骨转子间骨折

股骨转子间骨折（intertrochanteric femoral fractures），又称股骨粗隆间骨折，系指由股骨颈基底至小粗隆部位的骨折。多见于老年人，男性多于女性，青壮年发病者较少。

【病因与分型】

原因与股骨颈骨折相同。因转子部骨质松脆，故多为粉碎性骨折。根据骨折线的方向和位置，临床上可分为三型：顺转子间型、反转子间型和转子下型（图30-51）。顺转子间型如因外力较大，可形成顺转子间粉碎型。其中顺转子间粉碎型、反转子间骨折和转子下骨折者，均属不稳定型骨折。

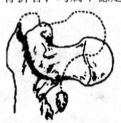

（1）顺转子间型

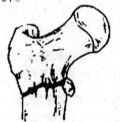

（2）反转子间型

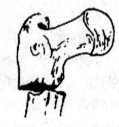

（3）转子下型

图30-51 股骨转子间骨折的类型

【临床表现】

伤后局部疼痛、肿胀明显，病人不能站立或行走，患肢明显短缩、内收、外旋畸形。因股骨转子部血运丰富，肿胀明显，可有广泛的瘀斑，压痛明显。

【辅助检查】

X线片可明确诊断及确定骨折类型。

【治疗原则】

因股骨转子部血运丰富，故预后良好。

1. **整复方法** 无移位骨折无需整复，有移位骨折应采用手法（同股骨颈骨折）整复，亦可先行骨牵引，待3~4天缩短畸形矫正后，再用手法将患肢外展内旋，以矫正髋内翻和外旋畸形。

2. **固定方法** 无移位的骨折可采用丁字鞋固定。有移位的骨折应采用持续牵引与外展夹板固定结合，牵引重量为6~8kg，固定患肢于外展中立位持续6~8周。

3. **手术治疗** 适应证为不稳定性骨折，因年老不宜长期卧床，或经手法复位而不理想者。方法有锁定钢板、股骨近端螺旋刀刃髓内钉（PFNA）内固定。骨折畸形愈合的青壮年病人，可行转子下截骨术，以纠正髋内翻畸形。

4. **药物治疗** 根据骨折分期辨证用药，早期宜活血化瘀，消肿止痛；后期宜补气血、壮筋骨，可内服八珍汤、健步虎潜丸等。局部瘀肿明显者，可外敷消肿止痛药膏，待肿胀消退后，可外敷接骨续筋药膏。

5. **康复治疗** 外固定期间，应鼓励病人早期在床上进行全身功能训练，嘱病人每天做踝关节屈伸运动和股四头肌等长收缩训练。解除外固定后，先在床上做髋、膝关节的功能训练，之后可扶双拐做不负重步行锻炼，待X线片证实骨折愈合后方可逐步负重。手术病人术后即可不负重活动患髋，并可视全身情况扶双拐行走，逐渐恢复负重行走。

（七）股骨干骨折

股骨干骨折（fracture of the femoral shaft）是指股骨小转子以下、股骨髁以上部位的骨折，占全身骨折的4%~6%，多见于青壮年。

【病因与分型】

1. **病因**

（1）直接暴力 重物直接打击、车轮辗轧、火器等直接作用于股骨，容易引起股骨干的横形或粉碎性骨折，同时有广泛软组织损伤。

（2）间接暴力 高处坠落伤、机器扭转伤等间接暴力，常导致股骨干斜形或螺旋形骨折，周围软组织损伤较轻。

2. **分型** 根据部位分为以下3种类型：

（1）股骨干上1/3骨折 由于髂腰肌、臀中、小肌和外旋肌的牵拉，使近折段向前、外及外旋方向移位，远折段则由于内收肌的牵拉而向内、后方向移位；由于股四头肌、阔筋膜张肌及内收肌的共同作用而向近端移位。

（2）股骨干中 1/3 骨折　由于内收肌群的牵拉，使骨折向外成角。

（3）股骨干下 1/3 骨折　远折段由于腓肠肌的牵拉以及肢体的重力作用而向后方移位；由于股前、外、内的肌牵拉的合力，使近折段向前上移位，形成短缩畸形（图30 - 52）。

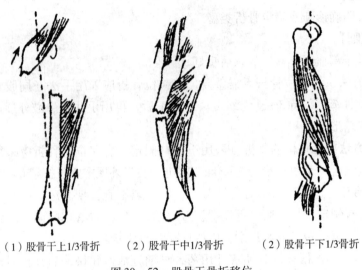

（1）股骨干上1/3骨折　　　（2）股骨干中1/3骨折　　　（2）股骨干下1/3骨折

图 30 - 52　股骨干骨折移位

股骨干骨折移位的方向除受肌肉牵拉的影响外，与暴力作用的方向、大小、肢体所处的位置及急救搬运等诸多因素有关。

【临床表现】

局部疼痛、肿胀、皮下瘀斑、成角、缩短、旋转等畸形。患肢活动受限。检查局部有压痛、反常活动、骨擦音或骨擦感，出血多者可伴有休克。下 1/3 段骨折，由于远折段向后移位，有可能损伤腘动脉、腘静脉、胫神经和腓总神经，应同时仔细检查远端肢体的血循环及感觉运动功能。

【辅助检查】

X 线检查可明确骨折的部位、类型、移位情况。检查时应密切注意合并伤和休克的发生，以及有无神经和血管的损伤。

【治疗原则】

1. 非手术治疗

（1）牵引

①悬吊牵引法：适用于 3 岁以内儿童。双下肢均用皮牵引向上悬吊，重量 1～2 公斤，要保持臀部离开床面，利用体重做对抗牵引（图 30 - 53）。一般牵引 3～4 周，牵引期间注意观察足部的血液循环及包扎的松紧程度，及时调整，以防足趾缺血坏死。

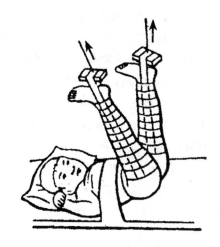

图 30 - 53　双下肢悬吊牵引法

②罗索（Russell）牵引法（图 30 - 54）：适用于 5~12 岁儿童。牵引前可行手法复位，或利用牵引复位。

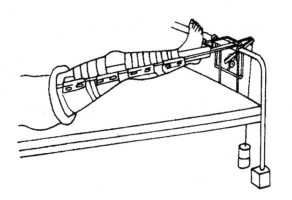

图 30 - 54　罗索牵引法

③骨牵引法（图 30 - 55）：适用于成人股骨干骨折。

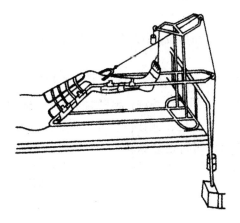

图 30 - 55　股骨干骨折骨牵引法

（2）**手法复位**　横形骨折有侧方移位可行端提和挤按手法，以矫正侧方移位；粉碎性骨折可用四面挤按手法，使碎片互相接近；斜形骨折可用回旋手法整复。

（3）**外固定术**　可用夹板固定，或持续牵引固定，或用外固定器固定。

2. 手术治疗　主要采用切开复位内固定。适用于非手术失败或合并有神经、血管的损伤，或伴有多发性损伤、不宜卧床过久的老年人。股骨干上 1/3、中 1/3 骨折多采用髓内针固定；股骨干中 1/3、下 1/3 骨折，传统多采用接骨板螺丝钉固定及髋人字石膏固定，目前多采用加压钢板或锁定钢板固定。

3. 康复治疗　疼痛减轻后，即可开始进行股四头肌的等长收缩运动及踝和足趾关节屈伸运动，以促进血液循环，防止肌肉粘连，同时可练习膝关节伸直，但关节屈曲应遵医嘱执行。当骨折端有连续性骨痂时，患肢可逐渐进行负重。

（八）髌骨骨折

髌骨骨折（fracture of the patella）。髌骨系人体中最大的籽骨，呈三角形，底边在上，尖端在下，后面有软骨覆盖，前面有股四头肌腱膜覆盖，并向下延伸为髌韧带，止于胫骨结节。髌骨与其周围的韧带、筋膜共同形成伸膝装置，是下肢活动中十分重要的结构。髌骨骨折多见于 30~50 岁的成年人，儿童极为少见。

【病因与分型】

多由直接暴力或间接暴力所造成，以后者多见。直接暴力所致者，多呈粉碎性骨折，髌骨两侧的股四头肌筋膜以及关节囊一般尚完整，对伸膝功能影响较少；间接暴力所致者，由于膝关节在半屈曲位时跌倒，为了避免倒地，股四头肌强力收缩，髌骨受到肌肉强力牵拉而骨折，骨折线多呈横形。髌骨两旁的股四头肌筋膜和关节囊破裂，两骨块分离移位，伸膝装置受到破坏，如不正确治疗，可影响伸膝功能。

髌骨骨折为关节内骨折。若修复不好，可导致创伤性关节炎或膝关节活动受限。

【临床表现】

有明显的外伤史，局部肿胀、疼痛，膝关节不能自主伸直，常有皮下瘀斑以及膝部皮肤擦伤。有分离移位时，可以摸到凹下呈沟状的骨折断端，可有骨擦音或异常活动。

【辅助检查】

X 线可以明确骨折的类型和移位情况。

【治疗原则】

1. 整复与固定　无移位的髌骨骨折、移位不大的裂纹骨折、星状骨折可单纯采用抱膝圈固定膝关节于伸直位（图 30 - 56）；横断骨折若移位在 1cm 以内者，可采用手法整复，抱膝圈固定膝关节于伸直位；如移位较大、手法整复有困难者，可采用抓髌器固定（图 30 - 57），术后 2 日即可行走锻炼。

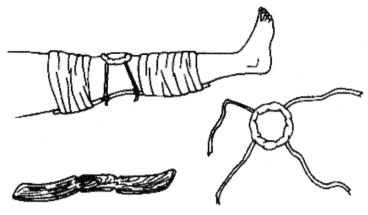

图 30-56 抱膝器固定法

2. 药物治疗 早期瘀肿非常明显，宜用活血化瘀、利水消肿的药物，中期应用接骨续筋、通利关节的药物，后期服补肝肾、壮筋骨的药物，解除固定后可用中药熏洗。

3. 康复治疗 在固定期间应逐步进行股四头肌等长收缩运动，解除固定后应逐步进行膝关节的屈伸训练。注意在骨折未达到临床愈合之前勿过度屈曲，以免将骨折处重新拉开。

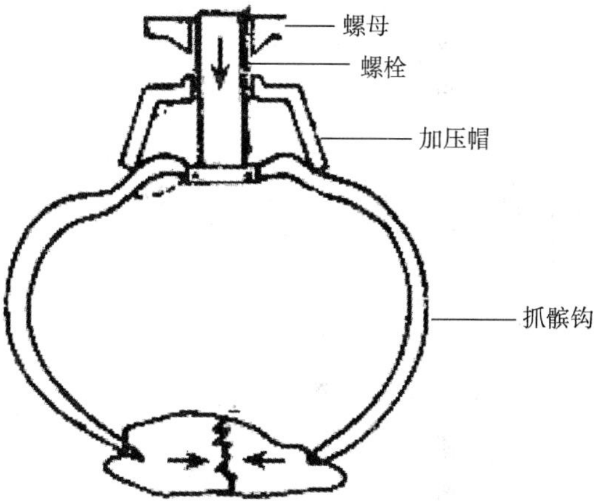

图 30-57 抓髌器固定法

（螺母 / 螺栓 / 加压帽 / 抓髌钩）

（九）胫、腓骨干骨折

胫、腓骨干骨折（fracture of the tibia and fibula）是指胫骨平台以下至踝以上部分发生的骨折，为四肢最常见的骨折之一，占 10% ~ 15%。

【病因与分类】

1. 直接暴力 多为压砸、冲撞、打击致伤，骨折线为横断或粉碎性；有时两小腿在同一平面折断，软组织损伤常较严重，易造成开放性骨折。有时皮肤虽未破，但挫伤严重，血液循环不良可发生继发性坏死，致骨外露，感染而成骨髓炎。

2. 间接暴力 多为高处跌下、跑跳时扭伤或滑倒所致；骨折线常为斜形或螺旋形，胫骨与腓骨多不在同一平面骨折。儿童有时也可见胫、腓骨的"青枝骨折"。长跑运动员可见到腓骨的"疲劳性骨折"。

【临床表现】

局部肿胀、疼痛和功能丧失，可有骨擦音和反常活动。有移位骨折者，可有肢体缩短、成角及足外旋畸形。小儿"青枝骨折"或裂纹骨折，临床症状可能很轻，但患儿拒绝站立或行走，局部有轻微肿胀及压痛。严重挤压伤、开放性骨折应注意早期创伤性休克的可能；胫骨上 1/3 骨折者，应注意腘动脉的损伤；腓骨上端骨折时应注意腓总神经的损伤。

【辅助检查】

小腿正侧位 X 线片可以明确骨折类型、部位及移位方向。因胫骨和腓骨骨折处可以不在同一平面，故 X 线摄片应包括胫、腓骨全长。

【治疗原则】

主要为恢复小腿的长度和负重功能。重点处理胫骨，但也应重视腓骨的复位。

1. **非手术治疗** 手法复位和外固定。无移位骨折只需夹板固定直到骨折愈合；有移位的稳定性骨折可用手法复位，复位后可用小夹板或长腿石膏固定；不稳定性骨折复位后可夹板固定配合跟骨牵引。

2. **手术复位** 对整复不良，成角畸形致膝、踝关节面不平行，肢体负重线不正，以及多次整复失败，畸形愈合均应切开复位，酌情采用微创锁定钢板、髓内针等内固定或应用外固定器固定。

3. **康复治疗** 伤后早期可进行髌骨的被动活动及跖趾关节和趾间关节活动。夹板固定期间可练习膝、踝关节活动，但禁止在膝关节伸直情况下旋转大腿，以免影响骨折的稳定性，导致骨不连接。外固定去除后，充分练习各关节活动，逐步进行下地行走练习。

（十）踝部骨折

踝部骨折（fracture of malleolus）是指胫、腓骨远端内、外踝骨折，是最常见的关节内骨折。多见于青壮年，男性多见，儿童较少见。

【病因与分型】

多为间接暴力引起，也可由车祸等直接撞击而引起。根据受伤时姿势可分为内翻、外翻、外旋、纵向挤压、侧方挤压、跖屈和背伸以及这些姿势的不同组合等多种情况，其中以内翻损伤最多见，外翻损伤次之。

1. **内翻损伤** 从高处跌下，足底外缘着地；或步行在平路上，足底内侧踏在凸处，使足突然内翻。骨折时，内踝多为斜形骨折，外踝多为横形撕脱骨折；严重时可合并后踝骨折、距骨脱位（图 30-58）。

2. **外翻损伤** 从高处跌下，足底内缘着地；或外踝受暴力打击，可引起踝关节突然外翻。骨折时，外踝多为斜形骨折，内踝多为横形撕脱骨折；严重时可合并后踝骨折、距骨脱位（图 30-59）。

【临床表现】

局部瘀血、肿胀、疼痛和压痛，功能障碍，可闻及骨擦音。外翻骨折多呈外翻畸形。内翻骨折多呈内翻畸形，距骨脱位时，则畸形更加明显。不能站立行走。

【辅助检查】

X 线可以明确骨折的类型和移位情况。

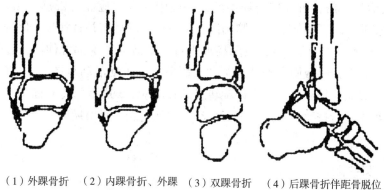

（1）外踝骨折　（2）内踝骨折、外踝　（3）双踝骨折　（4）后踝骨折伴距骨脱位
　　　　　　　　　横形撕脱骨折

图 30 - 58　踝部内翻骨折

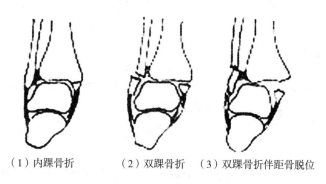

（1）内踝骨折　　　（2）双踝骨折　　（3）双踝骨折伴距骨脱位

图 30 - 59　踝部外翻骨折

【治疗原则】

1. 手法整复与固定　无移位骨折将踝关节固定在 90°，保持中立位 3 ~ 4 周即可。有移位的骨折脱位应予以整复后用踝关节活动夹板将踝关节固定于 90°位置 4 ~ 6 周（图 30 - 60）。

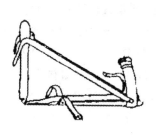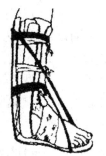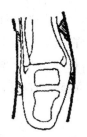

（1）踝关节活动夹板　　　（2）内翻损伤外翻位固定　　（3）外翻固定后侧观

图 30 - 60　踝部骨折的固定

2. 手术治疗　手法整复失败，不稳定骨折或为开放性骨折脱位，可考虑切开复位内固定；陈旧性骨折脱位则考虑切开复位植骨术或关节融合术。

3. 药物治疗 按骨折分期辨证用药，一般中期以后应注意舒筋活络，通利关节；后期局部肿胀明显应行气活血，健脾利湿；关节融合术后需补肾壮骨，促进愈合。

4. 康复治疗 整复固定后，鼓励病人进行足趾活动和踝部背伸活动。踝部骨折从第2周起，可在保持夹板固定的情况下加大踝关节的主动活动范围，并辅以被动活动。被动活动时，只做背伸和跖屈，不做旋转或翻转活动。3周后可将外固定打开，对踝关节周围的软组织进行按摩，并配合中药熏洗。在袜套悬吊牵引期间亦应多做踝关节的伸屈活动。

二、疾病护理

参见第一节相关内容。

第三节 骨盆骨折病人的护理

一、疾病概要

骨盆骨折（fracture of the pelvis）是指发生在包括两侧髂骨、耻骨、坐骨、骶骨、尾骨及骨连接韧带的损伤，是临床常见损伤之一。

【病因与分型】

1. 病因

（1）直接暴力 骨盆骨折大多由强大暴力挤压或直接撞击所致，如高处坠落、交通事故等。

（2）间接暴力 跌倒时骶尾部撞击于硬物，可发生骶、尾骨骨折，肌肉的强烈收缩可引起髂前上、下棘或坐骨结节撕脱性骨折。

暴力可来自骨盆的侧方、前方或后方，骨折既可以发生直接受力的部位，亦可通过骨盆环传达受力而发生在其他部位。

2. 分型 由于骨盆环的解剖复杂性，以及骨折的严重程度不一，大多根据骨折的位置、稳定性、损伤机制和暴力方向以及是否为开放性进行分类，分类方法较多。之前的分类重点放在损伤机制及稳定性上，1996年，Tile 将分类进行改良，按 A、B、C 三级分类法，将骨折分为三型，A 型：稳定型，轻度移位；B 型：旋转不稳定，垂直稳定；C 型：旋转及垂直不稳定（垂直剪力）。这是目前被广为认可的骨盆环骨折分型法（表30 – 3）。

表30 – 3 Tile 骨盆骨折分型法

类型	表现
A	稳定骨折
A₁	无损于骨盆环完整的骨折，如坐骨结节、髂前上棘和髂骨翼骨折等

续表

类型	表现
A$_2$	稳定移位较小的骨折，如耻骨支或坐骨支单侧或双侧骨折等
A$_3$	骶尾骨的横断骨折，不波及骨盆环
B	旋转不稳定，垂直稳定性骨折
B$_1$	开书型骨折，前后方向挤压暴力或外旋暴力作用在骨盆上，造成耻骨联合分离，使得骨盆像开着的书本
B$_2$	骨盆侧方挤压损伤或髋骨旋转损伤
B$_3$	双侧 B 型损伤
C	不稳定性骨折，旋转和垂直方向均不稳定
C$_1$	单侧损伤，后部损伤可能为髂骨骨折，骶髂关节无损伤；也可能是骶髂关节单纯脱位或合并骨折；或骶骨骨折，半侧骨盆移向上方
C$_2$	对侧损伤，受力侧髂骨后部和耻骨支骨折。对侧骶髂后韧带、骶棘和骶结节韧带损伤，髋骨外旋，骶髂关节脱位
C$_3$	合并髋臼骨折

【病理生理】

骨盆骨折半数以上伴有并发症或多发伤，最严重的是创伤性休克及合并脏器损伤，如尿道、膀胱、直肠、输尿管以及女性的子宫和阴道等部位的损伤。骨盆各骨主要为松质骨，盆壁肌肉多，邻近又有许多动脉丛和静脉丛，血液供应丰富，因此骨折后可引起大量出血，极易发生休克。

【临床表现】

1. 全身表现　低血压和休克。

2. 局部表现

（1）局部肿胀、压痛、畸形，骨盆反常活动，会阴部瘀斑，肢体不对称。不能起坐、站立和翻身，下肢活动困难。骨折处压痛明显，髂前上、下棘或坐骨结节撕脱骨折者，常可触及移位的骨折块。

（2）骨盆分离试验阳性，骨盆挤压试验阳性。

（3）"4"字试验阳性，说明骶髂关节损伤（图 30-61）。

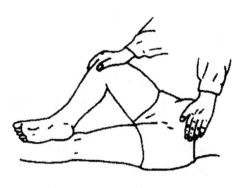

图 30-61　"4"字试验

（4）直腿抬高试验阳性，对诊断骨盆骨折有很高的灵敏度。

（5）肛门指检：指套染血，前方饱满、张力高，可触及骨折端，说明直肠损伤。

（6）导尿检查：对耻骨支及耻骨联合处损伤应常规做导尿检查，判断有无合并尿道损伤。

（7）阴道检查可发现阴道撕裂部位和程度。

3. 并发症 骨盆骨折常伴有严重并发症，而且常较骨折本身更为严重，应引起重视。常见的有：

（1）腹膜后血肿 骨盆骨折可引起广泛出血，巨大血肿可沿腹膜后疏松结缔组织间隙蔓延至肠系膜根部、肾区与膈下，还可向前至侧腹壁。如为腹膜后主要大动脉、静脉断裂，病人可以迅速致死。

（2）腹腔内脏损伤 实质脏器损伤为肝、肾与脾破裂，表现为腹痛和失血性休克；空腔脏器损伤指充气的肠曲在暴力与脊柱的夹击下可以爆破穿孔或断裂，表现为急性弥漫性腹膜炎。

（3）膀胱或后尿道损伤 尿道的损伤远比膀胱损伤多见，坐骨支骨折容易并发后尿道损伤。

（4）直肠损伤 较少见，是会阴部撕裂的后果，女性病人常伴有阴道壁的撕裂。直肠破裂如发生在腹膜反折以上可引起弥漫性腹膜炎；如在反折以下，则可发生直肠周围感染。

（5）神经损伤 主要是腰骶神经丛和坐骨神经损伤。

【辅助检查】

1. X线检查 可了解骨折及其类型。

2. CT扫描 可以判断骶髂关节损伤的部位、类型和程度，以及骶骨、髋臼的骨折。

3. CT三维重建技术 可以清楚显示骨折的部位、移位方式，以及骶髂关节复合结构的受累程度等。

4. MRI检查 适用于骨盆内血管或脏器损伤的检查。

5. B超检查 可协助了解盆腔脏器损伤及出血情况。

6. 数字减影造影（DSA） 适用于大血管损伤者，可发现栓塞部分出血血管，具有诊断和治疗作用。

【治疗原则】

首先处理休克及各种危及生命的并发症，然后再处理骨折。

1. 急救 因失血性休克是其主要并发症和病人死亡的主要原因，故应把抢救重点放在控制出血、纠正休克、恢复血流动力学稳定性上。如合并有尿道、直肠损伤者应积极预防感染。在不影响骨折稳定性的基础上积极修复损伤的内脏。

2. 非手术治疗

（1）手法治疗 根据骨盆弓断裂的程度采用不同的整复固定方法。

①移位不明显的骨折：如髂骨翼骨折、一侧耻骨单支骨折，或髂前上、下棘，坐骨结节撕脱骨折者，骨盆功能损伤较小，可卧床休息3~5周，不需特殊手法治疗。

②有移位的骨盆骨折：尤其是骨盆环双弓断裂者，若病情许可，应采用手法复位。复位的方法需根据骨折移位情况而定。髂骨翼外旋、耻骨联合分离者，手法复位后可应用多头带包扎或骨盆兜带悬吊牵引固定4~6周。骨盆向上移位者，采用患侧下肢皮牵

引。向上移位超过2cm者，采用股骨髁上或胫骨结节骨牵引，牵引重量为体重的1/5～1/7，牵引时间需6～8周。

（2）中医辨证治疗 早期活血化瘀，消肿止痛，内服复元活血汤加减，外用双柏散局部敷贴。若合并大出血发生血脱者，可急投独参汤；中、后期强筋壮骨，舒筋通络，内服生血补髓汤，外用骨科外洗一方煎水熏洗。

2. 手术治疗

（1）外固定支架治疗 适用于开放性骨折、合并神经血管损伤、多部位骨折，对负重功能有严重影响者需急诊行临时固定。

（2）骨盆钳技术 适用于不稳定性骨盆骨折合并出血的临时固定治疗。急诊情况下稳定骨盆环，可稳定骨盆，减少出血。因其固定的作用有限，且针孔易于感染，故尽可能在术后5天之内撤除，改用其他固定方法。

（3）切开复位内固定 主要适用于开放性损伤耻骨联合分离大于3cm，或侧方压缩型耻骨支骨折突向阴道，以及髋臼骨折合并多发损伤者。

（4）重度骨盆骨折 有大出血者需手术止血，会阴、膀胱、直肠有撕裂时需及时修补。

二、疾病护理

（一）术前护理

【护理评估】
参见本章第一节相关内容。

【常见护理诊断/问题】

1. 有液体不足的危险 与骨盆骨折合并血管、内脏损伤及疼痛有关。

2. 疼痛 与骨盆骨折、软组织损伤有关。

3. 躯体移动障碍 与骨折、固定和手术有关。

4. 便秘 与长期卧床、活动减少有关。

5. 有感染的危险 与皮肤破损、长期卧床、自身抵抗力下降有关。

6. 有皮肤完整性受损的危险 与卧床制动有关。

7. 潜在并发症 膀胱破裂、尿道断裂、直肠破裂、神经损伤。

【护理措施】

1. 急救护理

（1）搬运 用宽布托住病人臀部搬运，除用多头带或绷带包扎固定骨盆部外，臀部两侧还需加衬垫或海绵软垫，然后用布带将病人身体固定在担架上，以免加重出血和损伤。注意保暖，保持呼吸道通畅。

（2）转运 途中密切监测全身情况，发现异常，及时报告医生处理。

（3）积极预防休克 有休克先兆者取休克卧位，尽快建立双静脉通道加压输血、输液，根据中心静脉压的监测情况补充血容量。

（4）心理护理 在抢救的同时做好病人和家属的思想工作，取得其配合，使抢救工作顺利进行。

2. 密切观察　病情出现下列情况需立即报告医生处理。

（1）神志淡漠、面色苍白、出冷汗、呼吸急促、四肢湿冷、口渴、血压进行性下降为骨盆内出血所致的休克症状。

（2）尿道口滴血、膀胱膨胀、排尿困难、会阴部血肿、尿液外渗等为尿道损伤症状。

（3）下腹部肿胀、压痛，腹肌紧张，排尿困难，导尿时未见尿液流出或仅有少量血液等为膀胱破裂症状。

（4）下腹部疼痛、里急后重感，或有发热、白细胞增高提示直肠损伤。

（5）腹痛、腹胀、腹肌紧张、压痛、肠蠕动减弱等腹膜刺激症状提示腹腔脏器损伤、弥漫性腹膜炎或腹膜后血肿。

3. 牵引外固定的护理　卧硬板床。骨盆兜悬吊牵引者，吊带要保持平衡，防止骨盆倾斜，肢体内收畸形。吊带要离床面约5cm，并保证吊带宽度、长度适宜。使用便器时，不必解掉吊带，可将便器放于托带与臀部中间，大小便污染时要及时更换。嘱病人及家属不可随意减少或增加牵引重量，如牵引肢体出现疼痛、麻木等情况应及时告知医护人员处理。

4. 饮食指导　饮食以高热量、高维生素、高蛋白、易消化为原则，早期可给予鸡蛋、小米粥、山药桂圆汤等以补养气血，待病情稳定后宜给予含钙质丰富的食物，如排骨汤、瘦肉、鱼、豆制品、动物内脏等，以滋补肝肾，强筋壮骨，促进骨折愈合。

5. 保持大便通畅　应鼓励病人多饮水，多食水果、蔬菜，保证摄入足够的粗纤维食物，同时每天做腹部按摩，促进肠蠕动和肠内容物移动。必要时给予番泻叶代茶饮，或口服乳果糖，或注入开塞露以刺激肛门排便。

6. 皮肤护理　不影响骨盆环完整的骨折，可取仰卧与侧卧交替，侧卧时健侧在下，严禁坐起，伤后1周可取半卧位；影响骨盆环完整的骨折，伤后需卧硬板床，减少搬动。尽量使用气垫床，但床垫充气要足，以不影响骨折稳定为原则。骨盆兜带悬吊牵引时需在骨盆两侧的兜带内置衬垫，以预防压疮。

7. 康复训练　病情允许的条件下可抬高上身取半卧位或健侧卧位。早期可做双上肢活动，2周后开始练习股四头肌的收缩、踝关节的屈伸及足趾的活动，并辅以局部按摩、推拿；4周后开始练习髋、膝关节的屈伸活动；6~8周去除固定后，可试行扶拐不负重活动。12周后经X线显示骨折愈合良好可逐渐开始练习弃拐行走。

（二）术后护理

【护理评估】
参见本章第一节相关内容。

【常见护理诊断/问题】

1. **躯体移动障碍**　与骨折、固定和手术有关。

2. **便秘**　与长期卧床、活动减少有关。

3. **有感染的危险**　与皮肤破损、长期卧床、自身抵抗力下降有关。

4. 有皮肤完整性受损的危险 与卧床制动有关。

【护理措施】

1. 病情观察 观察生命体征、伤口及患肢的血液循环情况。

2. 引流管、尿管的护理 注意观察引流尿液的性质、尿量、颜色；遵医嘱膀胱冲洗，始终保持尿道口清洁及尿管通畅，以免逆行感染，引流袋每周更换2次，保持无菌操作。尿道损伤愈合后，积极训练病人自行排尿。如负压引流，有较多血液流出及切口局部肿胀疼痛明显者，应及时向医生报告，以便及时处理。

3. 康复训练 术后6小时，若疼痛不明显可指导病人行患肢的踝关节运动，并鼓励行健肢的主动活动。术后5天内，可指导病人进行股四头肌的等长收缩运动。

（三）健康教育

1. 协助和指导病人合理活动 应鼓励和指导病人尽早做抗阻力肌肉锻炼。神经损伤伴有足下垂者应用枕垫支撑，维持踝关节功能位等。

2. 指导预防并发症的措施。

3. 出院后1个月、3个月复诊。

第四节 脊柱骨折与脊髓损伤病人的护理

一、脊柱骨折病人的护理

（一）疾病概要

脊柱骨折（fracture of the spine）又称脊椎骨折，是一种严重且复杂的创伤性疾病，约占全身骨折的5%～6%。

脊柱是人体的支柱，由脊椎骨和椎间盘组成。成人脊柱由26块椎骨组成，颈椎7块，胸椎12块，腰椎5块，骶骨和尾骨各1块。脊柱有四个弯曲的生理弧度，即颈段前凸、胸段后凸、腰段前凸和骶尾段后凸。胸腰段脊柱处于两个生理弧度的交汇处，是应力集中之处，因此胸腰段脊柱骨折最多见。

脊髓位于椎管内，共发出31对脊神经，包括颈神经8对，胸神经12对，腰神经5对，骶神经5对，每一对脊神经所对应的脊髓是一个节段。在人体生成发育过程中，脊髓的生长落后于椎管，故脊髓的节段与其相对应的椎骨平面并不一致（图30-62）。

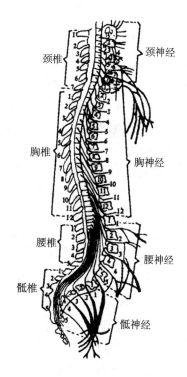

图30-62 脊髓与脊柱对应关系

Denis 于 1983 年提出了"三柱"概念（图 30 - 63），即将整个脊柱分成前、中、后三柱。中柱和后柱包裹了脊髓和马尾神经，该处的损伤可累及神经系统，特别是中柱的损伤，碎骨片和髓核组织可凸入椎管的前半部损伤脊髓。此外，脊柱的稳定性主要依赖于中柱的完整，凡损伤累及两柱以上结构均为不稳定性损伤。

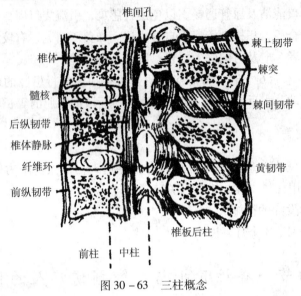

椎间孔
椎体
髓核
后纵韧带
椎体静脉
纤维环
前纵韧带
棘上韧带
棘突
棘间韧带
黄韧带
椎板后柱
前柱　中柱

图 30 - 63　三柱概念

【病因与分类】

多数为强大的暴力所致，主要由间接暴力引起，如高空坠落、交通事故等；少数由直接暴力，如枪弹及脊柱受到直接撞击所致。也可在背部受到撞击后，腰部肌肉猛烈收缩而产生撕脱性骨折。此外，脊柱本身存在病理性改变，如严重骨质疏松症、结核、椎体肿瘤等受到外力时也易发生骨折。

脊柱有 6 种运动：在 X 轴上有屈、伸和侧方移动；在 Y 轴上有压缩、牵拉和旋转；在 Z 轴上有侧屈和前后方向移动。暴力的方向可通过 X、Y、Z 轴，三种力量可以作用于中轴分别为轴向的压缩、轴向的牵拉和在横断面上的移动。其分类：

1. 根据损伤部位分　分为颈椎骨折、胸椎骨折和腰椎骨折。此分类方法较为直观、方便，对治疗有直接指导意义。

2. 根据稳定性分（denis）

（1）**稳定性损伤**　包括：①所有的轻度骨折，如横突骨折、关节突骨折和棘突骨折。②椎体轻度或中度压缩骨折。

（2）**不稳定损伤**　包括以下 3 种情况：①在生理负荷下可能发生脊柱弯曲或成角者属于机械性不稳定，包括严重的压缩骨折和坐带骨折。②未脱位的爆裂骨折继发的晚期神经损伤。③骨折脱位及严重爆裂骨折合并有神经损伤。

【临床表现】

1. 症状　受伤处疼痛、肿胀，脊柱活动受限，胸腰椎骨折者因局部肌肉痉挛疼痛而不能站立或站立时腰背部无力，疼痛加剧。此外，因腹膜后血肿对自主神经的刺激，可出现腹痛、腹胀、肠蠕动减弱，甚至出现肠麻痹等症状。

2. 体征 局部有压痛、叩击痛、肿胀和畸形。颈、胸、腰段骨折病人，常表现为活动受限和后凸畸形。合并脊髓损伤时，可出现相应的症状和体征，并有可能丧失全部或部分生活自理能力。

【辅助检查】

1. 影像学检查

（1）X 线 是首选的检查方法。但不能显示出椎管内受压情况。

（2）CT 检查 凡有中柱损伤或有神经症状者均需做 CT 检查。其可显示出椎体的骨折情况，还可显示出有无碎骨片凸出于椎管内，并可计算出椎管的前后径与横径。

（3）MRI 检查 必要时应做 MRI 检查。其可以看到椎体骨折出血所致的信号改变和前方的血肿，还可看到因脊髓损伤所表现出的异常高信号。

2. 肌电图 有助于判断脊髓损伤的水平。

【治疗原则】

1. 急救和搬运 脊柱骨折的急救处理对病人的预后具有重要意义，处理不当可使脊髓损伤平面上升或由不完全损伤变为完全性脊髓损伤。

在受伤现场，第一，明确脊柱损伤部位。清醒病人通过问诊和触诊明确脊柱疼痛部位，昏迷病人可通过触诊明确脊柱后突的部位。第二，明确损伤的节段。通过观察病人是上肢或下肢的感觉、运动等判断是颈椎还是胸腰椎损伤，以此作为搬运的依据。

搬运时先使伤者两下肢伸直，两上肢伸直放在身旁，使脊柱始终保持平直，将担架放于伤者一侧，担架应为木板担架，由 2 ~ 3 人扶伤者躯干、骨盆、肢体，使成一整体滚动移至担架上（图 30 - 64），避免屈曲和扭转，禁用一人搂抱或一人抬头、一人抬腿的方法。颈椎损伤的病人，应由一人专门扶住头部，并沿纵轴略加牵引或用沙袋将头部固定，避免转动（图 30 - 65）。同时由于脊柱损伤往往伴有其他严重多发伤，如颅脑或其他重要脏器损伤或休克需优先处理，以维持生命体征的稳定和呼吸道的通畅。搬动过程中密切观察呼吸、心率和血压等变化，如有异常，及时予以处理。

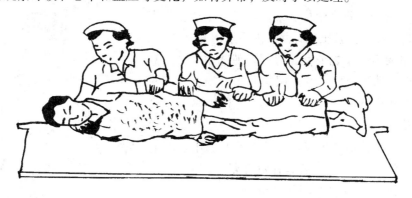

图 30 - 64 滚动法

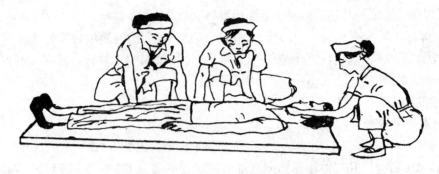

图 30 – 65　颈椎骨折病人的正确搬运方法

2. **复位**　根据脊柱损伤的部位、类型和程度，选择不同的复位方法。总的原则是逆损伤的病因病理，并充分利用脊柱的稳定结构复位，即屈曲型采用伸展法复位，过伸型采用屈曲法复位。复位时注意选用不同的牵引，如颈椎损伤并关节交锁首选颅骨牵引复位法，轻度移位、压缩而无关节交锁的颈椎骨折，一般采用枕颌带牵引，牵引重量 2～3 kg，持续 3～4 周后改用颈围保护 8～10 周。胸腰膝损伤选用下肢牵引复位法或垫枕腰背肌锻炼复位法（图 30 – 66）。

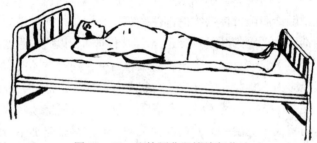

图 30 – 66　垫枕腰背肌锻炼复位法

3. **固定**　复位后，颈椎骨折用头颈胸石膏固定 3 个月，胸腰椎骨折用石膏背心（图30 – 67）、腰围或支具固定。

4. **手术治疗**　骨折脱位、移位明显，闭合复位失败，或骨折块凸入椎管压迫脊髓者需手术切开复位。

5. **药物治疗**　根据证型和时期合理选用。早期侧重行气活血，消肿止痛，可选用复元活血汤、膈下逐瘀汤；若重在活血化瘀，行气利水，可选用膈下逐瘀汤合五苓散；若攻下祛瘀可用核桃承气汤或大成汤加减。中期可用接骨紫金丹接骨续筋。后期选用六味地黄汤、八珍汤或壮腰健肾汤等补益肝肾，调和气血。外用的有消肿散、消瘀散、万应膏、狗皮膏等。

6. **康复治疗**　腰背肌训练可促进骨折愈合，防止肌肉僵硬萎缩，以利于保持脊柱的稳定。

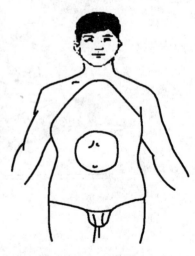

图 30 – 67　石膏背心

（二）疾病护理

术前护理

【护理评估】

1. **健康史**　了解受伤的原因、部位和时间，受伤时的体位，有无昏迷和其他部位的合并伤。既往有无脊柱受伤史或手术史等。

2. **身体状况**　评估病人的局部症状和全身症状，并注意有无合并其他重要脏器损伤和休克；并通过辅助检查结果判断伤情及预后情况。

3. **心理和社会支持状况**　评估病人和家属对该损伤的心理反应及对治疗和护理的态度等。评估病人和家属对相关疾病知识的认知程度。

【常见护理诊断/问题】

1. **焦虑/恐惧**　与担心预后等有关。

2. **清理呼吸道无效**　与长期卧床痰液引流不畅有关。

3. **躯体移动障碍**　与骨折疼痛、合并脊髓损伤等有关。

4. **有皮肤完整性受损的危险**　与长期卧床、四肢活动障碍等有关。

【护理措施】

1. **休息与体位**　绝对卧硬板床休息。颈椎骨折一般取仰卧位，颈部保持中立；腰椎骨折取仰卧位或侧卧位。损伤肢体置于功能位，防止过屈或过伸，必要时可用支足板或矫正鞋。搬运或翻身时应保持头、颈、胸、腰在同一轴线上。

2. **制动固定**　颈椎骨折多采用牵引、颈围、石膏或支架固定，以维持颈部稳定；胸腰椎骨折采用胸腰带固定。

3. **保证充足营养和水分的摄入**　鼓励病人摄入富含蛋白质和膳食纤维素的食物。

4. **病情观察**　伤后48小时内密切观察病人的生命体征，检查病人的感觉、运动、反射等功能有无变化。观察病人的呼吸形态、频率、深浅，听诊肺部呼吸音，床旁备好各种急救药品和器械。

5. **心理护理**　因多为意外损伤且有发生瘫痪的可能，故需注意病人及家属的心理变化，及时给予心理疏导，使病人积极配合治疗和护理。

6. **康复训练**

（1）颈椎骨折　加强颈项各方向的功能训练，促进颈项背部肌肉功能的恢复。

（2）胸腰椎骨折　加强腰背肌功能训练。单纯压缩性骨折，伤后第2天可开始训练，4周后可戴腰围下地活动。对于不稳定骨折卧床1周后开始训练，6~8周后戴腰围下地活动。可采用五点式、三点式、飞燕式或拱桥式训练。

术后护理

【护理评估】

1. **一般情况**　包括麻醉方式、手术种类、术中情况、术后生命体征和切口情况等。

2. **术后情况**　术后感觉、运动和功能恢复情况，有无呼吸、泌尿系统感觉及压疮等并发症发生。

3. 康复训练 术后康复训练情况。

【常见护理诊断/问题】

1. 疼痛 与手术切口有关。

2. 潜在并发症 失用性肌萎缩、关节僵硬等。

3. 知识缺乏 缺乏手术后治疗、护理及康复训练等知识。

【护理措施】

1. 体位和制动 维持有效的固定制动。

2. 病情观察 观察生命体征变化，予以心电监护，常规吸氧；观察切口渗血、渗液情况，若渗液较多需及时更换敷料；颈椎术后病人还需注意吞咽和进食情况。

3. 饮食护理 术后 6 小时病人无恶心、呕吐即可进食。对于颈椎术后病人可适当吃冷食物，以减少咽部的水肿与渗血。

4. 生活护理 协助病人活动关节，按摩肢体，防止各种并发症的发生。

5. 康复训练 可做下肢的内收和外展运动；踝关节的屈伸、旋转运动；手指的屈伸、抓握等运动。对于挛缩的肢体可进行被动运动。

健康教育

1. 平时生活中注意安全，减少或避免事故发生。

2. 教会病人康复训练的方法。胸腰椎损伤者应加强腰背肌的训练。

3. 定期复查，门诊随访。

二、脊髓损伤病人的护理

（一）疾病概要

脊髓损伤（spinal cord injury，SCI）是脊柱骨折的严重并发症，由于椎体的移位或碎骨片凸入椎管内压迫脊髓或马尾神经而导致不同程度的损伤。多发生于年轻人，40岁以下的男性占 80%。脊髓损伤好发于颈椎下部，其次为脊柱胸腰段。

【病因与分类】

直接暴力或间接暴力作用于正常脊柱和脊髓组织均可造成脊髓损伤。暴力性因素如冲撞、跌倒、坠落、挣扎或跳跃等。战时，枪弹、弹片也可造成脊髓受伤。非暴力性因素有佝偻病、软骨症、骨质疏松症、肿瘤和椎间盘突出症等。

1. 按损伤的程度分 可分为完全性脊髓损伤和不完全性脊髓损伤。

（1）完全性脊髓损伤 指损伤平面以下感觉、运动、反射完全丧失，排尿、排便功能障碍，骶区感觉和运动也丧失。

（2）不完全性脊髓损伤 指损伤平面以下感觉、运动、反射不完全丧失，但骶区感觉存在。

2. 按脊髓损伤平面分 可分为截瘫和四肢瘫痪。

（1）截瘫（paraplegia） 指胸腰段损伤后下肢的感觉与运动障碍者。

（2）四肢瘫痪（quadriplegia） 简称"四肢瘫"，指颈段脊髓损伤后双上肢也有神经功能障碍者。

【病理生理】

按脊髓和马尾神经损伤程度不同可有不同的病理生理变化。

1. **脊髓震荡** 是最轻微的脊髓损伤。脊髓遭受强烈震荡后立即发生暂时性功能抑制，出现弛缓性瘫痪，损伤平面以下感觉、运动、反射及括约肌功能全部丧失。在数分钟或数小时内即可完全恢复。组织形态学上并无病理变化。

2. **脊髓挫伤与出血** 为脊髓的实质性破坏。脊髓外观完整，但内部可有出血、水肿、神经细胞破坏和神经传导纤维束的中断。脊髓挫伤的程度差别很大，轻者出现少量的水肿和点状出血；重者则有成片挫伤和出血，可致脊髓软化及瘢痕的形成，故预后差别大。

3. **脊髓断裂** 指脊髓的连续性中断。分为完全性和不完全性，不完全性常伴有挫伤，又称挫裂伤。脊髓断裂后预后极差。

4. **脊髓受压** 骨折移位或碎骨片和破碎的椎间盘被挤入椎管内直接压迫脊髓，而皱襞的黄韧带与急速形成的血肿亦可压迫脊髓，使脊髓产生一系列病理变化。若能及时去除压迫物，脊髓的功能可望部分或全部恢复；若压迫时间过久，脊髓发生软化、萎缩或瘢痕形成，则瘫痪难以恢复。

5. **马尾神经损伤** 第2腰椎以下骨折脱位可产生马尾神经损伤，受伤平面以下出现弛缓性瘫痪。

此外，各种较重的脊髓损伤后均可立即发生损伤平面以下弛缓性瘫痪，这是失去高级中枢控制的一种病理生理现象，称为脊髓休克（spinal shock）。2~4周后，这一现象可根据脊髓实质性损害程度的不同而发生损伤平面以下不同程度的痉挛性瘫痪。

【临床表现】

损伤部位和程度不同临床表现亦不同。

1. **脊髓损伤** 在脊髓休克期间，损伤平面以下出现弛缓性瘫痪，表现为肌张力降低，腱反射减弱，运动、反射及括约肌功能部分或全部丧失，大小便不能控制。2~4周后逐渐演变成痉挛性瘫痪，表现为肌张力增高，腱反射亢进，出现病理性锥体束征。上颈椎损伤的四肢瘫均为痉挛性瘫痪，下颈椎损伤的四肢瘫由于脊髓颈膨大部位和神经根的毁损，上肢表现为弛缓性瘫痪，下肢仍为痉挛性瘫痪。

脊髓半切征（brown-sequard征）指损伤平面以下同侧肢体的运动和深感觉消失，对侧肢体痛觉和温度觉消失。

脊髓前束综合征指颈脊髓前方受压严重，有时可引起脊髓前中央动脉闭塞，但仍保持位置觉和深感觉，有时甚至还保留有浅感觉。脊髓后束综合征则与其相反，损伤平面以下的位置觉和深感觉丢失，而运动功能则得以部分甚至完全保留。

脊髓中央管周围综合征多由于颈椎过伸性损伤，颈椎管内脊髓受皱襞的黄韧带、椎间盘或骨刺的前后挤压，中央管周围的传导束受到损伤，表现为损伤平面以下的四肢瘫痪，上肢重于下肢，没有感觉分离，预后差。

2. **脊髓圆锥损伤** 正常人脊髓终止于第一腰椎体的下缘，因此第一腰椎骨折可发生脊髓圆锥损伤。表现为会阴部皮肤鞍状感觉缺失，括约肌功能丧失，大小便不能控制以及性功能障碍，而两下肢的感觉、运动仍可部分甚至全部存在。

3. 马尾神经损伤　马尾神经起自第二腰椎的脊髓，一般终止于第一骶椎下缘，故第二腰椎以下骨折脱位会引起马尾神经损伤。表现为损伤平面以下弛缓性瘫痪，感觉和运动功能障碍及括约肌功能丧失，肌张力降低，腱反射消失，无病理性锥体束征。

4. 脊髓损伤后各种功能丧失的程度　可以用截瘫指数来表示。"0"代表功能完全正常或接近正常；"1"代表功能部分丧失；"2"代表功能完全丧失或接近完全丧失。一般记录肢体自主运动、感觉及两便的功能情况，相加后即为该病人的截瘫指数。三种功能完全正常的截瘫指数为0；三种功能完全丧失则截瘫指数为6。截瘫指数可以大致反映脊髓损伤的程度和发展情况，便于记录和比较治疗效果。

5. 并发症

（1）**呼吸衰竭和呼吸道感染**　这是颈脊髓损伤的严重并发症。由于呼吸肌肌力不足，呼吸道分泌物不易排出，且长期卧床者易产生坠积性肺炎。一般在1周内便可发生呼吸道感染，吸烟者更早发生。病人可因呼吸道感染难以控制或痰液堵塞气管窒息而死。

（2）**泌尿生殖道的感染和结石**　由于括约肌功能的丧失致尿潴留而需长期留置导尿，故容易发生泌尿道的感染与结石。

（3）**压疮**　因长期卧床，皮肤感觉丧失，骨凸部位的皮肤长时间受压而发生神经营养性改变，皮肤坏死形成压疮。

（4）**体温失调**　颈脊髓损伤后，自主神经系统功能紊乱，受伤平面以下皮肤不能出汗，对周围环境温度变化丧失了调节和适应能力，易产生高热，温度可达40℃以上。

【辅助检查】

1. X线　病人躺在平车上未被移动前即需做脊椎的X线，包括整个脊柱的正、侧位片，特别是受伤部位的脊椎和胸片。颈椎需拍斜位片，C_1需要张口正位片，以尽快明确脊柱骨折或脱位的部位。

2. CT、MRI　能清晰显示脊髓压迫的影像，尤其能显示椎管内软组织的病变轮廓。

3. 体感诱发电位（ESP）　测定躯体感觉系统的传导功能，对判断脊髓损伤程度有一定帮助。

【治疗原则】

尽早治疗，伤后6小时内脊髓白质未破坏前进行治疗可提高恢复机会，包括整复骨折脱位，运用药物及冷疗，预防及治疗并发症，功能重建与康复。

1. 急救与搬运　同脊柱骨折。

2. 非手术治疗

（1）**牵引与固定**　防止因损伤部位的移位而产生脊髓的再损伤。一般先采用枕颌带牵引或持续的颅骨牵引。颈椎骨折复位后用头颈胸石膏像或石膏床固定3个月，保持中立位或仰伸位，可用沙袋固定颈部，防止头部转动，同时保持呼吸道通畅。胸腰部复位后用石膏背心、腰围或支具固定。

（2）**药物治疗**　目的是减轻脊髓水肿和继发性损害。

1）脱水治疗：20% 甘露醇 250ml，静脉滴注，每日 2 次，连续 5~7 天。

2）激素治疗：①地塞米松 10~20mg，静脉滴注，连续应用 5~7 天后改为口服，每日 3 次，每次 0.75mg，维持 2 周左右。②甲泼尼龙冲击疗法，每公斤体重 30mg 剂量 1 次给药，15 分钟静脉滴注完毕，休息 45 分钟，在以后 23 小时内以 5.4mg/（kg·h）剂量持续静脉滴注，本法只适用于受伤后 8 小时以内者。

3）氧自由基清除剂：如维生素 A、维生素 C、维生素 E 及辅酶 Q 等，对防止脊髓损伤后继发性损害有一定的益处。

4）促进神经功能恢复的药物：如三磷酸胞苷二钠、维生素 B_1、维生素 B_2、维生素 B_{12} 等。

5）中药治疗：根据不同时期、不同证型给药，早期多选用活血逐瘀汤加地龙、丹参等；中期多选用补肾壮阳汤加补骨脂、穿山甲等；后期多选用四物汤加钩藤、全蝎等，或补中益气汤加减或补肾活血汤等。

（3）高压氧治疗　一般伤后 4~6 小时内应用可收到良好的效果。

3. 手术治疗　目的在于解除对脊髓的压迫和恢复脊柱的稳定性，目前还无法使损伤的脊髓恢复功能。手术的途径和方式因骨折的类型和致压物的部位而定。

（1）手术的指征　①脊柱骨折-脱位有关节交锁者。②脊柱骨折复位不满意或仍有脊柱不稳定因素存在者。③影像学显示有碎骨片凸出至椎管内压迫脊髓者。④截瘫平面不断上升，提示椎管内有活动性出血者。

（2）手术方式　包括颈椎前路减压植骨融合术、颈椎后路手术、胸腰椎前路手术和胸腰椎后路手术等。

4. 并发症的防治　可行针灸、电疗、推拿、按摩等理疗措施，同时应尽早开展康复训练，预防和处理并发症。

（二）疾病护理

术前护理

【护理评估】

1. 健康史　评估受伤的时间、原因和部位，受伤时的体位，急救、搬运和运送方式等。

2. 身体状况　局部的痛、温、触觉及位置觉的丧失平面及程度。躯体、肢体麻痹平面的变化，肢体感觉、运动的恢复状况。肛门括约肌能否自主收缩，有无尿潴留或尿失禁。全身有无高热、大便失禁、尿失禁、便秘、压疮、坠积性肺炎等并发症的出现；影像学检查的结果。

3. 心理和社会支持状况　病人对功能失调的感性认识和对现况的承受能力。病人及其家属对疾病治疗的态度。

【常见护理诊断/问题】

1. 气体交换受损　与脊髓损伤、呼吸肌麻痹等有关。

2. 体温过高或过低　与脊髓损伤、自主神经系统功能紊乱有关。

3. 排尿异常　与脊髓损伤有关。

4. 便秘　与脊髓损伤、饮食与活动减少有关。

5. 自我形象紊乱 与躯体移动和感觉障碍有关。

6. 有皮肤完整性受损的危险 与运动和感觉障碍有关。

7. 低效性呼吸形态 与脊髓损伤、呼吸肌麻痹等有关。

8. 清理呼吸道无效 与长期卧床痰液引流不畅有关。

9. 躯体移动障碍 与肢体瘫痪有关。

10. 自理能力下降 与肢体瘫痪后活动或功能受限有关。

【护理措施】

1. 维持呼吸平稳 观察病人的呼吸形态、频率、深浅，听诊肺部呼吸音，床旁应备好各种急救药品和器械。鼓励病人定时进行深呼吸及有效咳嗽训练，高位颈髓损伤者，应早期实行气管切开，减少呼吸道梗阻和防止肺部感染。

2. 病情观察 伤后 48 小时内应密切观察病人的生命体征，检查病人的感觉、运动、反射等功能有无变化。颈部脊髓损伤时，由于自主神经系统功能紊乱，对周围环境温度的变化失去调节和适应的能力，可出现高热（40℃以上）或低体温（35℃以下）。高热者采用物理降温法，低温时应注意保暖。

3. 生活护理 协助病人活动关节，按摩肢体。保持双足呈功能位，防止足下垂。教会病人自行完成从床上移至轮椅、进食、穿衣、沐浴等基本活动。训练规律排便。

4. 并发症的预防和护理

（1）呼吸衰竭和呼吸道感染

1）加强观察和保持气道通畅。

2）吸氧：根据血气分析结果，遵医嘱持续或间断吸氧，以增加血氧饱和度。

3）加强呼吸道护理：①定时变更体位，每次翻身时叩拍背部以利排痰，叩背时要由下向上、由外向内，发现有一侧肺部感染或肺膨胀不全时，应使患侧向上，以利于肺膨胀和引流。②指导病人做深呼吸和用力咳嗽，促进肺膨胀和排痰。③病人不能自行咳嗽或排痰或有肺不张时，应用导管插入气管吸出分泌物。④每日 2 次雾化吸入，雾化液以等渗盐水为主，可酌加抗生素、地塞米松、蛋白酶等药物，达到稀释痰液、消炎的目的。

4）深呼吸训练：指导病人练习深呼吸，防止呼吸活动受限引起的肺部并发症。

5）气管插管或切开的护理：①保持气道通畅。②妥善固定气管插管或套管。③避免气道干燥，定时做湿化护理。

（2）泌尿生殖道的感染和结石 做好留置导尿的护理。早期留置尿管持续引流，2~3 周后定时开放，每 4~6 小时开放 1 次，平时夹闭，以使膀胱充盈，防止膀胱萎缩及感染，并训练自律性膀胱。鼓励病人多饮水，定期做尿培养，全身使用抗生素，预防尿路感染和结石。

（3）压疮 做好皮肤护理，预防压疮。

（4）体温失调

1）降低体温：对高热病人，使用物理方法降温，如冰敷、冰盐水灌肠、酒精擦浴；同时调节室温（18℃~22℃）等，必要时进行药物降温，如输液和使用冬眠药物。

2）保暖：对低温病人采用物理升温的措施，注意保暖，并避免烫伤。

5. 便秘的预防

（1）饮食　逐渐增加食物中的纤维素含量，鼓励多饮水。

（2）训练排便　指导病人定时排便；每天顺肠蠕动方向环状按摩腹部数次，即由右下向上、向左、向下进行按摩，以增加肠蠕动，促进排便。每日可定时以手指做肛门按摩，刺激括约肌舒缩活动，以利于排便反射功能的恢复。

（3）药物通便　遵医嘱给予大便软化剂或缓泻剂，必要时灌肠。

6. 康复训练　根据病情制定合理的康复训练计划，指导和协助病人进行未瘫痪肌的主动训练，对瘫痪肢体做关节的全范围被动活动和肌肉按摩。注意适度训练，活动度从小到大，手法轻柔，力度适中，不可过急过猛以防加重损伤。训练时间与次数应以病人不感到疲惫为宜。

7. 心理护理　帮助病人正确对待功能损伤，掌握正确的应对机制，树立信心，积极配合治疗与护理。

术后护理

参见本章脊柱骨折。

健康教育

1. 鼓励病人继续康复训练。

2. 指导病人进行膀胱及直肠功能训练，培养生活自理的能力。

3. 教会病人及家属皮肤护理及预防压疮的方法。

4. 定期复查，门诊随访。

第五节　关节脱位病人的护理

一、疾病概要

（一）脱位概述

关节脱位（dislocation）又叫脱臼或脱骱，指关节面失去正常的对合关系。部分失去正常的对合关系称为关节半脱位。关节脱位常见于儿童和青壮年。

【病因与分类】

1. 根据关节脱位发生的原因分　分为创伤性脱位、先天性脱位、病理性脱位和习惯性脱位。

（1）创伤性脱位　由外来暴力作用于关节引起，是关节脱位最常见的原因。

（2）先天性脱位　由于胚胎发育异常或胎儿在母体内受到外界因素影响致关节先天发育不良所引起的脱位，如先天性髋关节脱位。

（3）病理性脱位　关节结构遭受病变，骨端破坏而不能维持正常的关节对合关系所引起的脱位，如类风湿性关节炎或关节结核所致的脱位。

（4）习惯性脱位　创伤性脱位后，关节囊及韧带松弛或骨附着处被撕脱使关节结构不稳定，轻微外力即可发生多次反复的脱位，如习惯性肩关节脱位或习惯性下颌关节脱位。

2. 根据脱位后关节腔是否与外界相通分　分为闭合性脱位和开放性脱位。

3. 根据脱位后的时间分　分为新鲜脱位和陈旧性脱位。

（1）新鲜脱位　脱位时间≤3周。

（2）陈旧性脱位　脱位时间＞3周。

【病理生理】

关节脱位后可引起构成关节的骨端移位，特别是创伤性关节脱位还伴有关节囊不同程度撕裂、关节腔内外积血；血肿机化形成肉芽组织，继而成为纤维组织，与周围组织粘连。脱位同时还可伴有关节周围软组织的损伤，又可伴有撕脱性骨折及血管、神经损伤等。椎骨的脱位若损害神经或脊髓可危及生命。

【临床表现】

1. 一般症状　关节疼痛、肿胀、瘀血斑、局部压痛以及关节功能障碍。

2. 特有体征

（1）畸形　脱位的关节处明显畸形，患肢出现内收或外展、变长或缩短等。

（2）弹性固定　关节脱位后由于关节周围软组织使患肢固定于异常位置，被动活动时可感到弹性阻力。

（3）关节盂空虚　脱位后可触及空虚的关节盂，移位的骨端亦可在邻近触及，但若关节肿胀严重则难以触及。

【辅助检查】

X线检查可确定有无脱位、脱位的方向和程度、有无合并骨折。

【治疗原则】

关节脱位的治疗三步骤包括复位、固定和康复训练。

1. 复位　包括手法复位和切开复位，以前者为主。手法复位最好在伤后3周内进行，早期复位成功率高，且功能恢复好。

切开复位指征为：①合并关节内骨折，经手法复位失败者。②有软组织嵌入，手法复位有困难者。③陈旧性脱位手法复位失败者。

2. 固定　复位后将关节固定于适当位置2~3周，使损伤的关节囊、韧带、肌肉等软组织得以修复。陈旧性脱位的固定时间应适当延长。

3. 康复训练　在固定期间应进行关节周围肌和患肢其他关节的主动活动，以防关节僵硬和肌萎缩。固定解除后，患肢关节应进行主动关节活动，循序渐进地扩大关节活动的范围。禁忌粗暴的被动活动，以免造成二次损伤。

4. 药物治疗　早期瘀肿严重时，可外敷活血化瘀、消炎止痛药物，内服舒筋活血汤、云南白药等。

5. 其他　理疗、推拿、按摩、康复训练等可促进关节功能的恢复。

（二）肩关节脱位

参与肩关节运动的关节包括肱盂关节、胸锁关节、肩锁关节和肩胸（肩胛骨与胸壁形成）关节，但以肱盂关节的活动最为重要。习惯上将肱盂关节脱位称为肩关节脱位

（dislocation of the shoulder joint）。肱盂关节由肱骨头和肩胛盂构成。肩胛盂浅，由周围的纤维软骨等加深其凹度，同时肩峰在肱骨头和肩胛盂的上方形成的臼窝样结构在一定程度上增加了肩关节的稳定性，并使肩关节具有最大的活动范围。

【病因与分类】

创伤是肩关节脱位的主要原因，多为间接暴力所致。根据肱骨头脱位的方向可分为前脱位、后脱位、上脱位和下脱位四型，以前脱位最多见。由于暴力的大小、力作用的方向以及肌肉的牵拉，前脱位时肩骨头可能位于锁骨下、喙突下、肩前方和关节盂下（图 30 - 68）。

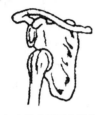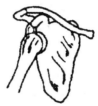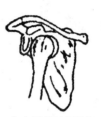

（1）关节盂下前脱位　　　　（2）喙突下前脱位　　　　　（3）锁骨下前脱位

图 30 - 68　肩关节前脱位类型

【临床表现】

肩部疼痛、肿胀，肩关节活动障碍，病人有以健手托住患侧前臂、头向患侧倾斜的特殊姿势即应考虑有肩关节脱位的可能。体格检查发现，患肩呈方肩畸形，肩胛盂处有空虚感，上肢有弹性固定；Dugas 征阳性。严重创伤时，肩关节前脱位可合并神经血管损伤，应注意检查患侧上肢的感觉及运动功能。

【辅助检查】

X 线可确定肩关节脱位的类型、移位方向及有无合并骨折。必要时行 CT 扫描。

【治疗原则】

首先采用手法复位和外固定方式治疗。

1. 复位　一般采用局部浸润麻醉，用 Hippocrates 法，又称手牵足蹬法（图 30 - 69）复位；或用 Stimson 法，又称悬垂法复位（图 30 - 70）。

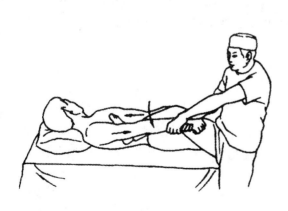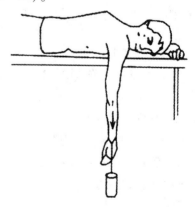

图 30 - 69　手牵足蹬法　　　　　　　图 30 - 70　悬垂法

2. **固定** 单纯肩关节脱位复位后可用三角巾悬吊上肢，肘关节屈曲90°，腋窝处垫棉垫，固定3周（图30-71），如合并大结节骨折应延长1~2周。部分病人关节囊破损明显或肩带肌肌力不足，术后存在肩关节半脱位宜用搭肩位胸肱绷带固定，即将患肢手掌搭在对侧肩部，肘部贴近胸壁，用绷带将上臂固定在胸壁，并托住肘部，以纠正肩关节半脱位。

3. **康复训练** 固定期间活动腕部和手指。固定解除后，鼓励病人循序渐进主动训练肩关节各个方向活动。配合理疗、按摩等。

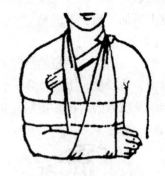

图30-71 肩关节脱位复位后固定

4. **手术** 对于陈旧性肩关节脱位影响上肢功能的病人，可选择切开复位术修复关节囊及韧带。合并神经损伤者，在关节复位后大多数神经功能可以得到恢复，若判断为神经血管断裂伤应手术修复。

（三）肘关节脱位

肘关节由肱骨下端、尺骨鹰嘴窝、桡骨头、关节囊和韧带构成。肘关节脱位（dislocation of the elbow）的发生率仅次于肩关节脱位。脱位后局部肿胀明显，若不及时处理易导致前臂缺血性痉挛。

【病因与分类】

外伤是导致肘关节脱位的主要原因，多由间接暴力所致，分为前脱位和后脱位。当肘关节处于半伸直位时跌倒，手掌着地，暴力沿尺、桡骨向近端传导，在尺骨鹰嘴处产生杠杆作用使尺、桡骨向肱骨后方脱出，发生肘关节后脱位，此类最为常见。当肘关节处于屈曲位时，肘后方遭受直接暴力使尺、桡骨向肱骨前方移位，发生肘关节前脱位。

【临床表现】

肘部疼痛、肿胀、活动障碍；检查发现肘后突畸形；前臂处于半屈位，并有弹性固定；肘后可触及凹陷；肘后三角关系发生改变。脱位后肿胀明显，易压迫周围血管、神经。后脱位时，可合并正中神经和尺神经损伤，偶尔可损伤肱动脉。

【辅助检查】

X线可发现肘关节脱位的类型、移位情况及有无合并骨折。

【治疗原则】

1. **复位** 在肘关节内麻醉或臂丛麻醉下，沿前臂纵轴方向做持续推挤动作，直至复位。复位成功的标志为肘关节恢复正常活动，肘后三点关系恢复正常（图30-72）。

2. **固定** 用长臂石膏托或超关节夹板固定肘关节于屈曲90°，再用三角巾悬吊胸前2~3周（图30-73）。

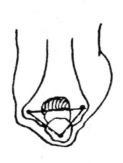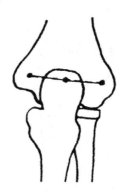

图 30 - 72 正常的肘后三角关系

3. 康复训练 固定期间做肱二头肌等长收缩训练，并活动手指和腕部。解除固定后，应及早练习肘关节屈、伸和前臂旋转活动。

4. 其他 中药熏洗浸泡、理疗等。

5. 切开复位 适用于手法复位失败，表示关节内有骨块或软组织嵌入；超过 3 周的陈旧性脱位；若合并神经血管损伤亦可切开复位。

图 30 - 73 肘关节脱位固定

（四）髋关节脱位

髋关节是一种典型的杵臼关节，由髋臼和股骨头构成，周围又有坚强的韧带和强壮的肌群，一般不易发生脱位，只有强大的暴力才会引起髋关节脱位（dislocation of the hip joint）。

【病因与分类】

1. 病因 强大暴力如车祸或高处坠落。

2. 分类 按股骨头脱位后的方向可分为前脱位、后脱位和中心脱位，以后脱位最为常见。其中髋关节前脱位又分成闭孔下脱位、髂骨下脱位和耻骨下脱位。

【临床表现】

1. 髋关节后脱位 疼痛明显，髋关节不能主动活动。患肢缩短，髋关节呈屈曲、内收、内旋畸形（图 30 - 74）。可以在臀部摸到脱出的股骨头，大转子上移明显。有时向后脱位的股骨头会压迫坐骨神经引起神经损伤。

2. 髋关节前脱位 患肢呈屈曲、外展、外旋畸形（图 30 - 75），腹股沟处肿胀，可以摸到股骨头。

3. 髋关节中心脱位 后腹膜间隙内出血甚多，可以出现出血性休克。髋部肿胀、疼痛、活动障碍；大腿上段外侧方往往有大血肿；肢体缩短情况取决于股骨头内陷的程度。常合并有腹内脏器损伤。

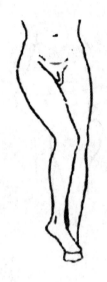

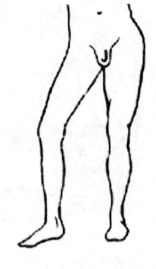

图 30 - 74　髋关节后脱位　　　　　图 30 - 75　髋关节前脱位

【辅助检查】

X 线可了解脱位情况以及有无骨折。必要时行 CT 检查，以了解骨折移位情况。

【治疗原则】

髋关节中心脱位可有低血容量性休克及合并有腹内脏器损伤，应及时处理。

1. 复位　在全身麻醉或椎管内麻醉下手法复位。最初 48 小时内是复位的黄金时期，并应尽可能在 24 小时内复位，以减少股骨头缺血性坏死的可能性。

2. 固定、康复训练　复位后用绷带将双踝暂时捆在一起，于髋关节伸直位下将病人搬运至床上。患肢做皮牵引或穿丁字鞋 2 ~ 3 周，不必做石膏固定。卧床期间做股四头肌等长收缩动作；2 ~ 3 周后开始活动关节；4 周后扶双拐下地活动；3 个月后可完全承重。

3. 手术　复杂性后脱位主张早期切开复位和内固定。髋关节中心脱位髋臼骨折复位不良、股骨头不能复位、同侧有股骨骨折者均需切开复位和内固定，必要时可施行关节融合术或全髋置换术。

二、疾病护理

（一）术前护理

【护理评估】

1. 健康史　了解受伤的经过，有无骨与关节疾病病变，有无反复脱位病史。

2. 身体状况　评估病人的局部症状和全身症状，并注意有无合并周围血管神经损伤。可通过 X 线了解脱位情况及有无并发症。

3. 心理和社会支持状况　评估病人的心理反应，脱位对其生活方式及社会角色的影响情况；评估病人及家属对治疗及护理的态度等。

【常见护理诊断/问题】

1. **疼痛** 与局部损伤和神经受压有关。

2. **躯体活动障碍** 与疼痛和制动有关。

3. **有外周血管、神经受损的危险** 与关节移位压迫周围神经血管有关。

4. **有皮肤完整性受损的危险** 与外固定有关。

5. **知识缺乏** 缺乏关节脱位治疗、护理和康复训练等知识。

【护理措施】

1. **一般护理** 为脱位病人更换衣服时，一定要先由健康的一手脱起，穿衣服时，由患部的一侧先穿。减少伤肢的活动，以免再脱位。

2. **对症护理** 早期局部冷敷，24 小时后热敷或用超声波疗法、电疗法、蜡疗等理疗，以改善血液循环，促进渗出液的吸收；也可使用活血化瘀中药，以减轻肿胀，缓解疼痛。任何操作都要轻柔，避免引起不必要的疼痛。早期正确复位固定可使疼痛缓解或消失。必要时遵医嘱使用止痛剂。

3. **病情观察** 注意观察患肢的血液循环状况和患肢的感觉、运动，了解神经的损伤和恢复情况。

4. **饮食护理** 关节脱位术后应增进营养，多食富含蛋白质的食物，如鱼类、鸡蛋、豆制品等，并适当增加钙质。保持大便通畅，多饮水，多食蔬菜、水果。

5. **复位与固定的护理**

（1）**协助医生尽早复位** 复位成功的标志是被动活动恢复正常，骨性标志恢复，X线检查提示已复位。

（2）**固定** 一般固定3 周左右，时间过长易发生关节僵硬；时间过短损伤得不到充分修复，易发生再脱位。若脱位合并骨折、陈旧性脱位或习惯性脱位，应适当延长固定的时间。固定期间应保持固定有效，经常观察病人肢体位置是否正确；注意观察患肢的血液循环，发现有循环不良的表现时，应及时报告医生。对使用牵引或石膏固定的病人，应按牵引或石膏固定病人的护理常规进行护理。

6. **康复训练** 复位固定后开始康复训练，以防止关节僵硬和肌肉萎缩。帮助活动未被固定的肢体及关节。早期固定范围内进行肌肉等长收缩运动；解除固定后，逐渐增加活动力量和范围，其他关节始终保持康复训练。

7. **并发症的护理** 密切观察有无并发症的发生，及时发现，及时处理。

（1）**骨折** 并发骨折的病人，要及时发现，合理的治疗。

（2）**血管神经损伤** 对伴有血管神经损伤的病人应加强护理，如肩关节脱位可合并腋神经损伤，肘关节脱位可引起尺神经损伤、肱动脉受压等。

（3）**骨化肌炎** 多见于肘关节和髋关节脱位后。

（4）**缺血性坏死** 髋关节脱位后可引起股骨头缺血性坏死，但多在受伤 1～2 个月后才能从 X 线片上看出。因此，切忌伤后 3 个月之内患肢负重。

（5）**其他** 如脱位合并关节内骨折、关节软骨损伤、陈旧性脱位、骨缺血性坏死等，晚期都容易发生创伤性关节炎。

（二）术后护理

【护理评估】

1. **一般情况** 包括麻醉方式、手术种类、术中情况、术后生命体征和切口情况等。

2. **术后情况** 术后有无并发症发生，以及康复训练情况。

【常见护理诊断/问题】

1. **疼痛** 与手术切口有关。

2. **知识缺乏** 缺乏手术后治疗、护理及康复训练等知识。

【护理措施】

1. **一般护理** 维持有效的固定。

2. **加强康复训练** 在固定期间需进行固定关节周围肌肉的舒缩运动和其他未固定关节的主动活动。康复训练时，应注意以主动训练为主，切忌被动强力拉伸关节，以防加重关节损伤。

（三）健康教育

1. 向病人和亲属介绍有关疾病治疗、护理和康复的知识，尤其是保持有效固定和康复训练的知识，预防习惯性关节脱位的发生。

2. 平时生活中注意安全，减少或避免事故发生。

3. 教会病人康复训练的方法。

案例讨论29

病人，男性，32岁，车祸后出现颈部疼痛、呼吸困难、四肢不能活动。查体：颈后压痛，四肢感觉、运动障碍，二便失禁。X线摄片提示：$C_4 \sim C_5$ 骨折，合并脱位，MRI显示脊髓压迫的影像。

问题：1. 该病人最可能的诊断是什么？

2. 应如何进行现场急救和搬运？

3. 简述该病人的护理措施。

案例讨论30

病人，女性，65岁，不慎摔倒。主诉：右髋部疼痛，无法站立和行走。查体：患肢屈曲、内收、内旋、短缩，臀部可触及股骨头。

问题：1. 该病人最可能的诊断是什么？

2. 该病人可能发生的并发症有哪些？

3. 简述该病人的护理措施。

第三十一章　骨与关节感染病人的护理

导学

内容与要求　骨与关节感染病人的护理包括化脓性骨髓炎、化脓性关节炎和骨与关节结核三部分内容。通过本章的学习，应掌握骨与关节感染的临床表现、治疗原则和护理措施。熟悉骨与关节感染的病因和辅助检查。了解骨与关节感染的病理生理。

重点与难点　化脓性骨髓炎、化脓性关节炎和骨与关节结核的临床表现、治疗原则和护理措施。

第一节　化脓性骨髓炎

一、疾病概要

化脓性骨髓炎（pyogenic osteomyelitis）是由化脓性细菌感染引起的骨膜、骨密质、骨松质和骨髓组织的化脓性炎症。根据感染途径不同可分为：①血源性骨髓炎：是指身体其他部位化脓性感染病灶的细菌经血液循环播散至骨骼引起的感染。②创伤后骨髓炎：是指由开放性骨折并发感染或骨折手术后引起的骨髓感染。③外来性骨髓炎：是由异物感染及压疮等邻近组织感染蔓延至骨组织引起的感染。其中以血源性骨髓炎最为常见，按病情发展分为急性和慢性两种类型。

（一）急性血源性骨髓炎

急性血源性骨髓炎（acute hematogenous osteomyelitis）多见于12岁以下的儿童和青少年。好发于长骨干骺端，以胫骨近端、股骨远端多见，其次肱骨、髂骨等部位也可发生。

【病因】

发病前身体其他部位大多有原发性感染病灶，如疖、痈、扁桃体炎、中耳炎等；原发病灶处理不当或机体抵抗力下降时，细菌进入血液循环发生菌血症或脓毒症；儿童长骨干骺端骨骺板附近的微小终末动脉与毛细血管弯曲而成为血管襻，该处血流丰富而流动缓慢，使细菌容易滞留繁殖，引起感染。最常见的致病菌为金黄色葡萄球菌，其次为乙型溶血性链球菌。其他有大肠杆菌和产气荚膜杆菌，亦可有肺炎球菌和白色葡萄球菌。

【病理生理】

本病病理特点是骨质破坏、坏死和由此诱发的修复反应，疾病早期以骨质破坏和坏死为主，后期有新骨形成，成为骨性包壳。

1. **局限性骨脓肿形成**　大量菌栓进入长骨干骺端，阻塞小血管，导致骨组织坏死。

2. **向外扩散**　骨脓肿穿破干骺端的密质骨，形成骨膜下脓肿，密质骨外层因缺血坏死，脓液穿破骨膜流向软组织形成深部脓肿。脓肿可穿破皮肤排出体外，形成窦道。

3. **死骨形成**　脓液经哈佛管侵入骨髓腔，破坏骨髓组织、松质骨、内层密质骨的血液供应，形成大片死骨。

4. **包壳形成**　死骨形成同时，病灶周围骨膜增生形成新生骨包围于骨干之外，成为"骨性包壳"。包壳将死骨、脓液和炎性肉芽组织包裹形成感染的骨性死腔（图 31 – 1）。

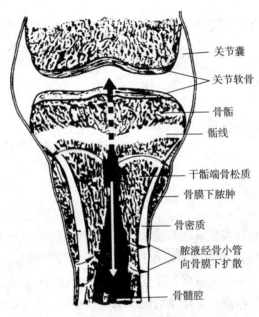

关节囊
关节软骨
骨骺
骺线
干骺端骨松质
骨膜下脓肿
骨密质
脓液经骨小管向骨膜下扩散
骨髓腔

图 31 – 1　急性骨髓炎的扩散途径

【临床表现】

1. **局部表现**　患处持续性剧痛和深压痛，患肢活动受限。当骨膜下脓肿形成或已破入软组织中，患肢局部红、肿、热、痛或有波动感。脓肿穿破皮肤可形成窦道，合并化脓性关节炎时，可出现关节红、肿、热、痛。

2. **全身表现**　起病急，出现寒战、高热，体温常在39℃~40℃，小儿可出现烦躁、惊厥，严重时发生感染性休克或昏迷。

【辅助检查】

1. 实验室检查 血白细胞计数升高（10×10^9/L 以上），中性粒细胞比值增大，红细胞沉降率加快，血细菌培养可阳性。

2. 局部分层穿刺 在脓肿部位穿刺可抽出脓液，做涂片检查、细菌培养和药物敏感试验有助于明确诊断。

3. 影像学检查

（1）X 线摄片 早期无特殊表现，发病 2 周后，可见病骨干骺区骨质破坏，之后骨密质破坏变薄，后期可见密度较高的死骨形成。

（2）CT 检查 早期可发现骨膜下脓肿。

（3）MRI 检查 早期即可见异常信号，具有早期诊断价值。

【治疗原则】

尽早控制感染，及时切开减压引流，阻止急性骨髓炎演变成慢性骨髓炎。

1. 非手术治疗

（1）抗生素治疗 早期联合应用大剂量广谱抗生素，抗生素应用越早越好。细菌培养结果对抗生素使用有指导作用，可根据培养结果进行调整。为巩固疗效，保证使用剂量和疗程，体温恢复正常后仍需继续使用 2 周左右。

（2）支持疗法 高热病人需降温，注意保持水、电解质和酸碱平衡；给予营养丰富、易消化饮食，增强抗病能力。

（3）局部制动 为减轻疼痛，防止肢体挛缩畸形和病理性骨折或脱位，局部应持续皮牵引或石膏托固定。

2. 手术治疗 目的是引流脓液，控制症状，防止病变发展为慢性。若经全身抗生素治疗 3 日仍不能控制炎症，或穿刺证实骨髓炎的诊断，应行局部钻多孔引流或开窗减压术。方法是在干骺端钻多孔或开窗减压后，在髓腔内置入数根引流管做髓腔持续冲洗引流，近端放置较细的引流管，连接输液瓶，24 小时持续滴入抗生素溶液；远端放置较粗引流管，连接负压引流瓶吸引脓液及冲洗液。持续引流至体温正常，引流液清亮，或连续 3 次细菌培养结果阴性，即可拔管。

（二）慢性血源性骨髓炎

【病因】

慢性血源性骨髓炎多系急性骨髓炎于急性期未能彻底控制感染或反复发作，遗留死骨、死腔、窦道演变而成。少数是由于低毒性细菌感染所致，在发病时即表现为慢性骨髓炎的症状。

【病理生理】

基本病理变化是病灶区内有死骨、死腔和窦道。

1. 死骨和死腔 死腔内充满死骨、脓液、坏死组织，成为经久不愈的感染源。

2. 纤维瘢痕化 由于炎症的反复刺激，窦道周围组织呈瘢痕增生。

3. 包壳 骨膜反复向周围生长形成板层状的骨包壳。包壳内有多处开口，称瘘孔，向内与死腔相通，向外与窦道相通。

4. 流脓窦道 脓液经窦道口排出后，炎症可暂时缓解，窦道可暂时闭合，但容易发生反复。窦道口周围皮肤如长期受到炎性分泌物的刺激，可发生鳞状上皮癌。

【临床表现】

1. 局部表现 患肢可见窦道口流脓且有异味，偶可流出小死骨。窦道处皮肤破溃反复发生可持续数年或数十年。患肢增粗，组织厚硬，年幼者因炎症可阻碍或刺激骨骺发育，患肢可缩短或增长，甚至出现关节屈曲畸形。急性发作时局部红、肿、热、痛。

2. 全身表现 全身症状不明显，急性发作时可有全身中毒症状。

【辅助检查】

X线平片检查可见骨骼失去正常形态，骨膜下有新生骨形成，骨质硬化，骨髓腔不规则，有大小不等的死骨影，边缘不规则，周围有空隙。

【治疗原则】

1. 手术指征 有死骨、死腔及窦道形成且流脓者。

2. 手术禁忌证 慢性骨髓炎急性发作时不宜做病灶清除术；大块死骨形成而包壳尚未充分生成者。

3. 手术方法 病灶清除术。手术后需解决三个问题：①清除病灶。②消灭死腔。②闭合伤口。

二、疾病护理

（一）术前护理

【护理评估】

1. 健康史 了解病人一般情况，是否有其他部位的感染或开放性骨折，重点评估现病史。

2. 身体状况

（1）局部 有无红、肿、热、痛及功能障碍；有无窦道及死骨排出等。

（2）全身 有无全身感染中毒症状；营养状况。

（3）辅助检查 包括血常规、血沉、细菌培养及影像学检查。

3. 心理和社会支持状况 本病起病急，发展快，病情重，病人往往易产生紧张、焦虑的心理；如疾病转为慢性，则因病程长、反复发作，容易使病人感到悲观失望。

【常见护理诊断/问题】

1. 体温过高 与骨髓化脓性感染有关。

2. 疼痛 与炎症刺激及骨髓腔内压力增加有关。

3. 躯体移动障碍 与患肢疼痛及制动有关。

4. 皮肤完整性受损 与脓肿穿破皮肤形成窦道有关。

5. 焦虑 与疾病迁延不愈、担心肢体残疾有关。

【护理措施】

1. 高热病人的护理

（1）高热病人给予物理降温，遵医嘱给予药物降温，观察和记录体温的变化。

（2）遵医嘱补液，维持水、电解质和酸碱平衡。

（3）配合医生做窦道分泌物培养、血培养和药物敏感试验，根据结果选用有效的抗生素，以控制感染。

2. 病情观察

（1）对危重病人应密切注意神志、尿量、生命体征等变化。

（2）注意病变局部炎症变化，炎症明显加重或有骨膜下积脓时应及时钻孔或开窗引流。

（3）注意邻近关节有无红、肿、热、痛、积液或其他感染扩散的迹象出现。

3. 疼痛的缓解

（1）局部做皮牵引或石膏托妥善制动固定，以减轻疼痛和预防病理性骨折。

（2）抬高患肢，以利静脉回流，减轻肿胀或疼痛。

（3）患肢尽量减少物理刺激。搬动肢体时，应协助支托上、下关节，动作宜轻柔，以防诱发病理性骨折。

（4）床上放支被架，避免棉被直接压迫患处，加重疼痛。

（5）遵医嘱给予镇痛药物。

（二）术后护理

【护理评估】

1. 局部伤口及引流情况；手术后症状是否缓解、患肢固定情况、引流是否通畅、伤口愈合情况等。

2. 肢体感觉和运动功能有无改变；关节的稳定程度与活动范围、肌肉萎缩情况等。

【常见护理诊断/问题】

1. 疼痛　与手术和炎症刺激有关。

2. 躯体移动障碍　与术后疼痛和制动有关。

3. 皮肤完整性受损　与术后切口、溃疡发生有关。

【护理措施】

1. 体位　抬高患肢置于功能位，限制活动，防止关节畸形及病理性骨折的发生。

2. 引流管护理　保持引流通畅，防止引流液逆流。这是术后护理的重点。

（1）冲洗液和量　冲洗液一般选用敏感的抗生素配制而成，每天用量依病情而定，一般为3000～5000ml。

（2）冲洗速度　根据冲洗后引流液的颜色和清亮程度调节灌注速度。术后24小时内渗血较多，应快速滴入冲洗液，以免血块堵塞冲洗管，以后减慢至每分钟50～60滴。

（3）冲洗时间　持续冲洗时间根据死腔的大小而异，一般为2～4周。

（4）置管的位置　注意保持冲洗引流管道的通畅，避免扭曲、受压。滴入瓶应高于床面 60~70cm，引流瓶应低于床面 50cm。

（5）**拔管指征**　观察并记录引流液的量、色、性质等。当体温正常、伤口无炎症现象、引流出的液体清亮时应考虑拔管。拔管时先拔除滴入管，引流管继续引流 1~2 天后再拔除。

3. 创口的护理　保持创口敷料干燥，如在冲洗过程中浸湿敷料应及时更换，以促进创口愈合。

4. 预防肢体畸形　练习患肢肌肉的等长收缩，以感到肌肉轻微酸痛为度。帮助病人按摩患肢，未固定的肢体应做关节全方位活动。

5. 心理护理　护理人员及家属应关心病人，尤其是小儿更需要同情和关爱，鼓励其多与他人接触，安排娱乐活动以分散注意力。

（三）健康教育

1. 向病人及家属解释彻底治疗的必要性，强调出院后需继续按医嘱服用抗生素。

2. 加强饮食调节，给予营养丰富、易消化食物，以提高抵抗力，促进创口愈合。

3. 加强皮肤护理，指导创口护理方法，保持创面干燥，直至创口彻底愈合。慢性骨髓炎有窦道者，应保持窦道口周围皮肤清洁。

4. 坚持患肢功能训练，并指导病人使用辅助器材（拐杖等）进行日常活动，以减轻患肢负重，预防意外伤害和病理性骨折的发生。

第二节　化脓性关节炎

一、疾病概要

化脓性关节炎（suppurative arthritis）为关节内化脓性感染。多见于儿童，好发于髋、膝关节。

【病因】

常见病因有：

1. **血源性传播**　身体其他部位的化脓性病灶的细菌通过血液循环播散至关节内。

2. **直接蔓延**　邻近关节的化脓性病灶直接蔓延至关节腔内。

3. **直接传播**　开放性关节损伤发生感染为细菌直接进入关节腔内引起。

4. **医源性感染**　如关节手术后发生感染，最常见的致病菌为金黄色葡萄球菌，其次是白色葡萄球菌、肺炎球菌、肠道杆菌等。

【病理生理】

病理进程大致分为三期，但无明确的界限。

1. **浆液性渗出期**　炎症仅在滑膜浅层，表现为毛细血管扩张、滑膜肿胀；白细胞浸润及浆液性渗出。此期因关节软骨未遭破坏，若能获得治愈，渗出液可完全吸收，关节功能不受损害。

2. 浆液纤维素性渗出期 滑膜炎症加重，渗出增多、混浊，内含白细胞及纤维蛋白。白细胞、滑膜细胞和软骨细胞产生大量酶和毒性物质。纤维蛋白的沉积影响软骨代谢并造成关节粘连，此期即使炎症治愈，也将遗留不同程度的关节功能障碍。

3. 脓性渗出期 关节腔内渗出液转为脓性，内含大量脓细胞和絮状物，关节软骨破坏明显。炎症进一步发展可侵入骨松质，形成骨髓炎；炎症经关节囊纤维层向外扩展可引起周围软组织化脓性感染。全身抵抗力低下，脓肿迁延可出现多发脓肿。后期可发生病理性关节脱位、骨性强直，治愈后可遗留重度关节功能障碍。

【临床表现】

1. 症状 起病急，体温可达39℃以上，全身中毒症状重，可出现中毒性休克，小儿多见惊厥，病变关节疼痛剧烈呈半屈位，活动受限。

2. 体征 局部肿胀明显、压痛、皮温升高。病人因剧痛常拒做任何检查。关节腔内积液在膝部最为明显，可见髌上囊明显隆起，浮髌试验可为阳性。髋关节位置较深，因而肿胀压痛多不明显，但有活动受限，特别是内旋受限更为明显。

【辅助检查】

1. 实验室检查 白细胞总数可达 $10 \times 10^9/L$ 及以上，中性粒细胞比例升高，红细胞沉降率增快。

2. 影像学检查 早期 X 线显示关节肿胀、积液、关节间隙增宽；后期可见关节软骨破坏、关节间隙变窄甚至消失，可发生纤维性或骨性强直。

3. 关节腔穿刺 早期为浆液性液体，有大量白细胞；后期关节液为黏稠脓性，镜检见大量脓细胞。

【治疗原则】

早期诊断，早期治疗，避免遗留严重并发症。

1. 全身支持疗法 高热者予以物理降温，注意维持水、电解质平衡，进食高蛋白、富含维生素饮食，增强机体抵抗力。

2. 应用广谱抗生素 早期、足量、全身性使用抗菌药物。进行药敏试验后，可根据结果选用敏感抗生素。

3. 局部治疗

（1）关节腔内注入抗生素 适用于浆液性渗出期，抽净积液后可注入抗生素，直到关节液清亮，镜检正常。

（2）关节腔灌洗 在关节腔内用抗生素溶液持续点滴灌洗和负压引流治疗。

（3）关节镜下清洗术 适用于浆液纤维素性渗出期或脓性渗出期，手术时应用关节镜清除关节腔内坏死组织，并安置灌洗引流装置。

（4）关节矫形术 后期如关节强直于非功能位或有陈旧性病理性脱位者需行矫形手术，以关节融合术或截骨术最常采用。

二、疾病护理

【护理评估】

1. 健康史 了解病人一般情况，是否有其他部位的感染，重点评估现病史。

2. 身体状况

（1）局部 病变关节有无红、肿、热、痛及功能障碍等。

（2）全身 有无全身感染中毒症状。

（3）辅助检查 包括血常规、血沉、细菌培养及影像学检查等。

3. 心理和社会支持状况 化脓性关节炎多见于儿童，起病急，病情重，关节肿痛活动受限，对于疾病及治疗不了解，家属及患儿常产生恐惧和紧张心理。

【护理诊断】

1. 体温过高 与化脓性关节炎有关。

2. 疼痛 与炎症刺激及关节腔内压力增加有关。

3. 躯体移动障碍 与患肢疼痛及制动有关。

【护理措施】

1. 高热病人护理 高热期间采取有效的物理或药物等降温措施。

2. 控制感染 遵医嘱给予有效抗生素控制关节腔内的感染。

3. 缓解疼痛 急性期应适当休息，抬高患肢以利静脉回流，减轻肿胀或疼痛。保持患肢于功能位，搬动肢体时，支托上下关节，动作宜轻柔，以防诱发病理性骨折。

4. 功能训练 为防止肌肉萎缩或关节内粘连，急性期患肢可做等长收缩运动，炎症消退后，关节未明显破坏者，可进行关节屈伸功能训练。

三、健康教育

1. 根据病情适时指导肢体和关节功能训练，避免和减轻患肢功能障碍，防止关节腔内因粘连而出现关节僵硬。

2. 定期复查，有关节软骨破坏、关节畸形者更应该注意长期随访，发现问题，及时与医生联系，进行必要的治疗。

第三节 骨与关节结核

一、疾病概要

（一）概述

骨与关节结核（tuberculosis of bone and joint）是结核杆菌侵入骨或关节而引起的慢性感染性疾病，多见于 30 岁以下的青少年。好发于脊柱、髋、膝和肘关节。

【病因病理】

骨与关节结核 95% 继发于肺结核，通过血液传播引起。

发病初起结核杆菌经血循环到达关节滑膜或骨，为单纯滑膜结核或单纯骨结核，破坏尚不严重，此时如能及时正确治疗，关节功能可不受影响。若病变进一步发展，关节面软骨破坏，形成全关节结核，骨与关节出现结核性浸润、肉芽增生、干酪样坏死、寒性脓肿和窦道，此时关节已经破坏严重，即使治疗也会遗留各种关节功能障碍。晚期病人可发生病理性骨折或脱位。

【临床表现】

1. 全身表现　由于骨与关节结核多为单发病灶，起病多较缓慢，早期症状不明显，病人常有低热、盗汗、疲倦。典型病例还可见消瘦、食欲减退、贫血等症状。

2. 局部表现

（1）疼痛　早期轻微疼痛，活动或负重物时加剧。儿童熟睡后由于保护性肌痉挛解除，翻身或活动关节时引起疼痛而突然哭叫，称为"夜啼"。

（2）畸形　常见椎体破坏脊椎呈后凸畸形（驼背），以及关节屈曲、内收、内旋畸形和患肢短缩。

（3）寒性脓肿及窦道　全关节结核进一步发展，导致病灶部位积聚了大量脓液、结核性肉芽组织、死骨和干酪样坏死组织。由于缺乏红、热等急性炎症反应，故结核性脓肿称为冷脓肿或寒性脓肿（cold abscess）。脓肿也可向体表溃破形成窦道。窦道经久不愈，可流出米汤样脓液，有时还有针状死骨及干酪样坏死物质流出。

（4）功能障碍　关节腔的纤维性粘连、强直可产生不同程度的关节功能障碍。

（5）截瘫　脊椎结核形成的寒性脓肿可压迫脊髓，或引起脊髓缺血性损害，导致瘫痪。

（6）病理性关节脱位或病理性骨折　部分病人可出现病理性关节脱位或病理性骨折。

【辅助检查】

1. 实验室检查　活动期血红细胞沉降率加快。寒性脓肿或窦道合并化脓感染时白细胞计数和中性粒细胞比例升高。寒性脓肿穿刺抽脓、抗酸染色有时可查到结核菌。

2. X线检查　对诊断有重要价值，但早期影像改变不明显。一般在发病后6~8周可显示病变，可见骨质疏松、关节囊肿胀、关节间隙变窄、骨质破坏等。晚期可见死骨、空洞、病理性骨折或脱位。

3. CT与MRI检查　可以早期发现微小病变，确定病灶的准确位置和软组织病变的程度。

【治疗原则】

1. 全身治疗

（1）支持疗法　注意休息，必要时卧床休息。加强营养，增加蛋白质和富含维生素饮食。

（2）抗结核治疗　首选异烟肼、利福平和乙胺丁醇，联合使用，可降低药物耐药性。给药时间不可间断，一般用药1年以上。

（3）控制感染　若伴有混合感染，急性期可给予抗生素治疗。

2. 局部治疗

（1）非手术治疗 ①局部制动：为减轻疼痛、预防畸形、防止病理性骨折和脱位，可行牵引或石膏固定。②局部注药：适用于早期单纯性滑膜结核病例。有用量少、局部浓度高、全身反应小的优点。常用药物为异烟肼。

（2）手术治疗 ①切开排脓：对合并化脓感染的寒性脓肿、中毒明显的病人，可行脓肿切开排脓。②病灶清除术：方法是将病变部位脓液、死骨、结核性肉芽组织、干酪性坏死一并清除，消灭死腔，放入药物，关闭伤口。术前应用抗结核药物2~4周。③其他：关节融合术用于已破坏且不稳定的关节；关节成形术可改善关节功能；截骨术用以矫正畸形。

（二）脊柱结核

脊柱结核（tuberculosis of spine）的发病率在全身骨与关节结核中最高，约占50%以上。其中绝大多数为椎体结核，以腰椎结核最多见，其次为胸椎结核和颈椎结核。

【病理与分型】

1. 中心型椎体结核 多见于10岁以下儿童，好发于胸椎。病变由椎体中心开始，发展快，较短时间骨质破坏严重，呈楔形病变，可压迫脊髓引起截瘫。一般只侵犯一个椎体，少数影响到相邻数个椎体。

2. 边缘型椎体结核 多见于成人，好发于腰椎。病变局限于椎体上下缘，易侵犯上下邻骨。椎间盘破坏是本型的特征，表现为椎间隙变窄。

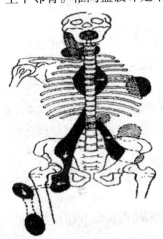

椎体结核破坏椎体后形成的寒性脓肿有两种表现形式，即椎旁脓肿和流注脓肿。常见蔓延途径有：①颈椎结核可有咽后壁脓肿，可流注到锁骨上窝。②胸椎结核多表现为椎旁脓肿。③腰椎结核可形成腰大肌脓肿，也可沿髂腰肌流注到腹股沟部、大腿外侧、腘窝等。脓肿向体表穿破可形成窦道，发生混合感染（图31-2）。

【临床表现】

1. 全身表现 起病缓慢，伴低热、盗汗、疲倦、消瘦、食欲不振等结核中毒表现。

2. 局部表现

图31-2 脊柱结核寒性脓肿流注途径

（1）疼痛 病变部位疼痛，初起不重，活动、劳累、咳嗽、喷嚏时疼痛加重，休息后减轻。可出现放射痛，颈椎结核可放射到枕后或上肢，胸椎结核背部疼痛可放射到腹部，腰椎结核可放射到下肢。

（2）特殊姿势 颈椎结核病人常以双手托腮；腰椎结核腰部僵硬，双手托腰，头和躯体后倾，拾物时以挺腰姿势下蹲，称为拾物试验阳性。

（3）畸形 脊椎呈后凸或侧凸畸形，胸椎后凸严重可驼背。

（4）寒性脓肿和窦道 咽后壁、食管后、锁骨上窝、腹股沟部等处可发现脓肿。

脓肿破溃后出现窦道，可有干酪样分泌物流出。

（5）截瘫　是脊椎结核的严重并发症，结核的脓液、死骨、干酪样坏死、破坏的椎体和椎间盘都可压迫脊髓引起瘫痪。

【辅助检查】

1. X线检查　早期表现为骨质变薄，病变进展后可见椎骨中心或边缘骨质破坏。中心型可有空洞、死骨，严重者形成前薄后厚楔形改变，脊柱后凸明显。边缘型骨质破坏集中在椎体上下缘，进一步破坏椎间盘，椎间隙变窄，可见寒性脓肿。

2. CT检查　可清晰见到骨质破坏，显示软组织变化，发现小的脓肿。

3. MRI检查　可发现早期病变，并可清晰显示脊髓受压情况。

【治疗原则】

1. 非手术治疗

（1）全身治疗　①支持治疗，改善营养状况。②抗结核治疗，一般同时使用2~3种抗结核药物，连续用药1年以上。

（2）局部治疗　卧硬板床休息；可用支架，腰围、头、胸石膏或石膏背心固定，以减轻疼痛。

2. 手术治疗　术前抗结核药物治疗至少2周且全身症状改善者，可根据病情选择脓肿切开引流、病灶清除术或矫形手术。

（三）髋关节结核

髋关节结核（tuberculosis of hip）的发病率占全身、骨与关节结核的第三位。常见于儿童和青少年，以单侧病变多见。

【病理生理】

早期多为单纯滑膜结核和单纯骨结核。单纯骨结核好发于股骨头、股骨颈和髋臼的髂骨部分，因骨质破坏，出现死骨，可形成寒性脓肿。脓肿破入关节腔可形成全关节结核。脓肿可流注到腹股沟内侧、臀部、盆腔内，导致病理性脱位。

【临床表现】

1. 全身表现　起病缓慢，常有低热、盗汗、疲倦、消瘦、食欲不振、贫血等症状。

2. 局部表现　典型病例有跛行和患髋疼痛（常向膝部放射）。患儿常有夜啼，并诉膝痛，易误诊。常见髋关节屈曲、内收、内旋畸形和患肢短缩，"4"字试验和托马斯征检查均为阳性。晚期于腹股沟内侧或臀部可查到寒性脓肿，可见窦道。可发生病理性髋关节脱位。

【辅助检查】

1. X线检查　早期病变可见骨质疏松、进行性关节腔变窄和边缘性骨质破坏。后期可出现死骨、空洞、股骨头破坏或消失及病理性脱位。

2. CT、MRI检查　可早期发现微小病变，获得早期诊断。

【治疗原则】

1. 全身抗结核药物治疗　多种抗结核药物联合使用，连续用药1年以上。

2. 局部治疗　单纯滑膜结核可行关节腔穿刺注入抗结核药物，采取皮牵引和髋人字石膏固定。单纯骨结核为挽救关节功能应及早行病灶清除术，术后皮牵引和髋人字石膏固定。全关节结核需早期行病灶清除术，术后皮牵引；晚期行病灶清除术的同时做髋关节融合术。术后髋人字石膏固定 3~6 个月。对于病变已静止、关节纤维性强直、稍有活动即出现疼痛者，可做关节融合术或全髋关节置换术。有明显畸形者可行截骨术矫形。

（四）膝关节结核

膝关节结核（tuberculosis of knee）的发病率占骨与关节结核的第二位，以儿童和青少年多见。

【病理生理】

起病缓慢，以炎性浸润和渗出为主，关节积液较多，进一步发展侵犯骨骼可形成全关节结核。至后期可出现寒性脓肿，破溃后成为窦道，经久不愈。可发生病理性关节脱位。病变静止后，可成为纤维性或骨性强直。

【临床表现】

1. 全身表现　不典型，可有疲倦、低热或食欲不振等症状。

2. 局部表现　膝部疼痛，活动时加重，休息减轻。膝部肿胀，由于消瘦和肌肉萎缩，细细的下肢加上肿胀粗大的膝关节有"鹤膝"之称。关节内积液，浮髌试验阳性。常于腘窝和膝关节两侧形成寒性脓肿和窦道。为缓解疼痛，膝部常半屈状，日久成为屈曲挛缩；关节半脱位、骨骺破坏可导致患肢短缩畸形。

【辅助检查】

1. X 线检查　早期滑膜结核时 X 线片上仅可见髌上囊肿胀，局限性骨质疏松。单纯骨结核病变位于中心者呈磨砂玻璃样改变，可有空洞和死骨。病期长者可使关节间隙变窄，边缘性骨腐蚀。后期可见关节间隙消失、关节半脱位等。

2. CT、MRI 检查　具有早期诊断价值。

3. 关节镜检查　对早期滑膜结核有重要的诊断价值，同时可取病理或做滑膜切除术。

【治疗原则】

1. 全身抗结核药物治疗　多种抗结核药物联合使用，连续用药 1 年以上。

2. 局部治疗　单纯滑膜结核行关节穿刺抽液，注入抗结核药物。单纯骨结核病灶清除术后植骨，石膏固定 3 个月。全关节结核早期病人行病灶清除术，对 15 岁以上关节破坏严重并有畸形的病人行关节加压融合术，4 周后拔除加压钢针，改用石膏管固定至少 2 个月。

二、疾病护理

（一）术前护理

【护理评估】

1. 健康史　了解是否有肺结核或消化道结核、淋巴结核病史；是否有结核病病人接触史；近期是否存在身体抵抗力下降等。

2. 身体状况

（1）局部　有无压痛、肿胀、畸形；是否出现寒性脓肿，寒性脓肿的部位；有无窦道形成，窦道的部位；有无分泌物，分泌物的颜色、性质、量、气味等。

（2）全身　病人的体温、脉搏、血压及营养状态的情况；有无身体特殊姿势的表现，肢体感觉、运动及肌肉功能有无改变等。

3. 心理和社会支持状况　骨与关节结核病程长，病人体质虚弱，加上抗结核药物的使用会表现出不同程度的焦虑情绪，肢体疼痛、畸形或残疾，容易使病人产生悲观情绪。

【常见护理诊断/问题】

1. **疼痛**　与结核病灶侵蚀有关。

2. **营养失调：低于机体需要量**　与结核病慢性消耗及营养不良、抗结核药物使用有关。

3. **躯体移动障碍**　与患肢制动或关节破坏有关。

4. **潜在并发症**　与抗结核药物不良反应有关。

【护理措施】

1. **营养支持**　因结核病体内消耗大，每天的总热量及蛋白需要量应高于一般正常需要量，以提高病人的抵抗力，指导病人及家属选择高热量、高蛋白、高维生素类食物，如牛奶、豆制品、鸡蛋、鱼和瘦肉类等，以增进食欲，改善营养状况。贫血者给予补充铁剂或输血。

2. **患肢制动**　患肢应休息和制动，以缓解疼痛。防止病理性骨折和脱位。必要的制动固定更具有保护作用，且可避免畸形。

3. **药物治疗**　遵医嘱应用抗结核药物，注意用药的连续性、联合用药、药物的配伍和毒性反应等。

4. **皮肤护理**　保持床单位清洁、整齐，避免压疮。窦道应及时换药，遵守无菌原则。

（二）术后护理

【护理评估】

1. 术区切口愈合和引流的情况。

2. 局部制动情况和固定效果。

3. 肢体的感觉、运动和肌肉功能。

【常见护理诊断/问题】

1. **疼痛**　与手术有关。

2. **营养失调：低于机体需要量**　与手术后食欲不振和结核菌感染有关。

3. **躯体移动障碍**　与手术、石膏固定或截瘫有关。

4. **潜在并发症**　截瘫、肺部感染、压疮、肌肉萎缩、关节僵直、气胸等。

【护理措施】

1. 密切观察病情 监测生命体征，观察呼吸有无困难、缺氧，观察血压、脉搏等。注意肢端颜色、温度、感觉、运动和毛细血管充盈时间。

2. 抗结核药物治疗 术后继续用药时间超过1年，防止疾病复发。告诉病人坚持用药的重要性，并督促其用药。

3. 并发症的护理

（1）截瘫 脊柱结核术后截瘫预防最重要。在搬动病人或翻身时，需3人合作，其中1人保护头部，使之与躯干保持一致，避免因翻身不当而导致或加重截瘫。在翻身或移动病人时，应保持颈部后伸，不可前屈，以防意外。对已截瘫的病人按截瘫常规护理，预防截瘫并发症。

（2）肺部感染 术前禁烟，治疗呼吸道感染。术后鼓励病人深呼吸，有效咳嗽、排痰，雾化吸入，无禁忌者可翻身、叩背。同时应用有效抗生素。

（3）压疮 保持床面清洁、整齐，在骨凸起部位加软垫。应用石膏床者防止压伤枕部和耳部。

（4）肌肉萎缩及关节僵直 长期卧床的病人，应视病情进行适当的被动和主动活动，防止肌肉萎缩及关节僵直。嘱主动练习翻身、坐起或下床活动。并发截瘫或脊柱不稳者，应鼓励其做抬头、扩胸、深呼吸、咳嗽和上肢运动，以增强心、肺功能和上肢的肌力。同时协助做被动活动，按摩下肢各关节，防止关节粘连、僵直。活动应循序渐进，持之以恒，被动活动要适量，以免损伤。

（5）气胸 胸椎结核手术可引起气胸，需密切观察病人有无呼吸困难、发绀等。发生气胸者应予以吸氧，行胸腔闭式引流。

（三）健康教育

1. 加强结核病防治的宣传，向病人强调坚持抗结核药物治疗的重要性，学会观察药物的不良反应。定期到医院复查。

2. 加强营养，多做户外活动，以增强身体抵抗力。

3. 指导病人和家属进行出院后的功能训练。

4. 行椎体手术者，术后应根据手术方式与手术医生意见决定起床和负重行走时机。

案例讨论31

患儿，男性，9岁，近期有胫骨骨折史。突发高热、寒战，右下肢近膝关节处剧痛，活动受限。检查：局部深压痛，白细胞$18 \times 10^9/L$。

问题：1. 该病人最可能的诊断是什么？

2. 该病人主要的护理问题有哪些？

3. 如何护理以缓解患儿的疼痛？

第三十二章　颈肩痛与腰腿痛病人的护理

导学

　　内容与要求　颈肩痛与腰腿痛病人的护理包括颈椎病、肩关节周围炎、腰椎间盘突出症和腰椎管狭窄症四部分内容。通过本章的学习，应掌握颈肩痛与腰腿痛的临床表现、治疗原则和护理措施。熟悉颈椎病、腰椎间盘突出症、腰椎管狭窄症的病因和健康教育。了解颈椎病、腰椎间盘突出症、腰椎管狭窄症的解剖生理和辅助检查。

　　重点与难点　颈椎病和腰椎间盘突出症的定义、病理分型、临床表现和护理措施。

第一节　颈椎病

一、疾病概要

　　颈椎病（cervical spondylosis）是指颈椎间盘退行性病变，及其继发性椎间关节退行性病变所致脊髓、神经、血管损害而表现的相应症状和体征。颈椎间盘在 20 岁左右即可开始退变，出现颈椎病症状者以中老年居多，是中老年的常见病、多发病，无明显性别差异。好发部位依次为颈 5~6、颈 4~5、颈 6~7。

　　【病因病理】

　　1. 颈椎间盘退行性变　是颈椎病发生和发展的最基本原因。一般认为，椎间盘是人体最早、最易随年龄而发生退行性病变的组织，随着年龄增长，椎间盘的纤维环和髓核的水分逐渐减少，椎间盘变薄，造成椎间隙狭窄。椎体间不稳定可产生错动。此错动牵拉纤维环及前、后纵韧带，刺激骨赘形成，从而对脊髓和神经根造成动态或静态的压迫。

　　2. 急、慢性损伤　过度劳累，长期的某种工作体位（如长期伏案、绘图工作，计算机操作人员等）或不良睡眠姿势（如高枕睡眠者等），可使颈部肌肉和颈椎处于慢性疲劳、损伤状态；急性外伤史，如车祸、高处坠落等可使颈部受到暴力损伤。

3. 先天性因素 少数病人因先天性颈椎畸形或发育性颈椎椎管狭窄，而较早出现颈椎病症状。

【临床表现】

根据脊髓、神经、血管等组织受压情况及所引起症状或体征不同，一般分为以下四类：

1. 神经根型颈椎病 发病率最高，占颈椎病的50%～60%，是由于颈椎退行性病变，压迫、牵拉颈神经根所致。常见症状有颈、肩疼痛，向前臂或手指放射，手麻，手或臂部无力感，持物不稳。检查可见患侧颈部肌痉挛，颈、肩部有压痛，颈、肩关节活动受限。上肢牵拉试验阳性，压头试验也可为阳性。

2. 脊髓型颈椎病 占颈椎病的10%～15%，男性多于女性，是由于颈椎退行性病变压迫脊髓而致。此型症状最重。一般起病缓慢，呈逐渐加重或时轻时重。根据脊髓受压部位和程度不同，可产生不同的临床症状，如上肢表现为手部麻木、活动不灵、精细活动失调，握力减退；下肢麻木，行走不稳，有踩棉花样感觉，足尖拖地；胸或腹部有束带感。检查可见肌力减退，四肢腱反射活跃或亢进，腹壁反射、提睾反射减退或消失等阳性体征。

3. 交感神经型颈椎病 40岁左右女性发病者居多。由于颈椎结构退行性病变刺激颈交感神经，表现出一系列交感神经兴奋或抑制的症状。临床特点是主观症状多，客观体征少。表现为面部或躯干麻木，痛觉迟钝；易出汗或无汗；感觉心悸，心动过速或过慢，心律不齐；血压升高或降低；耳鸣，听力下降；视力下降或眼部胀痛、干涩或流泪；失眠，记忆力下降，情绪不稳定，易失眠等。

4. 椎动脉型颈椎病 由于椎间关节退变压迫并刺激椎动脉，引起椎－基底动脉供血不足的临床症状。典型症状为转头时突发眩晕、头痛，突然摔倒，但意识清醒。视觉障碍，耳鸣，听力降低。眩晕的发作与颈部活动关系密切。当合并动脉硬化时易发生本病。

除上述四种类型外，有些病人以某型为主，同时伴有其他类型的部分表现，称为复合型颈椎病。

【辅助检查】

1. 颈椎 X 线片 可见生理性前凸消失、骨质增生、椎间隙狭窄、钩椎关节增生；左、右斜位见椎间孔变形、缩小；过伸、过屈位可见颈椎节段性不稳等征象。

2. CT 或 MRI 可见椎间盘突出、椎管及神经根管狭窄和脊神经受压情况。CT 对骨结构及其轮廓显示清晰，优于 MRI，但对脊髓、神经根、椎间盘突出的影像显示不如 MRI。

3. 其他 脑脊液动力学测定、核医学检查、超声检查和生化分析可反映椎管通畅程度。

【治疗原则】

不同类型的颈椎病治疗原则有所不同。

1. 非手术治疗 神经根型、交感神经型、椎动脉型颈椎病首选。

（1）卧床休息 卧床休息2~4周，减少颈椎负荷，促使椎间关节的创伤炎症消退，这样症状可以消除或明显减轻。

（2）领枕带牵引 参见本章第一节相关内容。脊髓型颈椎病做此牵引需慎重。

（3）颈托或颈围领 可限制颈椎过度活动，但不影响病人行动，还可有牵引作用。

（4）物理治疗 可改善软组织血液循环，消除肌肉痉挛与疲劳。配合牵引或卧床，用以缩短疗程。

（5）推拿、按摩 其作用是改善局部血液循环，减轻肌肉痉挛。要求由专业人员操作，手法宜轻柔，不宜次数过多，防止发生颈椎骨折、脱位。脊髓型颈椎病不宜采用此疗法。

（6）药物治疗 多选用非甾体类抗炎类药物，以解除骨骼肌痉挛，改善局部血液循环，达到镇痛目的。选用扩血管药物，以改善脑部血供。

2. 手术治疗 适用于非手术治疗无效的神经根型、交感型和椎动脉型颈椎病病人，症状逐渐加重的脊髓型颈椎病病人。手术方式包括前路椎间盘切除减压植骨融合术、后路椎管扩大成形术和前外侧减压术等。目的是解除压迫，稳定颈椎。

二、疾病护理

（一）术前护理

【护理评估】

1. 健康史和相关因素 包括病人的年龄、职业特点，有无头晕、眩晕、头痛、耳鸣等发生，既往身体状况，有无高血压、糖尿病史等。

2. 身体状况 有无颈、肩部疼痛，上肢放射性疼痛，四肢运动和感觉有无异常，神经检查有无阳性体征等。

3. 心理和社会支持状况 各种类型的颈椎病都会给病人造成严重不适，由于病程长，对学习、工作、生活等影响较大，甚至不能生活自理，病人易感到沮丧。采取手术治疗的病人常担心手术预期效果。

【常见护理诊断/问题】

1. 疼痛 与颈、肩部肌肉痉挛、神经受压有关。

2. 有受伤的危险 与颈椎病发作肢体麻木、眩晕等有关。

3. 躯体活动障碍 与神经受压、牵引治疗、疼痛有关。

【护理措施】

1. 一般护理

（1）注意休息，避免劳累，以免诱发症状发作。如果眩晕症状明显，应卧床休息，颈部制动，以减轻症状。

（2）指导病人进行加强颈部肌肉的功能训练。方法是先慢慢向一侧转头至最大旋转度处停留数秒钟，然后缓慢转至中立位，再转向对侧。每天重复至少10次。

（3）纠正不良的工作体位和睡眠姿势，避免长时间头颈部固定在一种位置工作，应定时活动颈部。睡觉时选用合适的枕头，要求平卧时以颈椎不前屈为宜；侧卧时枕头高度以肩的宽高为宜，避免颈部肌肉长期处于紧张状态。

（4）颌枕带牵引期间做好观察，防止过度牵引造成脊髓伤害。

2. 颈椎手术前的护理　颈前路手术病人需练习床上大小便，手术前 2～3 天练习推移气管训练。方法是指导病人用手指将食管和气管持续地向非手术侧推移，从每次 10～20 分钟开始，逐渐增加至每次 30～60 分钟。备好合适的颈围或颈托。后路手术的病人因术中俯卧位时间较长，易导致呼吸不畅。因此术前应指导病人行俯卧位训练，调整呼吸频率，以适应手术体位。

（二）术后护理

【护理评估】

1. 评估麻醉方法、手术方式等情况。

2. 术后病人生命体征是否平稳，颈部手术后呼吸功能是否正常，切口有无出血、肿胀，引流的情况。

3. 术后病人肢体功能恢复、感觉、活动和大小便及神经反射情况。

【常见护理诊断/问题】

1. **低效性呼吸形态**　与颈髓水肿、植骨块脱落或术后颈部水肿有关。

2. **躯体活动障碍**　与神经根受压、牵引或手术有关。

3. **潜在并发症**　术后出血、呼吸困难、肺部感染、泌尿系感染。

【护理措施】

1. 确保颈部制动　颈椎手术后需防止植骨块脱落移位，因植骨块移位向前可压迫气管而致呼吸困难甚至窒息，向后可压迫脊髓造成感觉、运动功能障碍，因此应特别注意颈部确切的制动。搬运病人时，可用围领固定颈部，由专人保护头部。回病房后，取平卧位，颈部稍前屈，两侧颈肩部置沙袋固定头颈部，防止颈部扭曲。指导病人在咳嗽或打喷嚏时用手轻按颈部切口处，以防植骨块脱落移位。

2. 手术后并发症的观察与护理

（1）**呼吸困难**　前路手术中，由于需要反复牵拉气管且持续时间较长，气管黏膜易受损而水肿，导致呼吸困难；术中损伤脊髓或植骨块松动、脱落压迫气管也可引起呼吸困难。这是前路手术最危急的并发症，多发生在术后 1～3 日内，表现为呼吸费力、张口状急迫呼吸、应答迟缓、口唇发绀等。一旦发生，应立即通知医生，做好气管切开的准备。因此，颈椎手术病人床边需常规备气管切开包。如需再次手术，应做好术前准备。

（2）**出血**　因颈椎前路手术常可因骨面渗血或术中止血不完善而引起切口出血。当出血量大时，颈部明显肿胀，可压迫气管导致呼吸困难而危及生命。如有发生应立即报告医生，并协助剪开缝线，敞开伤口，清除血肿。如清除血肿后仍未改善呼吸则需行气管切开术，并保持呼吸道通畅。

（3）**吞咽疼痛**　手术中可能会因牵拉不当等情况造成食道黏膜损伤，术后会出现吞咽疼痛、吞咽困难，甚至食道损伤破裂等。护士应加强观察，一旦发现，应立刻通知医生处理。

3. 适时活动　术后 24 小时，病情允许的情况下，可开始进行四肢活动。3 天后在颈托的制动下渐渐抬高床头，鼓励病人完成最大限度的生活自理活动，如进食、洗脸、梳头等。

4. 康复训练　鼓励早期进行功能训练，以防止肌萎缩和静脉血栓形成。鼓励病人在床上做主动练习，或由他人协助练习，经常按摩四肢肌肉。掌握病人术后感觉平面的恢复情况，与术前做比较，并告之病人，使其树立战胜疾病的信心。

（三）健康教育

1. 养成良好的坐、站、行及工作姿势，睡眠时应选择适当的枕头和正确的体位。枕头以选择中间低两端高、透气性好、长度为肩宽 10～16cm、高度以头颅部压下后一拳头高为宜。睡眠时以保持颈、胸、腰部自然屈曲为佳。

2. 根据手术与病人术后恢复情况，协助病人下床活动，坚持四肢肌肉训练。

3. 加强功能训练，长期伏案工作者应定期远视，缓解颈部肌肉的疲劳，使肌肉有力，预防颈椎病的发生。

第二节　肩关节周围炎

一、疾病概要

肩关节周围炎（scapulohumeral periarthritis）是肩关节周围软组织慢性炎症性病变，以活动时疼痛、功能受限为临床特点，简称肩周炎。多发于 50 岁左右人群，故又俗称"五十肩"。

【病因病理】

本病多为继发性，中老年人多由于软组织退行性病变及对各种外力的承受能力减弱所引起。此外，肩部的急、慢性损伤或因上肢外伤、手术或其他原因长期固定肩关节亦是诱发因素。病变主要为盂肱关节周围组织的炎性细胞浸润、纤维化及关节外的粘连。

【临床表现】

1. 症状

（1）疼痛　早期病人自感肩部疼痛，逐渐加重，可放射至颈部和上臂中部；肩痛昼轻夜重为本病一大特点。

（2）肩关节活动受限　随病变发展，后期肩关节僵硬，逐渐至多个方向不能活动。

2. 体征

（1）压痛及活动受限　检查肩部广泛压痛，肩关节活动受限，以外展、外旋和后伸受限明显。

（2）肩部肌萎缩　三角肌有轻度萎缩，斜方肌痉挛。

【辅助检查】

X线摄片可见颈肩部骨质疏松征象。肩关节造影可见关节囊体积明显缩小。MRI可显示肩部结构的病变。

【治疗原则】

以非手术治疗为主。急性期肩部制动，局部热敷治疗。慢性期进行肩关节功能训练，并配合理疗、针灸、推拿等。疼痛明显者口服或外用非甾体类消炎药。对于疼痛严重、病程较长、保守治疗效果不佳者，可采用关节镜下局部松解术。

二、疾病护理

【护理评估】

参见本章第一节颈椎病病人的护理。

【常见护理诊断/问题】

1. **躯体活动障碍**　与肩关节损伤或粘连有关。

2. **自理缺陷**　与肩关节疼痛和活动受限有关。

【护理措施】

1. **肩关节功能训练**　坚持有效的肩关节功能训练。早期被动做肩关节牵拉训练，以恢复关节活动度。后期坚持按计划自我锻炼。常用方法包括：爬墙外展、爬墙上举、弯腰垂臂旋转、滑车带臂上举等（图32-1），每日练习2~3次，每次15分钟左右。

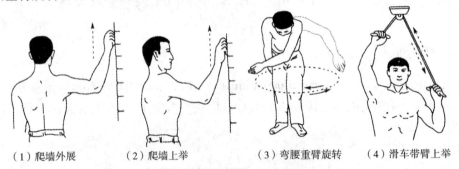

（1）爬墙外展　　（2）爬墙上举　　（3）弯腰重臂旋转　　（4）滑车带臂上举

图32-1　肩关节功能锻炼

2. **日常生活能力训练**　随着肩关节活动范围的逐渐增加，鼓励病人进行日常生活能力训练，如穿衣、梳头、洗脸等。

三、健康教育

1. 日常工作、生活中应注意保暖、避风寒，避免肩部受伤，避免肩关节长时间固定姿势工作，如写字、画画、打牌等。

2. 颈椎病也可引起肩周炎，平时应注意保护颈椎，使用高度适宜的枕头，不要长时间低头。如关节僵硬，应主动进行肩关节功能训练。

第三节　腰椎间盘突出症

一、疾病概要

腰椎间盘突出症（herniation of lumbar intervertebral disk）是指因椎间盘变性后纤维环破裂和髓核组织突出，刺激、压迫神经根或马尾神经而引起的一种综合征，是腰腿痛最常见的原因之一。好发年龄为 20～50 岁，男性多于女性。以腰 4～5、腰 5～骶 1 椎间隙发病率最高。

【病因】

退行性病变是腰椎间盘突出症的基本病因，积累损伤是腰椎间盘突出症的重要因素。

1. **椎间盘退行性病变**　随着年龄增长，纤维环、髓核含水量逐渐减少，使髓核张力下降，椎间盘变薄，抗震荡能力下降，故易发生损伤。

2. **损伤**　积累伤力是椎间盘变性的主要原因，其中反复弯腰、扭转动作最易引起椎间盘损伤。故本症与某些职业、工种有密切关系。

3. **遗传**　20 岁以下的青少年发病者中，约32%有阳性家族史。

4. **妊娠**　妊娠期间，由于脊柱所承受负荷和应力改变，腰部韧带变得松弛，增加了椎间盘损伤的可能。

【病理与分型】

从病理变化，CT、MRI 显示及结合治疗方法分为如下几型：

1. **膨隆型**　纤维环有部分破裂而表层完整，髓核因压力而均匀性膨出至椎管内，可引起神经根受压。

2. **突出型**　纤维环完全破裂，髓核凸向椎管，仅有后纵韧带或一层纤维膜覆盖，表面高低不平。

3. **脱垂游离型**　髓核穿过完全破裂的纤维环和后纵韧带，游离于椎管内，可压迫马尾神经或神经根。

4. **Schmorl 结节及经骨突出型**　前者是指髓核经上、下软骨板的发育性或后天性裂隙突入椎体松质骨内；后者是髓核沿椎体软骨终板和椎体之间的血管通道向前纵韧带方向凸出，形成椎体前缘的游离块。这两型均无神经根症状。

【临床表现】

1. **症状**

（1）**腰痛**　最常见。早期仅表现为腰痛、急性剧痛或慢性隐痛，活动时加重，卧床休息后减轻。

（2）**坐骨神经痛**　是沿坐骨神经走行方向的放射痛，疼痛部位从下腰部放射向臀部、大腿后方，甚至至小腿外侧、足背或足外侧，同时伴有麻木感。当咳嗽、排便等腹压增加时，则诱发或加重坐骨神经痛。多数病人不能较长距离步行。

（3）下腹部痛或大腿前侧痛 高位腰椎间盘突出，L2～4 神经受累，出现神经根支配区的下腹部腹股沟区或大腿前内侧疼痛。

（4）马尾神经受压综合征 因中央型突出或脱垂游离型腰椎间盘突出，突出的髓核组织压迫马尾神经所致，表现为鞍区感觉麻木，排便、排尿及性功能障碍。

2. 体征

（1）压痛 在相应的病变椎间隙、棘突旁侧有深压痛、叩痛，并伴有下肢放射痛。

（2）腰椎侧弯 由于疼痛引起腰背肌保护性痉挛，可出现腰部强直、生理弯曲消失、腰椎侧弯（见图32-2）。

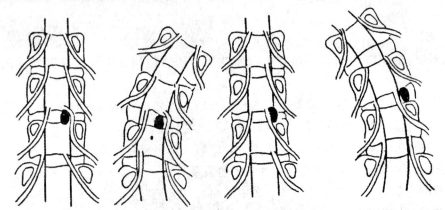

（1）椎间盘突出在神 （2）神经根所受压力可因 （3）椎间盘突出在神 （4）神经根所受压力可因脊
　　经根内侧时 　　脊柱凸向健侧而缓解 　　经根外侧时 　　柱凸向患侧而缓解

图32-2 脊柱侧弯与缓解神经根受压之关系

（3）腰部活动受限 因疼痛致腰部活动受限，以向腰椎侧弯的相反方向侧弯和向前屈曲受限最为明显。

（4）直腿抬高试验和加强试验阳性 参见本章第一节相关内容。腰椎间盘突出症者90%以上该试验阳性。

（5）感觉、腱反射异常，肌力下降 当神经根受压时，受压神经支配的相应部位出现感觉异常或麻木（见图32-3），肌力减退，部分病人可出现跟腱反射减弱或消失。

【辅助检查】

1. X 线平片 可显示腰椎及椎间盘退化情况，可见椎边缘增生、椎间隙变化。

2. CT 和 MRI 可显示椎间盘突出的位置、压迫神经根的部位和程度。

【治疗原则】

1. 非手术治疗 对于年轻、初次发作、症状较轻的病人可采取非手术治疗，以缓解症状或治愈疾病。方法包括：①绝对卧床休息至症状缓解。②骨盆牵引。③药物治疗：硬膜外注射皮质激素；髓核化学溶解法。④局部理疗或推拿，但中央型椎间盘突出者不宜推拿。

2. 手术治疗 对于不适合非手术治疗，或经严格的非手术治疗无效者，或有马尾神经受压者应手术治疗。根据椎间盘突出的位置和脊柱的稳定性选择手术方法，行椎板

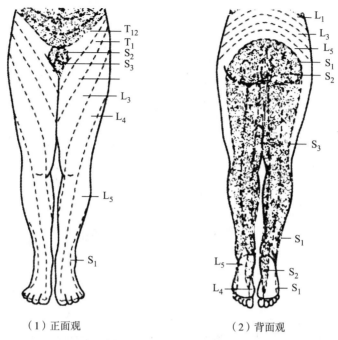

（1）正面观　　　　　　　（2）背面观

图 32－3　皮肤感觉定位

切除髓核摘除术、经皮穿刺椎间盘镜下髓核摘除术、脊柱融合术等。

二、疾病护理

（一）术前护理

【护理评估】

1. 健康史　年龄、职业；有无先天性椎间盘疾病；有无腰部扭伤、外伤、慢性损伤、手术史；有无下肢疼痛史。

2. 身体状况

（1）症状　疼痛部位、性质、范围；引起腰部疼痛的诱因及加重因素；缓解疼痛的措施及效果。

（2）体征　有无代偿性侧弯姿势、腰部活动受限；有无脊柱压痛及骶棘肌痉挛；直腿抬高试验及加强试验是否阳性；有无神经系统异常表现。

3. 心理和社会支持状况　评估病人的心理状态，以及病人所具有的疾病知识和对治疗、护理的期望。

【常见护理诊断/问题】

1. 焦虑、恐惧　与担忧预后、精神紧张等有关。

2. 疼痛　与肌肉痉挛、凸出的椎间盘压迫、刺激神经根等有关。

3. 躯体移动障碍　与疼痛、肌肉痉挛有关。

4. 知识缺乏　缺乏休息及腰背肌锻炼的知识。

【护理措施】

1. 一般护理

（1）**心理护理** 病人因病程较长，并且反复发作，腰腿疼痛伴感觉异常，严重影响肢体的生理功能，不能正常工作和学习而产生焦虑等心理变化。护理人员应给予安慰和解释，提示预后较好，增强治疗疾病的信心。

（2）**体位** 急性期绝对卧硬板床休息，吃饭、排便、排尿均在卧床体位下进行，以减轻负重和体重对椎间盘的压力，缓解或消除疼痛。翻身时嘱病人张口呵气，并给予协助。卧床时间需 4 周或至疼痛症状缓解，然后带腰围下床活动，3 个月内不做弯腰持物活动。

2. 骨盆牵引的护理 骨盆水平牵引可使椎间隙略为增宽，降低椎间盘内压，扩大椎管容量，从而减轻对神经根的刺激或压迫。根据个体差异，牵引重量在 7 ~ 15kg，床的足端抬高 15 ~ 30cm 以做反牵引，持续 2 周。也可使用间断牵引法，每天 2 次，每次 1 ~ 2 小时。牵引期间注意观察病人体位、牵引力线及重量是否正确，牵引带压迫部位的皮肤有无疼痛、发红、压疮等。注意：孕妇、高血压、心脏病病人禁用骨盆牵引治疗。

3. 皮质激素硬膜外注射的护理 皮质激素是一种长效抗炎剂，可减轻神经根周围的炎症、水肿和粘连。常用醋酸泼尼松龙加利多卡因行硬脊膜外封闭，以减轻神经根周围的炎症和粘连。指导病人配合治疗和护理。封闭结束后按硬脊膜外麻醉常规进行护理。

4. 活动与功能训练 指导病人进行未固定关节的全范围关节活动以及腰背肌的功能训练。若病人不能主动进行练习，在病情许可的情况下，可由医护人员或家属帮助病人活动各关节、按摩肌肉，以促进血液循环，防止肌肉萎缩和关节僵直。

5. 术前准备 重点是术后适应性训练。教会并鼓励病人进行腰背肌训练，欲行植骨术者练习床上大小便，以适应术后卧床限制。

（二）术后护理

【护理评估】

1. 手术情况 手术方式、术中情况，术后是否有引流管。

2. 身体状况 术后生命体征是否平稳，神经功能恢复程度。观察切口有无渗血，引流管是否通畅，引流液的颜色、量等。下肢感觉、运动、神经反射情况是否良好，较术前有无恢复或加重。

【常见护理诊断/问题】

1. 疼痛 与手术、肌肉痉挛有关。

2. 有感染的危险 与手术有关。

3. 躯体活动受限 与牵引和手术有关。

4. 便秘 与马尾神经受压、长期卧床有关。

5. 潜在并发症 脑脊液外漏、神经根粘连、肌肉萎缩、尿路感染等。

【护理措施】

1. 一般护理

（1）搬运 病人从手术室回病房后，应用3人搬运法将病人移至硬板床上平卧。

（2）体位 术后24小时内平卧，少翻身，以利压迫止血。以后取手术切口张力最小的体位，每2小时进行轴式翻身1次。

2. 术后病情观察 术后监测生命体征，观察下肢感觉、运动情况，并与健侧和术前对比。

3. 并发症的预防和护理

（1）加强切口引流护理 切口敷料渗湿应及时更换，防止切口感染。

（2）引流护理 观察引流管内引流液的量和性状，引流管根据引流情况通常于术后24~48小时拔除。若发现引流出淡黄色液体，同时病人出现头痛、恶心和呕吐等症状，应考虑发生脑脊液外漏的可能，立即停止引流，置病人于平卧位，报告医生处理。同时适当抬高床尾，保持平卧位7~10天，直到脑脊膜裂口愈合。

（3）泌尿道护理 术后观察排尿情况，促进自然排尿；若明显排尿困难，必要时留置导尿，并加强导尿管的护理，预防感染。

4. 功能训练

（1）直腿抬高练习 是防止神经根粘连的有效措施，手术24小时后，即可协助病人进行股四头肌的舒缩和直腿抬高练习，每分钟2次，抬放时间相等，逐渐增加抬腿幅度。

（2）四肢肌肉、关节功能训练 术后24小时即可开始帮助病人活动四肢，卧床期间鼓励病人主动训练，以有效防止肌肉萎缩和关节僵硬。

（3）腰背肌训练 遵医嘱指导病人进行腰背肌训练，以提高腰背肌肌力，增强脊柱的稳定性。训练方法可用五点支撑法（见图32-4），训练1~2周后改为三点支撑

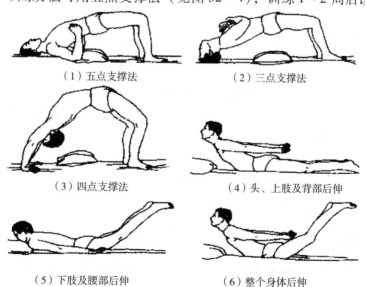

（1）五点支撑法 （2）三点支撑法

（3）四点支撑法 （4）头、上肢及背部后伸

（5）下肢及腰部后伸 （6）整个身体后伸

图32-4 腰背肌锻炼仰卧法和俯卧法

法，每日 3~4 次，每次 50 下，以后可逐渐增加次数，以不感疲劳为度。坚持训练半年以上。有骨破坏性改变、植骨者不宜过早进行腰背肌训练。

（4）行走训练　遵循循序渐进原则。初下床活动时，需有人在旁护持，直至病人无眩晕和感觉体力能承受，方可独立行走，并注意安全。

（三）健康教育

1. 向病人及家属宣教有关防止腰腿痛的知识。

2. 保持良好的姿势，在平时生活中注意坐、站、行和劳动姿势，如卧硬板床，避免同一姿势长时间站立或坐位，增强自我保护知识。

3. 用通俗易懂的语言讲解有关疾病康复的知识，使病人理解保持正确姿势的原理、重要性及对疾病的影响（见图 32-5）。

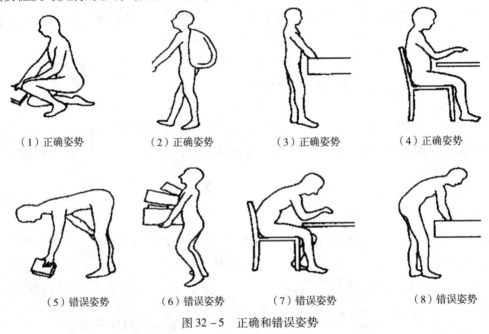

（1）正确姿势　　　（2）正确姿势　　　（3）正确姿势　　　（4）正确姿势

（5）错误姿势　　　（6）错误姿势　　　（7）错误姿势　　　（8）错误姿势

图 32-5　正确和错误姿势

4. 腰部用力强度大的职业人员可戴弹性腰围，以便用力时保护腰部。参加剧烈运动前应注意进行准备活动。

5. 坚持康复训练；定时到医院复诊。

第四节　腰椎管狭窄症

一、疾病概要

腰椎管狭窄症（stenosis of the lumbar spinal canal）是指腰椎管因某种因素产生骨性或纤维性结构异常，引起一处或多处管腔狭窄，导致马尾神经或神经根受压所引起的综合征。多见于40岁以上人群。

【病因病理】

根据病因可分为先天性和后天性两种。先天性椎管狭窄可由于骨发育不良所致；后天性椎管狭窄常见于椎管的退行性病变。在椎管发育不良的基础上发生退行性病变是腰椎管狭窄症最多见的原因。椎管发育不良和退行性病变可使椎管容积减少，压力增加，导致神经、血管组织受压或缺血，从而出现马尾神经或神经根受压症状，严重者可发生神经变性。

【临床表现】

1. 症状

（1）间歇性跛行　多数病人在行走数百米或更短的距离后，可出现下肢疼痛、麻木和无力，取蹲位或坐位休息一段时间症状可缓解，再行走症状又复出现。

（2）腰腿痛　可有腰背痛、腰骶部痛及下肢痛。下肢痛为单侧或双侧，多在站立、过伸或行走过久时加重；前屈位、蹲位时疼痛减轻或消失。疼痛程度一般较腰椎间盘突出症轻，但可以逐渐加重。

（3）马尾神经受压症状　表现为双侧大小腿、足跟后侧及会阴部感觉迟钝，大小便功能障碍。

2. 体征　体征多轻于症状。

（1）腰部后伸受限及压痛　病人常取腰部前屈位。腰椎生理前凸减少或消失，下腰椎棘突旁有压痛。

（2）感觉、运动和反射改变　常为多条神经根轻微受压引起，体征不典型，可轻于症状；少数病人无明显体征。

【辅助检查】

1. X线检查　腰部X线摄片可显示椎体、椎间关节和椎板的退行性病变，可测量腰椎管的矢径和横径。

2. CT和MRI检查　可显示脊髓、脊神经根和马尾神经受压情况。

【治疗原则】

1. 非手术治疗　多数病人经非手术治疗可缓解症状（参见腰椎间盘突出症）。

2. 手术治疗　适用于：①症状严重、经非手术治疗无效者。②神经功能障碍明显，特别是马尾神经功能障碍者。目的是解除对硬脊膜及神经根的压迫。手术方法包括半椎板切除，上关节突、椎板切除，神经根管扩大和神经根粘连松解术等，必要时同期行脊柱融合内固定术。

二、疾病护理

参见腰椎间盘突出症。

案例讨论32

病人，男性，67岁，近2个月来出现上肢无力，下肢麻木，行走困难，大小便困难，尿潴留，出现全身肌张力增加、肌力下降和病理反射阳性。

问题：1. 该病人最可能的诊断是什么？

2. 该疾病非手术治疗措施有哪些？

3. 如需手术，应如何进行术前准备？

案例讨论33

病人，男性，37岁。主诉2天前打篮球时扭伤腰部而突然腰痛，左下肢放射痛至小腿外侧，行走困难2天。检查发现：被动体位，腰部活动度受限，左直腿抬高试验15°（+），左直腿抬高加强试验（+），腰椎CT示：$L_{4\sim5}$椎间盘向后凸出约0.9cm。

问题：1. 该病人最可能的诊断是什么？

2. 该病人首选的治疗原则是什么？

3. 急性发作期对病人的健康指导中最重要的内容是什么？

第三十三章　骨肿瘤病人的护理

导学

　　内容与要求　骨肿瘤病人的护理包括概述和常见的骨肿瘤两部分。通过本章的学习，应掌握骨肿瘤的概念、临床表现和护理措施。熟悉骨肿瘤的病理分类、常见骨肿瘤的治疗原则。了解骨肿瘤的辅助检查和外科分期。

　　重点与难点　骨肿瘤的概念、临床表现和护理措施。

第一节　概　　述

　　发生于骨内或起源于各种骨组织成分的肿瘤统称为骨肿瘤。骨肿瘤的发病率为所有肿瘤的2%～3%，分为良性和恶性两种，以良性多见。发病率男性比女性稍多。骨肿瘤好发于长管状骨的干骺端。发病年龄具有特异性，如骨肉瘤多见于青少年，骨巨细胞瘤多见于青壮年，骨髓瘤多见于老年人。

　　【分类】

　　1. 根据骨肿瘤的原发部位分　可分为原发性和继发性两类。直接起源于骨组织及其附属组织本身的骨肿瘤称原发性骨肿瘤；由其他组织或器官的瘤细胞通过血液循环、淋巴管转移到骨骼组织上而发生的肿瘤为继发性或转移性骨肿瘤。

　　2. 根据骨肿瘤细胞分化程度以及所产生的细胞间质类型分　可分为良性、中间性和恶性三类。良性肿瘤多见，如骨软骨瘤、骨血管瘤等；恶性肿瘤以骨肉瘤占首位。

　　【外科分期】

　　采用 G－T－M 分期系统，综合评价，指导骨肿瘤的治疗。

　　G（grade）表示外科分级。可分为三级：G_0 为良性，G_1 为低度恶性，G_2 为高度恶性。

　　T（territory）表示外科区域（指肿瘤侵袭范围）。可分为 T_0 囊内，T_1 筋膜间室内，T_2 筋膜间室外。

　　M（metastasis）表示远处转移。可分为 M_0 无转移，M_1 转移。

【临床表现】

1. 疼痛与压痛　疼痛是生长迅速的肿瘤最显著的症状。良性肿瘤多无疼痛，恶性肿瘤几乎均有局部疼痛，开始时为间歇性、轻度疼痛，以后发展为持续性剧痛，并可有压痛。

2. 局部肿块和肿胀　良性肿瘤多以肿块为首发症状，肿块质硬而无压痛。肿胀迅速多见于恶性肿瘤。局部血管怒张反映肿瘤的血管丰富，多属恶性。

3. 功能障碍和压迫症状　脊柱肿瘤压迫脊髓可引起截瘫。发生在邻近关节的肿瘤，由于疼痛和肿胀而致关节功能障碍。

4. 病理性骨折　轻微外伤所造成的病理性骨折可为肿瘤首发症状，良、恶性肿瘤均可发生病理性骨折。

5. 转移和复发　晚期恶性肿瘤可向远处转移，多为血行转移，偶见淋巴转移。

【辅助检查】

1. 影像学检查　X线、CT和MRI检查可见骨质破坏或吸收、病理性骨折、局限性骨膨胀等异常征象，对骨肿瘤的诊断有重要价值。

2. 实验室检查　恶性肿瘤的病人血钙、血磷、碱性磷酸酶和酸性磷酸酶可升高。尿中球蛋白（bence - jones）阳性提示浆细胞骨髓瘤。

3. 组织病理学检查　活检组织的病理学检查是确诊骨肿瘤的金标准。

【治疗原则】

手术治疗为主，以骨肿瘤的外科分期为指导，选择不同的治疗方法（表33 - 1、表33 - 2），并结合化疗、放疗、免疫疗法、中药治疗等。

表33 - 1　良性骨肿瘤的治疗依据

分期	分级	部位	转移	治疗要求
1	G_0	T_0	M_0	囊内手术
2	G_0	T_1	M_0	边缘或囊内手术 + 辅助治疗
3	G_0	T_2	M_0	广泛或边缘手术 + 辅助治疗

表33 - 2　恶性骨肿瘤的治疗依据

分期	分级	部位	转移	治疗要求
I_A	G_1	T_1	M_0	广泛手术：广泛局部切除
I_B	G_1	T_2	M_0	广泛手术：截肢
II_A	G_2	T_1	M_0	根治手术：根治性整块切除 + 其他治疗
II_B	G_2	T_2	M_0	根治手术：根治性截肢 + 其他治疗
III_A	G_{1-2}	T_1	M_1	肺转移灶切除，根治性切除 + 其他治疗
III_B	G_{1-2}	T_2	M_1	肺转移灶切除，姑息手术 + 其他治疗

第二节　常见的骨肿瘤

一、疾病概要

（一）骨软骨瘤

骨软骨瘤（osteochondroma）在良性骨肿瘤中最常见，分为单发性和多发性两种。单发多见于青少年，好发于长骨的干骺端。

【病理生理】

1. **肉眼观**　肿瘤的纵切面显示三层典型结构，分别是纤维组织膜、软骨帽和松质骨。软骨帽是透明软骨，软骨细胞排列不规则，与肿瘤生长是否活跃有关。

2. **镜下观**　骨软骨瘤表面被覆纤维性包膜，软骨帽的结构是正常软骨细胞，但细胞分布不均衡，排列不整齐，基底为海绵状骨质，骨小梁间为骨髓组织。

【临床表现】

肿瘤生长缓慢，可长期无症状，多因无意中发现肿块而就诊。局部探查可触及硬性包块、无压痛。位于关节附近的可引起关节活动受限，也可因压迫邻近神经和血管而致疼痛。

【辅助检查】

X 线检查可见在干骺端有骨性凸起，其皮质和松质骨与正常骨相连。其凸起可带蒂，也可无蒂。软骨帽可呈不规则钙化。

【治疗原则】

属 $G_0T_0M_0$，一般无需治疗，但应密切观察。若肿瘤生长过快，影响活动功能，或压迫神经、血管，以及肿瘤自身发生骨折时，应手术切除。切除应从肿瘤基底四周正常骨组织部分开始，包括纤维膜、软骨帽以及肿瘤本身一并切除，以免复发。

（二）骨巨细胞瘤

骨巨细胞瘤（osteoclastoma）是一种潜在恶性或介于良恶之间的溶骨性肿瘤。好发于 20~40 岁，女性稍多于男性，好发部位为股骨下端和胫骨上端。

【病理】

组织病理学外观特征是圆形或多角状卵圆形单核细胞均匀充斥于少数带有胞核的破骨巨细胞之间。核分裂现象存在，每 10 个高倍镜下有 2~20 个不等。

【临床表现】

主要症状为疼痛和肿胀。局部包块压之有乒乓球样感觉和疼痛，病变关节活动受限。病理性骨折时伴有严重疼痛。

【辅助检查】

X 线检查可见骨骺端偏心性溶骨性破坏，但无骨膜反应，病灶骨皮质膨胀变薄，呈肥皂泡样改变。

【治疗原则】

属 $G_0T_0M_{0\sim1}$ 者，以手术治疗为主，采用切除术加灭活处理，再植入自体或异体松质骨或骨水泥，但易复发。对于复发者，应做切除或节段截除术或假体植入术。对于 $G_{1\sim2}T_{1\sim2}M_0$ 者（恶性无转移），可采用广泛或根治切除。对发生于手术清除困难部位如脊椎者可采用放疗，但放疗后易发生肉瘤变，应高度重视。

（三）骨肉瘤

骨肉瘤（osteosarcoma）是最常见的原发性恶性肿瘤，恶性程度高，预后差。其特征是增殖肿瘤细胞直接产生骨或骨样组织，故也称为成骨肉瘤。好发于 10~20 岁青少年，好发于四肢长骨，尤其是股骨下端和胫骨上端。

【病理】

肿瘤位于长骨干骺端，常累及骨膜、骨皮质和髓腔，形成梭形瘤体，切面棕红或灰白，有条索状或斑点状改变，软骨区为浅蓝色半透明状。

【临床表现】

主要症状为局部疼痛，初始为间歇性隐痛，继而转为持续性剧痛，以夜间尤甚。病变局部肿胀，有的迅速发展成肿块。表面皮肤温度增高，静脉怒张，压痛重。可摸到血管震颤或听到血管杂音。因肿瘤增大和剧痛可影响关节功能。病人可有消瘦、贫血、精神不振、食欲减退等全身症状，晚期可出现恶病质。

【辅助检查】

1. **X 线检查** 基本表现为骨的新生和溶骨性破坏相结合。病变部位骨质浸润性破坏，边界不清，骨膜反应可见骨膜凸起，形成骨膜下三角形新骨，称 Codman 三角。有时形成的反应骨和肿瘤骨呈日光放射状，称日光射线现象。周围有软组织肿块阴影（图 33-1）。

2. **放射性核素骨显像** 可以确定肿瘤的大小及发现其他骨肉瘤灶。

3. **CT 与 MRI 检查** 可显示骨肉瘤的血供情况，肿瘤与周边血管神经等组织的关系及术后化疗后肿瘤的坏死情况等。

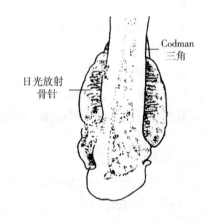

图 33-1 Codman 三角和日光放射现象

4. **血清学检查** 可出现碱性磷酸酶升高。

【治疗原则】

骨肉瘤采取综合治疗，由术前化疗、病灶切除和术后化疗三部分组成。术前化疗可消灭部分微小的转移灶，然后做根治性瘤段切除、灭活再植或置入假体的保肢手术，或行截肢术，术后继续大剂量化疗。骨肉瘤肺转移的发生率极高，除上述治疗外，还可行手术切除转移灶。

二、疾病护理

(一)术前护理

【护理评估】

1. 健康史 了解病人的年龄、性别、职业、工作环境和生活习惯；有无外伤和骨折史；有无低热和肢体疼痛等病史；既往有无其他部位肿瘤史。

2. 身体状况

（1）局部 疼痛的部位；肢体有无肿胀、肿块和表面静脉怒张；局部有无压痛和皮温升高；肢体有无畸形；关节活动是否受限；有无因肿块压迫和转移引起的相应体征。

（2）全身 病人有无消瘦、体重下降、营养不良和贫血等晚期恶液质表现；重要器官的功能是否正常；能否耐受手术和化疗。

3. 心理和社会支持状况 骨肿瘤治疗过程持续时间长，损害较大，常造成外观改变和遗留残疾，对病人的身心健康影响较大。病人往往难以接受，出现焦虑、恐惧，甚至轻生。因此要了解病人的心理状态，治疗后功能改变的心理承受能力。

【常见护理诊断/问题】

1. 焦虑、恐惧 与担心肢体功能丧失或预后有关。

2. 疼痛 与肿瘤浸润或压迫神经、病理性骨折有关。

3. 躯体移动障碍 与疼痛或关节功能受限有关。

4. 自我形象紊乱 与截肢、化疗毒副作用如脱发等有关。

5. 潜在并发症 病理性骨折。

【护理措施】

1. 心理护理 骨肿瘤病人多见于青少年，因其心理欠稳定，易出现轻生厌世心理。因此，针对病人的心理特点应开展细致的健康教育，了解病人的心理变化，及时给予安慰和心理支持，使病人情绪稳定，积极配合治疗，乐观地对待疾病和人生。

2. 饮食护理 病人营养状况一般较差，表现为皮肤弹性差、脱水、体重减轻等。应给予高热量、高蛋白、高维生素和易消化、清淡饮食，必要时可采取静脉营养，以保证机体有充足的营养摄入。

3. 缓解疼痛

（1）避免疼痛的诱发因素 ①脊柱肿瘤部位垫软枕，维持脊柱生理弯曲，翻身时保护患部，防止扭转。②下肢肿瘤病人应避免下肢负重，预防跌倒致病理性骨折或脱位，使疼痛加剧。③避免触碰肿瘤部位。

（2）遵医嘱使用止痛药 癌性疼痛可按 WHO 推荐的三阶梯止痛方案给药：第一阶梯为非阿片类药，以阿司匹林为代表；第二阶梯为弱阿片类药，以可待因为代表；第三阶梯为强阿片类药，以吗啡为代表。

4. 手术准备 按骨科手术前常规准备护理，术前 2 周开始指导病人做肌肉等长收缩训练，为术后康复做好准备。

（二）术后护理

【护理评估】

1. **手术情况** 手术与麻醉的方式，术后伤口引流是否有效，引流液的情况。
2. **康复状况** 术后伤口的愈合情况，局部血液循环及肢体感觉运动等情况。
3. **心理和社会支持状况** 病人及家属对疾病的认识，术后健康教育的掌握程度。
4. **预后判断** 根据病人的临床表现、辅助检查、手术情况等评估骨肿瘤的分期和预后。

【常见护理诊断/问题】

1. **疼痛** 与手术创伤、术后幻肢痛有关。
2. **躯体移动障碍** 与关节活动受限、术后制动有关。
3. **恐惧** 与担心肢体功能丧失、化疗带来的毒副作用有关。
4. **预感性悲哀** 与术后截肢、身体残疾有关。

【护理措施】

1. **一般护理**

（1）**体位** 术后抬高患肢，侧卧时取健侧卧位。髋关节则应外展中立或内旋，防止因内收、外旋而脱位。下肢术后膝关节屈曲15°，踝关节屈曲90°，使其处于功能位。

（2）**生活护理** 病人术后需卧床休息，护士应做好生活护理，勤巡视，协助家属照顾和满足病人的日常生活需求。

2. **病情观察** 密切观察体温、脉搏、呼吸、血压。观察有无疼痛及程度变化；伤口内引流情况；创口有无渗液、渗血及其性质、渗出量等。远端肢体是否肿胀，有无感觉、运动异常和毛细血管充盈迟缓。此状况多由伤口包扎过紧所致，应及时放松，以免肢体发生缺血坏死。

3. **疼痛护理** 术后切口疼痛可影响病人生命体征的平稳、饮食、睡眠和休息，从而影响伤口愈合，故应重视术后疼痛控制，积极采取止痛措施。

4. **功能训练** 术后48小时开始肌肉的等长收缩训练，以改善血液循环，增加肌肉力量，防止关节粘连和肌肉萎缩。

5. **截肢术后病人的护理**

（1）**伤口护理** 注意肢体残端的渗血情况，创口引流液的性质及量，对于渗血较多者，可用棉垫加弹性绷带加压包扎；若出血量大，应立即在肢体近侧扎止血带，告知医生并协助处理。通常截肢术后病人床旁放置止血带以备急用。

（2）**幻肢痛的护理** 大多数截肢病人存在已切除肢体仍然疼痛或其他异常感觉，称幻肢痛。此属精神性因素，应用放松疗法等心理治疗可逐渐消除幻肢痛；可对肢体残端进行热敷，加强残肢运动，感到疼痛时让病人自己轻叩残端，慢慢消除幻肢感，必要时可使用镇静剂、止痛药。

（3）**残肢功能训练** 大腿截肢的病人髋关节易出现屈曲、外展挛缩；小腿截肢者要避免膝关节屈曲挛缩；应及早进行功能训练。一般在2周拆线伤口愈合后开始早期功能训练，消除水肿，促进残端成熟，为安装假肢做准备。

6. 化疗病人的护理　参见第十一章相关内容。

（三）健康教育

1. 向病人讲解随着骨肿瘤综合疗法的发展，治愈率在不断提高，使病人保持平稳心态，消除消极的心理反应。

2. 向病人宣传保证营养物质摄入和增强抵抗力的重要性。合理使用药物镇痛或其他综合镇痛法，以减轻或消除疼痛。

3. 指导病人进行残肢训练，以增强肌力，防止关节屈曲、挛缩，调节肢体的适应能力。鼓励病人使用辅助工具，早期下床活动，为安装假肢做准备。

4. 定期复诊。

附录一 案例讨论参考答案

案例 1

1. 等渗性缺水。

2. 平衡盐液。

案例 2

1. 低血容量性休克。

2. 迅速补充血容量，诊断明确后及早手术治疗。

3. 立即建立静脉通路，合理补液；记录出入量；密切观察病情变化；取休克体位，给氧，注意保暖，加强心理护理；做好急症手术前的各项准备。

案例 3

1. 局麻药毒性反应。

2. 立即停止局麻药注入，尽早吸氧、补液，维持呼吸、循环稳定，地西泮 5～10mg 静脉或肌内注射。

3. 回病房后平卧 4～6 小时，但不必去枕，生命体征平稳后可按手术本身需要取适当卧位；密切监测血压、脉搏变化，及早发现病情变化；并发症的预防和护理。

案例 4

1. 破伤风。

2. 破伤风杆菌。

案例 5

1. 73%，深Ⅱ°烧伤。

2. 9665ml。

3. 3832.5ml。

4. 平衡盐溶液、林格液。

案例 6

1. 发热。

2. 肾移植术后并发肺部感染。

3. 遵医嘱调整免疫抑制剂，积极控制呼吸道感染，消毒隔离措施，心理护理等。

案例 7

1. 甲状腺功能亢进。

2. 有。

3. 喉返神经损伤。

案例 8

1. 右乳癌。

2. 活组织病理学检查。

3. 癌肿侵及乳房 Cooper 韧带。

案例 9

1. 嵌顿性腹股沟斜疝。

2. 紧急手术治疗。

3. 3 个月。

案例 10

1. 急性继发性化脓性腹膜炎（急性胃穿孔）。

2. 无休克时，取半卧位，有助于减轻腹壁张力，减轻疼痛，以减少毒素吸收、减轻中毒症状、利于引流和局限感染，同时避免腹胀所致的膈肌抬高，减轻对呼吸和循环的影响；有休克症状者采用平卧位或休克体位，减少搬动，减轻疼痛。

案例 11

1. 脾破裂。

2. 有。

3. 不能。

案例 12

1. 急性弥漫性腹膜炎；胃、十二指肠溃疡穿孔。

2. 有手术指征。

3. 可能发生倾倒综合征。

案例 13

1. 肠梗阻。

2. 粪块堵塞。

3. 饮食护理；胃肠减压；体位护理；呕吐的护理；用药护理；病情观察。

案例 14

1. 血常规。白细胞计数和中性粒细胞比例升高。

2. 急性阑尾炎。

3. 半卧位；饮食护理；切口护理；病情观察；正确使用抗生素控制感染；术后早期活动。

案例 15

1. 内痔（混合痔）。

2. 肛门指诊，三期。

3. 体位护理；饮食护理；坐浴护理；适当增加活动量以促进肠蠕动，避免久坐、久蹲、久站。

案例 16

1. 肝炎后肝硬化，门静脉高压症。

2.（1）实验室检查；（2）影像学检查；（3）内镜检查；（4）静脉压力测定。

3. 注意休息；限制液体和钠的摄入；监测腹水的动态变化；遵医嘱使用利尿剂；保肝治疗；营养支持；加强基础护理；分流术前准备。

案例 17

1. 原发性肝癌。

2. 行肝动脉栓塞及介入治疗。

3. 体位护理；病情观察；引流管护理；饮食护理；定期复查肝功能及各项生化指标。

案例 18

1. 急性梗阻性化脓性胆管炎。

2. 紧急手术，抢救生命；抗休克治疗；抗感染治疗；对症治疗。

3. 不能进食或行胃肠减压者，遵医嘱静脉输液，补充水、电解质及各种营养物质，以维持和改善营养状况，提高病人对手术的耐受力；对凝血机制障碍者，遵医嘱予以维生素 K_1 肌内注射。

案例 19

1. 急性胰腺炎。

2. 疼痛；有体液不足的危险；营养失调；潜在并发症。

3. 胃肠减压管、腹腔双套管、胃造瘘管、空肠造瘘管、胰引流管、T 形引流管、导尿管。应分清每根导管的名称和部位，贴上标签，妥善固定；保持各引流管的通畅，定期更换引流袋（瓶），注意无菌操作，分别观察记录各引流管的颜色、性质和引流量。

案例 20

1. 胃溃疡穿孔并发急性弥漫性腹膜炎。

2. 疼痛；焦虑、恐惧。

3. 密切观察病情；迅速建立静脉通道；禁食，胃肠减压；做好术前准备；心理护理。

案例 21

1. 男性，吸烟史，寒冷潮湿环境。

2. 绝对戒烟，防潮，保暖，预防外伤，定时改变体位，进行 Buerger 运动。

案例 22

1. 颅内压增高。

2. CT 检查。

3. 床头抬高 15°～30°的斜坡位；给予持续或间断氧气吸入；每 15～30 分钟测量并记录生命体征、瞳孔变化；神志清醒可给予低盐普通饮食；防止颅内压力骤然增高。

案例 23

1. 颅底骨折。

2. CT。

3. 取半卧位；密切观察意识、生命体征；不可经鼻腔进行护理操作；预防性应用抗生素；避免用力排便。

案例 24

1. 出血性脑卒中。

2. CT。

3. 绝对卧床休息；止血、脱水、降颅压等治疗；病情继续加重时应开颅清除血肿。

案例 25

1. 血气胸（张力性气胸）。

2. 进行胸膜腔闭式引流；立即开通静脉通道；吸氧，保持呼吸道通畅，鼓励病人深呼吸、有效咳嗽排痰；密切观察病情变化，做好剖胸术前准备工作。

3. 气体交换受损；心输出量减少；潜在并发症。

案例 26

1. 清理呼吸道无效；低效性呼吸形态；潜在并发症。

2. 吸氧；体位；雾化吸入；配合药物治疗；心理护理。

3. 教会病人正确咳嗽、咳痰的方法；指导病人进行深呼吸运动；告诉病人术后可能出现的疼痛及不适，坚持各种运动，配合治疗。

案例 27

1. 以手术治疗为主，辅以放疗、化疗、免疫治疗、中医药治疗等综合治疗方法。

2. 心理准备；营养支持；口腔护理；呼吸道准备；胃肠道准备。

3. 吻合口瘘；乳糜胸；吻合口狭窄。

案例 28

1. 左输尿管结石。诊断依据：（1）病人无明显诱因突然出现左侧腰腹部疼痛 7 小时，呈绞痛，伴肉眼血尿。（2）B 超提示：左侧肾轻度积水，膀胱未充盈；尿液检查：红细胞满视野，白细胞偶见。（3）左肾区轻度叩击痛。

2. （1）急性胃肠炎；（2）急性肾盂肾炎。

3. 观察病情；疼痛护理；保持尿路通畅，鼓励病人大量饮水，必要时口服中药排石，或者适当做一些跳跃及其他体育运动，改变体位，以增强病人代谢，促使结石排出；预防感染；饮食护理。

案例 29

1. 颈椎骨折合并脊髓损伤。

2. 第一，明确脊柱损伤部位。第二，明确损伤的节段。

3. 维持呼吸平稳；病情观察；生活护理；预防并发症的护理；预防便秘；康复训练；心理护理。

案例 30

1. 髋关节后脱位。

2. 骨化肌炎和股骨头坏死。

3. 一般护理；对症护理；病情观察；饮食护理；复位与固定的护理；康复训练；并发症护理。

案例 31

1. 急性血源性骨髓炎。

2. 体温过高；疼痛；躯体移动障碍；皮肤完整性受损；焦虑。

3. 局部做皮牵引或石膏托妥善制动固定；抬高患肢，以利静脉回流，减轻肿胀或疼痛；患肢尽量减少物理刺激；床上放支被架；遵医嘱给予镇痛药物。

案例 32

1. 脊髓型颈椎病。

2. 颌枕带牵引、颈托和围领、理疗、自我保健疗法及药物治疗。

3. 颈椎前路手术的病人，术前应进行气管、食管推移训练，以适应术中牵拉气管、食管的操作。后路手术的病人，因手术中俯卧位时间较长，易引起呼吸受阻，术前应指导俯卧位训练，以适应术中体位。

案例 33

1. 急性腰椎间盘突出症。

2. 非手术治疗。

3. 急性期绝对卧硬板床休息，卧床时间至少 4 周。

附录二　中英文名词对照

A

凹陷性骨折　depressed fracture
癌胚抗原　carcinoembryonic antigen，CEA

B

病人自控镇痛　patient controlled analgesia，PCA
臂肌围　arm muscle circumference，AMC
表皮样囊肿　epidermoid cyst
保留乳房的乳腺癌切除术　lumpectomy and xillary dissection
闭合性骨折　closed fracture
闭合性脑损伤　closed brain injury
闭合性气胸　closed pneumothorax
巴宾斯基征　Babinski sign
臂丛神经牵拉试验　eaton sign
髌骨骨折　fracture of the patella

C

创伤性休克　traumatic shock
迟发性皮肤超敏试验　delayed hypersensitive skin test，DH
肠外营养制剂　parenteral nutrition preparation
创伤　trauma
超急性排斥反应　hyperacute rejection
肠间隙脓肿　intestinal space abscess
肠梗阻　intestinal obstruction
肠扭转　volvulus
肠套叠　intussusception
肠瘘　fistula of intestine
肠外瘘　external fistula
肠内瘘　internal fistula
核磁共振成像　magnetic resonance imaging，MRI
初始血尿　initial hematuria
苍白　pallor
持续被动活动仪　continuous passive motion，CPM

D

电解质平衡　electrolyte balance
等渗性缺水　isotonic dehydration
低渗性缺水　hypotonic dehydration
低钾血症　hypokalemia
代谢性酸中毒　metabolic acidosis
代谢性碱中毒　metabolic alkalosis
多器官功能障碍综合征　multiple organ dysfunction syndrome，MODS
多系统器官功能衰竭　multiple system organ failure，MSOF
低血容量性休克　oliguric hypovolemic shock
丹毒　erysipelas
电子计算机体层扫描　computed tomography，CT
胆石病　cholelithiasis
胆囊炎　cholecystitis
胆道蛔虫病　biliary ascariasis
胆囊癌　carcinoma of gallbladder
胆管癌　carcinoma of bile duct
大隐静脉瓣膜功能试验　Trendelenburg test
短暂性脑缺血发作　transient ischemic attack，TIA
导尿　catheterization
杜加征　Dugas sign

E

恶性肿瘤 malignant tumor

F

发热因素 thermal factor

非特异性感染 nonspecific infection

敷料交换 dressing exchange

放射疗法 radiotherapy

腹外疝 abdominal external hernia

腹股沟疝 inguinal hernia

腹股沟斜疝 indirect inguinal hernia

腹股沟直疝 direct inguinal hernia

腹股沟管 inguinal canal

腹部损伤 abdominal injury

腹腔镜胆囊切除术 laparoscopic cholecytecystectomy, LC

粉碎性骨折 comminuted fracture

反常呼吸运动 paradoxical respiration motion

放射性核素显像 radionuclide imaging, ECT

腹腔镜输尿管取石 laparoscopic ureterolithotomy

浮髌试验 floating patella test

G

高渗性缺水 hypertonic dehydration

高钾血症 hyperkalemia

感染性休克 septic shock

供体 donor

股疝 femoral hernia

膈下脓肿 subphrencin abscess

肛裂 anal fissure

肛瘘 anal fistula

肝静脉阻塞综合征 Budd – Chiari 综合征

肝肿瘤 tumor of the liver

骨膜下血肿 subperiosteal hematoma

感染性血胸 infective hemothorax

感觉异常 paresthesia

骨折 fracture

骨筋膜室综合征 compartment syndrome

肱骨外科颈骨折 fracture of the surgical neck of the humerus

肱骨干骨折 fracture of the shaft of the humeral

肱骨髁上骨折 supracondylar fracture of the humerus

股骨颈骨折 fracture of the femoral neck

股骨转子间骨折 intertrochanteric femoral fractures

股骨干骨折 fracture of the femoral shaft

骨盆骨折 fracture of the pelvis

关节脱位 dislocation

骨与关节结核 tuberculosis of bone and joint

骨软骨瘤 osteochondroma

骨巨细胞瘤 osteoclastoma

骨肉瘤 osteosarcoma

H

呼吸性酸中毒 respiratory acidosis

呼吸性碱中毒 respiratory alkalosis

活动因素 active factor

化脓性腱鞘炎 tenovaginitis

滑囊炎 bursitis

化学疗法 chemotherapy

黑痣 pigment nevus

海绵状血管瘤 hemangioma cavernosum

化学药物治疗 chemotherapy

滑动性疝 sliding hernia

壶腹周围癌 periampullary carcinoma

霍纳综合征 Horner

霍夫曼征 Hoffmann sign

踝部骨折 fracture of malleolus

化脓性骨髓炎 pyogenic osteomyelitis

化脓性关节炎 suppurative arthritis

J

急性呼吸窘迫综合征 acute respiratory distress syndrome, ARDS

急性肾衰竭 acute renal failure, ARF

洁净手术室 cleaning operating room

基本能量消耗 basal energy expenditure, BEE

静息能量消耗 resting energy expenditure, REE

继发性感染 secondary infection

机会性感染 opportunistic infection

流式细胞测定 flow cytometry, FCM

良性前列腺增生 benign prostatic hyperplasia, BPH

冷脓肿或寒性脓肿 cold abscess

M

弥散性血管内凝血 disseminated intravascular coagulation, DIC

麻醉 anesthesia

慢性排斥反应 chronic rejection

毛细血管瘤 hemangioma capillanisum

蔓状血管瘤 hemangioma racemosum

门静脉高压症 portal hypertension

慢性胆囊炎 acute calculous cholecystitis

帽状腱膜下血肿 subgaleal hematoma

麻痹 paralysis

脉搏消失 pulseless

N

脓毒血症 sepsis

内分泌治疗 endocrinotherapy

难复性疝 irreducible hernia

内镜逆行胰胆管造影 endoscopic retrograde cholangiopancreatography, ERCP

脑疝 brain hernia

脑损伤 brain injury

脑脊液漏 CSF leak

脑震荡 cerebral concussion

脑挫裂伤 cerebral contusion and laceration

脑内血肿 intracerebral hematoma

逆行性遗忘 retrograde amnesia

脑卒中 stroke

脑脓肿 intracerebral abscess

凝固性血胸 coagulating hemothorax

脓胸 empyema

尿频 frequency

尿急 urgency

尿痛 pain

尿潴留 urinary retention

尿失禁 urinary incontinence

尿流中断 interruption of urinary stream

脓尿 pyuria

尿道分泌物 urethral discharge

尿细胞学检查 urinarycytology

尿流动力学 urodynamics

尿路平片 plain film of kidney – ureter – bladd-er, KUB

逆行肾盂造影 retrograde pyelography, RP

尿道损伤 injury of urethra

尿道狭窄 urethral stricture

尿瘘 urinary fistula

尿道结石 urethral calculi

尿路梗阻 obstruction of urinary tract

尿中球蛋白 bence – jones

P

破伤风 tetanus

皮肤乳头状瘤 skin papilloma

皮样囊肿 dermoid cyst

皮脂囊肿 sebaceous cyst

盆腔脓肿 pelvic abscess

"乒乓球"凹陷样骨折 depressed "ping – pong" fracture

皮下血肿 subcutaneous hematoma

膀胱刺激征 urinary irritative symptoms

排尿困难 dysuria

膀胱肿瘤抗原 bladder tumor antigen, BTA

膀胱尿道镜 cystourethroscopy

排泄性尿路造影 excretory urogram

膀胱造影 cystography

膀胱损伤 injury of bladder

膀胱结石 vesical calculi

膀胱癌 carcinoma of bladder

Q

全身炎症反应综合征 systemic inflammatory response syndrome, SIRS

全身麻醉 general anesthesia

全静脉麻醉 total intravenous anesthesia, TIVA

器械护士 scrub nurse

全胃肠外营养 total parenteral nutrition, TPN

全营养混合液 total nutrient admixture, TNA

清创术 debridement

犬咬伤 dog bite

器官移植 organ transplantation

全乳房切除术 total mastectomy

嵌顿性疝 incarcerated hernia

切口疝 incisional hernia

脐疝 umbilical hernia

倾倒综合征 dumping syndrome

轻症急性胰腺炎 mild acute pancreatitis, MAP

气胸 pneumothorax

全程血尿 total hematruia

前列腺特异性抗原 prostate – specific antigen, PSA

前列腺癌 carcinoma of prostate

前列腺特异性抗原 prostatic specific antigen, PSA

牵引术 traction

R

乳房后脓肿 retromammary abscess

乳房纤维腺瘤 fibroadenoma

乳管内乳头状瘤 intraductal papilloma

乳腺癌 breast cancer

乳头湿疹样乳腺癌 paget's carcinoma of the breast

乳腺癌改良根治术 modified radical mastectomy

乳腺癌根治术 radical mastectomy

乳腺癌扩大根治术 extensive radical mastectomy

乳房自我检查 breast self ~ examination

肉眼血尿 gross hematuria

乳糜尿 chyluria

S

水平衡 water balance

渗透压平衡 osmotic pressure balance

水中毒 water intoxication

失血性休克 hemorrhagic shock

手术前护理 preoperative nursing care

手术后护理 postoperative nursing care

手术室 operating room

三头肌皮皱厚度 triceps skin – fold, TSF

实际能量消耗 actual energy expenditure, AEE

损伤因素 injury factor

损伤 injury

烧伤 burn

蛇咬伤 snake bite

受体 recipient

宿主抗移植物反应 host versus graft reaction, HVGR

肾移植 kidney transplantation

神经纤维瘤 neurofibroma

疝 hernia

术中胆道镜 intraoperative choledochoscopy, IOC

术后胆道镜 postoperative choledochoscopy, POC

深静脉通畅试验 perthes test

食管癌 carcinoma of esophagus

输尿管镜和肾镜 ureteroscopy and nephroscopy

顺行肾盂造影 anterogradepyelography

肾损伤 injury of kidney

肾和输尿管结石 renal & ureteral calculi

肾积脓 pyonphrosis

输尿管镜取石或碎石术 ureteroscopic lithotomy or lithotripsy

肾癌 renal carcinoma

肾结核 renal tuberculosis

石膏绷带 casts

四肢瘫痪 quadriplegia

T

体质指数 body mass index, BMI

体外冲击波碎石 extracorporeal shock wave lithotripsy, ESWL

特异性感染 specific infection

头皮损伤 scalp injury

头皮血肿 scalp hematoma

头皮裂伤 scalp laceration

头皮撕脱伤 scalp avulsion

徒手肌力检查 manual muscle test, MMT

托马斯征 thomas sign

疼痛 pain

W

围术期 the perioperative period

胃肠内营养 enteral nutrition, EN

胃肠外营养 parenteral nutrition, PN

胃、十二指肠溃疡 gastroduodenal ulcer

胃、十二指肠溃疡急性穿孔 acute perforation

胃大部切除术 subtotal gastrectomy

胃癌 gastric carcinoma

完全性卒中 complete stroke, CS

外科感染 surgical infection

无张力疝修补术 tension – free hernioplasty

X

细胞内液 intracellular fluid, ICF

细胞外液 extracellular fluid, ECF

细菌性肝脓肿 bacterial liver abscess

休克 shock

巡回护士 circulating nurse

纤维瘤 fibroma

纤维胆道镜检查 fibro – choledochoscope examination

血管瘤 hemangioma

血栓闭塞性脉管炎 thromboangitis obliterans, TAO

血胸 hemothorax

血尿 hematuria

血管造影 angiography

线性骨折 linear fracture

胸部损伤 chest trauma or thoracic trauma

胸腹联合伤 thoracic – abdominal injury

膝关节结核 tuberculosis of knee joint

Y

腰麻 – 硬膜外腔联合阻滞 combined spinal – epidural block, CSE

营养支持 nutritional support, NS

原发性感染 primary infection

医院内感染 nosocomial infection

痈 carbuncle

移植 transplantation

移植物 graft

炎性乳癌 inflammatory cancer of breast

易复性疝 reducible hernia

原发性腹膜炎 primary peritonitis

幽门螺杆菌 helicobacter pylori, HP

原发性肝癌 primary liver cancer

胰腺 pancreas

胰腺癌 pancreatic carcinoma

胰岛素瘤 insulinoma

原发性下肢静脉曲张 primary lower extremity varicose veins

原发性脑损伤 primary brain injury

原发性支气管肺癌 primary bronchogenic carcinoma

硬脑膜破裂 dural laceration

硬脑膜外血肿 epidural hematoma

硬脑膜下血肿 subdural hematoma

遗尿 enuresis

腰椎间盘突出症 herniation of lumbar interverte-bral disk

腰椎管狭窄症 stenosis of the lumbar spinal canal

Z

指头炎 felon

肿瘤 tumor

直疝三角 hesselbach triangle

直肠肛管周围脓肿 perianorectal abscess

脂肪瘤 lipoma

痔 hemorrhoid

直肠癌 carcinoma of rectum

重症急性胰腺炎 severe acute pancreatitis, SAP

纵隔扑动 mediastinal flutter

张力性气胸 tension pneumothorax

终末血尿 terminal hematuria

肘关节脱位 dislocation of the elbow

主要参考书目

[1] 曹伟新，李乐之. 外科护理学（第4版）. 北京：人民卫生出版社，2006.

[2] 曹伟新，李乐之. 外科护理学（第3版）. 北京：人民卫生出版社，2002.

[3] 吴在德，吴肇汉. 外科学（第7版）. 北京：人民卫生出版社，2010.

[4] 吴在德，吴肇汉. 外科学（第6版）. 北京：人民卫生出版社，2003.

[5] 吴在德. 外科学（第5版）. 北京：人民卫生出版社，2001.

[6] 申正义，田德英. 医院感染病学. 北京：中国医药科技出版社，2007.

[7] 张燕生，路潜. 外科护理学. 北京：中国中医药出版社，2005.

[8] 李乃卿. 西医外科学（新世纪第2版）. 北京：中国中医药出版社，2007.

[9] 赵德伟. 外科护理学. 北京：高等教育出版社，2005.

[10] 杨玉南. 护士执业资格考试同步辅导丛书——外科护理学笔记. 北京：科学出版社，2010.

[11] 全国护士执业资格考试用书编写委员会. 2011全国护士执业资格考试指导. 北京：人民卫生出版社，2011.

[12] 顾沛. 外科护理学（二）. 上海：上海科学技术出版社，2002.

[13] 陈孝平. 外科学（第2版）. 北京：人民卫生出版社，2010.

[14] 鲁连桂. 外科护理学（第2版）. 北京：人民卫生出版社，2010

[15] 李军改，杨玉南. 外科护理学（案例版）. 北京：科学出版社，2010.

[16] 张清，李建民，贾长宽. 内外科护理学. 北京：清华大学出版社，2010.

[17] 张爱珍. 临床营养学. 北京：人民卫生出版社，2003.

[18] 黄承钰. 医学营养学. 北京：人民卫生出版社，2003.

[19] 王兴华. 外科护理学. 北京：人民卫生出版社，2010.

[20] 熊云新. 外科护理学（第2版）. 北京：北京科学技术出版社，2008.

[21] 王和鸣. 中医骨伤科学（第2版）. 北京：中国中医药出版社，2007.

[22] 吴印玉. 中西医结合骨伤科学. 北京：中国中医药出版社，2007.

[23] 李振香，房玉霞. 骨科临床护理学. 济南：山东大学出版社，2005.

[24] 宁宁，朱红. 外科护理新进展. 北京：人民卫生出版社，2010.

[25] 北京大学护理学院. 2011护理学专业执业护士资格考试一本通. 北京：北京大学医学出版社，2010.

[26] 吴孟超，吴在德. 黄家驷外科学. 北京：人民卫生出版社，2008.

[27] 亓月琴. 临床外科护理细节. 北京：人民卫生出版社，2008.

[28] 陆以佳. 外科护理学（第2版）. 北京：人民卫生出版社，2001.

[29] 李梦樱. 外科护理学. 北京：人民卫生出版社，2002.

[30] 吴阶平，裘法祖. 黄家驷外科学（第6版）. 北京：人民卫生出版社，2000.

[31] 高国丽. 外科护理学. 北京：中国中医药出版社，2006.